五运六气三十二讲

柳少逸 编著

全国百佳图书出版单位
中国中医药出版社
·北京·

图书在版编目（CIP）数据

五运六气三十二讲/柳少逸编著. -- 2 版. -- 北京：中国中医药出版社，2024.6
ISBN 978 - 7 - 5132 - 8753 - 1

Ⅰ.①五… Ⅱ.①柳… Ⅲ.①运气（中医）Ⅳ.①R226

中国国家版本馆 CIP 数据核字（2024）第 079868 号

中国中医药出版社出版
北京经济技术开发区科创十三街 31 号院二区 8 号楼
邮政编码 100176
传真 010 - 64405721
山东华立印务有限公司印刷
各地新华书店经销

开本 880×1230 1/32 印张 27.75 字数 694 千字
2024 年 6 月第 2 版 2024 年 6 月第 1 次印刷
书号 ISBN 978 - 7 - 5132 - 8753 - 1

定价 128.00 元
网址 www.cptcm.com

服 务 热 线 010 - 64405510
购 书 热 线 010 - 89535836
维 权 打 假 010 - 64405753

微信服务号 zgzyycbs
微商城网址 https://kdt.im/LIdUGr
官方微博 http://e.weibo.com/cptcm
天猫旗舰店网址 https://zgzyycbs.tmall.com

如有印装质量问题请与本社出版部联系（010 - 64405510）

修订说明

　　20 世纪 80 年代，受山东中医药学会委托，在烟台地区中医师读书班上，我主讲五运六气。当时，我对《黄帝内经》研究情有独钟，在五运六气方面也有体会，因此被点名讲授课程。那时，我还不到四十岁，是全体授课教师中最年轻的一位，因此，不敢怠慢，生怕辜负了领导及众多先生的期望。讲授五运六气理论后，学员反映强烈，大家都希望将五运六气理论讲透，我也因此了解到临床医生的需求。之后，在教学过程中，我将原来的五运六气概论，扩展成系列讲座，最后得到三十二讲。这就是这本书的初稿。

　　2014 年，在济南的一次学术会议上，得以结识中国中医药出版社肖培新编审，与其谈的很多，谈到中医师承，谈到《伤寒论》，谈到温病学说，谈到妇科、儿科及小儿推拿，更谈到五运六气，那夜谈话几近天明。他对五运六气极为感兴趣，也急切想了解书稿情况。几天后，我将书稿录成电子文档发给他，他很兴奋，说书稿深入系统地将五运六气学说展现出来，并且对五运六气的价值判断非常客观，约我将此稿出版。

　　因怕理论讲解不切实用，故将六十年一甲子运气情况分列于后，因此附录略显冗长。

　　书稿交付后很短时间即出版，我沉睡于书房近三十年的书稿得以面世，心中颇得安慰。但书为千年计，也是古人所谓"立德"事，出版后心情时常忐忑，怕有疏忽，贻误读者，也时常与肖培新编审通话聊此书。他说，此书出版后读者反映良好，偶有读者来电咨询五运六气学术问题的。

一晃又是十年，我已过八旬，眼花耳聋，身体微恙不断，忽接肖培新编审电话，说想修订此书再版，其发行量已数万。我甚是惊讶，不曾想自己四十年前的些许努力竟得到读者如此厚爱，也因此看到当前中医学术之繁荣，心中甚慰，于是精修书稿，再三核对，即是目前的样子。

五运六气是中医理论的重要组成部分，期望大家深入研究它，客观评价它，更希望实际应用它。

修订再版之时，再忆往事，权当修订说明。

　　　　　　　　　甲辰春八十二翁柳少逸于梨城三余书屋

张　序

　　20世纪60年代，余与烟台市莱阳中心医院主任医师柳吉忱先生同为山东中医学会理事，学术交往甚密，故其子柳少逸大夫执弟子礼问道于余。然真正成就师生之情，是在余从厅长的位置退下来，悬壶百寿堂时。作为山东烟台中医药专修学院名誉院长和教授，余常去学校做学术讲座，而少逸大夫亦得暇来潍城侍诊，录余之诊籍，备撰《张奇文诊籍纂论》。

　　少逸大夫习医之初，吉忱公即以清·黄元御"理必《内经》，法必仲景，药必《本经》"之训勉励。少逸大夫躬身杏林，治学严谨，以博学、精思、屡试为其特点。其于《伤寒论》的应用研究，有《柴胡汤类方及其应用》《伤寒方证便览》付梓。其感于"业医难，习医尤难，教人习医更难，著医书而教人习医，尤为难乎其难"，一部《伤寒方证便览》历时二十余载，凡五易其稿而付梓。其学研《内经》，有《〈内经〉中的古中医学——中国象数医学概论》《五运六气三十二讲》《经络腧穴原始》之作。而《〈内经〉中的古中医学——中国象数医学概论》一书，也早在1992年其主持召开"中华中医药学会中国象数医学研讨会"之前成稿。二十几年间，宗欧阳修"文章不为空言，而期于有用"之训，删繁就简，三易其稿。近几年又整理其父吉忱公、蒙师牟永昌公及余之诊籍，开始撰述《柳吉忱诊籍纂论》《牟永昌诊籍纂论》《张奇文诊籍纂论》。少逸大夫文字功底和国学基础深厚，其幼承庭训，长有师承，学验俱丰，故于 2005 年，余邀其共同主编《名老中医之路续编》（以下简称《续编》）。于是少逸大夫放缓了其他手头的工作。《续编》前后已出版了三辑，历时六年，内容之宏富，篇幅之巨大，可想而知。少逸大夫日间要忙于诊病、教务，余也忙于济世悬壶，文字均成于夜深人静时。殚厥心力，余因劳累曾多次住院，而少逸也患目疾，皆劳心耗神所致也。

甲午之春，少逸来潍，带其《〈内经〉中的古中医学——中国象数医学概论》《五运六气三十二讲》《经络腧穴原始》书稿，邀余为之序。阅其书稿，感其非寻常摘句凡俗之作，乃发皇《内经》之旨，汇古今医家之研，集己学研及临床应用心得而成。其著乃为尊经不泥古、创新不悖经的精细之作。

少逸大夫根据其学师陈维辉先生中国数术学的三大核心理论——太极论的道论、三五论的数论、形神论的象论，结合《内经》中已基本成熟的气（道）－阴阳－三才－五行的主体论思想，于 1987 年提出了"中国象数医学理论体系"，并著有《〈内经〉中的古中医学——中国象数医学概论》。1992 年 2 月应邀去日本进行学术交流。同年 10 月，中华中医药学会召开了"中国象数医学学术研讨会"，大会肯定了柳少逸关于中国象数医学的概念，及其以天人相应的整体观、形神统一的生命观、太极思维的辨证观为学术思想的象数医学理论体系的学术价值。会后编撰出版了《中国象数医学研究荟萃》。

在此基础上，其又进而构建了"太极思维的临床辨证论治体系"。该体系，是其宗《内经》"审其阴阳，以别柔刚"，及张景岳"善补阳者，必于阴中求阳，则阳得阴助而生化无穷；善补阴者，必于阳中求阴，则阴得阳升而源泉不竭"之理，在太极思维方法的指导下，运用医学系统方法，经广泛的临床实践而形成的临床辨证论治思维模式。例如其著《人癌之战与三十六计》，就是以太极中的阴阳燮理，分别推演兵法中的刚柔、奇正、攻防、彼己、虚实、强弱、主客等矛盾的对峙转化关系，以计之哲理及所阐述的矛盾法则来指导肿瘤的防治，并立三十六用药式。

在20世纪60年代，少逸大夫在吉忱公的指导下，关注了五运六气和子午流注学说的研究，1980年完成了《五运六气学说浅谈》一文。该文在简要介绍了运气学说的基本内容以后，又从物候节律、气候变化、疾病流行情况和临床治疗等四个方面探讨了运气学说的科学价值。在此基础上，进而钩沉其渊源，于1982年撰有《运气学说渊源及其在〈内经〉中的地位》一文。系统论是20世纪20年代发展起来的一门新学科，少逸大夫发现现代系统论的许多重要原则，几乎都可以在运气学说中找到其原始思想，于1983年撰有《浅谈五运六气学说中的系统论思想》一文。其时有了"天人相应的整体观，是《内经》中医学的重要思想"的认识，有了萌发复归《内经》时代中医学，即后来被其名为"中国象数医学"的想法。关于五运六气、子午流注的临床研究，1983年有《试从运气学说探讨脑血管意外的发病规律》，1985年有《子午流注与病死时间规律初探》等文，从而表述了《内经》中的"脏气法时""阴阳应象""经脉流注""五脏传移""五脏逆传"等规律，就是在有意地运用"中国钟"的节律，以探索各种"人体钟"的"危象点"和"最佳值"，为人们提供了祛病健身的知识。在山东烟台中医药专修学院教学中，曾进行了"五运六气"的讲座，于是有了《五运六气三十二讲》的讲稿。此书是其从医几十年的心血结晶，也是其学研《内经》秉承家学之作。

经络学说是中医学理论的重要组成部分，关于经络学说的论述，首载于《内经》，且以《灵枢》为详。它不仅是针灸、推拿、药物外治等学科的理论基础，而且对中医临床各科理论体系的建立，均有十分重要的意义。宋·窦材《扁鹊心书·当明经络》篇有"学医不知经络，开口动手便错。盖经络不明，无以识病证之根源，究阴阳之传变"之论，所以少逸大夫重视《内经》及《难经》中关于经络的内容，潜心于临床实践，且多有发挥，而有《经络腧穴原始》结集。该著丰富了经络学说的内容，提出了在经络系统中存在内、外两大络脉系统。如内络学说对胃肠型感冒及紫癜型肾病的临床治疗，提供了辨证施治的依据，积累了丰富的临床经验。至隋唐，针法失传，故唐《千金方》《外台秘要》只有灸法，而无针法。少逸大夫学研《内经》，破译《内经》针法，而立针方，自此书付梓则针灸学有方了！唐·孙思邈尝云："知针知药，故是良医。"少逸大夫又熟谙针灸、推拿等非药物疗法，精研药物外治法，熔内治、外治法于一炉，而有《中医非药物疗法荟萃》《中医外治法荟萃》《中医康复疗法荟萃》付梓。

在上述的研究和医疗实践中，其秉承家学师承及个人所研，构建了独具柳氏学术特色的"中医复健医学体系"。该体系是由复健内治法和复健技术两方面组成。复健内治法，是在病机四论体系、太极思维临床辨证论治体系指导下，经反复临床实践而形成的对脑性瘫痪及各种原因导致的肢体残障进行辨证治疗的一系列有效方法；复健技术，由在柳氏学术思想指导下的外治法、非药物疗法两部分组成，是运用独具柳氏特色的针法、灸法、推拿法、罐治法、刮痧法、膏摩法、药浴法、食疗法、音乐导引法、情志疗法及现代康复手段，对脑性瘫痪及各种原因导致的肢体残障，进行系统地康复治疗的实用技术。20 世纪八九十年代，其先后主持召开了中华中医药学会、山东中医药学会的关于"中医外治法""中医非药物疗法""中医康复疗法""中医复健医学"等学术会议。20 世纪 90 年代，日本、中国台湾多名研修生师从柳少逸大夫，来中国大陆学习柳氏复健技术。著作除《荟萃》三集外，尚有《脑瘫的中医复健技术讲记》，为中医复健医学体系的建设，做了大量的有益工作。

《内经》病机十九条，是从"六气"的变化加以分析归纳，由博返约地提出了一种随症求因和分析病位、病理的方法。然少逸大夫认为其不能涵盖内伤性疾病的病因病机，尤其是那些现代医学目前尚未认识其病因病机且无良好办法的疑难顽症，于是在《内经》脏腑经络理论指导下，结合临床实践，又建立了"内伤性疾病的病机四论体系"。该体系是由老年退行性疾病的虚损论、功能失调性疾病的枢机论、器质性病变的气化论、有形痼疾的痰瘀论组成。病机四论体系是其解释慢性、顽固性内伤性疾病的病因病机理论体系，是治疗慢性内伤性疾病的思辨纲领。在这一理论体系的指导下，少逸大夫积累了丰富的临床经验，而有《柴胡汤类方及其应用》《伤寒方证便览》《杏苑耕耘录》等著作付梓。

关于世医的概念、渊源、形成的条件，及世医文化的研究，一直是余关注的问题，并于 2011 年成立了"齐鲁世医传承研究会"。从少逸大夫的业医轨迹及学术成就，可窥见"柳氏医学流派"或称"柳氏医学体系"的全貌。柳氏医学体系，是由"中国象数医学体系""内伤疾病病机四论体系""太极思维临床辨证论治体系"及"中医复健医学体系"组成。少逸大夫之父吉忱公，师承晚清贡生儒医李兰逊先生；蒙师牟永昌公，师承其父晚清秀才儒医牟希光先生；学师陈维辉公，师从儒医徐养浩先生，由此可见少逸大夫之师承脉络和世医形成的学术渊源。《礼记》云："医不三世，不服其药。"郑玄注云："自祖至孙。"少逸大夫世医也。唐·孔颖达《礼记正义》注云："三世者，一曰《黄帝针灸》，二曰《神农本草》，三曰《素女脉诀》。"明·宋濂云："古之医师，必通三世之书，所谓三世者，一曰《针灸》，二曰《神农本草经》，三曰《素女脉诀》。《脉诀》所以察证，《本草》所以辨药，《针灸》所以祛疾，非是三者，不可以言医。"少逸大夫三世之医也。明·倪士奇《两都医案·韩序》云："世复有不三世（自祖至孙）而自得也者，又率皆有天启神授之妙。若此者，何必三世？"扁鹊师承长桑君而传医经学派之术；张仲景师承族兄张伯祖而为经方之祖；李东垣上承易水学派祖师张元素之术，下传弟子罗天益，而成补土派一代宗师。故既有坚实的理论基础，又有丰富的临床经验，且有三代以上师承脉络之医，亦世医也。少逸大夫之父吉忱公、蒙师牟永昌公亦世医也。

阅少逸《〈内经〉中的古中医学——中国象数医学概论》《五运六气三十二讲》《经络腧穴原始》书稿，不啻为"理必《内经》"精心之作。其注重实践、不尚空谈的严谨学风，医道精诚、学有所成的奋发进取精神，又让人们耳目一新。少逸大夫的医学建树，又让人们看到了一条世医形成的轨迹。此乃余是为序的意义，非矜门人之成也。

张奇文甲午年孟春于鸢都百寿堂

自　序

　　《黄帝内经》是我国现存最早的一部医学典籍，是中国医学发展史上影响最大的鸿篇巨帙，它包括《素问》和《灵枢》两部分。汉·孔国安序《尚书》称"伏羲、神农、黄帝之书，谓之三坟，言大道也"。《类经·序》谓："《内经》者，三坟之一。盖自轩辕同岐伯、鬼臾区等六臣，互相讨论，发明至理以遗教后世，其文义高古渊微，上极天文，下穷地极，中悉人事，大而阴阳变化，小而草木昆虫，音律象数之肇端，脏腑经络之曲折，靡不缕指而胪列焉。"而清·张隐庵在《黄帝内经素问集注》中云："《素问》一册，帝与俞跗、巫彭诸臣论次一堂。所详者，天人一原之旨；所明者，阴阳迭乘之机；所研者，气逆更胜之微；所稽求者，性命攻荡之本；所上穷者，寒暑日月之运行；所下极者，形气生化之成败。"《黄帝内经》之所以流传至今，说明了其乃"医理之总汇，临证之极则，此不废江河万古流也"。对此，元·罗天益尝有"凡学医之道，不看《内经》，不求病源，妄意病证，又执其方，此皆背本趋末之务"之论。由于《内经》确立了中医学的理论体系，为中国数千年来的医学发展奠定了坚实的理论基础，故后世有"医家之宗"之誉。

　　《素问·上古天真论》云："上古之人，其知道者，法于阴阳，和于术数，食饮有节，起居有常，不妄作劳，故能形与神俱，而尽终其天年，度百岁乃去。"从上述经文可知《内经》中医学，即中国象数医学的知识结构。《易·系辞》云："一阴一阳之谓道。"故"法于阴阳"为中医学之医道基础理论，"和于术数"为医术之运筹和谐原理，"形与神俱"为防病治病、延年益寿之医学终极目的。

人与外在环境的密切关系，在《内经》中阐述颇多，它贯穿中医的生理、病理、诊断、治疗与预防等各个方面。古代医家，远在《内经》时代，就已经认识到自然界是人类的生命之源。如《灵枢·经别》云："余闻人之合于天道也，内有五脏，以应五音、五色、五时、五味、五位也；外有六腑，以应六律。六律建，阴阳诸经而合之十二月、十二辰、十二节、十二经水、十二时、十二经脉者，此五脏六腑之所以应天道。夫十二经脉者，人之所以生，病之所以成，人之所以治，病之所以起。学之所始，工之所止也。粗之所易，上之所难也。"此即高士宗所云："人虽本天地所生，而统于天道。"故《素问·宝命全形论》尝有"人以天地之气生，四时之法成"，《灵枢·岁露》有"人与天地相参也，与日月相应也"的论述，均表述了天人相应的整体观思想。《素问·天元纪大论》有关于五运阴阳是宇宙一般规律的表述："夫五运阴阳者，天地之道也，万物之纲纪，变化之父母，生杀之本始，神明之府也，可不通乎！故物生谓之化，物极谓之变，阴阳不测谓之神，神用无方谓之圣。夫变化之为用也，在天为玄，在人为道，在地为化，化生五味，道生智，玄生神。神在天为风，在地为木；在天为热，在地为火；在天为湿，在地为土；在天为燥，在地为金；在天为寒，在地为水。故在天为气，在地为形，形气相感，而化生万物矣。然天地者，万物之上下也；左右者，阴阳之道路也；水火者，阴阳之征兆也；金木者，生长之终始也。气有多少，形有盛衰，上下相召，而损益彰矣。"对此五运主四时之理，该篇尝引古文献《太始天元册》文解之："太虚寥廓，肇基化元，万物资始，五运终天，布气真灵，总统坤元，九星悬朗，七曜周旋，曰阴曰阳，曰柔曰刚，幽显既位，寒暑弛张，生生化化，品物咸章。"《素问·离合真邪论》云："夫圣人之起度数，必应于天地，故天地有宿度，地有经水，人有经脉。天地温和，则经水安静；天寒地冻，则经水凝泣；天暑地热，则经水沸溢；卒风暴起，则经水波涌而陇起。夫邪之入于脉也，寒则血凝泣，暑则气淖泽，虚邪因而入客，亦如经水之得风也，经之动脉，其至也亦时陇起。"以告诫医者，在制定治疗法则时，必须体察自然界的变化。

《素问·气交变大论》云："善言天者，必应于人；善言古者，必验于今；善言气者，必彰于物；善言应者，同天地之化；善言化言变者，通神明之理。"此即中医学中的运气学说，它是中国古代医家在观测物候、气象的基础上，将自然界气候现象和生物现象统一起来，从客观上认识时间、气候变化与人体健康和疾病的关系。由此可知，人类自古就生活在这个列星运转的太阳系里，人的生命活动和自然环境息息相关，此即中医学术思想之一的"天人相应的整体观"。宋代著名文学家、科学家沈括在《梦溪笔谈·象数》中云："医家有五运六气之术，大则候天地之变，寒暑风雨，水旱螟蝗，率皆有法，小则人之众疾，亦有随气运盛衰。"明代张太素《太素脉诀·太素造化论》云："夫五运六气，乃天地阴阳运行升降之常道也。五运流行，有太过不及之异；天地升降，有逆从胜复之明。天气动而变，地气静而常，乃备五行之化气，然后合其用。凡万物未有不赖天地之气而化生者也。"对此，清·徐文弼《寿世传真》有"盖医之一道，须上知天文，下知地理，中知人物，三者俱明，然后可以语人之疾病"之论。五运六气之理，乃天地运行自然之道，诚如清·尤在泾《医学读书记》所云："五运六气之理，不可不知也，亦不易知也。而况古今度数之差等，天人感召之休咎，执而泥之，刻舟而求剑者也；废而弃之，亡筌而求鱼者也。非沉潜之士，而具圆机之智者，乌足以语此。"故善言运气者，当随机观变，方得古人未发之旨。

余习医之初，家父吉忱公即以黄元御"理必《内经》，法必仲景，药必《本经》"之训勉励。公认为此乃"万世医门之规矩准绳也，后之欲为方圆平直者，必深究博览之"，从而亦形成了余"至重惟人命，最难却是医"之立品，"学所以为道，文所以为理"之学风。1980 年烟台地区卫生局举办了为期一个月的中医读书班，余之课题是五运六气学说。其后，复读《内经》，对《内经》中运气学说的内容做了较详尽的研究，并调研了烟台地区 20 年气候、传染病流行资料。于是秉承家学师承，参以历代文献，完成了"五运六气学说浅谈"一文。其后又有"运气学说渊源及其在《内经》中的地位""试探五运六气学说中的系统论思想""试从运气学说探讨脑血管意外的发病规律"及"子午流注与病死时间规律初探"等学术论文。其后在教学中，以"五运六气学说浅谈"为基础进行学术讲座，于是逐步形成了《五运六气三十二讲》。

柳少逸

2015 年 4 月 6 日

目　录

第一讲　运气学说的渊源

五运六气学说是在阴阳五行学说的基础上发展而来的，例如五运是借用五行的五个名词来代表的，六气是借用三阴三阳的六个名词来代表的，但是它的理论内容和使用方法，则与阴阳五行学说完全不同。其一，阴阳五行学说是古代医家采用阴阳家、道家的学说加以发展而成的，运气学说是医家在天人相应整体观的思想指导下，自己创建出来的，专供医学使用。其二，阴阳五行学说是医家用来解释医学上各种问题的，而运气学说则是医家试图在疾病的外在因素上，探求疾病的发生规律，以推测未来疾病发生的。鉴于运气学说的发生和发展，像整部《内经》一样，是由阴阳五行这一理论体系连贯起来的，成了一门有系统的专门学问，谈及运气的渊源，将涉及以下问题。

一、阴阳五行学说产生的由来

阴阳学说和五行学说，最初是两种独立的学说，是对宇宙的一般认识。到了邹衍手中，这两种学说才结合成为一个系统的理论体系。这个时期，正是"诸子百家"学派林立、群星灿烂的春秋战国时期。著名的学派，有孔丘、孟轲、荀况的儒家，墨翟的墨家，老子、庄周的道家，韩非的法家，惠施、公孙龙的名家和阴阳家，加上农、纵横、杂家，称为九流，再加上小说，即为十家。当时学说纷呈，思想活跃，即便是班固《汉书·艺文志》收录名家著作189种，也未能囊括这个时期的全部著作。战国时期是古代哲学思想家百家争鸣的时代，这一理论体系和道家的一些思想曾帮助了医学，使当时的医学向前迈进了一大步。

邹衍，战国时齐国临淄人，其生活年代据梁启超《先秦学术年表》记载，是公元前340～前260年，与宋钘、尹文一样，是当时齐国"稷下学宫"七十六名流之一。《史记·孟子荀卿列传》云："邹衍……深观阴阳消息……称引天地剖判以来，五德转移，治各有宜，而符应若兹。"这就是阴阳五行学说的起源。这一理论体系，首先是春秋末期采用了阴阳的理论，到了战国时期，随着阴阳、五行学说发展而成为一体，亦被医学全部采用，这就形成了医学上的基础理论体系。

二、五运六气学说形成的年代

运气学说既然是古代医学家引申阴阳五行学说，自己创造出来的，那么，它形成于何时？这个问题还需从《黄帝内经》的著作年代来分析。

"黄帝内经"这一名称，最早见于《汉书·艺文志》。该志乃东汉班固以西汉末年刘歆所撰的《七略》为蓝本编成的。这说明在公元前1世纪，已有《黄帝内经》这一名称了。《黄帝内经》命名时代较迟，但不是说《黄帝内经》著作也很晚。据《史记·扁鹊仓公列传》记载，仓公在高后八年（公元前180年）拜见其老师阳庆，阳庆传给仓公一批医书，计10种，即《黄帝扁鹊之脉书》《上经》《下经》《五色诊》《奇咳术》《揆度》《阴阳外变》《药论》《石神》《接阴阳禁书》。这些医籍中的许多内容包含在现在的《黄帝内经》中，只不过仓公时代不用"黄帝内经"这一名称罢了。

《黄帝内经》一书，包括《素问》《灵枢》两部分。宋代邵雍、司马光、程颢，明代方孝孺、胡应麟，清代的魏荔彤、崔述等人认为，《素问》是战国时代的作品。现在看来他们讲的只能说是《素问》的前期作品。《素问》81 篇，在唐代王冰作注时，就已遗失了《刺法论》和《本病论》两篇，实存 79 篇。而且这 79 篇中，内容不一及重复的地方亦很多。如《素问·六节藏象论》与《灵枢·官针》都有"不知年之所加，气之盛衰，虚实之所起，不可为工矣"一句出现。《素问》中第 66～74 篇运气七篇大论，篇幅特长，文体也与其他各篇不同，且内容也不同，宋·林亿怀疑这七篇不是《素问》的原文，而是《阴阳大论》里的文章。但从与《内经》有密切关系的古代医著《难经》《针灸甲乙经》《黄帝内经太素》中看，均没有用"七篇"中的一句话，也可证明这部分内容不是《素问》的原文，而是后来编进去的。由此可见，《内经》不是成于一人之手，也不是成于一个时代。

据龙伯坚考证，《素问》按照著作年代应当分为三部分。

第一部分，《素问》的前期作品。这一部分除了《六节藏象论》第一段、《天元纪大论》以下七篇和个别的后代作品外，全部包括在内。《史记·扁鹊仓公列传》记载的治疗病案，其有关病理、诊断及治疗，与《素问》内容类似，但比《素问》要简朴得多。而且只谈阴阳，不谈五行，所以推测这一部分《素问》作品，当是扁鹊时代以后的作品。《史记·扁鹊仓公列传》所载仓公治疗的 26 例病案中，有 12 例使用汤液，而且他的老师传给他的十部医书中也有《药论》一书，可见药物治疗法在仓公时代已占有相当位置，而《素问》全书中占主导地位的治疗方法是针刺疗法。由此可以断定，这一时期的《素问》作品，当是仓公以前的作品。扁鹊以后、仓公以前，就是战国时代。

这一部分《素问》内容，有讲阴阳五行的，有不讲阴阳五行的，由于阴阳五行学说是由邹衍发展完备的，所以这部分《素问》中，不讲阴阳五行的部分大概是公元前 4 世纪的作品，讲阴阳五行的当是邹衍晚年或邹衍以后的公元前 3 世纪中期或后期的作品。

而且《素问》的前期作品中，还有某些西汉时期的作品。如第 49 篇《脉解》，有"正月太阳寅，寅，太阳也"的条文。在秦代和汉代初用的是颛顼历，颛顼历是以亥月为正月的。到了汉武帝太初元年（公元前 104 年），颁布太初历以后，才以寅月为正月。本篇所讲的"正月太阳寅"，足以证明是汉武帝太初元年以后的作品。

第二部分，《素问》的后期作品。这部分只包括《六节藏象论》的第一段和《天元纪大论》以下七篇大论。其著作可从几个方面来考证：其一，《易纬通卦验》为《易纬》之一，《宋史·艺文志》作二卷，上卷言稽应之理，下卷言卦气之征验。卷下里所讲的二十四气的天时民病，正和这一部分《素问》的理论体系相类似，但没有《素问》那样详尽。所以这一部分《素问》内容，是受《易纬通卦验》的影响而发展起来的。纬书为依托经义，言符箓瑞应之书，有《易纬》《书纬》《诗纬》《礼纬》《乐纬》《春秋纬》《孝经纬》七种，谓之"七纬"，言孔子所作，实起于西汉之末，又有河洛图谶并传。东汉中兴之帝光武，好谶纬，故盛于东汉，至北魏孝文帝太和七年诏禁图谶秘纬，南朝宋大明中始禁图谶，隋文帝开皇十三年严禁私家隐藏纬候图谶，隋炀帝复遣使四处搜焚其书，故纬书至唐代皆失，唯《易纬》独存，由此可见，谶纬的起源虽早，但实在是西汉之末、东汉之初兴盛起来的。在南北朝、隋朝，医家决不会在遭禁的情况下采用纬书作理论的，王冰距隋代很近，也不会把近人著作编入《素问》中，所以这一部分《素问》当是东汉时期的作品。其二，第 74 篇《至真要大论》讲到药物的上、中、下三品，皆是西汉末年《神农本草经》产生以后的话，又讲到药物的君、臣、佐、使，则比《神农本草经》更晚了一步，也证明是东汉时期的作品。其三，古代虽说从周幽王元年（公元前774年）十月辛卯日起到现在用"甲子纪日法"，且从未间断或错乱过，但纪年还是采用"岁星纪年法"。应用"干支纪年法"，即"甲子纪年法"，是从东汉章帝元和二年（公元85年）颁布"四分历"以后才正式使用的。而运气七篇大论则采用了干支纪年，足证《素问》这一部分内容当是东汉时期的作品。其四，七篇大论虽然不像战国时期的文体，但也不像隋以后的文体。

第三部分，《素问》的个别后代作品。如《灵兰秘典论》有"胆者中正之官，膀胱州都之官"的条文，因"中正""州都"是魏以后才有的官名，而且公元3世纪皇甫谧《针灸甲乙经》也没有采用《灵兰秘典论》一句话，可见这一篇是公元3世纪以后的作品。

《灵枢》和《素问》一样，不是成于一人之手，也不是成于一个时代，它的篇章也有早晚之分。早期的作品是战国时代的作品，晚期的作品是汉朝的作品。最早的著作年代约是公元前3世纪，最晚的著作年代约是公元1世纪。

三、运气学说在《黄帝内经》中的地位

《黄帝内经》是一部伟大的医学巨著，是中医学四大经典著作之一，是我们祖先长期与疾病做斗争的经验结晶。其成书经历了东汉以前七八个世纪的时间，是古代医家集体创作的。

运气学说源于阴阳五行学说，所以在《黄帝内经》的早期作品中，也已涉及运气的内容。就《素问》而言，《上古天真论》就有"法于阴阳，和于术数"，及"法则天地，象似日月，辨列星辰，逆从阴阳，分别四时"的养生之论。《四气调神大论》主要讲春、夏、秋、冬四时气序变化规律和人应如何顺时

养生，"春夏养阳，秋冬养阴"一论，就是在该篇中讲到的。第3~7篇，亦都是谈阴阳与运气关系的。《生气通天论》中"自古通天者，生之本，本于阴阳"，就是运气学说源于阴阳学说的见证。《阴阳应象大论》云"治不法天之纪，不用地之理，则灾害至矣"，则充分说明了"不知运气而为医，欲其无害则鲜矣"。

《黄帝内经》中论及运气的篇数约占三分之二，且《素问》的后期著作，主要论述运气。至东汉时期，五运六气学说已发展成为一个较完整的理论体系，这时的医家据"天地大化，运行之节，临御之纪，阴阳之政，寒暑之令"，推断、预见疾病的发生和发展，掌握了治疗的主动权，使中医学在理论上和治疗上有了一个飞跃。

《黄帝内经》还引用了不少古代医学著作，《黄帝内经》前期的作品引用古医书17种（《五色》《脉变》《揆度》《奇恒》《九针》《针经》《热论》《刺法》《下经》《本病》《阴阳》《阴阳十二官相使》《上经》《金匮》《脉经》《从容》《刑法》），后期作品引用古医书4种（《太始天元册》《脉法》《大要》《脉要》）。从引用古医书的条文看，《上经》《太始天元册》《大要》等书，多谈及运气，这说明在《黄帝内经》的整个成书时代中，还有一些著作是关于运气的。

运气学说在《黄帝内经》中占有很重要的位置，这说明这一学说源远流长，若避而不谈或贬低运气学说去谈《内经》的重要性，则是不恰当的。

四、运气学说的研究概况

运气学说是中医学宝库的重要组成部分，在历代医籍中皆有论述，但在如何对待它的问题上，历来存在着不同的认识和态度。有人认为"不达运气者不可以为医"，如李梴《医学入门》云："医之道，运气而已矣，学者可不由此入门而求其蕴奥耶？"有的认为这是虚构的概念，如张飞畴《运气不足凭说》有"四序有非时之化，百步之外，晴雨不同，千里之外，寒暄各异，岂可以一定之法而测非常之变耶"之言。而今中医界趋新者亦有讥为迂谈。

　　对运气学说的怀疑直至发难，究其因是宋以后，一些研究运气的医家，如马宗素等一派，把运气学说中的一些内容视为千古不易之理，按五运六气胪列方药，于是就引起了不了解运气者的误会。再如明代缪希雍就极力反对运气学说，缪氏认为："五运六气者，虚位也，岁有是气至则算，无是气至则不算，焉得有药乎？"此是缪氏在以岁气有时可能不应验而作为批评的理由，以反对运气学家机械式的用药遣方。但他也不是从根本上否定运气的内容，缪氏在他的《脏气法时并四时气所伤药随所感说》里，也曾引用了《内经》中"必先岁气，无伐天和"这条原则。又如徐灵胎，鉴于当时有人将运气学说置于不正确运用的位置，他在《医学源流论》中云："盖司运气之说，黄帝不过言天人相应之理如此……当时圣人，不过言天地之气运行旋转如此耳。至于人之得病，则岂能一一与之尽合，一岁之中不许有一人生他病乎？故《内经》治岁胜复，亦不分所以得病之因，总之见病治病，如风淫于内，则治以辛凉，六气皆有简便易守之法。又云治诸胜复，寒者热之，热者寒之，温者清之，清者温之，无问其数，以平为期，何等划一？凡运气之道，言之深者，圣人有所不知，及施之实用，则平正通达，人人易晓，但不若今之医者所云，何气司天，则生何病，正与《内经》圆机活法相背耳。"似乎徐氏亦在否定之列，其实他在运用方法上，仍是宗《内经》之大法凭六气辨证施治的。

　　金元四大家对运气的评价，皆认为有一定的医学应用价值，其见解亦各有春秋，而发挥之深、见解卓著者则首推河间。刘氏继承了《内经》的运气学说而加以发展，同时他又批判了世俗误解运气之谬，因而正确地应用于医疗实践中。他认为，五运六气是医学上的根本问题，医学的"法之与术，悉出《内经》之玄机"，人之"一身之气皆随四时五运六气兴衰而无相反""不知运气而求医无失者鲜矣"。他著《素问玄机原病式》，就是根据《素问·至真要大论》五运六气盛衰胜复之理，将病机十九条中的23种病证扩大至57种，运用了"比物立象"的方法来解释《素问》病机所列诸症，并创造性地运用运气学说作为疾病分类的纲领，不但有较强的系统性，且又便于临证掌握，使后学从病机的提示中，观微洞幽，不失细小，对诊断治疗具有很大的启示。

清代吴东旸《医学求是》一书的"运气应病说"篇指出："夫六十年甲子，原不能一一符合……唯就余弥年所历时症之多者，验之运气，往往相合。特因病以测岁气，非执岁气以求病也。若云某岁系何气运，人应得何病，用何药，则固失之拘矣。"可谓经验之谈。沈括《梦溪笔谈》、汪机《运气易览》中立论恰切，师古不泥古，可以借鉴。尤其张景岳著《类经》，并特加图翼以说明，其学识渊博，且于医学之外，兼通象数、律吕等学，是继河间之后，对运气学说最有建树的医学家。

二十四节气是战国时期黄河中下游人们生产生活经验的产物，古书所载的物候实际也只限于黄河中下游的见闻。但物候不但因地而异，而且也是因时而异。地有东南西北之分，有山岳平原之别，有滨海大陆之异，时有古今先后之差，物候亦因之而异。如果把战国时代中原的物候千篇一律地演绎于今天，施用于全国，那就不太适用了。所以运气学说难以概括全国的气候变化及疾病的发生，就其适应范围而言，是有一定的局限性。故非中原地区当参考《内经》中关于地域的因素而应用之。

《素问·六微旨大论》云："气交之分，人气从之，万物由之，此之谓也。"此段经文说明了人类活动、万物的生化都必须遵循自然界的规律，倘若违背了自然规律，必将导致不良后果。所谓"至数之机，迫迮以微，其来可见，其往可追，敬之者昌，慢之者亡，无道行私，必得天殃"的立论，是值得注意的。事实上人类违背自然规律的某些活动招致大自然报复的事例也是层出不穷的。19世纪以来，特别是20世纪50年代以来，人类恣意地开发自然资源，造成了生态的失序，环境受到了破坏，空气、土壤、水体均受到了污染，同时，也造成了气候异常，这些因素是运气学说无法囊括的，因运气学说是在生态有序的环境条件下产生的，这些因素也是今天运用运气学说预报气候、观测物候、推断疾病影响效验性的不利因素。

运气学说虽然是古人长期对物候观测总结出来的，在一定程度上具有朴素的唯物主义和自发的辩证法思想，但毕竟受到了历史条件、科学发展的限制，还不能认识到自然变化的全貌，所以凭直观、表面的现象所做的归纳推理，自然就不会那么准确细致。就《内经》而言，虽然有运气七篇大论，但却一再谆谆告诫我们不能机械地运用，如《素问·六元正纪大论》有"四时之气，至有早晏高下左右"，其候"行有顺逆，至有迟速""至高之地，冬气常在，至下之地，春气常在，必谨察之"等记载。

我们认为，运气学说因受历史条件的限制，尽管有它一定的局限性，但就其科学价值而言，仍堪称中医学的一份宝贵遗产，若轻率地贬低，恣意地非难，无疑是一种不负责任的态度。运气学说无论是在理论上还是方法上都自成体系，它有着中医学自己的特点，闪烁着我们民族文化的灿烂光辉。这一学说能从古代沿用至今，足以说明它有着坚实的理论基础，并被历代文献和长期的医疗实践所印证，无可否认它在我国科学史上占有重要的位置。其知识范围之广，涉猎天文、地理、气象、医学等自然学科的许多方面，且随着科学的发展日益被人们所重视。运气学说与自然科学相结合，已给我们展现出了广阔的前景，相信通过广大医学、天文、气象工作者的共同努力，一定会给运气学说这朵中医学之花增添异彩。

第二讲 运气学说的科学价值

一、从气候变化看五运六气学说

人类生存在地球表面大气中，现已知组成大气的主要成分有氮、氧、氢、二氧化碳、臭氧、水等。这些成分是影响天气变化、生物生长、人体健康的主要因素。例如氧气是人们呼吸、维持生命的极其重要物质；水汽是云、雾、雪、雨、露、霜形成的主要因素。大气中所发生的一系列物理变化，形成了气温、气压、气湿、空气流动、降水和大气电等气象因素，而气候则是各种气象因素的总和，人类的生存即是受各种气候因素的影响，故《内经》中有"上下之位，气交之中，人之居也"的论述。太阳每时每刻都以电磁波的形式向地球辐射太阳能，这就是太阳辐射。太阳是大气唯一热源，太阳辐射量的多少，一般是随着纬度的改变而改变，纬度的高低决定了太阳角度的大小和昼夜长短。太阳角度大，日照时间就长，太阳辐射总量就多，反之，太阳辐射总量就少。如夏至，是一年中白天最长、正午时太阳最高的一天；冬至，是一年中白天最短、正午时太阳最低的一天；春分、秋分是一年中白天、黑夜平分的两天。

地球周围的大气不停地运动着，这种在一定范围内气流运动的情况，简称大气环流。关于大气运动的原因，《素问·六微旨大论》有"气之升降，天地之更用也"，"升已而降，降者谓天；降已而升，升者谓地。天气下降，气流于地；地气上升，气腾于天。故高下相召，升降相因，而变作矣"的记载，说明空间因素与地面因素相互作用，上升运动与下降运动互为因果，六气的"寒湿相遘，燥热相临，风火相值"，则酿成了云块生消、刮风下雨、降雪落雹、电闪雷鸣等不同的天气。《内经》中的这种见解，与现代气象学理论是吻合的，而且已被现代气象学中的"锋面学说"所印证。

六气分配到春、夏、秋、冬四时，简称"四季"。四时共有二十四节气，即大寒、立春、雨水、惊蛰四节风气主令，春分、清明、谷雨、立夏四节火气主令，小满、芒种、夏至、小暑四节热气主令，大暑、立秋、处暑、白露四节湿气主令，秋分、寒露、霜降、立冬四节燥气主令，小雪、大雪、冬至、小寒四节寒气主令。这就是《内经》将一回归年分为风、暑、火、湿、燥、寒六个气候性季节，简称"六气季"。六气季便是所谓"六气"，是我国古代劳动人民在漫长的生产和医疗实践中，根据黄河中下游常年气候运动的平均状态归纳出的规律。这六季的划分，不仅是我国季节划分史或历法史中的一个特殊方案，而且在医学气象学上也是一个重要贡献，甚至在超长期天气预报方面也有重要的参考价值。

我国黄河流域，一向有"冷在三九，热在三伏"之说，实测表明，大寒前后气温最低，大暑前后气温最高。大寒时期正是黄河流域气温最低阶段的中心。《内经》中六季取用大寒为起点，就气温变化过程而言，大寒具有"极"的含义，根据阴阳关系，这一时期正是阴的极点和阳的始点。

我们通过烟台地区气温、相对湿度、逐月降水量及逐月降水日数变化的若干资料进行了分析，这也充分显示出《内经》六气季划分的科学价值。但一年四季，春、夏、秋、冬，表面上看来年年如此，没有什么变化，但事实上每年的气候却不完全相同，故《素问·六节藏象论》云："五气更立，各有所胜，盛虚之变，此其常也。"古人就是根据这些客观存在的事实进行长时间的物候观测，发现日、月、星、辰的运行及方位的转移，与自然界气候的变化是一致的。如《素问·五运行大论》将"丹天之气，经于牛女戊分"立为火运，"黅天之气，经于心尾己分"立为土运，"苍天之气，经于危室柳鬼"立为木运，"素天之气，经于亢氐昴毕"立为金运，"玄天之气，经于张翼娄胃"立为水运。随着天体的转移，因天空中出现了丹、黅、苍、素、玄的五色，就称五天，见到了火、土、木、金、水的五气，就称为五运。运气学说就是从这个基础上发展起来的。由于它是从客观事物中总结出来的规律，故对气象的预测应该说具有一定的意义。

清同治年间，陆九芝著有《世补斋医书》，他根据五运六气的推算方法，以清同治三年（1864 年）为第 77 甲子，上溯至第 1 甲子，计 4620 年，推测出每一个周期的气候特点，并列举了历代医家，后世所称的各学派所处的时代及其用药特点，与五运六气的周期基本是符合的。而且这与我国现代著名的气象学家竺可桢根据我国气候记录所做出的冰期后半期的近五千年气温变化大致是相似的。

我们对 1959～1979 年烟台、文登、莱阳、掖县四地气象记录进行分析，与运气推断对照，发现在 21 年中，烟台有 5 年不符，16 年相符；文登有 5 年不符，2 年不甚符，14 年相符；莱阳有 7 年不符，2 年基本相符，12 年相符；掖县有 3 年不符，2 年不甚符，16 年相符。

由于运气学说具有朴素的辩证唯物观点，是从客观世界中总结出来的规律，故对气象的预测具有很大的现实意义。现代一些天文学家的研究证实，中国的六十年甲子对气象的预报具有很大的科学价值。

二、从发病情况看五运六气学说

四时气候的变化各不相同，人体的发病亦因之而异。人们通过长期的观察，发现一些疾病的发生是具有一定规律的，或"似昼夜节律"，或"似周月节律"，或"似周年节律"。如多数疾病在早晨则轻，白天安静，太阳落时就渐渐加重，半夜以后就更加厉害，《内经》认为这是由于病邪的轻重与阳气的盛衰有关。人体的阳气不仅受四时不同气候的影响，而且一日之内，气温不同，阳气变化，疾病也有轻重的变化。故《灵枢》云："以一日分为四时，朝则为春，日中为夏，日入为秋，夜半为冬。朝则人气始生，病气衰，故旦慧；日中人气长，长则胜邪，故安；夕则人气始衰，邪气始生，故加；夜半人气入脏，邪气独具于身，故甚。"也就是说按照一天的阴阳消长升降来分为四个时辰，以应四时之生、长、化、收、藏。一岁之中有温、热、凉、寒，一日也是如此。早晨是阳气升长之时，人身的阳气也应之而升长，阳气升则病气渐衰，故觉病轻爽；中午阳气大盛，人身的阳气也应之而旺，阳气旺则能胜邪而病觉安静；日落则阳气下降，人身的阳气亦随之而渐衰，阳气衰则邪气渐胜，故病觉加重；夜半则阳气深藏，邪气独盛于身，所以病较严重。但疾病之起，也有与四时之气不相应的，这是因为"不应四时之气，脏独主其病者，是必以脏气之所不胜者甚，以其所胜时者起也"，就是说，病若不与四时阴阳升降相应的，是属于五脏的病变，发病的脏气受到相胜时气的克制。如脾病不能胜旦之木，肺病不能胜昼之火，肝病不能胜夕之金，心病不能胜夜之水，故病必然加剧。若人之脏气能胜时之气，如肺气能胜旦之木，肾气能胜昼之火，心气能胜夕之金，脾气能胜夜之水，就可以好些。因此治疗疾病时，应"顺天之时，而病可与期"。

人气的虚实开阖，亦应天时之盛衰，若"寒温和适，腠理不开，然有卒病者"，正以平居之际，其腠理开闭缓急亦有时之故，因"人与天地相参也，与日月相应也，故月满则海水西盛，人血气积，肌肉实，皮肤致，毛发坚，腠理郄，烟垢著，当是之时，虽遇贼风，其入浅不深。至月廓空，则海水东盛，人气血虚，其卫气去，形独居，肌肉减，皮肤纵，腠理开，毛发残，膲理薄，烟垢落，当是之时，遇贼风则其入深，其病人也卒暴"。

风、寒、暑、湿、燥、火为天之六气，亦称"六元"。在正常情况下，六气是无害的。正如《素问·宝命全形论》所云："人以天地之气生，四时之法成。"若四时六气发生太过不及，或非其时而有其气的反常情况，就会直接或间接地影响人体正常的生理活动，引起疾病的发生，是谓六气淫胜，简称六淫。春时木气司天，则四方皆温；夏时火气司天，皆四方皆热；夏秋之交，土气司天，则四方皆湿；秋则皆凉；冬则皆寒。故六淫为病，每与季节有关，春多风病，夏多暑病，长夏多湿病，秋多燥病，冬多寒病，则早已为人们所共知。恽铁樵就是根据《内经》的四时定名法则，而确立"冬之热病谓之伤寒；春之热病谓之风温；夏至前之热病谓之温病，夏至后之热病谓之暑温，夏秋之交其时以湿胜，当此之时患热病则为湿温；八九月燥气主令，其时热病，多半源于夏日受凉，反更之长气无以应秋之收气，因而热病，如此则为伏暑"。此为根据四时以定名热病之大纲。

"春生本于冬气之藏；夏长本于春气之生；长夏之化，本于夏气之长；秋收本于长夏之化；冬藏本于秋气之收。若冬气不藏，无以奉春生，春气不生，无以奉夏长。不明天时，则不知养藏养生之道。"若逆四时生、长、化、收、藏之气，必有率意而失之处。故《素问·四气调神大论》进而告诫人们注意，"逆春气，则少阳不生，肝气内变；逆夏气，则太阳不长，心气内洞；逆秋气，则太阴不收，肺气焦满；逆冬气，则少阴不藏，肾气独沉"。清·雷丰就是根据"冬伤于寒，春必温病；

春伤于风，夏生飧泄；夏伤于暑，秋必痎疟；秋伤于湿，冬生咳嗽"八句经文，按四季发生的时病，著《时病论》四卷。

病疫之由，昔叔和尝云："凡时行者，春时应暖而反大寒，夏时应热而反大凉，秋时应凉而反大热，冬时应寒而反大温，非其时而有其气，是以一岁之中，长幼之病多相似者，此时行之气，皆以为疫。"以麻疹为例，多发生于冬春二季，且流行有一定的周期性，其发生与气候的异常变化存在密切的关系。历代中医文献的记载中，一般认为与内蕴胎毒、外感天时有关。如朱丹溪《幼科全书》认为："疹虽毒结，多带时行，暄热非冷，男女传染而成。"王肯堂《证治准绳》认为："痘疹之发，显是天行时气。"《景岳全书》认为："由二火燔灼太阴，而脾肺受之而发。"余霖在《疫疹一得》中，根据他的亲身体验，将时疫疹的流行与运气关系作了进一步说明："乾隆戊子年，吾邑疫疹流行，一人得病，传染一家。轻者十生八九，重者十存一二。合境之内，大率如斯……如天行之疠气，人境无可避者也。原夫致此之由，总不外乎人身一小天地，天地有如是之疠气，人即有如是之疠疾。缘戊子岁，少阴君火司天，大运主之，五六月间，又少阴君火加少阳相火，小运主之，二之气与三之气合行其令，人身只有一水，焉能胜烈火之亢哉。"意谓岁气与时气皆火热当值，必致疫疠发生。

我们对烟台地区 1962～1979 年病毒性肝炎的发病情况做了统计，发现 17 年中有三个流行高峰，峰与峰间周期约为 6 年，发病季节又均在农历七月份前后，正值大暑、立秋、处暑、白露四节湿气主令，1966 年、1972 年、1978 年属高峰年份，地支又均为子、午，乃属少阴君火司天。《素问·至真要大论》云："少阴司天，其化以热。""热淫所胜，怫热至，火行其政。"《素问·六元正纪大论》云："四之气，溽暑至，大雨时行，寒热互至，民病寒热，嗌干，黄疸。"俱属湿热郁蒸之候。

综上所述，运气学说与疾病发生、发展及转归有极大关系。若深谙运气学说，必能进一步掌握其转归。麻疹多发在岁运太过之年，虽然目前已普遍接种麻疹疫苗，发生率已大大下降，削平了流行高峰，控制了流行，但在岁运太过之年，还是要注意其流行的，决不可掉以轻心。对于病毒性肝炎，今后逢少阴司天之年，仍应注意。

三、从临床治疗学看五运六气学说

运气学说应用于临床治疗中，非常注意天时、地理及节令的变化，若治病不本四时之规，不审地宜之律，不明标本之理，则茫如望洋，无可问津。如《内经》非常注意因天时而施治，其在《素问·八正神明论》中指出："凡刺之法，必候日月星辰、四时八正之气，气定乃刺之。是故天温日明，则人血淖液而卫气浮，故血易泻，气易行；天寒日阴，则人血凝泣而卫气沉。月始生，则血气始精，卫气始行；月廓满，则血气实，肌肉坚；月廓空，则肌肉减，经络虚，卫气去，形独居。是以因天时而调血气也。是以天寒无刺，天温无凝；月生无泻，月满无补，月廓空无治。是谓得时而调之。"若治反天时，就必然导致不良后果，故该篇接着指出："月生而泻，是谓脏虚；月满而补，血气扬溢，络有留血，命曰重实；月廓空而治，是谓经乱。阴阳相错，真邪不别，沉以留止，外虚内乱，淫邪乃起。"

近年来人们发现，在24小时不同时间服药，治疗效果会有明显的差异。如糖尿病病人在早晨四时对胰岛素最敏感。说明人体在不同的时间、不同的季节，对各种药物的敏感性是不同的。故《内经》中有"因天时而调血气"的治疗方法，春夏气候由温渐热，人体腠理开泄，温燥药物不宜多用，以免耗津伤阴；秋冬气候由凉渐寒，人体腠理致密，阳气潜藏，寒凉药物不宜多施，以免伤阳耗气。所谓"必先岁气，无伐天和"之理，就是在治疗上结合值年岁气和四时秩序对人体的影响，而采用不同的用药方法。如李时珍在《本草纲目》中就载有"五运六气用药式"，提出常规用药当顺天时气候，并与药性的阴阳升降、四气五味相结合，其立论根据就是《素问·至真要大论》。《内经》认为，一日十二时辰中的子、午、卯、酉，一年二十四节气的二分、二至，是阴阳交替的枢机。子、午与二至是阴阳转折之时，卯、酉与二分是阴阳平衡之际，疾病的旦慧、昼安、夕加、夜甚的变化则是明证。再如阴阳变化之际，阳胜之病能冬不能夏，阴胜之病能夏不能冬，年老体弱、虚衰者，每当二至、二分时，常因不能适应而导致死亡。如蒲辅周老先生在临床治疗中，谓外感和时病总是六气为病，认为治疗急性热病必须顺应"六季"这个客观规律。再如 1955 年石家庄乙脑流行，证偏于热，以清热解毒法获效；1956 年北京气候多雨偏湿，证偏于湿，用原方不效，采用清热透湿法后获效。足证根据气候特点指导临床用药，正是中医学辨证特点之一。又如烟台地区，少阴君火司天、阳明燥金在泉的病毒性肝炎流行的高峰年，其发病高峰月份在下半年，因司天主上半年，在泉主下半年，在治疗上，则宗"阳明在泉湿毒不生，其味酸，其气湿，其治以辛苦甘"的原则，主以辛开苦降之剂，佐以甘味健脾之剂，于是郁火得清，湿热得除，中州枢转，病臻痊愈。又如《内经》中"诸气在泉""司天之气"的论述，就是阐述五味在治疗中的作用及与五运六气的配合原理。对于六淫胜复的治法，《素问·至真要大论》云："治诸胜复，寒者热之，热者寒之，温者清之，清者温之，散者收之，抑者散之，燥者润之，急者缓之，坚者软之，脆者坚之，衰者补之，强者泻之，各安其气，必清必静，则病气衰去，归其所宗，此治之大体也。"

百病的发生、发展及其所表现的病证不同，临床上就要依不同的情况而施治。病生于本者，就求之于本；病生于标者，就求之于标；生于中气者，就求之于中气；既生于本，又生于标者，就要标本兼施。这就是标本中气的治疗原则。它是古人在长期的医疗实践中摸索出的一套规律，亦是今天我们在治疗中必须遵循的准则。正如《素问·至真要大论》所云："夫标本之道，要而博，小而大，可以言一而知百病之害。言标与本，易而勿损，察本与标，气可令调，明知胜复，为万民式，天之道毕矣。"由此可见，若不明辨阴阳顺从，指本为标、指似标者为标、指似本者为本，迷诊乱经，例行针药，势必"伐天之和，伐生之本"，而举手误人。

四、从物候节律看五运六气的周期

当人们翻开日历，就会发现日历上除了写明某年某月某日外，还注有农历"己未年"或"庚申年"等。这己未、庚申就是"干支纪年法"，也叫"甲子纪年法"。"天以六为节，地以五为制。周天气者，六期为一备；终地纪者，五岁为一周……五六相合，而七百二十气为一纪，凡三十岁，千四百四十气，凡六十岁，而为一周。"这就是古人总结了长期的气象、物候节律知识，定六十年为一周，也就是六十年一甲子。"甲子纪年法"是我国古代历法中的一个重要创造，是将十天干与十二地支合起来，用以记载和推算时间的。若用干支纪日就叫"干支纪日法"，也叫"甲子纪日法"。据历史学家对甲骨文的研究，在春秋以后，至少在周幽王元年（公元前776年）十月辛卯日起到现在，从没有错乱或间断过，已有两千七百多年的历史了。这是世界最悠久的纪日法，是推算我国几千年来的历法和考古的重要工具，也是我们研究运气学说周期规律的重要依据。我国历纪干支仪表上以干支为周天刻度之读数，反映了地球绕日运转的时间和空间的标志，以干支作为纪年、月、日、时的岁时表号和实测是完全一致的。故古人六十年的周期变化是可信的。首先六十这个自然数是天体岁月中的一个常数，如一年三百六十天（阴历），为六个六十；一年十二个月为六十的 1/5；每季三个月（90 天）为六十的 1.5 倍；每月三十天（朔望日）为六十的 1/2；每年二十四节气，每天二十四小时，为六的 4 倍；每小时六十分，每分钟六十秒；六十是十天干的 6 倍，十二地支的 5 倍；三阴三阳合为六经，十二经脉为六的 2 倍。

竺可桢所著《物候学》中的引证说明：物候是有周期性波动的，其平均周期为十二年；物候的迟早与太阳黑子活动周期有关。太阳表面上的黑子的数目以十一年半为一个盛衰的周期，这个规律是德国天文学家施瓦贝在 1843 年首先发现的。而运气学说的气候六十年周期变化又恰为太阳黑子活动周期的五倍，而地支本身又恰为十二年周期。天津医学院主编的《流行病学》认为，肝炎的发病率历年是有起伏的，高峰年是有周期的，峰与峰之间为 6～7 年。而烟台地区 1962～1979 年肝炎发病高峰年份间隔周期也恰为 6 年。此即《内经》所讲的"六期而环会"。这个六年的小周期似乎与司天周期有关。

对于运气周期的规律，我们认为是可信的，由此而带来的天灾、虫灾及流行病等同样具有节律性周期。但上述例证终是大海汹涌澎湃波涛上的一涟漪，更多的例证有待于今后大家继续探讨和验证。

第三讲　阴阳学说

阴阳是事物的两种属性，是从各种具体事物中抽象出来的。古人从长期的生活和生产实践中认识到，自然界的事物都具有阴阳对立统一的两个方面，这两个方面的内在联系、相互作用和不断运动，是事物生长、变化和消亡的根源。故《素问·阴阳应象大论》云："阴阳者，天地之道也，万物之纲纪，变化之父母，生杀之本始，神明之府也。治病必求于本。"《老子》云："道生一，一生二，二生三，三生万物。万物负阴而抱阳，冲气为和。"《易·系辞》云："一阴一阳之谓道……阴阳不测之谓神……是故，易有太极，是生两仪，两仪生四象，四象生八卦。"由此可知，太极的原理是从无到有，并从有到无的有无相生规律。两极阴阳分化的互极是最初始的，是事物发展变化的最基本原理。所以阴阳精微仍然存在于太极之中，只有从太极方可进入阴阳之门。正如《素问·阴阳离合论》所云："阴阳者，数之可十，推之可百，数之可千，推之可万，万之大，不可胜数，然其要一也。"讲的是阴阳的变化是很多的，它的基本原理还是太极。故汉·董仲舒《春秋繁露》云："是故明阴阳入出虚实之处，所以观天之志，辨五行之本末、顺逆、小大、广狭，所以观天道也。"但阴阳还有它独特的规定，并不是几条定律或若干具体应用能够全部概括的。阴阳是从太极中产生出来的互体。阴阳两仪就是两种不同的仪式，于是"仪"就具有仪式、模式、图式、形式、事宜的含义。两仪就是两种图式和符号。太极图中黑色为阴仪，其符号为--，白色为阳仪，其符号为**━**。于是阴仪代表了偶数、阴暗、反向、安静、黑色、柔和、内在、负数、俯下、空虚、右边、刑杀、关闭等；阳仪代表了奇数、光明、正向、运动、白色、刚强、外在、正数、仰上、实际、左边、德生、开放等。故《素问·阴阳应象大论》云："天地者，万物之上下也；阴阳者，血气之男女也；左右者，阴阳之道路也；水火者，阴阳之征兆也；阴阳者，万物之能始也。"由此可知，太极论的道论，说明了世界是物质性的整体，世界本身是阴阳二气对立统一的结果。阴阳学说是古代朴素唯物主义哲学的重要内容。

《素问·阴阳离合论》云："天覆地载，万物方生，未出地者，命曰阴处，名曰阴中之阴；则出地者，命曰阴中之阳。阳予之正，阴为之主。故生因春，长因夏，收因秋，藏因冬。"王冰注云："春夏为阳，故生长；秋冬为阴，故收藏。"《春秋繁露》云："春者，少阳之造也；夏者，太阳之造也；秋者，少阴之造也；冬者，太阴之造也。"由此可知，阴阳两仪产生了四象，春为少阳，阴中之阳；夏为太阳，阳中之阳；秋为少阴，阳中之阴；冬为太阴，阴中之阴。这时，四象则与时节、时间相对应。四个象限中，太阴、太阳象限内是纯阴阳，而少阳、少阴象限内是各含阴阳。于是，太阴为北方、冬季、冬至，又是合夜至鸡鸣，从酉时至子时，阴中之阴（**⚏**）；少阳为东方、春季、春分，又是鸡鸣至平旦，从子时到卯时，阴中之阳（**⚎**）；太阳为南方、夏季、夏至，又是平旦至日中，从卯时至午时，阳中之阳（**⚌**）；少阴为西方、秋季、秋分，又是午时至酉时，阳中之阴（**⚍**）。

太极即太虚为零，分阴阳为两爻。道生一，一爻变为阴阳，二爻变为四象；三生三，三爻变为八卦，即乾（**☰**）、坤（**☷**）、震（**☳**）、巽（**☴**）、坎（**☵**）、离（**☲**）、艮（**☶**）、兑（**☱**），分别象征天、地、雷、风、水、火、山、泽八种自然现象，并认为乾、坤两卦在八卦中占特别重要的地位，是自然界和人类社会一切现象的最初根源。传说周文王将八卦互相组合，又得六十四卦，用来说明自然现象和社会现象的发展变化规律。

综上所述，阴阳所代表着事物相互对立又相互联系的两个方面，并不局限于某一特定事物。具体事物的阴阳属性不是绝对的、不可变化的，而是相对的，在一定的条件下是可变的。它通过与自己的对立面的相比较而确定，随着时间和地点的变更而改变。故《局方发挥》有"阴阳二字，固以对待言，所指无定在"的说法。《素问·生气通天论》云："自古通天者，生之本，本于阴阳。天地之间，六合之内，其气九州、九窍、五脏、十二节，皆通乎天气。其生五，其气三。数犯此者，则邪气伤人，此寿命之本也。""是以圣人陈阴阳，筋脉和同，骨髓坚固，气血皆从。如是则内外调和，邪不能害，耳目聪明，气立如故。"所以运用阴阳规律来认识客观世界的变化，是历代贤哲所追求的基本要则。

一、阴阳的互根属性

《老子》云："万物负阴而抱阳，冲气以为和。"《地理知本金锁秘》云："阴生则阳成，阳生则阴成，阴阳二气，相为终始，互为胚胎，而未尝相离也……阳根于阴，阴根于阳。"程大昌《易原》云："阴阳之交，有互体相入者焉。凡曰相错、相杂、相易、相荡、相推、相摩、相资、相攻、相逮、相悖，是皆合二，以成其互者也。"《素问·阴阳应象大论》有"阴在内，阳之守也；阳在外，阴之使也"的记载。以上论述均说明了阴阳两个方面，不仅相互对立，而且相互依存，相互为用。阴依存于阳，阳依存于阴，双方均以对方的存在为自己存在的前提，阴阳的这种相互关系，称之为阴阳互根。也就是说，阴阳相互纤缠，成为互相依赖生存的根本。故在诊治疾病过程中，该篇又有"善诊者，察色按脉，先别阴阳"及"善用针者，从阴引阳，从阳引阴，以右治左，以左治右，以我知彼，以表知里，以观过与不及之理，见微得过，用之不殆"的表述。它如明·张景岳"善补阳者，必于阴中求阳，则阳得阴助而生化无穷；善补阴者，必于阳中求阴，则阴得阳升而泉源不竭"之论，当为临床辨证论治之纲领性大法。

《类证治裁》云："阴阳互根，相抱不脱。"说明阴阳互根是决定阴阳属性的相互依据。如果事物不具有这种属性，就不是统一体的对立双方，就无法分析其阴阳的属性，也就不能用阴阳来说明。阴阳互根是事物发展的重要条件，事物的发展变化，阴阳二者缺一不可。就人体而言，无论阴阳相互对立的物质之间，还是阴阳相互对立的功能之间，都存在着这种阴阳互根、相互依存的关系，从而保证了生理活动正常运行。此外，阴阳互根还是阴阳转化的内在根据。因为阴阳代表着相关事物内部对立的两个方面，因此在一定的条件下各向着自己相反的方向转化。鉴于阴阳互根、相互依存的规律是阴阳学说的重要内容，故《质疑录》有"阴不可无阳，阳不可无阴"的重要论断。

二、阴降阳升规律

《素问·阴阳应象大论》云："故清阳为天，浊阴为地；地气上为云，天气下为雨；雨出地气，云出天气。故清阳出上窍，浊阴出下窍；清阳发腠理，浊阴走五脏；清阳实四肢，浊阴归六腑。"讲述了阴阳的升降出入是宇宙间的重要规律。对此，刘完素《素问玄机原病式》中有详尽的论述："冬，阳在内而阴在外，地上寒而地下暖，夏则反此者，乃真理也。假令冬至为地阴极，而生阳上升；夏至则阳在上，而阴在地中者……如冬至子正一阳升而得其复（复卦），至于巳时则阴绝，而六阳备，是故得纯乾（乾卦）；夏至午正则一阴生而得姤（姤卦），至于亥时则阳复（复卦）也。然子后面南，午后面北，视卦之爻，则子后阳升，午后阴降，明矣。"此以地表和土壤中的温差来说明阴降阳升的阴阳消长规律。

冬至子时一阳生于足下，五阴一阳，这是复卦，代表了阴消阳长；夏至午时一阴生于手上（举手），五阳而一阴，这就是姤卦。此乃"十二壁卦"所揭示的时序阴阳变化规律。十二消息卦，又称十二壁卦，代表了阴阳消长的太极图式和模式。

三、阴争阳扰的原理

阴争阳扰即阴阳矛盾斗争。《素问·阴阳别论》云："阴争于内，阳扰于外。"《素问·疟论》云："阴阳上下交争，虚实更作，阴阳相移也。阳并于阴，则阳实而阴虚……阴气逆极，则复出之阳，阳与阴复并于外，则阴虚而阳实……并于阳则阳胜，并于阴则阴胜。"说明阴阳对立是自然界的一切事物和现象，存在着相互对立的阴阳两个方面。阴阳双方相互制约、相互斗争的形态，数术学称为"阴争阳扰"。阴争阳扰不过是干扰、消长而已，并非消灭。阴争阳扰的运动变化，使自然界四季变更有序，使人体脏腑功能保持着一种"形与神俱"的非平衡稳态。

四、阴厌阳移的原理

阴厌阳移即物极必反。《春秋感精符》云："阴厌阳移……极阴反阳，极阳反阴。"《说文解字》云："厌，压伏。"阴为水柔伏，阳为火刚浮，阴为下，阳为上，阴为散，阳为聚，故北方极为水，南方聚为陆，大陆漂移，际之可与不可分。板块之际，际为边界，产生地震，阴水伏则阳陆移。《素问·阴阳应象大论》云："阴静阳躁，阳生阴长，阳杀阴藏……寒极生热，热极生寒……故重阴必阳，重阳必阴……故曰：阴在内，阳之守也；阳在外，阴之使也……从阴引阳，从阳引阴，以右治左，以左治右，以我知彼，以表知里，以观过与不及之理，见微得过，用之不殆。"这是阴阳矛盾转化中的物极必反原理。这里还有纯阳包阴、纯阴涵阳的含义，这是从表面到内在的一系列事物质量转化互变的道理。

五、阴和阳合原理

《淮南子》云："阳阴相接，乃能成合。"《地理知本金锁秘》云："阴阳合德而卦生……纯阳不生，孤阴不化，此其阴阳未合其德……若刚柔有体，则阴交于阳，阳交于阴矣。三男三女，灿然成列。"对此，《素问·生气通天论》云："凡阴阳之要，阳密乃固，两者不和，若春无秋，若冬无夏，因而和之，是谓圣度。故阳强不能密，阴气乃绝；阴平阳秘，精神乃治；阴阳离决，精气乃绝。"明·张景岳《类经图翼》云："阴阳尽而四时成，刚柔尽而四维成……阴阳相合，万象乃生……凡万物化生，总有二气……气有不同，万物适值其气，随其受而成其性。"说明了阴阳的合德和平秘会产生出新生事物。从天象到地理而以至于人事，一切事物发展的起点都充满了阴阳相合，但是它们又总是走向反面，阴阳离决，它们都会从新生而走向衰老死亡。所以阴和阳合就会变化成为另一种新生态的事物。

第四讲　五行学说

　　五行学说是古人在生活实践中，通过对自然界长期的观察与体验而概括出来的。为了便于掌握和说明事物的变化规律和内在的联系，就应用人们所熟悉的日常生活中的五种物质木、火、土、金、水为代表，并以五者间相互资生、相互制约的关系，来阐述事物复杂的变化，于是形成了五行学说。

　　五者，《增韵》云："中数也。"《易·系辞》云："天数五，地数五，五位相得，而各有合。"意谓天地之数各五，五数相配，以合成金、木、水、火、土。对此，《类经图翼》云："人知夫生之为生，而不知生中有克，知克之为克，而不知克中有用，知五之为五，而不知五之中，五五二十五，而复有互藏之妙焉。"《易原》有"图书之写造化，固皆天地五行之数矣……五行生克之原"的记载。行者，《广韵》云："适也，往也，去也。"《康熙字典》谓："道也。"《玉篇》谓："行，迹也。"故《白虎通·五行》云："五行者，谓金、木、水、火、土也。言行者，欲为天行气之义也。"《协纪辨方书》云："行者也，言其行于地也。质行于地，而气通于此，数之有五焉，故曰五行。"由此而知，五行是由天地的五数配合产生的。五数是中数，它反映了生克之原。五行实质上就是五种符合的代数，它的性质具有运动的行迹，或者特定的系列和素质的集合，它还代表了时空、因果关系。因此，它是元素模型，也是系统论的模式。

　　五行为什么分为金、木、水、火、土呢？水者，《说文》

云："准也。北方之行，象众水丛流，中有微阳之气。"《释名》云："水，准也，准平物也。"《尚书·洪范》云："五行，一曰水……水曰润下。"故《白虎通·五行》云："水位在北方，北方者，阴气在黄泉之下，在养万物。水之为言准也，养物平均，有准则也。"火者，《说文》云："火，毁也，南方之行，炎而上，象形。"《尚书·洪范》云："二曰火……火曰炎上。"故《白虎通·五行》云："火在南方，南方者，阳在上，万物垂枝。火之为言委，随也。言万物布施，火之为言化也，阳气用事，万物变化也。"木者，《说文》云："冒也，冒地而生，东方之行。"《尚书·洪范》云："三曰木……木曰曲直。"故《白虎通·五行》云："木在东方，东方者，阴阳气始动，万物始生，木之为言触也，阳气动跃，触地而出也。"金者，《说文》云："从革不违，西方之行。"《尚书·洪范》云："四曰金，金曰从革。"故《白虎通·五行》云："金在西方，西方者，阴始起，万物禁止，金之为言，禁也。"土者，《说文》云："地之吐生物者也……象地之下，地之中物出形也。"《尚书·洪范》云："五曰土……土爱稼穑。"故《白虎通·五行》云："土在中央，中央者吐，土主吐含万物，土之为言，吐也。"

由此可知，水、火、土、金、木为五行，它们有一定的时空系统，是气质和元素的集合群。诚如《类经图翼》所云："五行者，水火土金木也。五行即阴阳之质，阴阳即五行之气，气非质不立，质非气不行。行也者，所以行阴阳之气也。"由此可见，五行是根据取类比象的思维方法来归纳世界万物的。五行的象正如《尚书·洪范》所云："五行，一曰水，二曰火，三曰木，四曰金，五曰土。水曰润下，火曰炎上，木曰曲直，金曰从革，土爱稼穑。"文中所表述的是：以寒润下行为水象，以阳热上炎为火象，以生发柔和为木象，以清肃坚劲为金象，以长养变化为土象。中医学的五行也是这五种不同属性的抽象概括。《内经》就是根据五行的取类比象的思维方法，建立了中医五行学说的理论体系，即以五脏为主体，外应五方、五时、五气，内系五脏、五体、五官等五个功能系统，应用五行之间的生克、乘侮、承治、亢害、制化关系，来阐明人体生命活动的整体性及与周围环境的统一性。

一、五行的生克规律

五行中有特定的资生与克制的关系。《类经图翼》云："故其相生言者，则水以生木，木以生火，火以生土，土以生金，金以生水。自其相克言者，则水能克火，火能克金，金能克木，木能克土，土能克水。"它所反映的是以在河图以顺生为序，在洛书以逆克为序的客观规律。

生，《玉篇》云："产也。"《谷梁传·庄公二年》云："独阴不生，独阳不生，独天不生，三合然后生。"这就是说，五行相生是产生、资生、助长的意思。它又分为两方面，生我者为母为恩，我生者为子为亲，它揭示的是以河图顺行方向为生的规律。克，《说文》云："能胜此物，谓之克也。"《诗·小雅》云："即克有定，靡人弗胜。"这就是说，五行相克是克定、克服、致胜的概念。它又分为两方面，克我者为贵为难，我克者为才为仇，它揭示的是以洛书逆行的方向为克的规律。

综上所述，相生就是相互资生、相互促进的意思。五行学说认为，自然界各种事物在其运动、发展、变化的过程中，不是彼此孤立的，而是相互影响、相互联系着的。相生，就是这种联系的表现之一，它的次第是：木生火，火生土，土生金，金生水，水生木。五行相生亦有取类比象之义，是泛指事物运动变化中的一种相互促进的关系。相克，就是相互克伐、相互制约的意思，相克是事物在其运动、发展、变化过程中相互联系的另一表现，它的次第是：木克土，土克水，水克火，火克金，金克木。故《素问·宝命全形论》云："木得金而伐，火得水而灭，土得木而达，金得火而缺，水得土而绝，万物尽然，不可胜竭。"

根据五行相克关系的次第，又演化为"所胜"与"所不胜"的关系。五行的每一行都有"克我"与"我克"两方面，我克者为我所胜，为贵为难，克我者为我所不胜，为才为仇。相生和相克，为事物发展不可分割的两个方面。没有生，就没有事物的发生和成长；没有克，就不能维持正常协调的变化和发展。因此，必须是生中有克，克中有生，这才是事物发展的正常现象，正如张介宾所云："造化之机，不可无生，亦不可无制，无生则发育无由，无制则亢而有害。"

五脏之间的相克关系，保证了五脏功能活动的正常。《素问·五脏生成》谓，心"其主肾也"，肺"其主心也"，肾水上交心火，可防止心火的上炎；心火能制约肺金，故心为肺之主，心火的阳热，可抑制肺气清肃太过；肺金能制约肝木，故肺为肝之主，肺气清肃下降，可抑制肝阳上亢；肝木能制约脾土，故肝为脾之主，肝气条达，可疏泄脾气的壅滞；脾能制约肾水，故脾为肾之主，脾气运化，能防止肾水泛滥。上述五脏之间的制约关系，就是用五行相克来说明的。

二、五行的乘侮规律

五行中因偏盛偏衰则产生了乘侮的关系。《命理探原》引徐大升语："金赖土生，土多金埋；土赖火生，火多土焦；火赖木生，木多火炽；木赖水生，水多木漂；水赖金生，金多水浊。金能生水，水多金沉；水能生木，木多水缩；木能生火，火多木焚；火能生土，土多火晦；土能生金，金多土弱。金能克木，木坚金缺；木能克土，土重木折；土能克水，水多土流；水能克火，火炎水灼；火能克金，金多火熄。金衰遇火，必见销镕；火弱逢水，必为熄灭；水弱逢土，必为淤塞；土衰逢木，必遭倾陷；木弱逢金，必为砍折。"

乘，《康熙字典》云："胜也。"《周语》云："乘人不义，凌也。"意谓五行相乘是乘胜、乘袭、消灭的意思。它又分为两方面，乘我者为夭，我乘者为折。例如火弱逢水，必为熄灭，以乘我者为夭。又如木能克土，土重木折，以我乘者为折。侮，《集韵》云："慢易也。"《扬子方言》云："侮，贱称也。"意谓五行相侮是轻侮、卑贱、浊晦的意思。它又分为两方面，侮我者为浊，我侮者为晦。例如水赖金生，金多水浊，为侮我者。又如火能生土，土多火晦，为我侮者。

由此可见，五行的生克制化，反映着事物发展的正常关系。相乘，就是乘虚而袭之意；相侮，就是恃强凌弱之意。相乘和相侮，都由于五行中的某一行的太过或不及致使制约超过了正常限度，事物之间失去正常协调关系的反常现象。对此，《素问·五运行大论》云："气有余，则制己所胜而侮所不胜；其不及，则己所不胜侮而乘之，己所胜轻而侮之。侮反受邪，侮而受，寡于畏也。"意谓相乘就是五行相克过极的一种异常变化，即所谓金弱遇火即销镕，火弱逢水为熄灭，水弱逢土为淤塞，土衰逢木必倾陷，木弱逢金必砍折等关系。在中医学中的脏腑关系中，肝旺脾虚，便有倾陷之灾，出现纳差、腹胀、便溏诸症。肺虚心旺便有销镕之危，出现咯血等虚损疾病。在运气学说中则表达为木为发生，火为赫曦，土为敦阜，金为坚成，水为流衍。五行相侮，是指五行反克的一种异常变化，即所谓金能克木，木坚金缺；木能克土，土重木折；土能克水，水多土流；水能克火，火炎水灼；火能克金，金多火熄等关系。

五行乘侮的理论主要用以说明病理变化及其传变规律。例如，五脏外应四时，所以有六气发病的规律，一般是主时之脏受邪发病，但也有所胜和所不胜之脏受邪发病的。如《素问·

六节藏象论》云："苍天之气，不得无常也，气之不袭，是谓非常，非常则变矣……变至则病，所胜则微，所不胜则甚，因而重感于邪则死矣。"又如五脏病的传变，也常依循生克乘侮的规律相传。对此，《素问·玉机真脏论》云："今风寒客于人，使人毫毛毕直，皮肤闭而为热，当是之时，可汗而发也……弗治；病入舍于肺，名曰肺痹，发咳上气，弗治；肺即传而行之于肝，名曰肝痹……弗治；肝传之脾，病名曰脾风……弗治；脾传之肾，病名曰疝瘕……弗治；肾传之心，病筋脉相引而急，病名曰瘛……弗治。满十日，法当死。"肺传肝，即金乘木；肝传脾，即木乘土；脾传肾，即土乘水；肾传心，即水乘火。这就是依据五行相胜的规律而传变，也就是所谓"传其所胜"。它如五行学说的乘侮关系，还用来预测疾病的预后。如《素问·玉机真脏论》云："五脏受气于其所生，传之于其所胜，气舍于其所生，死于其所不胜。病之且死，必先传行，至其所不胜，病乃死。此言气之逆行也，故死。肝受气于心，传之于脾，气舍于肾，至肺而死；心受气于脾，传之于肺，气舍于肝，至肾而死；脾受气于肺，传之于肾，气舍于心，至肝而死；肺受气于肾，传之于肝，气舍于脾，至心而死；肾受气于肝，传之于心，气舍于肺，至脾而死。此皆逆死也。一日一夜五分之，此所以占死生之早暮也。"这种根据乘侮之所胜、所不胜来推测疾病预后的方法，在《内经》中有很多记载。

三、五行的承治规律

五行承治是指五行相互承受、治用、中和。《难易寻源》云："抑强扶弱，损多益寡，泻有余，补不足，制太过，化不及，致中和之要诀耳。金旺得火，方成器皿；火旺得水，方成既济；水旺得土，方成池沼；土旺得水，疏通生物；木旺得金，方成栋梁。强金得水，方挫其锋；强水得木，方泄其势；强木得火，方化其顽；强火得土，方止其焰；强土得金，方制其壅。"故《类经图翼》云："阴阳相合，而生成之道存乎于中……所谓克中之用者，如火之炎炽，得水克而成既济之功；金之顽钝，得火克而成锻炼之器；木之曲直，得金克而成芟削之材；土之旷墁，得木克而见发生之化；水之泛滥，得土克而成堤障之用。此其所以相克者，实又以相成也。"故承乃"由微而著，更相承袭之意"，治乃"少而理曰治之言"。五行承治是治用的意思。诚如《素问·六微旨大论》所云："承乃制，制则生化。"意谓相承制约制用以达到中和。

四、五行的制化规律

五行制化是五行相生次第中，任何相邻三者生克关系的总结。对此，《类经图翼》云："母之败也，子必救之。如水之太过，火受伤矣，火之子土，出而制焉；火之太过，金受伤矣，金之子水，出而制焉；金之太过，木受伤矣，木之子火，出而制焉；木之太过，土受伤矣，土之子金，出而制焉；土之太过，水受伤矣，水之子木，出而制焉。盖造化之机，不可无生，亦不可无制。"《星平会海》云："得用以制其克者，其凶可免。得恩以化其克者，反凶为吉。虽定于生克而吉凶之变，实迁于制化矣。""又有制而不能制者，其制也有化而不能化者，反化其化也。"例如，"火命用土以制水，而有木以克土，则土不能以制水矣。用水以化火，又以金以侻水，是水岂能为木之所化乎！有生中不生、克中不克者，有不生却生、不克却克者。生中不生，如水能生木，或木被金伤之重者，木金无气，不受水生，或水被土伤之甚者，水即无气，不能生木，故水木虽若相生，而何相生之有！是谓生中不生，不可遽谓其生也……克中不克，如土能克水，水得金生之力者，水生乘旺，土不能克，或土被木克之甚者，土即受伤无力克水，故水土虽若相克，而何相克之有！是谓克中不克，不可遽谓其克也。不生却生，如金逢火制，本不能以生水者也，或土来入垣，反火生土，而土生金，则金却能生水矣，非生却生者乎！又土不能以生水，而土旺实能生金，却能生水矣，非不生却生者乎！又土不能以生水，而土旺实能生金，则土能生金，亦能生水，是亦不生却生者也。不克却克，如土逢木制，本不能以克水者也，或火来入垣，反为木生火，而火生土，则土却能克水矣，非不克却克者乎！又火不能以克水，而火旺实能克金，则金不能以生水，而水亦受火之克，是亦不克却克者也。有克而不敢克……有生犹未生，克能胜生，而致于克者。自克原无克，生能当克，而亦致于克者……生生者，不生生。而不生生者，能生生。克克者，不克克。不克者，能克克。"

第五讲　干支甲子

《素问·六微旨大论》云："天气始于甲，地气始于子，子甲相合，命曰岁立，谨候其时，气可与期。"意谓十天干与十二地支相交，形成干支组合，于是，干支甲子成为古人用以纪年、月、日、时的工具。

一、天干地支

干者，干也；支者，枝也。《淮南子·主术》云："枝不得大于干。"古人最早用"干"纪日，用"支"纪月。从阴阳属性上看，日为阳，月为阴，阳为天，阴为地，所以"干"又称为"天干"，"支"又称为"地支"。天干有十：甲、乙、丙、丁、戊、己、庚、辛、壬、癸。地支有十二：子、丑、寅、卯、辰、巳、午、未、申、酉、戌、亥。干支的次第先后，并不是随便排列的，亦非止于数字符号，根据《说文解字》《史记·律书》和《汉书·律历志》的解释，它内含生机，寓有生物的生、长、化、收、藏、再生长之义，决非数字的胪列。而应用到医学上，就与季节、方位、脏腑功能、治疗方法等密切地结合起来了。

1. 释干支

根据《史记·律书》《汉书·律历表》《说文解字》的解释干支意义如下：

（1）十天干：甲者，荚也。原指草木萌芽时所载的种皮，被释为"出甲于甲"，系指嫩芽破荚而出的初生之象，乃天干第一位。乙者，屈也，原指标记，被释为"奋轧于乙"，系指幼苗逐渐抽轧而长之况，为天干第二位。丙者，光明也。被释为"明炳于丙"，炳者，显明之义，系指阳气充盈明显，为天干第三位。丁者，健壮也。王充《论衡》云："齿落复生，身气丁强。"被释为"万物丁生""大盛于丁"，系指幼苗不断成长壮大，属天干第四位。戊者，茂也。被释为"丰楙于戊"，楙同茂，系指草木茂盛，为天干第五位。己者，身也。被释义"理纪于己"，系指草木已成熟至极，为天干第六位。庚者，更也，偿也。被释为"敛更于庚"，指生命开始收敛，为天干第七位。辛者，万物之辛生也。被释为"悉新于辛"，系指又酝酿新的生机，为天干第八位。壬者，任也，阳气任养万物于下也。被释为"怀任于壬"，系指新的生命已开始孕育，为天干第九位。癸者，被释义"陈揆于癸"，系指新的生命又将开始，为天干第十位。

（2）十二地支：寅，被释为"万物始生螾然"，为地支第三位；卯者，茂也，被释为"万物茂也"，为地支第四位；辰者，被释为"万物之振也"，振，动也，为地支第五位；巳者，被释为"阳气已尽"，为地支第六位；午者，交错也，释为"阴阳交为午"，为地支第七位；未者，味也，被释为"万物皆成，有滋有味"，为地支第八位；申者，伸也，被释为"阴用事，申贼万物"，为地支第九位；酉者，就也，又谓万物成熟也，被释为"万物之老也"，为地支第十位；戌者，击而灭之，被释为"万物尽灭"，为地支第十一位；亥者，被释为"阳气藏于下也"，为地支之末位；子者，嗣也，被释为"万物滋于下""滋萌于子"，为地支第一位；丑者，被释义"纽芽于丑"，为地支第二位。

2. 干支的应用

（1）干支配阴阳：天干地支各有其阴阳属性，顺着其次序，单数属阳，双数属阴，即奇数为阳，偶数为阴。天干中，甲、丙、戊、庚、壬为阳，乙、丁、己、辛、癸为阴。地支中，子、寅、辰、午、申、戌为阳，丑、卯、巳、未、酉、亥为阴。

（2）干支配五行：天干配五行有两种方法。一种是用以配属方位的，即甲乙配木，丙丁配火，戊己配土，庚辛配金，壬癸配水。另一种是用以配属运气的，即把十天干的阴阳重新组合，而具有另外的属性，这在五运的变化上，叫作"天干化五运"。对此《素问·天元纪大论》云："甲己之岁，土运统之；乙庚之岁，金运统之；丙辛之岁，水运统之；丁壬之岁，木运统之；戊癸之岁，火运统之。"《素问·五运行大论》有"土主甲己，金主乙庚，水主丙辛，木主丁壬，火主戊癸"的类似记载，即甲己化土，乙庚化金，丙辛化水，丁壬化木，戊癸化火。地支配属五行亦有两种配属方法。一种是用以配属方位的，即寅卯属木，巳午属火，申酉属金，亥子属水，辰、未、戌、丑属土。另一种是用于配属运气的。《素问·天元纪大论》云："子午之岁，上见少阴；丑未之岁，上见太阴；寅申之岁，上见少阳；卯酉之岁，上见阳明；辰戌之岁，上见太阳；巳亥之岁，上见厥阴。"《素问·五运行大论》云："子午之上，少阴主之；丑未之上，太阴主之；寅申之上，少阳主之；卯酉之上，阳明主之；辰戌之上，太阳主之；巳亥之上，厥阴主之。"即丑未为土，卯酉为金，辰戌为水，巳亥为木，子、午、寅、申为火。地支配属三阴三阳，则子午少阴君火，寅申少阳相火，丑未太阴湿土，卯酉阳明燥金，辰戌太阳寒水，巳亥厥阴风木。

二、甲子

十天干与十二地支相配合，就叫甲子，是以天干一干甲、地支一支子命名的，故《素问·六微旨大论》云："天气始于甲，地气始于子，子甲相合，命曰岁立，谨候其时，气可与期。"天干往复轮周六次，地支往复轮周五次而构成六十年一个周期。前三十年包括七百二十节气，是为一纪，后三十年亦有七百二十节气，凡一千四百四十节气，共计六十年。甲子中的天干主五运的盛衰，甲子中的地支司六气的变化，故讲五运六气，就不能离开天干地支所组成的六十年甲子。

第六讲　五运六气的基本内容

《素问·天元纪大论》云："寒暑燥湿风火，天之阴阳也，三阴三阳上奉之；木火土金水，地之阴阳也，生长化收藏下应之。天以阳生阴长，地以阳杀阴藏。天有阴阳，地亦有阴阳。故阳中有阴，阴中有阳。所以欲知天地之阴阳者，应天之气，动而不息，故五岁而右迁；应地之气，静而守位，故六期而环会。动静相召，上下相临，阴阳相错，而变由生也。"此段经文表述了天地运气是宇宙万物生化的基本规律。对此，《素问·天元纪大论》云："天以六为节，地以五为制。周天气者，六期为一备；终地纪者，五岁为一周。君火以明，相火以位，五六相合，而七百二十气为一纪，凡三十岁；千四百四十气，凡六十岁而为一周。不及太过，斯皆见矣。"综上所述，甲子中的天干主五运，甲子中的地支司六气，故讲述五运六气，是离不开干支组成的六十甲子。《素问·六元正纪大论》云："先立其年，以明其气，金木水火土运行之数，寒暑燥湿风火临御之化，则天道可见。"故确立纪年干支，可知五运六气之变化规律。对此，唐·王冰在《重广补注黄帝内经素问》中有详注。同时，王冰在对《素问》运气"七篇大论"进行诠释时，对六十年五运六气的变化规律，五运的太过、不及与平气规律，六气司天、在泉、四间气的变化规律，客主加临规律，运气合治规律，气运胜复机制，以及气运变化规律所反映的天象、星象、气象、物象、人体病理之象，处方用药规律等知识，均进行了广泛而深入的探讨。其著还有《玄珠密语》《天元玉册》

《元和纪用经》等专篇。对十干化运规律，其《玄珠密语·五运元通纪》有精辟的论述："夫运者，司气也，故居中位也。在天之下，地之上，当气交之内，万化之中，人物生化之间也。故运者，动也，转动也，即轮流运动往来不歇也。于是太极始判，横五运于中，轮流至今，终而复始。圣人望而详之。自开辟乾坤，望见青气，横于丁壬，故丁壬为木运也；赤气横于戊癸，故戊癸为火运也；黄气横于甲己，故甲己为土运也；白气横于乙庚，故乙庚为金运也；黑气横于丙辛，丙辛为水运也。故先轮五运，后纪司天也，即常以司天为客也，运气为主也。在泉亦为客，居气间气为次，客也。"

一、五运

《素问·五运行大论》云："土主甲己，金主乙庚，水主丙辛，木主丁壬，火主戊癸。"由此可知，木、火、土、金、水所代表的五气运行的变化，是谓五运。对此，王冰《玄珠密语·五运元通纪》释云："五运之气，上合于天。于是木运之气，上合苍天；火运之气，上合丹天；土运之气，上合黅天；金运之气，上合素天；水运之气，上合玄天。故苍天之气，经于鬼柳危室，即丁壬二分也；丹天之气，经于角轸牛女，即戊癸二分也；黅天之气，经于心尾参井，即甲己二分也；素天之气，经于亢氐毕觜，即乙庚二分也；玄天之气，经于张翼娄胃，即丙辛二分也。故苍天有青气，经于四宿，下合木运，以同丁壬也；丹天有赤气，经于四宿，下合火运，以同戊癸；黅天有黄气，经于四宿，下合土运，以同甲己；素天有白气，经于四宿，下合金运，以同乙庚；玄天有黑气，经于四宿，下合水运，以同丙辛。"故明·张景岳言简意赅地说："五行之天干，是为五运。"

运有大运（中运、岁运）、主运、客运之分。

1. 大运

是主管每年的岁运，用以说明这一年的气候变化的情况，每两干统一运，年干则代表本年的大运，凡逢甲己为土运，乙庚为金运，丙辛为水运，丁壬为木运，戊癸为火运。这种经过变化的天干组合，叫作"天干化五运"，凡此十天干所流之运又称"中运"，即以候中气的变化。故《素问·六元正纪大论》云："天气不足，地气随之，地气不足，天气从之，运居其中而常先也。"

2. 主运

是主每年气候的一般常规变化，历年不变，主一年五季的常令，与五季的意义相似，从木开始而火、而土、而金、而水，循五行相生的规律，起于木，终于水，以五步分司五运季，此即主运的推算方法。每运约各主七十三日五刻，每年约从大寒节开始为初运木，春分后十三日起为二运火，芒种后十日起为三运土，处暑后七日起为四运金，立冬后四日起为终运水。鉴于五运又分木运、火运、土运、金运和水运，故在运气学说中又称"五运季"。

每年交运的日时：申子辰年，大寒日寅初交；亥卯未年，大寒日亥初交；寅午戌年，大寒日申初交；巳酉丑年，大寒日巳初交。古代无钟表，用铜壶贮水，壶上钻一小孔，使水自然经小孔滴漏，以为计时器，名曰漏下。壶中所贮之水，恰巧一昼夜漏尽。壶面刻有 101 条横线，线之间称为刻，合计 100 刻，每刻又分成 10 分。

此外演绎五运，还须应用五音健运、太少相生、五步推运等法，兹分述如下：

（1）五音健运：《灵枢》有"五音五味"专篇，内论人身合五音、五谷、五果、五畜等内容，并以之为篇名。今就《素问·阴阳应象大论》所述，介绍一下五行配五音的内容：其在地为木，在音为角；在地为火，在音为徵；在地为土，在音为宫；在地为金，在音为商；在地为水，在音为羽。所以在《内经》中，五行往往以角、徵、宫、商、羽五音为代表。五音是古代的音阶，配以五行，就叫作五音健运，故五运又可分为角运、徵运、宫运、商运和羽运。

（2）太少相生：五运的十天干各具有阴阳属性，阳干为太，阴干为少，太为有余，少为不足。

甲己土宫音，阳土甲为太宫，阴土己为少宫。

乙庚金商音，阳金庚为太商，阴金乙为少商。

丙辛水羽音，阳水丙为太羽，阴水辛为少羽。

丁壬木角音，阳木壬为太角，阴木丁为少角。

戊癸火徵音，阳火戊为太徵，阴火癸为少徵。

十干分阴阳，太少别太少，太少相生，亦即阴阳相生的道理。以甲己年为例：甲为阳土，阳土生阴金乙，即太宫生少商；阴金生阳水丙，即少商生太羽；阳水生阴木丁，即太羽生少角；阴木生阳火戊，即少角生太徵；阳火生阴土己，即太徵生少宫。己为阴土，阴土生阳金庚，即少宫生太商；阳金生阴水辛，即太商生少羽；阴水生阳木壬，即少羽生太角；阳木生阴火癸，即太角生少徵；阴火生阳土甲，即少徵生太宫。如此，太少反复相生，则阴生于阳，阳生于阴，而不断地变化发展。

（3）五步推运：年干只能代表本年的中运而不能代表本年的主运。主运虽然始于木角音，终于水羽音，有一定的规律可循，但还不知道是太是少，这就须用"五步推运法"。

这种方法就是以年干的阴阳来认识属太属少，再以本年的属太属少，逐步上推至角，为什么要上推至角呢？因主运每年不变，初运木，必起于角，至于是太角还是少角，要根据大运来决定。例如：大运甲年为太宫，即以太宫上推，生太宫的是少徵，生少徵的是太角，这样甲年的主运便属太角，太少相生而终于太羽。余者类推，唯丁壬年为角运，便从本身起运，不必上推了。天干之中，五阴五阳确立了五运，从而产生了以五音纪运。于是产生以五音论太、少、正，即太角岁曰发生太过，少角岁曰委和不及，正角岁曰敷和平气；太徵岁曰赫曦太过，少徵岁曰伏明不及，正徵岁曰升明平气；太宫岁曰敦阜太过，少宫岁曰卑监不及，正宫岁曰备化平气；太商岁曰坚成太过，少商岁曰从革不及，正商岁曰审平平气；太羽岁曰流衍太过，少羽岁曰涸流不及，正羽岁曰静顺平气。

3. 客运

客运是指一年之内五个运季气候的特殊变化，与主运的正常气候情况不同，它虽是每年轮转，但也有一定的规律可循，由于十年之内，年年不同，如客之来去，故称客运。

推算方法，大运统管一年，而客运则以每年的大运为初运，循着五行太少相生的次序，分五步运行，每步亦约为七十三日五刻，逐步变迁，十年一周。

甲己年大运土，则客运为土、金、水、木、火五步。

乙庚年大运金，则客运为金、水、木、火、土五步。

丙辛年大运水，则客运为水，木、火、土、金五步。

丁壬年大运木，则客运为木、火、土、金、水五步。

戊癸年大运火，则客运为火、土、金、水、木五步。

4. 大运、主运、客运之间的异同

（1）大运是用以说明一年之中的气候变化；主运是用以推算一年中五个季节正常的气候变化；客运是用以推算一年中五个季节中异常的气候变化。

（2）大运从土算起；主运从木算起，年年始于角，终于羽，居恒不变；客运以本年的大运为初运，十年周遍十干，终而复始。

（3）大运、客运的太过、不及之分常用，主运则不常用。

（4）三者之间，以大运为主，因为大运包括全年，提示的是一年中气候的大致情况。其次是客运，客运是分析每年各个季节中特殊的气候变化。主运则年年如此，通过主运气候的常规变化，用以分析客运的异常变化。

5. 五运郁发

五运除太过、不及、平气的不同，尚有"郁发"，计有"土郁之发""金郁之发""水郁之发""木郁之发"及"火郁之发"。盖因受自我调节机制的影响，五运被郁到极度时，就会发生反克的现象。如"火郁之发"，乃水胜制火，而火郁之待时而发。从岁运来说，水运太过之年，由于水可克火，水气太甚，火气被郁到极度，本身就可穿破水的约束而成火势燎原之况，此即《素问·六元正纪大论》所讲的"郁极乃发，待时而作"的问题。

二、六气

风、热（暑）、湿、火、燥、寒为六气。其分主于三阴三阳，则风化厥阴，热化少阴，湿化太阴，火化少阳，燥化阳明，寒化太阳。故《素问·天元纪大论》云："厥阴之上，风气主之；少阴之上，热气主之；太阴之上，湿气主之；少阳之上，相火主之；阳明之上，燥气主之；太阳之上，寒气主之。所谓本也，是谓六元。"这六种气化，时至而气至，便为天地间六元正气，若气化而非其时，则为邪气。对此，《素问·六微旨大论》云："愿闻地理之应六节气位何如？岐伯曰：显明之右，君火之位也；君火之右，退行一步，相火治之；复行一步，土气治之；复行一步，金气治之；复行一步，水气治之；复行一步，木气治之；复行一步，君火治之。相火之下，水气承之；水位之下，土气承之；土位之下，风气承之；风位之下，金气承之；金位之下，火气承之；君火之下，阴精承之。帝曰：何也？岐伯曰：亢则害，承乃制，制则生化，外列盛衰，害则败乱，生化大病。""显明"，指春分节。本段经文表述了春分节之后是少阴君火主治的位置，君火之右，后退一步，是少阳相火主治的位置；再退一步，是太阴土气主治的位置；再退一步，是阳明金气主治的位置；再退一步，是太阳水气主治的位置；再退一步，是厥阴木气主治的位置；再退一步，是少阴君火主治的位置。相火主治之位的下面，由水气承袭相制；水气主治之位的下面，由土气承袭相制；土气主治之位的下面，由风气承袭相制；风气主治之位的下面，由金气承袭相制；金气主治之位的下面，由火气承袭相制；君火主治之位的下面，由阴精承袭相制。这是为什么？盖因六气亢盛就会产生损害作用，所以要由相承袭之气来制约它，有制约而后才能生化，才能抗御外来太过或不及的邪气，如果亢盛无制，就会使生化之机败坏紊乱，产生病变。

这六种气候上的变化，基本上是在一年四季阴阳消长进退变化下产生的。因此六气一般又以三阴三阳为主，结合十二地支，用以说明和推算每年气候的一般变化和特殊变化，在运气学说中称为"六气季"。每年六气分主气、客气两方面。主气用以测常，客气用以测变，若客气加在主气之上，则称客主加临。

1. 十二支与六气

十二支分主六气，则子午为热，丑未为湿，寅申为火，卯酉为燥，辰戌为寒，巳亥为风，故《素问·五运行大论》云："子午之上，少阴主之；丑未之上，太阴主之，寅申之上，少阳主之；卯酉之上，阳明主之；辰戌之上，太阳主之，巳亥之上，厥阴主之。"

干支运用到运气学说上，即所谓"天干取运，地支取气"。所以，五运主要是以天干配五行来运用，六气主要是以地支配合三阴三阳来运用。

2. 主气

主气，即地气，或称主时之气。主气分司一岁的二十四节气，按五行相生之序，分为六步，每步约主六十日十七刻半，包括四个节气，这六步分属每年各个季节中固定不变，所以称为主气。

主气的推算方法，是以周天三百六十五度，分六步分属的，每年从大寒之日开始计算，每步六十日有奇（60.875 日）。次序是：

厥阴风木为初气，主春分前六十日有奇（大寒至春分），斗建从丑中到卯中，为春木方生、风气化行之候。

木生火，故少阴君火为二气，主春分后六十日有奇（春分至小满），斗建从卯中至巳中，为春分至夏初、火热益升之候。

君火相火，同气相随，故少阳相火为三气，主夏至前后各三十日有奇（小满至大暑），斗建从巳中到未中，为火热盛极、炎暑日蒸之候。

火生土，故太阴湿土为四气，主秋分前六十日有奇（大暑至秋分），斗建从未中至酉中，为炎暑渐消、湿土郁蒸之候。

土生金，故阳明燥金为五气，主秋分后六十日有奇（秋分至小雪），斗建从酉中至亥中，为湿土潜消、燥金肃降之候。

金生水，故太阳寒水为终气，主冬至前后各三十日有奇（小雪至大寒），斗建从亥中至丑中，为水气日盛、冬寒凛冽之候。

天气至此，周遍一岁。

3. 客气

客气，即天气，为天之三阴三阳之气，即各年气候上的异常变化，它与主气固定不变不同，其年年如客之来，故称客气。

客气亦分六步，即司天之气、在泉之气、左右四间气，这六步的次序是以阴阳的先后次序来排定的，即先三阴后三阳。三阴中厥阴为一阴，少阴为二阴，太阴为三阴；三阳中少阳为一阳，阳明为二阳，太阳为三阳。客气的次序便是一厥阴、二少阴、三太阴、四少阳、五阳明、六太阳。三阴三阳按这个顺序分布于上下左右，互为司天，互为在泉，互为间气，便构成了司天、在泉、四间气六步变化。《素问·五运行大论》对司天、在泉及其左右间气有如下的记述："所谓上下者，岁上下见阴阳之所在也。左右者，诸上见厥阴，左少阴，右太阳；见少阴，左太阴，右厥阴；见太阴，左少阳，右少阴；见少阳，左阳明，右太阴；见阳明，左太阳，右少阳；见太阳，左厥阴，右阳明。""厥阴在上，则少阳在下，左阳明，右太阴；少阴在上，则阳明在下，左太阳，右少阳；太阴在上，则太阳在下，左厥阴，右阳明；少阳在上，则厥阴在下，左少阴，右太阳；阳明在上，则少阴在下，左太阴，右厥阴；太阳在上，则太阴在下，左少阳，右少阴。"前段经文表述了三阴三阳司天及其左右间气的位置，后段经文表述了三阴三阳在泉及其左右间气的位置。

司天、在泉、四间气为客气六步运动方式。凡主岁之气为司天，位当三之气；在司天下方相对的是在泉，位当终之气。而司天、在泉的左右方则是左右间气。因河图坐标是上南下北，故云司天"面北而命其位"，在泉"面南而命其位"。

每岁的客气，始于司天前二位，乃地之左间，是为初气，依次为二气、三气、四气、五气而终于在泉六气。每一步亦约为六十日八十七刻半，故《素问·六微旨大论》云："所谓步者，六十度而有奇也。"司天通主上半年，在泉通主下半年。这就是《素问·至真要大论》所说的"主岁者纪岁，间气者纪步也"。

推算方法是根据每年的地支配五行确定。

子午岁：少阴君火司天，阳明燥金在泉。

丑未岁：太阴湿土司天，太阳寒水在泉。

寅申岁：少阳相火司天，厥阴风木在泉。

卯酉岁：阳明燥金司天，少阴君火在泉。

辰戌岁：太阳寒水司天，太阴湿土在泉。

巳亥岁：厥阴风木司天，少阳相火在泉。

从上述可以归纳出一个规律，即在司天在泉的阴阳属性上，有数的相同，若一阴司天，则一阳在泉，若一阳司天，必一阴在泉。

4. 客主加临

每年轮转的客气加在固定的主气上，称为"客主加临"。主气与客气综合起来，主要是便于观察在天的客气和在地的主气之间的相互关系。故《素问·五运行大论》有"上下相遘，寒暑相临"之语。客主相加就是司天的客气加在主气三气之上，其余五气，自然依次相加。实际是值年司天的客气固定加在少阳相火之上，相加之后，主气六步不动，客气六步则按一阴、二阴、三阴、一阳、二阳、三阳的次序，依次推移，六年一周期，运行不息。现以卯酉年阳明燥金司天、少阴君火在泉为例说明：

初气的主气为厥阴风木，客气为太阴湿土。

二气的主气为少阴君火，客气为少阳相火。

三气的主气为少阳相火，客气为阳明燥金。

四气的主气为太阴湿土，客气为太阳寒水。

五气的主气为阳明燥金，客气为厥阴风木。

终气的主气为太阳寒水，客气为少阴君火。

其他辰戌、巳亥、子午、丑未、寅申诸年，亦可按此相加，其客主之气则秩然可见。

客主相加有相得不相得之分，有为顺为逆之别。客主相加后，客主之气相生，或客主同气，或客气克主气为相得，主气克客气为不相得。"气相得则和，不相得则病。"故《素问·至真要大论》云："主胜逆，客胜从。"若客气生或克主气为顺，反之为逆。若客气是少阴君火，主气是少阳相火，为同气，亦为顺。逆则其病近，其害速；顺则其病远，其害微。顺者，表示本年气候异常变化不大，对人体的影响则小，发病则轻而微；逆者，表示本年气候异常变化比较大，对人体的影响则大，发病则重而急。

三、五运与六气

五运与六气在运用时是相互结合的，它的配合方式是以天干为基础，与地支结合起来。因此天干与地支的配合，实际上代表了运与气的结合。干支与五运六气结合起来，根据运气相临的顺逆情况，用以推测运与气的盛衰及相互制约的关系。

1. 太过、不及与平气

《素问·天元纪大论》云："阴阳之气，各有多少，故曰三阴三阳也。形有盛衰，谓五行之治，各有太过不及也。故其始也，有余而往，不足随之；不足而往，有余从之。"故太过、不及与平气，此三者，称之为五运之三气。

太过，即运气盛而有余。甲、丙、戊、庚、壬五阳干即是。

不及，即运气衰而不足，乙、丁、己、辛、癸五阴干即是。

《素问·气交变大论》云："岁木太过，风气流行"；"岁木不及，燥乃大行"。"岁火太过，炎暑流行"；"岁火不及，寒乃大行"。"岁土太过，雨湿流行"；"岁土不及，风乃大行"。"岁金太过，燥气流行"；"岁金不及，炎火乃行"。"岁水太过，寒气流行"；"岁水不及，湿乃大行"。太过为本运气胜，则本运气流行；不及为本运气衰，则克气大行。凡属太过之运，约从大寒节前十三日交接；不及之运，则约从大寒节后十三日交接。

此即《素问·六元正纪大论》所说的"运有余,其先至;运不及,其后至"之义。

平气,即五运之气既无太过,亦无不及。凡太过被抑,不及得助就成了平气。例如:戊辰年为火运太过,以戊属阳火,但逢辰年,辰是太阳寒水司天,火虽太过,但被司天的太阳寒水之气抑制,则由太过变成了平气,故戊辰年则为平气之年。同时,交运的时日不同,也有产生平气的可能,如丁亥年,丁为阴木,为木运不及,假如遇着交运第一天日干为壬,或交运的时刻为壬,因壬属木,是运与日干、时干相合,亦可为平气。逢到平气的年份,则在这一年之内,气候则表现为平和,疫病较少发生。

2. 运与气相临的顺逆

运与气相临,是根据运与气干支结合,以五行生克规律来推测运与气的盛衰及相互制约的关系。有以下几种情况:①顺化:气生运。②天刑:气克运。③小逆:运生气。④不和:运克气。

3. 运气同化

主运、客运、主气、客气,在六十年变化中,除互为生克、互为消长外,还有二十多个年份的同化关系。运气同化就是运与气属同类而化合的含义,如木同风化、火同暑化、土同湿化、金同燥化、水同寒化。但运有太过不及之分,气有司天在泉之别,因而便有天符、岁会、同天符、同岁会、太乙天符的分别。对此,《素问·天元纪大论》有"知迎知随,气可与期,应天为天符,承岁为岁直,三合为治"之论。

(1)天符:中运之气与司天之气在五行上相符合的就叫天符。对此《素问·六微旨大论》云:"土运之岁,上见太阴;火运之岁,上见少阳、少阴;金运之岁,上见阳明;木运之岁,上见厥阴;水运之岁,上见太阳"。所谓"上见",系指司天之气而言，此即天之与会也，故《天元册》曰"天符"。对此，《素问·六元正纪大论》云："太过而同天化者三，不及而同天化者亦三……戊子戊午太徵上临少阴，戊寅戊申太徵上临少阳，丙辰丙戌太羽上临太阳，如是三。丁巳丁亥少角上临厥阴，乙卯乙酉少商上临阳明，己丑己未少宫上临太阴，如是者三。"故复云："太过不及皆曰天符。"在甲子一周六十年中，逢天符者，计有乙卯、乙酉、丙辰、丙戌、丁巳、丁亥、戊子、戊午、戊寅、戊申、己丑、己未十二年。故《素问·六元正纪大论》云："五运行同天化者，命曰天符。"

（2）岁会：中运与年支之气相同，便是岁会。《素问·六微旨大论》云："木运临卯，火运临午，土运临四季，金运临酉，水运临子，所谓岁会，气之平也。"所谓临是指中运与年支五行属性相同而本运临本气。卯为东方木的正位，午为南方火的正位，酉为西方金的正位，子为北方水的正位，辰、戌、丑、未都是土运寄旺之位。凡此丁卯、戊午、己丑、己未、乙酉、丙子六年，都是岁会之年。

（3）太乙天符：既为天符，又为岁会，便叫太乙天符。如戊午、乙酉、己丑、己未四年，天符中有之，岁会中亦有之，因而这四年便叫太乙天符。也就是天气、中运、岁支三者之气都会合了，所以《素问·天元纪大论》谓"三合为治"。

（4）同天符：凡逢阳年，太过的中运之气，与在泉之客气相合，即年干与年支在阴阳属性上都属阳的，叫同天符。此即《素问·六元正纪大论》所云："太过而同地化者三"，"甲辰甲戌太宫下加太阴，壬寅壬申太角下加厥阴，庚子庚午太商下加阳明，如是者三。"加者何谓？曰："太过而加，同天符。"在泉虽为客气，因行于中运之下，所以皆曰"下加"，以司天在上，中运居中，在泉居下。甲辰、甲戌、壬寅、壬申、庚子、庚午六年，阳运与在泉之气同化，故曰同天符。

（5）同岁会：凡逢阴年，不及之中运与在泉之客气相合，即年干与年支在阴阳属性上都属于阴，叫同岁会。此即《素问·六元正纪大论》所云："不及而同地化者亦三"，"癸巳癸亥少徵下加少阳，辛丑辛未少羽下加太阳，癸卯、癸酉少徵下加少阴，如是者三。""不及而加同岁会也。"故癸巳、癸亥、癸卯、癸酉、辛丑、辛未六年，阴运与在泉本气同化，称同岁会。

4. 标本中气

标本中气是治疗原则之一，它以阴阳六气的理论说明了人与天地形气相感的又一规律，指示后人其为临证治疗的大法。什么是标本中气？《素问·六微旨大论》云："少阳之上，火气治之，中见厥阴；阳明之上，燥气治之，中见太阴；太阳之上，寒水治之，中见少阴；厥阴之上，风气治之，中见少阳；少阴之上，热气治之，中见太阳；太阴之上，湿气治之，中见阳明。所谓本也，本之下，中之见也，见之下，气之标也。本标不同，气应异象。"此段经文表述了风、热、湿、燥、寒、火天之六气为本，少阳、阳明、太阳、厥阴、少阴、太阴三阳三阴为六气之标，与标气为表里的是中气。标与本的识别比较容易，所谓"与标气为表里的是中气"，是指经脉所络属的脏腑为表里。如手少阳三焦与手厥阴心包为表里，足少阳胆与足厥阴肝为表里，故云："少阳之上，火气治之，中见厥阴。"六气与三阴三阳，既有标本中气的区别，又有相互从化的关系，有从本者，有既从标又从本者，有既不从标又不从本而从乎中气者。

《素问·至真要大论》云："六气标本，所从不同。""气有从本者，有从标本者，有不从标本者。""少阳、太阴从本；少阴、太阳从本从标；阳明、厥阴不从标本，从乎中也。故从本者，化生于本；从标本者，有标本之化；从中者，以中气为化也。"意谓分析气候或病候时，重点在它的本气上，故云"气有从本者"。有时不但要重视本气，而且要重视其标，故云"气有从标本者"。有时在特殊情况下，本与标均居次要位置，故"有不从标本者"，"从乎中也"。

"少阳、太阴从本"：少阳，即少阳相火。少阳本火标阳，其中气为厥阴风木。太阴本湿标阴，中气为阳明燥金。两者都属标本同气，故从本化。

"少阴、太阳从标从本"：因少阴本热标阴，中气为太阳寒水，太阳为本寒标阳，中气为少阴君火，两者都为标本异气，中气与标本之气有水火阴阳的不同，故标本中气都不能转化，所以两经病气的变化有从标从本的不同。

"阳明、厥阴不从标本，从乎中也"：阳明燥金，本燥标阳，"阳明之上，燥气治之，中见太阴。"故阳明之中气为太阴湿，燥从湿化。厥阴风木，本木标阴，"厥阴之上，风气治之，中见少阳。"故厥阴之中气为少阳火，木从火化。所以二者均不从标本，而从乎中气。

四、运气的演绎方法

《素问·六元正纪大论》云："先立其年，以明其气，金、木、水、火、土运行之数，寒、暑、燥、湿、风、火临御之化，则天道可见，民气可调，阴阳卷舒，近而无惑，数之可数。"此为演绎运气之法，可分三步：

1. 用天干确定当年的中运之气

甲年、己年为土运。甲为阳土，为太过，主雨湿流行，土克水，易伤人肾气；己为阴土，为不及，不及木来乘之，主风气大行，木克土，易伤人脾气。

乙年、庚年为金运。庚为阳金，为太过，主清燥大行，金克木，易伤人肝气；乙为阴金，为不及，不及火来乘之，火克金，主暑热大行，易伤人肺气。

丙年、辛年为水运。丙为阳水，为太过，主寒气大行，水克火，易伤人心气；辛为阴水，为不及，不及土来乘之，土克水，主雨湿流行，易伤人肾气。

丁年、壬年为木运。壬为阳木，为太过，主风气大行，木克土，易伤人脾气；丁为阴木，为不及，不及金来乘之，金克木，主清燥大行，易伤人肝气。

戊年、癸年为火运。戊为阳火，为太过，主火气大行，火克金，易伤人肺气；癸为阴火，为不及，不及水来乘之，水克火，主寒气大行，易伤人心气。

2. 用地支确定该年司天、在泉之气

子午岁，少阴君火司天，阳明燥金在泉。

丑未岁，太阴湿土司天，太阳寒水在泉。

寅申岁，少阳相火司天，厥阴风木在泉。

卯酉岁，阳明燥金司天，少阴君火在泉。

辰戌岁，太阳寒水司天，太阴湿土在泉。

巳亥岁，厥阴风木司天，少阳相火在泉。

3. 找出干支间的制约关系

中运之气与司天之气属性相同的为天符；与岁支相同的为岁会；既属天符又属岁会的，称太乙天符。天符之年气候专一，宜防太过，岁会之年则和平，所以岁会之年罹病后病情徐缓，天符之年罹病后病势速烈，太乙天符之年易暴死。

又如在五行关系上，天干所生中运之气，同司天之气，若气生运为顺化，运生气为小逆，气克运为天刑，运克气为不和。天刑与不和为抑制，顺化与小逆为加强，太过之年受到抑制可为平气之年，不及之年得以加强亦可为平气之年。

运气学说把十天干配阴阳五行，把年运分为金、木、水、火、土五种类型，每种年运又有太过不及之分。六气指风、寒、暑、湿、燥、火六种气候类型，分属一年六个阶段，以主气说明一年六个阶段中气候的"常规",用客气来说明各年气候的"变律",用客主加临来分析各年气候的变化,以运与气的相互关系来推演各年气候与病候的复杂关系,这是运气学的一般演绎方法。更具体的演绎法,则需结合《内经》中运气学说的基本内容而学习。

第七讲 四 季

四气，乃春温、夏热、秋凉、冬寒四种正常气候，故称"四气季"。汉·司马迁云："春生、夏长、秋收、冬藏，此天地之大经也，弗顺则无以为纲纪。"而《素问》有"四气调神"专篇，告诫人们要学会适应四季气候的变化，以预防疾病的发生。论中云："夫四时阴阳者，万物之根本也。所以圣人春夏养阳，秋冬养阴，以从其根，故与万物沉浮于生长之门。逆其根，则伐其本，坏其真矣。故阴阳四时者，万物之终始也，死生之本也。逆之则灾害生，从之则苛疾不起，是谓得道。道者，圣人行之，愚者佩之。"

《素问·四时刺逆从论》云："春气在经脉，夏气在孙络，长夏在肌肉，秋气在皮肤，冬气在骨髓中。"又云："春者，天气始开，地气始泄，冻解冰释，水行经通，故人气在脉。夏者，经满气溢，入孙络受血，皮肤充实。长夏者，经络皆盛，内溢肌中。秋者，天气始收，腠理闭塞，皮肤引急。冬者盖藏，血气在中，内著骨髓，通于五脏。是故邪气者，常随四时之气血而入客也，至其变化，不可为度，然必从其经气，辟除其邪，除其邪，则乱气不生。"此段经文表述了春天人的气血在经脉，夏天人的气血在孙络，长夏人的气血在肌肉，秋天人的气血在皮肤，冬天人的气血在骨髓中。盖因自然界存有春生、夏长、长夏化、秋收、冬藏的规律，故春季，天之阳气开始启动，地之阴气也开始发泄，冬天的冰冻此时逐渐融化消释，水道通行，所以人的气血也集中在经脉中流行。夏季，经脉中气血充满而流溢于孙络，孙络接受了气血，皮肤也变得充实了。长夏之季，经脉和络脉中的气血都很旺盛，所以能充分地灌溉润泽肌肉。秋季，天气开始收敛，腠理随之而闭塞，皮肤也收缩紧密起来了。冬季主闭藏，人身的气血收藏在内，聚集于骨髓，并内通于五脏。所以邪气也往往随着四时气血的变化而侵入人体相应的部位，若待其发生了变化，那就难以预测了。所以要顺应四时经气的变化及早进行调治，祛除侵入的邪气，那么气血就不致变化逆乱了。于是就有了四气之应的养生之道。若四时气候失常，就必然有相应的疾病发生，有了相应的针刺方法。若针刺违反了四时之序，即逆四时而刺，必导致气血逆乱，故"必审九候，正气不乱"为要，因此《素问》有"四时刺逆从论"篇。

一、春季

1. 春之应

《素问·四气调神大论》云："春三月，此谓发陈，天地俱生，万物以荣，夜卧早起，广步于庭，被发缓形，以使志生，生而勿杀，予而勿夺，赏而勿罚，此春气之应，养生之道也。逆之则伤肝，夏为寒变，奉长者少。"

"春三月"，指从立春至立夏。"发陈"，推陈致新之意。"春三月，此为发陈，天地俱生，万物以荣"，意谓春季为自然界万物推陈致新的季节，天地间万物复苏，一派生机盎然之象。

"夜卧早起，广步于庭，被发缓形，以使志生，生而勿杀，予而勿夺，赏而勿罚，此春气之应，养生之道也。"全句意谓春三月人们应该入夜即睡觉，早一些起床，到庭院中散步，披开头发，舒缓形体，使情志活泼，充满生机，像对待初生的万物一样，只应让其生长，而不要加以伤害，只应给予生发，而不应剥夺，只应赏心悦目，而不要摧残身体，这就是适应春天的节令，而调养"生气"的道理。

"寒变"，张志聪注云："木伤而不能生火，故于夏月火令之时，多变为寒病。"奉者，助也。"奉长"，指春日养生，可助夏气之长。"逆之则伤肝，夏为寒变，奉长者少"，意谓如果违背了这个原则，就要损伤肝气，到了夏天，会变生寒性的疾病，使得人体适应夏季盛长之气机的能力降低。

该篇又云："逆春气则少阳不生，肝气内变。"意谓违背了春生的物候规律，少阳就不能生发，枢机不利，肝气内郁，而发生病变。如《素问·生气通天论》云："春伤于风，邪气留连，乃为洞泄。"《素问·阴阳应象大论》云："春伤于风，多生泄泻。"意谓春天若伤了风，风邪逗留不去，必因风木克脾土，而致脾之运化失司，发为洞泄。又因春受风邪侵袭犯脾，至夏湿气重，故生泄泻。关于其治疗，《灵枢·四时气》云："飧泄，补三阴之上，补阴陵泉，皆久留之，热行乃止。"脾为阴中之至阴，脾虚为病，故补脾之合穴阴陵泉。

2. 春之刺

《灵枢·四时气》云："四时之气，各有所在，灸刺之道，得气穴为定。故春取经血脉分肉之间，甚者深刺之，间者浅刺之。"意谓四时之气，各有所在，春取分肉之间，如手太阴肺经经穴经渠，视病之轻重，而确定刺之深浅。

《灵枢·本输》又有与此篇相似的记载："春取络脉诸荥大经分肉之间，甚则深取之，间者浅取之。"四时各有所刺，而善刺者其病立已。大凡春取荥，夏取输，秋取合，冬取井。春时，天气始开，人气在脉，故"取络脉诸荥大经分肉之间"。对"春取络脉分肉何也"之问，《素问·水热穴论》云："春者木始治，肝气始生，肝气急，其风疾，经脉常深，其气少，不能深入，故取络脉分肉间。"根据《灵枢·终始》"春气在毛"之论，故用针须浅刺，刺及络脉分肉之间之荥穴即可。

3. 春之逆刺

盖因"春气在经脉","故春取荣",反此而刺谓之逆。关于春之逆刺,《素问·四时刺逆从论》云:"帝曰:逆四时而生乱气奈何? 岐伯曰:春刺络脉,血气外溢,令人少气;春刺肌肉,血气环逆,令人上气;春刺筋骨,血气内著,令人腹胀。"意谓春天刺络脉,会使血气向外散溢,使人发生少气无力;春天刺肌肉,会使血气循环逆乱,使人发生上气咳喘;春天刺筋骨,会使血气留着在内,使人发生腹胀。

二、夏季

1. 夏之应

《素问·四气调神大论》云:"夏三月,此谓蕃秀,天地气交,万物华实,夜卧早起,无厌于日,使志无怒,使华英成秀,使气得泄,若所爱在外,此夏气之应,养长之道也。逆之则伤心,秋为痎疟,奉收者少,冬至重病。"

"蕃秀",王冰注云: "蕃,茂也,盛也。秀,华也,美也。""夏三月,此为蕃秀,天地气交,万物华实",意谓夏天三个月,是万物茂盛繁荣秀丽的季节,天气下降,地气上升,天气与地气上下交合,万物也就开花结果了。

"夜卧早起,无厌于日,使志无怒,使华英成秀,使气得泄,若所爱在外,此夏气之应,养长之道也。"意谓夏三月人们应该早些睡觉,早些起床,不要厌恶夏天日长天热,应该心情愉快,不要发怒,像有花苞的植物一样,使体内阳气能够向外宣发,这就是适应夏天长气的调养。

"痎疟",疟疾的总称。"重病",即重复发病。"逆之则伤心,秋为痎疟,奉收者少,冬至重病。"意谓夏三月,如果违背了这个原则,就要损伤心气,到了秋天,会发生疟疾,因而使秋天适应收气的能力降低,冬天还可能重复发病。

该篇又云："逆夏气则太阳不长，心气内洞。"意谓违背了夏长的物候规律，太阳就无生长之机能，会使心气内虚。

《素问·生气通天论》云："夏伤于暑，秋必痎疟。"《素问·阴阳应象大论》亦有此论，意谓夏天伤了暑气，到了秋天就会发生痎疟。"痎疟"，广义为疟病的总称，夜病为痎，昼病为疟。狭义指三日疟而言。又云："因于暑，汗，烦则喘喝，静则多言，体若燔炭，汗出而散。""喘"，呼吸困难；"喝"，因喘促而发生的声音。全句意谓夏季感受了暑邪，就会汗出，烦躁时就会喘促气促，喝喝有声；暑热之邪内攻，影响神明，虽安静反会多言多语；身热得像炽火燔炭一样，必须出汗方可退热。

2. 夏之刺

《灵枢·四时气》有"夏取盛经孙络，取分肉间皮肤"之论，意谓夏季取阳脉孙络处分肉间的腧穴部位。

《灵枢·本输》又有与《四时气》相似的记载："夏取诸俞孙络肌肉皮肤之上。"对"夏取盛经分肉何也"之问，《素问·水热穴论》记云："夏者火始治，心气始长，脉瘦气弱，阳气流溢，热熏分腠，内至于经，故取盛经分腠，绝肤而病去，邪居浅也。所谓盛经者，阳脉也。"夏脉当洪大，"脉瘦气弱"乃心气为阳热所伤之象，故当取"盛经分腠"处之荥穴，以泄其热。

3. 夏之逆刺

"夏气在孙络"，故"夏取盛经孙络，血脉分肉之间"的荥穴，反此谓之逆刺。对此，《素问·四时刺逆从论》云："夏刺经脉，血气乃竭，令人解㑊；夏刺肌肉，血气内却，令人善恐；夏刺筋骨，血气上逆，令人善怒。"意谓夏天刺经脉，会使血气衰竭，使人疲倦懈惰；夏天刺肌肉，会使血气削弱于内，使人易于恐惧；夏天刺筋骨，会使血气上逆，使人易于发怒。

三、秋季

1. 秋之应

《素问·四气调神大论》云："秋三月，此谓容平，天气以急，地气以明，早卧早起，与鸡俱兴，使志安宁，以缓秋刑，收敛神气，使秋气平，无外其志，使肺气清，此秋气之应，养收之道也。逆之则伤肺，冬为飧泄，奉藏者少。"

"容"，乃盛受之义。"平"，谓平定。"秋三月，此为容平，天气以急，地气以明"，意谓秋天三个月，是万物成熟收获的季节，天气已凉，风声劲急，地气清肃，万物变色，俗称"金秋"。

"秋刑"，指秋天肃杀之气。"早卧早起，与鸡俱兴，使志安宁，以缓秋刑，收敛神气，使秋气平，无外其志，使肺气清，此秋气之应，养收之道也。"意谓秋天三个月，人们应该早睡早起，像鸡活动一样，天黑就睡觉，天亮就起床，使意志安逸宁静，来缓和秋天肃杀气候对人体的影响，收敛神气，使秋天肃杀之气得以和平，不让意志外驰，使肺气保持清净，这就是适应秋天收气的调养。

"逆之则伤肺，冬为飧泄，奉藏者少。"意谓秋三月，人们如果违背了这个原则，就会损伤肺气，于是金水失滋，到了冬天，肾阳式微，脾虚失运，就会发生完谷不化的泄泻病，使人适应冬天潜藏之气的能力减弱。

该篇又云："逆秋气则太阴不收，肺气焦满。"意谓违背了秋收的气候规律，太阴就不能收敛，肺热叶焦，而生胀满。《素问·生气通天论》云："秋伤于湿，上逆而咳，发为痿厥。"意谓秋天伤了湿气，则湿气上逆于肺，可发生痿厥。"痿厥"即痿病与厥病杂合之证。王冰注云："痿，无力也；厥，足冷即之逆也。"

2. 秋之刺法

《灵枢·四时气》有"秋取经俞，邪在腑，取之合"之论，意谓秋天当取其经穴、输穴，若在腑，当取六阳经之合穴。

《灵枢·本输》尚有与《四时气》篇相似的记载："秋取诸合如春法。"对"秋取经俞何也"之问，《素问·水热穴论》云："秋者金始治，肺将收杀，金将胜火，阳气在合，阴气初胜，湿气及体，阴气未盛，未能深入，故取俞以泻阴邪，取合以虚阳邪。阳气始衰，故取于合。"简而论之，此即《灵枢·终始》之"秋气在分肉"也。

3. 秋之逆刺

"秋气在皮肤"，故"秋取经俞"，此乃从刺，反之谓之逆刺。对此，《素问·四时刺逆从论》云："秋刺经脉，血气上逆，令人善忘；秋刺络脉，气不外行，令人卧不欲动；秋刺筋骨，血气内散，令人寒栗。"意谓秋天刺经脉，会使血气上逆，从而令人易于忘事；秋天刺络脉，因人体气血正值内敛而不能外行，所以使人阳气不足而嗜卧懒动；秋天刺筋骨，会使血气耗散于内，使人发生寒战。

四、冬季

1. 冬之应

《素问·四气调神大论》云："冬三月，此谓闭藏，水冰地坼，无扰乎阳，早卧晚起，必待日光，使志若伏若匿，若有私意，若已有得，去寒就温，无泄皮肤，使气亟夺，此冬气之应，养藏之道也。逆之则伤肾，春为痿厥，奉生者少。"

"冬三月，此谓闭藏，水冰地坼，无扰乎阳"，意谓冬天三个月，是万物生机潜伏封藏的季节，所以河水结冰，地面冻裂，这时人们要避免扰动阳气。

"早卧晚起，必待日光，使志若伏若匿，若有私意，若已有得，去寒就温，无泄皮肤，使气亟夺，此冬气之应，养藏之道也。"意谓应该早些睡觉，迟些起床，起床时间必须等待日出，使意志好似埋伏藏匿般的安静，好像有难以告人的私情，又好像已经获得了秘密一样的愉快，避免严寒，保持温暖，皮肤不要开泄出汗，不致闭藏的阳气受到影响，这就是适应冬天藏气的调养。

"痿厥"，吴崑注云："痿者，肝木主筋，筋失其养，而手足软弱也。厥，逆冷也。""逆之则伤肾，春为痿厥，奉生者少。"意谓冬三月，如果违反了这个原则，就会损伤肾气，到了来年春天，水不涵木，筋脉失濡，就会发生痿厥之病，使人适应春天生气的能力减弱。

该篇又云："逆冬气则少阴不藏，肾气独沉。"意谓违背了冬藏的气候规律，少阴就不能潜藏，而致肾气衰败。《春秋繁露》云："春者，少阳之选也；夏者，太阳之选也；秋者，少阴之选也；冬者，太阴之选也。"故《素问·四气调神大论》的这段经文中，"太阴""少阴"当为错简。《素问·生气通天论》云："冬伤于寒，春必温病。""温病"，即温热病。意谓冬天伤于寒气，到了春天必作温病。又云："因于寒，欲如运枢，起居如惊，神气乃浮。"意谓冬天阳气应封藏，如人之深居简出，阳气就如门户开阖一样相应抗拒外邪。若起居妄动，阳气就不能固密了，不能正常防御，故感寒而受病。

2. 冬之刺法

《灵枢·四时气》有"冬取井荥，必深以留之"之论。对"冬取井荥何也"之问，《素问·水热穴论》记云："冬者水始治，肾方闭，阳气衰少，阴气坚盛，巨阳伏沉，阳脉乃去，故取井以下阴逆，取荥以实阳气，故曰冬取井荥，春不鼽衄，此之谓也。"冬者肾之令，肾气封藏，故曰"冬气在筋骨"，故取井穴"以下阴逆"，取荥穴"以实阳气"，法多针后加灸。

3. 冬之逆刺

"冬取井荥"，乃其从刺之法，反之则为逆刺。对此，《素问·四时刺逆从论》记云："冬刺经脉，血气皆脱，令人目不明；冬刺络脉，内气外泄，留为大痹；冬刺肌肉，阳气竭绝，令人善忘。"意谓冬天刺经脉，会使血气虚脱，从而令人目视不明；冬天刺络脉，则收敛在内的真气外泄，体内血行不畅而患"大痹"；冬天刺肌肉，会使阳气竭绝于外，令人易于忘事。

本讲结合《内经》原文论述了在一年四季中如何适应气候变化的养生法则，同时并以"从阴阳则生，逆之则死；从之则治，逆之则乱"为立论，指出了违反四时气候的规律，是导致疾病发病的重要因素。进而以"病已成而后药之，乱已成而后治之，譬犹渴而穿井，斗而铸锥，不亦晚乎"为戒，提出了"不治已病治未病，不治已乱治未乱"的治未病的预防医学思想。

第八讲　五运季

五运季即五运所主季节，每运季七十三日二十五刻。春季起于大寒节，为初运木；夏季起于春分后十三日，为二运火；长夏起于芒种后十日，为三运土；秋季起于处暑后七日，为四运金；冬季起于立冬后四日，为终运水。五运之气，交替主时，有相合不相合之分，气与时令相合虽病亦轻，不相合其病必重，故《素问·五运行大论》云："五气更立，各有所先，非其位则邪，当其位则正。""气相得则微，不相得则甚。"

一、春季

《素问·五运行大论》云："东方生风，风生木，木生酸，酸生肝，肝生筋，筋生心。其在天为玄，在人为道，在地为化。化生五味，道生智，玄生神，化生气。神在天为风，在地为木，在体为筋，在气为柔，在脏为肝。其性为暄，其德为和，其用为动，其色为苍，其化为荣，其虫毛，其政为散，其令宣发，其变摧拉，其眚为陨，其味为酸，其志为怒。怒伤肝，悲胜怒；风伤肝，燥胜风；酸伤筋，辛胜酸。"

"东方生风，风生木，木生酸，酸生肝，肝生筋，筋生心"，表述了应春之方位、五行、五味、五脏、五体的情况。由于木在五行方位属东方，春天多风，春风激荡，万物复苏，故植物的萌芽生长与风密切相关。春风和暖，草木萌动，故把风与木联系起来归为一类，故云"风生木"。由于植物生长出来的果实多有酸味，故把木与酸联系起来归为一类，故云"木生酸"。由于治疗肝病的药物常为酸味，于是酸味在中医临床上又与藏象学说的肝密切相关，就把酸与肝联系起来归为一类，故云"酸生肝"。由于在临床中发现人体五脏中的肝又常与五体中的筋密切相关，肝有病常可表现为拘急痉挛或肢体屈伸不利，故云"肝生筋"。因五行中木生火，肝对心有资生助长的作用，在治疗上补肝也就可以补心，故云"肝生筋，筋生心"。

"其在天为玄，在人为道，在地为化。化生五味，道生智，玄生神，化生气。""玄"，有玄远、深远之义。"在天为玄"，意谓天道玄妙深奥，这里所说的"道"，即太极论的道论，是指道理或规律。"在人为道"，意谓天道虽然玄远深奥，但人总得要探索其道理，寻找其变化规律。"化"，即变化，即《素问·天元纪大论》"物生谓之化"之意。"五味"，主要是指可以供人食用或药用的食物和药物。"智"，即聪明才智，也就是指人的智慧。"玄生神"，"神"是指整个自然界包括人体在内的正常变化的外在表现，此即"形神论的象论"。"化生气"，"气"指人体的脏腑功能活动。

"神"，是指自然界包括人体在内的正常变化的外在表现。风是天之六气之一。一年四季之中，春季为多风季节，而春主生，自然界的植物一般都在每年春季开始萌芽生长，因此，古人把六气中之风与五行中之木联系起来，归属一类，认为这是天地间一种正常物候现象，故谓"神在天为风，在地为木"。

"筋"，是人体的五体之一。五体即人体的皮、肉、筋、脉、骨，为构成人体躯壳的五种组织。古人认为肢体的活动与筋腱的作用密切相关。肢体的拘急痉挛叫"筋急"，肢体的弛缓瘫痪叫"筋缓"，肢体活动屈伸自如叫"筋柔"。筋的作用以筋柔为正常，以筋急、筋缓为病态。由于筋的作用主屈伸，而屈伸运动在藏象上属于肝的作用，故谓"肝者，罢极之本"。由于在五行的概念中，"木曰曲直"，而木又与六气中的风密切相关，因此，又把风、木与筋、肝、柔等联系起来。故谓"在体为筋，在气为柔，在脏为肝"。

"暄"，有温暖之义。"性"，是指气候性质的寒热温凉。一年四季的气候分为春温、夏热、秋凉、冬寒。温暖是春天的气候特点。春与风密切相关，与木密切相关，故谓"其性为暄"。

"德"，是哲学上的术语。《管子·心术上》云："德者，道之舍。""和"，指和平或缓和，此处指气候上的不冷不热。"其德为和"，即指春季在气温上的特点为温暖，风的作用比较缓和，是万物萌芽生长所必须具备的自然条件。

"用"，指作用。"动"，指运动。风、木、筋、肝等均与运动密切相关，诚如《素问·六微旨大论》所云："成败倚伏生于动，动而不已则变作矣。""其用为动"，意谓在自然界气候变化方面与风密切相关，在植物的生长方面与木性密切相关，在人体的运动方面与人体中的筋密切相关，在人体生理及病理生理活动方面与肝的作用密切相关。

"苍"，即青色，代表木色。"其色为苍"，意谓凡事物外观为青色，均可以和风、木、筋、肝联系起来，例如肢体出现拘急的痉挛患者，面色常出现青色。任何疾病如果出现青色外观，临床上即可以诊断为病位在肝。

"化"，指变化、化生，是指自然界生物的生长变化现象。"荣"，指繁盛。"其化为荣"，是指生长茂盛，即自然界生物的生长茂盛与春有关，与温暖和风有关。人体的气血流畅、生机旺盛与筋有关，与肝有关。

"虫"，泛指自然界中的动物。《大戴礼》云："有羽之虫，三百六十而凤凰为之长；有毛之虫，三百六十而麒麟为之长；有甲之虫，三百六十而神龟为之长；有鳞之虫，三百六十而蛟龙为之长；有倮之虫，三百六十而圣人为之长。"这就是说，长羽的动物叫羽虫，长毛的动物叫毛虫，长介壳的动物叫甲虫，长鳞甲的动物叫鳞虫，人类等身上无甲无鳞无壳、皮肤光滑的动物叫倮虫。羽虫、毛虫、介虫、鳞虫、倮虫统称"五虫"，其胎孕生长与气候变化有一定关系。"其虫毛"，意谓身上多毛的动物，其胎孕生长与温和气候、多风季节以及地区有一定关系。

"政"，指职能。"令"，指时令，即季节。"散"，敷布也。"宣发"，即宣通、生发。"其政为散，其令宣发"，谓自然界春暖风和之季，万物因阳气的敷散宣通具生发之机，人体因肝的敷散疏泄作用而气血宣通。

"变"，指反常的变化。"眚"，谓过失、灾害之意。"摧拉"，指摧枯拉朽。"陨"，指陨失毁灭。"其变摧拉，其眚为陨"，意谓春季温热太过，风气太大，不是和风而是狂风，不但不能有助于植物的萌芽生长，反而会成为灾害，使萌芽新生的植物死亡。人体由于肝的疏泄太过，肝阴被伤，筋脉失养，而会出现拘急痉挛、惊痫抽搐的"筋急"现象；肝的作用过亢，疏泄太过，不但气血不能流畅，反而会因肝阳上亢而出现猝倒眩仆，危及生命。

"酸"，即酸味。由于植物果实多具酸味，因此酸为木之味。由于天气中的风、人之五体中的筋、五脏中之肝，其在五行归类上均属木类，因此凡在临床表现上出现酸感的，如反酸、身酸痛等，在病机上均可考虑与肝、筋、风有关，故云"其味为酸"。

"其志为怒。怒伤肝，悲胜怒；风伤肝，燥胜风；酸伤筋，辛胜酸"，表述了与春之应的五脏、五志、五运、五行、五味、五体的内容。"志"，指人的精神情志。"其志为怒"，指人之发怒，与肝的作用失调有关。"怒伤肝"，指人在发怒的情况下，肝阴被耗，又可使肝受到损害。"悲"，指悲哀，也是指人的精神变化。"悲胜怒"，意谓悲属肺，金克木，人在发怒的过程中，如果遇到了悲哀的事，其怒气可以自然消失。"风伤肝"，意谓风性动摇，肝属木，自然界风的变化，首先伤害人体的肝。"燥胜风"，意谓燥属金，风属木，因金克木，气候干燥时，风力常常就会变小。"酸伤筋"，五味酸属木，过食酸性食品可以损伤筋脉。"辛胜酸"，意谓辛属金，因金克木，辛辣味的食物或药物可以使酸味减轻或消失。

综上所述，此段文字表述了东方应春生风，风气能使在地木气生长，木气能生酸味，酸味能滋养肝脏，肝的阴血能濡养筋膜，肝与筋膜和调能使心气旺盛。六气的变化，在天能使天保持无穷的力量，在人能使人了解事物变化的规律，在地能使地生化万物。地有生化，就能化生五味；人能掌握事物的变化规律，就能生出智慧；天保持了无穷的力量，就能使它运动不息。所以六气变化，在天为风，在地为木，在人体为筋，在物体生化为柔软，在内脏为肝。凡是温暖的性质，敷布阳气的功能，运动的作用，青的颜色，象征万物荣茂的力量，繁育着的有毛动物，发散生气之机，宣布阳和的时令，气候变化异常而使万物遭受摧残，植物的枝叶陨坠，五体变质而发生酸味，人发怒的情绪变化，都属于风木之气。怒甚会损伤肝，悲哀的情绪可以抑制愤怒；风气能损害肝，燥气能克制风气；酸味太过会伤害筋，辛味能克制酸味。

关于春之应，《内经》还有多篇论及。如《素问·阴阳应象大论》有相类似的记载："东方生风，风生木，木生酸，酸生肝，肝生筋，筋生心，肝主目。其在天为玄，在人为道，在地为化。化生五味，道生智，玄生神。神在天为风，在地为木，在体为筋，在脏为肝，在色为苍，在音为角，在声为呼，在变动为握，在窍为目，在味为酸，在志为怒。怒伤肝，悲胜怒；风伤筋，燥胜风；酸伤筋，辛胜酸。"

又如《素问·气交变大论》云："东方生风，风生木，其德敷和，其化生荣，其政舒启，其令风，其变振发，其灾散落。"此段经文表述了风是生于东方或春季的，风能使木气旺盛。木的特点是柔和地散发，它的生化作用是滋生荣盛，肝喜条达，它行使的职权是舒展阳气、宣通筋络，权力的表现是风，风性动摇，它的异常变化是发散太过而动荡不宁，它的灾害是摧残散落。

《素问·四时刺逆从论》云："春气在经脉。"又云："春者，天气始开，地气始泄，冻解冰释，水行经通，故人气在脉。"意谓春天阳气开始启动，地之阴气开始发泄，冬天的冰雪逐渐融化，水道通行，所以人的气血也集中在孙络中流行。所以春天的气血在经脉。

再如《素问·金匮真言论》云："东风生于春，病在肝，俞在颈项。""春气者，病在头。""春善病鼽衄。"意谓东风常见于春季，五脏配属五行，则肝属木，故病变多发生在肝，肝经之气输注于颈项而达颠顶部。春气应肝，肝胆互为表里，病多在头项部，取颈项部的腧穴而治病。"鼽"，即鼻塞无涕。"衄"，指鼻出血也。春为风木之季，风温上扰，故"善病鼽衄"。该篇继云："东方青色，入通于肝，开窍于目，藏精于肝，其病发惊骇。其味酸，其类草木，其畜鸡，其谷麦，其应四时，上为岁星，是以春气在头也，其音角，其数八，是以知病之在筋也，其臭臊。"意谓东方应春青色之气，与人身的肝相应。肝开窍于目，精华内藏于肝，肝木发病多惊骇。五味配属五行五脏，则酸、苦、甘、辛、咸分属肝木、心火、脾土、肺金、肾水，故在五味中为酸，在植物中为草木。五畜配五行，分别为鸡、羊、牛、马、猪，故在五畜中为鸡。五谷配五行，分别为麦、黍、稷、稻、豆，故五谷中为麦。五星配属五行，即岁星为木星，荧惑星为火星，镇星为土星，太白星为金星，辰星为水星，故在五星中为岁星。五音配属五行，即角、徵、宫、商、羽，故在五音中为角音。五行中木生数为三，成数为八。五臭分属五行五脏，即春木为臊气，夏火为焦气，长夏为香气，秋金为腥气，冬水为腐气，故五气中为臊气，都属于木的一类。四时春气是上升的，故病在头部的较多。又因肝主筋，肝阴不足，必筋脉失濡，故病多在筋。

二、夏季

《素问·五运行大论》云："南方生热，热生火，火生苦，苦生心，心生血，血生脾。其在天为热，在地为火，在体为脉，在气为息，在脏为心。其性为暑，其德为显，其用为躁，其色为赤，其化为茂，其虫羽，其政为明，其令郁蒸，其变炎烁，其眚燔焫，其味为苦，其志为喜。喜伤心，恐胜喜；热伤气，寒胜热；苦伤气，咸胜苦。"

"南方生热，热生火，火生苦，苦生心，心生血，血生脾"，表述了应夏之方位、五行、五味、五脏的内容。南方或夏季气候相对炎热，故曰"南方生热"。热之极曰火，热和火属于一类，故曰"热生火"。火燃物，焦而味苦，故曰"火生苦"。苦为火之味，心属火，故曰"苦生心"。心主血脉，血与心密切相关，故曰"心生血"。血是由饮食营养变化而来的，饮食营养的运化与脾胃的作用密切相关，因脾胃为气血生化之源，故曰"血生脾"。

热是天之六气之一，故曰"在天为热"。火是五行之一，热与火在性质上同属一类，热极就可以生火，故曰"在天为热，在地为火"。

"脉"，是人体气血流通之通道，是人的五体之一。"息"字，作呼吸解，一次呼吸叫一息。肺朝百脉，气息均匀，则气血在经脉中流通运转正常，所以气血流行与呼吸密切相关，故谓"在气为息"。"心主血脉"，脉与心密切相关，故曰"在脏为心"。"在体为脉，在气为息，在脏为心"，把心、脉、息同前面讲的南方、火、苦、血等内容自然地联系起来了。

"暑"，有炎热之义。炎热是夏季气候的特点，与五行中的火同属一类，故曰"其性为暑"。

"显"，指明显，有明亮之义。五行中火的特性是炎上红亮。在火热的作用下，自然界的生长现象茂盛，故曰"其德为显"。

"躁"，指火之动象，意谓夏季炎热，具躁动的气候特点，故云"其性为躁"。

"赤"，即红色，代表火色。凡事物变化外观上表现红色，均可以与热、火、脉、心等联系起来，故曰"其色为赤"。

"化"，指自然界生物的生长变化。"茂"，指茂盛。"其化为茂"，意谓在夏季万物生长呈现繁密茂盛之象，在人体气血流畅，心神活跃。

羽虫，指身上长羽毛的动物，主要指鸟类。"其虫羽"，意谓鸟类的胎孕生长与炎热气候有一定的关系。

"其政为明，其令郁蒸"，表述了应夏之政令的内容。"明"，指明亮、明显，与"其德为显"之义相似。"郁蒸"，意谓夏季为炎热季节，火性炎上，万物茂盛，日照长，人的劳作亦多，而且也常因气候炎热而使人有郁闷之感，故曰"其令郁蒸"。

"炎"，指火热炽盛。"烁"通"铄"，指熔化金属，此处指在反常情况下，可因过度炎热而致明显消耗。例如盛夏季节，人体因炎热而消瘦，即属"炎烁"。"燔"，焚烧义。"焫"，亦为焚烧之义。"其眚燔焫"，意谓炎热太过，可以引起焚烧成为自然灾害，人体可以因火热太过津液消耗形成消烁。故曰"其变炎烁，其眚燔焫"。

"苦"，即苦味。由于火烧之物，常为焦苦，因此苦为火味，故曰"其味为苦"。由于六气中之热，五行中之火，五体中之脉，五脏中之心，其在五行归类中均属火类，因此凡属在临床上表现为口苦一类病候，均可考虑心、脉、火的问题，按火证、热证加以处理。

"其志为喜。喜伤心，恐胜喜；热伤气，寒胜热；苦伤气，咸胜苦"，表述了应夏气候及病候的情况。"其志为喜"，指人之喜悦与心的作用密切相关。"喜伤心"，指过度欢喜会损伤心的功能，例如有人因突然高兴过度而出现猝倒眩仆，即属"喜伤心"之类。"恐"，指恐惧。肾在志为恐，水克火，故曰"恐胜喜"。意谓人在高兴欢喜中，如果有所恐惧，则其欢喜高兴自然消失。盖因火旺可灼耗气津，故在火热过盛的情况下，人体会耗气伤津，从而出现衰退现象，故曰"热伤气"。"寒胜热"，意谓寒冷可以使炎热消退。"苦伤气"，意谓苦味的食物或药物可以因清降寒凉作用而使人阳气受伤。"咸"，指咸味，五味之一。具咸味的食物或药物多具寒凉作用。因火热太盛而出现口苦咽干等症状时，使用咸寒药治疗，亦有"寒胜热"之意。如以五行概念来说，苦为火味，咸为水味，因此水克火而"咸胜苦"。

综上所述，本段经文表述了南方应夏生热，热气能使在地的火气生长，火气能生苦味，苦味能滋养心脏，心能生血脉。火旺土健，故心血和调则脾气旺盛。所以六气变化在天是热，在地为火，在人体为血脉，在功用能使物体生长，在五脏为心。凡是炎热的性质，显露光华的功能，躁急的作用，赤的颜色，促使万物茂盛的力量，繁殖着的有羽毛动物，日照当空、地气上蒸的时令，发生变化会使万物焦烁枯槁好像火烧一样的自然灾害，以及物质发生苦味，人喜乐的情绪变化，都属于火热之气。喜乐太过会损害心，恐惧的情绪能克制喜乐；过热也会损害心，寒气能克制热气；苦味太过能损害心气，咸味能克制苦味。

关于夏之应，《内经》还有多篇论及，如《素问·阴阳应象大论》有相类似的记载："南方生热，热生火，火生苦，苦生心，心生血，血生脾，心主舌。其在天为热，在地为火，在体为脉，在脏为心，在色为赤，在音为徵，在声为笑，在变动为忧，在窍为舌，在味为苦，在志为喜。喜伤心，恐胜喜；热伤气，寒胜热；苦伤气，咸胜苦。"

又如《素问·气交变大论》云："南方生热，热生火，其德彰显，其化蕃茂，其政明曜，其令热，其变销烁，其灾燔焫。"此段经文表述了热是生于南方或夏季的，热能使火气旺盛，火的特性是光明显著，它的生化作用是繁荣茂盛，它行使的职权是明亮光耀，权力的表现是热，它的异常变化是灼津耗阴，它的灾害作用为焚烧。

《素问·四时刺逆从论》云："夏者，经满气溢，入孙络受血，皮肤充实。"意谓夏季经脉中气血充盈而流溢入孙络，孙络接受了气血，皮肤也就变得充实。

再如《素问·金匮真言论》云："南风生于夏，病在心，俞在胸胁。""夏气者，病在脏。""仲夏善病胸胁。"意谓南风常见于夏季，五脏配属五行，则心属火，故病多发于心经，心经之气输布于胸胁部。夏气应心且心为君主之官，故云"病在脏"。因心脉布胸胁，故心病则胸闷或痛，可取极泉或心之募穴巨阙而治疗。该篇继云："南方赤色，入通于心，开窍于耳，藏精于心，故病在五脏，其味苦，其类火，其畜羊，其谷黍，其应四时，上为荧惑星，是以知病之在脉也，其音徵，其数七，其臭焦。"表述了南方应夏，为赤色之气，与人心相应，心开窍于两耳，精华内藏于心，五味中为苦，五畜中为羊，五谷中为黍，五星中为荧惑星，五音中为徵音，五行生数为二，成数为七，五气中为焦气，上述均归属火的一类。

三、长夏季

《素问·五运行大论》云："中央生湿，湿生土，土生甘，甘生脾，脾生肉，肉生肺。其在天为湿，在地为土。在体为肉，在气为充，在脏为脾。其性静兼，其德为濡，其用为化，其色为黄，其化为盈，其虫倮，其政为谧，其令云雨，其变动注，其眚淫溃，其味为甘，其志为思。思伤脾，怒胜思；湿伤肉，风胜湿；甘伤脾，酸胜甘。"

"中央生湿，湿生土，土生甘，甘生脾，脾生肉，肉生肺"，表述了应长夏之方位、五行、五味、五脏、五体的情况。"中央"，指东南西北四方之中的低平地方，这些地方相对潮湿，故曰"中央生湿"。湿与土，在五行中属于一类，土得水湿滋润方能生物，故曰"湿生土"。在中央的土地上生长出来的植物多数为甜味和淡味，甘从淡，甘在五味中亦可作淡解，故曰"土生甘"。在人体中脾胃为仓廪之官，主饮食运化，饮食来源于水谷，脾胃具纳化作用，故曰"甘生脾"。饮食纳化正常能使人体肌肉充盛，故曰"脾生肉"。脾主肌肉，土生金，为金之母，即脾将水谷之精微上输入肺，故脾为后天之本，故曰"脾生肉，肉生肺"。

"湿"，即湿润之气，是六气之一，为自然界中正常气候变化之一，故曰"在天为湿"。土是五行之一，土能生物，干土是不能生物的，必须要湿润才行。天有一定的雨量，地才能生长万物，湿与土密切相关，故曰"在天为湿，在地为土"。

"在体为肉，在气为充，在脏为脾"，表述了应夏之人体的内容。"肉"，就是人体的肌肉，是人体的五体之一。"充"，有充实之义。"在气为充"，意谓全身各个器官都是建立在土的基础之上，即依靠脾土的运化作用而得到充实，然后才能进行其各自的正常生理活动。脾主运化，运化作用与脾密切相关，故曰"在脏为脾"。

"静"，指相对静止。"兼"，指无所不在。土相对来说处于静止状态，但由于它承载万物，万物都不能离开土地而生长变化，故曰"其性静兼"。

"濡"，有湿润之义，引申可作滋润解。由于脾主运化，有敷布津液、滋润全身的作用，故曰"其德为濡"。

"化"，即"化生五味"，以敷布气血津液。由于脾主运化，有将纳入之水谷变化成为精微物质输送全身的功能，故曰"其用为化"。

"黄"，即黄色，代表土色。凡事物变化在外观上表现为黄色，均可以和湿、土、肉、脾等联系起来，故曰"其色为黄"。

"盈"，有充满之义。土气生化作用正常，则万物丰盛，脾运化功能良好，则人体肌肉壮满，故曰"其化为盈"。

"倮"，同"裸"，指身上无毛、无鳞、无羽、无甲，皮肤光平的动物。倮虫，即无羽毛鳞甲护身的动物总称。人属倮虫之最高级者。古人认为，倮虫的胎孕生长与低平地带、气候湿润的环境有一定关系，故曰"其虫倮"。

"其政为谧，其令云雨"，表述了应长夏之政令的情况。"谧"，指安宁或平静。从自然方位来说，中央由于方位居中，受外来影响较小，一般相对安宁平静。从六气中的湿来说，由于湿性黏滞，与风、火、燥、寒比较，相对静止。从人体脾胃来说，其位居中焦，作用主要是纳和化，与他脏相比较，也相对静止，故曰"其政为谧"。"令"，主要指时令，脾旺于长夏，长夏季节雨水较多，潮湿较重，故曰"其令云雨"。

"其变动注，其眚淫溃"，表述了应长夏之气候变化和灾害。"动注"，指降雨量过多。"淫溃"，指水邪泛滥。全句意谓雨湿太甚，则可造成水邪泛滥，淫雨成灾。

"甘"，即甜味，亦可作淡味解。土地上生长之植物，其味多属甜味或淡味，故曰"其味为甘"。由于六气中之湿，五行中之土，五脏中之脾，其在五行归类中均属于土，因此临床上凡表现口淡、口甜或小便发甜等，均可按脾胃病定位进行辨证论治。

"其志为思。思伤脾，怒胜思；湿伤肉，风胜湿；甘伤脾，酸胜甘"，表述了应长夏之五志及气候的情况。"其志在思"，意谓人所以能够思考，与脾的作用密切相关。"思伤脾"，意谓过度思考就会损伤脾的功能。"怒胜思"，因肝在志为怒，属木，木克土，故人在发怒时就会思维紊乱，不能认真思考问题。"湿伤肉"，意谓在湿邪过盛的情况下可以使肌肉的作用失常，例如在水饮内停的情况下肌肤会出现浮肿，在潮湿的环境中可以出现肌肉酸重等，均属于"湿伤肉"之类。盖因木克土，风木之气可克土胜湿，从自然气候变化来说，风可以使潮湿的环境转为干燥，故曰"风胜湿"。"甘伤脾"，过食甘味或饮食过度可以损伤脾胃的受纳运化功能。酸味的食物或药物常有帮助脾胃纳化的作用，故曰"酸胜甘"。从五行概念来说，酸在五行中属木，甘在五行中属土，因此，"酸胜甘"亦有木克土之意。

综上所述，此段经文表述了中央或长夏主湿，湿气能使土气生长，土气能生甘味，甘味能滋养脾脏，脾能使肌肉丰满，脾与肌肉健壮则肺气旺盛。所以其六气变化在天为湿，在地为土，在人体为肌肉，在功用能使形体充实肥满，在内脏为脾。凡是安静，有容纳的性质，潮湿润泽的功能，化生万物的作用，黄的颜色，使形体充盛丰满的力量，繁殖着的裸体动物，天气平静、地气上升、云雨及时的时令，及发生了骤雨急下或淫雨连绵、河水泛滥的自然灾害，甘味的物质，人思虑的情绪变化，都属于湿土之气。思虑太过会损伤脾，愤怒能克制思虑；湿气会伤害肌肉，风气能克制湿气；甘味太过会壅滞胃纳而伤脾，酸味能克制甘味。

关于长夏之应，《内经》还有多篇论及。如《素问·阴阳应象大论》有类似的记载："中央生湿，湿生土，土生甘，甘生脾，脾生肉，肉生肺，脾主口。其在天为湿，在地为土，在体为肉，在脏为脾，在色为黄，在音为宫，在声为歌，在变动为哕，在窍为口，在味为甘，在志为思。思伤脾，怒胜思；湿伤肉，风胜湿；甘伤肉，酸胜甘。"

又如《素问·气交变大论》云："中央生湿，湿生土，其德溽蒸，其化丰备，其政安静，其令湿，其变骤注，其灾霖溃。"此段经文表述了湿是生于中央土或长夏季节的，湿能使土气旺盛。土的特性是滋润，它的生化作用是充实丰满，它行使的职权比较安静，权力的表现是湿，它的异常变化是急骤的暴雨，它的灾害是久雨不止、水泛堤崩。

《素问·四时刺逆从论》云："长夏者，经络皆盛，内溢肌中。"意谓长夏阳气隆盛，经络中气血旺盛，所以能充分灌注润泽肌肉之中。

再如《素问·金匮真言论》云："中央为土，病在脾，俞在脊。""长夏善病洞泄寒中。"意谓长夏在四季的中央，五行方位亦为中央，病多发于脾经。脊位于躯干之中线，脾经之气输布于人体脊部，其俞穴为脾俞，取脾俞可治脾病，故云"病在脾，俞在脊"。又云："中央黄色，入通于脾，开窍于口，藏精于脾，故病在舌本，其味甘，其类土，其畜牛，其谷稷，其应四时，上为镇星，是以知病之在肉也，其音宫，其数五，其臭香。"本段经文表述了中央应长夏黄色之气，与人身的脾相应，脾开窍于口，精华内藏于脾，五味中为甘味，五畜中为牛，五谷中为稷，五星中为镇星，五音中为宫，五行生数为五，成数亦为五，五气中为香气，都属于土的一类。

四、秋季

《素问·五运行大论》云："西方生燥，燥生金，金生辛，辛生肺，肺生皮毛，皮毛生肾。其在天为燥，在地为金，在体为皮毛，在气为成，在脏为肺。其性为凉，其德为清，其用为固，其色为白，其化为敛，其虫介，其政为劲，其令雾露，其变肃杀，其眚苍落，其味为辛，其志为忧。忧伤肺，喜胜忧；热伤皮毛，寒胜热；辛伤皮毛，苦胜辛。"

"西方生燥，燥生金，金生辛，辛生肺，肺生皮毛，皮毛生肾"，表述了应秋之方位、五行、五味、五脏、五体的情况。西方或秋季的气候相对寒凉和干燥，故曰"西方生燥"。西方地高山多，亦即《素问·异法方宜论》中所云："西方者，金玉之域，砂石之处。"故曰"燥生金"。由于西方相对寒凉而干燥，人们在饮食上偏嗜辛辣，故曰"金生辛"。由于辛辣之味对于人体有宣肺解表的功用，故曰"辛生肺"。因肺主皮毛，故曰"肺生皮毛"。又因"肺为水之上源""肾主水""金生水"，肺之肃降有序，则肾主水液有司，故曰"皮毛生肾"。

"燥"，即干燥，是六气之一，燥气为秋天主气，故曰"在天为燥"。金，五行之一，西方气候清凉而相对干燥，同时西方地高多山为金玉之域，故曰"在地为金"。把六气和五行以及五方统一起来研究，把燥、金、西方归属一类，故曰"其在天为燥，在地为金"。

"在体为皮毛，在气为成，在脏为肺"，表述了应秋之脏与五体气化情况。因皮毛为五体之一，属肺，故曰"在体为皮毛"。秋天为收获季节，人体的气血流注、肺的升清降浊功能，均在肺的作用下完成，故曰"在气为成""在脏为肺"。

"凉"，即清凉。从自然方位上来看，西方相对清凉些，从季节气候特点来看，每年秋季气候相对清凉，因此，凉、西、秋在五行概念上同属于金，故曰"其性为凉"。

"清"，指清肃，亦指明净。秋季西风劲吹，树凋叶落，但同时天气清明，秋高气爽，此即《素问·四气调神大论》中"秋三月，此谓容平，天气以急，地气以明"之谓，故曰"其德为清"。

"固"，指坚固。"其用为固"，意谓"坚而能固，金之用也"。从自然气候变化与物候现象来看，每年秋季植物生长已处完全成熟时期，居于巩固阶段，从人体生理变化来看，人体纳入的水谷之气，通过肺的作用与肺呼吸之天气相交，气血流注，升清降浊至此完成，产生出人体的真气，因此肌表坚实，腠理致密，正气抗邪能力增强，故曰"其用为固"。

"白"，即白色，属金。凡事物变化外观表现白色，均可以和凉、燥、金、肺等联系起来，故曰"其色为白"。

"敛"，指收敛，有聚集之义。每年秋季，生长现象多数停止，处于收敛状态，春夏生长之物完全成熟可以收取聚集，故曰"其化为敛"。

"介"，指甲壳。介虫，指带有甲壳的动物。"其虫为介"，指带甲壳的生物，其胎孕生长与秋季清凉气候有一定关系。

"其政为劲，其令雾露"，表述了应秋之政令情况。"劲"，指强劲有力。每年秋季，西风刚劲，树凋叶落，自然界变为一片萧索景象，故曰"其政为劲"。地气上升，天下下降，由于天气清凉，形成的不是雨，而是雾露，故曰"其令雾露"。

"其变肃杀，其眚苍落"，表述了应秋之灾变。"肃杀"，即肃清和杀灭。"苍"，此处指树木。"苍落"，指树凋叶落，生机萧条。"其变肃杀，其眚苍落"，意谓秋天肃杀之气太过，自然界过早地由收敛而呈现一片萧条之象，形成灾害。生，在五行属性上属木；杀，在五行属性上属金；眚，指灾害。杀太过就会影响生，而成灾害，亦即金克木或金乘木之意。

"辛"，即辛辣味，为五味之一。由于辛辣之味可以宣肺散寒，与肺的作用密切相关，故古人将五味中之辛味与五脏中之肺、五行中的金归属一类，故曰"其味为辛"。

"其志为忧。忧伤肺，喜胜忧；热伤皮毛，寒胜热；辛伤皮毛，苦胜辛"，表述了应秋气候、物候和病候情况。"其志为忧"，意谓人之忧悲，与肺的作用密切相关。"忧伤肺"，意谓忧悲过度可以使肺气受到损害。因心"其志为喜"，火克金，故"喜胜忧"，因此在忧悲过程中突逢喜事，可以使忧悲现象消失转化。"热伤皮毛"，即因肺主皮毛，火克金，过热的气机可以损伤肺。"寒胜热"，即寒凉可以消除温热。此处是承"热伤皮毛"而言，意谓热伤肺时，可以用寒凉来消除肺热。"辛伤皮毛"，指过服辛辣可以因辛散太过而使肺受损伤。"苦胜辛"，指苦味的药物可以因其清降作用而扼制辛辣之味的辛散作用，使之不至于过于辛散。盖因苦属心，辛属肺，火克金，故"苦胜辛"。

综上所述，此段经文表述了西方是比较干燥的地方，所以称西方生燥，燥气能令在地的金气生长，金气能生辛味，辛味能滋养肺脏，肺能滋养皮毛，肺与皮毛强健则肾气旺盛。所以六气的变化在天为燥，在地为金，在人体为皮毛，在功能能使物体成就，在内脏为肺。凡是具有清凉的性质，清静的功能，保卫的作用，白的颜色，象征收敛的力量，繁殖的有壳动物，锐利劲切、雾露下降的时令，能使万物生机减杀，发生枝叶枯萎凋谢的自然现象或灾害，以及辛味的物质，人忧愁的情绪变化，都属于燥金之气。忧愁太过会伤害肺。喜乐的情绪能克制忧愁；热气太过会损伤皮毛，寒气能克制热气；辛味太过能损伤皮毛，苦味能克制辛味。

关于秋之应，《内经》还有多篇论及，如《素问·阴阳应象大论》有类似的记载："西方生燥，燥生金，金生辛，辛生肺，肺生皮毛，皮毛生肾，肺主鼻。其在天为燥，在地为金，在体为皮毛，在脏为肺，在色为白，在音为商，在声为哭，在变动为咳，在窍为鼻，在味为辛，在志为忧。忧伤肺，喜胜忧；热伤皮毛，寒胜热；辛伤皮毛，苦胜辛。"

又如《素问·气交变大论》云："西方生燥，燥生金，其德清洁，其化紧敛，其政劲切，其令燥，其变肃杀，其灾苍陨。"意谓燥是生于西方或秋季的，燥能使金气旺盛。金的特性是清肃凉爽，它的生化作用是紧缩收敛，它行使的职权是强劲锐急的，权力的表现是干燥，它的异常变化是肃杀，它的灾害是干枯凋落。

《素问·四时刺逆从论》云："秋气在皮肤。""秋者，天气始收，腠理闭塞，皮肤引急。"意谓秋天的天气开始收敛，腠理随之闭塞，皮肤也收缩紧密起来，故秋季人的气血充斥在皮肤。

再如《素问·金匮真言论》云："西风生于秋，病在肺，俞在肩背。""秋善病风疟。"西风常见于秋季，病变多发于肺经，肺与大肠经互为表里，故肺经之气输注于肩背部，取肺俞或肩髃可治肺病。"风疟"，病证名。多由夏秋之际贪凉受风，又感疟邪而致。"风疟"之治，《素问·刺疟论》有"风疟，疟发而汗出恶风，刺三阳经背俞之血者"的记载。

《素问·金匮真言论》云："西方白色，入通于肺，开窍于鼻，藏精于肺，故病在背，其味辛，其类金，其畜马，其谷稻，其应四时，上为太白星，是以知病之在皮毛也，其音商，其数九，其臭腥。"本段经文表述了西方应秋，为白色之气，与人身的肺相应，肺开窍于鼻，其精华内藏于肺，五味中为辛，五畜中为马，五谷中为稻，五星中为太白星，五音中为商，五行生数四，成数为九，五气中为腥臭气，都属金的一类。

五、冬季

《素问·五运行大论》云："北方生寒，寒生水，水生咸，咸生肾，肾生骨髓，髓生肝。其在天为寒，在地为水，在体为骨，在气为坚，在脏为肾。其性为凛，其德为寒，其用为藏，其色为黑，其化为肃，其虫鳞，其政为静，其令霰雪，其变凝冽，其眚冰雹，其味为咸，其志为恐。恐伤肾，思胜恐；寒伤血，燥胜寒；咸伤血，甘胜咸。"

"北方生寒，寒生水，水生咸，咸生肾，肾生骨髓，髓生肝"，表述了应冬之方位、五行、五味、五脏、五体的情况。北方气候相对寒冷，故曰"北方生寒"。水性寒凉，故曰"寒生水"。水气多之处为海，海水味咸，故曰"水生咸"。对人体来说，肾主水，咸为水之味，故曰"咸生肾"。肾主藏精，髓属精之类，髓藏于骨中，骨以髓为养，故曰"肾生骨髓"。人体中的肝与肾是母子关系，即水生木，故肝的作用正常与否与肾水的充足与否密切相关，故曰"髓生肝"。在此把北方、寒、水、咸、肾、骨、髓、肝等联系起来。

"寒"，是天之六气之一，冬天寒气凛冽，故曰"在天为寒"。水是五行之一，冬之气为太阴寒水，故曰"在地为水"。气候寒冷，水性寒凉，同属一类，故曰"在天为寒，在地为水"，把天地间无形之气与有形之水密切联系起来，归属一类。

"骨"，是人体五体之一，骨的作用是以骨架而任身。"在气为坚"中的"坚"字，作坚硬解，意谓肾精充则骨质坚硬，才能支撑身体。由于骨中之髓是精之所化，肾主藏精，因此骨属于肾。骨、髓、肾、坚同属一类，故曰"在体为骨，在气为坚，在脏为肾"。

"凛"，有寒冷及战栗义。在季节上冬主寒，寒冷是冬季气候上的特点，寒冷时常出现战栗，故曰"其性为凛"。

"寒"，即寒冷。"其德为寒"，意谓冬季的气候，是以寒冷为特点。

"藏"，即闭藏。从自然气候特点来说，冬季万物闭藏；从人体生理特点来说，"肾主封藏"。张介宾注云："闭藏生气，水之用也。"故曰"其用为藏"。

"黑"，即黑色，水深色暗，故黑代表水色。"其色为黑"，意谓凡事物变化在外观上表现为黑色，均可以和寒、水、肾、骨等联系起来，例如临床上患者面色出现黑色时即可定位病在肾，定性为寒。

"肃"，即肃静之义。意谓冬季物化现象相对静止，处于闭藏状态，故曰"其化为肃"。

"鳞"，指带鳞的动物，主要是指鱼类。鱼类的胎孕生长与水密切相关，故曰"其虫鳞。"

"静"，指静止。《素问·四气调神大论》云："冬三月，此为闭藏，水冰地坼，勿扰乎阳。""令"，指时令。肾属水，主封藏，故曰静，为冬之政令。

"凝冽"，指冰天雪地，十分寒冷。"冰雹"，指天降冰雹。"其变凝冽，其眚冰雹"，意谓天气寒冷过甚，或出现冰雹，就会成为灾害。

"咸"，即咸味，水之大者曰海，海水味咸，故咸为水味。由于六气中之寒、五行中之水、五体中之骨、五脏中之肾，其在五行归属中均属水类，故曰"其味为咸"。

"其志为恐。恐伤肾，思胜恐；寒伤血，燥胜寒；咸伤血，甘胜咸"，表述了应冬之志与寒热气候对人体的影响。"恐"，即恐慌、恐惧。"其志为恐"，意谓人之恐惧与肾的作用密切相关。"恐伤肾"，意谓过度恐惧时伤神耗精，可以使肾受到损伤。脾在志为思，土克水，若人能平静地思虑问题，则恐惧情绪就会消失或转化，故曰"思胜恐"。"寒伤血"，一谓在肾寒的情况下血气凝滞，而营卫失调成痹；二是肾寒则肾阳虚脾阳不振，则化源不足，可以影响血液的生成。"燥胜寒"，此处"燥"字应作燥热解，即以热胜寒之意。咸属水属寒，"咸伤血"，意谓血得寒则凝之意。甘为土味，寒属水类，从五行概念来说，即以土制水。甘属脾，咸寒属肾，肾脾为人之先后天之本，故"甘胜咸"，寓有后天可补先天之意。

综上所述，上段经文表述了北方或冬季易生寒气，寒气能使在地的水气生长，水气能生咸味，咸味能滋养肾脏，肾精能滋生骨髓，因肾水足则肝木柔，故肾精骨髓充盈则肝脏壮实。所以六气的变化在天为寒，在地为水，在人体为骨，在功能为使物体坚固，在内脏为肾。凡是具有严厉的性质，寒冷的功能，贮藏的作用，黑的颜色，象征物体静止的力量，繁殖的有鳞片动物，寒冷冰雪的时令，发生剧烈的寒冷和冰雹霜雪非时而至的自然灾害，以及咸味的物质，人恐惧的情绪变化，都属于寒水之气。恐惧太过会伤害肾，因五行土克水，思在五志属脾，恐在五志属肾，故思虑能克制恐惧；血气受寒则凝滞，故寒气太过会伤害血脉，燥气能克制寒气；五味咸属肾水，心属火，主血脉，水能克火，故咸味盛能伤害血脉。甘味属脾，咸味属肾，土克水，故甘味能克制咸味。

关于冬之应，《内经》还有多篇论及。如《素问·阴阳应象大论》中有类似的记载："北方生寒，寒生水，水生咸，咸生肾，肾生骨髓，髓生肝，肾主耳。其在天为寒，在地为水，在体为骨，在脏为肾，在色为黑，在音为羽，在声为呻，在变动为栗，在窍为耳，在味为咸，在志为恐。恐伤肾，思胜恐；寒伤血，燥胜寒，咸伤血，甘胜咸。"

又如《素问·气交变大论》云："北方生寒，寒生水，其德凄沧，其化清谧，其政凝肃，其令寒，其变栗冽，其灾冰雪霜雹。是以察其动也，有德有化，有政有令，有变有灾，而物由之，而人应之也。"本段经文表述了寒是生于北方或冬季的，寒能使水气旺盛，水的特性是寒冷的，它的生化作用是清静而安谧的，它行使的职权是凝固严厉的，权力的表现是寒冷，它的异常变化是剧烈的严寒和冰冻，它的灾害是冰雹霜雪。所以观察它的运动，分别它的特性、生化、权力、表现、变异、灾害，就可以知道万物因之而起的变化，以及人类因之而生的疾病了。

《素问·四时刺逆从论》云："冬气在骨髓中。""冬者盖藏，血气在中，内著骨髓，通于五脏。是故邪气者，常随四时之气血而入客也，至其变化不可为度，然必从其经气辟除其邪，除其邪则乱气不生。"意谓冬季主闭藏，人身的气血收藏在内，聚集于骨髓，并内通于五脏，故冬天人的气血在骨髓中。所以邪气也往往随着四时气血的变化而侵入人体相应的部位，若待其发生了变化，那就难以预测了。因此必须顺应四时经气的变化及早调治，祛除侵入的邪气，那么气血就不致变化逆乱了。

再如《素问·金匮真言论》云："北风生于冬，病在肾，俞在腰股。""冬气者，病在四肢。""冬善病痹厥。"意谓北风常见于冬季，四季冬伤肾，腰为肾之外府，因肾与膀胱为表里，督脉后行于脊柱内部，肾主骨髓，故肾经之气输注于腰股部，可取膀胱经之肾俞，督脉之腰俞、腰阳关、命门诸穴以治肾病。冬季阳气封藏于内，阳气不能通于四末，故四肢易感寒而病，故云"病在四肢"。"痹厥"，乃四末麻木逆冷之证，因冬季阳气封藏于内，加之冬行寒令，故云"冬善病痹厥"。又云："北方黑色，入通于肾，开窍于二阴，藏精于肾，故病在溪，其味咸，其类水，其畜彘，其谷豆，其应四时，上为辰星，是以知病之在骨也，其音羽，其数六，其臭腐。"本段经文表述了北方应冬，为黑色之气，与人身的肾相应，肾开窍于二阴，精华藏于肾，病多发于骨隙间，五味中为咸味，五畜中为猪，五谷

中为豆，五星中为辰星。肾主骨，所以冬季往往发生骨病，五
音中为羽音，五行生成数为一，成数为六，五气中为腐臭气，
皆属水的一类。

第九讲 六气季

以三阴三阳合四时，属于运气学说中的"主气"。厥阴风木之气，主春分前六十日又八十七刻半，是为初气。少阴君火之气，主春分后六十日又八十七刻半，是为二气。少阳相火之气，主夏至前后各三十日又四十三刻有奇，是为三气。太阴湿土之气，主秋分前六十日又八十七刻半，是为四气。阳明燥金之气，主秋分后六十日又八十七刻半，是为五气。太阳寒水之气，主冬至前后各三十日又四十三刻有奇，是为终气。此即"六气季"。根据五脏配合五行的规则，则厥阴风木主于肝，少阴君火主于心，少阳相火主于心包，太阴湿土主于脾，阳明燥金主于肺，太阳寒水主于肾，从春夏至秋冬，以次相生，惟少阳相火则随少阴君火之下。三阴三阳之气有太过不及的变化，则可影响到相应的脏发生病变。若六气季之主气出现了盛衰，形成太过或不及之气，即可发生疾病。

一、初气厥阴风木

1. 气有余

《素问·四时刺逆从论》云："厥阴有余，病阴痹……滑则病狐疝风，涩则病少腹积气。"痹证，是由风寒湿邪侵袭留着，致气血运行不畅，经脉闭阻，筋脉挛急而致疼痛之证。"阴痹"指偏于寒性的痹证。大凡初春，阳气始生，阴气仍盛，风寒湿邪犯人，以寒性偏重而成阴痹。"滑""涩"系指血气运行的两种状态。滑者，流行太过，收摄不及，故易生"疝风"之病；

涩者，运行迟缓，气血不畅，故易致"积气"。"狐疝风"，张介宾注云："疝者，前阴少腹之病，男女五脏皆有之。狐之昼伏夜出，阴兽也。疝在厥阴，其出入上下不常，与狐相类，故曰狐疝风。此非外入之风，乃以肝邪为言也。""风"当作"气"解。本段经文表述了六气主气之初气厥阴之气有余，可以导致阴痹。若气血运行过于滑利则成狐疝风，或称肝风疝。

2. 气不足

《素问·四时刺逆从论》云："（厥阴）不足则生热痹……涩则病少腹积气。"热痹，其以疼痛、有灼热感为临床见症。盖因厥阴风木肝阴不足，阳气偏胜所致。诚如《素问·痹论》云："其热者，阳气多，阴气少，病气胜，阳遭阴，故为痹热。"气血运行涩滞，则导致肝经行于少腹部位积气，故谓"病少腹积气"。

二、二气少阴君火

1. 气有余

《素问·四时刺逆从论》云："少阴有余，病皮痹瘾疹……滑则病肺风疝。""皮痹"，为外邪先客于皮而致皮痹。"瘾疹"，为皮肤出现时隐时现之皮疹。《素问·至真要大论》有"诸痛痒疮，皆属于心"之论，故少阴心火有余，加之皮痹郁久化热，而成瘾疹。"肺风疝"，多由外感风邪，心火不能胜火邪，积郁而阻于肺而成。风则肺动，疝则肺积。上述经文表达了六气主气之二气少阴之气有余，可以发生皮痹和瘾疹。气血过于滑利，风动肺积而致疝，则患肺风疝。

2. 气不足

《素问·四时刺逆从论》云："（少阴）不足，病肺痹……涩则病积，溲血。"《素问·痹论》云："肺痹者，烦满喘而呕。"因五行制化，火克金，少阴不足，心火炽热，灼肺津为痰，肺失其清肃降气，故痹塞不通而发。"溲血"，即尿血。《金匮要略·五脏风寒病脉证》云："热在下焦者则尿血，亦令淋闭不通。"上段经文表述了少阴之气不足，则发生肺痹。心肾属手足少阴经脉，心移热于下焦，则湿热蕴结而尿血。

三、三气少阳相火

1. 气有余

《素问·四时刺逆从论》云："少阳有余，病筋痹胁满……滑则病肝风疝。""筋痹"，盖因风寒湿邪乘虚入筋，游行不定，与血气相搏，聚于关节，筋脉弛纵，或赤或肿。对此，《素问·长刺节论》有"病在筋，筋挛节痛，名曰筋痹"之论。"肝风疝"，多由热邪淫气聚筋而致。上段经文表述了主气之三气少阳相火有余，可以发生筋痹；手足少阳经脉布胁，故相火有余，与血气搏于胁而有胁满之证。气血过于滑利，风热淫邪聚筋而致疝者为肝风疝。

2. 气不足

《素问·四时刺逆从论》云："（少阳）不足，病肝痹……涩则病积，时筋急目痛。""肝痹"，此证多由筋痹不已，又感外邪，因肝阴不足所致。上段经文表述了六气主气之三气少阳相火不足，命门火衰，肝阴不足而血不养筋，则时筋急而成肝痹。目为"枢之窍"，虚火上炎于目故痛。

四、四气太阴湿土

1. 气有余

《素问·四时刺逆从论》云："太阴有余，病肉痹寒中……滑则病脾风疝。""肉痹"，即肌痹，痹在肌肉也，乃风湿偏胜所致。《素问·痹论》有"以至阴遇此者为肌痹"的记载，《长刺节论》有"病在肌肤，肌肤尽痛，名曰肌痹"的论述。"寒中"，寒气在中也，对此《素问·至真要大论》有"长夏善病洞泄中"的记载。"脾风疝"，谢观《中国医学大辞典》认为乃"脾疝之因外感于风邪者"，为长夏季节，风气合主气之四气太阴湿土之气而致。上段经文表述了太阴之气有余，可以发生肉痹和寒中，气血过于滑利则患脾风疝。

2. 气不足

《素问·四时刺逆从论》云："（太阴）不足，病脾痹……涩则病积，心腹时满。""脾痹"，谢观认为："脾之病于脾者。"此证盖因肌痹日久，脾虚湿困，复感于邪所致。上段经文表述了太阴之气不足，脾失运化，则发生脾痹，若脾虚气血生化之源不足，气血亏虚运行涩滞，则病积聚和心腹胀满。

五、五气阳明燥金

1. 气有余

《素问·四时刺逆从论》云："阳明有余，病脉痹，身时热……滑则病心风疝。""脉痹"，痹之在脉也。《素问·痹论》云："风寒湿三气杂至，以夏遇此者，为肌痹。"主气之五气为阳明燥金，夏末之热与秋之燥相杂，故燥热之气有余则"病脉痹""身时热"。"心风疝"，心疝是风燥合邪，伤肺伤血，心气抽掣而不得散而致。上段经文表述了主气之五气阳明燥金之气有余，可发生脉痹，身体有时发热之症；气血过于滑利则患心风疝。

2. 气不足

《素问·四时刺逆从论》云："（阳明）不足，病心痹……涩则病积，时善惊。""心痹"，心气闭塞之病。上段经文表述了阳明之气不足，气血生化不足，造成心气闭塞，心脉失荣而致心痹。虚则胃之受纳、腐熟水谷功能不足，气血运行涩滞，故形成腹部积聚，气血亏虚则心气不足而时善惊。

六、终气太阳寒水

1. 气有余

《素问·四时刺逆从论》云："太阳有余，病骨痹身重……滑则肾风疝。"主气之终气太阳寒水为冬之气。"骨痹"，痹在骨也。《素问·痹论》云："以冬遇此者为骨痹。""肾风疝"，乃风寒合邪而致疝。上段经文表述了主气之终气太阳寒水有余，则可发生骨痹，身体沉重之症；邪盛脉中，气血过于滑利，则病肾风疝。

2. 气不足

《素问·四时刺逆从论》云："（太阳）不足，病肾痹……涩则病积，善时颠疾。""肾痹"，肾气不宣行之病，或因骨痹日久，复感寒邪而成。太阳主一身之阳，终气太阳经气不足，则发生肾痹。若气不足，阳气不得通达，气血运行涩滞，则发生积聚，或阳气不能循背上行颠顶，髓海失荣，脑络痹阻，则时时善生颠顶部疾病。

第十讲　六经主月

六经主月，即根据时令的阴阳变化规律，结合三阴三阳经脉之气所主之时，以表述阴阳经气盛衰所致经脉病变的症状及机理。本讲中的六经配合月份，与《内经》中其他篇章不同，是以太阳为三阳之首，合正月；阳明为阳之极，配五月；少阳为阳之终，配合九月；太阴为阴中之至阴，配十一月；少阴为阴之初，配七月；厥阴为阴尽阳生，配三月。从此三阴三阳六经与四时阴阳的相互关系可看出，《内经》天人相应整体观的物候节律。《素问》中以"脉解篇"立题。

一、正月太阳寅

《素问·脉解》云："太阳所谓肿腰脽痛者，正月太阳寅，寅，太阳也，正月阳气出在上而阴气盛，阳未得自次也，故肿腰脽痛也。病偏虚为跛也，正月阳气冻解地气而出也，所谓偏虚者，冬寒颇有不足者，故偏虚为跛也。所谓强上引背者，阳气大上而争，故强上也。所谓耳鸣者，阳气万物盛上而跃，故耳鸣也。所谓甚则狂癫疾者，阳尽在上而阴气从下，下虚上实，故狂癫疾也。所谓浮为聋者，皆在气也。所谓入中为喑者，阳盛已衰，故为喑也。内夺而厥，则为喑痱，此肾虚也，少阴不至者，厥也。"

"脽"，臀部。"肿腰脽痛"，即腰部肿胀、臀部疼痛之症。"正月太阳寅"，为汉代太初历，即正月建寅。王冰注云："正月三阳生，主建寅。三阳谓之太阳，故曰：寅，太阳也。"太阳为三阳主气，故三阳以太阳为首，故正月属太阳，正月月建为寅，又称"寅月"。将十二地支分配到十二月称为"月建"。古天文家以观测黄昏时北斗斗柄所指的方位以定时令，即正月斗柄指向东北寅位，二月指向东方卯位，三月指向东南辰位……十一月指向北方子位，十二月指向东北丑位。本段经文表述了太阳经有腰臀肿胀疼痛的病证，因为正月属于太阳，而月建在寅，所以说正月太阳寅。从十二壁卦所揭示的阴阳消长规律看，正月寅，为三阳开泰之泰卦。正月是阳气升发的季节，但此时阴寒之气尚盛，使阳气暂且不能依顺自己应有的位次而逐渐旺盛，即经文中所讲的"阳未得自次"，所以发生了腰臀肿胀疼痛。病有阳气偏虚而发为跛足的，因为正月里阳气促使冰冻解散，地气随之而出，由于冬寒之气的影响，体内阳气颇感不足，所以阳气偏虚一侧，发生了跛足的症状。"所谓强上引背"，即头项强硬牵引及背的症状，也是由于阳气急剧上升互相争扰所导致的。所谓耳鸣的症状，是由于人体阳气像自然界万物生长那样，旺盛向上而活跃，阳气盛于上，所以发生了耳鸣。所谓阳气亢盛则发生癫狂之疾，是由于阳气尽集于上部，阴气留在下部，阴阳气不相顺接，下虚而上实所造成的，即文中所称的"狂癫疾者"。所谓气逆上浮而耳聋，是由于阳气亢盛于上所导致的。"入中"，乃阳气入内之意。所谓阳气入内而音哑不能言语，是由于此时阳气已由盛转衰，阳气不足，故致音哑不能言。"内夺"，内耗也。色欲过度使精气内耗而厥逆，就会发为不能说话、四肢瘫痪的喑痱病，即中风偏废、偏枯证，这是由于肾虚，少阴经气不能布散的缘故。

二、三月厥阴辰

《素问·脉解》云："厥阴所谓癫疝、妇人少腹肿者，厥阴者辰也，三月阳中之阴，邪在中，故曰癫疝、少腹肿也。所谓腰脊痛不可以俛仰者，三月一振，荣华万物，一俛而不仰也。所谓癫癞疝肤胀者，曰阴亦盛而脉胀不通，故曰癞疝也。所谓甚则嗌干热中者，阴阳相薄而热，故嗌干也。"

"癫疝"，疝气之一种，症见睾丸肿大、坚硬、重坠痛或麻木不知痛痒。马莳云："厥阴者属木，为春三月，三月属辰。"厥阴主三月，三月月建在辰，故云"厥阴者辰也"。足厥阴肝经"上腘内廉，循股阴，入毛中，过阴器""抵小腹""循咽喉之后""与督脉会于颠"，故阴邪犯厥阴经，而有"癫癞疝肤胀""嗌干"之证。此段经文表述了厥阴经有癫疝、妇人少腹肿的病证，因为厥阴应于三阴，月建在辰。十二壁卦三月为夬卦，一阴爻在上，五阳爻在下，故三月阳气方长，阴气未尽，为阳中之阴，阴邪积聚在内，循厥阴肝经致病，所以发生疝气坠痛、少腹肿胀的证候。所谓腰脊痛不可以俯仰者，是因为三月阳气开始鼓动振发，使万物荣华茂盛，但由于阴气未尽，阳气被抑，不能温养，所以腰脊疼痛而不能俯仰。所谓癫癞疝肤胀者，也是因为阴邪尚盛，以致厥阴经脉胀塞不通，所以发生前阴肿痛、不得小便、肌肤肿胀的病证。所谓嗌干热中者，是由于肝经属肝络胆后，上贯膈，布胁肋，循喉咙，若经脉循行不畅，阴阳相争，而致热郁于内，所以出现咽喉发干的症状。

三、五月阳明午

《素问·脉解》云："阳明所谓洒洒振寒者，阳明者午也，五月盛阳之阴也，阳盛而阴气加之，故洒洒振寒也。所谓胫肿而股不收者，是五月盛阳之阴也，阳者衰于五月，而一阴气上，与阳始争，故胫肿而股不收也。所谓上喘而为水者，阴气下而复上，上则邪客于脏腑间，故为水也。所谓胸痛少气者，水气在脏腑也，水者，阴气也，阴气在中，故胸痛少气也。所谓甚则厥，恶人与火，闻木音则惕然而惊者，阳气与阴气相薄，水火相恶，故惕然而惊也。所谓欲独闭户牖而处者，阴阳相薄也，阳尽而阴盛，故欲独闭户牖而居。所谓病至则欲乘高而歌，弃衣而走者，阴阳复争，而外并于阳，故使之弃衣而走也。所谓客孙脉则头痛鼻衄腹肿者，阳明并于上，上者则其孙络太阴也，故头痛鼻衄腹肿也。"

五月阳气盛，故曰"阳明"。五月月建在午，与十一月子相对，为五阳盛一阴生夏至之时，故曰"阳明者午也"。本段表述了阳明经有洒洒振寒的症状，因为阳明旺于五月而月建在午，从十二壁卦所揭示的阳明规律看，五月为姤卦，五阳在上，一阴在下，为阳退阴进之月，是阳气极盛而阴气初生之夏至之时，人体亦与时令之气相应，阳气旺盛并有阴气相加，所以发生怕冷战栗。所谓胫肿而股不收者，是因为五月阳盛极而阴初生，阳气由盛开始转衰，初生的阴气上升，与阳气相争，使阳明经气不和，足阳明胃经循行部位出现小腿肿而大腿迟缓无力的症状。所谓由于水液停聚而致气逆喘息，是因为阴气自下而上升之时，水邪亦随之而行，停聚于人体脏腑之间形成痰饮的缘故。所谓胸痛少气者，也是由于水气停聚在脏腑之间，水液属阴气，阴气在内，同时因手阳明大肠经与手太阴肺经互为表里，故致肺气不宣而发生胸痛、气短的症状。所谓病甚则厥逆，不欲见人，厌恶火光，听到木击音就惊惕不安的症状，是由于阳气与阴气相迫近，水火不相协调的缘故。所谓欲独闭户牖而处者，是由于阴阳之气相荡，结果阳气衰而阴气盛，阴主静，所以病人喜欢闭门关窗而独居。所谓病至则欲乘高而歌、弃衣而走者，是由于阴阳二气反复相争，又因阳气盛阴气衰，所以导致病人发生登高而歌，弃衣而走等神志失常的症状。所谓客孙脉致经脉所行部位出现病变，则头痛鼻衄腹肿者，是由于阳明经的邪气上逆，邪入于本经的细小络脉，则发生头痛鼻塞，足阳明胃与足太阴脾为表里，故邪离腑及脏，邪入于太阴之脉，则发生腹部肿胀。

四、七月少阴申

《素问·脉解》云："少阴所谓腰痛者，少阴者申也，七月万物阳气皆伤，故腰痛也。所谓呕咳上气喘者，阴气在下，阳气在上，诸阳气浮，无所依从，故呕咳上气喘也。所谓邑邑不能久立，久坐起则目䀮䀮无所见者，万物阴阳不定未有主也。秋气始至，微霜始下，而方杀万物，阴阳内夺，故目䀮䀮无所见也。所谓少气善怒者，阳气不治，阳气不治，则阳气不得出，肝气当治而未得，故善怒，善怒者，名曰煎厥。所谓恐如人将捕之者，秋气万物未有毕去，阴气少，阳气入，阴阳相薄，故恐也。所谓恶闻食臭者，胃无气，故恶闻食臭也。所谓面黑如地色者，秋气内夺，故变于色也。所谓咳则有血者，阳脉伤也，阳气未盛于上而脉满，满则咳，故血见于鼻也。"

腰为肾之外府，足少阴属肾，若少阴经脉运行不畅，必致肾之外府痹阻而"腰痛"。少阴主七月，七月月建在申，故曰"少阴者申也"。在十二辟卦中，七月申为否卦，三阳在上，三阴在下，阴阳失于交泰，痞塞不通。"煎厥"，病名，由于阴阳气不相顺接所致。因为阳气亢盛，煎熬津液，使阴精耗竭而致气逆昏厥之证。本段经文表述了少阴经有腰痛的症状，因为少阴应于七月，月建在申，此乃万物阳气开始下降、阴气开始隆盛之时，人体与时令之气相应，阳气损伤，肾阳虚衰，肾府痹阻，所以发生了腰痛。所谓呕咳上气喘者，是因为阴气盛于下，阳气浮越在上而无所依附，肾不纳气，所以发生了呕吐痰涎、咳嗽、气逆喘息的症状。所谓身体不舒而不能久立，久坐起身则视物不清，目无所见者，是因为自然界阴阳二气不相交泰，痞塞不通，此时秋气肃杀之气已经降临，微霜开始下降而克伐万物，人体阴阳之气被伐而衰，肾气虚衰，肾精不足，所以发生了视物不清、目无所见的症状。所谓少气善怒者，是因为阴阳不交，水火失济，相火妄动，煎熬津液，肝阳上亢而发善怒、煎厥。所谓恐如人将捕之者，是因为秋天肃杀之气初降，万物尚未尽衰，阴气初生而阳气入内，阴阳相互迫近，所以出现犹如将被捕一样恐惧不安的症状。所谓恶闻食臭者，是因为肾为胃之关，肾气衰，则胃气衰败，失去消化功能，所以出现了厌闻食物气味的症状。所谓面黑如地色者，是因为秋气肃杀，耗伤了内脏精气，肾精不足，所以出现面发黑、色如泥土的症状。所谓咳则有血者，是因为金水相滋，因肺为水之上源，若肾亏则上部肺的络脉损伤，所以发生了咳嗽和肺窍鼻出血的症状。

五、九月少阳戌

《素问·脉解》云："少阳所谓心胁痛者，言少阳戌也，戌者，心之所表也，九月阳气尽而阴气盛，故心胁痛也。所谓不可反侧者，阴气藏物也，物藏则不动，故不可反侧也。所谓甚则跃者，九月万物尽衰，草木毕落而堕，则气去阳而之阴，气盛而阳之下长，故谓跃。"

盖因手少阳经脉络心包，足少阳经脉循胁，若少阳经脉运行不畅而"心胁痛"，故云"少阳所谓心胁痛"。在十二消息卦中，戌九月剥卦也，一阳在上，五阴在下，故九月月建在戌，九月阳少，故言"少阳戌也"。本段经文表述了少阳经有心胁疼痛的症状，因为少阳主九月月建在戌，少阳之脉散络于心包，故为心之表，九月是阳气将尽，阴气隆盛之时，所以心阳式微，心络痹阻，而心胁部发生疼痛。所谓不能反侧的症状，是因为此时阴气隆盛，万物开始收藏，静而不动，人体经气应之，所以不能转侧。所谓甚则跃的症状，是因为九月万物衰退，草木凋零，人身之阳气亦由表入里，盛于阴分而活动于两足，故云"气去阳而之阴"，就容易发生跌倒的症状。

六、十一月太阴子

《素问·脉解》云："太阴所谓病胀者，太阴子也，十一月万物气皆藏于中，故曰病胀。所谓上走心为噫者，阴盛而上走于阳明，阳明络属心，故曰上走心为噫也。所谓食则呕者，物盛满而上溢，故呕也。所谓得后与气，则快然如衰者，十二月阴气下衰，而阳气且出，故曰得后与气则快然如衰也。"

十二壁卦之十一月子与五月午相对，为五阴盛一阳生冬至之时，故称太阴，在卦为复卦。十一月月建在子，故云"太阴子也"。此段经文表述了太阴经有病胀的症状，因为太阴应于十一月，月建在子，十一月阴气最盛，阳气最虚，为万物收藏之季，若阴邪循脾经入腹伏藏，就会发生腹部胀满。盖因足阳明胃经与脾经为表里，且"足阳明之正，上至髀，入于腹里，属胃，散之脾，上通于心"，故曰"阳明络属于心""上走心"。出现所谓上走心为噫者，是因为阴邪盛，邪气循脾经向上侵入足阳明胃经，而足阳明胃经之经别又上通于心，阴气上犯心脏，所以发生噫气的症状。所谓食则呕者，是因为食物过多，胃中盛满，不能消化而向上泛溢，所以发生呕吐的症状。所谓得后与气则快然如衰者，是因为十一月阴气由盛极转而始衰，阳气将要出动，人体也与此相应，腹中阴邪随大便与矢气下行，所以病人感到爽适舒服，好像病已大大减轻了一样。

第十一讲 藏气法时

　　《素问·藏气法时论》云："黄帝问曰：合人形以法四时五行而治，何如而从？何如而逆？得失之意，愿闻其事。岐伯对曰：五行者，金、木、水、火、土也，更贵更贱，以知死生，以决成败，而定五脏之气，间甚之时，死生之期也。"意谓金、木、水、火、土五行配合时令气候，五脏就有了衰旺的变化，而从这些变化中，可了解疾病的预后，分析医疗的成败，甚则根据五脏之气的盛衰，预测疾病的轻重时间，及死生日期。故而《素问》有"藏气法时论"专篇。对此，马莳云："五脏之气，必应天时，而人之治藏气者，当法天时。"此即"藏气法时"，故篇名"藏气法时论"。五脏为病，因受五行生克规律影响，故《素问·标本病传论》中亦有五脏疾病传移规律的记载。

　　大凡邪气袭人，均是恃强凌弱，病至所生之时而愈，至其所不胜之时而甚，至于所生之时而持，自得旺之时而起。但必须要先明确五脏的平脉，方可推断病证轻重的时间，并可预见死生的日期。故该篇又有"夫邪气之客于身也，以胜相加，至其所生而愈，至其所不胜而甚，至于所生而持，自得其位而起，必先定五脏之脉，乃可言间甚之时，死生之期也"之论。

　　关于食疗，该篇亦有详细的记载，表述了五味的"辛散、酸收、甘缓、苦坚、咸软"的特性，及"辛、酸、甘、苦、咸，各有所利"。人之饮食，当以"五谷为养，五果为助，五畜为益，五味为充，气味合而服之""四时五脏，病随五味所宜"。

一、肝脏

1. 肝脏虚实病证

《素问·藏气法时论》云："肝病者，两胁下痛引少腹，令人善怒；虚则眄眄无所见，耳无所闻，善恐，如人将捕之。取其经，厥阴与少阳。气逆则头痛，耳聋不聪，颊肿，取血者。"肝病的症状，是两胁下疼痛，牵引少腹，并且使人好怒，这是属于肝实的症状；如果肝虚，则两眼昏花，看不清东西，耳朵也听不清声音，容易恐惧，好像有人来捕捉他一样。治疗方法，取用厥阴和少阳两经经穴中封、阳辅。假如肝气上逆，则有头痛、耳聋不聪、颊肿等症状，应该取厥阴、少阳经脉，在其经血盛处放血。

2. 肝病传变与补泻

《素问·标本病传论》云："肝病，头目眩，胁支满，三日体重身痛；五日而胀；三日腰脊、少腹痛，胫酸。三日不已，死；冬日入，夏早食。"意谓肝病则先头痛目眩，胁肋胀满，因受五行生克规律影响，木克土，故三日后病传于脾而身体沉重疼痛；因脾与胃相表里，故再过五日病传于胃，产生腹胀；因土克水，故再过三日病传于肾，产生腰脊、少腹疼痛，腿胫发酸。再过三日不愈，就要死亡。因日入酉时属金，金克木，且冬天寒水主令，日落湿气主时，木赖水生，然水多木漂，故肝病冬天死于日落之时，因早食卯时属木；木多火炽，且夏天火气主令，火多木焚，故夏天死于吃早饭的时候。

《素问·藏气法时论》云："病在肝，愈于夏；夏不愈，甚于秋；秋不死，持于冬，起于春，禁当风。肝病者，愈在丙丁；丙丁不愈，加于庚辛；庚辛不死，持于壬癸，起于甲乙。肝病者，平旦慧，下晡甚，夜半静。肝欲散，急食辛以散之，用辛补之，酸泻之。"因肝属木，木生火，夏属火，木火相生，故肝脏有病，愈于夏天；若至夏天不愈，因秋属金，金克木，到秋天病情就要加重；如秋天不死，因冬属水，水生木，所以至冬天病情就相对稳定；木旺于春，故到了明年春天才能好转。因风动木摇，应禁忌吹风。甲乙丙丁戊己庚辛壬癸十天干，配属方位，则为东方甲乙木，南方丙丁火，中央戊己土，西方庚辛金，北方壬癸水。因木生火，故肝病患者，痊愈当于丙丁火日；丙丁日如果不愈，到庚辛金日会因金克木病情就要加重；庚辛日不死，到壬癸水日，水生木而呈相持状态；到了甲乙日，肝木生旺之日才能好转。"平旦"，为卯时，属木，患肝病的人，每天清晨肝气应旺之时而神志比较清爽；"下晡"，酉时属金，故到了傍晚时候，因金克木而病情就比较重；夜半子时属水，水生木，故半夜时便安静了。五味酸属肝木，辛味属肺，肝喜条达、恶抑郁，宜急用辛味药来发散，以辛味补之，以酸味药柔肝，故云酸味泻之。

该篇又云："肝主春，足厥阴、少阳主治，其日甲乙；肝苦急，急食甘以缓之。"意谓肝属木，旺于春，肝与胆为表里，所以春天是足厥阴和足少阳主治的时间，甲乙属木，所以肝胆甲乙日生旺。木多火炽，易灼肝阴，致筋脉拘急，故曰"肝苦急"。甘属土，土生金，金克木，故急宜食甜味药以缓和筋脉挛急之候。

《素问·藏气法时论》云："肝色青，宜食甘，粳米、牛肉、枣、葵皆甘。"意谓肝脏属木，主青色，肝体阴而用阳，为罢极之本，故补肝阴，乃益肝大法，甘味属脾，脾为气血阴精生化之源，故宜食甜味，粳米、牛肉、枣子、葵菜都是甜的。

二、心脏

1. 心脏虚实病证

《素问·藏气法时论》云："心病者，胸中痛，胁支满，胁下痛，膺背肩胛间痛，两臂内痛；虚则胸腹大，胁下与腰相引而痛。取其经，少阴、太阳、舌下血者。其变病，刺郄中血者。"心病的症状，是胸中疼痛，胁部支满，胁下疼痛，膺背肩胛间痛，两臂内侧疼痛，此乃心脉循行部位的病变，这是属于心实的症状；如果心虚，火不生土，湿邪泛溢，则出现胸腹胀大，胁下和腰部牵引而痛的症状。盖因手少阴心脉布胸胁，足太阳脉布腰背，治疗方法，取用少阴和太阳两经穴位，以行血气，通阳气，并在舌下廉泉穴刺出血。如果疾病有变化，则刺其两经郄穴阴郄、金门出血。

2. 心病传变与补泻

《素问·标本病变论》云："夫病传者，心病先心痛，一日而咳；三日胁支痛；五日闭塞不通，身痛体重；三日不已，死，冬夜半，夏日中。"大凡疾病的传变，心病先发心痛，因受五行传移规律，火克金，故过一日病传于肺而咳嗽；因金克木，故再过三日病传入肝而胁肋胀痛；因木克土，故再过五日病传于脾而大便闭塞不通，身体疼痛沉重。再过三日不愈，就要死亡。因冬属水，夜半子时亦属水，水克火，此即"火弱逢水，必为熄灭"之谓，故心病冬天死于半夜。夏天属火，午时亦属火，火势炽盛，此即"火炎水灼"之谓，心阴枯竭，故心病夏天死于中午。

《素问·藏气法时论》云："病在心，愈在长夏；长夏不愈，甚于冬；冬不死，持于春，起于夏。禁温食热衣。心病者，愈在戊己；戊己不愈，加于壬癸；壬癸不死，持于甲乙，起于丙丁。心病者，日中慧，夜半甚，平旦静。心欲软，急食咸以软之，用咸补之，甘泻之。"因心属火，火生土，长夏属土，故心脏有病，愈于长夏；因冬属水，水克火，故长夏不愈，到了冬季病情就要加重；因春属木，木生火，冬季不死，至明年春天木旺之时，病情就相对稳定，到了夏天心阳得助，才能好转。应禁忌热性食物，衣服不能穿的太暖。因火生土，心病的人，病愈当在戊己土日；戊己日假如不愈，因水克火，故到了壬癸水日病情就要加重；因木生火，壬癸日不死，至甲乙木日呈相持状态，到了丙丁火日，心阳得助才能好转。患心气虚的病人，在中午时因火旺应时而神志比较清爽，到了半夜子时因水克火则病证就比较严重，到了天亮卯时，因木生火便安静了。因咸味属肾，咸味软坚，心脏病需要软，宜急用咸味药来软坚，以咸味补之。因甘属脾土，火生土，以"甘泻之"，乃"子盗母气"之法，且甘味以生阴血，心火得清，亦曰"甘泻之"之谓。

该篇又云："心主夏，手少阴、太阳主治，其日丙丁；心苦缓，急食酸以收之。"意谓心属火，旺于夏，心与小肠为表里，所以夏天为手少阴和手太阳主治的时间，丙丁属火，所以心与小肠旺日为丙丁。心性苦弛缓，急宜用酸味药以收敛之。

《素问·藏气法时论》云："心色赤，宜食酸，小豆、犬肉、李、韭皆酸。"意谓心脏主赤色，盖因木生火，酸属肝木，故酸益肝血，可济心火，故宜食酸味。小豆、犬肉、李子、韭菜都是酸的。

三、脾脏

1. 脾脏虚实病证

《素问·藏气法时论》云："脾病者，身重，善肌肉痿，足不收行，善瘈，脚下痛；虚则腹满肠鸣，飧泄，食不化。取其经，太阴、阳明、少阴血者。"脾病的症状，是身体沉重，肌肉痿软无力，足不能举步，或筋脉牵引，脚下疼痛，这是属于湿盛脾实的症状；若脾虚胃弱，则运化失司，腹中胀满，肠鸣，泄泻，完谷不化。治疗方法，取用足太阴、阳明经穴商丘、解溪，以健脾和胃；取足少阴经穴复溜，益肾元而温脾阳，刺出其血，乃刺络之法。

2. 脾病传变与补泻

《素问·标本病传论》云："脾病身痛体重，一日而胀；二日少腹、腰脊痛，胫酸；三日背膂筋痛，小便闭。十日不已，死，冬人定，夏晏食。"脾病则先身体沉重疼痛，因脾胃为表里，故脾病一日后病邪传入于胃，发生腹胀；因肾属水，脾属土，土克水，故再过二日病邪传于肾，发生少腹、腰脊疼痛，腿胫发酸；因肾与膀胱为表里，故肾病再过三日病邪入膀胱，发生背脊筋骨间疼痛，小便不通。再过十日不愈，就要死亡。人定为申酉时，乃阳退阴进之时，枢机不利，开阖失司，脾肾阳虚，水湿泛溢，故冬天死于申时之后。晏食为寅卯时，为阴退阳进之时，枢机不利，肝木克土，脾运失司，故夏天死于寅时之后。

《素问·藏气法时论》云："病在脾，愈在秋；秋不愈，甚于春；春不死，持于夏，起于长夏。禁温食饱食、湿地濡衣。脾病者，愈在庚辛；庚辛不愈，加于甲乙；甲乙不死，持于丙丁，起于戊己。脾病者，日昳慧，日出甚，下晡静。脾欲缓，急食甘以缓之，用苦泻之，甘补之。"因脾属土，土生金，秋属金，故脾脏有病，愈于秋天；因春属木，木克土，故秋天不愈，到春天病情就要加重；因夏属火，火生土，春季如果不死，至夏季病情就要相对稳定，到了长夏因脾气生旺，病情就会好转。应禁食温热性食物及吃得过饱，或者居湿地、穿湿衣等。脾病的人，因土生金，其病当愈在庚辛金日；庚辛日假如不愈，到了甲乙木日因木气生旺，木克土，病情就会加重；甲乙日不死，至丙丁火日，因火生土，病情就会相对稳定，到了戊己土日，会因土气生旺而好转。患脾病的人，"日昳"未时属土，因土气生旺，所以在午后神志比较清爽，到了日出卯时属木，因木克土，而病情就比较重，到了傍晚"下晡"戌时亦属土，即"土旺四季"，便安静了。脾欲缓和，甘能缓中，故宜急食甘味以缓之，用苦泻之，用甘补之。

该篇又云："脾主长夏，足太阴、阳明主治，其日戊己；脾苦湿，急食苦以燥之。"意谓脾属土，旺于长夏，脾与胃为表里，所以长夏为足太阴和足阳明主治的时间。戊己属土，所以土旺日为戊己；脾性苦湿，因苦属心，火生土，故宜用苦味药以燥其湿。

《素问·藏气法时论》云："脾色黄，宜食咸，大豆、豕肉、栗、藿皆咸。"意谓脾脏主黄色，宜食咸味，大豆、猪肉、栗子、藿都是咸的。

四、肺脏

1. 肺脏虚实病证

《素问·藏气法时论》云："肺病者，喘咳逆气，肩背痛，汗出，尻阴股膝髀腨胻足皆痛；虚则少气不能报息，耳聋嗌干，取其经，太阴、足太阳之外厥阴内血者。"意谓肺病的症状是喘咳逆气；肩背疼痛，出汗，尻、阴、股、膝、腨、胻、足处皆痛，乃肺病肾脉受邪，故肾经循行部位络脉痹阻而有上症；肺虚则短气，呼吸不能接续，耳聋，咽喉干燥。"足太阳之外厥阴内"，即足少阴经。故取手太阴肺经穴经渠，及足少阴经穴复溜，刺其出血。

2. 肺病传变与补泻

《素问·标本病传论》云："肺病喘咳，三日而胁支满痛；一日身重体痛；五日而胀。十日不已，死，冬日入，夏日出。"

肺病先发喘咳，因肺属金，肝属木，五行相生，逢三致克，金克木，故肺病三日不好则病传于肝，则胁肋胀满疼痛；因木克土，故再过一日传脾，则身体沉重疼痛；因脾与胃为表里，故五日病邪传胃，则发生腹胀。十日不愈，就要死亡。因冬属寒水之候，日落为阴气隆盛之时，"金能生水，水多金沉"，寒邪壅肺，冬天死于日落之时。日出卯时属木，木生火，夏属火。"金衰遇火，必见销熔"，故夏天死于日出之时。

《素问·藏气法时论》云："病在肺，愈在冬；冬不愈，甚于夏；夏不死，持于长夏，起于秋。禁寒饮食、寒衣。肺病者，愈在壬癸；壬癸不愈，加于丙丁；丙丁不死，持于戊己，起于庚辛。肺病者，下晡慧，日中甚，夜半静（当为日昳静）。肺欲收，急食酸以收之，用酸补之，辛泻之。"因肺属金，金生水，金水相滋，故肺脏有病，愈于冬天；因夏属火，火克金，故冬天不愈，到了夏天病情就要加重；因长夏属土，土生金，如果夏季不死，到长夏时病情就会相对稳定；秋属金、属肺，到了秋季会因肺气生旺而好转。因寒湿犯肺易致肺病，故应禁寒冷饮食及衣服穿得太少。肺病的人，因金水相滋，故其病愈于壬癸水日；壬癸日假若不愈，到丙丁火日，因火克金而病情就要加重；如果丙丁日不死，至戊己土日病情就会因土生金而相对稳定，到了庚辛金日肺气生旺而好转。患肺病的人，在傍晚下晡肺气生旺之时，神志比较清爽，到了中午"日中"火时，因火克金病证就比较重，日昳为午后未时，因土生金，肺气旺，便安静了。肺脏病需要收敛，宜急食酸味药以补之，辛味宣发肺气，故曰泻之。

该篇又云："肺主秋，手太阴、阳明主治，其日庚辛；肺苦气上逆，急食苦以泄之。"意谓肺属金，旺于秋，肺与大肠为表里，所以秋天为手太阴和手阳明主治的时间，庚辛属金，所以肺与大肠旺日为庚辛；肺性苦于气上逆，因苦味降泄，故宜用苦泄之药以宣泄肺气。

《素问·藏气法时论》云："肺色白，宜食苦，麦、羊肉、杏、薤皆苦。"意谓肺脏主白色，宜食苦味泻肺火。麦、羊肉、杏子、薤都是苦的。

五、肾脏

1. 肾脏虚实病证

《素问·藏气法时论》云："肾病者，腹大胫肿，喘咳身重，寝汗出，憎风；虚则胸中痛，大腹、小腹痛，清厥，意不乐。取其经，少阴、太阳血者。"肾病的症状，是腹大胫肿，咳喘，身体沉重，睡中出汗，恶风，这是属于肾实的症状；如果肾虚，就有胸中疼痛，大腹、小腹疼痛，四肢厥冷，心中不乐。治疗方法，取用少阴肾和太阳膀胱经穴复溜、昆仑，刺出血。

2. 肾病传变与补泻

《素问·标本病传论》云："肾病少腹、腰脊痛，胻酸，三日背膂筋痛，小便闭；三日腹胀；三日两胁支痛。三日不已，死，冬大晨，夏晏晡。"肾病则先少腹、腰脊疼痛，腿胫发酸，均为肾经循行部位之病变。因肾与膀胱为表里，故三日后病邪传入膀胱，经脉运行痹阻，发生背脊筋骨疼痛，小便不通；再过三日病邪传入于胃，因肾阳不足，脾阳不振，故胃纳失司，而产生腹胀。因肝属木，肾属水，水不涵木，故再过三日病邪传于肝，发生两胁胀痛。再过三日不愈，就要死亡。大晨属寅后九刻之时，为阴退阳进之时，主泰卦，因冬属寒水时令，因阳不生旺，而肾阳式微，少阳枢机不利，失于交泰，故冬死大晨；晏晡属申后九刻之时，为阳退阴进之时，主否卦，因夏热之令，水火失济，故夏死晏晡。

《素问·藏气法时论》云："病在肾，愈在春；春不愈，甚于长夏；长夏不死，持于秋，起于冬。禁犯焯焫热食、温炙衣。肾病者，愈在甲乙；甲乙不愈，甚于戊己；戊己不死，持于庚辛，起于壬癸。肾病者，夜半慧，四季甚，下晡静。肾欲坚，急食苦以坚之，用苦补之，咸泻之。"因肾属水，水生木，故肾脏有病，愈于春天；因长夏属土，土克水，若春天不愈，到了长夏病证就要加重；如果长夏不死，至秋天会因秋金生肾水，病情相对稳定，到了冬会因肾气生旺而好转。应禁食过热的食物和穿火烘过的衣服。因肾属水，甲乙属木，水生木，故肾病的人，病愈当在甲乙日；甲乙日假如不愈，在戊己土日会因土克水而病情加重；如戊己日不死，至庚辛金日，因金生水而病情相对稳定，到了壬癸水日，会因肾气生旺而好转。夜半属水，肾气生旺，故患肾病的人，在半夜时神志比较清爽。辰、戌、丑、未四个时辰属土，肾病会因土克水，而病势加重。在傍晚"下晡"金时，因金生水便安静。因苦坚肾，故肾脏病需要食苦味药以坚之，用苦味补之。咸味属肾，肾气足，化气有序，水道通畅，故云泻之。

该篇又云："肾主冬，足少阴、太阳主治，其日壬癸；肾苦燥，急食辛以润之，开腠理，致津液，通气也。"意谓肾属水，旺于冬，肾与膀胱为表里，所以冬天为足太阴肾和足太阳膀胱主治的时间，壬癸属水，所以肾与膀胱旺日为壬癸；肾性苦于干燥，急宜用辛润之药以润其燥。这样可以开发腠理，运行津液，而通畅五脏之气。

《素问·藏气法时论》云："肾色黑，宜食辛，黄黍、鸡肉、桃、葱皆辛。"意谓肾脏主黑色，因辛味入肺金，金生水，故宜食辛味，则金水相滋，肺肾得养，黄黍、鸡肉、桃子、大葱都是辛味的。

第十二讲　五运三化

　　《素问·六微旨大论》云："上下之位，气交之中，人之居也。""天枢之上，天气主之；天枢之下，地气主之；气交之分，人气从之。万物由之，此之谓也。"此段经文阐述了气交。"天枢"，枢机也。居天地阴阳升降之中，是谓天枢，即物之中点，天地相交之中点，又称为"气交之分"。故人体的变化，须推求于气交，于是《素问·六微旨大论》强调"言天者求之本，言地者求之于位，言人者求之气交"。如何推求天、地、人"三才"之道呢？《素问》引《上经》曰："夫道者，上知天文，下知地理，中知人事，可以长久。"这是什么意思？《素问·气交变大论》解释曰："本气位也。位天者，天文也；位地者，地理也；通于人气之变化者，人事也。故太过者先天，不及者后天，所谓治化，而人应之。"此文言简意赅地说明了通晓五运六气的意义。"治化，人应之"，指五运六气的变化，人必应之。运气的太过或不及，均与人息息相关。而"五运之化"，有太过、不及及平气之异。故《素问·六元正纪大论》云："运有余，其至先，运不及，其至后，此天地之道，气之常也。运非有余，非不足，是谓正岁，其至当其时也。""运"，指岁运。"有余"，指太过之年，"至"，指其气候到来。"先"，指先于天时。故"运有余，其先至"，意谓岁运太过之年，其气候变化常先天时而至。"运不及，其至后"，意谓不及之年，其气候变化后天时而至。"运非有余，非不足，是谓正岁，其至当其时"，意谓岁运既非太过之年，亦非不及之年，气候与天时完全相应，应至而至，故又称平气之年。如该篇谓"甲子、甲午岁，上少阴君火，中太宫土运，下阳明金"，其中"中太宫土运"，即属中运为土运太过之年。

在"五运六气的基本内容"一节已讲道：干支配五行有配属方位之法，还有运气配属之法。而"天干化五运"，则为甲己化土，乙庚化金，丙辛化水，丁壬化木，戊癸化火。因天干分阴阳，于是，五运有了太过、不及、平气的变化，被称为"五运三气"。对于五运三气中太过、不及的规律，王冰《玄珠密语·五运元通纪》解云："故运者，丁壬木运，即壬主刚，丁主柔，刚为太过，柔为不及，太过即木气伤土，不及即自衰，自衰即反受金刑。戊癸火运，即戊主刚，癸主柔，刚为太过，柔为不及，太过即火气伤金，不及即反受水刑。甲己土运，即甲主刚，己主柔，刚为太过，柔为不及，太过即土气伤水，不及即反受木刑。乙庚金运，即庚主刚，乙主柔。刚为太过，柔为不及，太过即金气伤木，不及即反受火刑。丙辛水运，即丙主刚，辛主柔，刚为太过，柔为不及，太过即水气伤火，不及即反受土刑。此者是运气之刚柔盛衰之意者也。"意谓阳干刚为太过，阴干柔为不及。阳干配阳支，阴干配阴支，共成六十甲子。故该篇记云："运从干生，干有十，即五阳五阴配地之六阴六阳，共成六十甲子也。即甲、戊、丙、庚、壬为阳干，阳干主阳年，阳年即子、寅、辰、午、申、戌，此六岁即阳干相临也，皆主太过也；于是乙、丁、己、辛、癸为阴干，阴干主阴年，阴年即丑、卯、巳、未、酉、亥，此六岁即阴干相临也，皆主不及也。"

对于平气的规律，王冰在该篇中解云："又不及者，谓其中有平气也，其平气者，假令丁卯岁木运，故曰平气也。何以故？丁虽为木之柔，卯虽阴年，谓卯为木相佐于丁之柔也，故得平气也。假令乙酉金运，故曰平气也。何以故？乙虽为金之柔，酉虽阴年，谓酉为金相佐于乙之柔也，故得平气也。假令辛亥年水运，故曰平气也。何以故？辛虽为水之柔，亥虽阴年，谓亥为水相佐于辛之柔，故曰平气也。假令癸巳年火运，亦曰平气也。何以故？癸虽为火之柔，巳虽阴年，谓巳为相火佐于癸之柔，故曰平气也。假令己年，遇丑未岁，己虽为土之柔，丑未虽阴年，谓丑未土相佐于己之柔，故曰平气也。其辰戌亦是土位，此二年为阳年，各主太过也。又一法，每年交司于年前大寒日，假令丁年交司之日，遇日朔为壬日，丁得壬名曰干德符也。符者，合也，便为平气也。若过此一日，纵遇皆不相济也。若交司之时遇时直符，见壬亦然，过此亦不相济也。其余皆类也，即己逢甲，辛遇丙，癸逢戊，乙逢庚，皆为干德符也。非交司日时，除此日时不相济。又于不及岁中逢月干，皆得符合也，不相济也。若为逢胜而见之干合者，即平气也。若行胜以后，行复以毕，逢月干者，即得正位也。"

综合上述，太过即运有余，甲、丙、戊、庚、壬五阳干即是；不及，即运气衰而不足，乙、丁、己、辛、癸五阴干即是。对此，《素问·气交变大论》云："岁木太过，风气流行"，"岁木不及，燥乃大行"；"岁火太过，炎暑流行"，"岁火不及，寒乃大行"；"岁土太过，雨湿流行"，"岁土不及，风乃大行"；"岁金太过，燥气流行"，"岁金不及，炎火乃行"；"岁水太过，寒气流行"，"岁水不及，湿乃大行"。太过为本运气盛，则本运气流行；不及为本运气衰，则克气大行。凡属太过之运，约从大寒节前十三日交接，此即《素问·天元正纪大论》所说的"运有余，其先至，运不及，其后至"之义。平气，五运之气，既非太过，亦无不及。凡太过被抑，不及得助，就成平气。例如：戊辰年为火运太过，以戊属阳火，但逢辰年，辰是太阳寒水司天，火虽太过，但被司天的太阳寒水之气抑制，则由太过变成了平气。同时交运的时日，也有产生平气的可能，如丁亥年为木运不及，假如遇着交运的第一天日干为壬，或交运的时刻为壬，因壬属木，是运与日干、时干相合，亦为平气。逢到平气的年份，则在这一年之内，气候则表现平和，疾病则较少发生。

由此可见，掌握五运的变化及对自然界万物的影响规律，可以指导我们临床辨证用药。对此，《素问》有"五常政大论"专篇。"五运三气"在该篇中称为"五运三纪"。"五"，指木、火、土、金、水五运。"常"，指一般变化规律。"政"，同正，指正常的作用和职能。此即《素问·气交变大论》所谓的"政令者，气之章"。章者，彰明于外也。"五常政"乃五运之常令，即木、火、土、金、水五运在其运行变化中的一般规律及其外在表现，平气、太过、不及的一般变化情况及其在气候、物候和疾病上的各种表现，故以"五常政"名篇。"三气"，指平气、不及、太过。"纪"，会也，道也，《洪范》谓岁、月、日、星辰、历数，此处是指年。"三气之纪"指平气、不及、太过之年。以下分别介绍平气、不及、太过之年的各种气化、物化现象和人体疾病的相应关系。

关于"五运三纪"的具体内容，《素问·五常政大论》记云："黄帝问曰：太虚寥廓，五运回薄，衰盛不同，损益相同，愿闻平气，何如而名？何如而纪也？岐伯对曰：昭乎哉问也！木曰敷和，火曰升明，土曰备化，金曰审平，水曰静顺。帝曰：其不及奈何？岐伯曰：木曰委和，火曰伏明，土曰卑监，金曰从革，水曰涸流。帝曰：太过何谓？岐伯曰：木曰发生，火曰赫曦，土曰敦阜，金曰坚成，水曰流衍。"

"太虚"，指宇宙；"寥廓"，同辽阔。"太虚寥廓"，意谓宇宙至大，无边无际。"五运"，即木、火、土、金、水五运，此处是泛指自然界风、火、湿、燥、寒等气候变化，及自然界生、长、化、收、藏等物化现象。"回"，指循回；"薄"，同博，有相互作用之义。"五运回薄",意谓自然界风、火、湿、燥、寒等气候变化与生、长、化、收、藏等物化现象,总是来回运转,互相作用。"衰盛不同,损益相从",意谓自然气候变化有盛有衰,因而物化方面也就有损有益。此节意谓宇宙是无边无际的,宇宙间由于有风、火、湿、燥、寒等气候来回相临运转变化,所以才产生了自然界的物化现象。由于气候运转变化中有衰有盛,所以物化方面也就有损有益。故本篇"太虚寥廓,五运回薄,衰盛不同,损益相从"之语,是继《天元纪大论》中所谓的"太虚寥廓,肇基化元,万物资始,五运终天,布气真灵,总统坤元",和《五运行大论》中所谓的"风寒在下,燥热在上,湿气在中,火行其间,寒暑六入,故令虚而生化"之后,对气候变化与物候变化之间的关系,做了进一步的阐述。

五运变化不外三种情况,即平气、不及、太过。以下就"五运三纪"的内容分而述之。

一、平气

所谓"平气",即和平之气,亦即气候不盛不衰,完全正常。《素问·五常政大论》云:"愿闻平气何如而名?……木曰敷和,火曰升明,土曰备化,金曰审平,水曰静顺。"

"木曰敷和"。"木"在方位上代表东方,在季节上代表春季,在气候上代表风,代表温暖,在物化现象上代表生。"敷",即敷布;"和",即温和。"敷和",意谓春天东风送温,自然界万物开始萌芽生发,这是春季里的正常气候变化和物候景象,所以木的平气名曰"敷和",又称敷和之纪。

"火曰升明。""火",在方位上代表南方,在季节上代表夏季,在气候上代表火、热,在物化现象代表长。"升",即向上;"明",即明亮。"升明"意谓夏天南风地热,自然界万物生长竞天而茂盛。这是夏季里的正常气候变化和物候景象,所以火运的平气名曰"升明",又称升明之纪。

"土曰备化"。"土",在方位上代表中央,在季节上代表长夏,在气候上代表潮湿,在物化现象上代表化。"备",即完备或完全;"化",指生化。"备化"意谓长夏气候炎热,雨水较多,植物生长变化完全成熟。这是长夏季节里的正常气候变化和物候景象,所以土运的平气名曰"备化",又称备化之纪。

"金曰审平。""金",在方位上代表西方,在季节上代表秋季,在气候上代表清凉、干燥,在物化上代表收。"审",指审慎;"平",指和平。"审平",意谓在秋天里,西风送爽,干燥清凉的气候,使农作物进入收成阶段。同时,西风瑟瑟,也带来了树凋叶落的收敛景象。这是秋天里正常气候变化和物候景象,所以金运的平气名曰"审平",又称审平之纪。

"水曰静顺。""水",在方位上代表北方,在季节上代表冬季,在气候上代表寒冷,在物化上代表闭藏。"静",指静止;"顺",指自然。"静顺",意谓在冬天里北风凛冽,冰天雪地,气候寒冷,一般植物停止生长,动物也藏伏起来处于相对的静止状态。这是冬季里的正常气候变化和物候景象,所以水运的平气名曰"静顺",又称静顺之纪。

二、不及

"不及",即不够正常水准,应至而不至,亦即气候应温不温,应热不热,应湿不湿,应凉不凉,应寒不寒。《素问·五常政大论》云:"其不及奈何?岐伯曰:木曰委和,火曰伏明,土曰卑监,金曰从革,水曰涸流。"

"木曰委和"。"委",同"萎",有衰退之义;"和",指温和。"委和",意谓在春天里,东风无力,气候应温不温,万物应生不生。这是春天里反常的气候变化和物候景象,所以木运不及名曰"委和",又称委和之纪。

"火曰伏明"。"伏",指低下;"明",指明亮。"伏明",意谓在夏季里,南风来迟,气温不高,应热不热,植物应长不长。这是夏天里反常的气候变化及物候景象,所以火运不及名曰"伏明",又称伏明之纪。

"土曰卑监"。"卑",作低下、衰微解;"监",有监制、监管之义。"卑监",指土的作用低下,不能正常发挥其化物和监制其他的作用。意谓在长夏季节里,如果下雨太少就会出现应湿不湿的干旱现象。这是在长夏季节反常的气候变化及物候景象,所以土运不及名曰"卑监",又称卑监之纪。

"金曰从革"。"从",指顺从或相随;"革",指改变或变革。"从革",意谓在秋天里,气候本来应该转为凉爽,但是应凉不凉,反而出现了夏天的炎热现象,这就好像金属在火的烧炼下改变了它本来的形态一样。这种现象就叫作"金从火化"。用五行概念来说就是金运不及则火来乘之。秋季应凉不凉,植物应收不收,这是秋季反常的气候变化及物候景象,所以金运不及名曰"从革",又称从革之纪。

"水曰涸流"。"涸",就是干涸,水干曰涸;"流",就是流水。水,在季节上代表冬天,在气候上代表寒冷,因此"涸流"就意味着冬季不是千里冰封,而是冬行秋令,气候干燥,河流干涸。冬季里应该寒冷而不寒冷,物化现象上应该闭藏而不闭藏,这是冬季反常的气候变化及物候现象,所以水运不及名曰"涸流",又称涸流之纪。

三、太过

"太过",即超过正常标准,未至而至,至而太过。亦即气候不应温而温,或虽应温而太过;不应热而热,或虽应热而太过;不应凉而凉,或虽应凉而太过;不应寒而寒,或虽应寒而太过。《素问·五常政大论》云:"太过何谓?岐伯曰:木曰发生，火曰赫曦，土曰敦阜，金曰坚成，水曰流衍。"

"木曰发生。""发"，指升发，发动；"生"，指生长。"发生"，意谓在春季里阳气发动过早，植物萌芽生长提前。在春季里，阳气发动，气候转温，植物开始萌芽生长本来完全是正常现象，但是如果春来太早，那就意味着冬令缩短，应藏不藏，即属于反常的气候和物候现象，所以木运太过名曰"发生"，又称发生之纪。

"火曰赫曦。""赫"，指显赫或色红似火；"曦"，即早晨的阳光。"赫曦"，意谓在夏季里，气候比一般更加炎热，或者夏月来早，不应该炎热的时候就开始炎热。夏月来早或夏令酷热，这是一种反常的气候和物候变化，所以火运太过名曰"赫曦"，又称赫曦之纪。

"土曰敦阜。""敦"，有厚之义；"阜"，指土山。"敦阜"，土高而厚，意谓在长夏季节里雨水太多，潮湿特盛。这是在长夏里反常的气候变化和物候现象，所以土运太过名曰"敦阜"，又称敦阜之纪。

"金曰坚成。""坚"，即坚硬；"成"，即收成之义。"金曰坚成"，意谓在秋季里清凉特甚，或秋令来早。这是在秋季里反常的气候变化和物候现象，所以金运太过名曰"坚成"，又称坚成之纪。

"水曰流衍。""流"，即流水；"衍"，指泛滥。"流衍"，水太多，意味着冬季寒冷或冬令来早。这是冬季反常的气候和物候变化，所以水运太过名曰"流衍"，又称流衍之纪。

综上所述，由于宇宙深远，广阔无际，五运循环不息。且有盛衰的不同，因此，气候和物候亦有了损益的差别。上述经文主要介绍了五运平气、不及、太过的具体命名，即木的平气叫敷和，不及叫委和，太过叫发生；火的平气叫升明，不及叫伏明，太过叫赫曦；土的平气叫备化，不及叫卑监，太过叫敦阜；金的平气叫审平，不及叫从革，太过叫坚成；水的平气叫静顺，不及叫涸流，太过叫流衍。从以上命名可以看出，古人是以五行作为工具来归类自然界中气候和物候变化的，并以五行加以命名。这种形象描述，基本上来源于古人对自然界变化现象的观察总结，阴阳五行只不过用以作为归纳自己的认识和经验的说理工具而已。

第十三讲　五运平气

五运之平气，既不太过，亦无不及。凡太过被抑，不及得助，就成了平气之运。《素问·五常政大论》有"愿闻平气，何如而名？何如而纪？"的命题。平气之年有"木曰敷和，火曰升明，土曰备化，金曰审平，水曰静顺"之纪。

何谓平气？《素问·五常政大论》云："生而勿杀，长而勿罚，化而勿制，收而勿害，藏而勿抑，是谓平气。"意谓自然界生长化收藏的规律不被破坏，就会产生平气之年。

一、敷和之纪

"敷和之纪"，指木运平气之年，即中运乃木之平气之纪，意谓岁运属于木运而又属于平气的即是敷和之纪。推算平气的方法有二：其一是"运太过而被抑"，即凡属岁运太过之年，如果与同年的司天之气在五行属性上是一种相克的关系，这一年的岁运便是平气。其二是"运不及而得助"，即凡属于岁运不及之年，如果与同年司天之气的五行属性相同，这一年的岁运也可以构成平气。根据以上计算方法，六十年中岁运属木运而又是平气即属于敷和之纪的年份有丁亥、丁巳两年。

《素问·五常政大论》云："敷和之纪，木德周行，阳舒阴布，五化宣平，其气端，其性随，其用曲直，其化生荣，其类草木，其政发散，其候温和，其令风，其脏肝，肝其畏清，其主目，其谷麻，其果李，其实核，其应春，其虫毛，其畜犬，其色苍，其养筋，其病里急支满，其味酸，其音角，其物中坚，其数八。"

"木德周行，阳舒阴布，五化宣平，其气端，其性随，其用曲直"，这里谈岁运属于木运的平气之年的气候及物候一般变化及表现。"木"，指岁运属于木运之年；"德"，指对生命的有益作用。《素问·气交变大论》曰："风生木，其德敷和。"意谓"木德"就是"敷和"。"周"，指普遍；"行"，指走。"周行"，即遍布各处。"木德周行"，意谓在木运的平气之年里，阳和敷布，无处不在，春满人间。"阳"，指阳气；"阴"，指阴精；"舒"，指通畅；"布"，指分布。故"阳舒阴布"，意谓在木运的平气之年里，由于"木德周行"，所以自然界阴阳和调，运行正常。"五化"有二义，其一指五谷之化，即泛指农作物的生长；其二指生长化收藏物化现象。"宣平"，指正常。"五化宣平"，意谓木运平气，由于"木德周行"，所以自然界生物生长变化一切正常。"端"，指端正，"其气端"即气候变化完全正常。"随"，指随和或缓和。"其性随"即气候平和，没有剧烈的变化。"曲"，指弯曲；"直"，指伸直。木的正常作用为能曲能直。意谓平气之年，植物生长良好，柔软和调，伸屈自如，故曰"其用曲直"。

"其化生荣，其类草木"，意谓在木运的平气之年里，植物生长茂盛。"其"，指木运的平气之年。"化"，指化生；"荣"，指茂盛；"草木"，泛指植物。

"其政发散"，意谓在木运平气之年里，自然界在作用上以升发通散为特点。"政"，指主事或职能。"发"，指升发；"散"，指通散。

"其候温和，其令风"，意谓木运的平气之年，气候温和，风比较多。"候"，指气候；"令"，指时令。

"其脏肝""其主目"，意即木运平气之年，人体脏腑中之肝与之相应，表现为肝的作用活跃。由于肝开窍于目，所以目的作用相应正常。"肝其畏清","清",指清凉,"畏",指畏惧。盖因"肝旺于春",故肝气活跃与气候温暖有关,如果气候偏于清凉,那就会影响肝气的正常活跃。用五行概念来说,肝属木,"清"属金,"肝其畏清",亦即金来克木之意。

"谷",指五谷;"果",指水果;"核",指果核。"其谷麻,其果李,其实核",全句意谓在木运平气之年,即敷和之纪中,五谷中的麻,水果中的李或有坚核的水果生长相对良好。青色谷物的生长均与木运之年有关,麻只是代表谷物。"其果李",这是因为李味特酸,意谓凡是酸味果实的生长均与木运之年有关,李只是代表而已。

"应"指相应;"春",指春季。"其应春",指木运平气之年的气候及物候变化主要与春季相应,亦即主要表现在春天。因为各个季节之间是互相作用、互相影响的,有着极其密切的连锁关系。一个季节正常,其他季节自然也就正常。由于如此,所以"平气"虽然是指一年来说,但在观察上只看它的相应季节正常与否就可以推测全年的气候及物候变化正常与否。木运平气之年,主要表现在春天。春季正常,这一年也就基本正常。

"虫",指自然界包括人在内的一切动物。古代把自然界中的各种动物分为毛、羽、倮、介、鳞五类。"毛",即毛虫一类。"其虫毛",意谓毛虫的生长胎孕与木运之年有关。"畜",指五畜,即犬、羊、牛、鸡、彘等家畜。"其畜犬",意即犬的生长与木运之年有关。五畜的五行归类问题,《内经》中的提法不尽一致,此处以犬为木畜,《金匮真言论》中则以鸡为木畜。

"其色苍",意谓青色谷物及草木生长与木运有关,木运的平气之年青色谷物及草木生长良好。"苍",即青色。

"筋",指人体筋腱。"肝主筋",因此"筋"与木有关。"其养筋",意谓"敷和之纪,木德周行,阳舒阴布",所以筋能够得到正常的滋养而活动自如。

"里",指腹部;"急",指痉挛拘急;"支",指胁肋部,乃肝脉所布之处;"满",指胀满。"其病里急支满",说明肝有病时出现里急支满症状。

"酸",即酸味,酸属于木,故云"其味酸"。

"角",即角音,在五音中属肝。"其音角",意谓角音在季节上与春相应。

"中",指里;"坚",指"坚核"。"其物中坚",高士宗注云:"凡是木体之物,其中必坚。"意谓凡属中有坚核的果类其生长与木运有关。

"数",指五行的生成数。其源于古《河图》《洛书》之数,即五行的生数即水数一,火数二,木数三,金数四,土数五。一、二、三、四、五,表示木、火、土、金、水这五种物质在变化中的先后及地位,古人认为水在物质生长变化中处于首要地位,没有水就不能产生物质变化,所以水数为一;单有水还不行,没有火这个水也不能发生变化,因此火居第二位,所以火数为二;在水和火的相互作用下才能产生生命现象,因此木代表生,木居第三位,所以木为三;有了发生,就必然有成熟和结果,金代表收和成,因此金居第四位,所以金数为四;以上这些水、火、生、成现象必须要在土的基础上才能进行,因此土居五位,所以土数为五。五行的成数即水数六,火数七,木数八,金数九,土是基础无所谓成,所以土数不变仍然是五。这六、七、八、九、五,除土数以外,实际上就是在水、火、木、金的生数上再加土的生数五而来。水数一,加五就成六;火数二,加五就成七;木数三,加五就成八,金数四,加五就成九。之所以要各自加五的原因,这是因为土是基础,为万物之母,没有土,就不可能有变化,也就无所谓有成熟。古人用数字来对自然界物化现象加以总结,同时,也反映了在人类生存和发展中这五种物质的地位和作用。"八"在这里是指木的成数。

综上所述，"敷和之纪"的年份，木的德行布达于四方上下，阳气舒畅，阴气散布，五行的气化都能发挥其正常的功能。其气正直，其性顺从万物，其作用如树木枝干的曲直自由伸展，其生化能使万物繁荣，其属类是草本，其权力是发散，其气候是温和，其表现是风，应于人的内脏是肝。盖因金克木，故肝畏惧清凉的金气。目为肝窍，所以肝主目。在谷类是麻，果类是李，其所充实的是核，所应的时令是春，其所应的动物，在虫类是毛虫，在畜类是犬，其在颜色是苍，其所充养的是筋。如发病则为里急而胀满。其在五味是酸，在五音是角，在物体来说是属于中坚的一类，其在河图成数是八。

二、升明之纪

"升明之纪"，指火运平气之年。六十年中岁运是火运而又属于平气之年的有戊辰、戊戌、癸巳、癸亥四年。

《素问·五常政大论》云："升明之纪，正阳而治，德施周普，五化均衡，其气高，其性速，其用燔灼，其化蕃茂，其类火，其政明曜，其候炎暑，其令热，其脏心，心其畏寒，其主舌，其谷麦，其果杏，其实络，其应夏，其虫羽，其畜马，其色赤，其养血，其病瞤瘛，其味苦，其音徵，其物脉，其数七。"

"正阳而治，德施周普，五化均衡，其气高，其性速，其用燔灼"，这里是讲火运平气之年的气候及物候的一般变化及表现。"正"，指正当或正在；"阳"，从南北方向来说属于南方；"治"，指管理或治理。"正阳而治"，意谓火运平气之年，阳气明盛。"德"，指火德，《气交变大论》谓："南方生热，热生火，其德彰显。""彰显"与"升明"一样，均是指天气光明，阳气充盛之义。"周普"，即普及，故"德施周普"，意谓火运平气之年，阳光普照，天气光明。"均衡"，指正常而稳定，"五化均衡"意谓火运平气之年，气化正常，物化也相应正常，农作物生长良好。"气"，指阳气。"其气高"，因阳主升，意谓火运之年，阳气充盛。"速"，指快速。"其性速"谓火运之年，农作物生长很快。"燔灼"，指以火烤物。"其用燔灼"，意谓火运之年，其对生物生长的作用，就像以火加热一样，能使生物快速生长。

"其化蕃茂，其类火"，意谓在火运主岁的年份里，由于气温偏高，所以植物生长很快，十分茂盛，欣欣向荣，就像火焰燃上一样。"化"，指化生；"蕃茂"，指十分茂盛；"类"，指类似；"火"，指日常的火。

"其政明曜"，意谓火运之年，红日当空，阳光普照。"明"，指明亮；"曜"，指太阳。

"其候炎暑，其令热"，意谓火运平气之年，全年时令偏热。"候"，指气候；"令"，指时令，此处指夏季。

"其脏心"，意谓火运平气之年，人体脏腑中之心与之相应，表现为心气正常。"心其畏寒"，意谓心喜热恶寒，气候严寒可以使心的负担加重发生疾病。盖因"心"属"火"，"寒"属"水"，"心其畏寒"，亦即火不胜水之意。因舌为心之苗，心开窍于舌，故云"其主舌"。

"其谷麦，其果杏，其实络"，火运平气之年，升明之纪中，五谷中的"麦"、五果中的"杏"和果实中有"络"的植物，均生长良好，而且在作用上也偏于燥热，与火运相应。

"其应夏"，指火运平气之年，其气候及物候变化，主要表现在该年夏季。

"羽"，指羽虫。"其虫羽"，指羽虫的生长胎孕与火运之年有关。"其畜马"，指马的生长良否与火运之年有关。《金匮真言论》以羊为火畜，与此不同。《内经》在火畜之下或列马，或列羊，可能与马肉、羊肉其性均偏于温热有关。

"赤"，红色。红为火的特征。"其色赤"，意即火运主岁之年，不论气候变化上或者物候变化上都具有火热之象。

"血"，即血液。"其养血"，意即火运平气之年，心气正常，血液对人体脏腑经络、四肢百骸有濡养作用。

"眴"，指眴动；"瘛"，指抽搐。心属火，火性炎上，此即"诸热瞀瘛，皆属于火"之谓。

"苦"，即苦味，苦属于火。"其味苦"，意谓火运平气之年，具有苦味的植物生长良好。

"徵"，即徵音，在五音之中属心。

"物"，指物候；"脉"，指脉络。"其物脉"，高士宗注云："凡是火体之物，必有络脉。"意谓凡中有络脉之物，其性偏温，与火相类，因而在火运平气之年生长良好。

火之生数为二，加五即成七，七为火之成数，故云"其数七"。

全段经文表述了"升明之纪"的年份，火运正常行令，其德行普及四方，五行气化正常发展。阳主升，故其气上升，其性急速，其作用是燃烧，其生化能使繁荣茂盛，其属类是火，其功能是使光明显耀，其气候炎暑，其功能表现是热，应于人体内脏是心。因水克火，故心畏惧寒冷的水气。心开窍于舌，所以主于舌。其在谷类是麦，果类是杏。其所充实的是络，所应的时令是夏，所应的动物，在虫类是羽虫，在畜类是马，在颜色是赤。其所充养的是血，血不养筋脉，如发病则为身体抽搐瘛动。其在五味是苦，在五音是徵，在物体属于络脉一类，在河图成数是七。

三、备化之纪

"备化之纪"，指土运平气之年。六十岁中岁运是土运而又属于平气之年的有己丑、己未两年。

《素问·五常政大论》云："备化之纪，气协天休，德流四政，五化齐修，其气平，其性顺，其用高下，其化丰满，其类土，其政安静，其候溽蒸，其令湿，其脏脾，脾其畏风，其主口，其谷稷，其果枣，其实肉，其应长夏，其虫倮，其畜牛，其色黄，其养肉，其病痞，其味甘，其音宫，其物肤，其数五。"

"气协天休，德流四政，五化齐修，其气平，其性顺，其用高下"，本段经文表述的是土运平气之年的气候及物候的一般变化及表现。"气"，指气候；"协"，指协调；"天"，指自然界；"休"，有和善之义。"气协天休"，意谓自然界气候协调正常。"德"，指土德。对此，《素问·气交变大论》有"中央生湿，湿生土，其德溽蒸"的记载。"溽蒸"，王冰注云："溽，湿也；蒸，热也。"意谓土之德如以火煎水，以水蒸物一样，万物通过这种蒸化作用才能完全成熟。"四政"，即金、木、水、火之政。"德流四政"，意谓土为万物之母，土载四行，土德正常，则其他金、木、水、火四行也才能正常。"五"，指五谷；"化"，指化生；"齐修"，有完备、至善之义。"五化齐修"，意谓土运平气之年，由于"德流四政"，所以五谷丰收。"平"，即正常，"其气平"，意即土运平气之年，气候变化正常。"顺""平"，均有正常之义。"其性顺"，谓土运平气之年，物化现象完全正常。"用"，指作用；"高下"，指上下。"其用高下"，意谓土为万物之母，其生化作用，不论地势高低，均赖土的化育。"化"，指化生；"丰满"，即多而肥大。"其化丰满"，意谓土运平气之年，由于气候正常，农作物充分成熟，谷物生长不但数量多而且质量好，粒大肉肥。"安静"，亦指正常。"其政安静"，意谓土运平气之年，雨水调和，不旱不涝，因此谷物生长良好。"候"，指气候；"溽蒸"，指湿热。"令"，指季节，此处是指长夏；"湿"，指潮湿。"其候溽蒸，其令湿"，意谓土运平气之年，在长夏湿土主事的季节里，气候炎热而潮湿，雨水较多。

"脾"，在五行归类上属于土，"脾开窍于口"，人体口腔与脾的作用密切相关，故口在五行归类上亦属于土。"其脏脾"，"其主口"，意即土运平气之年，人体脾的作用正常，口的作用也正常。"风"，在五行归类上属于木，在五脏归类上属于肝，盖因木克土，故云"脾其畏风"，意谓脾所不胜者为肝，亦即脾的作用正常与否与肝的作用密切相关。

"稷"，指小米一类谷物。张介宾注云："小米之粳者曰稷，黅谷也。""枣"，指大枣。"其实肉"，指果实之肉厚者。"其谷稷，其果枣，其实肉"，全句意谓土运平气之年，小米、大枣以及其他皮薄肉厚的果实均生长良好。

"长夏"，指一年中的长夏季节。土运之年，其气候变化主要表现在这一年中的夏至至处暑一段时间之内。土运平气之年，这一段时间中气候良好。

"倮"，即五虫中之倮虫。"牛"，即五畜中之牛。"其虫倮，其畜牛"，意谓土运平气之年，倮虫、牛等动物，胎孕生长均良好。

"黄"，即黄色，五行属土，此处指黄色谷物。脾属土，又配属五行属土，故云"其色黄"，意谓在土运平气之年中，黄色谷物，例如小米等谷物生长良好。

"养"，指对人体的营养。盖因脾主肌肉，故云"其养肉"，意谓土运平气之年中，各种相应的谷肉果菜等类食物，例如前述之小米、大枣、牛肉等等，均有良好的补脾以及营养人体肌肉的作用。

因脾主运化，脾应长夏，故长夏人体患病可出现的胀满痞塞现象。

"甘",指甜味或淡味。五味配五行五脏为甘,故云"其味甘"。土运平气之年,甘味谷物生长良好,且甘味食物或药物与人体的脾胃密切相关。

"宫",即宫音,在五音中代表土属脾。

"肤",指肌肤。王冰注云:"物禀备化之气,则多肌肉。"盖因"脾主肌肉",故"其物肤"。意谓土运平气之年,相应生物,肌肉丰满。

"五",为土之生数。由于土为万物之母,万物必须在土的基础之上成长,因此,其余四行均有生数、成数,而土无生数成数之分。

综上所述,备化之纪的年份,天地的气化协调和平,其德行流布于四方,五行气化都能很好地发挥其作用。其气和平,其性和顺,其作用能高能下,其生化能使万物成熟丰满,其属类是土,其权利是使之安静,其气候是湿热交蒸,应内脏是脾。因木克土,故脾畏风。脾开窍于口,其在谷类是稷,果类是枣,其所充实的是肉,其所应的时令是长夏,所应的动物在虫类是倮虫,在畜类是牛,在颜色是黄,其充养的是肉,若发病则为痞塞,在五味是甘,在五音是宫,在物体属于肌肤一类,河图数为五。

四、审平之纪

"审平之纪",指金运平气之年。六十年中岁运是金运而又属于平气之年者有乙卯、乙酉、庚午、庚寅、庚子、庚申等六年。

《素问·五常政大纪》云:"审平之纪,收而不争,杀而无犯,五化宣明,其气洁,其性刚,其用散落,其化坚敛,其类金,其政劲肃,其候清切,其令燥,其脏肺,肺其畏热,其主鼻,其谷稻,其果桃,其实壳,其应秋,其虫介,其畜鸡,其色白，其养皮毛，其病咳，其味辛，其音商，其物外坚，其数九。"

"收而不争，杀而无犯，五化宣明，其气洁，其性刚，其用散落"，此节表述了金运平气之年的气候及物候的一般变化及表现。"收"，指收敛；"争"，指混乱。"收而不争"，意谓金运平气之年，秋收之气既无太过，又无不及，完全处于正常状态。"杀"，指肃杀，指秋凉后的树凋叶落的肃杀景象。"犯"，有侵犯或伤害之义。"杀而无犯"，意谓金运平气之年，虽然到了秋天也会出现树凋叶落的现象，但是这是正常物化现象，对生物并无损害。"五化"，指五谷之化。"宣明"，作良好解。"五化宣明"，意谓金运平气之年，五谷生长收成均皆正常良好。"气"，指气候。"洁"，指明净。"其气洁"，意谓金运平气之年，秋高气爽，天空明净。"性"，指气候的特性。"刚"，指刚烈劲切。"其性刚"，意谓金运平气之年，天高气朗，秋风刚劲清凉，会给自然界带来一片清肃萧条景象。"用"，指作用。"散落"，指飘零散落。"其用散落"，意谓秋天里，西风刚劲，树凋叶落。以上所述，都是对秋天里正常气候及自然景象的描述。

"化"，指物化现象；"坚敛"，指坚实而收敛；"类"，指类似。"其化坚敛，其类金"，意谓金运平气之年，植物生长成熟而坚实。这些现象与五行中的金相似，所以上述这些气候及物候变化也可以用"金"来加以抽象归类和概括。

"政"，指职能；"劲"，指刚劲有力；"肃"，指肃杀。"其政劲肃"，意谓金运平气之年，秋天气候刚劲，自然界呈一派肃杀之象。

"候"，指气候；"清切"，指清凉；"令"，指时令；"燥"，指干燥。"其候清切，其令燥"，意谓金运平气之年，秋天里气候时令转为清凉而干燥。

时令配五脏属肺,肺开窍于鼻,故云"其脏肺""其主鼻"。"其脏肺,肺其畏热,其主鼻",意谓金运平气之年,人体的肺脏和鼻的功能相应正常。"热",在五行中属于火,在五脏中属于心。秋天里应凉不凉,而出现肺病鼻病,盖因火克金之由,故云"肺其畏热"。

金运平气之年,稻类谷物生长收成良好,故云"其谷稻"。"桃",指胡桃,亦名核桃。胡桃果期在每年十月,一般在白露前成熟,故云"其果桃"。"其谷稻,其果桃,其实壳",意谓金运平气之年,胡桃类果物生长收成良好。带坚壳的果实,在金运平气之年,生长收成良好,故云"其实壳"。

"其应秋",意谓金运平气之年,秋季气候正常良好。

"介",有甲壳之义,此处是指介虫,即带有甲壳的虫类和水族。"鸡",即五畜中之鸡。《素问·金匮真言论》谓"其畜马"。"其虫介,其畜鸡",意谓金运平气之年,介虫类及鸡或马等动物胎孕生长均良好。

"白"即白色,盖因五色配五行五脏属肺,肺应秋,故云"其色白"。意谓金运平气之年,白色谷物生长及收成良好。

"养",指对人体的养护作用;"皮毛"指人体的肌表,人体皮毛属肺。故云"其养皮毛"。

"咳"即咳嗽。盖因肺应秋,肺病则"其病咳"。

"辛",即辛辣之味。五味属肺,故谓金运平气之年,辛味植物,例如葱、姜、蒜之类生长良好。

"商"为五音之一,代表金音,属肺,故云"其音商"。

"外坚",即外有坚壳。"其物外坚",意谓金运平气之年,相应生物的外壳坚硬。

"九",为金之成数,即金的生数四再加上土数五而成九数。"其数九",意谓金运平气之年,金的生和成均皆正常。

综上所述,审平的年份,金的气化虽主收束,但无剥夺的现象，虽主肃杀，但无残害的情况。五行的气化都得以宣畅清明。其气洁净，其性刚强，其作用是成熟散落，其生化能使万物结实收敛，其属类是金，其权力轻劲严肃，其气候清凉，其权力的表现是燥，应于人体的内脏是肺。火克金，故肺畏火热，肺开窍于鼻，所以主于鼻。其在谷类是稻，果类是桃，其所充实的是带壳的果实，所应的时令是秋，所应的动物在虫类是介虫，在畜类是鸡，其在颜色是白，其所充养的是皮毛。因肺主气，司宣发肃降，若肺之功能失司，则肺气不宣，气机不利，故发病则为咳嗽。其在五味是辛，在五音是商，在物体来说是属于外面坚硬的一类，在河图，因是生数是四，故成数为九。

五、静顺之纪

《素问·五常政大论》云："静顺之纪，藏而勿害，治而善下，五化咸整，其气明，其性下，其用沃衍，其化凝坚，其类水，其政流演，其候凝肃，其令寒，其脏肾，肾其畏湿，其主二阴，其谷豆，其果栗，其实濡，其应冬，其虫鳞，其畜彘，其色黑，其养骨髓，其病厥，其味咸，其音羽，其物濡，其数六。"

"静顺之纪"，指水运平气之年。六十年中岁运是水运而又属于平气之年的只有辛亥年一年。

"藏而勿害，治而善下，五化咸整，其气明，其性下，其用沃衍，其化凝坚，其类水，其政流演"，此节是谈水运平气之年的气候及物候的一般变化及表现。"藏而勿害"，意谓水运平气之年，冬季里虽然也是一派严寒的自然景象，但它是正常的闭藏现象，无害于万物在来年春天的萌芽生长。"治而善下"，意谓一年之中生物的生长化收藏现象正常与否，最重要的在"藏"，即冬天藏得好，翌年春天才能生得好，夏天才长得好，长夏才化得好，秋天才收得好，冬天才藏得好。"五化咸整"，是承上句"治而善下"而言，意谓水运平气之年，由于冬藏正常，所以翌年五谷生长收成均皆正常良好。"其气明"，意谓水运平气之年，冬令气候及物候变化均正常。"其性下"，意谓水运平气之年，冬藏正常。"沃"，指灌溉；"衍"，指溢满。"其用沃衍"，意谓水运平气之年，由于冬藏正常，所以水源不竭，翌年能有效地灌溉、滋润植物。"化"，指物化，即生长现象；"凝坚"，指冻结。"其化凝坚，其类水"，意谓冬天里天气严寒，万物生长现象停止，这好像水遇寒冷，凝结成冰一样。"流演"，张介宾注云："演，长流貌，井泉不竭，川流不息，皆流演之义。""其政流演"，意谓水运平气之年，由于冬藏正常，所以水源不竭，奉生者多，所以翌年再生长良好。

"候"，指气候，亦指自然景象；"令"，指时令。"其候凝肃，其令寒"，意谓水运平气之年，冬天里表现为正常的寒冷现象，出现天寒地冻，草木不生，蛰虫匿伏，好像生机暂停的自然景象。

"其脏肾，肾其畏湿，其主二阴"，指水运平气之年，人体肾的作用相应正常。由于肾开窍于前后二阴，所以人体的前后阴的作用也相应正常。因为从五行概念来说肾属水，寒属水，脾属土，湿属土，盖因土克水，故云"肾其畏湿"。意谓肾所不胜者为脾，亦即肾的作用正常与否，与脾的作用正常与否密切相关。

"其谷豆，其果栗，其实濡。""豆"，指黑大豆；"栗"，指板栗；"其实濡"，指果实中水分多而黏稠者，王冰注云："中有津液也。"全句意谓水运平气之年，黑大豆、板栗及果实中含水多而黏稠者生长收成良好。

"其应冬"，指水运平气之年，其气候、物候变化主要表现在该年冬季。

"鳞"，指鳞甲，此处指"鳞虫"，主要指鱼类。"彘"，猪也。"其虫鳞，其畜彘"，意谓水运平气之年，鱼类及猪的胎孕生长均皆良好。

五色中黑属冬属肾。"其色黑"，意谓水运平气之年，黑大豆等谷物生长良好。

水运平气之年中生长的各种相应谷物果菜之类植物果实，多含汁液而又黏稠，均有补养人体骨髓的作用。因肾主骨生髓，故谓"其养骨髓。"

"厥"，指手足冷。肾阳衰微，阴阳之气不相顺接便为厥，故云"其病厥"。

咸代表水，此处是指水运平气之年，属水类动植物生长良好。又因咸入肾，属水属的动植物与人体肾脏的生理补益及疾病治疗密切相关，故谓"其味咸"。

"羽"，即羽音，五音之一，属肾音。

"濡"，此指黏稠多液。"其物濡"，意谓水运平气之年，其相应产物黏稠多液。

"六"，为水的成数。水的生数为一，加土数五即成六。"其数六"，乃肾水之象数，意即水运平气之年，水的生和成均皆完全正常。

综上所述，静顺的年份，水气能纳藏而无害于万物，其德行平顺下行，五行的气化得以完整。其气明静，其性向下，其作用为水流灌溉，其生化为凝固坚硬。其属类为水，其权力是流动不息，其气候为严寒阴凝，其权力表现为寒，应于人体的内脏是肾。因土克水，故肾怕湿土。肾开窍于二阴，所以主于二阴，在谷类是豆，果类是栗，所充实的是汁液，其所应的时令是冬，其应于动物，在虫类是鳞虫，在畜类是猪，其颜色是黑。其充养的是骨髓，如发病则为厥。在五味是咸，在五音是羽，在物体来说是属于流动的液体一类。在河图，水的生数为一，故成数是六。

　　《素问·五常政大论》在分述了五运平气之年气候、物候及对人体的影响后，又有"故生而勿杀，长而勿罚，化而勿制，收而勿害，藏而勿抑，是谓平气"的论述，重点说明自然界的生、长、化、收、藏的规律是不容破坏的。

第十四讲　五运太过

五运太过，即运气盛而有余，本运气大行。岁运甲、丙、戊、庚、壬五阳干之年即是，凡属太过之运，均从大寒节前十三日交接，此即《素问·天元纪大论》所说的"运有余，其先至"。关于太过之年，在《素问》之"五常政大论"和"气交变大论"两章中有详尽的论述，如《素问·气交变大论》中，有"五运之化，太过何如"的提问。本节主要介绍六十年中属于岁运太过之年的自然气候变化以及物候现象的特点，人体受病的脏腑及其临床表现。需要特别指出的是，本节，连同岁运平气之年、岁运不及之年中的有关论述，虽然从方法上来看，以五行乘侮胜复立论，但从具体所论述的内容来看，则完全是气候和物候变化现象的观察总结。它着重总结了自然界本身具有的自调自稳现象。这也就是原文所谓的"不恒其德，则所胜来复，政恒其理，则所胜同化"。由此可以看出，中医理论体系完全是建立在对气候、物候、人体疾病客观变化的实际观察基础上的，此即"候之所始，道之所生"之谓也。

一、岁木太过，发生之纪

《素问·至真要大论》云："风气大来，木之胜也，土湿受邪，脾病生焉。""风气"，即风气偏胜，意谓岁木太过之年，"风气大来"，气候多风盛。"土湿"，指太阴湿土之脏，意谓岁木太过之年，木克土必致脾土受邪，故脾之病就发生了。约言木气太盛，所不胜受侮。

1. 岁木太过

《素问·气交变大论》云："五运之化，太过何如？岐伯曰：岁木太过，风气流行，脾土受邪。民病飧泄，食减体重，烦冤肠鸣，腹支满，上应岁星，甚则忽忽善怒，眩冒颠疾，化气不政，生气独治，云物飞动，草木不宁，甚而摇落，反胁痛而吐甚，冲阳绝者，死不治，上应太白星。"

"五运"，一般是指木、火、土、金、水五行的变化，指自然界生物生、长、化、收、藏各种物化现象，但在这里主要是指的人体心、肝、脾、肺、肾五脏在自然气候反常变化的影响下所出现的病理生理变化。由于肝属木，心属火，脾属土，肺属金，肾属水，因此它们在病因作用下所出现的各种病理生理变化，均可称作"五运之化"。由于自然界气候变化为风属木，热属火，湿属土，燥属金，寒属水，而六气对人体五脏的影响，又都可以用五行概念来加以统一认识，故云"五运之化"。本节以下主要讲在自然气候特殊变化下人体五脏的相应变化，故有"五运之化，太过何如"之问。

"岁木太过"，此言六壬阳年木运太过之年。凡是年干属于木运而且在天干排列顺序上是单数（即阳干）的年份，就是木运太过之年。六十年中属于岁木太过之年共六年，即壬申、壬午、壬辰、壬寅、壬子、壬戌六年。

自然气候变化中风气偏盛，在风气偏盛的情况下，人体肝气也相应偏盛，此即《素问·阴阳应象大论》中所谓的"风气通于肝"。由于"气有余，则制己所胜"（《五运行大论》），故《玉机真脏论》有"五脏相通，移皆有次，五脏有病，则各传其所胜"之论。因此，肝气偏盛，则必然传之于脾，使脾土受邪发病。故云"风气流行，脾土受邪"。

自然界气候变化和物候变化现象的发生与日月五星的运行密切相关。"岁星"，即木星，是行星，其运行方向是由西而东，十二年一周天，古人用以纪年，并认为它的周期变化与农事密切相关，故名"岁星"。"上应岁星"，意谓自然界风气流行与天体上木星的运行变化有关。木星的运行周期为 11.86 年，与太阳活动周期 11.11 年相近。

"化气"，意谓自然气候为湿土之气。从人体脏腑来说，指脾胃之气。"政"，有主其事者之义。"化气不政"，意谓自然气候"湿以润之"的作用失常，人体脾胃的作用亦失常，也就是前面所述的"脾土受邪"。"生气"在这里是指"风气"或"肝气"。"独治"，指偏胜失治，也就是指风和肝的作用偏胜而出现反常。原文中所谓的"忽忽善怒，眩冒颠疾""胁痛而吐甚"等候，均是肝气偏胜的临床表现。所述的"云物飞动，草木不宁"等，均是自然气候和物候的反常表现。

"冲阳"为足阳明胃经穴位。"冲阳绝"，即穴处不能摸到动脉搏动，表示胃气败绝，故曰："冲阳绝者，死不治。"意谓肝气太盛，乘犯脾土，如果乘克太甚，则可导致脾胃败绝而致人死。

太白星，即金星。金星光耀夺目，为五星中之最白亮者，故名"太白"。金星与木星，古人认为有相制的关系。木星在运行中有偏胜，金星就来制约它使之恢复正常运行，因而自然气候和人体五脏之间也就与之相应恢复正常，所以原文继"风气太过，脾土受邪……上应岁星"之后，又言"上应太白星"。

综上所述，凡岁木太过之年，从自然气候上来说，这一年风的变化比较突出，多大风、暴风，从人体五脏来说，肝气偏盛，脾气容易受损，因而临床表现上以肝脾症状为主。由于自然气候和人体五脏之间存在着互相作用和自稳调节系统，因此，在这种互相作用过程中也可能因矫枉过正而出现相应气候和相应脏腑的一些反常表现。从气候变化来说，可以由于风胜而出现燥胜的现象；从人体五脏来说，可以由于肝盛出现脾衰，又

·137·

出现肺气失常的现象。因此，在岁木太过之年，在气候变化上要考虑到风、湿、燥三气的特殊变化问题，在人体五脏上要考虑到肝、脾、肺三个器官的特殊变化问题。

2. 发生之纪

《素问·五常政大论》云："发生之纪，是谓启陈。土疏泄，苍气达，阳和布化，阴气乃随，生气淳化，万物以荣。其化生，其气美，其政散，其令条舒，其动掉眩颠疾，其德鸣靡启坼，其变振拉摧拔，其谷麻稻，其畜鸡犬，其果李桃，其色青黄白，其味酸甘辛，其象春，其经足厥阴、少阳，其脏肝脾，其虫毛介，其物中坚外坚，其病怒。太角与上商同，上徵则其气逆，其病吐利。不务其德，则收气复，秋气劲切，甚则肃杀，清气大至，草木凋零，邪乃伤肝。"

"发生之纪"，即木运太过之年。六十年中岁运属于木运太过之年者有壬申、壬午、壬辰、壬寅、壬子、壬戌六年。

"启"，指开放或打开；"陈"，有陈列或陈旧之义。张介宾云："启，开也。陈，布也。布散，阳和，发生万物之象也。"故"是谓启陈"，意谓经过寒冬的闭藏之后，万物在春天重新萌芽生长，自然界一片除旧布新之象。《素问·四气调神大论》云："春三月，此谓发陈。""启陈"与"发陈"之义相同，均属春季气候的正常现象。

"疏泄"，指疏通；"苍气"，即木气。"土疏泄，苍气达"，意谓土能生长万物，与木的疏泄作用正常密切相关。土能生长万物，但必须在木的疏通作用基础之上才能进行。故《素问·宝命全形论》有"土得木而达"的记载。

"阳和"，指春温之气；"布化"，指分布和变化。"阴气"，指有形物质的变化，此处指植物的萌芽生长现象。"生气"，指生长变化情况；"淳化"，指生发之气雄厚，能化生万物。"阳和布化，阴气乃随，生气淳化，万物以荣"，意谓在"土疏泄，苍气达"的正常情况下，春温之气在自然界中普遍敷布，无处不到，植物普遍萌芽生长，变化成熟完全，整个自然界出现一片欣欣向荣的自然景象。

"其化生"，指正常的萌芽生发。"其气美"，指气候良好。"其政散"，指自然界一片活跃。"其令条舒"，指春季风和日丽的自然景象。"其化生，其气美，其政散，其令条舒"，所述的均是春天的正常气候和物候变化，这与《素问·四气调神大论》中的"春三月，此谓发陈，天地俱生，万物以荣"和本篇前述的"敷和之纪，木德周行，阳舒阴布，五化宣平"在内容上完全一致。

"动"，指变动，此处指病变；"掉"，指振掉抽搐；"眩"，指眼花，如坐舟车；"颠"，指"颠疾"，指头顶部疾病。木胜肝强，厥阴之脉与督脉会于颠，风气上逆，故"其动掉眩颠疾"。意谓木运太过之年，人体容易出现肝病，而在临床上表现为"掉眩颠疾"等症状，亦即"诸风掉眩，皆属于肝"之义。

"德"，指木之德。"靡"，指萎靡不振，系指冬令的凄沧景象。坼，指分裂，亦指草木种子分裂发芽现象。对此，张介宾云："鸣，风木声也；靡，散也，奢美也。启坼，即发陈之义。"故"其德鸣靡启坼"，意谓到了春天，冬天的凄沧闭藏之像被春风唤起，自然界变得活跃起来，草木的种子分裂发芽，开始生长。

"振拉摧拔"，指风暴摧屋拔树的灾变现象。"其变振拉摧拔"，意谓木运太过之年，风气偏胜，气候严重反常，造成灾害。

"麻"为木之谷，"稻"为金之谷；"鸡"为金之畜，"犬"为木之畜；"李"为木之果，"桃"为金之果；"青"为木之色，"黄"为土之色，"白"为金之色；"酸"为木之味，"甘"为土之味，"辛"为金之味。"其谷麻稻，其畜鸡犬，其果李桃，其色青黄白，其味酸甘辛"，意谓木运太过之年中，由于春季风气偏胜，气候反常，不但影响木类动植物的正常生长收成，而且由于木旺乘土侮金的原因，土类和金类有关的动植物在生长收成上也要受到影响。

"其象春"与前述之"其应春"含义基本相同，意谓木运太过之年，其反常现象主要表现在该年的春季。

"其经足厥阴、少阳"，即人体十二经脉中之足厥阴肝经与足少阳胆经。"其脏肝脾"，即人体五脏中的肝和脾，"其经足厥阴、少阳，其脏肝脾"，意谓木运太过之年，人体肝气相应偏盛，因此疾病在经络上的表现主要是见于足厥阴肝经及足少阳胆经。疾病在五脏方面的表现主要在肝脏，但是由于肝气偏盛，首先传脾，因此人体脾脏也可以同时受病，故谓"其脏肝脾"。因此木运太过之年，在人体疾病方面，不但要考虑到相关的脏，还要考虑到相关的腑，同时，还要考虑五脏之间的传变问题。

"毛"，即毛虫，属于木之虫；"介"，即介虫，属于金之虫。"其虫毛介"，意谓木运太过之年，不但属于木类的毛虫在胎孕生长方面受到影响，而且由于胜复的原因，属于金类的介虫胎孕生长方面也要受到影响。

"中坚"，即中有坚核的植物，这种植物属于木类。"外坚"，即外有坚壳的植物，这类植物属于金类。"其物中坚外坚"，意谓木运太过之年，不但属于木类的谷物或果类在生长收成方面会受到影响，而且由于胜复的原因，属于金类的谷物或果类在生长收成方面也会受到影响。

"怒"，就是发怒。怒为肝之志，与人体的肝密切相关。"其病怒"，意谓木运太过之年，人体由于肝气偏胜，所以在临床上可以表现为易怒。

　　"太角"，即木运太过之年。"上商"，即阳明燥金司天之年。木运太过之年的春天在气候及物候的变化与阳明燥金司天之年相同，故云"太角与上商同"。

　　"上徵"，指君火或相火司天之年。六十年中岁运属于木运太过而又是火气司天之年有壬申、壬午、壬寅、壬子四年。"气逆"，指气上逆。临床上常见的呕吐、反酸、咳嗽、气喘、眩晕等属于气逆的表现。"吐利"，即吐泻。"上徵则其气逆，其病吐利"，意谓木运太过之年，这一年的春天本来就风气偏胜，气温偏高，如果再碰上火气司天之年，则这一年中在气候上就会比较热，人体脏腑中肺和大肠、脾和胃都会因此出现火热现象而在临床上表现出呕吐、反酸、咳嗽、气喘、眩晕等症状。《至真要大论》病机十九条中所述"诸逆冲上，皆属于火""诸呕吐酸，暴注下迫，皆属于热"等病机分析，即源于此。

　　"不务其德，则收气复，秋气劲切，甚则肃杀，清气大至，草木凋零，邪乃伤肝"，此段经文是对木运太过之年中气候、物候以及人体病候反常现象的总结。"不务其德"，指木运太过之年，风气偏胜，温热太过的反常气候变化。"收气"，指金气、秋气，"收气复"，意即木运太过则金气来复。"秋气劲切，甚则肃杀，清气大至"，意谓在金气来复时，可以出现暴凉现象。"草木凋零"，承接上句，指在气候暴凉时所出现的树凋叶落的自然景象。"邪乃伤肝"，指在这种反常的气候变化中人体的肝就会受到损伤而发生疾病。全句表述了木运太过之年的春天，在气候上风气偏胜，气温偏高，在物候上木类动植物在胎孕生长上受到影响。在病候上肝气偏盛，临床上可以出现各种肝气上逆的病候。由于胜复乘侮的原因，除以上所述气候、物候、病候的反常变化而外，在气候上长夏可以出现雨水失调，秋天出现气温过凉；在物候上出现成熟不全，草木凋零；在病候上可出现脾病、肺病。

综上所述，发生的年份，称为启陈。土气疏松虚薄，草木之气发荣，阳气温和布化于四方，阴气随阳气而动，生气淳厚，化生万物，万物因之而欣欣向荣，其变化为生发，万物得其气则秀丽，其权力表现为舒展畅达。其在人体的变动是发生眩晕和颠顶部的病候。其正常的性能是风和日暖，万物奢靡华丽，推陈出新，若变动则为狂风怒吼，把树木摧折拔倒。其在谷类为麻、稻，在畜类是鸡、犬，在果实为李、桃，在颜色为青、黄、白三色杂见，在五味为酸、甘、辛，其象征为春天，其在人体的经络是足厥阴、足少阳，在脏为肝、脾，在虫类为毛虫、介虫，在物体属内外坚硬的一类，若发病则为怒。木运太过之年为太角，木太过则相当于金气司天，故太角与上商同。若逢上徵，正当火气司天，木运太过亦能生火，火性上逆，木旺克土，故病发气逆、吐泻。木气太过，失去了正常的性能，则金之收气来复，以致发生秋令劲切的景象，甚则有肃杀之气，气候清凉，草木凋零。若为人们的病变，则邪气伤在肝脏。

3. 木之将胜之治

五运之将胜，其治取唐·王冰《玄珠密语》之记："五行六气，各有胜复。故木将行胜也，苍埃先见于林木，木乃有声，震星光芒是其兆也。又木将胜也，宫音失调，倮虫不滋，雨湿失令也，十二月先取其化源也，此谓迎而取之也。迎者于未来而先取之也，故取者泻也，用针泻其源也。即木气将欲胜者，即先泻肝之原，出于太冲。先以左手按其原穴，得动气乃下针。针入三分，乃阳之位也。以得天气而住针，留三呼，即应木之生数三也。乃四面以手弹之，令气至针下，即推而进至五分，留八呼，应其木之成数八也。是引天气而得地气也，针头似动，气相接也，乃急出其针，次以手扪之。此是预知木胜，泻木肝之原也，令不克其土也。其用药者，即用辛平之，罚木之胜，用甘全之，佐土之衰，无令食酸物，佐木之胜也。""木将行胜"，意谓木气太过之年，风气行事。"肝之原"，即肝经原穴太冲。全句说明了木气太过之年的证治，有针药施治之法。"刺其原"，今名曰"木气将胜刺方"。

二、岁火太过，赫曦之纪

《素问·至真要大论》云："热气大来，火之胜也，金燥受邪，肺病生焉。""热气"，即火气，即岁火太过之年。"热气大来"，气候十分炎热。火克金，必致肺金受邪而肺病，故云"金燥受邪，肺病生焉"。

1. 岁火太过

《素问·气交变大论》云："岁火太过，炎暑流行，金肺受邪。民病疟，少气，咳喘，血溢，血泄，注下，嗌燥，耳聋，中热，肩背热，上应荧惑星，甚则胸中痛，胁支满胁痛，膺背肩胛间痛，两臂内痛，身热骨痛而为浸淫。收气不行，长气独明，雨水霜寒，上应辰星。上临少阴少阳，火燔焫，水泉涸，物焦槁，病反谵妄狂越，咳喘息鸣，下甚，血溢泄不已。太渊绝者，死不治，上应荧惑星。"

"岁火太过"，即火运太过之年，乃言六戊阳年为太徵运，火克金，金受克，金之子来复之纪。凡年干属于火运，而且在天干排列顺序为单数的年份，就是火运太过之年。"天干化五运"，戊癸化火，凡是逢戊逢癸之年都属火运，戊在十天干次序中属于单数，单数为阳干，属太过，因此凡戊年从大运来说便是岁火太过之年。六十年中，岁火太过之年共有六，即戊辰、戊寅、戊子、戊戌、戊申、戊午六年。

岁火太过之年，气候变化炎热，人体五脏病候以心病为主。由于火克金则伤肺，故曰："炎暑流行，金肺受邪。"

"病疟"，即患疟疾。疟疾是每年夏秋季常见病，多发在南方炎热地带。火在五行归类上，除意味着炎热外，还意味着南方和夏季。金在五行归类上意味着凉、西方和秋季。"炎暑流行，肺金受邪，民病疟。"意谓疟疾多发生在南方炎热地带，主要发生在每年的夏秋季节。

"少气"，因气受到损伤而出现短气病证。"少气咳喘"，盖因火盛刑金伤肺，故出现短气咳喘的肺部疾患。

"血溢""血泄"都是指出血。血从上出、外出曰"血溢"，如鼻出血、吐血、咳血、肌衄等。血从下出谓"血泄"，例如便血、尿血、崩漏等。"注下"，指水泄，即大便稀水。因"心主血"，故各种出血，从病变部位来说与心有关，因为血热则妄行，从证候性质来说，多数与火热有关。"注下"，从病变部位来说多与大肠有关，"大肠者，传导之官"，肺与大肠相表里，均属金，火旺刑金，故移热于大肠而致"注下"。故岁火太过之年，由于"炎暑流行，肺金受邪"，所以可以因心肺病变而出现上述症状。

人体胸部、肩背部与五脏中的心、肺密切相关，因为手太阳小肠的经脉"上循臑外后廉，出肩解，绕肩胛，交肩上，入缺盆"，手阳明大肠经"上臑外前廉，上肩，出髃骨之前廉，上出于柱骨之会上，下入缺盆"。小肠属心，大肠属肺，岁火太过之年，可以因心肺病变而出现这些病候。

"荧惑星"，即五星中的火星。由于荧惑星在光度上变化很大，在运行形态上也错综复杂，足以惑人，故名"荧惑"。

人体上肢两臂内侧为手太阴肺、手厥阴心包、手少阴心经循行部位。手太阴肺经在上肢"横出腋下，下循臑内，行少阴心主之前，下肘中，循臂内上骨下廉，入寸口"，手厥阴心包在上肢"上抵腋下，循臑内，行太阴少阴之间，入肘中，下臂，行两筋之间，入掌中"，手少阴心经"下出腋下，循臑内后廉，行太阴心主之后，下肘内，循臂内后廉，抵掌骨锐骨之端"。因手厥阴心包与心在作用上相同，可以代心用事，因此心肺有病时可以出现"两臂内痛"之证。

"浸淫"，指浸淫疮。《诸病源候论·浸淫疮候》云："浸淫疮，是心家有风热，发于肌肤，初生甚小，先痒后痛而成疮，汁出浸淫肌肉，浸淫渐阔乃遍体……以其渐渐增长，故名浸淫也。"《素问·至真要大论》云："诸痛痒疮，皆属于心。"故各种疮痒，从病变部位来说，均可定位在心。故岁火太过之年，容易因心病而发生疮疡。

"收气"，指金气。"辰星"，指五星中的水星。在岁火太过之年，由于火盛乘金的缘故，而使秋收之气不行，由于胜复的原因，火气太盛克金，金之子水气来复，所以反而出现"雨水霜寒"的反常现象，而天体星辰，除了出现火星的变化以外，还同时出现水星的变化，故曰"收气不行，长气独明雨水霜寒，上应辰星"。

在岁火太过的年份里，如果遇上当年的司天之气是少阴君火或少阳相火，那火就更加亢盛。因为大运是火太过，司天之气又是火，火上加火，所以就会如火燎原，严重危害自然界万物的正常生长，故曰："上临少阴少阳，火燔焫，水泉涸，物焦槁。"六十年甲子中，岁火太过而又逢少阴、少阳司天的年份有戊子、戊午、戊寅、戊申四年。

"谵妄"，即胡言乱语；"狂"，指发狂；"越"，指踰垣上屋。"心属火"，心主神明，所以神明之乱属于心病，故经云"诸躁狂越，皆属于火"。岁火太过之年，由于心病及火热太过，所以在临床上可以出现"谵妄狂越"之证。

"太渊"，为手太阴肺经的穴位，又为寸口脉的部位。在太渊穴处摸不到动脉搏动，表示心肺气均皆败绝，故云："太渊绝者，死不治。"此系指心热太盛，乘犯肺金，若乘克太甚，则可导致心肺败绝，太渊脉不显而致人死亡。

综上所述，岁火太过之年，从自然气候上来说，这一年比较炎热；从人体五脏来说，心气偏盛，肺气容易受损，因此在疾病表现上常以心肺病变为主。由于胜复原因，也可以出现暴热暴冷的反常气候变化和肾气失调的临床表现。因此，在岁火太过之年，鉴于在气候变化上有热、燥、寒三气的特殊变化，在人体五脏上要考虑到心、肺、肾三脏的特殊变化问题。

2. 赫曦之纪

《素问·五常政大论》云："赫曦之纪，是谓蕃茂。阴气内化，阳气外荣，炎暑施化，物得以昌。其化长，其气高，其政动，其令明显，其动炎灼妄扰，其德暄暑郁蒸，其变炎烈沸腾，其谷麦豆，其畜羊彘，其果杏栗，其色赤白玄，其味苦辛咸，其象夏，其经手少阴太阳、手厥阴少阳，其脏心肺，其虫羽鳞，其物脉濡，其病笑疟疮疡，血流狂妄目赤。上羽与正徵同。其收齐，其病痓，上徵而收气后也。暴烈其政，藏气乃复，时见凝惨，甚则雨水、霜雹、切寒，邪伤心也。"

"赫曦之纪"，即火运太过之年，乃言中运火太过而又克金之纪。六十年中岁运属于火运太过之年者有戊辰、戊寅、戊子、戊戌、戊申、戊午六年。其中除戊辰、戊戌两年由于司天之气为水，运太过而被抑可以构成平气之年不计在内外，实际火运太过之年只有戊寅、戊子、戊申、戊午四年。

"蕃茂"，指生长茂盛，这里指夏季里万物生长茂盛，欣欣向荣。《四气调神大论》云："夏三月，此谓蕃秀。"

"阴气内化"，指夏天里物候的内在变化。"阳气外荣"，指夏天里物候的外在表现。"炎暑施化"，指夏季里炎热气候对物候的作用。"物得以昌"，指万物因此而生长茂盛，欣欣向荣。"阴气内化，阳气外荣，炎暑施化，物得以昌"，全句意谓自然界万物之所以能春生夏长，欣欣向荣，与四季气温的正常变化密切相关。

"其化长"，指夏季里物候变化主要表现为长。"其气高"，指夏季里阳气旺盛，亦即"火曰炎上"之意。"其政动"，指夏季里生长变化很快。"其化长，其气高，其政动，其令明显"，均系夏季里正常的气候及物候现象。

"其动炎灼妄扰，其德暄暑郁蒸，其变炎烈沸腾"，为火运太过之年气候及物候的反常现象。"其动炎灼妄扰"，指火运太过之年，天气过度炎热而出现的炎灼扰动现象。"其变炎烈沸腾"，是形容火运太过之年极度炎热的物候景象。"其德暄暑郁蒸"，则是指正常的夏令气候。此处是用以与火运太过之年的反常气候变化作对照。火运太过之年的气候变化，主要表现在该年的夏季过于炎热。

"麦"为火之谷，"豆"为水之谷；"羊"为火之畜，"彘"为水之畜；"杏"为火之果，"栗"为水之果；"赤"为火之色，"白"为金之色，"玄"为水之色；"苦"为火之味，"辛"为金之味，"咸"为水之味。"其谷麦豆，其畜羊彘，其果杏栗，其色赤白玄，其味苦辛咸"，全句意谓火运太过之年，鉴于火运太过，五行乘金侮水以及胜复，不但火类有关动植物生长收成受到影响，而且金类和水类的有关动植物的生长收成也要受到一定的影响。

"其象夏"，意即木运太过之年，其气候物候反常变化主要表现在该年夏天。其义与前述之"其应夏"相同。

"手少阴太阳"，即人体经脉中的手少阴心经与手太阳小肠经；"手厥阴少阳"，意谓人体经脉中的手厥阴心包经与手少阳三焦经。"其经手少阴太阳、手厥阴少阳"，意谓火运太过之年，人体疾病主要表现在手少阴心经和手太阳小肠经。由于手厥阴属于心包经，与心密切相关，代心用事，因此也可以同时表现在手厥阴心包经。由于手厥阴经与手少阳三焦经相合，因此也可以同时表现在手少阳三焦经。"其脏心肺"，意谓火运太过之年，人体五脏中的心容易发生疾病，由于心气偏盛时可以乘肺，肺也容易发生疾病。用五行概念来说，就是火胜可以乘金。

"羽"，即羽虫，属于火类；"鳞"，即鳞虫，属于水类。"其虫羽鳞"，意谓火运太过之年，不但羽类动物的胎孕生长要受到影响，而且由于五行胜复乘侮的原因，鳞类动物的胎孕生长也要受到影响。

"脉"，即多脉络的植物，属于火类；"濡"，即中多黏稠液体的植物，属于水类。"其物脉濡"，意谓火运太过之年，不但多脉络的植物在生长收成上要受其影响，而且由于五行胜复乘侮的原因，多脉络和黏稠液体的植物也要受到影响。

"笑"，指疾病临床表现以笑为特点；"疟"即疟疾；"疮疡"，即皮肤生疮；"血流"，即出血性疾病；"狂妄"，即躁狂或妄言妄动疾病；"目赤"，即眼睛红赤。这些症状从脏腑定位定性来看多属心病、热病。"其病笑疟疮疡，血流狂妄目赤"，意谓火运太过之年，人体心火亢盛，因此可以在临床上出现上述各种病候。

"羽"，五音之一，属肾水。"上羽"，即太阳寒水司天之年。"徵"，五音之一，属心火。"正徵"，即火运平气之年。"上羽与正徵同"，意谓火运太过之年，如果该年的司天之气为水，由于运太过而被抑，太过之火被司天之气的水抑制，则可以构成平气之年。例如戊辰、戊戌两年，就是因为"上羽与正徵同"，而成为构成平气之年。

"收"，指秋收之气；"齐"，指正常。"其收齐"，意谓年份在"上羽与正徵同"时，即火运太过之年而逢太阳寒水司天，由于火气被抑构成了平气，因此金就不被火乘，而秋令之气也就表现为正常。

"痓"，同"痉"，即痉病。《金匮要略·痉湿暍病脉证》谓："病者身热足寒，颈项强急，恶寒，时头热，面赤目赤，独头动摇，卒口噤，背反张者，痉病也。"此病是以颈项强急、口噤、背反张为特点。从定位上来说，与足太阳膀胱经有关，从定性上来说与外感寒邪有关。故"其病痉"意谓火运太过之年，虽然由于太阳寒水司天而构成平气，但是由于寒水司天的本身是寒，因此又可因寒邪偏胜而发生另外的疾病。

"上徵"，指少阴君火司天或少阳相火司天之年。"收气"，即金气、秋气。"上徵而收气后也"，意谓火运太过之年，如果该年的司天之气是火，则火上加火，火气极度偏胜，火盛就一定要刑金，因此秋气必然要延后。遇到这种年份，该年的秋天便应凉不凉，严重反常。六十年中岁运属于火运太过的六年中又是火气司天者有戊寅、戊申、戊子、戊午四年。

"暴烈其政，藏气乃复，时见凝惨，甚则雨水、霜雹、切寒，邪伤心也。"此乃"赫曦之纪"的气候、物候及对人体的影响。"暴烈其政"，指火运太过，对生物严重伤害。"藏气"，即冬寒之气。"藏气乃复"，意谓火运太过之年，该年冬天就会出现寒气来复的异常寒冷气候。"时见凝惨，甚则雨水、霜雹、切寒"，这是指寒气来复时的物候景象。"切寒"，即十分寒冷。"邪伤心也"，指在寒气来复时异常寒冷的反常气候中，人体的心气因此受到损害。

综上所述，赫曦的年份，少阴之气从内而化，阳气发扬于外，炎暑的气候施行，万物得以昌盛。其生化之气为成长，火气的性质上升，其权力闪烁活动，其权力的表现为显露声色，其变动能使烧灼发热，并且因为天气过热而致使人缭乱烦扰，其正常的气候是暑热郁蒸，其变化则为热如烈火，其在谷类为麦、豆，在畜类为羊、猪，在果类为杏、栗，在颜色为赤、白、黑，在五味为苦、辛、咸，其象征为夏天，在人体的经脉是手少阴、手太阳、手厥阴、手少阳，在内脏为心、肺；在虫类为羽虫鳞虫，在人体属脉络和津液，在人体的病变为笑，伤于暑则见疟疾、疮疡、失血、发狂、目赤。火运太过，若逢太阳寒水司天，水能胜火，适得其平，故赫曦逢上羽，则和正徵相同。火运既平，金不受克，所以收令得以正常，因水气司天，火受水制，所以在人发病为痓。若火运太过，又逢火气司天，二火叠加，则金受伤，故逢上徵则秋天收气不能及时行令。由于火运行令，过于暴烈而致火克金，又因金生水，故金之子水之脏气来复，以致见阳凝惨淡的景象，甚则见"雨水、霜雹、切寒"的天气。病变多为邪气伤心之证。

3. 火之将胜之治

五运将胜，其治《玄珠密语》记云："火之将胜，远视天涯，光辉赤气，山川草木，先乃焦枯。甲虫之体，遍生燥疥。商音之声，先乃失调，于三月迎而取之化源。火未王之前，先取其心之原也。故心之原，出于大陵，先以左手按其原穴，得动力气乃下针，针入三分，乃阳之位也。以得天气乃住针，留二呼，针火生数也，乃四面以手弹之，气至针下，即推而进针至于五分，留七呼，应火之成数也。是引天气而接地气也。针头似动，其气相接也，急出其针，可泻有余之气，此泻包络小心之原也，应相火之胜也。其君火之原者，故名曰少阴之原也。少阴之原，出于兑骨，此是真心之原，在掌后兑骨之端陷者中，一名神门，一名中都，刺法同前。法其用药者，即用咸平之，罚火之胜也。用辛全之，补金炎衰。勿顺其苦物，佐火之胜也。""火之将胜"，意谓火气太过之年，火气隆盛。"心之原"，即心经原穴大陵。全句表述了火气太过之年的气候、物候及疾病证治。内有刺心包原穴大陵、心之原穴神门，今名"火气将胜刺方"。

三、岁土太过，敦阜之纪

《素问·至真要大论》云："湿气大来，土之胜也，寒水受邪，肾病生焉。""湿气"，即雨湿之气。岁土太过之年，"湿气大来"，气候潮湿，雨水过多。"寒水"，指肾水之脏，土克水，必致肾水受邪，故肾病易发生。

1. 岁土太过

《素问·气交变大论》云："岁土太过，雨湿流行，肾水受邪，民病腹痛清厥，意不乐，体重烦冤，上应镇星，甚则肌肉痿，足痿不收，行善瘈，脚下痛，饮发中满，食减，四支不举。变生得位，藏气伏，化气独治之，泉涌河衍，涸泽生鱼，风雨大至，土崩溃，鳞见于陆。病腹满，溏泄，肠鸣，反下甚，而太溪绝者，死不治，上应岁星。"

"岁土太过"，即土运太过之年，此言六甲阳年太宫运，土胜水，水受克，水之子木来复之纪。凡是年干属于土运而且在天干排列顺序上为单数（即阳干）的年份，就是土运太过之年。六十年中属于岁土太过之年共六年，即甲子、甲戌、甲申、甲午、甲辰、甲寅六年。

岁土太过之年，气候变化多雨水，以潮湿为其特点。从人体五脏病候来说，以脾病为特点。盖因土克水，土太过就可乘水伤肾而出现肾病，故云"雨湿流行，肾水受邪"。

"民病腹痛清厥，意不乐，体重烦冤"，从经脉循行部位来看，人体少腹部与脾、胃、肾、膀胱、肝、胆皆密切相关。因为足太阴脾经"上膝股内前廉，入腹"；足阳明胃经"其直者，从缺盆下乳内廉，下挟脐，入气街中。其支者，起于胃口，下循腹里，下至气街中而合"；足少阴肾经"上股内后廉，贯脊属肾，络膀胱"。腹部横骨、大赫、气穴、四满、中注、肓俞、商曲、石关、阴都等穴位，均属足少阴肾经。故"腹痛"乃脾、胃、肾经所过部位的疾病。"清"，指下利清谷；"厥"，指手足逆冷；"意不乐"，指忧思不乐，均乃土邪伤肾而脾志不舒，心肾不交之候。"体重"，指身体沉重；"烦冤"，指烦躁而委屈。

这些病候均与脾虚湿盛有关。故岁土太过之年，有"雨湿流行，肾水受邪"的气候、物候及病候。

"镇星"，指五星中的土星。土星的运行二十八年一周天，与二十八宿的数目相同。

"肌肉萎缩"，指肌肉萎缩。"足痿"，指足部肌骨痿弱瘫痪，不能站立行走，乃土邪有余，脾自病之候。《素问·痿论》云："脾气热，则胃干而渴，肌肉不仁，发为肉痿。肾气热，则腰脊不举，骨枯而髓减，发为骨痿。"《素问·生气通天论》云："因于湿，首如裹，湿热不攘，大筋软短，小筋弛长，软短为拘，弛长为痿。""肌痿""足痿"，从病位来说与脾肾有关，从病性来说与湿有关。故谓岁土太过之年，"雨湿流行，肾水受邪"，而出现"肌肉痿，足痿不收"病候。

"行善瘈，脚下痛"，为岁土太过之年另一病候。"瘈"，有拘急、痉挛或抽搐之义。《素问·至真要大论》有"诸热瞀瘈，皆属于火""诸痛痒疮皆属于心"之论，故"善瘈""脚下痛"，当与心火有关，盖因岁土太过，子盗母气之由。

"饮"，指水饮。"饮发"，为人体的气化功能失司，而引起液体运行障碍，造成水饮潴留。"中满"，即腹部胀满。"食减"，即食欲减退，进食量减少。"四支"，即四肢。"四支不举"，即肢体运动障碍。《素问·至真要大论》有"诸湿肿满皆属于脾"之论，故上述病候均与脾胃功能失常有关。因为脾主运化，胃主纳食，脾主肌肉四肢。脾的运化功能失常，就可以出现上述病候。

"变"，指灾变或病变；"生"，指发生；"位"，指位置或时间。"王"，同"旺"。岁土太过之年，从自然气候来看，全年均以"湿胜"为特点，从人体疾病部位来说，均以脾病为特点，从证候性质来说，均以"湿"为特点。而灾变的发生，由于"土旺于长夏"及"土旺四季"的原因，一般又以每年的长夏及三月（辰月）、六月（未月）、九月（戌月）、十二月（丑月）等一段时间中比较突出，故谓"变生得位"。

"藏气伏，化气独治之，泉涌河衍，涸泽生鱼"，表述了岁土太过之年的物候情况。"化气"，指土气；"独治"，指偏胜。"化气独治之"，意谓雨湿之气偏胜，亦即雨水太多。"泉涌河衍"，指水势汹涌，河水泛滥。"涸泽"，指干涸了的池塘。"涸泽生鱼"，指由于雨水多，干涸了的池塘都聚满了水，有鱼儿活动。

"风雨大至，土崩溃，鳞见于陆"，意谓土盛木气来复，出现风雨暴至，出现河水泛滥，河堤崩溃，陆地见鱼的现象。

太溪为足少阴肾经穴位。"岁土太过"之年，因土克水，土盛乘水，故云"雨湿流行，肾水受邪"。如肾受邪太甚，在太溪穴处不能摸到动脉搏动，即意味着肾气已绝，预后不良，故曰"死不治"。

"岁星"即木星，意谓岁土太过之年，土克水，而水之子木气自然来复，从天体星辰来说，木星也会有相应的变化。

综上所述，凡属岁土太过之年，其自然气候以"雨湿流行"为特点，人体疾病的发生，以脾病和肾病多发，疾病性质以湿病水病为特点。由于胜复的原因，在气候上还可以出现风的特殊变化，在病变上可以出现肝的特殊变化。因而在岁土太过之年，在气候变化上除了考虑湿和寒的变化，还要考虑风的变化；在人体疾病方面，除了考虑脾和肾的病变外，还要考虑肝的病变。

2. 敦阜之纪

《素问·五常政大论》云："敦阜之纪，是为广化。厚德清静，顺长以盈，至阴内实，物化充成。烟埃朦郁，见于厚土，大雨时行，湿气乃用，燥政乃辟。其化圆，其气丰，其政静，其令周备，其动濡积并稸，其德柔润重淖，其变震惊飘骤崩溃，其谷稷麻，其畜牛犬，其果枣李，其色黅玄苍，其味甘咸酸，其象长夏，其经足太阴阳明，其脏脾肾，其虫倮毛，其物肌核，其病腹满，四支不举，大风迅至，邪伤脾也。

"敦阜之纪"，即土运太过之年，乃言中运土太过而本经自病之纪。六十年一甲子中，岁运属于土运太过之年有甲子、甲戌、甲申、甲午、甲辰、甲寅六年。

"广"，有普遍之义；"化"，即化生。"广化"，指一切物质皆在土的基础上而化生。"是为广化。"是指土的正常作用。

《易》曰："地势坤，君子以厚德载物。"故"厚德"，指大地深厚之德，是生物生长繁殖的基础。"清净"，指安静稳定。"厚德清净"，意谓一切生命现象都是在土的基础之上化生，这便是土对自然界最大的贡献。"盈"，有充实或成熟之义。"顺长以盈"，意谓在土的作用下，自然界万物能够按生长顺序由萌芽而生长而成熟。"至阴"，指土本身的精微物质。王冰注云："至阴，土精气也。夫万物所以化成者，皆以至阴之灵气生长化于中也。""至阴内实"，意谓土本身具备能化生万物的精微物质。"物化"，即万物的生长变化。"物化充成"，意即由于"至阴内实"，万物生长变化才能完全成熟。以上说明土的生化特性及其产生生化作用的道理。

"烟埃朦郁"，是指烟雨苍茫的自然景象。"厚土"，指土体广厚。王冰注："厚土山也，烟埃土气也。""见于厚土"，是指万物的生长变化需要在土质肥厚的基础上才能进行。"时行"，指应时而来。"大雨时行"，意谓雨量适度。"湿气乃用，燥政乃辟"，指在雨量适度的情况下，气候偏湿，燥象解除。这也就是《五运行大论》中所讲的"湿以润之"。"烟埃朦郁，见于厚土，大雨时行，湿气乃用，燥政乃辟"，系指土气正常时的自然景象。

"圆"，指圆满；"丰"，指丰盛；"静"，指安静。此处是指在雨量适度的情况下夏令不致过于炎热。"周备"，指变化完全。"其化圆，其气丰，其政静，其令周备"，意谓在土气正常的作用下，万物生长良好，变化完全。

"动"，指变动；"濡"，指水湿；"并"，指兼并，此处指太盛；"稸"，同蓄，有积聚之义。"其动濡积并稸"，意谓土运太过之年，该年长夏季节雨水太多，水聚成灾。这是土运太过，雨湿流行，湿气偏胜的反常自然景象。

"淖"，指泥沼。"重淖"，即土地成为沼泽泥坑。"其德柔润重淖"，意谓土运太过之年，长夏雨水太多，地面成为沼泽稀泥，不利于谷物的正常生长变化。

"震惊飘骤"，指大雨时的雷雨交加现象。"崩溃"，指雨太大时土崩水泛现象。"其变震惊飘骤崩溃"，意谓土运太过时可以因大雨而成灾。

"稷"为土之谷，"麻"为木之谷；"牛"为土之畜，"犬"为木之畜；"枣"为土之果，"李"为木之果；"黅"为土之色，"玄"为水之色，"苍"为木之色；"甘"为土之味，"咸"为水之味，"酸"为木之味。"其谷稷麻，其畜牛犬，其果枣李，其色黅玄苍，其味甘咸酸"，全句意谓土运太过之年，由于雨湿偏盛，不但土类谷肉果菜的生长收成受到影响，而且由于胜复乘侮的原因，土太过必乘水，土太过木必然来复，因此水类及木类的谷肉果菜在生长收成上也要受到影响。

"象"，即现象、征象、病象。"其象长夏"，意谓土运太过之年，其气候和物候反常现象当出现在该年长夏季节。"其象长夏"与"其应长夏"之义相同。

"足太阴阳明"，指足太阴脾经及足阳明胃经。"其脏脾肾"，指脾和肾。"其经足太阴阳明，其脏脾肾"，意谓土运太过之年，人体疾病表现在经络方面主要是见于足太阴脾经和足阳明胃经。因土旺克水，故在脏腑方面主要见于脾和肾。

"倮"，即倮虫，在五行归类上属于土。"毛"，即毛虫，在五行归类上属于木。"其虫倮毛"，意谓土运太过之年，不但属土的倮虫在胎孕生长上要受到影响，而且由于胜复原因，土太过，木来复之，因此属木的毛虫在胎孕生长上也要受到影响。

"肌"，指多肉的果类；"核"，指中有坚核的果类。"其物肌核"，意谓土运太过之年，不但属土类的多肉果类在生长收成上要受到影响，而且由于胜复原因，属于木类的中有坚核的果类在生长收成上也要受到影响。

"腹满"，即腹部胀满。"四支"，即四肢。脾主运化，运化失司，则病"腹满"。腹满与脾胃运化失调有关。因为脾主四肢，四肢运动障碍与脾有关。"其病腹满，四支不举"，意谓土运太过之年，由于其病在脾，所以可以在临床上出现脾病证候。由于土盛侮木，造成反克，故脾病可以侮肝，由于胜复原因，所以也可以在临床上出现肝病证候。

"大风迅至"，指土运太过之年，土克水，而水之子木气来复的自然景象。土运太过之年，雨湿偏胜，大风一起，常常是云散雨停，积留的水湿，迅速被风吹干。用五行概念来说，这就叫"风胜湿"。这是自然气候变化上的自稳调节表现。由于风与人体肝的作用相应，风气偏胜时人体肝气也相应偏胜而出现肝盛乘脾的病理表现，可以使脾的作用受到损害，故云："大风迅至，邪伤脾也。"

综上所述，敦阜的年份，称为广化。其德行浑厚而清静，使万物顺时生长乃至充盈，土的至阴之气充实，则万物生化而成形。土运太过，可见土气蒸腾如烟，笼罩于山丘之上，大雨常下，湿气较盛，燥气退避。其化圆满，其气丰盛，其权力为静，其权力的表现是周密而详备，其变动则湿气积聚，其性能柔润，使万物不断得到润泽。其变化则为暴雨骤至，雷霆震动，山崩堤溃。在谷类为稷、麻，在畜类为牛、犬，在果类为枣、李，在颜色为黄、黑、青，在五味是咸、酸，其象征为长夏，在人体的经脉是足太阴、足阳明，在内脏是脾、肾，在虫类是倮虫、毛虫，在物体为人体肌肉和植物果核类，在病变为腹中胀满，四肢沉重，举动不便，由于土运太过，木气来复，所以大风迅速而来，其所见的疾病，多由邪气伤于脾脏。

3. 土之将胜之治

土之将胜之治，取《玄珠密语》之记："土之将胜，山石先润，黄埃四起，溽暑乃作，云气乃扰，雾翳乃施，羽音先少，是其候也。于五月迎而取其化源也，先取泻脾之原也。故脾之原出于太白，先以左手按其原穴，得动气乃下针，针至三分，阳之位也，留五呼，应土之数也。以手弹之，气至针下，乃推而针至五分，留五呼，亦应土之数也。是谓引天气而接地气也，针头似动，急出其针，取泻其有余之气，令脾气不盛，勿伤肾也。其用药者，用酸平之，罚土之胜。用咸全之，补肾之衰。勿食其甘物，佐土之胜也。""土之将胜"，意谓长夏季湿气隆盛用事。"脾之原"，即脾经原穴太白。全句说明"土之将胜"之证及刺法和用药法。刺其原穴太白针法，今名曰"土气将胜刺方"。

四、岁金太过，坚成之纪

《素问·至真要大论》云："清气大来，燥之胜也，风木受邪，肝病生焉。""清气"，即凉气。即气候干燥之阳明燥金之气。岁金太过之年，"清气大来"，若清气大来，金克木，燥气偏胜，必致木受邪，肝病就发生了。

1. 岁金太过

《素问·气交变大论》云："岁金太过，燥气流行，肝木受邪，民病两胁下少腹痛，目赤痛，眦疡，耳无所闻。肃杀而甚，则体重烦冤，胸痛引背，两胁满且痛引少腹，上应太白星，甚则喘咳逆气，肩背痛，尻、阴、股、膝、髀、腨、胻、足皆病，上应荧惑星。收气峻，生气下，草木敛，苍干凋陨，病反暴痛，胠胁不可反侧，咳逆甚而血溢。太冲绝者，死不治，上应太白星。"

"岁金太过"，指金运太过之年，乃言六庚年太商运，金克木，木受克，木之子火来复之纪。凡值天干在五行属性上属金，而在十天干的排列顺序上又是单数即阳干的，即为金运太过之年。六十年中岁金太过之年有庚午、庚辰、庚寅、庚子、庚戌、庚申六年。

"燥"，指干燥、燥气，在运气学说中其义有二：一是代表干燥，一是代表清凉。"阳明燥金"在六气六步中代表五之气，在季节上代表秋季，秋天的气候比较干燥。"岁金太过"之年，由于气候较凉，春天应温不温，好像秋天气候一样，这样就会影响生物的正常生长。从五行关系来说，燥属金，春属木，"气有余则制己所胜"，因此，金气偏胜就必然要乘木，使木气受损。由于人体中的肝在五行中归属于木，"肝旺于春"，故春生之气受到影响，肝自然也要受到影响而发生疾病，故云"燥气流行，肝木受邪"。

"民病两胁下，少腹痛，目赤痛，眦疡，耳无所闻"，此因肝胆功能失调，而致人体的两胁下、少腹、目、耳等部位患病。因为足厥阴肝经"循股阴，入毛中，过阴器，抵小腹，挟胃属肝络胆，上贯膈，布胁肋，循喉咙之后，上入颃颡，连目系"，足少阳胆经"起于目锐眦"，"从耳后入耳中，循胁里，过季胁"，在五行归类上，肝属阴木，胆属阳木，因此在"岁金太过"之年，由于"燥气流行"而制木，因此可以出现上述"肝胆受邪"的症状。

"肃杀"中的"肃"字，指肃清；"杀"字，指杀灭。"肃杀而甚"，意谓在秋季里由于气候转凉，自然界生物因此出现收敛成熟的现象，由夏季的欣欣向荣而变为树凋叶落，生长现象趋于停止，这就好像被肃清和杀灭一样。因此"肃杀"二字代表秋气，从物化现象来说这也是一种正常现象。但是如果肃杀太甚，亦即秋气太甚，在气候上过于寒凉，那就会因气候严重反常而使人体"肝木受邪"，发生一系列病变。

太白星即金星。"岁金太过，燥气流行"，与天体上金星的变化密切相关，故云"上应太白星"。

"甚"，指肃杀太甚；"喘"，即气喘；"咳"，即咳嗽；"逆气"，即气往上逆之咳喘证。"肩背"，为手太阳小肠及手阳明大肠经脉循行部位，故"甚则喘咳逆气，肩背痛"。"尻"，指骶骨以下尾骶骨的部分；"阴"，指外生殖器；"股"指大腿部；"膝"，指膝关节部位；"髀"，指大腿的上半部；"腨"，指小腿肚。"胻"，又称骭骨，指人体小腿部的前内侧，相当于小腿胫骨部位。外阴部、尾骶部、大腿部、膝关节部、小腿部及足掌部的疾病，主要与人体的肝胆密切相关。盖因足厥阴肝经"起于大指丛毛之际，上循足跗上廉，去内踝一寸，上踝八寸，交出太阴之后，上腘内廉，循股阴，入毛中，过阴器"，足少阳胆经"下合髀厌中，以下循髀阳，出膝外廉，下外辅骨之前，直下，抵绝骨之端，下出外踝之前，循足跗上，入小指次指之间"。"岁金太过，燥气流行"之年，因"肃杀而甚"，不但可以出现"两胁下少腹痛，目赤痛，眦疡，耳无所闻"等病，以及"尻、阴、股、膝、髀、腨、胻、足"等肝经和胆经的症状，同时由于"胜复"的原因，岁金太过则火气来复，还可以出现"喘咳逆气""肩背痛"等心肺经的症状。

"荧惑星"，即火星。"岁金太过，燥气流行"之年，由于胜复的规律，金气偏胜时，火气必然来复，火气来复又与天体上火星变化有关，故云"上应荧惑星"。

"收气"即金气、燥气、秋收之气。"生气"，即木气、风气、春生之气。"收气峻",即"岁金太过,燥气流行"之物候。"生气下",即"肝木受邪"之物候。在"收气峻,生气下"的情况下,自然气候及物候出现了草木不能正常萌芽生长的反常现象,故谓:"草木敛,苍干凋陨。""苍",指草木。"苍干凋陨",就是指草木的干凋叶落现象。在人体疾病表现上就可以出现肺、肝、心等病候,故谓:"病反暴痛,胠胁不可反侧,咳逆甚而血溢。"

"太冲"为足厥阴肝经穴位。"太冲绝",即在太冲穴处不能触到动脉搏动。岁金太过之年,肝木受邪,如果肝木受邪太甚,太冲脉不显,那就意味着肝气已绝,表示预后不良。

综上所述,大凡岁金太过之年,从自然气候变化来说,以"燥气流行",气温偏凉为特点。从人体受病脏腑来说,以肺病及肝胆病多发为特点;从证候性质来说,以燥病为特点。由于胜复的原因,在气候变化上还可以出现热的变化甚至暴热的特殊变化,在病候上可以出现心的特殊变化。因此,在岁金太过之年,在气候变化上除了考虑凉和燥的变化以外,还要同时考虑火热的变化;在人体疾病的诊断治疗方面,除了考虑肺和肝的病变以外,还要考虑心的病变。

2. 坚成之纪

《素问·五常政大论》云:"坚成之纪,是谓收引。天气洁,地气明,阳气随,阴治化,燥行其政,物以司成,收气繁布,化洽不终。其化成,其气削,其政肃,其令锐切,其动暴折疡疰,其德雾露萧瑟,其变肃杀凋零,其谷稻黍,其畜鸡马,其果桃杏,其色白青丹,其味辛酸苦,其象秋,其经手太阴阳明,其脏肺肝,其虫介羽,其物壳络,其病喘喝,胸凭仰息。上徵与正商同。其生齐,其病咳。政暴变,则名木不荣,柔脆焦首,长气斯救,大火流,炎烁且至,蔓将槁,邪伤肺也。"

"坚成之纪",即金运太过之年,此乃言中运金太过而本经自病之纪。六十年中岁运属于金运太过之年者有庚午、庚辰、庚寅、庚子、庚戌、庚申六年。其中除庚午、庚寅、庚子、庚申四年由于是君火或相火司天，火可以克金，可以因此构成平气不计在内以外，六十年中完全属于金运太过之年者只有庚辰、庚戌两年。

"收引"，即收敛，指秋季里由于气候转凉，自然界大部分植物生长停止，小的生物也不像夏天那样活跃，出现了一派收敛的自然景象，这是指秋天里正常的气候及物候现象。故云"是谓收引"。

"天气洁"，指秋天里天气晴朗。"地气阴"，指大地明亮，也就是秋高气爽。"随"，作去字解，"阳气随"，指炎热的夏天已经过去。"阴治化"，指秋天里天气逐渐转凉。"燥行其政"，指雨季已过，气候转为清燥。"天气洁，地气明，阳气随，阴治化，燥行其政"，表述了秋天里的正常气候变化。

"物"，主要指植物。"物以司成"，意谓秋天天气转凉转燥，万物因之而完全成熟。"收气"，指收敛之气。"繁布"，指遍布各处。"物以司成，收气繁布"，意谓秋天里，天气转凉，植物至此已完全成熟可以收取，自然界普遍呈现出一片秋收的景象。

"化"，指"化生"；"洽"，指融洽，亦即恰到好处；"不终"，指不过度。"化洽不终"，意谓如果秋天气候物候完全正常，则长夏气候物候也就必然正常，因此在长夏时植物的变化完全，恰到好处。

"削"，减也。"其气削"，意谓到秋天里，阳气逐渐消减。"其政肃"，指秋季气候转凉，植物凋谢，树叶飘零的自然景象。"其令锐切"，指秋季西风劲烈凄切的景象。"其气削，其政肃，其令锐切"，是对秋天正常气候和物候变化的描述，意谓秋天里西风劲切，荒草枯物，叶落树凋，自然界呈现出一片萧瑟凄切的景象。

"折"，指折断、断裂。"暴折"，指突然断裂，此处是指突然出现的肢体运动障碍，例如出现瘫痪等病候。经云"诸暴强直，皆属于风"，因风属肝，肝主筋、主动，故"其动暴折"证候属于肝病。突发的运动障碍，就好像筋腱突然断裂一样，所以张隐庵注云："暴折，筋受其伤。""疡疮"，是指皮肤疾患。"其动暴折疡疮"，意谓金运太过之年，由于金气偏胜，气候过凉，人体之肺亦相应受病，肺主皮毛，肺病首先传肝，肝主筋，因此在临床上可以出现"其动暴折疡疮"等疾病。

"其德雾露萧瑟"是对秋天正常气候变化的描述。

"变"，指灾变。"其变肃杀凋零"，意谓金运太过之年，由于清凉太过，自然界过早地出现树凋叶落而形成灾害。

"稻"为金之谷，黍为火之谷；"鸡"为金之畜，"马"为火之畜；"桃"为金之果，"杏"为火之果；"白"为金之色，"青"为木之色，"丹"为火之色；"辛"为金之味，"酸"为木之味，"苦"为火之味。"其谷稻黍，其畜鸡马，其果桃杏，其色白青丹，其味辛酸苦"，意谓金运太过之年，由于气候反常，不但金类谷肉果菜之类的生长收成受到影响，而且由于乘侮胜复的原因，木类、火类谷肉果菜在生长收成上也会受到影响。

"其象秋"，意谓金运太过之年，其反常的气候和物候，主要表现在该年的秋季，与"其应秋"义相同。

"其经手太阴阳明，其脏肺肝"，意谓金运太过之年，人体疾病主要表现于手太阴肺经和手阳明大肠经。由于金气偏胜，必来乘木，肺气有余，必然乘肝，因此金运太过之年除了临床上表现为肺和大肠经的症状以外，还可以出现肝经的症状。

"介"，即介虫，在五行归类上属于金；"羽"，即羽虫，在五行归类上属于火。"其虫介羽"，意谓金运太过之年，由于气候反常，不但金类的动物在胎孕生长方面受到影响，而且由于乘侮胜复的原因，火类的动物在胎孕生长方面也要受到影响。

"壳"即外有坚壳的果实，这类果实在五行归类上属于金。"络"，即中有脉络的果实，这类果实在五行归类上属于火。"其物壳络"，意谓金运太过之年，由于气候反常，不但金类的果实在生长收成上要受到影响，而且由于乘侮胜复的原因，火类的果实在生长收成上也要受到影响。

"喘"，指气喘；"喝"，此处指喘息喝喝有声；"胸凭"，指胸部需要有物支撑；"仰息"，指仰卧时呼吸困难。"胸凭仰息"，即端坐呼吸。"喘喝"和"胸凭仰息"，一般见于心肺疾病。"其病喘喝，胸凭仰息"，意谓金运太过之年，金气偏胜，火气来复，因此可以出现上述肺心疾病。

五音配五运，"上徵"，属少阴君火或少阳相火司天之年。"正商"，为金运平气之年。"上徵与正商同"，意谓金运太过之年，如果同年司天之气是少阴君火或少阳相火，则太过之金运，由于火的承制作用可以构成平气。六十年中属于金运太过的六年，有四年均属于"上徵"之年，因此，金运太过之年，气候物候变化不大。

"生"，指萌芽生发；"齐"，指整齐，此处指正常。"咳"，指咳嗽。"其生齐，其病咳"，是承上句而言，意谓金运太过而逢火气司天之年，偏胜之金气被火所克而不致太过，因此就不会乘木而影响春木之生，亦即因火气司天，气候不致过度寒冷，因而不会影响植物的正常生长。但火盛可以刑金及肺，因此在临床上仍可以出现咳嗽等肺病证候，故云"其病咳"。

"政暴变"，即气候突变。"名木不荣，柔脆焦首"，指气候太凉时所出现的树凋叶萎的自然景象。"政暴变则名木不荣，柔脆焦首"，意谓金运太过之年，由于金胜乘木而天气暴凉，所以草木枯干。

"长气"，指火气；"斯救"，即自然调节，矫正过甚之凉气，以维持草木的生存。"炎烁且至，蔓将槁"，指在火气来复时出现矫枉过正的火气偏胜的过热现象。"邪伤肺也"，指在火气偏胜时，由于火盛可以刑金而出现肺病的症状。"长气斯救，大火流，炎烁且至，蔓将槁，邪伤肺也"，从五行生克制化关系来讲，在气候物候上名曰"有胜则复"，在病候上名曰"复已反病"。

综上所述，坚成的年份，称为收引。天高气爽洁净，地气亦清静明朗，阳气得阴气之助而生化，因为阳明燥金之气当权，于是万物都成熟，但金运太过，秋收之气旺盛四布，以致长夏的化气未尽而顺从收气行令。其化是提早收成，其气是削伐，其权力过于严厉肃杀，表现为刚劲，其在人体之变动为折伤和疮疡、皮肤病，其正常的气候是散布雾露凉风，其物候则为肃杀凋零的景象，在谷类是稻、黍，在畜类是鸡、马，在果类是桃、杏，在颜色是白、青、丹，它化生的五味是辛、酸、苦，其象征为秋天，在人体上相应的经脉是手太阴、手阳明，在内脏是肺与肝，化生的虫类是介虫、羽虫，生成物体属于有皮壳和筋络的一类。如果发生病变，大都为气喘有声及呼吸困难之疾。若遇金运太过而逢火气司天的年份，因为火能克金适得其平，所以说上徵与正商相同。金气得到抑制，则木气不受克制，生气就能正常行令，发生的病变为咳嗽。金运太过的年份气候剧变暴虐，故各种树木受到影响，不能发荣，使得草类柔软脆弱而焦头，但继之火气来复，好像夏天的气候前来相救，故炎热的天气又流行，蔓草被烧灼而渐至枯槁。人们发生病变，多由邪气伤于肺脏所致。

3. 金之将胜之治

金之将胜之治，取《玄珠密语》之记："金之将胜，西风数起，松篁发籁，土生卤白，地气先燥，山彰白气，肃杀乃作，木凋草萎，角音乃亏，是其兆也。于六月迎而取其化源，即先泻肺之原也。故肺之原，出于太渊，在掌后大筋一寸五分间陷者中，足手太阴所过为原。先以左手，按其原穴，得动气乃下针，至三分阳之位也，留四呼，应金之生数也。以手四面弹之，气至针下，推而进针至五分，留九呼，应金之成数也，是谓引天气而接地气也，得气乃急出之，可泻肺气之有余也，令勿伤肝也。其用药者，即用苦平之，罚金之胜。用酸全之，补肝之衰。勿食其辛物，佐金之胜也。”“金之将胜”，意谓秋季燥气隆盛用事。“肺之原”，即肺经原穴太渊。全句表述了金之将胜之年气候、物候、病候及用药、针刺之法。其详尽的“太渊刺法”，今名“金气将胜刺方”。

五、岁水太过，流衍之纪

《素问·至真要大论》云：“寒气大来，水之胜也，火热受邪，心病生焉。”“寒气”，即寒凉之水气。意谓岁水太过之年“寒气大来”，气候十分寒冷。水克火，必致心火受邪，故心病就发生了。

1. 岁水太过

《素问·气交变大论》云：“岁水太过，寒气流行，邪害心火，民病身热，烦心，躁悸，阴厥，上下中寒，谵妄心痛，寒气早至，上应辰星，甚则腹大胫肿，喘咳，寝汗出，憎风。大雨至，埃雾朦郁，上应镇星。上临太阳，雨冰雪霜不时降，湿气变物，病反腹满，肠鸣溏泄，食不化，渴而妄冒。神门绝者，死不治。上应荧惑、辰星。”

“岁水太过”，即水运太过之年，此乃言六丙阳年太羽运，水胜火，火受克，火之子土来复之纪。凡是值年天干在五行属水，在十天干的排列顺序上又为单数即阳干的，均是水运太过之年，亦即岁水太过之年。六十年中岁水太过之年有丙寅、丙子、丙戌、丙申、丙午、丙辰六年。

"寒"，指寒冷。"太阳寒水"，在六气六步中代表终之气，在季节上代表冬季。"寒气流行，邪害心火"，意谓在岁水太过之年，气候较冷，应热不热；从自然界物候来说，会影响万物的正常生长，不能欣欣向荣。寒属水，热属火，水气偏胜，就必来乘火，使火气受损。由于人体中的心在五行属火，心自然也要受到影响而发生疾病，故谓"寒气流行，心火受邪"。

"身热"，即发热。人体感受寒邪，因为寒邪束于肌表，致营卫失和，就会出现体温升高的发热现象。此即《六微旨大论》中所讲的"太阳之上，寒气治之，中见少阴"，《热论》中所讲的"人之伤于寒也，则为病热"及"今夫热病者，皆伤寒之类也"之谓。"烦心，躁悸"，指心烦、心慌。"阴厥"，即因寒而引起的手足逆冷。"上下中寒"，即上、中、下三焦，均出现寒象。"谵妄"，即谵语狂妄。"心痛"，即心前区疼痛。"寒气早至"，即冬季来早，未至而至，而成太过。"民病身热，烦心，躁悸，阴厥，上下中寒，谵妄心痛，寒气早至"，意谓岁水太过之年，"寒气流行，邪害心火"，因而这一年从气候变化来说，冬季来得比较早，也比较寒冷；从人体疾病来说，容易因伤寒而发热，也容易导致"上下中寒"，而发生"阴厥"等证，又因"诸躁狂越，皆属于火""诸痛痒疮，皆属于心"，还容易出现心痛、心跳、心慌、谵语狂妄等心病病证。

辰星，即水星。"岁水太过，寒气流行"，与天体上的水星变化密切相关，故谓"上应辰星"。

岁水太过之年，"寒气流行"，寒可以伤肾，肾被伤，则水气不行，水停在腹，则腹大如鼓；水停在腿，则为胫肿；水停在肺，则为喘咳。"寝汗出"，即睡梦中出汗，亦即盗汗，"憎风"即恶风，均与卫气有关，由于"卫气出下焦"，因此也与肾虚有关。"甚则腹大胫肿，喘咳，寝汗出，憎风"，表述了岁水太过之年，由于寒气伤肾，使肾的作用受到损害，因而在临床上可以出现以上病候。

"大雨至"，即天降大雨。"埃雾朦郁"，是形容大雨时或自然界过度潮湿时尘雾迷茫的自然景象。"镇星"，即土星。这里用以说明上述雨湿现象的发生与天体上土星的变化有关。"大雨至，埃雾朦郁，上应镇星"这些自然现象，属运气学说中的土气来复的表现。"大雨至"，意味着气温的回升，这种"复气"，亦即自然气候变化中的自稳调节表现。

"上"，指司天之气。"上临太阳"，指这一年的司天之气是太阳寒水。岁水太过之年，如果再遇上司天之气是太阳寒水，那就会寒上加寒，气候变化更加严重反常。六十年中岁水太过而又逢太阳寒水司天之年有丙辰、丙戌两年。岁运是水，司天之气也是水，岁运与司天之气的五行属性完全相同，叫"天符"，所以丙辰、丙戌两年为天符之年，意味着气候变化剧烈。

"雨冰雪霜不时降"，指"岁水太过，寒气流行"之年，由于"胜复"原因，气温时高时抵，时而为雨水，时而为霜雪，冷暖无常。"湿气变物"，指由于"寒气流行"，"土气复来"，整个气候偏寒、偏湿，因此可以使自然界物化现象出现灾变。"腹满肠鸣，溏泄食不化"之证，是指脾不化湿的临床表现。"渴"，指口渴，是由于脾为湿困，不能运布津液，因而出现口渴症状。"妄"，指谵语狂妄。"冒"，同"瞀"，指神识不清。"渴而妄冒"，指邪害心火的临床表现。"雨冰雪霜不时降，湿气变物，病反腹满肠鸣，溏泄食不化，渴而妄冒"，意谓岁水太过之年，从气候物候来说，可以出现偏寒偏湿，冷暖异常的现象；从人体病候来说，可以出现脾运失常的湿困现象以及心失神明的神乱现象。

"神门"为手少阴心经的穴位。"神门绝"，即神门穴处不能触到动脉搏动，意味着心气绝。"神门绝者，死不治"，意谓

"岁水太过""邪害心火"过甚，心气绝者预后不良。

"荧惑"，即火星。辰星，即水星。"上应荧惑、辰星"，意谓"寒气流行，邪害心火"等自然气候物候现象均与天体的水星、火星变化有关。

综上所述，大凡岁水太过之年，从自然气候变化来说，以"寒气流行"，气温较冷为特点。从人体受病脏腑来说，以肾病及心病多发为特点；从病候性质来说，以寒病多为特点。由于"胜复"原因，气候上还可以因湿气来复出现湿的变化或暴热和雨水多的特殊变化；在病候上还可以出现脾病的征候。因此，在岁水太过之年，在气候变化上除了考虑寒的变化以外，还要考虑湿的变化；在人体疾病的诊断治疗方面，除了考虑肾和心的病变外，还要同时考虑到脾的病变。

2. 流衍之纪

《素问·五常政大论》云："流衍之纪，是谓封藏。寒司物化，天地严凝，藏政以布，长令不扬。其化凛，其气坚，其政谧，其令流注，其动漂泄沃涌，其德凝惨寒雾，其变冰雪霜雹，其谷豆稷，其畜彘牛，其果栗枣，其色黑丹黅，其味咸苦甘，其象冬，其经足少阴太阳，其脏肾心，其虫鳞倮，其物濡满，其病胀。上羽而长气不化也。政过则化气大举，而埃昏气交，大雨时降，邪伤肾也。故曰：不恒其德，则所胜来复，政恒其理，则所胜同化，此之谓也。"

"流衍之纪"，即水运太过之年。六十年中岁运属于水运太过之年者有丙寅、丙子、丙戌、丙申、丙午、丙辰六年。

"封藏"，义与"闭藏"同。"是谓封藏"，意谓冬季里雪地冰川，多数植物不生不长，多数动物及昆虫因气候严寒而停止活动，匿伏过冬，以待来年，这是冬天里的正常现象。

"寒司物化"，指冬季里出现上述封藏的物候现象是由于寒冷的原因。"天地严凝"，指冬天里冰天雪地的自然景象。"藏政以布，长气不扬"，指冬天里动物匿伏和植物的不生不长的物候现象。"寒司物化，天地严凝，藏政以布，长气不扬"，说明冬天里出现上述自然景象的原因。

"凛"，指寒冷，亦有可畏之义。"其化凛"，意谓冬天里气候严寒，令人可畏。"坚"，指坚硬。"其气坚"，指冬天里的天寒地冻现象。"谧"，有平静之义。"其政谧"，指冬天动物匿伏，植物不长，自然界一派平静现象。"其化凛，其气坚，其政谧"，说明冬天里的自然景象以及出现这些自然景象的道理。

"流注"，指水的流动输注。"其令流注"，其义仍指水的正常表现。"漂泄"，指水的漂荡奔流；"沃"，指水的泡沫；"涌"，指水势汹涌。"其动漂泄沃涌"，指水太多时所出现的漂上泄下、波涌流急的现象。由于季节属冬，气候变化中属寒，物化现象上属藏，在五行归类上属水，因此这里是指水运太过。"其令流注，其动漂泄沃涌"，意谓在水运太过之年，冬令来早，气候过度寒冷，属于反常现象。

"凝惨寒雰"，指冬天里过于寒冷的气候反常变化。"冰雪霜雹"，指过于寒冷时的自然景象。"其德凝惨寒雰，其变冰雪霜雹"，意谓水运太过之年，冬季特冷，出现冰雪霜雹过多的反常现象。

"豆"为水之谷，"稷"为土之谷；"彘"，即猪，为水之畜，"牛"为土之畜；"栗"为水之果，"枣"为土之果；"黑"为水之色，"丹"为火之色，"黅"为土之色；"咸"为水之味，"苦"为火之味，"甘"为土之味。"其谷豆稷，其畜彘牛，其果栗枣，其色黑丹黅，其味咸苦甘"，意谓水运太过之年，由于气候太冷，不但水类谷肉果菜生长收成要受到影响，由于乘侮胜复的原因，其他属于土类、火类的谷肉果菜的生长收成也要受到影响。

"其象冬"，与"其应冬"同义，意谓水运太过之年，其反常气候及物候变化，主要表现在该年冬天。

"其经足少阴太阳，其脏肾心"，意谓水运太过之年，由于冬令气候严寒，人体疾病主要表现在足少阴肾经及足太阳膀胱经上；在脏腑上由于乘侮胜复的原因，除了肾病以外，还有心病病证。

"鳞"，即鳞虫，在五行归类上属于水；"倮"，即倮虫，在五行归类上属于土。"其虫鳞倮"，意即岁运太过之年，不但属于水类的鳞虫在胎孕生长方面受到影响，而且由于胜复原因，属于土类的倮虫在胎孕生长方面也要受到影响。

"濡"，指中多黏汁的果实，这类果实在五行归类上属于水；"满"，指体肥肉厚的果实，这类果实在五行归类上属于土。"其物濡满"，意谓水运太过之年，不但属于水类的果实在生长收成方面受到影响，而且由于胜复的原因，属于土类的果实在生长收成方面也要受到影响。

"胀"即肿胀，多因水饮不能正常排出体外而潴留体内。"诸湿肿满，皆属于脾"，"肾主水液"，故这疾病一般多属于脾肾疾病。"其病胀"，意谓水运太过之年，由于脾肾功能失司而在临床上出现肿胀病证。

五音"上羽"，系指太阳寒水司天之年。"长气"，即夏长之气。"羽"音在五行归类上属于水，"长气"，夏之气，在五行上属于火，水可以克火，水气太盛，则火从水化，因此生长严重受损。水运太过之年，同年司天之气又是寒水，岁运与司天之气在五行属性上相同为"天符"之年。天符之年气候变化剧烈，所以气候出现严重反常。"上羽而长气不化"，意谓水运太过之年，如果同年的司天之气又是水，则是寒上加寒，这一年的气候，整个说来，就会特别寒冷。这样就会严重影响农作物的正常生长。

"政过"，指水运太过。"化气"，指土气。"化气大举"，指土气来复。"埃昏气交"，指土气来复时湿雾迷蒙的自然景象。
"邪伤肾也"，指土气来复时，土气偏胜而又出现土来乘水的新
的损害。

"不恒其德，则所胜来复，政恒其理，则所胜同化"，这是
对岁运太过之年气候、物候、病候成因的总结。"恒"，指恒
守；"德"，指正常的物化现象。"不恒其德，则所胜来复"，意
谓岁运太过之年，由于气候反常，正常物候现象遭到损害，但
是由于自然界本身具有自调作用，因此出现相制方面的自调，
这也就是《内经》中所谓的"胜复"现象。"政恒其理"，指条
理正常或恰当。"同化"，即所胜所不胜两方面在物候上都处于
正常状态。"政恒其理，则所胜同化"，意谓五运按正常规律运
行时，尽管五运之间各有所胜所不胜，但并不出现乘侮的反常
变化，而是各司其政，气候物候均皆正常。

综上所述，流衍的年份，物候为封藏。寒气执掌万物的变
化，天地间严寒阴凝，闭藏之气行使其权力，火的生长之气不
得发扬，其化为凛冽，其气则坚凝，其权力为安静，表现是流
动灌注，其活动则或为漂浮，或为下泄，或为灌溉，或为外溢。
其性阴凝惨淡，寒冷雾气，其气候的变化为冰雪霜雹。在谷类
为豆、稷，在畜类是猪、牛，在果类为栗、枣，显露的颜色是
黑、朱与黄，化生的五味是咸、苦、甘，其象征为冬天，在人
体相应的经脉是足少阴肾、足太阳膀胱，在内脏是肾和心，化
生的虫类为鳞虫、倮虫，生成物体属充满液汁、肌肉的一类，
发生病变则是胀。若逢水气司天，水运更太过，二水相合，火
气更衰，故流衍逢上羽，火生长之气更不能发挥作用。如果水
行太过，则土气来复，而化气发动，以致地气上升，大雨不时
下降，人们发生的病变，由于邪气伤于肾脏。

3. 水之将胜之治

水之将胜之治，取《玄珠密语》之记："水之将胜，天色

沉阴，鸣鸟不语，太虚暝黯，阳光不治，冷气先至，徵音不及，荧惑不见，是其兆也。于九月应而取其化源也，即先泻肾之原也。故肾之原，出于太溪，在足内踝下足大骨下陷中，是足太阴所过为原也。先以左手，按其原穴，得动气乃下针，针入三分，阳之位也，留一呼，应水之生数也。以手四面弹之，令气至针下，即推而进针至五分，留六呼，应水之成数也，是谓引天气而接地气也。得气即急出之，即泻肾气之有余，无令伤于心气也。其用药者，即用甘以平之，罚肾气之胜也。用苦全之，补心气之衰也。无令食咸物，佐肾之胜也。""水之将胜"，意谓冬季寒气隆盛用事。"肾之原"，即肾经原穴太溪。全句表述了水之将胜之年气候、物候、病候及用药、针刺之法。其详尽的"太溪刺法"，今名"水气将胜刺方"。

第十五讲 五运不及

　　不及，即运气衰而不足，则克气大行。岁运乙、丁、己、辛、癸五阴干即是。凡属不及之运，则从大寒节后十三日交接，此即《素问·天元纪大论》所说的"运不及，其后至"。五运不及之年，在《素问》之"五常政大论"和"气交变大论"两章中有详尽的论述。

　　《素问·气交变大论》有"其不及何如"的论题，论述了六十年中属于岁运不及之年的自然气候变化以及物化现象，人体受病的脏腑及其临床表现。凡属岁运不及之年，其在自然气候变化上和人体疾病变化上的规律为本气不及则所不胜来乘，所胜反侮。这种分析方法，与前述的岁运太过之年一样，把天地人作为一个整体来研究，并总结人体疾病的规律。它如《素问·五常政大论》有"其不及奈何"的问对，即"木曰委和，火曰伏明，土曰卑监，金曰从革，水曰涸流"。该篇表述了岁运不及之年中的气候、物候和人体病候的变化规律。岁运不及之年，气候变化主要表现为气候不能与季节相应，春天里应温不温，夏天里应热不热，长夏里应湿不湿，秋天里应凉不凉，冬天里应寒不寒。人体病候则表现为春天里肝气不及，肺气偏胜；夏天里心气不及，水气上犯；长夏里脾气不及，肝气横逆；秋天里肺气不及，心火上炎；冬天里肾气不及，脾湿失运。这些基本上是以五行乘侮胜复之理加以归纳和说明的，并以此说明气候、物候以及人体病候现象。

一、岁木不及，委和之纪

1. 岁木不及

《素问·气交变大论》云："岁木不及，燥乃大行，生气失应，草木晚荣。肃杀而甚，则刚木辟著，柔萎苍干，上应太白星。民病中清，胠胁痛，少腹痛，肠鸣溏泄。凉雨时至，上应太白星，其谷苍。上临阳明，生气失政，草木再荣，化气乃急，上应太白、镇星，其主苍早。复则炎暑流火，湿性燥，柔脆草木焦槁，下体再生，华实齐化。病寒热，疮疡，痱胗，痈痤。上应荧惑、太白，其谷白坚。白露早降，收杀气行，寒雨害物，虫食甘黄。脾土受邪，赤气后化，心气晚治，上胜肺金，白气乃屈，其谷不成，咳而鼽，上应荧惑、太白星。"

"岁木不及"，即木运不及之年，此乃言六丁阴年少角运，木不及，金胜木，木之子火来复之纪。凡是值年天干在五行属木，在十天干的顺序上属于偶数即阴干的，均是木运不及之年。六十年甲子中岁木不及之年有丁卯、丁丑、丁亥、丁酉、丁未、丁巳六年。

"燥"，指气候干燥清凉。"阳明燥金"，在六气六步中代表五之气，因此在季节上代表秋季。"燥乃大行，生气失应，草木晚荣"，意谓在岁木不及之年，气候较凉，春季应温不温，好像秋天一样，因而生物的萌芽和生长就会受到影响。从五行关系来说，燥属金，温、生属木，应温不温就属于木气不及，木不及，金就要来乘之，使生气受损，草木生长缓慢。

"肃杀"，就是肃清和杀灭，代表秋凉之气。"刚木"，指坚硬的树木。王冰谓："辟著，谓辟著枝茎，干而不落也"。"辟"，同阖，有打开之义；"著"，指昭著，乃十分明显之意。"刚木辟著"，意谓坚硬的树木因燥甚而明显干裂。王冰谓："柔，软也。苍，青也。柔木之叶，青色不变而干卷也。"高士宗谓："萎，犹草也。"意谓柔软的青草因燥甚而变得干枯。"肃杀而甚，则刚木辟著，柔萎苍干"，意谓秋气太甚，春天应温不温，与秋天的气候一样，则生气停止，已生长的草木，也会因气候严重反常而干枯。

　　太白星，即金星。镇星，即土星。荧惑星，即火星。辰星，即水星。岁星，即木星。"上应太白星"，指气候变凉、变燥，春行秋令，与天体中金星的变化有关。

　　"清"，指清凉。"中清"，指人遭受清冷之气的侵袭而致脏腑虚寒。"胠胁痛，少腹痛，肠鸣溏泄"等症状，均是指金邪乘木，人体肝胃不和而出现疏泄失职的表现。"凉雨时至"，则是指天气偏凉。"民病中清，胠胁痛，少腹痛，肠鸣溏泄"，意谓岁木不及之年，"燥乃大行"，所以从自然气候来说偏于寒凉，从人体来说，由于肝气不及，疏泄失职，而出现肝胃不和的病候。

　　"谷"，指农作物。"苍"，指青色。青色的农作物属于五行中之木类。张介宾注云："谷之苍者属木，麻之类也。"岁木不及之年，属于木类的农作物生长尤其不好。

　　"上"，指司天之气。"上临阳明"，即司天之气为阳明燥金。"生气失政"，即生长之气失去作用。"上临阳明，生气失政"，意谓岁木不及之年，"燥乃大行"，生长之气本来就很差，如果再逢阳明燥金司天，那就会燥上加燥，凉上加凉，生长之气就更加衰退。六十年中岁木不及而又逢阳明燥金司天者有丁卯、丁酉两年。

　　"草木再荣"，指草木再度生长。"化气"，指土气。"化气乃急"，意谓岁木不及之年，因气候偏凉，草木在春夏生长不好。由于土气主"化"，因此，只有到土气主时的时候，才有可能较好生长。六气六步之中，四之气为"太阴湿土"。在这种年份只有到了四之气，亦即到了大暑以后、秋分以前这一段时间才能较好地生长。故谓"草木再荣，化气乃急"，亦即"草木晚荣"之意。

"苍"，即青色，此指草木生长情况。"苍早"，指早死。王冰注云："苍色之物，又早凋落，木少金乘故也。""其主苍早"，意谓岁木不及之年，"燥乃大行"，草木一方面"晚荣"，一方面又早凋。

岁木不及之年，"燥乃大行"，金气来乘。鉴于五行乘侮规律，金气偏胜，火气就要来复。气候太凉，由于气候自调的作用，反而可以出现炎热的现象，此即"复则炎暑流火"之谓。"湿"，指潮湿。"燥"，指干燥。"湿性燥"，指气候炎热时，草木水分不足出现干枯的现象。所以下文接着有"柔脆草木焦枯"之言。如此可见，"复"，虽说为自然气候本身的一种自稳调节现象，但是由于复本身也是一种特殊变化，因此在"复"的过程中，常常由于矫枉过正而出现新的灾变，故谓"复则炎暑流火，湿性燥，柔脆草木焦槁"，亦即《素问·至真要大论》"复而反病"之论。

"下体"，指草木根部。"华"，同花，指开花；"实"，指果实。"下体再生"，指草木从根部重新生长；"华实齐化"，指开花结果同时出现。"下体再生，华实齐化"，意谓在岁木不及之年，虽然在夏季也可以再出现生长现象，但是由于生长得晚，所以生长不好。

"寒热"，指发热恶寒的病。"疮疡"，指皮肤生疮或皮肤溃疡。"痱胗"，指皮肤发疹性疾病。"痈"，指肿疡，即疮疡红肿高起，焮然疼痛，周围界限清楚者。"痤"，即痤疮。"病寒热，疮疡，痱胗，痈痤"，是指心火来复时，产生的疾病，此即《内经》"诸痛痒疮，皆属于心"之谓。

"白"，指白色；"坚"，指坚硬。例如稻类，即属白坚谷物，白坚谷物在五行归类中属金。"其谷白坚"，系指在火气来复中，由于金受火刑，所以白坚之谷不能正常生长。

"白露早降，收杀气行，寒雨害物，虫食甘黄，脾土受邪"，此段经文是对岁木不及之年生物生长特点以及人体病候特点的描述。"白露早降，收杀气行"，指本年春天应温不温，春行秋令，气候偏凉。"寒雨害物"，指气候偏凉，影响生物的正常萌芽生长。"虫食甘黄"中的"甘黄"，指农作物，意即岁木不及之年，土来反侮，亦即天气偏凉时，雨水较多，农作物由于潮湿而容易生虫。"脾土受邪"，指岁木不及之年，肝气不及，疏泄失职，影响到脾的运化作用，故而在这一年中会发生脾病、湿病。

岁木不及之年，"燥乃大行"，火气来复时可出现物化反常现象和人体病变情况，故云"赤气后化，心气晚治，上胜肺金，白气乃屈，其谷不成，咳而鼽"。"赤气后化，心气晚治"，指这一年的后半年可以出现炎热现象。"白气"，指清凉之气；"乃屈"，指清凉之气消退而变为炎热。"其谷不成"句中之"谷"，即前述白坚之谷。意谓天气的异常变化使秋天应收的谷物不能正常成熟。"咳而鼽"一语中的"咳"指咳嗽，"鼽"指鼻衄，均属肺的疾病。这就是说在炎热气候中，由于火胜可以刑金，因此人体也就会因木火刑金，而出现肺的病变。

综上所述，凡属岁木不及之年，从自然气候变化来说，以"燥乃大行"，气温偏凉为特点。从自然界物化现象来说，草木生长不好，晚荣早凋。从人体疾病来说，肝气不及，疏泄失职，而出现"木衰土侮"的病机，因此除了肝本脏疾病外，还可出现脾的病证。由于胜复的原因，后半年会出现"火气来复"的现象，因此在自然气候变化上就可以出现炎热的现象，并会影响到秋天里相应谷物的正常成长和成熟。在人体方面，也可以因气候炎热而发生肺的病变，出现疟疾、咳嗽、鼻衄和皮疹等病。在岁木不及之年，在气候变化上除考虑气候偏凉的问题，还要考虑到湿和热的问题。在疾病的诊治方面，不但要考虑到肝的问题，还要考虑到脾和肺的问题。

在岁运不及的年份，尚有乘侮胜复与节气的关系。故《气交变大论》又云："木不及，春有鸣条律畅之化，则秋有雾露清凉之政，春有惨凄残贼之胜，则夏有炎暑燔烁之复，其眚东，其脏肝，其病内舍胠胁，外在关节。"

"鸣"，指音响；"条"，指树木枝条。"鸣条"，指春风吹动树木枝条发出响声。"律"，指音律；"畅"，指和调悦耳。"雾露清凉"，指凉爽气候。"鸣条律畅之化"，是指春天的正常气候变化；"雾露清凉之政"，是指秋天的正常气候变化。这也就是说春天的气候正常，秋天气候也就正常。故云："木不及，春有鸣条律畅之化，则秋雾露清凉之政。"

"惨凄残贼"，指春天里应温不温，应生不生，春天气候好像秋天一样。"炎暑燔烁"，是指夏天里的酷暑炎热。"春有惨凄残贼之胜，则夏有炎暑燔烁之复"，意谓在岁木不及之年中，春天比较凉，但是这一年的夏天却比一般更加炎热。"春有惨凄残贼之胜"，此乃岁木不及，金气来乘的结果；"夏有炎暑燔烁之复"，则是金气偏胜，火来克金的表现。于此可以看出，复气发生的时间主要在其本气主时的季节，如火气来复主要在夏天，金气来复则在秋天，木气来复则在春天等。

"眚"，义与损同，可以作损害解，亦可以作疾病或过失解。"东"，即东方。古人以东、南、西、北、中五方作为定位指标，并用以与自然气候变化、物化现象、人体生理及病理现象联系起来，用木、火、土、金、水五行加以归类，这也就是《素问·天元纪大论》中"天有五行御五位，以生寒暑燥湿风，人有五脏化五气，以生喜怒思忧恐"之谓。"其眚东"，意谓在岁木不及之年中，从自然气候来说，东风无力，气温偏低；从物化方面来说，生发不好；从疾病方面来说，肝气不足等。

肝在五行属木，故云"其脏肝"。"舍"，此处指疾病所在部位。"胠"，指人体腋下胁上的部位。"其脏肝，其病内舍胠胁，外在关节"，意谓岁木不及之年，由于肝气不及，因此人体疾病主要发生在胠胁及四肢关节部位。

2. 委和之纪

《素问·五常政大论》云："委和之纪，是谓胜生，生气不政，化气乃扬，长气自平，收令乃早，凉雨时降，风云并兴，草木晚荣，苍干凋落，物秀而实，肌肉内充，其气敛，其用聚，其动软戾拘缓，其发惊骇，其脏肝，其果枣李，其实核壳，其谷稷稻，其味酸辛，其色白苍，其畜犬鸡，其虫毛介，其主雾露凄沧，其声角商，其病摇动注恐，从金化也。少角与判商同，上角与正角同，上商与正商同。其病支废，痈肿疮疡，其甘虫，邪伤肝也。上宫与正宫同。萧瑟肃杀，则炎赫沸腾，眚于三，所谓复也。其主飞蠹蛆雉，乃为雷霆。"

"委和之纪"，即木运不及之年，此言中运木不及而从金化，金又刑木，木生火之纪。六十年中岁运属于木运而又是不及之年者有丁卯、丁丑、丁酉、丁未四年。

"胜生"者，金胜木也。"木"，在季节上代表春，在气候上属温暖，在物化现象上属生发。木运不及之年，该年气化及物化现象均不正常，春行秋令，应温反凉，应生反杀。从五行概念上来说，"秋""凉""杀"，均属于金。金与木的关系为相胜的关系，即木运不及，金来乘之，于是，春天出现了秋天的气候及物候上的反常变化，故云"是谓胜生"。

"生气不政"，指生发萌芽现象不明显；"化气乃扬"，指风少雨多湿胜；"长气自平"，指夏天应热不热，生长缓慢；"收令乃早"，指秋凉来早；"草木晚荣"，指植物生长比一般年份缓慢；"苍干凋落"，指植物早凋。故"生气不政，化气乃扬，长气自平，收令乃早……草木晚荣，苍干凋落"，是木运不及之年物候的变化。

岁木不及之年，由于"生气不政"，所以植物萌芽生长不好，但又由于"收令乃早"，于是出现提前成熟结实的现象，即未秀而早实，故云"物秀而实"。

"内充"，即充实于内，有"内坚"之义。岁运虽然是岁木不及之年，但它毕竟仍是属于木运主岁之年，所以"中坚"现象依然存在，故曰"肌肉内充"。

"敛"，指收敛；"聚"，指集中，均属秋气之用。"其气敛，其用聚"，意谓岁木不及之年，春行秋令，所以物候反常。

"动"，指变动。"软"，指瘫痪；"戾"，指痉挛；"拘"，指拘急；"缓"，指弛缓。"软戾拘缓"，指人体运动障碍。"惊骇"，即惊怕。这些表现均系人体肝的作用反常表现。"其动软戾拘缓，其发惊骇，其脏肝"，全句意谓岁木不及之年，人体肝气相应不及，所以在临床上表现出上述肝病症状。

"枣"为土之果，"李"为木之果；"核"为木之实，"壳"为金之实；"稷"为土之谷，"稻"为金之谷；"酸"为木之味，"辛"为金之味；"白"为金之色，"苍"为木之色；"犬"为木之畜，"鸡"为金之畜；"毛"为木之虫，"介"为金之虫。"其果枣李，其实核壳，其谷稷稻，其味酸辛，其色白苍，其畜犬鸡，其虫毛介"，意谓岁木不及之年，由于其不及，金来乘之，土来侮之，因而也就出现了金、土偏胜的现象，并且影响其所属相应动物的正常生长。在岁木不及之年里，不但属木类的谷肉果菜生长不好，其他属金类和土类的谷肉果菜也同样受到影响而生长不好。在岁木不及之年，不但要考虑春天的气候和物候变化特点，而且必须同时考虑对其他季节的影响问题。

"雾露凄沧"，指气候寒凉。"其主雾露凄沧"，意谓岁木不及之年，气候偏凉。

"摇动"，指肢体抽搐或肌肉颤动；"注"，指腹泻；"恐"，指恐惧惊怕。均属肝病病征。"其病摇动注恐"，意谓岁木不及之年，人体肝的功能相应不足，所以在临床上出现上述证候。

"从金化也"，"化"，即同化。《至真要大论》谓："各归不胜而为化。"木运不及，金来乘之，所以木就为金所同化，出现了春行秋令，春天里应温不温，反而出现了清凉的现象，春天好像秋天一样。

宫、商、角、徵、羽五音分别代表土、金、木、火、水五运。五运之中分为平气、太过、不及三种情况，因此五音之中又分正、少、太三种情况。正代表平气，少代表不及，太代表太过。这在运气学说中称作"五音建运"。"角"代表木运，"少"代表不及，因此这里所说的"少角"，就是指木运不及之年。"判"，为"半"字之假借字。"商"指金运。"判商"即半个金运。"少角与判商同"，意谓岁木不及之年，由于金气来乘，所以木本身所代表的气候、物候现象已不明显，有一半与金所代表的气候、物候现象相似。此即前述的"从金化"之意。

"上角与正角同"，意即木运不及之年，如果遇上当年的司天之气是厥阴风木，则不及的木运便可以由于得到了司天之气的帮助而改变木运不及的情况转为正常，构成平气之年。以丁巳年为例，丁巳年的年干是丁，丁壬化木，因此丁巳年是木运。丁是双数，即阴干，属于木不及，所以丁巳年是木运不及之年。丁巳年的年支是巳，巳亥厥阴风木司天，因此丁巳年的司天之气是厥阴风木。丁巳年从五运来说是木运不及，从六气来说是风木司天，根据运不及而得助即可构成平气的原则，丁巳年不及的木运可以得到厥阴风木司天之气的帮助，从而构成平气，因此丁巳年便是木运平气之年。

"上商"，指阳明燥金司天。"正商"，指金运平气之年。"上商与正商同"，意即木运不及之年，金气来乘，木从金化，如果再遇上阳明燥金司天之年，那就更是乘上加乘，以致木的本性完全丧失，变成和金运平气之年中秋天的气候一样，也就是说，这一年中春天不温暖，无生意，其实是春行秋令，严重反常，自然界一片肃杀之象。

"支"，同"肢"。"其病支废，痈肿疮疡"，即岁木不及，肝阴不足，筋脉失濡，而四肢痿弱不用。岁木不及之年，由于金来乘木，春行秋令，但由于胜复的原因，这一年夏天可出现火来复金的暴热之象，此即"诸痛痒疮，皆属于心"之谓。

"甘"，为土之味，"其甘虫"，意谓木运不及之年，可以出现土来反侮的现象，自然气候风少雨多湿盛，甘味植物因气候潮湿过甚而容易生虫。

"上宫"，指太阴湿土司天；"正宫"，指土运平气之年。"上宫与正宫同"，意谓岁木不及之年，不但金乘，而且也可以出现土侮。如果再遇上太阴湿土司天之年，那就更会侮上加侮。这一年的春天，好像土运平气之年的长夏季节一样，这一年中春行长夏之令，已经感受不到春天，完全属于反常之令。

"萧瑟肃杀"，是指秋天的自然景象；"炎赫沸腾"，是指夏天的炎热景象。"萧瑟肃杀，则炎赫沸腾"，意谓在岁木不及之年中，由于金气来乘，春行秋令，但是由于胜复原因，这一年的夏天可以出现火来复金的暴热现象。

"眚"，即损害；"三"，为肝木之生数。《难易寻源》云："洛出书，圣人则之。载九履一，左三右七，二四为肩，六八为足，五居其中，阴居四维，阳居四正。虚其中十，众妙之门，是为九宫。"以"三"代表东方和春天。"眚于三"，意谓岁木不及之年，自然气候和物候的损害，主要表现在该年的春季和东方地区。这与《气交变大论》中"其眚东"之内容完全相同。

"飞"，指蛾一类飞虫；"蠹"，指蛀虫；"蛆"，指蛆虫；

"雉"，指野鸡；"雷霆"，指打雷。这些虫类及雷霆的出现，多在夏令极热之时。"其主飞蠹蛆雉，乃为雷霆"，是承上句"萧瑟肃杀，则炎赫沸腾"而言，意谓在岁木不及之年，由于火来复金，夏天暴热，于是出现上述"飞蠹蛆雉"增多、雷霆大作的物候。

综上所述，委和的年份，称为胜生。土不畏木，生气不能很好地行使职权，化气于是发扬，木不能生火，长气自然平静，金胜木，收令于是提早，而凉雨不时下降，风云经常起发，草木不能及时繁荣，并且易于干枯凋落，万物早秀早熟，皮肉充实。其气收敛，其作用拘束，不得曲直伸展。在人体的变动是筋络拘挛无力，或者易于惊骇，其应于内脏为肝，在果类是枣、李，所充实的是核和壳，在谷类是稷、稻，在五味是酸、辛，在颜色是白、苍，在畜类是犬和鸡，在虫类是毛虫、介虫，所主的气候是雾露寒冷之气，在声音为角、商。发生病变常见摇动和恐惧，这是由于木运不及而从金化的关系。所以少角等同于判商。若逢厥阴风木司天，则不及的木运得司天之助，也可以成为平气，所以委和逢上角，则其气化可与正角相同。若逢阳明燥金司天，则木运更衰，顺从金气用事，所以逢上商便和正商相同，在人体可发生四肢痿弱、痈肿、疮疡、生虫等病，这是由于邪气伤肝和火气报复的原因。如正当太阴湿土司天，因土不畏木，亦能形成土气用事，而成为土之平气，所以逢上宫则和正宫相同。故委和的年份，起初是一片萧瑟肃杀的景象，但随之则为火热蒸腾，其灾害应于东方，这是由于金气克木，迫使火气前来报复。火气来复，多见飞虫、蠹虫、蛆虫和雉，木郁火复，则发为雷霆。

二、岁火不及，伏明之纪

1. 岁火不及

《素问·气交变大论》云："岁火不及，寒乃大行，长政不用，物荣而下。凝惨而甚，则阳气不化，乃折荣美，上应辰星。民病胸中痛，胁支满，两胁痛，膺背肩胛间及两臂内痛，郁冒朦昧，心痛暴喑，胸腹大，胁下与腰背相引而痛，甚则屈不能伸，髋髀如别。上应荧惑、辰星，其谷丹。复则埃郁，大雨且至，黑气乃辱，病鹜溏腹满，食饮不下，寒中肠鸣，泄注腹痛，暴挛痿痹，足不任身。上应镇星、辰星。玄谷不成。"

"岁火不及"，指火运不及之年，此言六癸阴年少徵运，火不及，水胜火，火之子土来复之纪。凡是年干属于火运而且在天干排列顺序上为偶数，即阴干的年份，就是火运不及之年。以癸酉年为例，年干是癸，戊癸化火，凡是逢癸之年都是火运。癸在十天干排列顺序上为偶数，属阴干，阴干属不及，因此癸酉年从大运来说是岁火不及之年。六十年中属于岁火不及之年者有癸酉、癸未、癸巳、癸卯、癸丑、癸亥六年。

"寒乃大行"，指岁火不及之年，在气候上偏于寒冷。"长"，指万物的生长。从自然气候来讲，夏属火；从生长化收藏来看，"长因夏"，夏主长。"长政不用"，意谓火不及，寒乃大行，则不能发挥其使万物正常生长的作用。因热属火，寒属水，"其不及，则己所不胜侮而乘之"，火不及，水就来乘，所以岁火不及之年，就必然是"寒乃大行，长政不用"之候。

"物荣"，指万物欣欣向荣。"物荣而下"，指岁火不及之年，由于气候比较寒冷，因此万物生长受到影响而不能欣欣向荣，亦即前述"长政不用"之意。"凝惨"，指寒冷时生机好像停止而呈现凝滞萧条阴惨的景象。"阳气不化"，指阳气不足，不能化生万物，而致"乃折荣美""凝惨"之象。"物荣而下，凝惨而甚，则阳气不化，乃折荣美，上应辰星"，是解释在气候寒冷时，万物不能较好生长的原因，其在天上应水星。

"民病胸中痛，胁支满，两胁痛，膺背肩胛间及两臂内痛，郁冒朦昧，心痛暴喑，胸腹大，胁下与腰背相引而痛，甚则屈不能伸，髋髀如别"，此乃"岁火不及，寒乃大行"之年，人体比较多见的病候。火不足则阴邪盛而心气伤，六戊岁火太过之年，与六癸不及之年，其病相同，其一热一寒即缘于徵运之刚柔。在五行归类上"火"与"心"属于一类，"寒"与"肾"属于一类，也就是说，在岁火不及的年份里，从人体发病脏腑来说，以心病和肾病比较多见；从证候性质来说，以寒证比较多见。胸中痛，膺背痛，说明病在心。肩胛间及两臂内侧为手厥阴和手少阴经脉的循行部位，其病亦属心的部位。"暴喑"，指突然不能言语，多属心病。"朦昧"，指神志不清，亦属心病。岁火不及而肾阳式微，致"阳气不化"，水邪潴留胸腹，而致"胸腹大"。"腰背"属于肾与膀胱的部位，腰背痛多属肾寒而致肾之外府和膀胱经之经脉运行不畅。"髋髀如别"，意谓髋部和大腿上部剧烈疼痛，好像髋部和股部要分开一样。《素问·藏气法时论》把"胸中痛，胁之满，胁下痛，膺背肩胛间痛，两臂内痛，虚则胸腹大，胁下与腰相引而痛"均定位为"心病"。《灵枢·经脉》把"脊痛腰似折，髀不可以屈"，列为足太阳膀胱经"是动病"的临床表现。膀胱与肾相表里，因此亦可定位在肾。上述症状描述归属心肾病变，与本篇所述基本相同。

"谷"，指谷物。"丹"，指红色。红色的谷物在五行归类属火一类。岁火不及之年，由于气候上应热不热，农作物因此生长不好，五谷中属火的这一类，例如黍类或麦类，尤其生长不好。

岁火不及之年，"寒乃大行"，"寒"在五行中属于水，水气偏胜，土就要来复它，故云"复则埃郁，大雨且至"。寒甚意味着霜雪，不下霜雪而下大雨就意味着气温的回升，就是土气来复的自然表现。"黑气"，黑在五行中属于水色，此处代表寒气。"黑气乃辱"，意谓在土气来复的情况下，寒气偏胜的现象就可以自然消退而恢复正常。

"鹜"，就是鸭；"溏"，指大便不成形。鸭的大便常不成形，因此，人的大便不成行者，谓之曰"鹜溏"。"挛"，指痉挛拘急；"痿"，指肢体痿弱；"痹"，指肌肉关节疼痛麻木。"足不任身"，指两足不能支持身体，即不能站立。"病鹜溏腹满，食饮不下，寒中肠鸣，泄注腹痛，暴挛痿痹，足不任身"诸症，从病变部位来说多属脾胃病；从证候性质来说，多属寒湿证。《素问·藏气法时论》有"脾病者，身重，善肌肉痿，足不收行，善瘛，脚下痛，虚则腹满肠鸣，飧泄食不化"之论，意谓土气来复的过程中，人体可以因感受湿邪而出现脾胃寒湿的症状。

在天上应土星、水星，气候寒冷潮湿。故云"上应镇星、辰星"。

"玄"，有黑色之义；"玄谷"，即黑色谷物。"玄谷不成"，意谓在"岁火不及，寒乃大行"之年，由于土气复来的原因，水类谷物，例如豆类谷物，常常因此生长不好。

综上所述，凡属岁火不及之年，从自然气候变化来说，以偏于寒冷为特点；从物化现象来说，农作物由于寒冷不能较好地生长；从人体疾病来说，以心肾虚寒等病比较多发。由于胜复的原因，从气候变化来说，可以出现湿邪偏胜的特殊气候变化；从人体疾病来说，还可以出现脾胃湿盛等证候。因此在分析自然气候变化和人体疾病的时候，要综合考虑。

该篇又云："火不及，夏有炳明光显之化，则冬有严肃霜寒之政；夏有惨凄凝冽之胜，则不时有埃昏大雨之复。其眚南，其脏心，其病内舍膺胁，外在经络。"

"炳"，指光明显著，亦指点燃。"严"，指严厉。"肃"，指肃杀。"火不及，夏有炳明光显之化，则冬有严肃霜寒之政"，意谓夏天炎热，冬天寒冷，这是正常的气候变化。

"惨凄凝冽"，为寒冷之象；"埃昏大雨"，指湿土如雾，大雨倾盆。"不时"，即随时，亦即不固定于一个季节。"夏有惨凄凝冽之胜，则不时有埃昏大雨之复"，全句意谓在岁火不及的年份里，夏天比较寒冷，应热不热，同时还可以随时出现阴雨的反常变化。五行夏天属于火，寒冷属于水。"夏有惨凄凝冽之胜"是岁火不及，水气来乘的结果。阴雨、潮湿属于土，"不时有埃昏大雨之复"，则是由于水气偏胜，土来克水的表现。值得指出的是，其他复气均出现在其本气主时之时，而为什么惟土气来复独言"不时"，这是因为"土生万物而法天地"。"脾主长夏"，"通于土气"，土旺四季，故它的作用贯穿于全年四时之中，而不仅独主于一个季节，因此，把一年四季中的最末一个月，即辰、戌、丑、未四个月作为土主之时。本节即采取了土旺四季的说法，认为土气来复的时间为"不时"，也就是不固定于一时，而是四季皆可有复。

在岁火不及之年中，其自然气候是南风很少，夏行冬令，应热不热，阴天较多，雨水较多，物候变化是生长不好，病候常出现心气不足等，这均属于"其眚南"的范围之内。

心在五行中属火，故云"其脏心"。由于手少阴心经与手厥阴心包经"起于心中"，"下出腋下"，或"起于胸中"，"循胸出胁，下腋"，因此心病出现于胸胁部及经络系统。

2. 伏明之纪

《素问·五常政大论》云："伏明之纪，是为胜长。长气不宣，藏气反布，收气自政，化令乃衡，寒清数举，暑令乃薄，承化物生，生而不长，成实而稚，遇化已老，阳气屈伏，蛰虫早藏。其气郁，其用暴，其动彰伏变易，其发痛，其脏心，其果栗桃，其实络濡，其谷豆稻，其味苦咸，其色玄丹，其畜马彘，其虫羽鳞，其主冰雪霜寒，其声徵羽，其病昏惑悲忘，从水化也。少徵与少羽同，上商与正商同，邪伤心也。凝惨凛冽，则暴雨霖霆，眚于九，其主骤注，雷霆震惊，沉阴淫雨。"

"伏明之纪"，指火运不及之年，六十年中岁运属于火运不及者，有癸酉、癸未、癸卯、癸巳、癸丑、癸亥六年。其中癸巳、癸亥又属于平气之年，因此实际上只有四年为不及之年。

"胜"，即相胜；"长"，即生长。火在季节上属夏，在气候上属热，在物化现象上属长。水克火，故火之所不胜者为水，水在季节上属冬，在气候上属寒，在物化现象上属藏。"是为胜长"，意谓火运不及之年，夏天里应热不热，相对寒冷。生物生长一定要在适当温度下才能正常进行，应热不热，相对寒冷，就意味着生物的生长不能正常进行。从五行概念上来说，长属火，热属火，藏属水，寒属水，水火之间，水可以胜火，火不及，水就要来乘之。此即"伏明之纪，是为胜长"之由。"胜长"者，水胜火之谓也。

"长气"，即生长之气；"不宣"，即不明显；"藏气"，即闭藏之气；"反布"，即反而布施；"收气"，即秋天秋凉之气；"自政"，即自行其政。"长气不宣，藏气反布，收气自政"，意谓火运不及之年，夏天里应热不热，反而出现了相对寒凉的气候，夏行秋冬之令，气候反常，植物长势不良。

"衡"，有平衡之义，此处应作恢复正常解。"化令乃衡"，意谓火运不及之年，水来乘之，因而出现了夏天应热不热甚至夏行冬令，出现寒冷的反常现象，但是由于胜复规律，有胜就有复，水来乘火，则土必来复之，因而在土气主时的长夏季节，自然气候可以因为自动调节的功能，而重新恢复正常状态。

"寒清数举，暑令乃薄，承化物生，生而不长，成实而稚，遇化已老",这里表述的是火运不及之年气候和物候征象。"寒",指寒冷;"清",指清凉;"数",指多次;"举",指发生。"寒清数举",意谓火运不及之年,夏天里多次出现寒冷的反常气候变化。"暑令",即夏令;"薄",指少、短。"暑令乃薄",意谓火运不及之年,夏季应热不热,时间也短,不像正常的夏季。"承",指应承;"化",此处是指春天风气之化。"承化物生",意谓火运不及之年,春天里气候变化不大,所以生物仍然能够萌芽、生发。"生而不长,成实而稚",此句乃承上文,意谓火运不及之年,生物在春天虽然也能萌芽、生发,但是由于夏天应热不热,所以不能继续正常地生长。由于长得不好,所结出来的果实就不成熟。"化",指土气,此处指长夏季节。"老",指衰老,此处指枯萎。"遇化已老",意谓火运不及之年,由于应热不热,经常出现寒潮,所以长势不好。到了长夏季节,气候转为热而潮湿,雨水也多了,但是生物本身已经枯萎衰老,错过了生长期,因而仍然生长不好。

"阳气屈伏",指火运不及之年,气候应热未热。"蛰虫",指冬天蛰伏的动物。"蛰虫早藏",指这些动物早早地蛰伏起来,准备过冬。"阳气屈伏,蛰虫早藏。"意谓夏行冬令,相对寒冷,所以蛰虫早藏。

"郁",指抑郁;"暴",指暴烈。"彰伏变易",意谓火运不及之年,夏天本来应有的炎热之气为寒冷所束,处于一种抑郁的状态,抑郁到了一定程度,就要发作出来,而且往往比正常应有之气还要激烈。"其气郁,其用暴,其动彰伏变易",意谓火运不及之年,夏天里气候变化有郁有发,因此出现暴冷暴热的反常气候。

"其发痛,其脏心",意谓火运不及之年,人体心阳相应不足,由于心主血、主脉,心阳不足,而血脉流行受阻,所以可以在临床上出现疼痛症状。此即《素问·至真要大论》"诸痛痒疮，皆属于心"之谓。

"栗"为水之果，"桃"为金之果；"络"为火之实，"濡"为水之实；"豆"为水之谷，"稻"为金之谷；"苦"为火之味，"咸"为水之味；"玄"，即黑色，为水之色，"丹"为红色，为火之色；"马"为火之畜，"彘"为水之畜；"鳞"为水之虫，"羽"为火之虫。"其果栗桃，其实络濡，其谷豆稻，其味苦咸，其色玄丹，其畜马彘，其虫羽鳞"，全句意谓火运不及之年，不但火类动植物的生长要受到影响，而且由于火气不及，水乘金侮的原因，水类及金类的动植物在生长也要受到一定影响。

火之所不胜为水，因此水为火之主。"主冰雪霜寒"，意谓火运不及之年，应热不热，夏主行冬令，出现了水来胜火之象。

"昏惑"，指神识不清；"悲"，指悲哀；"忘"，指善忘。这些均属精神情志上的反常现象。因心主神明，故精神情志变化为心之所主。"其病昏惑悲忘"，意谓火运不及之年，由于心气相应不足，所以在临床上可以出现上述神失所主的反常现象。

"从水化也"，此句说明上述各种现象之所以发生，是因为火运不及，水来乘之，火从水化。

"少徵"，即火运不及之年。"少羽"，即水运不及之年。水运不及之年则土来乘之，火来侮之，亦即这一年的冬令应冷不冷。"少徵与少羽同"，意即火运不及之年，这一年夏天应热不热。

"上商"，指燥金司天之年。"正商"，指金运平气之年。"上商与正商同"，意谓火运不及之年，本来就是水乘金侮，如果再遇上阳明燥金司天，则金气反侮的现象就更加严重。

"凝惨凛冽"，指寒冷；"暴雨霖霪"，指大雨。这里是讲运气中的胜复现象。"凝惨凛冽，则暴雨霖霪"，全句意谓火运不及之年，夏天十分寒冷，但是由于胜复原因，到了长夏季节土气来复，又出现雨水很多，气候变为炎热而潮湿。

"洛书之数"以九数代表南方，属夏季。"眚于九"，意谓火运不及之年，其反常现象主要表现在南方及夏季。

"骤注"，指暴雨；"雷霆震惊"，指雷电交作。"沉阴"，指阴云蔽日，天气阴沉；"淫雨"，指大雨成灾。"其主骤注，雷霆震惊，沉阴淫雨"，全句是指火运不及之年，长夏季节里土气来复时的自然景象，意谓火运不及之年，在长夏时常出现暴雨、雷电交加等气候变化。

综上所述，伏明的年份，称之为胜长。因长气不得发扬，藏气反见布散，收气也擅自行使职权，化气被平定而不能发展，故寒冷之气常现，暑热之气衰薄，万物虽承土的化气而生，但因火运不足，虽生而不能成长，虽能结实，然而很小，乃至生化的时候，已经衰老，阳气屈伏，蛰虫早藏。火气郁结，所以当其发作时，必然暴烈，其变动每隐现多变，在人体病发为痛，其应于内脏为心，其在果类为栗和桃，其所充实的是络和液汁，在谷类为豆和稻，在五味为苦和咸，在颜色为玄和丹，在畜类为马和猪，在虫类是羽虫、鳞虫，在气候主冰雪霜寒，在声音为徵、羽，若发生病变则为精神错乱，悲哀易忘，这是火运不及而从水化的原因。所以少徵和少羽相同。若逢阳明燥金司天，因金不畏火，形成金气用事，而成为金之平气，所以伏明逢上商则与正商相同。所发之病，是由于邪气伤心，火运衰，所以有阴凝惨淡、寒风凛冽的现象，但随之而暴雨淋漓不止。其灾害应于南方，土气来复，以致暴雨下注，雷霆震惊，乌云蔽日，阴雨连绵。

三、岁土不及，卑监之纪

1. 岁土不及

《素问·气交变大论》云："岁土不及，风乃大行，化气不令，草木茂荣，飘扬而甚，秀而不实，上应岁星。民病飨泄霍乱，体重腹痛，筋骨繇复，肌肉瞤酸，善怒。藏气举事，蛰虫早附，咸病寒中。上应岁星镇星，其谷龄。复则收政严峻，名木苍凋，胸胁暴痛，下引少腹，善太息。虫食甘黄，气客于脾，龄谷乃减，民食少失味。苍谷乃损，上应太白、岁星。上临厥阴，流水不冰，蛰虫来见。藏气不用，白乃不复，上应岁星，民乃康。"

"岁土不及"，指土运不及之年，此言六己阴少宫运，土不及，木胜土，土之子金来复之纪。凡是年干属于土运而且在天干排列的顺序上是偶数即阴干的年份，就是土运不及之年。以己巳年为例。己巳年的年干是己，甲己化土，凡是逢己之年都是土运，己在十天干的排列顺序上属于偶数，即阴干，阴干属于不及，因此己巳年从大运来说便是土运不及之年。六十年中属于土运不及之年有己巳、己卯、己丑、己亥、己酉、己未六年。

"风"，在气候上指风，在季节上指春，在物化上指生，在气温变化上指温暖。"化"，在气候变化上指下雨和潮湿，在季节上指长夏，在物化现象上指化，在气温变化上指炎热而潮湿。"令"指季节。"化气不令"，即应该下雨的季节不下雨，应该潮湿的季节不潮湿，气候变化与季节不相应。"风乃大行"，即在上述"化气不令"的情况下，长夏季节不是下雨而是多风，好像春天一样。用五行概念来说，风属木，化属土，土不及，则木来乘之，所以，岁土不及之年，"化气不令"，就必然是"风乃大行"。

"草木茂荣，飘扬而甚，秀而不实"，此乃岁土不及之年的物化现象。岁土不及之年，"风乃大行"，风主生，所以草木生长比较茂盛，此即"草木茂荣"之谓。由于风气偏胜，常常因大风而将萌芽生长的草木吹坏吹散，故谓"飘扬而甚"。由于

"化气不令"，下雨很少，因此已经生长的草木也不能正常生长而成熟。

"民病飧泄霍乱，体重腹痛，筋骨繇复，肌肉瞤酸，善怒"，此乃土不及而木乘之，皆脾弱肝强之病候。"飧泄"，指消化不良性腹泻。"霍乱"，指上吐下泻。"繇"，同摇，指摇动。"复"，指反复。"筋骨繇复"，意谓肢体痉挛，拘急抽动。"瞤"，指瞤动，意谓肌肉颤动。以上病候均属脾弱湿困的临床表现。腹痛、筋骨繇复、肌肉瞤酸、善怒，均见于脾虚肝乘之证。岁土不及之年，由于"风乃大行，化气不令"，人应之则会在临床上出现脾虚肝乘之证。

"藏气"，指冬令之气，亦即闭藏之气。"蛰虫"，指蛰伏泥土中过冬的虫类；"附"，指归附。"蛰虫早附"，是说岁土不及，水气反侮，冬令闭藏之气早到，使蛰虫提前入蛰。"寒中"，指受寒，或指疾病性质属于寒。"藏气举事，蛰虫早附，咸病寒中"，意谓在岁土不及的年份里，可以因为"风乃大行"而出现前述的一系列物候的反常现象，以及一系列脾虚肝乘的病候，而且还可以由于"己所胜，轻而侮之"，而出现反克现象，即冬令来早，动物因早寒而过早地蛰伏过冬，人体也因为早寒易于受寒而病。

"龄"，指黄色；"龄谷"，指黄色谷物，例如小米之类谷物。黄色为土色，"其谷龄"，意谓岁土不及之年，属土类的谷物，在生长方面将受到影响。

"复"，即报复或恢复，此指复气。"收政"，指"金气"。岁土不及之年，"风乃大行"，木气偏胜而克土，所以到了一定时候金气来复，故谓"复则收政严峻"。在复的过程中，由于金主肃杀，所以草木会出现"名木苍凋"的物候，在人体疾病上会出现肺盛乘肝的病候，如"胸胁暴痛，下引少腹，善太息"等。在五行关系中，相乘相侮常同时存在，在木为金乘的情况下，还会出现土反侮木的情况，因而有湿胜出现，又因湿生虫，而出现味甘色黄的植物被虫蚀食的情况。"复则收政严峻，名木苍凋，胸胁暴痛，下引少腹，善太息，虫食甘黄"，表述了"胜复"虽然是自然界的一种自稳调节现象，但在这个自调过程中却又不断地产生出新的偏胜和失调现象，因而又不断地要进行新的自调。自调的过程，是一种非有序稳态。生命现象也正是在这个盛衰盈虚不断转化的过程中，不断向有序方向发展和变化。

"苍谷"，指青色谷物，如麻、麦一类谷物。苍为木色，"苍谷"的生长良否，与木气正常与否有关。在金来复木的情况下，木气受损，因而属木类的苍谷也要相应受到损害。土运不及之年，天上金星光亮，而土星减明，故云"上应太白、岁星"。

"上临厥阴，流水不冰，蛰虫来见，藏气不用，白乃不复"，此乃厥阴风木司天之年的物候和病候。"上"，指司天之气。"上临厥阴"，即厥阴风木司天之年。此文是承前面所述之"藏气举事，蛰虫早附，咸病寒中"之后而言，意谓在"岁土不及，风乃大行"之年，如果再遇上厥阴风木司天之年，则风气更甚。风与温同属一类，因此这一年在气候上便偏温偏热，因而就可以出现"流水不冰""蛰虫来见""藏气不用"的现象。由于气候偏温不凉，所以也就不会出现"名木苍凋"等"收政严峻"的现象。"白"字，在此指"秋""凉"而言，故谓"白乃不复"。

王冰注云："岁厥阴上临，其岁少阳在泉，火司于地，故蛰虫来见，流水不冰也，金不得复，故岁星之象如常，民康不病。"

综上所述，凡属岁土不及之年，从自然气候变化来说，偏于干燥，雨水不足，风气偏胜；从农作物的生长来说，以"秀而不实"为特点；从人体疾病情况来看，以肝脾等病候多见。由于胜复乘侮方面的原因，还可以出现寒凉偏胜的特殊气候变化，及肺肾等脏腑的特殊病理变化，因此，在分析自然气候变化和人体疾病的时候，要予以综合考虑和分析。

该篇又云："土不及，四维有埃云润泽之化，则春有鸣条鼓拆之政；四维发振拉飘腾之变，则秋有肃杀霖霆之复。其眚四维，其脏脾，其病内舍心腹，外在肌肉四肢。"

"四维"，此处是指四季月。《素问·至真要大论》云："寒暑温凉，盛衰之用，其在四维。故阳之动，始于温，盛于暑；阴之动，始于清，盛于寒。春夏秋冬，各差其分。故大要曰：彼春之暖，为夏之暑，彼秋之忿，为冬之怒，谨按四维，斥候皆归，其终可见，其始可知。"明确地指出了"四维"就是辰、戌、丑、未四季月（即三、九、十二、六月）。"埃云润泽"，指正常的降雨现象。"鸣条"，指正常的春风。"鼓拆"，指在春风的鼓动下，植物破荄而出的萌芽生长现象。"土不及，四维有埃云润泽之化，则春有鸣条鼓拆之政"，全句意谓一年四季中降雨量正常，雨水充足，则春天里万物生长就自然良好。

"振拉飘腾"中的"振"字，指振动；"拉"，指破坏或摧残；"飘腾"，指飘起升腾。此处是指狂风摧屋拔树的现象。"霖霆"，指久雨成灾。"四维发振拉飘腾之变，则秋有肃杀霖霆之复"，意谓岁土不及之年，一年四季降雨量较少，可以出现风灾，但到了秋天又可以出现暴雨大雨。从五行概念来说，风属木，雨属土，"四维发振拉飘腾之变"，是岁土不及之年，木气未乘的结果。"肃杀"属金，"秋有肃杀霖霆之复"，则又是风气偏胜，金来克木的表现。不过"霖霆"，则不能用金克木来解释。这只能理解为木为金制之后，木不能制土，因而土气又出现失制的现象，所以淫雨成灾。此亦即"复已反病"之谓。

"其眚四维"，意谓在岁土不及之年里，由于雨水失调，自然界物候及人体病候出现反常变化，凡属于与土类的各方面内容，均会受到损害。由于五行之中，"土载四行"，"土为万物之母"，因此，土气不及时，木、火、金、水四行也均会受到损害，生物的生、长、化、收、藏均会受到影响，故谓"其眚四维"。

脾五行属土，故云"其脏脾"。"心"指胃脘部；"腹"指腹部。人体胃脘部及腹部与脾胃密切相关，人体肌肉、四肢均属于脾之所主，而脾在五行归类上又属于土，所以岁土不及之年，人体也相应出现脾气不足而在心腹、肌肉、四肢等部位发生疾病。

2. 卑监之纪

《素问·五常政大论》云："卑监之纪，是谓减化。化气不令，生政独彰，长气整，雨乃愆，收气平，风寒并兴，草木荣美，秀而不实，成而秕也。其气散，其用静定，其动疡溃痈肿，其发濡滞，其脏脾，其果李栗，其实濡核，其谷豆麻，其味酸甘，其色苍黄，其畜牛犬，其虫倮毛，其主飘怒振发，其声宫角，其病留满痞塞，从木化也。少宫与少角同，上宫与正宫同，上角与正角同。其病飧泄，邪伤脾也。振拉飘扬，则苍干散落，其眚四维。其主败折虎狼，清气乃用，生政乃辱。"

"卑监之纪"，指土运不及之年，为中运土不及而从木化，风又胜之纪。六十年中岁运属于土运不及之年者，有己巳、己卯、己丑、己亥、己酉、己未六年。除己丑、己未两年为平气不计在内外，实际上只有四年。

"化"，指化生或变化；"减"，指减弱或不足。"化"，在五行上指土的作用，在季节气候上指每年的长夏，在季节气候上指湿热。"是谓减化"，意谓土运不及之年，由于长夏雨水不多，植物生长变化不完全，生化现象处于衰减不足的状态。

"化气"，即土气，这里是指湿热之气；"令"，指长夏行令；"生政"，指春生之气；"彰"，指彰明显著。"化气不令，生政独彰"，意谓土运不及之年，在长夏季节中雨水不多，应热不热，没有呈现湿热郁蒸的现象，与长夏应有的气候不相应，但是春天的气候和物候现象却十分明显。

"长气"，此处是指夏气；"整"，具完整、正常之义。"长气整"，指夏长之气正常。"雨"，此处是指土气；"愆"，即往后延迟。"雨乃愆"，指长夏时节应雨不雨，至而未至。"收气"，指秋凉之气；"平"，指正常。"收气平"，指秋气正常。"长气整，雨乃愆，收气平，风寒并兴"，意谓土运不及之年，其气候反常变化主要表现在长夏季节，其他春、夏、秋、冬气候变化不大，亦即前述"其应长夏"之意。"风"，在五行中属于木；"寒"在五行中属于水；"并兴"，指同时出现。"风寒并兴"，意谓土运不及之年，在长夏时气候相对多风，相对寒冷，应雨不雨，应热不热。用五行概念来说，就是岁土不及，木来乘之，水来侮之，致使长夏季节气候及物候变化均皆严重反常。

"草木荣美"，指植物生长良好；"秀而不实"，指外观虽好，但质量不好；"秕"，指中空或不饱满的谷粒。"草木荣美，秀而不实，成而秕也"，意谓土运不及之年，虽然春生夏长基本正常，农作物也生也长，但是由于长夏气候反常，化气不足，所以，质量不好。

"其气散，其用静定"，意谓土运不及之年，虽然也生也长，但因为长夏气候反常，"风寒并兴"，木乘水侮，化气的作用不能正常发挥，物化现象不能正常进行，反而出现了风和寒的作用表现。

"疡"，指疮疡；"溃"，指溃烂；"痈肿"，指皮肤生疮红肿。"濡"，指水液；"滞"，指滞留。"其动疡溃痈肿，其发濡滞，其脏脾"，意谓土运不及之年，由于脾的运化作用失司，水湿滞留于皮肤肌肉，从而发生肌肤疮疡脓肿等。

李为木之果，栗为水之果；濡为水之实，核为木之实；豆为水之谷，麻为木之谷；酸为木之味，甘为土之味；苍为木之色，黄为土之色；牛为土之畜，犬为木为之畜；倮为土之虫，毛为木之虫。"其果李栗，其实濡核，其谷豆麻，其味酸甘，其色苍黄，其畜牛犬，其虫倮毛"，意谓土运不及之年，不但属于土类的谷肉果菜等生长收成受到影响，而且由于土运不及，木乘水侮的原因，木类和水类谷肉果菜等也同时受到影响。

土运不及之年，木气来乘，雨少风多，而发生"飘怒振发"的自然景象。

"宫"，土音；"角"，木音。"其声宫角"，意谓土运不及之年，化生不旺，秀而不实，物候现象处于低调状态。

"留"，指水湿滞留；"满"，指肿满；"痞"，指不通；"塞"，指堵塞。"其病留满痞塞"，意谓土运不及之年，由于脾的运化作用相应不足，因此在临床上可以因气滞水留而发生水肿、胀满等症状。

五行之间具木克土的相胜关系，即土所不胜者是木，因此土运不及时，则土从木化。这也就是前文所述的"化气不令，生政独彰"。从人体脏腑来说，脾属土，肝属木，脾的运化不及，则肝气就要横逆犯脾，使脾的运化作用更加失调，因而在临床上也就可以出现上述"留满痞塞"等症状，故谓"从木化也"。

"少宫"，即土运不及之年。"少角"，即木运不及之年。土运不及之年的气候物候现象与木运不及之年的气候物候现象大致相同。少宫之年是土运不及之年，这一年在长夏季节中，从气候上来说雨水减少，从物化上来说化生不全，从人体来说脾运无力，从而出现"留满痞塞"的症状。少角之年是木运不及之年，这一年在春季里，从气候上来说应温不温，从物化上来说，应生不生，从人体来说肝的疏泄无力，则脾的运化作用同样可以无力而在临床上出现"留满痞塞"等症状。岁运虽然不同，但其临床表现则一，故谓"少宫与少角同"。

"上宫"，指太阴湿土司天之年。"正宫"，指土运平气之年。"上宫与正宫同"，意谓土运不及之年，如果遇上太阴湿土司天之年，那么，不及的土运，由于得到了司天之气的帮助，便可以构成土运平气之年。

"上角"，指厥阴风木司天之年。"正角"，指木运之年。"上角与正角同"，意谓土运不及之年，如果再遇上风木司天之年，那就是乘上加乘，则这一年的长夏便与木运平气之年的春天一样，亦即长夏而行春令，雨少风多，不热而温，根本没有长夏季节的自然景象，气候物候均严重反常。

"其病飧泄，邪伤脾也"，意谓土运不及之年，由于脾虚肝乘，脾的运化作用失调，而在临床上发生腹泻的病候。

"振拉飘扬"，指风气偏胜的反常气候。"苍干散落"，指植物干枯凋萎的反常物候。"振拉飘扬，则苍干散落"，意谓土运不及之年，由于雨水不足，应热不热，所以植物干枯萎凋，生长不良。

"四维"，指四季月。土运不及之年，由于土为万物之母，土载四行，不仅表现为长夏季节气候物候反常，而且一年四季的气候和物候变化也都要受到严重影响，故谓"其眚四维"。

"败折"，指破坏。"虎狼"，即形容危害之大如虎狼。"其主败折虎狼"，意谓土运不及之年，由于土主生化，土运不及，生化不能，农作物的生长"秀而不实""成而秕"，这种气候带来的破坏性较大，如同虎狼伤人一样。

"清气乃用，生政乃辱"，是指木气偏胜时，金气来复的自然调节作用。"清气"，即金气，秋凉之气；"生政"，指春生之气，即木气、风气偏胜现象；"辱"，即屈服。全句意谓土运不及之年，长夏行春令，雨少风多，旱象严重。鉴于风气偏胜属于木，秋凉之气属于金，金可以制木，故到了秋天这种气候变化才能有所改变。

综上所述，卑监的年份，秋为减化。土的化气不得其令，而木的生气独旺，长气不能完整如常，雨水不能及时下降，收气平定，风寒升起，草木虽繁荣茂盛，但秀而不能成实，所成的只是空壳或不饱满的一类东西。其气散漫，其作用不足而过于静定，在人体的变动为病发疮疡痈肿，并发展为水气不行，其所应的内脏是脾，在果类是李和栗，所充实的是液汁和核，在谷类是豆和麻，在五味是酸、甘，在颜色是苍、黄，在畜类是牛和犬，在虫类是倮虫、毛虫，因木胜风动，有振动摧折之势，在声音为宫、角，在人体发病为胀满痞满不通，这是土运不及而从木化的原因。少宫和少角相同。若逢太阴湿土司天，虽土运不及，但得司天之助，也可成为平气，所以卑监逢上宫则和正宫相同。若逢厥阴风木司天，则土运更衰，顺从木气用事，而成为木之平气，所以逢上角则和正角相同。在发病来讲，消化不良的泄泻，是邪气伤脾所致。土衰木胜，所以见风势振动，摧折飘扬的现象，随之而草木干枯凋落。其灾害应于中宫而通于四方。金气来复，所以又主败坏折伤，有如虎狼之势，清气发生作用，生气便被抑制而不能行使权力。

四、岁金不及，从革之纪

1. 岁金不及

《素问·气交变大论》云："岁金不及，炎火乃行，生气乃用，长气专胜，庶物以茂，燥烁以行，上应荧惑星。民病肩背瞀重，鼽嚏，血便注下。收气乃后，上应太白星，其谷坚芒。复则寒雨暴至，乃零冰雹霜雪杀物，阴厥且格，阳反上行，头脑户痛，延及囟顶，发热。上应辰星，丹谷不成。民病口疮，甚则心痛。"

"岁金不及",指金运不及之年,为六乙阴年少商金运不及,火胜金,金之子水来复之之纪。凡是年干属于金运而在天干排列顺序上是阴干偶数的年份,就是金运不及之年。以乙丑年为例。乙丑年的年干是乙,乙庚化金,凡是逢乙之年都是金运。乙在十天干的排列顺序上为偶数,属于阴干,阴干为不及,因此乙丑年从大运上来说便是金运不及之年。六十年中属于金运不及之年共有乙丑、乙亥、乙酉、乙未、乙巳、乙卯六年。

"炎火",在气候变化上指炎热。"生气""长气",均是指物化现象上的生长现象。"炎火乃行,生气乃用,长气专胜",全句意谓"岁金不及"之年,气候应凉不凉,也就是偏于温热,在温热气候中,生物容易生长。从五行概念来说,岁金不及,火就要来乘之,故云"炎火乃行";夏属火,"长因夏",故云"长气专胜"。"岁金不及",木就要来侮之,故云"生气乃用"。

"庶物",指万物,意谓气候炎热,自然界万物生长茂盛,亦即前述"生气乃用""长气专胜"之意。"燥"指干燥;"烁"指烧灼。"庶物以茂,燥烁以行",形容炎热烧灼而致农作物焦枯的现象。亦即由于炎热而出现旱象,谷物虽然长得好,但收成却不好。运气学说中的"燥"字,有双重含义,可以是由凉而生,也可以由热而生。由凉而生的燥,后世叫"凉燥",由热而生的燥,后世称"燥热""温燥"。炎热的气候,与火星运行有关。

"民病肩背瞀重,鼽嚏,血便注下",此乃金不及而受火邪,金之母土亦病之候。盖因金不及则木寡于畏,木妄行则土受克,而生上述诸病。"瞀",指头晕眼花,亦指心烦意乱,精神错乱。"瞀重",即瞀证较重,盖因"诸热瞀瘛,皆属于火",故"瞀重"属心病、火病。"鼽嚏",即喷嚏。"血便",即大便下血。"注下"，即急性腹泻。这些症状均属肺、大肠的病证。全句意谓在"岁金不及"之年，由于"炎火乃行"，火来刑金，因此在临床上可以出现肺心的病候。

"收气"，即秋气、凉气。"收气乃后"，意谓"岁金不及"之年，天气偏热，气候应凉不凉，秋气晚至。

"坚"，指坚硬。"芒"，指锋利。"其谷坚芒"，意谓"岁金不及"之年，由于秋气气候反常，应凉不凉，因此会影响"坚芒"类谷物的成熟和收取。

"复"，指复气。"岁金不及"之年，"炎火乃行"，所以水气来复，因而在气候变化上出现暴寒的现象，故云"复则寒雨暴至，乃零冰雹霜雪杀物"。句中之"零"字，为"令"字的假借字，"乃零"即"乃令"。

"厥"，指气血逆乱，阴阳气不相顺接之候。"阴厥"，即寒厥，意即由于寒而引起的厥证；"格"，指格拒。"阴厥且格"，亦即"阴盛格阳""真寒假热"之证。"阳反上行"，指被格拒之阳气上行。"脑户"，穴位名称，穴在后头部当枕外隆凸上缘之凹陷处。"囟顶"，即囟门至颠顶部位。"阴厥且格，阳反上行，头脑户痛，延及囟顶，发热"，意谓在阴盛格阳的情况下，由于阳浮于上，临床上可以出现发热、头痛等真寒假热的病候。

"丹"，指红色；"丹谷"，即红色谷物，例如黍类、麦类即属于丹谷。丹谷在五行归类上属火。"岁金不及"之年，"炎火乃行"，火气太盛，水气就要来复，上见水星。在水克火的情况下，属火类的"丹谷"就不能正常生长，故谓"上应辰星，丹谷不成"。

"口疮"，即口中生疮，多属心类疾病。《素问·至真要大论》云："诸痛痒疮，皆属于心。"在寒气来复的情况下，心气受到损害，可以出现口疮、心痛等症状。

综上所述，凡属"岁金不及"之年，从自然气候变化来说，气候偏于炎热，以火气偏胜为特点；从物化现象上来说，长势较好，但由于天热天旱的原因，容易枯萎，收成不好；从人体疾病来说，以肺病、心病等为多见。由于胜复乘侮的原因，可以出现暴冷的特殊气候变化，也可以出现肾、膀胱等脏腑的病候。

该篇又云："金不及，夏有光显郁蒸之令，则冬有严凝整肃之应；夏有炎烁燔燎之变，则秋有冰雹霜雪之复。其眚西，其脏肺，其病内舍膺胁肩背，外在皮毛。"

"光显"，此处是指炎热；"郁蒸"，是指热而多雨。热而湿，乃夏令的正常气候变化。"严凝"，是指寒冷；"整肃"，指万物处于闭藏状态。冷而闭藏，这是冬令正常的物候现象。"金不及，夏有光显郁蒸之令，则冬有严凝整肃之应"，意谓夏天和冬天的气候变化和物化现象正常。

"炎烁燔燎"，指天气过于炎热。"夏有炎烁燔燎之变，则秋有冰雹霜雪之复"，意谓在岁金不及之年，夏天常常过于炎热。五行秋属金，岁金不及亦即金气不及，在自然气候是应凉不凉。金不及，则火来乘之，风来侮之。所以这一年夏天也就特别炎热。金之子水复胜而克火，故"秋有冰雹雪霜之复"。

"西"，即西方。西方属金，在岁金不及之年，在自然界物候及人体病候等方面，凡属金类的各个方面，均可以受到损害而出现反常。例如在岁金不及之年中，自然气候是西风较少，秋行夏令，应凉不凉；物化会因过于炎热，而干枯收成不好；人体病候为肺气不足等。故谓"其眚西，其脏肺"。

岁金不及之年，肺气不足，因此人体疾病可以表现在胸胁肩背及皮毛等部位，此即"其脏肺，其病内舍膺胁肩背，外在皮毛"。

2. 从革之纪

《素问·五常政大论》云："从革之纪，是谓折收。收气乃后，生气乃扬，长化合德，火政乃宣，庶类以蕃。其气扬，其用躁切，其动铿禁瞀厥，其发咳喘，其脏肺，其果李杏，其实壳络，其谷麻麦，其味苦辛，其色白丹，其畜鸡羊，其虫介羽。其主明曜炎烁，其声商徵，其病嚏咳鼽衄，从火化也。少商与少徵同，上商与正商同，上角与正角同。邪伤肺也。炎光赫烈，则冰雪霜雹，眚于七。其主鳞伏彘鼠，岁气早至，乃生大寒。"

"从革之纪"，指金运不及之年，因中运金不及而从火化。六十年中，岁运属于金运不及者，有乙丑、乙亥、乙酉、乙未、乙巳、乙卯六年。其中除乙酉、乙卯两年为阳明燥金司天可以构成平气不计算在内以外，实际属于岁金不及之年只有四年。

"折"，指损害；"收"，指秋收之气。"折收"，意谓金运不及之年，气候上应凉不凉，物候上应收不收。五行"收"属金，"热"属火，"金运不及，火来乘之"，"是谓折收"，是火来刑金的结果。

"收气乃后"，谓秋凉收之气迟至。"生气乃扬"，指春温生之气明显。"收气乃后，生气乃扬"，全句意谓金运不及之年的秋天，在气候上应凉不凉，物候上应收不收，天气温暖，好像春天一样。

"长"指夏季；"化"，指长夏。"火政乃宣"，指气候炎热。"庶类以蕃"，指万物生长茂盛。"长化合德，火政乃宣，庶类以蕃"，意谓金运不及之年，气候应凉不凉，气候炎热，万物生长茂盛，到了秋天，应收不收，继续生长。

"扬"，指升扬；"躁切"，指躁动之象。"其气扬，其用躁切"，意谓金运不及之年，秋天应凉不凉，应收不收，自然界反而出现一派反常活跃的自然景象。

"铿禁"，声不出也。"瞀"，闷也。"厥"，气上逆也。"其动铿禁瞀厥，其发咳喘，其脏肺"，意谓金运不及之年，人体肺气会相应不足，在临床上可出现满闷、气逆、咳嗽、喘息等肺病证候。

"其果李杏，其实壳络，其谷麻麦，其味苦辛，其色白丹，其畜鸡羊，其虫介羽"，乃金运不及之年的物候现象。"李"为木之果，"杏"为火之果；"壳"为金之实，"络"为火之实；"麻"为木之谷，"麦"为火之谷；"苦"为火之味，"辛"为金之味；"白"为金之色，"丹"为火之色；"鸡"为木之畜，"羊"为火之畜；"介"为金之虫，"羽"为火之虫。金运不及之年，由于火乘木侮的原因，这一年里不但属于金类的谷肉果蔬生长收成要受到影响，而且其他木类和火类的肉果蔬等也要受到影响。

"明曜"，指阳光强烈；"炎烁"，指气候炎热。"其主明曜炎烁"，意谓金运不及之年，天气应凉不凉，秋行夏令，烈日炎炎，如盛夏气候。

"商"，为五音中之金音，在气候上代表秋凉。"徵"为五音中之火音，在气候上代表夏热。"其声商徵"，意谓金运不及之年，火来乘之，金从火化，秋天里应凉不凉，秋行夏令，就好像由商音变为了徵音一样。

"嚏"即打喷嚏；"咳"即咳嗽；"鼽衄"即鼻出血。这些病候均属于肺病的临床表现。金运不及之年，人体会因肺气肃降失司，而在临床上出现上述病候。

"从火化也"，意谓金运不及之年，则金从火化，故出现上述火化的气候、物候及病候。

"少商"，即金运不及之年。"少徵"，即火运不及之年。"少商于少徵同"，意谓金运不及之年的秋天应凉不凉，气候偏热，其气温就好像火运不及之年的夏天应热不热，气候偏凉一样。

"上商"，指阳明燥金司天之年。"正商"，指金运平气之年。"上商于正商同"，意谓金运不及之年，如果遇上了阳明燥金司天，那么，这个不及的金气就可以因为得到司天的金气帮助而构成平气之年，秋天气候和物候变化均正常。

"上角"，即厥阴风木司之年；"正角"，即木运平气之年。"上角与正角同"，意谓金运不及之年，本来就可以出现火乘木侮的反常变化，如果再遇上厥阴风木司天之年，那就会侮上加侮，这一年的秋天就好像木运平气之年的春天一样，秋行春令，气候反常。

"炎光赫烈"，指炎热现象。"冰雪霜雹"，指寒冷现象。"炎光赫烈，则冰霜雹"，意谓金运不及之年，火气来乘，所以秋天里应凉不凉，烈日炎炎如盛夏，但是火气偏胜，水气来复，因而在这一年的冬天又可以出现暴寒现象。也就是说在金运不及之年，秋天气候可以不凉，但是冬天却可以出现异乎寻常的寒冷气候。

"七"为洛书之金数，代表西方和秋季。"眚于七"，意谓金运不及之年，其气候及物候的反常变化主要表现在这一年的秋天和西方。

"鳞"，指鱼类；"伏"，指潜伏；"彘"，指猪；"鼠"，即老鼠。"其主鳞伏彘鼠"，意谓水气来复时，由于气候暴寒，或寒季早来，水类动物如鱼、猪、鼠等，由于暴寒而早早匿伏起来准备过冬。

"岁气"，此处是指冬令之气。"岁气早至，乃生大寒"，意谓岁金不及之年，秋天应凉不凉，但是由于复气的原因，则冬天来得早些，出现暴寒的自然景象。

综上所述，从革的年份，称为折收。收气不能及时，生气得以发扬，长气和化气合而相得，于是火气得以施行其权力，万物繁盛。其气发扬，其作用急躁，在人体的变动发病为咳嗽失音、烦闷气逆，进而发展为咳嗽气喘，其应于内脏为肺，在果类是李和杏，其所充实的是壳和络，在谷类是麻和麦，在五味是苦与辛，在颜色是白和红，在畜类是鸡和羊，在虫类是介虫、羽虫。因为金虚火胜，主发光灼热，在五音是商、徵，若发生病变则为喷嚏、咳嗽、鼻塞流涕、衄血等病候，这是因金运不及而从火化。所以少商和少徵相同。若逢阳明燥金司天，金运虽不及，但得司天之助，也能变为平气，所以逢上商就和正商相同。若逢厥阴风木司天，因金运不及，木不畏金，亦能形成木气用事而成为木之平气，所以逢上角便和正角相同。其病变是由于邪气伤于肺脏。金衰火旺，所以火势炎热，但随之见冰雪霜雹，其灾害应于西方或秋天，这是水气来复，故鳞虫、猪、鼠伏藏，冬藏之气提早而至，于是发生大寒。

五、岁水不及，涸流之纪

1. 岁水不及

《素问·气交变大论》云："岁水不及，湿乃大行，长气反用，其化乃速，暑雨数至，上应镇星。民病腹满身重，濡泄寒疡流水，腰股痛发，腘腨股膝不便，烦冤足痿清厥，脚下痛，甚则跗肿。藏气不政，肾气不衡，上应镇星、辰星，其谷秬。上临太阴，则大寒数举，蛰虫早藏，地积坚冰，阳光不治，民病寒疾于下，甚则腹满浮肿，上应镇星、荧惑，其主黅谷。复则大风暴发，草偃木零，生长不鲜，面色时变，筋骨并辟，肉𥊐瘛，目视𥉆𥉆，物疏璺，肌肉胗发，气并膈中，痛于心腹。黄气乃损，其谷不登，上应岁星。"

"岁水不及"，指水运不及之年，为六辛阴年少羽运，水不及，则土胜水，水之子木来复之纪。凡是年干属于水运而在天干排列顺序上为偶数即阴干的年份，就是水运不及之年。以辛未年为例。辛未年的年干是辛，丙辛化水，凡是逢辛之年都是水运，辛在十天干的排列顺序上属于偶数即阴干，阴干属于不及，因此辛未年从大运来说便是水运不及之年。六十年中属于水运不及之年有辛未、辛巳、辛卯、辛丑、辛亥、辛酉六年。

"湿",在气候变化上指潮湿,指多雨。"长",指生长。"化",指生长变化。"湿乃大行,长气反用,其化乃速,暑雨数至,上应镇星",意谓在岁水不及之年,在天上应土星,由于气候应寒不寒,所以雨多雪少,生物生长变化很快。盖因寒属水,湿属土,岁水不及,土就要来乘之,故谓"岁水不及,湿乃大行"。

"民病腹满身重,濡泄寒疡流水,腰股痛发,腘腨股膝不便,烦冤足痿清厥,脚下痛,甚则跗肿",此乃土邪伤肾及脾之候。腹满、身重、濡泄等证均属脾虚湿困之病。"寒疡流水",指寒性疮疡渗出物多,这也属于脾湿的表现。腰、股、腨、膝等主要为肾、膀胱经脉所过的部位。"烦冤",指烦乱而委屈。"足痿清厥",指足痿无力及脚冷。"跗肿",指足肿。这些症状主要与肾、膀胱病变有关。全句意谓在岁水不及之年中,由于"湿乃大行",因此人体易出现脾病、肾病、湿病等病候。

"藏气",指闭藏之气。藏气的正常与否,与寒有关,亦即《素问·阴阳离合论》中所谓的"藏因冬"。岁水不及之年,意味着应寒不寒,不寒就不能藏,故谓岁水不及之年"藏气不政"。"寒"与人体的肾在五行归类上同属水,应寒不寒,应藏不藏,必然要引起人体肾气的失调,故又谓岁水不及之年"肾气不衡"。

"秬",即黑黍,黑色谷物在五行归类上属水。"上应镇星、辰星,其谷秬。"意谓岁水不及之年,在天上应土星、水星,天气应寒不寒,属于水类的谷物生长和收成都会受到影响。

"上",指司天。"上临太阴",指中运岁水不及而又逢太阴湿土司天之年,六十年中只有辛丑、辛未两年。

"大寒数举,蛰虫早藏,地积坚冰,阳光不治,民病寒疾于下,甚则腹满浮肿。"此乃中运岁水不及,而又逢太阴湿土司天之年，出现的气候、物候和病候。岁水不及之年，"湿乃大行"，再遇上太阴湿土司天，则必然是湿上加湿，湿邪太盛，所以这一年雨水就更多，人体脾湿的症状也就更严重，故云"甚则腹满浮肿"。太阴湿土司天，则太阳寒水在泉，在六气六步的终之气时，就会出现特别寒冷的气候，故云"上临太阴，则大寒数举，蛰虫早藏，地积坚冰，阳光不治，民病寒疾于下"。大凡在岁水不及的年份里，在自然气候方面，特别是在四之气湿土主时的时候，湿邪更重，雨水更多，在终之气太阳寒水主时的时候，则会更加寒冷，因而在人体疾病方面要更多地重视脾肾和寒湿的问题。

湿邪偏胜，则必然风气来复，故谓"复则大风暴发"。因而也就引起了自然气候、物候和人体病候上一系列的特殊变化。

"草偃木零，生长不鲜"，这是指大风暴发时引起的物化反常现象。"偃"，指倒下；"零"，指零落。"草偃木零"，系指在暴风中而出现草倒叶落的现象。"鲜"，指色泽鲜明。"生长不鲜"，系指在暴风中草木为风所折，其外观形萎色枯而不是如正常生长时那样色泽鲜明。

"面色时变，筋骨并辟，肉瞤瘛，目视𥆧𥆧"，为复气发生时引起的疾病临床表现。"面色时变"，指患者面色不时变化。"并辟"，指痉挛拘急现象。"肉瞤瘛"，指肌肉抽动。"目视𥆧𥆧"，系指视物不清。这些都是在大风的影响下而出现的肝木之气偏胜的病候。

"疏"，指通；"璺"，指破裂。"物疏璺"，系指大风暴发时，物体常因风吹而干裂。

"胗"，同"疹"。"胗发"，即发生皮疹。"气并膈中"，指肝气疏泄失职出现的气滞不通现象。不通则痛，所以常常表现为心腹疼痛。"肌肉胗发，气并膈中，痛于心腹"，意谓在肝气偏胜时，由于肝的疏泄失职而可以在临床上出现皮疹、腹痛等症状。

"黄气乃损，其谷不登，上应岁星"，此乃岁水不及之年气候和物候现象。"黄气"，指土气。岁水不及之年，"湿乃大行"，由于胜复的原因，在天上见木星，风气来复，偏胜的湿气就会受到抑制而恢复到正常情况，此即"黄气乃损"之谓。"其"字，指"土谷"，亦即前述之"黅谷"。"其谷不登"，意谓在土气偏胜的情况下，木气来复，但在复的过程中，由于风气太甚，所以影响土类谷物的正常生长。

综上所述，凡属岁水不及之年，从自然气候变化来说，以偏于潮湿，雨水较多为其特点；从物化现象来说，以生长较快为其特点；从人体疾病来说，以脾病、肾病为多见。由于胜复的原因，在自然界还可以出现大风、暴风的气候变化；在物候上可以因大风而出现草偃木零的物候现象；在人体疾病上还可以出现肝气横逆或肝失疏泄的病候。

该篇尚云："水不及，四维有湍润埃云之化，则不时有和风生发之应；四维发埃昏骤注之变，则不时有飘荡振拉之复。其眚北，其脏肾，其病内舍腰脊骨髓，外在溪谷踹膝。"

"水不及，四维有湍润埃云之化，则不时有和风生发之应"，表述了水不及之年的气候和物候的现象。"湍润埃云"，指正常的雨水量，"和风生发"，指正常的萌芽生长。全句意谓一年四季中如果雨水适度，则植物生长情况就好。

"四维发埃昏骤注之变，则不时有飘荡振拉之复"，表述了水不及之年另一种因气候的变化导致的物候现象。"埃昏"，指土湿如雾如蒙；"骤注"，指大雨如倾如注。"飘荡振拉"，指大风、暴风摧物折树。全句意谓一年之中，如果出现暴雨，则常常也会出现大风的反常现象，这样就会影响植物的正常生长而形成灾害。五行学说认为，水不及，则土气偏胜，雨湿流行，风气来复。"埃昏骤注"，即为土气偏胜，土湿如雾，大雨倾注的自然景象。"飘荡振拉"，即为风气来复，狂风大作，摧树折木的自然景象。

北，在五行上属于水。凡属岁水不及之年，其在自然气候、物化现象、人体疾病等各个方面，凡是归属水类的有关内容均会受到损害而出现反常。例如在岁水不及之年中，从自然气候来说，北风少，应寒不寒，冬行春令，风雨成灾，物化方面应藏不藏，疾病方面常出现肾气不足等等，均属于"其眚北"的范围之内。

肾五行属水，故云"其脏肾"。"腰为肾之府"，"肾主骨生髓"，因此，腰脊骨髓均属于肾。"溪谷踹膝"是指踹膝部位上的溪谷，例如在膝下的内辅骨后，大筋下，亦即在膝部内侧面，腘横纹内侧两筋间凹陷处的阴谷穴，及在足内踝后方，当内踝尖与跟腱后缘连线中点处之太溪穴。"踹""膝"为足少阴肾、足太阳膀胱经脉所循行的部位，而阴谷、太溪均是足少阴肾经的穴位。"其脏肾，其病内舍腰脊骨髓，外在溪谷踹膝"，全句意即在岁水不及之年里，人体肾气相应不足，因此在临床上与肾有关的部位，例如腰脊、骨髓以及膝关节、小腿等部位常发生病变。

2. 涸流之纪

《素问·五常政大论》云："涸流之纪，是谓反阳。藏令不举，化气乃昌，长气宣布，蛰虫不藏，土润水泉减，草木条茂，荣秀满盛。其气滞，其用渗泄，其动坚止，其发燥槁，其脏肾，其果枣杏，其实濡肉，其谷黍稷，其味甘咸，其色黅玄，其畜彘牛，其虫鳞倮，其主埃郁昏翳，其声羽宫，其病痿厥坚下，从土化也。少羽与少宫同，上宫与正宫同。其病癃闷，邪伤肾也。埃昏骤雨，则振拉摧拔，眚于一，其主毛湿狐狢，变化不藏。故乘危而行，不速而至，暴虐无德，灾反及之。微者复微，甚者复甚，气之常也。"

"涸流之纪"，指水运不及之年，中运水不及而从土化之纪。六十年中岁运属于水运不及之年者有辛未、辛巳、辛丑、辛卯、辛亥、辛酉六年。其中除辛亥年因为年支的五行属性为水，可以因此构成平气以外，实际上岁水不及之年只有五年。

"反阳"，指阳气反盛。"是谓反阳"，意谓水运不及之年，冬天里应寒不寒，反而出现了气候较热的阳气偏胜现象。用五行概念来说，也就是水不及则土来乘之，火来侮之。水在季节上属冬，在气候上属寒，在物化上属藏。土在季节上属长夏，在气候上属湿，在物化上属化。火在季节上属夏，在气候上属热，在物化上属长。岁水不及，土乘火侮，意味着这一年的冬天不冷反热，冬行夏令，万物应藏不藏，属于气候严重反常。

"藏令不举"，意指岁水不及之年，冬令应寒不寒，应藏不藏。"化气乃昌"，指土气来乘，意谓冬天里天气不冷不雪不冰，反而雨湿流行。"长气宣布"，指冬行夏令，气候相对偏热。"藏令不举，化气乃昌，长气宣布"，均为水运不及之年冬季里的气候反常现象。

"蛰虫不藏"，指在冬天里需要蛰伏过冬的生物由于天热的原因也不蛰匿藏伏了。"土润"，指土地润湿柔软，不结不冻。"水泉减"，指水源不足。"草木条茂""荣秀满盛"，指植物在冬季仍然生长茂盛。"蛰虫不藏，土润水泉减，草木条茂，荣秀满盛"，均为水运不及之年冬季里的物候反常现象。

"其气滞"，指肾气失常。"其用渗泄"，指肾虚不能藏精所出现遗溺、失精等渗泄现象。"其动坚止"，意谓肾阴不足，大便出现干结之象。"其发燥槁"，指阴虚所致的津液不足现象。"其脏肾"，指上述这些现象与肾脏失职密切相关。"其气滞，其用渗泄，其动坚止，其发燥槁，其脏肾"，全句意谓水运不及之年，人体肾水相应不足，因而在临床上出现上述阴虚液涸的病候。

"枣"为土之果，"杏"为火之果；"濡"为水之实，"肉"为土之实；"黍"为火之谷，"稷"为土之谷；"甘"为土之味，"咸"为水之味；"黅"为土之色，"玄"为水之色；"彘"为水之畜，"牛"为土之畜；"鳞"为水之虫，"倮"为土之虫。"其果枣杏，其实濡肉，其谷黍稷，其味甘咸，其色黅玄，其畜彘牛，其虫鳞倮"，意谓水运不及之年，不但水类的谷肉果菜在生长收成方面要受到严重影响，而且由于水运不及，土乘火侮，土类和火类的谷肉果菜在生长收成方面也要受到一定影响。

"埃"，指尘土；"昏"，指阴暗；"翳"，指障闭。"埃郁昏翳"，指天昏地暗，阴云蔽日，尘雾迷蒙的自然景象。这种现象在五行概念上属于土气偏胜，亦即《气交变大论》中所谓的"岁水不及，湿乃大行"。水运不及之年，由于土气来乘，所以在这一年冬天里，应寒不寒，气温相对增高，气候出现了雨水增多、天气阴暗的反常变化。

羽声为五音中之水音，宫声为五音中之土音。"其声羽宫"，意谓水运不及之年，冬天的气候反常，应寒不寒，和长夏季节的气候相似，这就好像五音中的高音变成了低音一样，属于严重反常。

"痿"，指肢体肌肉萎缩或弛缓无力等运动障碍。"厥"，指卒倒眩仆或四肢逆冷。"坚下"，指大便干结。"其病痿厥坚下"，意谓水运不及之年，由于肾虚脾乘心侮的原因，在临床上可以出现上述脾病或心病的症状。

"从土化也"，意谓以上所述水运不及之年中的气候、物候以及人体病候的各种表现，均是水运不及，土来乘之，火来侮之，水从土化的结果。

"少羽"，指水运不及之年。"少宫"，指土运不及之年。

"少羽与少宫同"，意即水运不及之年，应寒不寒，雨水相对增多。土运不及之年，应热不热，雨水相对减少，两者基本相似。全句表述了水运不及之年的冬天和土运不及之年的长夏季节，在气候上尽管一冬一夏有所区别，但在某些方面却有相似之处。

"上宫"，指太阴湿土司天之年。"正宫"，指土运平气之年。"上宫与正宫同"，意即水运不及之年，土本来就要来乘，如果再遇上了同年司天之气是太阴湿土，则必然是乘上加乘，这一年的冬天便同土运平气之年的长夏一样，又热又湿，完全反常。

"癃"，指小便不畅。"闷"，指小便不通。"癃闷"，即"癃闭"，指尿闭现象。"其病癃闷"，意谓水运不及之年，由于肾虚不能主水，所以在临床上可以出现小便不通的肾脏病候。

"埃昏骤雨"，指因土气偏胜而天昏地暗，暴雨倾盆。"振拉摧拔"，指因木气偏胜而狂风大作，摧屋拔树。"埃昏骤雨，则振拉摧拔"，意谓水运不及之年，土来乘之，且在土气偏胜的情况下，由于胜复的原因，又会出现木气来复的现象。

"一"，乃洛书之数，在方位上属北方，在季节上属冬季。"眚于一"，意谓水运不及之年，其反常变化主要表现在该年的冬天和北方地区。

"其主毛湿狐狢，变化不藏"，此句表述了土气偏胜，木气来复时虫类和兽类活动变化现象。"毛"，指毛虫，属于木虫；"显"，指活动明显；"狐"，即狐狸；"狢"，同"貉"，即貉一类野兽。意谓水运不及之年，土气偏胜，木气又来复之，因此这一年的冬天应寒不寒，雨水较多，风气偏胜。由于不冷，所以狐、狢之类野兽，四出活动，应藏不藏。

"乘危而行"，意谓岁运不及，则所不胜乘其不及而侵犯之。

"速"，有催促之义。"不速而至"，即不招自来。对此王冰注云："乘彼孤危，恃乎强盛，不招而往。"意谓岁运不及之年，则所不胜之气自然而来。

"暴虐"，指气候反常时对自然界生物的损害现象。"无德"，就是对生物没有好处。"暴虐无德"，意谓气候反常时对自然界生命现象带来了严重的影响。

"灾"，指灾害，此处是指复气对胜气的报复或惩罚。"反及之"，是承"乘危而行，不速而至，暴虐无德"等反常气候变化而言，意谓在气候严重反常时，由于胜复的原因，这个反常的气候必然要受到它所不胜之气的报复，例如，火气太盛时，则水来复之。天气太热了必然会出现寒气来复而使炎热现象自然消失。这实际上是自然界自稳系统中气候变化的一种自调现象。

"微"和"甚"，是指气候反常或复气的程度。"微者复微，甚者复甚，气之常也"，意谓气候反常严重，则报复之气也就相应严重，反之，气候反常不严重而是一般小有反常，则报复之气也就相应一般。所谓"胜复"，实际上是指自然气候变化中，始终维持着一种非平衡的有序稳态，这是自然气候变化中的正常规律，故谓"气之常也"。

以上自"乘危而行"至"气之常也"一段，是古人对岁运不及之年气候、物候以及与人体病候相应关系所做的规律性总结。

综上所述，涸流的年份，称为反阳。藏气衰弱，不能行使其封藏的权力，化气因而昌盛，长气反见宣行而布达于四方，蛰虫应藏而不藏，土润泽而泉水减少，草木条达茂盛，万物繁荣秀丽而丰满。其气不得流畅，故其作用为渗泄，其变动为癥结不行，发病为干燥枯槁，其应内脏为肾。在果类为枣、杏，所充实的是汁液和肉，在谷类是黍和稷，在五味是甘、咸，在颜色是黄、黑，在畜类是猪、牛，在虫类是鳞虫、倮虫。水运衰，土气用事，故有尘土昏郁的现象。在声音为羽、宫，在人体的病候为痿厥和下部的癥结，这是因为水运不及而从土化的关系。所以少羽和少宫相同。若逢土气司天，则水运更衰，顺从土气用事，所以涸流逢上宫与正宫相同。其病见大小便不畅或闭塞不通，是邪气伤于肾脏。因水运不及，故尘埃昏蔽，或骤然下雨，但随之反见大风振动，摧折倒拔，其灾害应于北方，这是因为木气来复，所以又见毛虫狐狢，善于变动而不主闭藏。

第十六讲 五运郁发

《素问·六元正纪大论》有五运六气"郁极乃发，待时而作"的论题，并记云："五常之气，太过不及，其发异也。"续云："太过者暴，不及者徐；暴者病甚，徐者病持。"五运，指木、火、土、金、水五气的运行。若五运被郁到极度时，本身就会发生反克现象，如水克火，水气太甚，火气被郁到极度，本身可穿破水的约束而成火势燎原，此即文中所讲的"郁极乃发，待时而作"，这种现象叫作"郁发"，也叫作复气，即被克的一方本身起来报复。由此可知，"复"字又理解为恢复之义，即经过人体的自调重新恢复到正常的状态。这种自控调节，是《内经》对自然和人体认识的一个基本观点。五运之气的太过和不及，造成的"郁发"情况不同，故文中有"五常之气，太过不及，其发异也"的表述。岁运太过之年，"太过者暴"；岁运不及之年，"不及者徐"。"暴"者猛烈病重，"徐"者缓慢缠绵。

因此，五运之复，有土郁、金郁、水郁、木郁、火郁之发。而五郁的治疗原则，《六元正纪大论》有"木郁达之，火郁发之，土郁夺之，金郁泄之，水郁折之"之论。

一、土郁之发

《素问·六元正纪大论》云："土郁之发，岩谷震惊，雷殷气交，埃昏黄黑，化为白气，飘骤高深，击石飞空，洪水乃从，川流漫衍，田牧土驹。化气乃敷，善为时雨，始生始长，始化始成。故民病心腹胀，肠鸣而为数后，甚则心痛胁䐜，呕吐霍乱，饮发注下，胕肿身重。云奔雨府，霞拥朝阳，山泽埃昏，其乃发也。以其四气，云横天山，浮游生灭，怫之先兆也。"

"土郁"，指土气被郁。"土郁之发"，指土气被郁至极而发作。从岁运来说，凡属木运太过之年或土运不及之年均可以由于木来乘土而出现土郁现象。郁发有两种情况：其一，木运太过之年，风气偏盛，可以出现土郁现象。土运不及之年，木气来乘，也可以因风气偏盛发生土郁现象。其二，从岁气来说，客气厥阴风木之气主时，也可以因风气偏胜，太阴湿土之气被郁而出现土郁现象。土被郁到了极度，就可以由郁而发。

"岩谷"，即山谷。"殷"字，张介宾注云："殷，盛也。""岩谷震惊，雷殷气交"，是指土郁之发的表现，就是雷雨大作，山谷震动。

"埃昏黄黑"，指雷雨大作时阴云密布，天昏地暗的景象。"化为白气"，指雷雨大作时的烟雾迷蒙景象。"埃昏黄黑，化为白气"，是对雷雨时自然景象的描述。

"飘骤"，指大风。"高深"，指山高谷深。"击石飞空"，指山石从空而降。"飘骤高深，击石飞空"，描述的是雷雨大作之时，山洪暴发，巨石被洪水冲下的暴风雨现象。对此，本篇尚有"土发飘骤"之论，意谓土郁之发，狂风暴雨大作，湿气偏胜。

"洪水乃从"，指雷雨之际，山洪暴发。"川流漫衍"，指河水泛滥。"田牧土驹"，指田地被洪水淹没，水退之后，泥土堆积成小丘，远望如草原牧马。"洪水乃从，川流漫衍，田牧土驹"，是对雷雨大作、山洪暴发以后自然景象的描述。

"化气"，指土气。"时雨"，指有利于生物生长的正常降雨。"始生始长，始化始成"，指生物生长变化恢复正常。"化气乃敷，善为时雨，始生始长，始化始成"，意谓土被木郁，降雨减少，气候干旱，但土郁之发，雷雨大作，山洪暴发，经过郁发之后，气候干旱现象解除，气候恢复正常，生物的生长收成自然也就恢复了正常。

"心腹胀"，即胃脘部及少腹部胀满。"肠鸣"，指腹中辘辘有声。"数后"，指大便次数增多，亦即下利。"民病心腹胀，肠鸣而为数后"，全句意谓土郁之际，人体脾胃运化作用相应失调，因而可以出现上述脾胃运化失调的临床病候。

"心痛胁䐜，呕吐霍乱"，此心为湿乘、肝为侮之候。"心痛"，指心前区或上腹部疼痛。"胁䐜"，指胁肋胀满。"呕吐"，指恶心呕吐。"霍乱"，其临床特点是上吐下泻。土郁之际，人体亦相应发生上述肝胜乘脾的各种病候。

"饮"，即水饮。"注下"，即泻利。"胕肿"，即皮肤浮肿。"身重"，即全身酸重。水饮内停，皮肤浮肿，下利，身黄，大都属于脾失运化或湿热内蕴的临床表现。全句意谓土郁之际，人体亦常相应出现上述脾湿的病候。

"云奔雨府"，指下雨之处阴云密布。"霞拥朝阳"，指早晨太阳周围，云彩很多。"山泽埃昏"，指山林沼泽之处天气阴暗。"云奔雨府，霞拥朝阳，山泽埃昏，其乃发也"，意谓自然环境如果出现上述景色，就是土郁之发，亦即雷雨将作的前兆。

"四气"，即六气的四之气。这一段时间多在大暑以后，秋分以前，大约在农历六月中至八月这一段时间。"以其四气"，意谓土郁之发的时间主要在四之气时。"云横天山"，指远望高山，可以见到白云横绕。"浮游生灭"，指白云浮游山顶，时散时聚。"怫之先兆"，"怫"字，作"复"字解。因为云代表土气，"云横天山"，说明被郁的土气已经出现，此即"土郁之发"，亦即土气来复的先兆。"以其四气，云横天山，浮游生灭，怫之先兆"一句，王冰注云："天际云横，山有冠带，岩谷丛薄，乍灭乍生，有土之见，怫兆已彰。"

综上所述，上段经文表述了土气郁而发作起来，山岩深谷惊动，雷声震于气交，尘埃黄黑昏暗，湿气蒸发化为白气，疾风骤雨发生于高山深谷，落在岩石上反向天空飞溅，山洪暴发，河水暴涨，水退之后，田野之间土石嵬然，好像一群牧马。土的报复之气发作之后，化气方始得以敷布，云雨及时，万物生长化成。湿云奔向雨府，早晨的太阳常有云霞拱拥，山泽之间有昏蒙之气，这是土郁开始发作的现象。其发作的时间是在四之气时，云气横于半山，或浮或游，或出或没，是其将发之先兆。土郁之发，人们多患心腹胀满，肠鸣而频频不利，甚至心痛胁胀，呕吐霍乱，痰饮，泄泻，肌肤浮肿，身体困重等。

关于五气之抑郁，张介宾有"天地有五运之郁，人身有五脏之应，郁则结聚不行，乃致当升不升，当降不降，当化不化，而郁病作矣"之论。"郁之甚者，治之奈何?"《素问·六元正纪大论》有详尽的论述。关于土气郁发之治，该篇谓"土郁夺之"。"土郁"，即土气被郁。从自然气候变化来讲，长夏应湿而不湿，长夏应化而不化叫土郁。从人体来讲，热结于里，胃家邪实，或脾为湿困壅滞不通，也叫土郁。"夺"，王冰注："夺，谓下之，令无拥碍也。"张介宾注："夺，直取之也。凡土郁之病，湿滞之属也，其脏应脾胃，其主在肌肉四肢，其伤在胸腹，土畏壅滞，凡滞在上者夺其上，吐之可也。滞在中者，夺其中，伐之可也。滞在下者，夺其下，泻之可也。凡此皆谓之夺，非独止于下也。""土郁夺之"，意谓人体出现运化失职而在临床上表现为里实证时，在治疗上应采取吐法或下法以夺其邪。《素问·阴阳应象大论》云："其高者，因而越之。""中满者，泻之于内。"

二、金郁之发

《素问·六元正纪大论》云："金郁之发，天洁地明，风清气切，大凉乃举，草树浮烟，燥气以行，霜雾数起，杀气来至，草木苍干，金乃有声。故民病咳逆，心胁满引少腹，善暴痛，不可反侧，嗌干面尘，色恶。山泽焦枯，土凝霜卤，怫乃发也。其气五，夜零白露，林莽声凄，怫之兆也。"

"金郁之发"，乃火胜制金，而金郁待时而发之谓。"金郁"，指金气被郁。从岁运来说，凡属火运太过之年或金运不及之年，均可以由于火来乘金，热可胜凉，而出现金郁的现象。火运太过之年，火气偏胜，可以出现金郁现象。金运不及之年，火气来乘，也可以出现火气偏胜，发生金郁现象。从岁气来说，客气少阴君火或少阳相火主时之时，也可以因火气偏胜而使阳明燥金之气被郁，金被郁到了极度也就可以由郁而发。

"天洁"，即天空清净无云。"地明"，即大地光洁明亮。"天洁地明"，意谓金郁之发，主要表现为天气清明，秋高气爽，一反夏日湿热交蒸的自然景象，此即"金发清明"之意。"清明"，即清凉、干燥之意，意谓凉气、燥气偏胜。

"风清"，即风凉。"气切"，即秋气凄切。"风清气切，大凉乃举"，意谓金郁之发，气候由热转凉，使人产生萧索凄凉之感。

"草树"，指树和草。"浮烟"，指烟雾浮游。"草树浮烟"，意谓树林之中，雾气迷蒙，一派秋凉凄切的自然景象。

"燥气"，即秋凉之气。"霜雾"，即浓雾。"燥气以行，霜雾数起"，意谓秋季天气转凉，会出现浓雾弥漫的自然景象。

"杀气"，即肃杀之气。"苍干"，指树凋叶落。"杀气来至，草木苍干"，意谓秋凉以后，由于天气变凉而出现树凋叶枯、黄叶飘零的自然景象。

"金"，此处指秋季。"声"，指秋声，亦即秋风之声。"金乃有声"，系指金郁之发，秋风大作的自然景象。

"民病咳逆，心胁满引少腹，善暴痛，不可反侧，嗌干面尘，色恶"，乃"金郁之发"而出现的病候。"咳"，即咳嗽。
"逆"，即气逆。"咳逆"，即咳嗽气喘，属于肺部的疾病。金郁
之发时，人体的肺亦相应失调，因而可以在临床上出现上述肺
气失宣的症状。"心胁满引少腹"，即胸胁胀满，牵引少腹，其
病机多由于金克木而致肝气失调，气滞血瘀。意谓金郁之发时，
人体肺气容易失调，由于肺肝关系，因此也容易由肺传肝而在
临床上出现肝气失调的症状。"暴痛"，即发作性疼痛或疼痛突
发。"不可反侧"，即不可转侧，亦即运动障碍，转侧不能。此
处也是指金郁之发时，由于金克木，致人体肺肝失调，所以容
易在临床上发生上述症状。张介宾注云："心胁满，引少腹，
善暴痛，不可反侧，金气胜而伤肝也。""嗌"，指咽部，属肺
系。"嗌干"，即咽干。此处指金郁之发时，人体肺气相应失
调，因此可以在临床上出现"嗌干"的症状。张介宾注云：
"咳逆嗌干，肺病而燥也。""尘"，即尘土。"面尘"，即面如土
色，意即面色晦暗。"色恶"，即颜色不好。意谓金郁之发时，
人体肺气失调，由于肺主气，肺朝百脉，人体气血均上注于面，
所以在金郁之发，燥气偏胜，人体肺气严重失调，可以在面部
出现"面尘""色恶"等。

"山泽"，即山和水。"霜卤"，王冰注云："土上凝白，碱
卤状如霜也。""山泽焦枯，土凝霜卤，怫乃发也"，全句描述
的是金郁之发时，气候干燥，卤地盐碱上泛的自然景象。

"五"，即六气主时中之五之气。这一段时间在秋分以后至
小雪以前，大约在农历八月中至十月之间。"其气五"，意即金
郁之发的时间主要在五之气时。五之气主气为阳明燥金，金气
偏胜，所以金郁之发也就多在此时而作。

"零"，义同"临"。"夜零白露"，意谓夜晚天降雾露。
"林莽"，即树林。"林莽声凄"，意谓树林之中，风声凄切。
"怫"，同"复"。"夜零白露，林莽声凄，怫之兆也"，意谓如

果出现了夜降霜露，树树苍凉，秋声四起的景象，这就是金气
行将来复的先兆。

综上所述，上段经文表述了金气郁发，天气高爽，地气明
净，风气清凉急切，草木之间产生浮烟，燥气流行，浓雾时起，
肃杀之气一到，草木凋谢干枯，西风声厉。所以人们伤于秋燥，
山泽干枯，地面凝霜如卤碱，这是金郁开始发作的现象。其发
作的时间是在五之气时，夜降白露，丛林深处风声凄切，是将
发之先兆。其导致的疾病，多见咳嗽气逆，心胁胀满连及少腹，
时时剧烈疼痛，不可转侧翻身，咽喉干燥，面色憔悴如蒙灰
尘等。

关于金气郁发之治，该篇有"金郁泄之"之论。从自然气
候变化来讲，秋应燥而反湿，秋应凉而反热，秋应收而不收，
叫金郁。从人体来讲，肺气失宣，治节不行，气滞内停，浮肿
尿少，也叫金郁。"泄"，张介宾注云："泄，疏利也，凡金郁之
病，为敛为闭，为燥为塞之属也。其脏应肺与大肠，其主在皮
毛声息，其伤在气分，故或解其表，或破其气，或通其便，凡
在表在里，在上在下，皆可谓之泄也。""金郁泄之"，意谓人
体出现肺气失宣或肺失肃降而在临床上表现为气滞水停、浮肿
尿少等病候时，在治疗上则应采取发汗、利小便的方法。

三、水郁之发

《素问·六元正纪大论》云："水郁之发，阳气乃辟，阴气
暴举，大寒乃至，川泽严凝，寒氛结为霜雪，甚则黄黑昏翳，
流行气交，乃为霜杀，水乃见祥。故民病寒客心痛，腰脽痛，
大关节不利，屈伸不便，善厥阴，痞坚，腹满。阳光不治，空
积沉阴，白埃昏暝，而乃发也。其气二火前后。太虚深玄，气
犹麻散，微见而隐，色黑微黄，怫之先兆也。"

"水郁之发"，此言土胜制水，而水郁待时而发。"水郁"，

指水气被郁。从岁运来说，凡属土运太过之年或水运不及之年，均可以由于土来乘水而出现水郁现象。土运太过之年，湿气偏胜，可以出现水郁现象。水运不及之年，土气来乘，也可以出现湿气偏胜，发生水郁现象。从岁气来说，客气在泉之气为太阴湿土时，也可以因湿气偏胜而使太阳寒水之气被抑而出现水郁现象，水被郁到了极度，就可以由郁而发。

"阳气"，此处指阳热之气。"辟"，同"避"。"阴气"，指阴寒之气。"暴举"，指突然出现。"阳气乃辟，阴气暴举"，意谓水郁之发时，阴寒之气突然出现，气候突然转寒。对此，张介宾注云："土胜制水，水之郁也，水郁热发，寒化大行，故阳气乃辟。辟，避同。"

"大寒乃至，川泽严凝，寒氛结为霜雪"，乃"水郁之发"的自然景象。"大寒乃至"，指气候突转严寒。"川泽"，指江河湖泊。"严凝"，指结冰。"川泽严凝"，指由于气候严寒，江河湖泊之水冻结成冰。"寒氛结为霜雪"，即气候寒冷，天降霜雪。

"黄黑昏翳"，指气候寒冷，大雪纷飞时天气阴暗的自然景象。"气交"，指夏秋之交，此即《六微旨大论》中所谓的"上下之位，气交之中，人之居也"。"乃为霜杀"，指由于气候寒冷，万物萧条，不能生长。"黄黑昏翳，流行气交，乃为霜杀"，全句意谓水郁之发时，出现天气寒冷阴暗，万物萧条的自然景象。

"祥"，有吉祥、良好之义。"水乃见祥"，意谓水郁之发以后，由于其郁已发泄，所以水的作用转为正常。

"故民病寒客心痛，腰膑痛，大关节不利，屈伸不便，善厥逆，痞坚，腹满"，此乃水郁之发，阴胜寒水为病的病候。"心痛"，即胸中痛。"寒客心痛"，指水郁之发时，寒气偏胜，寒胜则可以引起人体气血流行不利而发生疼痛。诚如《素问·

举痛论》所述："经脉流行不止，环周不休，寒气入经而稽迟，泣而不行，客于脉中则气不通，故猝然而痛。""䯏"同椎。"腰䯏痛"，即腰椎痛。"大关节"，指肩、肘、膝、髋等处的关节。全句意谓水郁之发时，气候寒冷，气血流行不利，因此可以在此时出现腰痛、大关节痛、屈伸不利等症状。"善"，即容易发生。"厥"，《伤寒论》谓："阴阳气不相顺接便为厥，厥者，手足厥冷者是也。""逆"，即逆乱失常。"善厥逆"，意谓水郁之发时，由于气候突然寒冷，人体气血流行失常，因而可以在临床上出现各种阴阳失调、气血逆乱的病候。"痞"，即痞塞不通。"坚"，即坚硬。"腹满"，即腹部胀满。"痞坚腹满"，意谓水郁之发时，"阳气乃辟，阴气暴举"，所以在临床上可以出现脘腹部痞塞胀满等病候。

"阳光不治"，即"阳气乃辟"之意，意谓水郁之发时，阳气已衰，不能主事。"空"，此处指内或里。"积"，指郁积。"沉"，亦内或里之意。"阴"，指阴寒之气。"空积沉阴"，意谓水郁之时，阴寒之气由于土湿之气偏胜而郁积于里。"白埃昏暝"，指天气阴暗低沉，让人感到头目不清。"阳光不治，空积沉阴，白埃昏暝，而乃发也"，意谓自然界因水郁之发出现天气阴暗低沉的现象。

"二火"，即少阴君火与少阳相火。"其气二火前后"，指水郁之发主要在少阴君火主气之前后或少阳相火主气之前后。盖因少阴君火主气，火气过甚，水气被郁，则水郁之发可以在少阳相火主气之前，亦即在二之气以后的一段时间出现寒气来复的现象；少阳相火主气，火气过甚，水气被郁，则可以在少阳相火主气之后，亦即在三之气以后的一段时间出现寒气来复的现象。

"太虚"，指宇宙。"深玄"，即变化幽深玄远。"气"，指气候变化。"麻散"，指头绪散乱，如麻丝之四散。"微见而隐"，指这些变化规律微而隐见。"太虚深玄，气犹麻散，微见而隐"，意谓气候变化规律千头万绪，乱如散麻，只要认真地加以观察总结，仍然可以从十分细微而复杂的变化中总结其规律。

"色黑微黄"，指天气阴暗。"怫"，同"复"。"色黑微黄，怫之先兆也"，意谓在春夏大热之时，突然出现天气阴暗，天色黑黄的现象，这就表示水气即将来复，是水郁之发的前兆。诚如前文所述："甚则黄黑昏翳，流行气交。"因此，观察天气的变化以早晨较好。王冰注云："寅后卯时候之，夏月兼辰前之时，亦可候也。"卯时指早晨五至七时，辰时指七至九时。

综上所述，此段经文表述了水郁而发时，阳气退避，阴气急起，极寒之气到来，河泽结冰，寒露结成霜雪，甚至昏暗浑浊之气流行于气交之中，而杀害万物，从水就可以发现某些征兆。阳气不振，天气阴沉，昏浊之气蒙蔽天空，这是水郁开始发作的现象。发作的时令，是君火与相火当令之前后。天色深远，光明之中有微黄黑色之气，犹如散麻一样，隐约可见，是其将发之兆。水郁之发，多因感受寒邪而患心痛，腰臀部疼痛，大关节活动困难，屈伸不便，时时厥逆，腹中胀满痞硬等病候。

关于水气郁发之治，该篇尚有"水郁折之"之论。从自然气候变化来说，冬季应寒而不寒，应藏而不藏，叫作水郁。从人体来讲，肾藏失职，水气上逆，也叫水郁。"折"，张介宾注云："折，调制也。凡水郁之病，为寒为水之属也。水之本在肾，水之标在肺，其伤在阳分，其反克在脾胃，水性善流，宜防泛滥。凡折之之法，如养气可以化水，治在肺也；实土可以利水，治在脾也；壮火可以胜水，治在命门也；自强可以帅水，治在肾也；分利可以泄水，治在膀胱也。凡此皆谓之折，岂独抑之而已哉。""水郁折之"，人体在病因作用下出现肾藏失职，水饮潴留，横溢上逆，在治疗上则应根据水病病机，采取或养气，或实土，或壮火，或补肾，或泄水的治疗方法，以使水的运行恢复正常。

四、木郁之发

《素问·六元正纪大论》云："木郁之发，太虚埃昏，云物以扰，大风乃至，屋发折木，木有变。故民病胃脘当心而痛，上支两胁，膈咽不通，食饮不下，甚则耳鸣眩转，目不识人，善暴僵仆。太虚苍埃，天山一色，或气浊色黄黑，郁若横云不起，雨而乃发也。其气无常。长川草偃，柔叶呈阴，松吟高山，虎啸岩岫，怫之先兆也。"

"木郁之发"，此言金胜制木，而木郁之，待时而发。"木郁"，即木气被郁。从岁运来说，金气太过之年可以由于金气偏胜，金来乘木而产生木郁现象。木运不及之年，也可以由于木气不及，金气来乘而产生木郁现象。从岁气来讲，如果客气是阳明燥金，也可以由于客胜主而产生木郁现象。木郁至极就可以因郁而发，反侮其所不胜之气，而表现为风气偏胜的气候及物候。

"太虚"，指宇宙，亦指天空。"埃昏"，指尘土飞扬，天昏地暗。"云物以扰"，指天空中的云物和地面上的万物，动乱不安。"屋发折木"，指房屋被风吹倒，树木被风吹断。"太虚埃昏，云物以扰，大风乃至，屋发折木"，是对木郁之发，风气偏胜，狂风大作时自然景象的描述。对此，本篇尚有"木发而毁折"的记载，意谓木郁而发时，狂风大作，有摧屋拔树之况。

"木"，指风气。"变"，指反常或灾变。"木有变"，意谓木郁之发时，风气变化反常而成灾变。

"故民病胃脘当心而痛，上支两胁，膈咽不通，食饮不下，甚则耳鸣眩转，目不识人，善暴僵仆"，此乃木淫土虚或风淫本经自病之候。"胃脘当心而痛"，即上腹部疼痛。"上支两胁"，即两胁肋部疼痛。"膈咽不通"，即咽部阻塞。"食饮不下"，即不能进食。盖因木郁之发时，人体肝气相应失调，因而可以在临床上出现上述肝病以及肝病及脾的症状。"眩转"，即头晕目眩，自觉天旋地转，如坐舟车。"目不识人"，即视物不清。"善暴僵仆"，即发生晕厥，猝倒昏仆。这些症状属于肝病重症。在木郁之发时，人之肝气失调，不但可以发生上述胃脘痛、胁肋痛等一般肝胜乘脾的症状，也可以发生肝病重症，即"耳鸣眩转，目不识人，善暴僵仆"肝阳上亢之危象。

"太虚苍埃"，指天空昏暗，与前述"太虚昏暗"同义。"天山一色"，即天空阴暗，与苍山一色。"气浊色黄黑"，也是形容天空阴沉，或黄或黑。故"太虚苍埃，天山一色，或气浊色黄黑"，均是对木郁之发，狂风大作时自然景象的描述。

"郁"，即郁结。"横云不起"，即云横天空不动。"雨而乃发也"，即天将下雨。"郁若横云不起，雨而乃发也"，意谓天空乌云密布，天色昏暗，如果云郁不动，就是天将下雨的前兆。

"其气"，此处指木郁之发。"其气无常"，意即木郁之发，没有一定时间。对此张介宾注云："风气之至，动变不定，故其发也，亦无常期。"意谓风性主动，善行数变，变化较快，所以郁极则发，发无常期。"长川"，即长河。"草偃"，即草倒伏而不能直立。"长川草偃"，意谓江河之滨，风力较大，所以风吹草伏。"成阴"，即"呈阴"，张介宾注云："呈阴，凡柔叶皆垂，因风翻动而见叶底也。"意谓树叶因风吹而翻转见底。"松吟"，即松树被风吹时发出的响声。"松吟高山"，意谓山高风劲，松树被风吹而发出鸣响。"虎啸岩岫"，虎啸即虎吼，意谓虎在高山峡谷中吼叫，以此形容风气偏胜。"怫"，同"复"。

综上所述，此段经文表述了木气郁而发作起来，可见尘土飞扬，天昏地暗，云层扰动，大风来到，房屋倒塌，树木折断，此皆木气暴发之景象。天空昏暗，天与山呈一样的颜色，或天气浑浊，黄黑之气郁结不散，横云而没有雨水下降，这是木郁

开始发作的现象。风气发作的时间是不固定的，如草被风吹而
偃伏，柔软的叶子反转而呈现出背面，高山岩岫之间的风声有
如松吟虎啸，是其发作的先兆。木郁之发，临床多见胃脘当心
疼痛，上连两胁胀满，咽喉膈塞不通，饮食不能下咽，甚至耳
鸣头眩，眼花目不识人，好发猝然僵仆等重症。

关于木气郁发之治，该篇有"木郁达之"之论。从自然气
候变化来说，春应温而反凉，春应生而不生，叫作木郁。从人
体疾病来讲，因肝的疏泄失职，气血运行不畅，郁结不通，也
叫木郁。"达"，即通达条畅。"木郁达之"，意谓人体在病因作
用下肝的疏泄失职，气血运行不畅，郁结不通，在治疗上则应
采取疏肝理气导滞之法，使气血得以通畅。盖因肝体阴而用阳，
主疏泄，恶抑郁，故云"木郁达之"。对此，张介宾注云：
"达，畅达也。凡木郁之病，风之属也，其脏应肝胆，其经在
胸胁，其主在筋爪，其伤在脾胃，在血分，然木喜条畅，故在
表者当疏其脏，但使气得通行，皆谓之达。"

五、火郁之发

《素问·六元正纪大论》云："火郁之发，太虚肿翳，大明
不彰，炎火行，大暑至，山泽燔燎，材木流津，广厦腾烟，土
浮霜卤，止水乃减，蔓草焦黄，风行惑言，湿化乃后。故民病
少气，疮疡痈肿，胁、腹、胸、背、面、首、四支膜愤，胪胀，
疡痱，呕逆，瘈疭，骨痛，节乃有动，注下，温疟，腹中暴痛，
血溢流注，精液乃少，目赤，心热，甚则瞀闷懊憹，善暴死。
刻终大温，汗濡玄府，其乃发也。其气四，动复则静，阳极反
阴，湿令乃化乃成，华发水凝，山川冰雪，焰阳午泽，怫之先
兆也。"

"火郁之发"，此言水胜制火，火郁之待时而发。"火郁"，
即火气被郁。从岁运来说，水运太过之年可以由于水气偏胜，

水来乘火而产生火郁现象。火运不及之年，也可以由于火运不及，水气来乘而产生火郁现象。从岁气来说，如果客气是太阳寒水，也可以由于客胜主，致水克火而发生火郁现象。火郁至极就可以因郁而发，反侮其所不胜之气，而表现出火气偏胜的气候及物候。火郁之发时，在自然界气候、物候及人体病候上，发生反常变化。

"太虚"，此指天空。"肿翳"，指昏暗不清。"大明"，指太阳。"不彰"，指不明亮。"太虚肿翳，大明不彰"，意谓火郁之时，水气偏胜，因此天空阴暗，日月不明。

"炎火行，大暑至"，指天气炎热。"山泽燔燎"，指赤日炎炎如火烧。"材木流津"，指树木因炎热而丧失液汁。"广厦腾烟"，指高大的房子里也热得像火烧一样。"炎火行，大暑至，山泽燔燎，材木流津，广厦腾烟"，意谓火郁之发时，气候暴热，平时比较凉爽的地方如山上、水边、广厦内也都十分炎热，呈现出火热景象。对此，本篇有"火发而曛昧"的记述，意谓火郁之发时，火气偏胜，炎热烦闷。

"土浮霜卤"，指土地发白，盐碱上泛。"止水"，指水井或水池中不流动的水。"止水乃减"，指水井或水池中的水因天热而干枯或减少。"蔓草焦黄"，指野草因天热而焦枯发黄。"土浮霜卤，止水乃减，蔓草焦黄"，均是对火郁之发时物候变化的描述。

"风行"，即流行、流传。"惑言"，即胡言乱语。"风行惑言"，意谓热极风生，风火相扇，心神迷乱，而胡言乱语。"湿化"，即雨化。"湿化乃后"，意即火郁之发这一段时间中，天气炎热，下雨减少，雨季延后。诚如张介宾注云："湿化乃后，雨不至也。"

"故民病少气，疮疡痈肿，胁、腹、胸、背、面、首、四支膜愦，胪胀，疡痱，呕逆，瘛疭，骨痛，节乃有动，注下，温疟，腹中暴痛，血溢流注，精液乃少，刻终大温，汗濡玄府，其乃发也"，此乃火郁之发时的病候。"少气"，即气少、气虚。《素问·阴阳应象大论》谓："壮火之气衰"，"壮火食气"，"壮火散气"，"热伤气"。"民病少气"，意即火郁之发时，气候炎热，人体容易出现气虚的证候。"疮疡痈肿"，即皮肤生疮。"膜愤"，胀满之意，意谓膨膨然若不能容。"胕"，指腹前肉。"胕胀"，即腹胀。意谓火郁之发时，由于炎热而在临床上出现头面四肢、胸胁背腹等部位的胀满症状。"疡"，指疮疡。"痱"指痱子，亦即汗疹。意谓火郁之发时，天气炎热，人体容易出现皮肤生疮或痱子，或出现呕吐恶心等消化道症状。"瘛疭"，即四肢拘急疼挛抽动，火郁之发时，由于气候炎热，人体亦易外感热邪，因热极生风而在临床上出现疼挛、拘急、抽搐的病证。"注下"，即急性下利。此处意谓火郁之发时可以出现腹泻。"温疟"，为疟疾的一个类型。《素问·疟论》云："先热而后寒，名曰温疟。"《金匮要略》云："温疟者，其脉如平，身无寒但热，骨节疼烦，时呕。"温疟的临床特点主要是先热后寒或但热不寒。此处意谓火郁之发时，可以发生疟疾和温疟。"暴痛"，即突然疼痛。"腹中暴痛"，意谓火郁之发时，人体易感热邪而发生腹中暴痛。"血溢流注"，即出血。此处意谓火郁之发时，人体容易因感受热邪致血热妄行而发生出血。"精液"，此处是人体津液、血液及生殖之精的统称。气候炎热或人体里热炽盛时，人体阴精的消耗相应增加，因而阴精的储藏也相应减少。此处意谓火郁之发时，气候炎热，人体易感受热邪而发生热病，因此津液耗损。"刻"，即时刻。"刻终"，即每天时刻之终刻。每天时刻起于寅初，终于丑末。"刻终大温"，意谓半夜两点以后，天气还很炎热。"玄府"，即汗孔。"汗濡玄府"，意即汗出不止。全句意谓火郁之发时，天气十分炎热，到了半夜热仍不退，汗出不止。所以张介宾注云："刻终者，百刻之终也。日之刻数，始于寅初，终于丑末，此阴极之时也，故一日之气，惟此最凉。刻终大温而汗濡玄府，其热可知矣。玄府，汗空也。"

"四"，即四之气。"其气四"，意谓火郁之发的时间主要在四之气时，亦即大暑以后至秋分之前，大约在农历六月中至八月中这一段时间。"四之气"，主气为太阴湿土，应该是湿气偏胜，但是由于火郁之发的原因，在四之气时，可以出现天气反热，应雨不雨，亦即前述之"湿化乃后"的反常变化。

"动"，指阳热炽甚。"动复则静"，意谓阳热过甚就要向相反方面转化，由阳动变为阴静。"阳极反阴"，意即重阳必阴、重阴必阳之谓。阳气偏胜到了极度，就一定要向阴的方面转化，这是自然变化的规律。"动复则静，阳极反阴"，意谓火郁之发时气候暴热，但炎热过甚，又会出现寒凉。

"湿令"，即太阴湿土主时之令。火郁之发，多在四气，因此"湿化乃后"。"湿令乃化乃成"，意谓如果火郁之发以后，由于阳热偏胜而出现"动复则静，阳极反阴"现象时，则湿气主时的作用便继之出现，植物仍然可以成熟。张介宾注云："动复则静，阳极反阴，土气得行，湿令复至，故万物得以化成也。"

"华"，同"花"。"发"，指开放。"水凝"，即结冰。"焰阳"，即太阳。"午"，指南方。"泽"，即沼泽之地。春夏季节，百花开放之时，天气反常，出现了冰雪，火被寒郁，而出现火郁现象，故谓"华发水凝，山川冰雪"。但是，如果出现了烈日当空，天气炎热，预示被郁的火气即将发作，故谓"焰阳午泽，怫之先兆"。张介宾注云："群华之发，君火二气气候也。午泽，南面之泽也。于华发之时而水凝冰雪，见火气之郁也。于南面之泽而焰阳气见，则火郁将发之先兆也。"

综上所述，火郁之时，天空曛翳昏昧，太阳反而不甚光明，炎火流行，暑热之气到来，山泽之间热如火烤，树木的津液被蒸而丧失，高屋大厦之中犹如烟熏，地面浮现如霜卤之色，池水日渐减少，苍绿色的蔓草变为焦黄，热盛风生，以致言语声音听不清，湿气后期而至。寅时应该凉爽而反大热，汗液不断从汗孔流出，这是火郁开始发作的现象。发作的时间是在四之气。动后必静，阳之极反为阴，而后湿土之气敷布，则万物因而化成。花开之时，又见河水结冰，雪霜降地，则火气正被抑郁，若见南方之池塘有阳气上腾，是其将发之先兆。火郁之发，人们多见呼吸气短，疮疡痈肿，胁、腹、胸、背、头面、四肢胀满不舒，疮疡痱疹，呕逆，四肢抽搐，骨节游走疼痛，泄泻，温疟，腹中急剧疼痛，血热妄行，出血如流，津液减少，目红赤，心中烦热，甚至昏蒙烦闷，心中懊恼不宁，容易猝然死亡等。

关于火郁之治，该篇有"火郁发之"之论。"火郁"，即火郁于里。从自然气候变化来讲，夏应热而反寒，夏应长而不长，叫作火郁。从人体来讲，寒束于表，热郁于里，表寒里热，也叫作火郁。"发"，王冰注云："发谓汗之，令其疏散也。"张介宾注云："发，发越也。凡火郁之病，为阳为热之属也，其脏应心主、小肠、三焦，其主在脉络，其伤在阴分，凡火所居，其有结聚敛伏者，不宜蔽遏，故当因其势而解之、散之、升之、扬之，如开其窗，如揭其被，皆谓之发，非独止于汗也。""火郁发之"，意谓人体在病因作用下，热郁于里时，在治疗上应采取发散（发汗）的方法。对此，《素问·生气通天论》有"体若燔炭，汗出而散"之论。

第十七讲　六气常变

　　运气学说认为，风、寒、暑、湿、燥、火等自然气候的作用，与自然界物候现象密切相关。自然气候在正常情况下，有利于万物的生长发育，若反常就会形成灾害。《内经》中的这种有常有变，以常测变的观点，体现在中医学中的各个方面。

　　张仲景继承了《内经》的这种认识，并进一步加以论述。如在《金匮要略·脏腑经络先后病脉证》中有"夫人禀五常，因风气而生长，风气虽能生万物，亦能害万物，如水能浮舟，亦能覆舟"的记载。篇中所说的生万物的"风"就是六气，害万物的"风"就是六淫。张氏以"水能浮舟，亦能覆舟"两种不同的作用为例，通俗而形象地对《内经》的精神做了说明，充分体现出中医学对自然气候变化观察中"一分为二"的朴素的辩证法思想。知常知变，这是中医学思想的精华所在，也是中医学传承的核心内容，应当加以高度重视和认真继承。

　　对六气的常与变，《素问·六元正纪大论》有"五运六气之应见，六气之正，六变之纪何如"之问，即六气常变之纪何如之问。

　　《素问·五运行大论》云："大气举之也，燥以干之，暑以蒸之，风以动之，湿以润之，寒以坚之，火以温之。故风寒在下，燥热在上，湿气在中，火游行其间，寒暑六入，故令虚而生化也。故燥胜则地干，暑胜则地热，风胜则地动，湿胜则地泥，寒胜则地裂，火胜则地固矣。"此段文字表述了六气在正常情况下，能使万物正常生长变化，说明了风、寒、暑、湿、燥、火六气的作用及其与物化现象的关系。燥气的作用是使自然气候保持正常干燥，不致过分潮湿。这就是"燥以干之"之谓。暑气是指夏气，夏季炎热而潮湿，因此暑气就是热与湿相结合的气。"蒸"，从字义上讲有液体化为气体上升之意。这在正常情况下有利于生物的生长变化，就像用火烧水化气熟物一样。说明了每年夏季主长，万物繁茂华实，与暑气密切相关，这就是"暑以蒸之"之谓。风的作用是动，空气流动就产生风，它在六气之间产生着调节作用，风从东南来，它就给人带来温暖，风从西北来它就给人带来了寒凉。一年之中的季节气候变化以及生长化收藏与风的作用密切相关，故《素问·风论》有"风者，善行数变"，"风者，百病之长也，至其变化，乃为他病也，无常方，然致有风气也"的记载。这也就是"风以动之"之谓。湿气的作用是使自然气候保持着正常的滋润而不致过分干燥，这就是"湿以润之"之谓。寒的作用是使自然气候处于正常的静止状态，使自然界的生长状态暂时处于静止以备第二年的再生。"坚"字，从字义上来说，有守之意，所谓"守"，即阳气内藏而不外泄，这就是"寒以坚之"之谓。火的作用是使自然气候保持正常的温热状态，使不致过分寒凉，这就是"火以温之"之谓。风、寒、暑、湿、燥、火六气各有其所属季节，这就是春风、夏火、长夏湿、秋燥、冬寒。一年之中，冬季春季在气候上偏寒偏冷，寒冷在阴阳属性上属阴，阴位居下，此即"风寒在下"之谓。夏季、秋季，偏热偏燥，燥热在阴阳属性上属阳，阳位居上，此即"燥热在上"之谓。长夏偏湿，长夏在春夏与秋冬之间，此即"湿气在中"之谓。六气之中，火很重要，因为火主化，万物的生长没有火的作用就不能正常进行，"君火"是自然界物化现象的最高主持者和动力，有了它，生物的生长化收藏才能够进行，因此它存在于一年各个季节之中。各个季节的寒热温凉都只是相对而言，实际上任何季节没有适当的温暖都是不行的，此即"火游行其间"之谓。"寒暑六入"一句中的"寒暑"，是指一年而言。"六入"之六，是指六气；自外而来曰"入"。"六入"，即指六气自天而入。大地上由于在天之六气的正常作用下，所以才产生了万物的生长化收藏现象，此即"寒暑六入，故令虚而生化"之谓。"虚"，乃"空虚"之意，系即指地上的物化现象是从无到有，在易学中可作"太虚"解，即指地上物化现象的产生是由于天之六气作用于地的结果。

"燥胜则地干……火胜则地固矣"，表述了六气出现了偏颇的异常情况。"燥胜则地干"，意谓气候太干燥了，地面上就会出现过分干旱现象。"暑胜则地热"，意谓暑热太盛了，地上也就会出现酷热现象。"风胜则地动"，意谓风太大了，地面就会出现飞沙走石、屋倒树折的风灾。"湿胜则地泥"，意谓雨太多了，地面上就会出现泥泞。"寒胜则地裂"，意谓太寒冷了，地面上就会出现地冻过甚而裂的现象。"火胜则地固"，意谓太热了，就会出现地固干裂的现象。风、寒、暑、湿、燥、火作用正常叫"六气"，它是自然界万物生长所必需的；如偏胜失常，那就叫"六淫"。所谓"淫"，指过度或反常。如果六气作用反常，那就不但不能有利于万物的生长，反而会损害万物，形成灾难。

对于六气的具体常与变，《素问·六元正纪大论》分别有六气之常及六气之变的论述。

《素问·六元正纪大论》云："厥阴之上，风气主之；少阴之上，热气主之；太阴之上，湿气主之；少阳之上，相火主之；阳明之上，燥气主之；太阳之上，寒气主之。所谓本也，是谓六元。"由此可知"六元"，即风、热、火、湿、燥、寒六气，讲的是六气在六十年周期正常的变化规律，故名曰"正纪"，而篇名《六元正纪大论》。

六气的变化，有正常之化，有异常之变，今就其十二种常化，以说明万物与六气的密切关系。六气的作用是德、化、政、令，万物的表现亦是德、化、政、令，而六气所至的位置，有高下、前后、中外之异，万物的变化，亦随之有高下、前后、中外的不同，故该篇有"凡此十二变者，报德以德，报化以化，报政以政，报令以令，气高则高，气下则下，气后则后，气前则前，气中则中，气外则外，位之常也。故风胜则动，热胜则肿，燥胜则干，寒盛则浮，湿盛则濡泄，甚则水闭胕肿，随气所在以言其变耳"的记载。

一、六气之常

1. 时化之常

《素问·六元正纪大论》云："夫气之所至也，厥阴所至为和平，少阴所至为暄，太阴所至为埃溽，少阳所至为炎暑，阳明所至为清劲，太阳所至为寒雾，时化之常也。"表述的是四时应当见到的正常气候特征。

"厥阴"，此处指初之气，亦即在每年大寒以后至春分以前，大约在农历十二月中旬至二月中旬这一段时间，厥阴风木主时。意谓在六气季初之气时，在正常情况之下，春风和缓，吹面不寒。"和平"，舒迟也。故谓"厥阴所至为和平"。

"少阴"，此处指二之气，亦即在每年春分以后至小满以前，大约在农历二月中至四月中旬，少阴君火主时。"暄"，指温热。意谓在六气季二之气时，气温逐渐升高，天气开始转向温热。"暄"，温热也。故谓"少阴所至为暄"。

"太阴"，此处指四之气，亦即在大暑以后至秋分以前，大约在农历六月中旬至八月中，太阴湿土主时。以太阴列于少阳之前者，谓土气分旺于四季之谓。"埃溽"，指潮湿。意谓在六气季四之气时，气候潮湿，雨水偏多。"溽"，湿热也。故谓

"太阴所至为埃溽"。

"少阳"，此处指三之气，亦即在小满以后至大暑以前，大约在农历四月中旬至六月中旬，少阳相火主时。"炎暑"，即炎热。意谓在六气季三之气时，气候炎热。故谓"少阳所至为炎暑"。

"阳明"，此处指五之气，亦即在秋分以后至小雪以前，大约在农历八月中旬至十月中旬，阳明燥金主时。"清劲"，指气候清凉劲切。意谓在六气季五之气时，气候转向清凉，西风劲切。"清劲"，秋末冬初，清且劲。故谓"阳明所至为清劲"。

"太阳"，此处指终之气，亦即在小雪以后至大寒以前，大约在农历十月中旬至十二月中旬，太阳寒水主时。"寒雾"，即寒冷。意谓在六气季终之气时，气候寒冷。故谓"太阳所至为寒雾"。

"时"，指时令；"化"，指气候变化。"常"，指正常。"时化之常"，指上述为全年气候的正常变化情况。

综上所述，四时六气正化之常候，厥阴之气当为气候和平，少阴之气当为气候温暖，太阴之气当为气候湿润，少阳之气当为气候炎热，阳明之气当为气候清净劲切，太阳之气当为气候寒冷。此即"时化之常也"，王冰注云："四时气正化之常候。"

2. 司化之常

《素问·六元正纪大论》云："厥阴所至为风府，为璺启；少阴所至为火府，为舒荣；太阴所至为雨府，为员盈；少阳所至为热府，为行出；阳明所至为司杀府，为庚苍；太阳所至为寒府，为归藏。司化之常也。"

"厥阴"，指木化之气。"府"，有所在地或住宅、府库之义。"风府"，即风多之处，亦可解释为风气偏胜之时。"璺"，王冰注："微裂也。""启"，有开之义，王冰注："启，开坼也。""璺启"，指植物萌芽破土而出。"厥阴所至为风府，为璺启"，意谓在这段时间中风气偏胜，植物开始萌芽生长。

"少阴"，指火化之气。"火府"，指热气偏胜之时。"舒荣"，张介宾注："物得阳气，故舒展荣美。"张隐庵注："舒荣，舒展而荣华也。""少阴所至为火府，为舒荣"，意谓在这段时间中热气偏胜，植物生长欣欣向荣。

"太阴"，指湿化之气。"雨府"，指雨水较多，湿气偏胜之时。"员盈"，张介宾注："物得土气而后充实，故为员盈。员，周也。"张隐庵注："员盈，周备也。""太阴所至为雨府，为员盈"，意谓在这段时间中，雨水较多，湿气偏胜，植物生长至此充实成熟。

"少阳"，指热化之气。"热府"，与"火府"同义，指气候炎热之时。"行出"，张介宾注："阳气盛极，尽达于外，物得之而形全，故曰行出。"张隐庵注："夏气始于中，行出者，从中而出于外也。""少阳所至为热府，为行出"，意谓在这一段时间中，天气十分炎热，植物生长显著而茂盛。

"阳明"，指燥化之气。"司杀府"，指气候清凉，树凋叶落之时。"庚苍"，王冰注："庚，更也，更代也，易也。"张介宾注："金气用事，故为司杀府。庚，更也。苍，木化也。物得发生之化者，遇金气而更易也。"张隐庵注："庚，更也，草木至秋而更变也。""阳明所至为司杀府，为庚苍"，意谓在这一段时间中，气候由热转凉，植物生长停止，由欣欣向荣而变为树凋叶落，一片萧条。

"太阳"，指寒化之气。"寒府"，指气候严寒之时。"归藏"，张隐庵注："归藏者，万物至冬而归藏也。""太阳所至为寒府，为归藏"，意谓在这一段时间中，植物停止生长，动物也避寒就温匿伏起来。

"司"，指职司；"化"，指化生。"常"，指正常。"司化之常"，指上述风、火、湿、热、燥、寒六气，各有其所属的时令及正常的职能。

综上所述，四时六气各有所主，乃万物正常的变化，故厥阴之气到来，风化会聚，使万物萌芽始生；少阴之气到来，火化会聚，使万物欣欣向荣；太阴之气到来，雨化会聚，使万物肥满丰盛；少阳之气到来，热化会聚，使万物的阳气尽达于外，充实成熟；阳明之气到来，肃杀之化会聚，使草木变为苍老之色；太阳之气到来，寒化会聚，使万物之生机内伏潜藏。此即"司化之常也"，故张介宾注云："司，主也。六气各有所主，乃正化之常也。"

3. 气化之常

《素问·六元正纪大论》云："厥阴所至为生，为风摇；少阴所至为荣，为形见；太阴所至为化，为云雨；少阳所至为长，为蕃鲜；阳明所至为收，为雾露；太阳所至为藏，为周密。气化之常也。"

"厥阴"，指厥阴风木主时。"生"，指生长。"风摇"，指风气偏胜。"厥阴所至为生，为风摇"，意谓在此时，从气候变化来说多风，从物候变化来说主萌芽生长。

"少阴"，指少阴君火主时。"荣"，指生长欣欣向荣。"形见"，指植物生长很快，由小到大。"少阴所至为荣，为形见"，意谓在此时，天气逐渐转热，植物生长显著。

"太阴"，指太阴湿土主时。"化"，指植物生长由茂盛趋向成熟。"云雨"，指雨水偏多，湿气偏胜。"太阴所至为化，为云雨"，意谓在此时，气候炎热而潮湿，植物生长成熟。

"少阳"，指少阳相火主时。"长"，指长大。"蕃鲜"，指植物生长十分茂盛。"少阳所至为长，为蕃鲜"，意谓在此时，天气炎热，阳气大盛，所以植物生长繁茂。

"阳明"，指阳明燥金主时。"收"，指收成或收敛。"雾露"，指气候清凉。"阳明所至为收，为雾露"，意谓在此时，植物由生长成熟进入收取阶段。气候转为清凉，树凋叶落，自然界出现一片收敛现象。

"太阳"，指太阳寒水主时。"藏"，指闭藏。"周密"，指密闭于内。"太阳所至为藏，为周密"，意谓在此时，天气严寒，一般植物停止生长，有些小动物也蛰伏起来准备过冬，整个自然界处于闭藏状态。

"气"，指气候；"化"，指化生。"常"，指正常。"气化之常"，意谓风、火、湿、热、燥、寒六气与生、长、化、收、藏密切相关，表述的是自然界气候和物候的正常变化。

综上所述，六气与生物的生、长、化、收、藏规律密切相关，四时各有所化。厥阴之气到来，使万物发生，和风吹拂；少阴之气到来，使万物荣盛，形态显露；太阴之气到来，使万物化生，湿化云雨；少阳之气来到，使万物长极，繁茂鲜艳；阳明之气到来，使万物阳气收敛，雾露下降；太阳之气到来，使万物生机潜藏，阳气固密。此即"气化之常也"。

4. 德化之常一

《素问·六元正纪大纪》云："厥阴所至为风生，终为肃；少阴所至为热生，中为寒；太阴所至为湿生，终为注雨；少阳所至为火生，终为蒸溽；阳明所至为燥生，终为凉；太阳所至为寒生，中为温。德化之常也。"

"厥阴"，指厥阴风木之气。"风生"，指气候多风而温暖。"终"，此处同"中"字，与后文"中为寒""中为温"中之"中"字义同，意谓初之气时可能出现另一种气候变化。"肃"，指肃杀。这一段时间中虽然风气偏胜，万物始生，但有时亦有可能出现万物肃杀的反常现象，故谓："厥阴所至为风生，终为肃。"

"少阴"，指少阴君火之气。"热生"，指气候转向温热。"中为寒"，指可能出现寒冷，或为外热内寒。意谓在此时，气候转热，但也可能出现外热内寒或应热反寒的异常气候变化，故谓："少阴所至为热生，中为寒。"

"太阴"，指太阴湿土之气。"湿生"，指气候偏湿。"终为注雨"之"终"字，此处作结果解。"注雨"，指大雨或暴雨。意谓在此时，可以出现暴雨或大雨，故谓："太阴所至为湿生，终为注雨。"

"少阳"，指少阳相火之气。"火生"，指气候炎热。"蒸溽"，似火烧水化气熟物曰蒸，以水润物曰溽，这里是指湿热蕴蒸。由于气候炎热，降雨增多，所以气候可以由炎热而发展为潮湿，形成湿热交争天气。湿可以因寒而生，也可以因热而生，故谓："少阳所至为火生，终为蒸溽。"

"阳明"，指阳明燥金之气。"燥生"，指发生干燥气候。"凉"，指清凉。意谓在此时，气候干燥，降雨减少，天气逐渐转为清凉。"燥"，可以因热而燥，也可以因凉而燥，前者叫作燥热，后者叫作凉燥，前者属热，后者属寒，前者属阳，后者属阴。故谓："阳明所至为燥生，终为凉。"

"太阳"，指太阳寒水之气。"寒生"，指气候寒冷。"中为温"，指可能出现温热，或外寒内热，外阴内阳。意谓在此时，气候寒冷，但也可能出现外寒内热或应寒反热的气候变化，故谓："太阳所至为寒生，中为温。"

同时应该指出，"少阴所至为热生，中为寒"，"太阳所至为寒生，中为温"，这两句意义深远，它是后世"夏月伏阴""冬月伏阳"论的理论基础。所谓"夏月伏阴"，即夏天炎热，但在炎热中却潜伏着一种阴寒现象，因而自然界中也存在着一个外热内寒的现象。例如在夏季里，天气十分炎热，但山洞里或地下水也愈清凉。在人体也常常表现为表热里寒或表热里虚病候特点。因而对于夏令疾病的治疗，不但要清热、养阴，而且也一定要注意到益气、利湿。所谓"冬月伏阳"，即冬天寒冷，但在寒冷中却潜伏着一种阳热现象，因而在自然界中也存在着一个外寒内热的现象。例如冬天十分寒冷，但山洞中或地下泉水温暖。在人体也常常表现为表寒里热或阴虚内热的冬令病候特点，因而对于冬季疾病的治疗，不但要解表散寒，而且也一定要注意到养阴、清热。

"德"，指节气气候正常的变化规律；"化"，指化生或变化。"常"，指正常。"德化之常"，表述了六气在各个季节中的特点与变化是自然界气候和物候变化之常。

综上所述，六气与各个季节的气候，均有正常的变化规律。厥阴之气到来，风气发生，厥阴之下金气承之，故气终则肃杀；少阴之气到来，热气发生，少阴之中见太阳，故其中为寒化；太阴之气到来，湿气发生，其上蒸为云，下注为雨；少阳之气到来，火气发生，结果是蒸发湿润；阳明之气到来，燥气发生，终则感觉凉爽；太阳之气到来，寒气发生，太阳之中见少阴，故其中为温化。这是六气的自然变化，故谓"德化之常也"。

5. 德化之常二

《素问·六元正纪大论》云："厥阴所至为毛化，少阴所至为羽化，太阴所至为倮化，少阳所至为羽化，阳明所至为介化，太阳所至为鳞化，德化之常也。"

"毛"，即毛虫，泛指多毛的动物。"化"，指化生。每年初之气，比较适合毛虫的胎孕生长，故谓"厥阴所至为毛化"。

"羽"，有禽鸟飞行类，又有薄翼蜂蝉之类。"化"，指化生。每年二之气，比较适合有羽动物胎孕生长，三之气，适合有翼的虫类胎孕生长。故谓"少阴所至为羽化"，"少阳所至为羽化"。

"倮"，即倮虫，泛指无毛、无羽、无介、无鳞的动物。"化"，指化生。在每年四之气时，比较适合倮虫的胎孕生长，故谓"太阴所至为倮化"。

"介"，指介虫，泛指带有甲壳的动物。"化"，指化生。每年五之气，比较适合介虫的胎孕生长，故谓"阳明所至为介化"。

"鳞"，即鳞虫，泛指带有鳞甲的水生动物。"化"，指化生。每年终之气，比较适合鳞虫的胎孕生长，故谓"太阳所至为鳞化"。

"德化之常也"，意谓在六气季中，动物各有适合其胎孕生长的季节。

综上所述，六气在化生动物方面的情况，厥阴之气到来，使有毛的动物化育；少阴之气到来，使有羽的动物化育；太阳之气到来，是倮体的动物化育；少阳之气到来，使有翼的虫类化育；阳明之气到来，可使有甲的动物化育；太阳之气到来，可使有鳞的动物化育。此即"德化之常也"。

6. 布政之常

《素问·六元正纪大论》云："厥阴所至为生化，少阴所至为荣化，太阴所至为濡化，少阳所至为茂化，阳明所至为坚化，太阳所至为藏化，布政之常也。"

"厥阴所至为生化"，意谓初之气时，气候转向温暖，物候上表现为萌芽生长。故王冰注云："温化也。"

"少阴所至为荣化"，意谓二之气时，气候逐渐转热，物候上表现为生长逐渐茂盛。故王冰注云："暄化也。""暄"，即热，意谓生长茂盛的原因是由于天气转热。

"太阴所至为濡化"，意谓四之气时，气候炎热而潮湿，物候上表现为滋润。故王冰注云："湿化也。"意谓万物之所以能表现为滋润是因为这一段时间中降雨量多，气候偏湿。

"少阳所至为茂化"，意谓三之气时，气候炎热，物候上植物长势良好，欣欣向荣。故王冰注云："热化也。"意谓万物之所以生长十分茂盛是由于天气炎热。

"阳明所至为坚化"，意谓五之气时，气候逐渐转向清凉，物候上表现为生长成熟，长势停止，处于收敛状态。故王冰注云："凉化也。"意谓万物呈收敛状态，停止生长的原因是由于气候转凉。

"太阳所至为藏化"，意谓终之气时，气候严寒，物候上表现为生长停止，蛰虫匿伏，自然界呈现一片闭藏状态。故王冰注云："寒化也。"意谓万物呈闭藏状态的原因是由于气候严寒。

"布"，布施也。"政"，职司也。"布政之常"，意谓春温化生，夏热化长、化茂，秋凉化收，冬寒化藏，是六气作用四季的正常表现。

综上所述，六气作用于四时，生物则有正常的表现。厥阴之气到来，风气敷布，万物始生；少阴之气到来，热气敷布，万物向荣；太阴之气到来，湿气敷布，万物滋润；少阳之气到来，火气敷布，万物茂盛；阳明之气到来，燥气敷布，万物坚敛；太阳之气到来，寒气敷布，万物闭藏。这是六气敷布，万物顺从其变化的一般情况，谓之"布政之常也。"

二、六气之变

1. 气变之常

《素问·六元正纪大论》云："厥阴所至为飘怒，大凉；少阴所至为大暄，寒；太阴所至为雷霆骤注，烈风；少阳所至为飘风燔燎，霜凝；阳明所至为散落，温；太阳所至为寒雪冰雹，白埃。气变之常也。"

"厥阴"，指初之气。"飘怒"，指风气太盛，狂风怒吼。"大凉"，即大凉，指金之承制，气候清凉。如果在初之气时，风气太盛，气候过于温热，由于气候自调的原因，就会向相反方面转化，变为清凉，出现春行秋令的反常变化。从五行概念来说，就是木气太过，风气偏胜时，金气就要来复，故谓："厥阴所至为飘怒，大凉。"

"少阴"，指二之气。"大暄"，即大热。"寒"，即寒冷。如果在二之气时，热气太盛，气候过于炎热，由于气候自调的原因，就会向相反方面转化，变为寒冷，出现夏行冬令，六月飞霜的反常变化。从五行概念来说，就是火气太过，热气偏胜时，水气就要来复，故谓："少阴所至为大暄，寒。"

"太阴"，指四之气。"雷霆"，即打雷。"骤注"，即暴雨。"雷霆骤注"，即大雷雨。"烈风"，即大风。在四之气时，如果湿气太过，雷雨太多，由于气候自调的原因，就会发生大风，云散雨收，偏胜的湿因此得到矫正。从五行概念来说，就是土气太过，湿气偏胜，木气就要来复，故谓："太阴所致为雷霆骤注，烈风。"

"少阳"，指三之气。"飘风燔燎"，指气候十分炎热。"霜凝"，指寒气凝而结霜。在三之气时，如果火气太过，气候过于炎热，由于气候自调的原因，就会向相反方向转化，出现寒凉结霜的反常变化。从五行概念来说，就是火气太过，热气偏胜时，水气就要来复，故谓："少阳所至飘风燔燎，霜凝。"

"阳明"，指五之气。"散落"，指气候转凉时树凋叶落的自然景象。"温"，指温热。在五之气时，如果凉气太过，树木凋落过甚，由于气候自调的原因，就会向相反方面转化，出现温热的反常变化。从五行概念来说，就是金气太过，凉气偏胜时，火气就要来复，故谓："阳明所至为散落，温。"

"太阳"，指终之气。"寒"，指天气寒冷。"雪""冰雹"，指天气严寒的自然景象。"白埃"，指湿气偏胜时烟雨迷蒙的景象。在终之气时，如果寒气太盛，由于气候自调的原因，就会向相反方面转化，气候由寒转温，由雪地冰天转为烟雨迷蒙，不下雪而下雨。从五行概念来说，就是水气太过，寒气偏胜时，土气就要来复，故谓："太阳所至为寒雪冰雹，白埃。"

"气"，指气候。"变"，指变化。六气各有主时，若出现太过的气候，由于气候自调的原因，而出现反常的气候变化，故谓"气变之常也"。

综上所述，六气各有主时，若出现太过，由于气候的自调原因，可使气候基本维持于稳定状态。厥阴之气到来，风声怒吼，而气候大凉；少阴之气到来，大热大寒，反复无常；太阴之气到来，雷声震耳，狂风暴雨；少阳之气到来，热风吹拂，有如熏烤，晚上露水凝结成霜；阳明之气到来，草木凋落，而气候反温暖；太阳之气到来，寒冷太过，大雪纷飞，冰雹时下，而地面又有白色之气上升。此即"气变之常也"。

2. 令行之常

《素问·六元正纪大论》云："厥阴所至为挠动，为迎随；少阴所至为高明焰，为曛；太阴所至为沉阴，为白埃，为晦暝；少阳所至为光显，为彤云，为曛；阳明所至为烟埃，为霜，为劲切，为凄鸣；太阳所至为刚固，为坚芒，为立。令行之常也。"

"挠"，同"扰"。"挠动"，即扰动。"迎"，指来。"随"，指去。"迎随"，即来去。"厥阴所至为挠动，为迎随"，意谓在每年初之气时，风气偏胜，草木随风来回飘荡，自然界出现一派扰动之象。张介宾注云："挠动，风之性。迎随，木之性。"

"高明焰"，即十分明亮。"曛"，即炎热。王冰注云："焰，阳焰也。曛，赤黄色也。"张介宾注云："高明焰，阳光也。曛，热气也。""少阴所至为高明焰，为曛"，意谓在每年二之气时，阳气逐渐转盛，气候逐渐转热。

"沉阴"，指阴云密布。"白埃"，指烟雾迷蒙。"晦暝"，王冰注云："暗蔽不明也。"张介宾注云："晦暝，昏黑色也。""太阴所至为沉阴，为白埃，为晦暝"，意谓在每年四之气时，天气阴雨连绵，烟雨迷蒙，湿气偏胜。

"光显"，指十分明亮。"彤"，红色。"彤云"，即红云。"嘘"，指炎热熏蒸。王冰注云："光显，电也，流光也，明也。彤，赤色也。"张介宾注云："光显，虹电火光之属也。彤云，赤云也。""少阳所至为光显，为彤云，为嘘"，意谓在每年三之气时，阳光充足，天气明亮，气候炎热，与二之气所属时间中的气候情况相似，故王冰注云与"少阴气同"。

"烟埃"，即烟雾。"霜"，即寒霜。"劲切"，指秋风急劲。"凄鸣"，张隐庵注谓"金有声也"，指秋风怒号，呼呼有声，亦即前文所述之秋声。"阳明所至为烟埃，为霜，为劲切，为凄鸣"，意谓在每年五之气时，气候转凉，自然界呈现西风劲急、树凋叶落、雾露迷蒙、秋意萧索的自然景象。

"刚固"，即坚固。"坚芒"，形容冰雪凝结坚硬锐利的样子。"立"，即站立，此处形容静止不动。"太阳所至为刚固，为坚芒，为立。"王冰注云："寒化也。"全句意谓在每年终之气时，气候严寒，流水成冰，自然界呈现一派静止闭藏的自然景象。

"令"，指时令或季节。"令行之常"，意谓风、火、湿、燥、寒等的气候变化各与其所属时令相应。

综上所述，四时有常规时令和节气，六气有常规气候特点。厥阴之气到来，万物扰动，随风往来；少阴之气到来，火焰高明，热气嘘人；太阴之气到来，天气阴沉，地气迷蒙，昏暗不明；少阳之气到来，电光闪闪，赤云在天，天气炎热熏蒸；阳明之气到来，烟尘缭绕，霜凝露结，西风劲切，秋虫凄鸣；太阳之气到来，万物坚硬，北风锐利，万物已成。此即"令行之常也"。

3. 时病之常一

《素问·六元正纪大论》云："厥阴所至为里急，少阴所至为疡胗身热，太阴所至为积饮痞隔，少阳所至为嚏呕，为疮疡，阳明所至为浮虚，太阳所至为屈伸不利，病之常也。"

"里急"，指紧张或痉挛拘急等症状。"厥阴所至为里急"，意谓在每年初之气时，自然气候风气偏胜，人体容易出现痉挛拘急或紧张等证候，例如出现眩晕、腹痛、惊痫抽搐、筋脉挛急等证。

"疡"，指疮疡。"胗"，同"疹"，即皮疹。"身热"，即全身发热。"少阴所至为疡胗身热"，意谓在二之气时，自然界气候转热，人体容易出现疮疡、皮疹、发热等证候。由于这些症状的出现与气候炎热有关，所以这些证候均定性为热证或火证。

"积"，即停积。"饮"，即水饮。"积液"，即痰饮、水饮潴留。"痞隔"，即胃脘闷满堵塞不通。"太阴所至为积饮痞隔"，意谓在四之气时，自然界气候潮湿，人体容易发生皮肤浮肿、胃脘闷堵等水湿停聚病候。张介宾注云："湿土用事则脾多湿滞，故为积饮痞隔。"也由于这些证候的出现与气候潮湿有关，所以这些病候均定性为湿证。

"嚏"，即喷嚏。"呕"，即呕吐。"疮疡"，即皮肤生疮。"少阳所至为嚏呕，为疮疡"，意即在三之气时，气候十分炎热，人体容易发生嚏呕疮疡等病候。张介宾注云："相火炎上，故为嚏呕，热伤皮腠，故为疮疡。"由于这些证候的出现与气候炎热有关，因而就定性为热证或火证。

"浮虚"，王冰注云："浮虚，薄肿，按之复起也。"大凡在阳明所主五之气这一段时间，亦即在秋分之后至小雪之前，农历约在八月中旬至十月中旬前后，气候清凉干燥，人体发病常表现为咳喘气逆、面目浮肿、脉虚无力等证候，因此便认为上述证候与气候凉燥有关，与肺有关，而把上述证候定性为燥，定位在肺。

"屈伸不利"，即肢体活动障碍。张介宾注云："寒水用事则病在骨，故为屈伸不利"，"太阳所至为屈伸不利"，意谓在终之气时，天气寒冷，人体容易因受寒而发生肢体运动障碍、屈伸不利等病候。也由于这些病候与气候寒冷有关，因而定性为寒证。

"病之常也"，意谓人体疾病的发生与季节的气候相关，即六气季各有相应的疾病发生。

综上所述，人体发病多与季节气候有关，各个季节亦有相应的疾病发生。如厥阴之气致病，为腹中拘急；少阴之气致病，为疡疹，身热；太阴之气致病，为水饮停积，胸脘痞塞；少阳之气致病，为喷嚏，呕吐，疮疡；阳明之气致病，为皮肤浮肿；太阳之气致病，为关节屈伸不便。

4. 时病之常二

《素问·六元正纪大论》云："厥阴所至为支痛；少阴所至为惊惑，恶寒战栗，谵妄；太阴所至为稸满；少阳所至惊躁，瞀昧，暴病；阳明所至为鼽，尻阴股膝髀腨胻足病；太阳所至为腰痛。病之常也。"

"支痛"，即两胁肋处疼痛。张介宾注云："厥阴主肝，故两胁肋支为痛。""厥阴所至为支痛"，意即在初之气时，气候转温，风气偏胜，常出现两胁肋部位疼痛的病候。两胁肋部疼痛与风气偏胜有关，风又与人体中的肝有关，故这些病候定位在肝，定性为风证。

"惊惑"，指惊怕、迷惑、神志不清。"谵妄"，即谵语、狂妄。"惊惑谵妄"，均属于人体精神神志上的反常。"恶寒"，即怕冷。"战栗"，即全身寒战。"少阴所至为惊惑，恶寒，战栗，谵妄。"张介宾注云："少阴主心，故为惊惑。热极反兼寒化，故恶寒战栗。阳亢伤阴，心神迷乱，故谵妄"。意谓在每年二之气时，气候转热，人体除了容易发生前述"疡胗""身热"等病候以外，还可以出现精神神志方面的障碍及恶寒、战栗等热病前期病候。这些病候与气候炎热有关，热又与人体的心有关，因而上述这些病候又都可以定位在心，定性为热证。

"稸"，同"蓄"。"满"，即胀满。"稸满"，即水饮蓄积而出现胀满。"太阴所致为稸满"，意谓在每年四之气时，气候偏湿，人体可以出现水饮潴留或胃脘胀满的病候。张介宾注云："太阴主脾，病在中焦，故蓄满。"也正由于这些病候与气候潮湿有关，湿与人体中的脾有关，因而将这些病候定位在脾，定性为湿。

"惊躁"，即惊怕躁动不安。"瞀"，即晕闷烦乱。"昧"，指不清楚。"暴病"，即突然发病。"少阳所至惊躁，瞀昧暴病"，意谓在每年三之气时，气候炎热，人体除了容易发生前述"嚏呕疮疡"一类火热病候以外，也容易发生上述精神神志失常病候。也正由于这些病候与气候炎热有关，热又与人体的心有关，因而将这些病候都定位在心，定性为火热。

"鼽"，指鼻。"尻"，即尾骶骨。"阴"，指外阴。"股"，即大腿部。"膝"，即膝关节部。"髀"，即大腿上段。"腨"，即小腿部。"胻"，即小腿前胫骨腓骨部位。"足"，即足掌。"阳明所至为鼽，尻阴股膝髀腨胻足病。"此句意谓在每年五之气时，气候转凉，转干燥，人体上述部位容易发生疾病。也正由于这些部位受病与气候清凉有关，与气候干燥有关，而凉和燥又与人体的肺有关，因而上述部位发生疾病也就可以定位在肺，定性为燥。

"太阳所至为腰痛"，此句意谓在每年终之气时，气候严寒，人体容易发生腰痛。也正由于腰痛的发生与气候严寒有关，而寒又与人体的肾有关，因此腰痛可以定位在肾，定性为寒。

"病之常也"，即六气季各有其相应的疾病发生。

综上所述，"病之常"者，厥阴之气致病，为胁部支撑疼痛；少阴之气致病，为惊骇疑惑，恶寒战栗，谵语妄动；太阴之气致病，为饮食积滞，腹中胀满；少阳之气致病，为惊骇躁动，烦闷昏昧，猝然发病；阳明之气致病，为鼻塞流涕，尻、阴、股、膝、髀、腨、胻部至两脚感到疼痛；太阳之气致病，为腰痛。

5. 时病之常三

《素问·六元正纪大论》云："厥阴所至为软戾；少阴所至为悲妄，衄蔑；太阴所至为中满，霍乱吐下；少阳所至为喉痹，耳鸣，呕涌；阳明所至皴揭；太阳所至为寝汗，痉。病之常也。"

"软"，指无力，此处指肢体瘫痪痿软。"戾"，同"捩"，有扭转之义，此处指肢体拘急。"厥阴所至为软戾"，意谓在每年初之气时，气候转温，风气偏盛，人体容易发生肢体瘫痪或拘急等运动障碍病候。也正由于这些证候与风有关，而风又与人体的肝有关，因而人体肢体运动障碍的疾病均可定位在肝，定性为风。

"悲"，即悲哀。"妄"，指乱说乱动，言行反常。"衄"，指鼻出血。在每年二之气时，由于气候转热，人体容易出现精神失常及鼻出血等病候。也正由于这些病候的出现与气候炎热有关，而热又与人体的心有关，因此"悲妄衄蔑"等病候，可定位在心，定性为火、为热。

"中满"，即胃脘胀满。"霍乱"，即上吐下泻。"太阴所至为中满霍乱吐下"，意谓在每年四之气时，气候炎热而潮湿，人体容易发生胃脘胀满、上吐下泻等消化道病候。也正由于这些病候的出现与气候炎热、潮湿有关，而湿热又与人体的脾胃有关，因此"中满霍乱吐下"均可定位在脾胃，定性为湿热。

"喉痹"，为咽喉肿痛，吞咽困难。《诸病源候论·喉痹候》云："喉痹者，喉里肿塞痹痛，水浆不得入也。""耳鸣"，即两耳轰鸣或蝉鸣。"呕涌"，是指呕吐，不能进食。"少阳所至为喉痹，耳鸣，呕涌"，意谓在每年三之气时，气候炎热，人体容易感受热邪而在临床上发生咽喉肿痛、恶心呕吐、耳鸣等病候。正由于这些病候与气候炎热有关，而热除了与人体的心有关以外，还与人体的胆有关，因此"喉痹，耳鸣，呕涌"等证可以定位在胆，定性为火、为热。

"皴"，指皮肤干裂。"揭"，指皮肤揭起。"阳明所至为皴揭"，意谓在每年五之气时，气候转凉，转干燥，人体皮肤及口唇容易出现干裂或表皮揭起现象。高士宗注云："皴揭者，阳明燥胜，皮皴而掀揭也。"也正由于这些病候与气候干燥、气候清凉有关，而凉和燥又与人体的肺有关，因此上述病候可以定位在肺，定性为燥。

"寝汗"，睡中出汗，亦名盗汗。王冰注云："寝汗，谓睡中汗发于胸嗌颈腋之间也，俗误呼为盗汗。""痉"，即颈项强急，角弓反张。"太阳所至为寝汗，痉"，意谓在每年终之气时，气候严寒，人体容易出现盗汗，也容易发生痉病。也正由于这些病候与寒冷气候有关，而寒又与人体之肾与膀胱有关，因此这些病候可以定位在肾和膀胱，定性为寒。

"病之常也"，即六气季各有其相应的疾病发生。

综上所述，"病之常"者，厥阴之气致病，为肢体屈曲不伸；少阴之气致病，为悲哀太过，鼻出血；太阴之气致病，为腹中胀满，霍乱呕吐腹泻；少阳之气致病，为喉痹，耳鸣，呕逆；阳明之气致病，为皮肤糙裂而揭起；太阳之气致病，为盗汗，痉病。

6. 时病之常四

《素问·六元正纪大论》云："厥阴所至为胁痛，呕泄；少阴所至为语笑；太阴所至为重胕肿；少阳所至为暴注，瞤瘛，暴死；阳明所至为鼽嚏；太阳所至为流泄，禁止。病之常也。"

"胁痛"，即胁肋部痛。"呕"，即呕吐。"泄"，即泻下。

"厥阴所至为胁痛，呕泄"，意谓在每年初之气时，气候转温，风气偏胜，人体容易出现胁肋痛、呕吐、腹泻等病候。也正由于这些病候与风气偏胜有关，而风又与人体的肝有关，因此这些病候可定位在肝，定性为风。

"语"，即言语，此处指言语障碍或反常。"笑"，指反常发笑。"少阴所至为语笑"，意谓在每年二之气时，气候转热，火气偏胜，人体容易出现为言语障碍或精神反常变化，表现为以笑为特点的病候。张介宾注云："少阴主心，心藏神，神有余则笑不休。"也正由于这些病候与火气偏胜有关，而火又与人体的心有关，因此这些病候可定位在心，定性为热、为火。

"重"，自感身体沉重。"胕肿"，即足肿。"太阴所至为重，胕肿"，意谓每年四之气时，气候偏湿，人体容易出现身体沉重、下肢浮肿等病候。张介宾注云："土气湿滞，则身重由浮而肿，谓之胕肿。"也正由于这些病候与湿气偏胜有关，而湿又与人体的脾有关，因此这些病候可定位在脾，定性为湿。

"暴注"，即急性腹泻或急性痢疾。"瞤"，指肌肉抽动。"瘛"，指肢体抽搐。"暴死"，指晕厥、猝倒昏仆。"少阳所至为暴注，瞤瘛暴死"，意谓在每年三之气时，气候炎热，人体容易发生急性腹泻或中暑晕厥等病候。张介宾注云："相火乘金，大肠受之，则为暴注而下，乘脾则肌肉瞤动，乘肝则肢体筋脉抽瘛，相火急暴，故为暴死。"也正由于这些病候的出现与气候炎热有关，而温和热又与人体的肝或心有关，因此上述这些病候可定位在心或肝、胆，定性为火或热。

"鼽"，即鼻流清涕。"嚏"，即喷嚏。"阳明所至为鼽嚏"，意谓在每年五之气时，气候转凉，人体容易发生鼻流清涕或打喷嚏等上呼吸道病候。也正由于这些病候的出现与气候清凉及干燥有关，而凉和燥又与人体的肺有关，因此上述病候可定位在肺，定性为凉或燥。

"流泄"，张介宾注云："寒气下行，能为泻利，故曰流泄。"故"流泄"，可作腹泻或小便多来理解。"禁止"，可以作为关节活动障碍、运动不能来理解。冬令气候严寒，人体可以因感寒邪而出现泻利，或经络气血凝滞而出现肢体活动障碍，运动不能。"太阳所至为流泄禁止"，意谓在每年终之气所属的这段时间中，气候寒冷，人体容易出现腹泻、多尿或关节疼痛、运动障碍等病候。也正由于这些病候与气候寒冷有关，而寒冷又与人体的肾有关，因此这些病候在一般情况下可以定位在肾，定性为寒。

"病之常也"，即六气季各有其相应的一些疾病发生。

综上所述，"病之常"者，厥阴之气致病，为胁痛，呕吐，泄泻；少阴之气致病，为多言善笑；太阴之气致病，为身重浮肿；少阳之气致病，为急剧下利，肌肉跳动，筋脉抽掣，突然死亡；阳明之气致病，为鼻塞流涕，喷嚏；太阳之气致病，为二便失禁，或闭塞不通。

本节讲述了一年六气季中的气候及物候的特点，及其与人的生理病理关系，从"时化之常""司化之常""气化之常""德化之常""布政之常""气变之常""令行之常""病之常"八个方面进行了表述，以风、热、暑、湿、燥、寒为纲，把病因与病证统一起来，总结出"风胜则动""热胜则肿""燥胜则干""寒胜则浮""湿胜则濡泄，甚则水闭胕肿""随气所在以言其变"的临床见证及辨证规律，寓有中医学的天人相应整体观学术思想内涵。对此，《六元正纪大论》云："凡此十二变者，报德以德，报化以化，报政以政，报令以令，气高则高，气下则下，气后则后，气前则前，气中则中，气外则外，位之常也。故风胜则动，热胜则肿，燥胜则干，寒胜则浮，湿胜则濡泄，随气所在，以言其变耳。"

"十二变"，即指前述之十二条经文，即"时化之常"一条，"司化之常"一条，"气化之常"一条，"德化之常"二条；"布政之常"一条，"气变之常"一条，"令行之常"一条，"病之常"四条，共十二条。这十二条经文都是讲的气候变化或疾病变化，所以称"十二变"。

"报德以德"，意谓季节气候在正常时，各个季节有其自己的特性，这些特性有利于生物的正常生长。在偏胜时，或反常时，就会产生复气，产生复气，正是为了恢复其正常的季节气候特性及其对生物的正常作用，这就叫作"报德以德"。这里的"报"，就是指复气。前一个"德"字是指季节气候失德，亦即季节气候偏胜；后一个"德"字，则是指正常的季节气候特性。"报德以德"，亦即在季节气候偏胜失德时予以报复，其目的正是为了恢复季节气候正常之德，以便有利于生物的正常生长。而"报化以化""报政以政""报令以令"的含义，亦同此。故六气有常有变，前面所讲述的时化之常、司化之常、气化之常、德化之常、布政之常、令行之常是指它的"常"，前面所讲述的气变之常，则是指它的"变"，但这个"变"则又是为了复其"常"。诚如张介宾所注："此总结上文胜复变病之候，各因其所至之气而为之报也，故气至有德化政令之异，则所报者亦以德化政令。"

"气高则高，气下则下，气后则后，气前则前，气中则中，气外则外，位之常也。"此段经文，表述了四时六气各有其所属位置。初之气厥阴风木，其位置在下，因此在初之气时，气候温和，风气偏胜，故谓"气下则下"；二之气少阴君火，其位置在上，因此在二之气时，气候转热，热气偏胜，故谓"气高则高"；三之气少阳相火，其位置在上在前，因此在三之气时，气候炎热，火气偏胜，故谓"气前则前"；四之气太阴湿土，其位置在上在中，因此四之气时，气候炎热而潮湿，湿气偏胜，故谓"气中则中"；五之气阳明燥金，其位置在下在外，

因此在五之气时，气候清凉而干燥，凉气、燥气偏胜，故谓
"气外则外"；终之气太阳寒水，其位置在下在后，因此终之气
时，气候寒冷，寒气偏胜。故谓"气后则后"。综上所述，这
里所谓的高下、前后、中外，均是指它的固定位置而言，把六
气分为高下、前后、中外，这只是根据运气规律人为确定的。

第十八讲　六气司天

《素问·六元正纪大论》云："帝曰：天地之数，终始奈何？岐伯曰：悉乎哉问也！是明道也。数之始，起于上而终于下，岁半之前，天气主之，岁半之后，地气主之，上下交互，气交主之，岁纪毕矣。故曰：位明气月可知乎？所谓气也。"此段经文表述了司天在泉之数，开始于司天，终止于在泉。上半年是天气所主，下半年是地气所主，天地之气和交之处是气交所主，一年中的气化规律尽在其中了。所以明白了主气和客气所在的位置，则每气所当的月份就可以知道了，这就是六气分主六步的气数。

一、厥阴司天

《素问·五常政大论》云："厥阴司天，风气下临，脾气上从，而上且隆，黄起，水乃眚，土用革。体重，肌肉萎，食减口爽，风行太虚，云物摇动，目转耳鸣。火纵其暴，地乃暑，大热消烁，赤沃下，蛰虫数见，流水不冰，其发机速。"

年支属巳亥之年，均为厥阴风木司天。六十年中属于厥阴风木司天之年者有丁亥、丁巳、癸巳、癸亥、己巳、己亥、乙巳、乙亥、辛巳、辛亥十年。"风气下临"，指厥阴风木司天之年，风气偏胜之候。

厥阴司天之年，风属木，脾属土，木克土，风气偏胜，脾受风侵发生疾病，故"脾气上从"。厥阴司天之年，风气偏胜，风可以胜湿，木可以克土，但是，由于郁发的原因，土被木克，到了一定时候又会出现土郁之发，出现湿胜的现象。

"黄"，指土之色。"黄起，水乃眚"，意谓土郁之发，土气偏胜时，雨水很多，湿热偏胜，气候应寒不寒。

"土用"，指土的作用。"土用革"，指土的作用有所变易。"体重"，指身体沉重。"肌肉萎"，指肌肉萎缩。"食减"，指饮食减少。"食减口爽"，意谓食欲减退，口中不和。"土用革，体重，肌肉萎，食减口爽"，意谓厥阴司天之年，风气偏胜，人体肝气也就相应偏胜，肝胜则乘脾，因此可以出现上述脾阳失常的各种病候。

"风行太虚"，指厥阴司天之年，自然界气候多风。"云物摇动"，是描述大风中物动树摇的自然景象。

"目转"，即眼花。"耳鸣"，指耳轰鸣或蝉鸣。肝胆二脏由经脉相连，互为表里。肝开窍于目，故"目转耳鸣"，多属肝胆病候。厥阴司天之年，人体肝气偏胜，所以在临床上可以发生肝胆疾病而表现为上述目转耳鸣的病候。

厥阴司天之年，其在泉之气一定是少阳相火，因此，这一年的下半年呈现火气偏胜的气候和物候。"火纵其暴"，指少阳相火在泉，火气偏胜。"地"，指在泉之气，此处是指下半年。"地乃暑"，就是说这一年的下半年气候炎热。"烁"同"灼"，指气候炎热时人体消瘦。"赤沃下"，指痢疾。全句意谓少阳在泉之年，下半年天气炎热，人们容易发生上述疾病。

"蛰虫数见"，指冬天里的生物应藏不藏。"流水不冰"，指冬天里应冷不冷而水不结冰。"蛰虫数见，流水不冰"，意谓少阳在泉之年，下半年应冷不冷，动物当藏不藏，河水应冰不冰。

"机速"，指变化快速。"其发机速"，意谓厥阴司天、少阳在泉之年，全年风火用事，不论在气候还是在病候上，均发作暴速，容易发生突然变化，易生疫疠。对此王冰注云："少阳厥阴之气，变化卒急，其为疾病，速若发机，故曰其发机速。"

综上所述，厥阴司天的年份，风木之气下临于地，人身脾脏之气上从天气，土气兴起而隆盛，湿土之气起而用事，于是水气必受损，土从木化而受其克制，其功用亦为之变异，人们发病见身体重，肌肉枯萎，饮食减少。风气行于宇宙之间，云气与万物为之动摇，人体易病目眩、耳鸣。厥阴司天则少阳相火在泉，风火相扇，故火气横行，在人体则见大热而消烁津液，发为痢疾。因气候温热，蛰虫不藏而常见，流水不能成冰，其病机变化快速急暴。

对厥阴司天之纪，《素问·至真要大论》尚有"厥阴司天，其化以风"之论。"其化以风"，即一年的物化主要与风气偏胜有关。

该篇又云："厥阴司天，风淫所胜，则太虚埃昏，云物以扰，寒生春气，流水不冰，蛰虫不去，民病胃脘当心而痛，上支两胁，膈咽不通，饮食不下，舌本强，食则呕，冷泄腹胀，溏泄，瘕水闭。病本于脾，冲阳绝，死不治。"

"厥阴司天，风淫所胜"，意谓厥阴司天之年，风气偏胜，气温偏高。

"太虚埃昏，云物以扰，寒生春气，流水不冰"，表述了厥阴司天之年的气候和物候。"太虚"，此指天空。"埃昏"，指尘土飞扬。"云"，指空中的云。"物"，指天地上的物。"扰"，指动乱。"太虚埃昏，云物以扰"，意谓厥阴司天之年，上半年风气偏胜，易出现尘埃蔽空、风起云涌、摧屋折树的自然景象。"寒"，指寒冷。"春""春气"，指温暖。"流水不冰"，指河流提前解冻。"寒生春气，流水不冰"，意谓厥阴司天之年，上半年气候温暖，春令来早，应寒不寒。

"民病胃脘当心而痛，上支两胁，膈咽不通，饮食不下，舌本强，食则呕，冷泄腹胀，溏泄，瘕水闭"，此乃肝邪乘脾犯胃之病候。"胃脘当心而痛"，即胃脘痛。"上支两胁"，即牵及胸胁。"膈咽不通，饮食不下"，即不能进食，食入即吐。"舌本强"，即舌根强硬，吞咽不能。"冷泄"，即泻出物澄澈清冷。"溏泄"，即大便稀溏。"瘕"，即癥瘕，指腹中或胁肋下有肿物。"水闭"，即癃闭，亦即小便点滴不通。这些症状均属脾的病候。全句意谓厥阴司天之年，风气偏胜，人体肝气也相应偏胜，肝旺必然乘脾犯胃，所以在临床上容易出现上述病候。

"病本于脾"，意谓上述各种病候均皆属于脾胃病。

"冲阳"，穴名，为足阳明胃经穴位。"冲阳绝"，即穴处不能摸到动脉搏动，表示脾胃败绝。厥阴司天之年，风气偏胜，风胜则必然乘脾，如果乘克太甚，则可导致脾胃败绝而致"冲阳绝，死不治"，这与《气交变大论》中所讲述的"冲阳绝者，死不治"之义相同。

综上所述，厥阴司天，风气淫胜，则天空尘埃昏暗，云物扰动不宁，寒季行春令，流水不能结冰，蛰虫不去潜伏。人们多病胃脘部疼痛，上撑两胁，咽膈不通利，饮食不下，舌本强硬，食则呕吐，冷泄，腹胀，便溏泄，瘕，小便不通，病的根本在脾胃，若冲阳脉绝，多属不治的死证。

《至真要大论》云："治之奈何？岐伯曰：司天之气，风淫所胜，平以辛凉，佐以苦甘，以甘缓之，以酸泻之。"盖因风为木气，惟金能胜，辛从金化，凉为金气，故治以辛凉。辛味药佐苦味药，乃辛开苦降之伍，可达肝郁，甘味药伍酸味药，乃酸甘化阴之伍，可防疏泄太过而伤阴。

二、少阴司天

《素问·五常政大论》云："少阴司天，热气下临，肺气上从，白起金用，草木眚。喘，呕，寒热，嚏，鼽衄，鼻窒，大暑流行，甚则疮疡燔灼，金烁石流。地乃燥清，凄沧数至，胁痛，善太息，肃杀行，草木变。"

"少阴司天"，即年支属子午之年。六十年中属于少阴君火司天之年者有壬子、壬午、戊子、戊午、甲子、甲午、庚子、庚午、丙子、丙午十年。"热气下临"，指少阴君火司天之年，气候偏热。

"肺气上从，白起金用，草木眚。喘，呕，寒热，嚏，鼽衄，鼻窒，大暑流行，甚则疮疡燔灼，金烁石流"，此乃"少阴司天，热气下临"所彰显的物候和病候。内容与少阳司天有关内容基本一致。"金烁石流"一句亦与"革金且耗"之义基本相似，均为描述气候炎热，自然界如焚如焰，金石欲熔的景象。

"地"，此处指在泉之气；"地乃燥清"，指气候寒凉而干燥，即冷燥之义。"凄凉数至"，指气候寒凉时西风阵阵，带来一片萧索景象。全句意谓少阴君火司天之年，上半年虽然炎热，但下半年由于阳明燥金在泉，因此又可以出现偏于寒凉的气候变化。

"胁痛"，即胁肋疼痛。"善太息"，即善出长气。这些病候，一般属于肺肝失调的证候。少阴君火司天之年，阳明燥金在泉，下半年金气偏胜，金可以乘木，因而可以在临床上出现上述"胁痛，善太息"等肺肝失调的症状。

"肃杀行，草木变"，解释上述病候出现的原因。"肃杀行"，即金气偏胜。"草木变"，即金胜乘木，木气受损。

综上所述，少阴君火司天的年份，火热之气下临于地，人身肺脏之气上从天气，燥金之气起而用事，则草木必然受损，人们发病为气喘，呕吐，寒热，喷嚏，鼻涕，衄血，鼻塞不通，暑热流行，甚至病发疮疡，高热。少阴司天则阳明燥气在泉，故地气干燥而清净，寒凉之气常至，易病胁痛，好叹息，肃杀之气行令，草木发生变化。

对少阴司天之纪，《素问·至真要大论》尚有"少阴司天，其化以热"之论，意谓少阴君火司天之年，该年的物化均与热气偏胜有关。

该篇又云："少阴司天，热淫所胜，怫热至，火行其政，大雨且至。民病胸中烦热，嗌干，右胠满，皮肤痛，寒热咳喘，唾血泄血，鼽衄嚏呕，溺色变，甚则疮疡胕肿，肩背臑及缺盆中痛，心痛肺䐜，腹大满，膨膨而喘咳。病本于肺，尺泽绝，死不治。"

"少阴司天，热淫所胜"，意谓六十年中，属少阴司天之年，热气偏胜，尤其是上半年气候比较炎热，气温偏高。

"怫"，通"悖"，有违背、反背之义。"怫热至"，指气候反常，气温升高。"火行其政"，也是指气候炎热。"怫热至，火行其政"，意谓少阴司天之年，上半年气温偏高，炎热异常。

"胸中"，即膈以上，为心肺所居之地。"烦热"，即烦乱不安。"胸中烦热"，意即心肺有热，烦乱不安。"嗌干"，即咽干。"胠"，指胸胁部位。"右胠痛"，即右侧胁肋部位胀满。"皮肤痛"，即皮肤疼痛。"寒热咳喘"，即发热恶寒，咳嗽气喘。"唾血"，即痰中带血，与肺有关。盖因"少阴司天，热淫所胜"，又因火克金，致心火刑金，故出现上述肺病症状。"血泄"，即便血，与大肠有关。"鼽衄"，即鼻出血，与肺有关。"嚏呕"，即喷嚏干呕，与肺有关。"溺色变"，即小便发黄，与小肠有关。"疮疡胕肿"，即皮肤生疮，浮肿，与心肺有关。"肩背臑及缺盆中痛"，意谓肩、背、臂、臑、缺盆部位发生病痛。"心痛"，指心前区疼痛或胸痛，与心肺有关。"肺䐜"，即胸部闷满。"腹大满"，即腹部胀满。"膨膨"，形容胸腹胀满的样子。"喘咳"，即气喘、咳嗽，与肺有关。综上所述，从定位来说，主要在心肺；从定性来说，主要是火热。全段文字意谓少阴司天之年，气候炎热，热可以伤心，因此人体出现心热病证居多。由于心病必然传肺，火胜必然刑金，因此常常同时出现肺热病证。这也就是说,少阴君火司天之年,人体疾病以心肺热证为主。

"病本于肺",意谓上述各种病候多属肺病。此处只谈"病本于肺",而不提"心",因为"少阴司天,热淫所胜",心病是必然的。心病必然传肺,火胜必然刑金,故云"病本于肺"。

"尺泽",穴名,为手太阴肺经穴位。"尺泽绝",即该穴处不能摸到动脉搏动,表示肺气已绝。"尺泽绝,死不治",意谓少阴司天之年,少阴君火偏胜,火克金必乘肺,如果乘克过甚,则可导致人体肺气败绝而死亡。此与《气交变大论》中所述"太渊绝者,死不治"之义相同。

综上所述,少阴司天,热气淫胜,则天气郁热,君火行其政令,热极则大雨将至。人们多发胸中烦热,咽喉干燥,右胁上胀满,皮肤疼痛,寒热,咳喘,唾血,便血,衄血,鼻塞流涕,喷嚏,呕吐,小便变色等病候,甚则发生疮疡、浮肿,肩、背、臂、臑以及缺盆等处疼痛,心痛,肺胀,腹胀满,胸部胀满,气喘咳嗽等病候。病之本在肺脏。若尺泽脉绝,多属不治的死证。

《素问·至真要大论》云:"热淫所胜,平以咸寒,佐以苦甘,以酸收之。"热为火气,惟水能胜,故治咸寒,咸从火化也。其佐以苦甘者,盖因苦能泄热坚阴,甘能益气生津而泻火也。热越不敛,治以酸收,故经曰:"心苦缓,急食酸以收之。"

三、太阴司天

《素问·五常政大论》云:"太阴司天,湿气下临,肾气上从,黑起水变,火乃眚,埃冒云雨,胸中不利,阴痿,气大衰,而不起不用,当其时,反腰脽痛,动转不便也,厥逆。地乃藏阴,大寒且至,蛰虫早附,心下痞痛,地裂冰坚,少腹痛,时害于食，乘金则止水增，味乃咸，行水减也。"

年支上逢丑、逢未之年，均属于太阴湿土司天之年。六十年中属于太阴湿土司天之年者有丁丑、丁未、癸丑、癸未、己丑、己未、乙丑、乙未、辛丑、辛未十年。"湿气下临"，指太阴湿土司天之年，湿气偏胜，气候潮湿，雨水过多。

"肾气上从"，指太阴司天之年，湿气偏胜，肾会因受湿邪的影响而容易发生疾病。"黑起水变"，指太阴司天之年，湿气偏胜，由于郁发原因，水被土郁，待时而发，因此到了一定时候又可以出现水气上凌的现象。

"埃"指尘土。"云雨"，指阴雨。"埃冒云雨"，指湿气偏胜时阴云密布，雾雨迷蒙的自然景象。

"胸中不利"，指上腹部胀满不适。"阴痿"，即阳痿，不能行房事。"气大衰，而不起不用"，意谓阳痿不起的原因是由于肾气虚衰所致。"当其时"，是指"土旺"之时，亦即在该年的长夏季节。张介宾注云："当其时者，当土旺之时也。""腰脽痛"，即腰背痛。"厥逆"，指气血逆乱，阴阳气不相顺接。全句意谓太阴司天之年，湿气偏胜可以伤肾，该年中，尤其是在长夏季节，由于湿邪偏胜，湿困脾阳，可以出现胸中不利等脾胃病症状，而且还可以由于土胜乘水，脾病及肾而出现阳痿、腰痛等肾经病候。

"地"，此处指在泉之气；"藏"，指闭藏；"阴"，指阴寒。"地乃藏阴"，意谓太阴湿土司天之年，其在泉之气必然是太阳寒水，因此下半年在气候上偏于寒冷。

"大寒且至，蛰虫早附"，意谓因"地乃藏阴"，出现了上述的气候和物候。"大寒且至"，指这一年下半年气候寒冷。"蛰虫早附"，指小的动物因气候寒冷而早早藏伏起来。这是对前述"地乃藏阴"一句的进一步描述。

"地裂冰坚"，指气候寒冷的自然景象。"少腹痛，时害于食"，指病发小腹痛，常致食欲不振，饮食减少。全句意谓太阴湿土司天之年，其在泉之气为太阳寒水，因而这一年常见寒湿为患，以脾胃病多见。

"乘金"，指邪盛犯肺。"止水"，指停留不动的水。"味乃咸"，咸为水之味，此处指寒冷太甚。"行水"，指流动的水。"乘金则止水增，味乃咸，行水减也"，全句意谓太阴湿土司天、太阳寒水在泉之年，如果下半年寒冷太甚，可出现河流冻结，流水减少的物候；从人体疾病来说，寒湿偏盛，脾肾阳虚，使肺气失宣，治节不行，可出现全身浮肿、小便减少的病候。

综上所述，太阴司天之年，湿气下临于地，人身肾脏之气上从天气，寒水之气起而用事，火气必然受损，人体发病为胸中不爽，阴痿，阳气大衰，不能振奋而失去作用，当土旺之时则感腰臀部疼痛，转动不便，或厥逆。太阴司天则太阳寒水在泉，故地气阴凝闭藏，大寒便至，蛰虫很早就伏藏，人体则会出现心下痞塞而痛的病候。若寒气太过则土地冻裂，冰冻坚硬，则病发少腹痛，常常妨害饮食。水气上乘肺金，肺失肃降，治节不行，可出现身体浮肿、小便减少等病候。

对太阴司天之纪，《素问·至真要大论》尚有"太阴司天，其化以湿"的记载，意谓这一年的物化现象主要与湿气偏胜有关。

该篇又云："太阴司天，湿淫所胜，则沉阴且布，雨变枯槁。胕肿，骨痛，阴痹，阴痹者按之不得，腰脊头项痛，时眩，大便难，阴气不用，饥不欲食，咳唾则有血，心如悬。病本于肾，太溪绝，死不治。"

"太阴司天，湿淫所胜"，意谓六十年中，属太阴湿土司天之年，湿气偏胜，尤其是上半年气候偏湿，雨水偏多。

"沉"指深沉。"阴"，指天气阴暗。"沉阴"，意谓阴云密布。"沉阴且布"，意谓连日阴雨。"雨变"，即雨水太多而产生灾变。"枯槁"，指农作物不能正常生长。"雨变枯槁"，意谓太阴湿土司天之年，雨水太多，农作物因长期被雨水浸泡而不能正常生长甚至死亡。"沉阴且布，雨变枯槁"，这是对太阴湿土司天之年气候及物候变化的形象描述。

"胕"，指足背。"胕肿"，即足背肿。"骨痛"，即骨节痛。"阴痹"，病名。"按之不得"，指骨痛无定处。"时眩"，指阵发性眩晕。"阴气不用"，指阴精之气不能濡养全身。"心如悬"，指心中烦乱不实，如虚悬胸中。脾主运化，主行津液，脾病则不能为胃行津液，津液不足则可以出现"阴气不用""咳唾有血""心如悬"等病候。脾病及胃则可以出现"饥不欲食"等病候。肾主骨，腰为肾之府，脊骨头项为足太阳膀胱经脉循行部位，故"腰脊头项痛，时眩""按之不得"等，应属于肾的病候。《灵枢·五邪》尚有"邪在肾，则病骨痛，阴痹，阴痹者，按之而不得，腹胀腰痛，大便难，肩背颈项痛，时眩，取之涌泉、昆仑，视有血者"之论，与本段所论基本相同。盖因太阴司天之年，"湿淫所胜"，脾病是必然的。脾病必然及肾，土胜必然乘水，故曰"病本于肾"。

"太溪"，穴名，为足少阴肾经穴位。"太溪绝"，即该穴处不能摸到动脉搏动。以此表示肾气已绝。太阴司天之年，湿气偏胜，湿胜必然乘水，如果乘克太甚，则可导致人体肾气败绝而死亡。此与《气交变大论》中所述"太溪绝者，死不治"之义相同。

综上所述，太阴司天，湿气淫胜，则天气阴沉，乌云满布，雨多反使草木枯槁。人们多病浮肿，骨痛阴痹，腰脊头项疼痛，时时眩晕，大便困难，阳痿，饥饿而不欲进食，咳唾则有血，心悸如悬。病的根本在肾脏。若太溪脉绝，多属不治的死证。

《素问·至真要大论》云："湿淫所胜，平以苦热，佐以酸辛，以苦燥之，以淡泄之，湿上甚而热，治以苦温，佐以甘辛，以汗为故而止。"湿为土气，惟燥能胜，故治以苦热。酸从木化，用以制土，而必酸辛并用，辛胜酸，以防酸之过。苦从火化，火能助燥，故经曰："脾苦湿，急食苦以燥之。""淡渗之"，即利窍以祛湿。湿邪郁于上而成热，故以苦温燥之。佐以甘辛，取其汗。适汗而止，不能太过。

四、少阳司天

《素问·五常政大论》云："少阳司天，火气下临，肺气上从，白起金用，草木眚，火见燔焫，革金且耗，大暑以行，咳嚏鼽衄，鼻窒曰疡，寒热胕肿。风行于地，尘沙飞扬，心痛，胃脘痛，厥逆，膈不通，其主暴速。"

年支上为寅申之年，均属少阳相火司天之年。六十年中属于少阳司天之年者有壬寅、壬申、戊寅、戊申、甲寅、甲申、庚寅、庚申、丙寅、丙申十年。"火气下临"，指气候偏热。全句意谓少阳相火司天之年，气候偏热。

"上从"，指受司天之气的影响。"肺气上从"，意谓少阳司天之年，因火克金，人体的肺因受炎热影响而容易发生疾病。少阳相火司天之年，火可以克金，金受火克，到了一定时候，特别是在五之气的时候，由于郁发的原因，又可以出现暴凉的现象。此即《六元正纪大论》所谓"郁积乃发，待时而作也"之义。故谓："肺气上从，白起金用。"

草木在五行归类上均属于木，木与金的关系是金克木的关系。"草木眚"，意谓少阳相火司天之年，由于郁发的原因，在郁发中可以出现金气偏盛的暴凉现象，因而可以使草木的生长受到影响。

"燔"，即火烧。"焫"，指焚烧。"火见燔焫"，意谓少阳相火司天之年，气候十分炎热。"革"，指变革。"革金且耗"，指金被火刑出现耗损不足现象。"大暑以行"，指少阳相火司天之年，天气偏热，特别是在六气的三之气时，也就是在芒种、夏至、小暑、大暑一段时间中，出现炎热尤甚的气候。"咳嚏鼽衄"，指咳嗽、喷嚏、鼻出血等。"鼻窒"，指鼻道堵塞不通。"日疡"，当作"口疡"。"寒热"，指以寒热往来为主要表现的疟疾。"胕肿"，指脚肿。全句意谓少阳相火司天之年，火盛刑金，人体容易发生阴虚内热之肺部疾患，肺脾失调之口疡、脚肿等病候。

由于厥阴风木在泉，所以这一年的下半年风气偏胜，容易出现"尘沙飞扬"的自然景象，故谓："风行于地，尘沙飞扬。"

"心痛"，一般指上腹部疼痛。"胃脘痛"，亦指上腹痛。"厥逆"，指卒倒眩仆或四肢厥冷。"膈不通"，即膈塞不通，指噎膈、反胃一类病候。"心痛，胃脘痛，厥逆，膈不通"，意谓厥阴在泉之年，风气偏胜，人体易因肝胆之火上逆或肝气横逆而出现上述症状。

"暴"，指突然；"速"，即快。"其主暴速"，意谓厥阴在泉之年，风气用事，所以自然气候变化迅速，人体疾病发病急，变化快。

综上所述，少阳相火司天的年份，火气下临于地，人身肺脏之气上从天气，燥金之气起而用事，地上的草木受灾，火热如烧灼，金气为之变革，且被消耗，火气太过，暑热流行，人们易患咳嗽、喷嚏、鼻涕、衄血、鼻塞不利、口疮、寒热、浮肿等疾病。少阳司天则厥阴再在泉，风气流行于地，沙尘飞扬，发生的病变为心痛、胃脘痛、厥逆、胸膈不通，其变化急暴快速。

对少阳司天之纪，《素问·至真要大论》尚有"少阳司天，其化以火"之论，意谓少阳相火司天之年物化现象以火气偏胜为特点。

该篇又云："少阳司天，火淫所胜，则温气流行，金政不平。民病头痛，发热恶寒而疟，热上皮肤痛，色变黄赤，传而为水，身面胕肿，腹满仰息，泄注赤白，疮疡，咳唾血，烦心胸中热，甚则鼽衄。病本于肺。天府绝，死不治。"

"温气流行"，指少阳温热之气流行。"金"指清凉之气。"金政不平"，指应凉不凉。"温气流行，金政不平"，意谓少阳相火司天之年，气候炎热，火胜刑金，应凉不凉。火来用事，则金气受邪，故曰金政不平。

"疟"，即疟疾。"热上皮肤痛"，即皮肤因火热而疼痛。少阳经在手属三焦经，在足属胆经，因"少阳司天，火淫所胜"，致胆火溢于肌肤而皮肤黄赤；热蕴三焦，气化失司，故"传而为水"，"身面浮肿"。"腹满"，即腹部胀满，此处是指腹中有水。"仰息"，即仰头呼吸，不能平卧，此处是指呼吸困难。"泄注赤白"，指痢疾。"疮疡"，即皮肤生疮溃疡。"咳唾血"，即咳血唾血。"烦心"，即心中烦乱。"胸中热"，即胸中烦热。"鼽衄"，即鼻出血。上述症状，均由三焦蕴热所致。

"病本于肺"，意即上述各种病候多因火热刑金伤肺所致。

"天府"，穴名，为手太阴肺经穴位，在腋下三寸，臂臑内廉动脉中。"天府绝"，即此穴处摸不到动脉搏动，表示肺气已绝。"天府绝，死不治"，意谓少阳司天之年，火气偏胜，火胜刑金，若乘克太过，则可导致人体肺气败绝而死亡。

综上所述，少阴司天，火气淫胜，则温热之气流行，秋金之令不平。人们多患头痛，发热恶寒而发疟疾，热气在上，皮肤疼痛，色变黄赤。传于里则变为水病，身面浮肿，腹胀满，仰面喘息，泄泻暴注，赤白下痢，疮疡，咳嗽吐血，心烦，胸中热，甚至鼻流涕出血。病的根本原因是火热之邪刑金伤肺。若天府脉绝，多属不治的死证。

《素问·至真要大论》云："火淫所胜，平以酸冷，佐以苦甘，以酸收之，以苦发之，以酸复之。"盖因甘以缓火之急，苦以泻火之实。火盛则越，以酸收之，以寒胜之。火郁则伏，以苦发之。恐发之过伤气，故又必以酸收之。

五、阳明司天

《素问·五常政大论》云："阳明司天，燥气下临，肝气上从，苍起木用而立，土乃眚，凄沧数至，木伐草萎，胁痛目赤，掉振鼓栗，筋痿不能久立。暴热至土乃暑，阳气郁发，小便变，寒热如疟，甚则心痛。火行于槁，流水不冰，蛰虫乃见。"

在年支上属卯酉之年，均为阳明燥金司天之年。六十年中属于阳明燥金司天之年者有丁卯、丁酉、癸卯、癸酉、己卯、己酉、乙卯、乙酉、辛卯、辛酉十年。"燥气"，此处是指凉气。"燥气下临"，指阳明燥金司天之年，气候偏凉、偏燥。

"肝气上从"，指阳明司天之年，气候偏于苍凉，因金克木，人体的肝因为受燥金寒凉之气的影响而发生疾病。"苍起木用"，指阳明司天之年，燥金用事，金可以克木，但是由于郁发的原因，又可以出现"木郁之发"的现象，而在气候上出现暴温的气候变化。

"土乃眚"，此承上句而言，意谓阳明司天之年，由于郁发的原因，可以出现"木郁之发"的现象，而使土的正常运化作用受到损害。

"凄沧"，指气候寒凉。"木伐草萎"，指因金克木，草木生长不好。"凄沧数至，木伐草萎"，意谓阳明司天之年，燥气下临，气候偏凉，春天里应温不温，草木萌芽生发不好。

阳明司天，燥气下临，形成燥金克木，肝气郁结而致胁肋疼痛。"掉振鼓栗"，指抽动抖颤。"筋痿"，因肝阴不足，筋脉失濡而致肢体痿软，运动障碍。"胁痛目赤，掉振鼓栗，筋痿不能久立"，意谓阳明司天之年，肝的作用失调，因而可以在临床上出现上述病候。

"暴热至"，指气候由凉突然转热。"土"，指太阴湿土，在六气主时中属于四之气。"暑"，有热之义。"暴热至，土乃暑"，意谓阳明燥金司天之年，其在泉之气必然是少阴君火，在泉之年主管下半年，所以下半年即从四之气开始，气候由凉转热。

"阳气郁发"，指阳气郁结在里。"小便变"，指小便颜色变黄或变为混浊。"疟"，即疟疾。"心痛"，主要指脘腹痛。这些症状都与湿热有关。少阴君火在泉之年，四之气为太阴湿土主时，故在该年的下半年中气候变热，湿热交蒸，而发生上述病候。

"槁"，草木枯槁。"火行于槁，流水不冰，蛰虫乃见"，谓火气流行则草木枯槁，气候不寒，则流水不结冰，蛰虫反见而不藏。

综上所述，阳明司天的年份，燥气下临于地，人身肝脏之气上从天气，风木之气起而用事，故脾土必受灾害，凄沧清冷之气常见，草木被克伐而枯萎，所以发病为胁痛，目赤，眩晕，摇动，战栗，筋痿不能久立。阳明司天则少阴君火在泉，暴热至，地气暑热蒸腾，在人则阳气郁于内而发病，小便不正常，寒热往来如疟，甚至发生心痛。火气流行于冬令草木枯槁之时，气候不寒，流水不结冰，蛰虫外见而不藏。

对阳明司天之纪，《素问·至真要大论》尚有"阳明司天，其化以燥"之论，意谓阳明燥金司天之年物化现象主要与燥气偏胜有关。

该篇又云："阳明司天，燥淫所胜，则木乃晚荣，草乃晚生，筋骨内变，大凉革候，名木敛生，菀于下，草焦上首，蛰虫来见。民病左胠胁痛，寒清于中，感而疟，咳，腹中鸣，注泄鹜溏，心胁暴痛，不可反侧，嗌干面尘，腰痛，丈夫㿉疝，妇人少腹痛，目昧眦疡，疮痤痈，病本于肝。太冲绝，死不治。"

阳明燥金司天之年，燥气偏胜，尤其是上半年气候偏燥，雨水减少，气温偏低。

"木"，指树木。"草"，指青草。"晚荣""晚生"，均指植物萌芽生发较一般年份推后。"木乃晚荣，草乃晚生"，意谓阳明司天之年，气候偏凉，春行秋令，应生不生，应长不长，生长缓慢。

"筋骨内变"，指人体的筋和骨发生病变。"左胠胁痛"，指左胁肋疼痛。"寒清于中"，指上述这些病候在性质上属于虚寒。"感"，即外感清凉之气。"疟"，指发热恶寒或寒热往来之病。"感而疟"，即人体因外感清凉之气而出现发热恶寒等症状。"大凉"，指气候清凉。"革候"，指改变了气候。"大凉革候"，即气候反常，应温不温，季节与气候、物候不相适应。"腹中鸣"，即腹鸣，肠鸣有声。"注泻"，指腹泻。"鹜溏"，指大便不成形。"阳明司天，燥淫所胜"，金胜克木，致肝气郁结或肝寒犯脾犯胃，而致上述病候。

"名木敛生"，即树木萌发生长不好。"菀于下"，指生长缓慢。"草焦上首"，指花草枯萎。"名木敛生，菀于下，草焦上首"，意谓阳明燥金司天之年，春行秋令，应温反凉，所以植物生长缓慢。此与上述之"木乃晚荣，草乃晚生"之义相同。

"蛰虫来见"，即应蛰伏的虫类反而出动。阳明燥金司天之年，燥淫所胜，导致"木乃晚荣，草乃晚生"，虫类亦晚蛰，故曰"蛰虫来见"。

"心胁暴痛，不可反侧"，指胸胁剧痛，活动受限。"嗌干"，指咽干。"丈夫㿉疝"，指患者阴囊肿大，麻木不仁。"目昧"，指视力减退，视物不清。"眦疡"，指眼角溃烂。"疮"，指皮肤生疮。"痤"，指痤疮。"痈"，即大面积疮疡。"心胁暴痛""癞疝""少腹痛""目昧"" 眦疡"等病候，皆因"阳明司天，燥淫所胜"，金克木而致之病。又因"燥淫所胜"而灼肺，而有"嗌干""面尘""疮""痤""痈"等疾患。全段意谓阳明司天之年，人体容易发生肺或肝经的病候。

"病本于肝"，意谓上述各种病候，皆因"燥淫所胜"克肝而致，为肝经病候。

"太冲"，穴名，为足厥阴肝经穴位。"太冲绝"，即该穴处摸不到动脉搏动，表示肝气已绝。阳明司天之年，金气偏胜，金胜必然克木，如果乘克太过，则可以导致人体肝气败绝而死亡。此与《气交变大论》中所述"太冲绝者，死不治"之义相同。

综上所述，阳明司天，燥气淫胜，则树木繁荣推迟，草类生长较晚。大凉之气使天气反常，树木生发之气被抑而郁伏于下，草类的花叶均现焦枯，应该蛰伏的虫类反而出动。人们多病左胠胁疼痛，易感受寒凉清肃之气，发为疟疾，咳嗽，腹中鸣响，暴注泄泻，大便稀溏，心胁突然剧痛，不能转侧，咽喉干燥，面色如蒙尘，腰痛，男子癞疝，妇女少腹疼痛，眼目昏昧不明，眼角疼痛，疮疡痈痤。病的根本在肝脏。如太冲脉绝，多属不治的死证。

关于其治疗，《素问·至真要大论》云："燥淫所胜，平以苦温，佐以酸辛，以苦下之。"此乃言燥为金气，惟火能胜，故平以苦温，苦从火化。佐以酸辛，乃以酸泻木补金，以辛泻金而补木。苦下泻，以治肠胃燥结之用。

六、太阳司天

《素问·五常政大论》云："太阳司天，寒气下临，心气上从，而火且明，丹起，金乃眚，寒清时举，胜则水冰，火气高明，心热烦，嗌干，善渴，鼽嚏，喜悲，数欠，热气妄行，寒乃复，霜不时降，善忘，甚则心痛。土乃润，水丰衍，寒客至，沉阴化，湿气变物，水饮内稸，中满不食，皮㾦肉苛，筋脉不利，甚则胕肿，身后痈。"

年支上属辰戌之年，均为太阳寒水司天之年。六十年中属于太阳寒水司天之年者有壬辰、壬戌、戊辰、戊戌、甲辰、甲戌、庚辰、庚戌、丙辰、丙戌十年。"寒气下临"，指太阳寒水司天之年，气候偏冷。

"心气上从"，指太阳司天之年，气候寒冷，人体的心因受寒冷的影响而容易发生疾病。"火且明"，指太阳司天之年，水气用事，水可以克火，但由于郁发的原因，火被水郁，待时而发，到了一定时候又会出现火气偏胜的暴热现象，故曰"心气上从，而火且明"。

"丹"，指火红之色。"丹起，金乃眚"，意谓在火郁之发时，气候就会转为炎热。"眚"，指灾害。气候炎热，火克金，故"金乃眚"。

"寒清"，指寒冷。"胜"，指寒气偏胜。"寒清时举，胜则水冰"，意谓太阳司天之年，寒水之气盛，气候特别寒冷，河水结冰。

"火气高明，心热烦，嗌干，善渴，鼽嚏，喜悲，数欠"，乃"太阳司天，寒气下临"之纪出现的病候。"火气高明"，指太阳寒水司天之年中所出现的"火郁之发"现象，与前述"火且明"之义相同。"喜悲"，即悲伤欲哭，属于肺病。"数欠"，即喜呵欠，属于肾病。太阳寒水司天之年，可因气候寒凉而出现上述肺之病候。金不生水又可致肾病。由于郁发，气候暴热而出现心的病候、火的病候。

"热气妄行"，指太阳司天之年火郁之发时的自然现象。"寒乃复，霜不时降"，意谓值火郁之发时，火气偏胜，又会引起寒气来复的自然现象。这就是说在太阳司天之年中，一般说来气候偏于寒凉，但是由于胜复郁发的原因，则又可以出现暴热暴冷反常的气候变化。

"善忘"，即健忘。"心痛"，即胃脘痛或胸腹痛。这些症状可以是心病，也可以是脾病。"善忘，甚则心痛"，意谓太阳司天之年，寒水气盛，水邪上犯，乘心侮脾，而在临床上出现"善忘""心痛"等病候。

"土乃润"，指土地滋润。"水丰衍"，指雨水过多。"客"，指客气。太阳司天之年，太阳寒水之气加于主气的三之气上，所以这一年气候相对寒冷。"沉"，指在泉之气。太阳寒水司天之年，太阴湿土在泉，太阴湿土之气加于主气的终之气上，所以这一年，特别是下半年气候相对潮湿。"湿气变物"，指气候偏湿时，万物因雨水过多而生长不好。"土乃润，水丰衍，寒客至，沉阴化，湿气变物"，乃太阳司天之年时的气候及物候现象。

"水饮内稸"，指水饮潴留。"中满不食"，指脘腹胀满，不欲饮食。"痹"，麻木之义。"皮痹肉苛"，指皮肤肌肉麻木不仁。"筋脉不利"，指运动障碍。"胕肿"，指水肿。"身后痈"，指背部生疮。"水饮内稸，中满不食，皮痹肉苛，筋脉不利，甚则胕肿，身后痈"，多属脾病或肾病。

综上所述，太阳司天的年份，寒水之气下临于地，人身心脏之气上从天气，火气照耀显明，火热之气起而用事，则肺金必然受伤，寒冷之气非时而出现，寒气太过则水结成冰，因火气被迫而从天气，故发病为心热烦闷，咽喉干，常口渴，鼻涕，喷嚏，易于悲哀，时常呵欠。热气妄行于上，寒气报复于下，则寒霜不时下降，寒复则神气伤，发病为善忘，甚至心痛。太阳司天，则太阴湿土在泉，土能制水，故土气滋润，水流丰盛。太阳司天，则寒水之客气加临于三之气，太阴在泉则湿土之气加临于终之气，水湿相合而从阴化，万物因寒湿而发生变化，应在人身的疾病则为水饮内蓄，腹中胀满，不能饮食，皮肤麻痹，肌肉不仁，筋脉不利，甚至浮肿，背部生痈。

对太阴司天之纪，《素问·至真要大论》尚有"太阳司天，其化以寒"之论。意谓太阳寒水司天之年物化现象主要与寒气偏胜有关。

该篇又云："太阳司天，寒淫所胜，则寒气反至，水且冰，运火炎烈，雨暴乃雹。血变于中，发为痈疡，民病厥心痛，呕血，血泄，鼽衄，善悲，时眩仆，胸腹满，手热肘挛，腋肿，心澹澹大动，胸胁胃脘不安，面赤目黄，善噫，嗌干，甚则色炲，渴而欲饮。病本于心。神门绝，死不治。"

"太阳司天，寒淫所胜"，意谓太阳寒水司天之年，寒气偏胜，尤其是上半年气候偏冷。

"寒气反至"，即气候应温而反寒。"水且冰"，即水应解冻而仍结冰。"寒气反至，水且冰"，意谓太阳寒水司天之年，上半年气候寒冷，春应温而反寒。

"血"，指血行。"血变于中"，即血行失常。此句意谓由于气候寒冷，人体血行失去正常，因而可以在临床上发生文中所述的各种血行失常的病候。

"痈疡"，即皮肤疮疡。"厥心痛"，表现为心胸痛伴有肢冷汗出。盖因"太阳司天，寒淫所胜"，必致心阳虚衰而致"厥心痛"。"善悲"，即喜悲哀，欲哭泣。"时眩仆"，即突然晕厥，亦即中风一类疾病。这些病候，从定位上来看多属心病，或属血行失常而致之血瘀生热，或血不归经，或属神明之乱，从定性上来看，虚实皆有。

"运"，指岁运。"运火炎烈"，意谓岁运属于火运太过。"雨暴"，指暴雨。"乃雹"，指天降冰雹。"运火炎烈，雨暴乃雹"，意谓太阳司天之年，如果适逢该年火运太过，则可以由于水火相争而出现暴雨或降雹等气候的反常变化。

"肘挛"，即肘部痉挛。"腋肿"，即腋下肿痛。"心澹澹大动"，即心跳心慌。"色炲"，即面色发黑。这些症状，多数属于心病，有的属于肾病。太阳寒水司天之年，寒气偏胜，水可以克火，而多发心经病候。

"病本于心"，意谓上述各种病证多因寒水戕害心火而致心经病候。

"神门"，穴名，属于手少阴心经。"神门绝"，即该穴处摸不到动脉搏动，此表示心气已绝。太阳司天之年，寒气偏胜，水胜必然克火，如果乘克太甚，则可以导致人体心气败绝而死亡。此与《气交变大论》中所述"神门绝者，死不治"之义同。

综上所述，太阳司天，寒气淫胜，则寒气非时而至，水多结冰，如遇戊癸火运炎烈，则有暴雨冰雹。人们多病痈疡，厥逆心痛，呕血，便血，衄血，鼻塞流涕，善悲，时常眩晕仆倒，胸腹满，手热，肘臂挛急，腋部肿，心悸甚，胸胁胃脘不舒，面赤目黄，善嗳气，咽喉干燥，甚至面黑如炲，口渴欲饮。病的根本在心脏。如神门脉绝，多属不治的死证。

关于其治疗，《素问·至真要大论》云："寒淫所胜，平以辛热，佐以甘苦，以咸泻之。"寒为水气，惟热能胜，故曰"平以辛热"，乃热从火化之义。然阴病恶燥，辛从金化，为水之母，故必兼以辛润。寒属水，甘属土，土以胜水，故佐以甘。《素问·藏气法时论》曰："肾苦燥，急食辛以润之。肾欲坚，急食苦以坚之，用苦补之，咸泻之。"

第十九讲　六气在泉

一、厥阴在泉

《素问·至真要大论》云："岁厥阴在泉，风淫所胜，则地气不明，平野昧，草乃早秀。民病洒洒振寒，善伸数欠，心痛支满，两胁里急，饮食不下，膈咽不通，食则呕，腹胀善噫，得后与气则快然如衰，身体皆重。"

"岁厥阴在泉，风淫所胜，则地气不明，平野昧，草乃早秀。"此言寅申岁半以下风司于地，为火风用事之候。"岁厥阴在泉"，指厥阴风木在泉之年。厥阴在泉，一定是少阳司天。因此，凡在年支上逢寅申之年，均属于厥阴在泉之年，共计甲寅、丙寅、戊寅、庚寅、壬寅、甲申、丙申、戊申、庚申、壬申十年。"风淫所胜"，即风气偏胜，气候偏温。在泉之气主要是主管一年中下半年的气候变化，因此凡属厥阴在泉之年，下半年气候偏温，风气偏胜。"地气"，即在泉之气，此处是指下半年。"不明"，即昏暗。"平野"，即平地，大地。"昧"，有昏暗之义。此句是承上句"岁厥阴在泉，风气偏胜"而言，意谓厥阴在泉之年，由于风气偏胜，所以在该年下半年中，风比较多。由于多风，风大，尘土飞扬，天昏地暗，所以大地阴暗不明。"草"，指草木。"早秀"，即萌芽生长提前。"草乃早秀"，意谓厥阴在泉之年，由于下半年风气偏胜，气候偏温，冬行春令，所以有些本来是春天才开始萌芽生长的植物，此时提前萌芽生长。这是厥阴在泉之年物候的变化。

　　"洒洒"，形容畏风之状。"振寒"，因恶寒而战栗，即寒战之状。"善伸"，即展肢伸腰之状。"数欠"，即多呵欠。厥阴在泉之年，风气偏胜，人体肝气亦相应偏旺，因而厥阴在泉之年应以肝病为主。肝气有余时可以反侮肺金而发生肺的疾病。肝与肾的关系为相生关系。肝气偏胜时，子病可以及母，因而也可以发生肾的疾病。"民病洒洒振寒，善伸数欠"，意谓厥阴在泉之年，在临床上可出现上述肺经、肾经的病候。"洒洒振寒"乃肺失宣发感寒之病；"善伸数欠"乃肾气虚衰之候。

　　"心痛"，即胃脘痛。"支满"，即胀满。"两胁里急"，即两胁肋部抽痛。"心痛支满""两胁里急"，属于肝气不舒之肝胆病候。"心痛支满，两胁里急。"意谓厥阴在泉之年，人体肝气偏胜，乘犯脾胃，因而在临床上可以出现肝病或肝脾同病的病候。

　　"膈咽不通"，即咽部隔塞不通，不能饮食，食入则呕。"饮食不下，膈咽不通，食则呕"，此句意谓厥阴在泉之年，人体肝气偏胜，致肝气犯胃而出现上述胃经的病候。

　　"噫"，即嗳气。"后"，即大便。"气"，此处指矢气。"衰"，此处指腹胀减轻或消失。"腹胀善噫，得后与气，则快然如衰"，意谓上述腹胀嗳气的病候，当大便通利或矢气之后，则减轻或消失。意在说明厥阴在泉之年，人体肝气偏胜，肝胜乘脾，因而在临床上容易出现肝气犯脾的病候。

　　"重"，指身体沉重或酸困无力。身重多属于湿，而湿的产生又多与脾的功能失调有关，因此身重多属脾病。"身体皆重"，意即厥阴在泉之年，人体肝气偏胜，肝胜乘脾，因而在临床上容易出现上述病候。

　　综上所述，此段经文表述了厥阴在泉之年，风气淫盛，则地气不明，原野昏暗不清，草类提早萌芽。人们多病洒洒然振栗恶寒，时喜伸腰呵欠，心痛而有撑满感，两侧胁里拘急不舒，饮食不下，胸膈咽部不利，食入则呕吐，腹胀，多噫气，得大便或转矢气后，觉得轻快，好像病情衰减，人患病又多感全身沉重。

关于其治疗，《至真要大论》有"诸气在泉，风淫于内，治以辛凉，佐以苦甘；以甘缓之，以辛散之"的记载。盖因"春主风"，凡发病在春季，或发病时间属风气偏胜之时，或明显与受风有关的，都可以考虑诊断为风病。"辛凉"，是指药物的性味，即味辛、性凉。味辛的药物有疏风的作用，性凉的药物有清热的作用，故谓"治以辛凉"。大凡外感风邪，临床上表现为风热者，治疗上应该疏风清热，使风热之邪，或从外解，或从内清。"佐"，即辅佐。"苦甘"，即苦味和甘味的药物。辛与苦，具辛开苦降之功，而使热邪得除。甘味的药物，多具缓中补虚的作用，亦即具有缓和和补益作用。同时也可以对辛味药物产生监制作用。故云"佐以苦甘"。盖因风在五行属性上属于木，辛凉在五行属性上属于金。"风淫于内，治以辛凉"，即以金制木，亦即前文以"所胜平之""所胜治之"之意。"苦"在五行属性上属于火，"甘"在五行属性上属于土。佐以"苦"，即以火制金，使辛味药物不致辛散过甚。佐以"甘"，即以甘补土，使土不致由于木气偏胜而受损，此即《藏气法时论》之"肝苦急，急食甘以缓之，肝欲散，急食辛以散之"之论。

二、少阴在泉

《素问·至真要大论》云："岁少阴在泉，热淫所胜，则焰浮川泽，阴处反明。民病腹中常鸣，气上冲胸，喘不能久立，寒热皮肤痛，目瞑齿痛，颇肿，恶寒发热如疟，少腹中痛，腹大，蛰虫不藏。"

"岁少阴在泉，热淫所胜。焰浮川泽，阴处反明。"此言卯酉岁半以下，热司于地之候。"岁少阴在泉"，指少阴君火在泉之年。少阴在泉一定是阳明燥金司天，因此凡在年支上逢卯、逢酉之年，均属少阴在泉之年，在六十年周期中，计有乙卯、丁卯、己卯、辛卯、癸卯、乙酉、丁酉、己酉、辛酉、癸酉十年。"热淫所胜"，即气候偏热。在泉之气主要是主管当年下半年的气候变化，因此全句意谓凡属少阴在泉之年，下半年气候偏热。"焰"，指火焰。"川泽"，指河流或湖泊。"阴处"，指阴暗之处。"明"，有明亮、火热之义。"焰浮川泽，阴处反明"，意谓少阴君火在泉之年，气候偏热，即使在河流湖泊等有水的地方或阴暗偏凉之处也很炎热。这是对少阴君火在泉之年气候特点和自然物候景象的描述。

"腹中常鸣"，即腹中辘辘有声。"气上冲胸"，即自觉有气从少腹上冲。此处亦指火气偏胜而言。故张介宾注云："腹中常鸣者，火气奔动也。气上冲胸者，火性炎上也。""民病腹中常鸣，气上冲胸"，意谓少阴在泉之年，由于该年下半年气候偏热，所以在临床上可以出现上述火气偏胜的病候。

"喘"，即气喘。"喘不能久立"，即气喘不能久立。肺司呼吸，咳喘属于肺病。少阴君火在泉之年，由于该年下半年火气偏胜，火胜可以刑金，因此可以出现肺热咳喘。"寒热"，即发热恶寒。发热恶寒属病在肌表，由于肺主皮毛，因此发热恶寒与肺有关。"喘不能久立，寒热，皮肤痛"，为火胜刑金之病候。少阴君火在泉之年，由于该年下半年火气偏胜，火胜可以刑金，因此在临床上可以因肺失治节、肺气不宣之证。故张介宾注云："喘不能久立，寒热、皮肤痛者，火邪乘肺也。"

"目瞑"，指眼花，视物不清。此处"目瞑，齿痛，颅肿"，属于火热证的表现。意谓少阴在泉之年，下半年气候偏热，因此人体容易出现上述热病的病候。

"恶寒发热"，即发冷发热或寒热往来。"疟"，即疟疾。

"恶寒发热如疟。"意谓患者临床上出现发冷发热或往来寒热，与疟疾发作时相似。

"少腹中痛"，即脐以下腹部疼痛。对此，张隐庵注云："热在下焦，则少腹中通。"说明此处少腹痛是热痛。意谓少阴在泉之年，该年下半年火气偏胜，而致少腹痛。"腹大"，即腹部膨隆。张介宾注云："热在中焦，故腹大。"意谓少阴在泉之年，下半年火气偏胜，因此该年下半年所出现的腹大，多因实热而致。

"蛰虫"，指在每年冬季进行冬眠的动物。"蛰虫不藏"，意谓少阴在泉之年，该年冬季应寒不寒，因此，往年冬季匿伏过冬的小动物也照样活动，应藏不藏。

综上所述，此段经文表述了少阴在泉之年，热气淫盛，川泽中阳气蒸腾，阴处反觉清明。人们患病多腹中时常鸣响，逆气上冲胸脘，气喘不能久立，寒热，皮肤痛，视物模糊，齿痛，目下肿，恶寒发热如疟状，少腹疼痛，腹部胀大。气候温热，虫类迟不伏藏。

关于其治疗，《素问·至真要大论》有"热淫于内，治以咸寒，佐以甘苦，以酸收之，以苦发之"的论述。"热淫于内"，指人体出现了热病的临床表现。"咸寒"，是指药物的性味，即味咸、性寒。"治以咸寒"，意谓味咸的药物可以降火，性寒的药物可以清热。故火热为病，治疗上应该是清热降火，所以在用药上也应该首先采用咸寒药物。"苦"，是指苦味药物。"佐以甘苦"，苦味药物多属寒凉药物，有清热作用。"热淫于内"的疾患，在治疗上除使用咸寒药物外，再佐以苦寒药物，这样可以增强对于热病的清热降火作用。"佐以甘苦"之"甘"，是指甘味药物。甘味药物多具缓和和补益作用。"热淫于内"，可因热伤气，也可以伤阴，因此对热病的治疗，在使用咸寒及苦寒药物的同时，如能佐以甘润药物，就可以增强人体的正气，使攻邪而不伤正。"以酸收之"之"酸"字，是指酸味药物。"收"字是指酸味药物具有收敛作用。由于"热淫于内"的原因，可以因发热汗出而伤气伤阴，也可以因热邪太盛而阳浮于上，因而在治疗上除了前述"治以咸寒"，清热降火以去其邪，甘润补虚以扶其正以外，还应同时配合使用酸味药物收敛其阳以补甘润药物之不足。"发"字，有发泄之义。"以苦发之"，意谓使用苦味药物以达清泄里热之功。综上所述，"热"在五行属性上属火，"咸"在五行属性上属水，"热淫于内，治以咸寒"，意谓以水制火，治以所胜之意。"甘"，在五行上属土，"苦"为火之味，酸为木之味，佐以"甘"，即以土制水之意。佐以"苦"，乃从里泄热。佐以"酸"，为平上亢火肝火。对此，张介宾有"热为火气，水能制之，故宜治以咸寒，佐以甘苦，甘胜咸，所以防咸之过也。苦能泄，所以去热之实也。热盛于经而不敛者，以酸收之，热郁于内而不解者，以苦发之"之论。

三、太阴在泉

《素问·至真要大论》云："岁太阴在泉，草乃早荣，湿淫所胜，则埃昏岩谷，黄反见黑，至阴之交。民病饮，积心痛，耳聋，浑浑焞焞，嗌肿喉痹，阴病血见，少腹痛肿，不得小便，病冲头痛，目似脱，项似拔，腰似折，髀不可以回，腘如结，腨如别。"

"岁太阴在泉，草乃早荣，湿淫所胜，埃昏岩谷，黄反见黑，至阴之交。"此言辰戌岁半以下，湿司于地，为寒湿用事之候。"岁太阴在泉"，指太阴湿土在泉之年。太阴在泉，一定是太阳司天。因此凡在年支上逢辰、逢戌之年，均属于太阴在泉之年，计有甲辰、丙辰、戊辰、庚辰、壬辰、甲戌、丙戌、戊戌、庚戌、壬戌十年。"湿淫所胜"，即湿气偏胜，气候偏温。在泉之气主管当年下半年的气候变化，因此，在太阴在泉之年，下半年气候潮湿，雨水偏多。"草乃早荣"，是指草木萌芽生长较一般年份提早。"埃昏岩谷"，指自然界湿气偏胜，雨水偏多，烟雾迷蒙，天气阴暗。"黄"，为土之色，代表湿。"黑"，为水之色，代表寒。"黄反见黑"，意谓如果湿气过度偏胜，雨水过多，则气候又会由湿热变为寒冷。"至阴"，即太阴。"至阴之交"，指三气四气之间，大约在每年夏至前后一段时间。

"饮"，即水饮。"积"，即潴留。"民病饮积"，意谓太阴在泉之年，该年下半年气候偏湿，人体亦相应容易发生脾病而致运化失调之病候，因而在临床上容易表现为"水气""痰饮"等水饮潴留的病候。

"心痛"，此处指胃脘痛，属于脾胃病。太阴在泉之年，人体脾胃容易发生疾病，因而在临床上也容易出现"心痛"即胃脘痛的症状。

"焞"，形容光线暗弱。"耳聋，浑浑焞焞"，意谓神识昏昧，耳聋不聪。

"嗌肿"，即咽部肿痛。"喉痹"，以咽喉时痛为临床特点。由于足阳明胃经的经脉"上耳前，过客主人……从大迎前下人迎，循喉咙……所生病者……颈中喉痹"，所以此处耳聋、嗌肿、喉痹等病候多与脾胃有关。

"阴病血见，少腹痛肿，不得小便"，此亦太阴在泉之年的病候。"阴病"，即前后阴疾病。"血见"，即出血。"阴病血见"，即前后阴出血，例如尿血、便血、妇人崩漏等。意谓由于脾不统血而可发生尿血、便血、崩漏等出血症状，也可以由于土胜乘水，肾不藏精而出现尿血、便血、崩漏等出血症状。循行于人体少腹部的经脉有足太阴脾经、足阳明胃经、足少阴肾经。故"少腹痛肿"与脾、胃、肾密切相关。太阴在泉之年，人体容易发生脾胃病，也容易发生肾病，因而也就容易出现上述"少腹痛肿，不得小便"的病候。

"冲"，指水气上冲。"病冲头痛"，是承上句而言，意即"少腹痛肿，不得小便"时，则可以因小便不通，水邪上冲而发生头痛。"目似脱"，即目肿胀疼痛如脱。"项似拔"，即项部疼痛如拔。"病冲头痛，目似脱，项似拔"，仍承上句"病冲头痛"而言，是形容患者头痛十分剧烈，除头痛外，双目也肿胀疼痛，项部也疼痛如拔。此亦太阴在泉之年的病候。

"腰似折"，即腰痛如折。"髀不可以回"，即大腿活动障碍，屈伸不能。"腰似折，髀不可以回"，也是承上句"少腹痛肿，不得小便"而言，意谓在"少腹痛肿，不得小便"的情况下，不但可以因水邪上逆而发生头痛、目痛、项痛等症状，还可以同时出现腰痛、下肢活动障碍等病候。

"腘如结，腨如别"，此亦太阴在泉之年的病候。"腘"，指膝关节后部。"结"，指活动障碍，不能屈伸。"腨"，指小腿肚。"别"，指分离，此处指转筋疼痛欲裂。《灵枢·经脉》云："膀胱足太阳之脉，起于目内眦，上额，交颠……还出别下项……抵腰中……入腘中……过髀枢……下合腘中，以下贯腨内……是动则病冲头痛，目似脱，项似拔，脊痛，腰如折，髀不可以曲，腘如结，腨如裂。"由此可知这些病候的出现与足太阳膀胱经脉的循行部位有关，是膀胱疾病的临床表现。正如张介宾注云："按经脉篇为膀胱经病，此以土邪淫胜克水，而肾合三焦膀胱，俱为水藏，故病及焉。"

综上所述，此段经文表述了太阴在泉之年，草类提早开花，湿气淫盛，则岩谷之间昏暗混浊，黄色见于水位，与至阴之气色相交合。人们多病饮邪积聚，心痛，耳聋，头目不清，咽喉肿胀，喉痹，阴病而有出血症状，少腹肿痛，小便不通，气上冲头痛，眼如脱出，项部似拔，腰像折断，大腿不能转动，膝弯结滞不灵，小腿肚好像裂开样。

关于其治疗，《素问·至真要大论》有"湿淫于内，治以苦热，佐以酸淡，以苦燥之，以淡泄之"的记载。"湿淫于内"，指人体出现了湿病的表现。湿的主要特点是"湿胜则肿""湿胜则濡泄""湿流关节"等。故对于"湿淫于内"的患者，在治疗上应该首先考虑"治以苦热"，或"治以苦温"。"酸"，指具有收敛作用的酸味药物。"淡"，即淡味药物，淡味药物多有淡渗利湿的作用。"湿淫于内"的患者，除了予以苦热药燥湿以外，还要使此内淫的湿邪有出路，淡渗利湿药物有利尿作用，可以使小便增多。张介宾注云："湿为土气，燥能除之，故治以苦热，酸从木化，制土者也，故佐以酸淡，以苦燥之者，苦从火化也，以淡泄之者，淡能利窍也。"此即《藏气法时论》"脾苦湿，急食苦以燥之"之谓。

四、少阳在泉

《素问·至真要大论》云："岁少阳在泉，火淫所胜，则焰明郊野，寒热更至。民病注泄赤白，少腹痛，溺赤，甚则血便，少阴同候。"

"岁少阳在泉，火淫所胜，焰明郊野，寒热更至"，表述了少阳在泉之年的气候特点。"岁少阳在泉"，指少阳相火在泉之年。少阳在泉一定是厥阴司天。因此凡在年支上逢巳逢亥之年均属于少阳相火在泉之年，计有乙巳、丁巳、己巳、辛巳、癸巳、乙亥、丁亥、己亥、辛亥、癸亥十年。"火淫所胜"，即火气偏胜，气候炎热。在泉之气主管当年下半年的气候变化，因此此句意谓凡属少阳在泉之年，下半年气候炎热，火气偏胜。"焰明"，即炎热。"郊野"，即荒郊野外。"焰明郊野"，意谓少阳在泉之年，下半年气候炎热，荒郊野外毫无遮蔽，更是炎热如焚。"寒"，指气候寒冷。"热"，指气候炎热。"更至"，指寒和热交替而来。"寒热更至",意谓少阳在泉之年,虽然天气十分炎热,但是由于胜复原因,有时在炎热气候之中又突然出现寒流,气温突然降低,寒流过后,气候很快又转炎热,炎热与寒冷常常交替出现。

"民病注泄赤白,少腹痛,溺赤,甚则血便",表述了少阳在泉之年的病候特点。"注泄赤白",指赤白痢疾。"溺赤",即尿赤。"血便",即便血。这些症状一般均属火证、热证。全句意谓少阳相火在泉之年,气候炎热,人体容易发生上述火热病候。

"少阴",指少阴君火在泉之年。"候",指气候、物候、病候。"少阴同候",意谓"少阴君火"与"少阳相火"均属于火,因此少阴君火在泉之年与少阳相火在泉之年,气候特点都是偏热,人体在发病上也都表现为火热病偏多,两者基本相同。不过应该指出者,少阴主热,少阳主火,热为火之渐,故少阴主二之气;火为热之极,故少阳主三之气。

综上所述,此段经文意谓少阳在泉之年,火气淫盛,则郊野焰明,时寒时热。人们多病泄泻如注,下痢赤白,少腹痛,小便赤色,甚则血便。其余证候与少阴在泉之年相同。

关于其治疗,该篇有"火淫于内,治以咸冷,佐以苦辛,以酸收之,以苦发之"的记载。"火淫于内",指人体出现了火病的表现。由于火与热属于一类,只是程度上的不同,因此火病的临床特点,基本与热病相同。"治以咸冷"之义与前述之"治以咸寒"相同。"以酸收之""以苦发之"之义亦与前同。唯"热淫于内"条下是"佐以甘苦",而"火淫于内"条下是"佐以苦辛"。因为火为热之极,在治疗上必须使体内热邪得到出路,必须在咸寒清热、苦寒泄热的同时使用辛味药物透解邪热。

五、阳明在泉

《素问·至真要大论》云："岁阳明在泉，燥淫所胜，则霿雾清明。民病喜呕，呕有苦，善太息，心胁痛，不能反侧，甚则嗌干，面尘，身无膏泽，足外反热。"

"岁阳明在泉，燥淫所胜，则霿雾清暝"，此言子午岁半以下，燥气司于地，为火燥用事之候。"岁阳明在泉"，指阳明燥金在泉之年。阳明在泉一定是少阴司天，因此凡在年支上逢子、逢午之年，均属于阳明在泉之年，计有甲子、丙子、戊子、庚子、壬子、甲午、丙午、戊午、庚午、壬午十年。"燥淫所胜"，即燥气偏胜，凉气偏胜。由于在泉之气主管当年下半年的气候变化，因此凡属阳明在泉之年，下半年气候偏燥、偏凉。"霿"，有天气阴暗之义。"雾"，即烟雾。"清"，指清凉。"暝"，不明，此处指天气不明朗。"霿雾清暝"，指气候清凉，天气阴暗。全句意谓阳明在泉之年，下半年气候偏凉，天气阴暗。

"民病喜呕，呕有苦，善太息，心胁痛，不能反侧，甚则嗌干，面尘，身无膏泽，足外反热。"此乃阳明在泉之年所出现的病候特点。"善呕"，即发生呕吐。"呕有苦"，即呕吐苦水。"善太息"，即喜欢长出气或深吸气。"心胁痛"，即胃脘部、胁肋部疼痛。"嗌干"，即咽干。"面尘"，即面色无光如土。"身无膏泽"，即全身皮肤不滋润，无光泽。"足外反热"，即足背外侧有热感。《灵枢·经脉》云："胆足少阳之脉……是动则病口苦，善太息，心胁痛，不能转侧，甚则面微有尘，体无膏泽，足外反热。""肝足厥阴之脉……甚则嗌干，面尘，脱色。"由此可见，上述症状与肝胆疾病有关。对此张介宾注云："此以金邪淫胜，故肝胆受伤而为病如此。"

综上所述，此段经文意谓阳明燥金在泉之年，由于金邪淫胜，致肺与肝胆受伤，而患呕吐苦水，常叹息，脘胁部疼痛不能转侧，甚至咽喉干，面暗如蒙尘，身体干枯而不润泽，足外侧反热之病。

关于其治疗，该篇有"燥淫于内，治以苦温，佐以甘辛，以苦下之"的记载。"燥淫于内"，指阳明燥金在泉之年，人体出现了燥的病候。临床上有"燥胜则干""诸涩枯涸，干劲皴揭，皆属于燥"及"秋主燥"的特点。"治以苦温"中的"苦温"，示以运用苦寒和温热两类药物来治疗，因"燥"有"温燥""凉燥"之别。"甘"者，即甘寒或甘润药物。"辛"者，即辛温或辛热药物。"燥淫于内"，如系因寒凉生燥者，要用辛温药或辛热药；如系因热生燥者，不但要用苦寒药，而且必须合用甘寒或甘润药。故云"治以苦温，佐以甘辛"。因为苦寒药有清泄的作用，"以苦下之"，此即解释为什么在用苦寒清热药的同时还要用甘寒或甘润药之原因。

六、太阳在泉

《素问·至真要大论》云："岁太阳在泉，寒淫所胜，则凝肃惨栗。民病少腹控睾引腰脊，上冲心痛，血见，嗌痛颔肿。"

"岁太阳在泉，寒淫所胜，则凝肃惨栗"，此言丑未岁半以下，寒司于地，为湿寒之气用事之候。"岁太阳在泉"，指太阳寒水在泉之年，一定是太阴司天，因此凡在年支上逢丑、逢未之年，均属于太阳在泉之年，计有乙丑、丁丑、己丑、辛丑、癸丑、乙未、丁未、己未、辛未、癸未十年。"寒淫所胜"，即寒气偏胜。由于在泉之气主管当年下半年的气候变化，因此凡属太阳在泉之年，下半年气候比较寒冷。"凝"，指凝结不动。"肃"，指肃杀不生。"惨"，指凄惨或惨淡。"栗"，指战栗。全句意谓太阳在泉之年，气候严寒，万物封藏，一派毫无生气的自然景象。

"少腹控睾引腰脊，上冲心痛，血见，嗌痛颔肿"，此乃"太阳在泉，寒淫所胜"而致的病候。"控睾"，即牵及睾丸。"引腰脊"，即牵及腰部及脊背部。"少腹控睾引腰脊"，意谓在太阳在泉之年，人体容易发生少腹疼痛，疼痛发作时还牵及睾丸和腰脊疼痛。"上冲"，指由少腹上冲。"心痛"，此处指胸痛。"血见"，即出血。"颔"，王冰注云："颔，颊车下，前牙之下也。""颔肿"即此处肿大。"少腹控睾引腰脊"等症，属于肾、膀胱经的病证。"上冲心痛，血见，嗌痛颔肿"，张介宾注云："肾脉络心，故上冲心痛。心主血属而寒逼之，故血见。"意谓太阳寒水在泉之年，下半年中人体容易发生肾、膀胱病，也容易发生心、小肠病。盖因太阳寒水在泉之年，水胜克火之由。

综上所述，此段经文意谓太阳在泉之年，寒气淫盛，则天地间凝肃惨栗，人们患病多为少腹疼痛牵引睾丸、腰脊，向上冲心而痛，出血，咽喉痛，颔部肿。

关于其治疗，《素问·至真要大论》云："寒淫于内，治以甘热，佐以苦辛，以咸泻之，以辛润之，以苦坚之。""寒淫于内"，指人体出现了寒病的病候。寒性凝滞，澄沏清冷是其特点。"寒淫于内，治以甘热"，意谓用味甘性热的药物，盖因热可胜寒。"佐以苦辛"之"苦"，指具有燥湿的苦味药物。"辛"指具有散寒作用的辛味药物。"诸病水液，澄沏清冷，皆属于寒。"寒病多系肾阳不足，命门火衰，故需以甘补之，以热祛寒。"咸入肾"，故云"以咸泻之"。"泻"乃泄肾水也。"以辛润之"，乃《素问·藏气法时论》"肾苦燥，急食辛以润之"之谓。"苦坚肾""苦坚阴"，乃泻火存阴之义，故云"以苦坚之"。从五行属性上讲，寒属水，甘属土，土能制水，故"治以甘热"。

第二十讲　六气所胜

《素问·至真要大论》中有"六气所胜"之论。"六气"，指风、热、火、湿、燥、寒六气。六气各有强弱，可相互乘虚而为病，故曰"相胜"，指相互之胜。此处是指六气偏胜时在人体病候方面的表现，张隐庵注云"此论三阴三阳主岁之气，淫胜而为民病者"。

一、厥阴之胜

《素问·至真要大论》云："厥阴之胜，耳鸣头眩，愦愦欲吐，胃膈如寒；大风数举，倮虫不滋，胠胁气并，化而为热，小便黄赤，胃脘当心而痛，上支两胁，肠鸣飧泄，少腹痛，注下赤白，甚则呕吐，膈咽不通。"

此言厥阴风木主岁之年，风气偏胜，易发肝病，或土受木制而发脾胃之病。"耳鸣头眩，愦愦欲吐，胃膈如寒"，此乃风木之动，木邪伤胃，胃虚如寒，非真寒，乃水饮之候。"愦愦"，指心中烦乱。"愦愦欲吐"，即心乱欲吐。"胃膈如寒"，并非胃寒，实系肝气偏胜犯胃所致。

"大风数举，倮虫不滋"，表述了"厥阴偏胜"之年的气候变化及其对倮虫的影响。"大风数举"，指风气偏胜，大风时作。"五虫"，王冰《玄珠密语》解云："五虫者，即毛虫、羽虫、倮虫、甲虫、鳞虫是也。即以狮子为毛虫之长，应木也；凤凰为羽毛虫之长，应火也；人为倮虫之长，应土也；鱼为甲虫之长，应金也；龙为鳞虫之长，应水也。此五者，悉于万类也。"故"倮虫",在五行属于土,其生长发育与湿密切相关,在湿气偏胜的气候环境中生长发育比较好。"不滋"即生长发育不好。全句意谓厥阴风木主岁之年,由于风气偏胜,风可以胜湿,所以倮虫生长发育不好。此亦《五常政大论》所云:"六气五类,有相胜制也。同者盛之,异者衰之,此天地之道,生化之常也。"

"胠胁",即人体胁肋部。"并"有吞并之义,此处也可作"盛"字解。"胠胁气并,化而为热",意谓厥阴主岁之年,风气偏胜,人体肝气也相应偏胜,气盛则血虚,胠胁属肝的部位,肝络失养,故出现一系列肝的病候。

"小便黄赤,胃脘当心而痛,上支两胁,肠鸣飧泄,少腹痛,注下赤白,甚则呕吐,膈咽不通",此乃肝邪盛而化热,犯及小肠,木克土而胃肠病作。"小便黄赤",为肝热移于膀胱之候。《素问·刺热》篇有"肝热病者,小便先黄"之论。"胃脘当心而痛",即胃脘疼痛,为肝盛犯胃。"上支两胁",为肝络受病的表现。"呕吐,膈咽不通""肠鸣飧泄,少腹痛""注下赤白"均为肝气犯胃犯脾及肝热移于大肠所致。

综上所述,此段经文意谓厥阴风气偏胜,人体肝气亦偏胜,故发为耳鸣头眩,胃中翻腾而欲吐,胃脘横膈处寒冷;大风屡起,倮虫不能滋生,人们多病肝气壅盛,症见小便黄赤,胃脘当心处疼痛,上肢两胁痛,肠鸣飧泄,少腹疼痛,利下赤白,病甚则呕吐,咽膈不利。

关于其治疗,《素问·至真要大论》有"厥阴之胜,治以甘清,佐以苦辛,以酸泻之"的记载。甘为土味,清为金气。土金相生,则木自制而土不受其克,故曰"治以甘清"。苦为火味以生土,辛为金味以制木,故曰"佐以苦辛"。木性条达,反其性而敛之,故曰"以酸泻之"。所以,"厥阴之胜",即风气偏胜。"甘清"即味甘性凉的药物。"苦辛"即苦寒和辛散药物。"酸"即酸收药物。此与《内经》中所述"风淫于内,治以辛凉,佐以苦,以甘缓之,以辛散之"及"风淫所胜,平以辛凉,佐以苦甘,以甘缓之,以酸泻之"之义基本相同。

二、少阴之胜

《素问·至真要大论》云:"少阴之胜,心下热善饥,脐下反动,气游三焦。炎暑至,木乃津,草乃萎,呕逆,躁烦,腹满痛,溏泄,传为赤沃。"

此言少阴君火主岁之年,热气偏胜,在人体则心气偏胜,心病居多。

心气偏胜,即可以表现为心下热,或火克金刑肺,而胸中热。"善饥",为胃热的表现。"脐下反动",即肚脐下反常跳动。脐下为肾的部位,脐下悸多为水火失济,水饮潴留的表现。

"三焦",即人体上、中、下三焦。上焦主心肺,中焦主脾胃,下焦主肝肾,三焦又为水液气化的通道。"气游三焦",意谓心火偏胜,而致三焦气化失司,水液代谢失序,或为水肿,或为痰饮,或为淋证。

"炎暑至",指气候十分炎热。"木乃津,草乃萎",指树木及农作物因气候过热而枯萎。"炎暑至,木乃津,草乃萎",意谓少阴君火主岁之年,气候炎热,植物生长不好。

"呕逆,躁烦,腹满痛,溏泄,传为赤沃",此乃热盛而致上、中、下焦俱病之候。"呕逆",即呕吐。"躁烦",即心中烦乱。"腹满痛",即腹部胀满疼痛。"溏泄",即大便稀溏。"赤沃",即便血。其中"呕逆"为心移热于胃。"躁烦"为心热本病的表现。"腹满痛,溏泄",为心移热于脾。"赤沃"为心移热于大肠。上述病候除心热本病的表现外,大部分属于在心热的基础上出现的各种继发病候。

此段经文表述了少阴热气偏胜,则病心下热,常觉饥饿,脐下有动气上逆，热气游走三焦。炎暑到来，树木因之津竭，草类因之枯萎，人们病呕逆，烦躁，腹部胀满而痛，大便溏泄，传变成为血痢。

关于其治疗，《至真要大论》有"少阴之胜，治以辛寒，佐以苦咸，以甘泻之"之论。辛为金味，寒为水气，金水相生，则火有制，而金不伤，故曰"治以辛寒"。因苦从火化，以助其常；咸从水生，以助其寒，故曰"佐以苦咸"。火胜急速，甘缓为泻，故曰"以甘泻之"。"少阴之胜"，即热气偏胜。"辛寒"，即辛散寒凉药物。"苦咸"，即苦寒、咸寒药物。"甘"，即甘寒药物。此与"热淫于内，治以咸寒，佐以甘苦，以酸收之，以苦发之"及"热淫所胜，平以咸寒，佐以苦甘"之义基本相同。

三、太阴之胜

《素问·至真要大论》云："太阴之胜，火气内郁，疮疡于中，流散于外，病在胠胁，甚则心痛，热格，头痛，喉痹，项强。独胜则湿气内郁，寒迫下焦，痛留顶，互引眉间，胃满。雨数至，燥化乃见。少腹满，腰脽重强，内不便，善注泄，足下温，头重，足胫胕肿，饮发于中，胕肿于上。"

此言太阴湿土之气偏胜之年，在人体，脾胃之病居多，或为水受其制之病。

"火气内郁"，此句承上句而言，意谓太阴主岁之年，湿气偏胜。在湿邪偏胜的情况下，人体火热之气不能正常散发而郁积在里，容易发生内热的病候，故王冰注云："湿胜于上，则火气内郁。"

"疮疡于中，流散于外"，此乃寒湿外甚，心火内郁，而致热蕴皮肤之候。"疮疡"，即皮肤生疮。"中"，指火气内郁。"外"，指人体肌表。全句意谓人体由于火气内郁，流散于外，所以皮肤才发生疮疡。

"病在肤胁，甚则心痛，热格，头痛，喉痹，项强"，此乃湿热内郁，热胜心自病，或热邪格于上之候。此节仍承上句"火气内郁"而言。"肤胁"，即人体胁肋部，属于肝胆部位。"病在肤胁"，即病在肝胆。"热格"，即热格于上。全句意谓"火气内郁"，出现肝胆病，也可以因郁热伤心而出现心病，还可以因热上格而出现头痛、项强、喉痹等病候。

"独胜则湿气内郁"，意谓太阴主岁之年，由于太阴以湿为主，所以在临床上自然亦以湿病为主，故谓"独胜则湿气内郁"。

"寒迫下焦"，此承上句"独胜则湿气内郁"而言。"寒"，此处指寒湿之邪。"下焦"，此处指肾、膀胱。此句意谓湿气偏胜，必然因土克水要伤肾与膀胱而出现肾、膀胱受损的病候。用五行概念来说，湿属土，肾、膀胱属水，"湿气内邪，寒迫下焦"，也就是土胜乘水，传之于其所胜之脏。

"痛留顶"，即颈项痛，固定不移。"眉间"，此处指两眉之间。由于足太阳膀胱经"起于目内眦，上额，交颠"，所以颈项颠顶部疼痛，眉间疼痛，均属于膀胱经疾病。"胃满"，即胃胀痛，多属寒湿中阻致病。故"痛留顶，互引眉间，胃满"，均是"湿气内郁，寒迫下焦"的临床病候。

"雨数至"，指经常下雨。"燥化"为"湿化"之误。"雨数至，燥化乃见"，承上句"独胜则湿气内郁"而言，是对"湿气内郁"时气候和物候变化的表述。

"少腹满，腰脽重强，内不便，善注泄，足下温，头重，足胫胕肿，饮发于中，胕肿于上"，此乃寒湿合病，滞于中下焦之病候。"少腹满"，即少腹部胀满。"腰脽重强"，即腰椎部沉重强直，活动障碍。"内不便"，即腹中不适。"善注泄"，即腹泻。"足下温"，即足心发热。"头重"，即头晕，头有沉重感。"足胫胕肿"，即下肢浮肿。"饮发于中"，即体内水饮潴留。"胕肿于上"，指颜面浮肿。此处仍是承上句"独胜则湿气内郁，寒迫下焦"而言。全句意谓由于太阴主岁之年，湿气偏胜，因而人体亦相应湿气偏胜，所以在临床上出现上述"湿气内郁"的各种表现。脾为湿困则可以出现"少腹满""内不便""善注泄"等症状。"寒迫下焦"，肾、膀胱受病，小便不利，则可以产生"足下温""足下胕肿"等症状。水邪上泛，则可以产生头重、浮肿于上等症状。

综上所述，此段经文意谓太阴湿气偏胜，火气郁于内则酝酿成为疮疡，病生于胁肋，甚则心痛。热邪阻格在上部，所以发生头痛、喉痹、项强。由于湿气偏胜而内郁，寒迫下焦，病发于肾与膀胱，病及其经脉所过部位，故痛于头顶，牵引至眉间。胃中满闷，乃寒湿中阻之候。多雨之后，湿化之象方始出现，少腹满胀，腰臀部痛而强直，腹中不适，时时泄泻如注，足下温暖，头部沉重，足胫浮肿，水饮发于内而浮肿见于上部。

关于其治疗，该篇有"太阴之胜，治以咸热，佐以辛甘，以苦泻之"的记载。咸为水味，热为火气，故湿热则以咸化之，寒湿以热治之，故曰"治以咸热"。湿胜则土寒，辛能温土，甘能补土，故曰"佐以辛甘"。湿胜而土实，则"以苦泻之"。"太阴之胜"，即湿气偏胜。"咸热"，即咸寒、辛热药物。"辛甘"，即辛散、甘温药物。"苦"，即苦寒或苦温药物。此与"湿淫于内，治以苦热"及"湿淫所胜，平以苦热，佐以酸辛"之义基本相同。此处提出了"治以咸热"的问题，如同"少阴之胜"中的治法一样，也是针对"太阴之胜，火气内郁"而言。盖因"太阴之胜，火气内郁，疮疡于中，流散于外，病在肤胁，甚则心痛，热格，头痛，喉痹，项强"，所以在治疗上除了用辛散、甘温、苦温药物以散湿、燥湿以外，还必须用咸寒药物以清此内郁之火气，此亦表里同治之义。

四、少阳之胜

《素问·至真要大论》云："少阳之胜，热客于胃，烦心，心痛，目赤，欲呕，呕酸，善饥，耳痛，溺赤，善惊，谵妄。暴热消烁，草萎水涸，介虫乃屈，少腹痛，下沃赤白。"

此言少阳主岁之年，火气偏胜，多发火热病，或为金受制之病。

"热客于胃，烦心，心痛，目赤，欲呕，呕酸，善饥，耳痛，溺赤，善惊，谵妄"，此皆客热行于上焦之候。"热客于胃"，即热邪犯胃。"烦心"，即心中烦躁。"心痛"，即胸脘痛。"目赤"，即眼睛泛红。"欲呕"，即恶心。"呕酸"，即反酸。"善饥"，即易饥饿。"溺赤"，即尿黄赤。"善惊"，即容易惊怕。"谵妄"，即胡言乱语。"烦心""心痛""谵妄"等多为心热的病候。"欲呕""呕酸""善饥"等多为胃热的病候。"目赤""耳痛""善惊"等多为肝热的病候。"溺赤"多为膀胱热的病候。全句意谓少阳主岁之年，气候偏于火热，因而人体疾病亦以火热之病为主。火热之邪侵犯了何脏腑，临床上就会出现该脏腑的病候。

"暴热消烁，草萎水涸，介虫乃屈"，此相火偏胜的气候、物候情况。"暴热消烁"，是指气候炎热，万物枯槁的物候。"草萎"，指植物因热而枯萎。"水涸"，指湖泊水井因炎热而干涸。"介虫乃屈"，意谓由于气候炎热，不适于介虫的生长发育。

"少腹痛，下沃赤白"，为客热行于大肠之病候。"下沃赤白"，即下利脓血。"少腹痛，下沃赤白"，即腹痛，腹泻，里急后重，大便脓血。这是痢疾的典型病候。此处意谓少阳主岁之年，气候炎热，人体容易感受火热之邪而发生痢疾。

此段经文表述了少阳火气偏胜，出现了"热客于胃，烦心，心痛，目赤，欲呕，呕酸，善饥，耳痛，溺赤，善惊，谵妄"病候。暴热之气消烁津液，而出现了"草萎水涸，介虫乃屈，少腹痛，下沃赤白"之候。

关于其治疗，《素问·至真要大论》有"少阳之胜，治以辛寒，佐以甘咸，以甘泻之"的记载。辛为金味，寒为水气，金水相生，则火有制而金不伤，故曰"治以辛寒"。盖因甘能泻火，咸能泻热之由，故曰"佐以甘咸"。"以甘泻之"，因甘能益气生津除热。"少阳之胜，"即火气偏胜。"辛寒"，即辛散、寒凉药物。"甘咸"，即甘寒或咸寒药物。此与"火淫于内，治以咸冷，佐以苦辛，以酸收之，以苦发之"及"火淫所胜，平以酸冷，佐以苦甘，以酸收之，以苦发之，以酸复之"之义基本相同。

五、阳明之胜

《素问·至真要大论》云："阳明之胜，清发于中，左胠胁痛，溏泄，内为嗌塞，外发㿗疝。大凉肃杀，华英改容，毛虫乃殃，胸中不便，嗌塞而咳。"

此言阳明主岁之年，金气偏胜，多为肺金之病，或为木气受制之候。

"清发于中，左胠胁痛，溏泻，内为嗌塞，外发㿗疝"，乃"阳明之胜"之年所见的病候。"清"，即清凉。"中"，指人体，此处是指人体的肺。因为"清"，在五行上属金，人体的肺在五行上也属于金。"清发于中"，指阳明主岁之年，气候偏凉、偏燥，人体相互容易发生肺寒、肺燥等疾病。"左胠胁痛"，指人体胁肋部疼痛。"溏泄"，即腹泻。"嗌塞"，即吞咽困难，食入即吐，或咽部有阻塞感。"㿗疝"，为疝气的一种，临床表现为阴囊肿大。上述病证病位在肝。全句意谓"阳明之胜"之岁，病发于阳明金之肺脏，并因金克木之由而及肝，而出现肺、肝二脏的病候。

"大凉肃杀，华英改容，毛虫乃殃"，表述了"阳明所胜"之岁的气候和物候的变化。"大凉肃杀"，指气候寒凉，树凋叶落的自然景象。"华英"，即花草。"华英改容"，指气候寒凉时花草出现枯萎现象。"毛虫乃殃"，意即因为气候过于清凉，毛虫类动物生长不好。

"胸中不便，嗌塞而咳"，乃燥胜肺气失主治节之病候。"胸中不便"，即胸中不适，如胸闷气短、咳唾引痛等症。"嗌塞"，指咽部有堵塞感。"嗌塞而咳"，即咽部不适，咳嗽气喘。全句意谓阳明主岁之年，由于气候偏凉、偏燥，人体容易发生肺病。

综上所述，此段经文意谓阳明燥气偏胜，则清凉之气发于内，易出现胸胁部疼痛，大便溏泻，咽喉窒塞，癫疝。大凉肃杀之气施行，草木之花叶改色，有毛的虫类死亡，人们病胸中不舒，咽喉窒塞而咳嗽。

关于其治疗，该篇有"阳明之胜，治以酸温，佐以辛甘，以苦泄之"的记载。盖因酸为木味，温为火气，木火相生，则金有制，而木不伤，故曰"治以酸温"。阳明燥金有清金之气，燥气有余，则以辛散之；清气有余，则以甘润之。苦从火化，能泻其燥邪，故曰"佐以甘辛，以苦泄之"。"阳明之胜"，即燥气、凉气偏胜。"酸温"，即酸收、温热药物。"辛甘"即辛散、甘温药物。"苦"，指苦寒药物。此与"燥淫于内，治以苦温，佐以甘辛，以苦下之"及"燥淫所胜，平以苦湿，佐以酸辛，以苦下之"之义基本相同。

六、太阳之胜

《素问·至真要大论》云："太阳之胜，凝栗且至，非时水冰，羽乃后化。痔疟发，寒厥，入胃则内生心痛，阴中乃疡，隐曲不利，互引阴股，筋肉拘苛，血脉凝泣，络满色变，或为血泄，皮肤痞肿，腹满食减，热反上行，头项囟顶脑户中痛，目如脱，寒入下焦，传为濡泻。"

此言太阳寒水主岁之年，寒气偏胜，易发肾病，或为心受其制之病。

"凝栗"，指气候严寒。"非时"，指并非应该寒冷的季节而寒冷。"羽"指羽虫。"后化"，即生长推后或生长缓慢。"凝栗且至，非时水冰，羽乃后化"，意谓太阳主岁之年，气候偏寒，全年气候反常，凝栗之气时至，有非时之冰冻，甚至六月霜降雪飘的反常气候变化。由于这一年气候反常，所以物候也随之反常。

"痔"，即痔疮。"疟"，即疟疾。"痔疟发"，意谓太阳主岁之年，气候偏寒，人体容易外感寒邪。由于寒邪束于肌表，体内阳气得不到应有的散发而郁热于里，因而容易在临床上发痔疟等里热病证。高士宗注云："寒胜火郁，则痔疟乃发，痔与疟皆是寒胜火郁之病也。"

"厥"，指气血逆乱，在临床上表现为晕厥或四肢逆冷。《伤寒论》云："凡厥者，阴阳气不相顺接便为厥。厥者，手足逆冷者是也。""寒厥"，意谓太阳主岁之年，气候偏寒，人体可因出现里寒而在临床上表现为晕厥或手足逆冷等病候。

"入胃则内生心痛，阴中乃疡，隐曲不利，互引阴股，筋肉拘苛，血脉凝泣，络满色变，或为血泄，皮肤痞肿，腹满食减"，此乃因"太阳之胜"而致的病候。"入胃"，指寒邪犯胃。"心痛"，指脘腹痛。"阴中乃疡"，指阴部溃疡。"隐曲不利"，此处是指小便不利或男子阳痿、遗精，女子月经不调等。"阴股"，指大腿内侧。"互引阴股"，即阴部症状牵引至大腿内侧。"拘"，指拘急。"苛"，指疼痛。高士宗注云："筋挛急曰拘，肉暴痛曰苛。""血脉凝泣"，即血脉凝塞不痛。"络满色变"，指血脉凝塞不通而致血瘀，因而皮肤浅层血脉颜色发青变色。"血泄"，即出血。"皮肤痦肿"，即皮肿出现肿物。"腹满食减"，即腹部胀满，食欲减退。由于"太阳之胜"，故上述病候均由寒邪引起。

"热反上行，头项囟顶脑户中痛，目如脱"，表述了由于外寒内热或寒郁反热而致诸病。"热反上行"，意谓由于寒束肌表，阳气不能外达，所以只能上走头面。"头"，指头部。"项"，指项部。"囟顶"，指头顶及囟门部。"脑户"，穴位名，在头的枕后部。"头项囟顶脑户中痛"，即头顶部疼痛。"目如脱"，即头痛剧烈，目胀痛欲脱出。

"寒入下焦"，指寒邪侵入人体膈下脏器。"濡泄"，即腹泻。"寒入下焦，传为濡泄"，意谓太阳主岁之年，气候偏寒，如寒邪入里，则可以在临床上出现为腹泻等里寒证。

综上所述，此段经文表述了太阳寒气偏胜，凝栗之气时至，有非时之冰冻，羽类之虫延迟生化。发病为痔疮、疟疾，寒气入胃则生脘痛，阴部生疮疡，房事不利，连及两股内侧，筋肉拘急麻木，血脉凝滞，络脉郁滞充盈而色变，或为便血，皮肤因气血痦塞而肿，腹中痦满，饮食减少，热气上逆，而头项颠顶脑户等处疼痛，目珠疼如脱出，寒气入于下焦，可为水泻。

关于其治疗，该篇有"太阳之胜，治以甘热，佐以辛酸，以咸泻之"的记载。"太阳之胜"，即寒气偏胜。"甘热"，即甘温、甘热药物。"辛酸"，即辛散、酸收药物。"咸"，即咸寒药物。盖因甘为土味，热为火气，火土相生，则水有制而火不散，故曰"治以甘热"。"佐以辛酸"，即辛散寒邪之实，酸收心气之伤。水之正味为咸，其泻用咸，故曰"以咸泻之"。此与"寒淫于内，治以甘热，佐以苦辛，以咸泻之"及"寒淫所胜，平以辛热，佐以甘苦，以咸泻之"其文之义基本相同。

第二十一讲　六气所复

　　六气，即风、热、火、湿、燥、寒六种气候类型，在偏胜的情况下，必导致物极必反，于是五运六气学说中有"六气之复"的立题，在《素问·至真要大论》中黄帝与岐伯有"六气之复"的问对。"复气"，即报复之气。对此，张隐庵注云："复者，谓三阴三阳之气，受所胜之气胜制，郁极而复发也。"大凡六气所复之纪，多以该年岁支的五行属性决定其复气的特点。

　　复气，是气候变化中物极必反的一种现象。复气规律是以五行相克关系形式出现的。如风木太过，木克土，土生金，故子复母气，燥金来复；火热太过，寒水复；湿土太过，风木复；燥金太过，火热复；寒水太过，湿土复。当六气中有一气不及时也可出现复气，如木不及则燥金乘之，子复母气，火为木之子，故火来复之，出现热盛之候；火热不及，则寒水乘之，子复母气，湿土复之，出现湿盛；湿土不及，则风木乘之，子复母气，燥金复之，出现燥盛；燥金不及，则火热乘之，子复母气，寒水复之，出现寒盛；寒水不及，则湿土乘之，子复母气，则风木复之，出现风盛。由此可知，此处之复气是子复母气。子复母气的复气形成于不及时，为间接的复气。由此可见，"复气"是为了矫正偏胜之气而产生的另一类不同性质的胜气，所以，"复气"在气候、物候、病候的表现上与胜气基本相同。例如原文中所谓"厥阴在泉，风淫所胜，则地气不明，平野昧，草乃早秀。民病洒洒振寒，善伸数欠，心痛支满，两胁里急，饮食不下"，与"厥阴之复，少腹坚满，里急暴痛，堰木飞沙，倮虫不荣。厥心痛，汗发，呕吐，饮食不入，入而复出"相较，在气候、物候、病候上的描述基本相似。《素问·至真要大论》云："初气终三气，天气主之，胜之常也；四气尽终气，地气主之，复之常也。"意谓初之气至三之气，是司天之气所主，是胜气常见的时位。四之气至终之气，是在泉之气所主，是复气常见的时位。有胜气才有复气，没有胜气就没有复气，故"六气之复"，多与"在泉之气"有关。故云："所谓胜至，报气屈伏而未发也，复至则不以天地异名，皆如复气为法也。"又云："胜至则复，无常数也，衰乃止耳。复已而胜，不复则害，此伤生也。"

关于"治诸胜复"之大法，该篇有"治诸胜复，寒者热之，热者寒之，温者清之，清者温之，散者收之，抑者散之，燥者润之，急者缓之，坚者软之，脆者坚之，衰者补之，强者泻之，各安其气，必清必静，则病气衰去，归其所宗"的论述。

一、厥阴之复

《素问·至真要大论》云："六气之复，何如？岐伯曰：厥阴之复，少腹坚满，里急暴痛，偃木飞沙，倮虫不荣。厥心痛，汗发，呕吐，饮食不入，入而复出，筋骨掉眩清厥，甚则入脾，食痹而吐。冲阳绝，死不治。"

"六气"，即风、热、火、湿、燥、寒六气。"复"，即报复或恢复。"六气之复"，即在六气偏胜的情况下而产生的复气，即由五行中相克之气来复。例如风气偏胜时，燥气、凉气来复。火气、热气偏胜时，寒气来复。湿气偏胜时，风气来复，等等。由于六气有胜有复，所以六气才能始终维持正常有序的状态之下，而有利于自然界生命现象的正常生长发育。因此，六气之复，实际上是自然界气候变化上的一种自稳调节现象。

"厥阴之复"，即风气来复。大凡木气先受金制，而后乃复也。木受金制，木不制土，故湿气偏胜，都会产生风气来复的现象。例如雨水太多、湿气过甚时，因五行木克土之制，就会有风。在风的作用下，就会雨止云散，湿变为干。这种现象从气候的自稳调节来说就叫作"风胜湿"。

"少腹坚满"，即少腹坚硬绷紧。"里急暴痛"，即少腹拘急疼痛。"少腹坚满，里急暴痛"，意谓在"厥阴之复"时，气候当风气偏胜，人体病候当肝气偏胜。故"少腹坚满，里急暴痛"，就是人体肝气偏胜的具体表现。

"偃木"，即树木被大风吹倒。"飞沙"，即大风劲吹而尘沙飞扬。"倮虫"，指在潮湿环境中生长的动物。"倮虫不荣"，意谓在多风雨少湿度不够之时，与倮虫要求的生活条件不相符合，所以生长不好。"偃木飞沙，倮虫不荣"，这是"厥阴之复"矫正过程所产生的不良物候。

"厥心痛，汗发呕吐，饮食不入，入而复出"，此乃厥阴之复时的另一些病候。"厥心痛"，古病名，其证候《灵枢·厥病》记载："厥心痛，与背相空，善瘛，如从后触其心。""厥心痛，痛如以锥刺其心。""厥心痛，色苍苍如死状，终日不得太息。""厥心痛，腹胀胸满，心尤痛甚。""厥心痛，卧若徒居，心痛间，动作痛益甚。""汗发"，即出冷汗，意即厥心痛发作时，冷汗自出。"饮食不入，入而复出"，说明厥心痛发作时伴有呕吐等病候。

"掉"，即肢体抽动。"眩"，即眩晕。此句仍是承厥心痛而言，是对厥心痛临床病候的补充。"清"，即清冷。"厥"，此指四肢发凉。此句还是承厥心痛而言。联系上句，意谓在厥心痛发作时，除了上述典型的心前区刺痛外，还可以同时出现呕吐、肢体抽动、手足发凉、眩晕、冷汗自出等症状。"甚则入脾"，指厥阴之复时，人体肝气偏胜，因木克土，肝胜必然乘脾。

"食痹"，张介宾注："食痹者，食入不化，入则闷痛呕汁，必吐出乃已也。""痹"，有闭之义。"食痹而吐"，意即在肝胜乘脾时，胃纳失职，食入则吐。这是对前述厥心痛发作时同时出现呕吐、饮食不入、入则复出病机所做的进一步分析。其意即在厥阴之复时，人体肝气偏胜，所以在临床上出现了厥心痛的各种症状。肝胜必然乘脾，因而也可以同时出现脾胃症状。故谓："筋骨掉眩清厥，甚则入脾，食痹而吐。"

"冲阳"，足阳明胃经穴位，即跌阳脉之部位。"冲阳绝"，即冲阳穴处摸不到动脉搏动。这是胃气败绝的表现，所以属于死证。此句是承上句"甚则入脾"而言，意谓厥阴之复时，肝气偏胜，因木克土，肝犯脾胃，导致胃气败绝，甚之可导致死亡，故谓："冲阳绝，死不治。"

综上所述，此段经文表述了厥阴风气之复，则发为少腹部坚满，腹胁之内拘急暴痛之病候；树木倒卧，尘沙飞扬，倮虫不荣之物候。可发生厥心痛，多汗，呕吐，饮食不下，或食入后又吐出，筋骨抽痛，眩晕，手足逆冷，甚至风邪入脾，食入痹阻，不能消化，必吐出而后已之病候。如果冲阳脉绝，多属不治的死证。

关于其治疗，该篇有"厥阴之复，治以酸寒，佐以甘辛，以酸泻之，以甘缓之"的记载。"厥阴之复"，意即风气偏胜。"治以酸寒，佐以甘辛"，与前述"风淫于内，治以辛凉，佐以苦，以甘缓之，以辛散之"及"风淫所胜，平以辛凉，佐以苦甘，以甘缓之，以酸泻之"之义基本相同，所不同者，前文对于风病的治疗提法是"治以辛凉"，此处的提法是"治以酸寒"。盖因风气偏胜，意味着气候偏温，一般情况下清可胜温，用凉即可。而厥阴之复时，由于此偏胜的风气属于复气，所以需要用寒，以期尽快控制过甚的温热，故谓"治以酸寒"。

二、少阴之复

《素问·至真要大论》云："少阴之复，燠热内作，烦躁鼽嚏，少腹绞痛。火见燔焫，嗌燥，分注时止，气动于左，上行于右，咳，皮肤痛，暴喑，心痛，郁冒不知人，乃洒淅恶寒，振栗，谵妄，寒已而热，渴而欲饮，少气，骨痿，膈肠不便，外为浮肿哕噫。赤气后化，流水不冰，热气大行，介虫不复，病痱疹疮疡，痈疽痤痔，甚则入肺，咳而鼻渊。天府绝，死不治。"

"少阴之复"，即热气来复。大凡君火先受水制，而后乃复也。火受水制，火不胜金，故燥气、凉气偏胜，到了一定程度就会出现热气来复。例如气候过于寒凉，在五行凉属燥金，火可克金，常常不久就会自然转暖。这里的"暖"，也就是对"凉"的复。不过，复的过程中常常又会出现复气偏胜，而又出现新的胜复现象。这说明气候变化总是在冷冷热热起伏中进行，很难恒定。这是自然界气候变化中的一种自稳调节现象。

"燠热内作，烦躁，鼽嚏，少腹绞痛"，乃"少阴之复"而出现的病候。"燠"，即温意。"燠热内作"，意谓由于少阴之复，所以人体出现内热的证候。"烦躁，鼽嚏，少腹绞痛"，均是"燠热内作"的临床病候。张介宾注云："少阴君火之复，燠热内作，烦躁鼽嚏，火盛于中而炎于上也。少腹绞痛，火在阴也。"

"燔"，有焚烧之义。"焫"，也有燃烧之义。"火见燔焫"，形容热盛像要燃烧起来一样。此处是指在"少阴之复"时出现了内热炽盛的病候。

"嗌燥"，指咽喉干燥，口渴欲饮水。"分注"，指腹泻稀水。张隐庵注云："嗌燥，火热烁金也。"由于热邪要找出处，所以出现分注，诚如高士宗所注："热气下逆则分注。"此即后世所谓的"热结旁流"。由于热盛和腹泻都可以损伤人体津液，所以出现小便短少。

"气"，此处指热邪。"动"，此处作影响解。因太极右升左降，故心肺的功能右旋上升，肝肾的功能左旋下降，于是，"左"，此处指人体的肝肾，"右"，此处指人体的心肺。"气动于左，上行于右"，意即人体在里热炽盛时，临床上可见心肺或肝肾的病候。

"咳""皮肤痛"，属于肺病。"暴喑"，即突然声音嘶哑，语声不出。"心痛"，即心前区疼痛。"郁冒不知人"，即神识不清。"谵妄"，即胡言乱语，属于心病。"恶寒振栗""寒已而热，渴而欲饮"，属于疟疾一类疾病。"骨痿"，属于肾病。"少气""膈肠不便"，属于肺、大肠病。"咳，皮肤痛，暴喑，心痛，郁冒不知人，乃洒淅恶寒，振栗，谵妄，寒已而热，渴而欲饮，少气，骨痿，膈肠不便"，乃承上句"气动于左，上行于右"而言，意谓在少阴之复时，热气偏胜。由于热耗精津，热伤气阴，因而在临床上可以出现上述肝肾及心肺的病候。

"浮肿"，即全身浮肿。"哕"，即干呕。"噫"，即噫气。哕、噫属于脾胃病。"外为浮肿，哕噫"，意谓"少阴之复"时，不但可以出现肝肾心肺的病候，而且也可以出现脾胃病候。

"赤气后化，流水不冰，热气大行，介虫不复"，此乃"少阴之复"的气候和物候。"赤气"，即热气。"后化"，即热气在凉气偏胜之后出现。张介宾注云："赤气后化，阳明先胜，少阴后复也。"意谓由于凉气偏胜，所以热气来复。"流水不冰，热气大行"，指热气来复时所出现的热气偏胜现象。"介虫"，指适应于气候偏凉环境的动物。"不复"，意谓由于热气后化，秋季应凉不凉，适合于清凉环境中生长的动物，因此生长不好。

"病痱疹疮疡，痈疽痤痔"，此乃"少阴之复"，热邪"上行于右"，又因肺主皮毛，故热邪伤肺而造成的皮损病候。

"痱"，即皮肤生长痱子。"疹"，即皮疹。"疮"，即皮肤生疮。"疡"，即皮肤溃疡。"痈"，也是指皮肤疮疡，其特点是皮肤肌肉损害较浅。"疽"，其特点是皮肤肌肉损害较深。"痤"，即痤疮。"痔"，即痔疮。这些疾病，均属热证。全句意即"少阴之复"时，热气偏胜，因此人体容易由于里热炽盛而在临床上发生疮疡一类疾病。此即"诸痛痒疮，皆属于心"之谓。

"甚则入肺，咳而鼻渊"，此亦因热邪"上行于右"，热伤肺及肺窍而致的病候。"甚"，指"少阴之复"热气偏胜。"甚则入肺"，即火热偏胜，火克金，必然首先犯肺。"咳"，即咳嗽，属于肺病。"鼻渊"，病名，其临床特点主要是鼻流浊涕。"咳而鼻渊"，是对上句"甚则入肺"的临床举例。以此说明"少阴之复"时，虽然五脏均可受到影响，但以肺病为多发。

"天府绝，死不治。""天府"，手太阴肺经穴位。"天府绝"，即该穴处触摸不到动脉搏动，提示肺气已绝，故云："死不治。"

综上所述，此段经文表述了少阴火气之复，则懊憹烦热病候从内部发生，出现烦躁，鼻塞流涕，喷嚏，少腹绞痛；火势盛而燔灼，咽喉干燥，大便时泄时止。由于热邪致心肺右升、肝肾左降功能失司，而见咳嗽，皮肤痛，突然失音，心痛，昏迷不省人事，继则洒淅恶寒，振栗寒战，谵语妄动，寒罢而发热，口渴欲饮水，少气，骨软痿弱，大便不通，肌肤浮肿，呃逆，嗳气的病候。又因少阴火热之气后化，因此出现流水不会结冰，介虫不蛰伏的气候和物候，及痱疹疮疡、痈疽痤痔等外部病候，甚至出现热邪入肺，而发咳嗽、鼻渊等病候。如果天府脉绝，多属不治的死证。

关于其治疗，该篇有"少阴之复，治以咸寒，佐以苦辛，以甘泻之，以酸收之，辛苦发之，以咸软之"的记载。"少阴之复"，意即热气偏胜。其"治以咸寒，佐以苦辛，以甘泻之，以酸收之，辛苦发之"，与前述"热淫于内，治以咸寒，佐以甘苦，以酸收之，以苦发之"及"热淫所胜，平以咸寒，佐以苦甘，以酸收之"之义基本相同。所不同者，前文是"以苦发之"，此处是"辛苦发之"。辛苦合用，乃辛开苦降之伍，常可使热邪迅速清解。此外，此处还提出"以咸软之"之治。"咸"，即咸寒。"坚"，此处是指里热炽盛，大便干结。"软"，系针对"坚"字而言。"以咸软之"，意谓在火热炽盛时，不但要用苦寒的药物，而且还应同时合用咸寒攻下泻热的药物，以期里热能因此迅速得到清解。

三、太阴之复

《素问·至真要大论》云："太阴之复，湿变乃举，体重中满，食饮不化，阴气上厥，胸中不便，饮发于中，咳喘有声；大雨时行，鳞见于陆，头顶痛重，而掉瘛尤甚，呕而密默，唾吐清液，甚则入肾，窍泻无度。太溪绝，死不治。"

"太阴之复"，即湿气来复。大凡土气先受木制，而后乃复也。土受木制，土不制水，故寒气偏胜，到了一定程度就会因土克水之制，而出现湿气来复。例如气候在过于寒冷时，本来是雪地冰天，但出现气候转暖，不下雪而下雨。雨属湿，雪属寒。不下雪而下雨，就是湿气对寒气来复。

"湿"，即湿气偏胜。"变"，即灾变。"湿变乃举"，意即太阴之复时，又会因湿气偏胜而产生新的灾变。

"体重中满，食饮不化，阴气上厥，胸中不便，饮发于中，咳喘有声"，此乃"太阴之复"时而出现的病候。"体重"，即身体沉重。"中满"，即胃脘胀满。"食饮不化"，即饮食不能消化。"阴气"，即阴寒之气。"上厥"，即阴寒之气上逆，引起人体气血逆乱之证。"胸中不便"，即胸中不适，例如胸闷、气短、胸痛、憋气等。"饮"，即水饮。因脾阳不振，气化失司，阳不布津，而"饮发于中"。"咳喘有声"，即咳嗽、气喘同时伴有哮鸣或痰鸣。这是对"阴气上厥，胸中不便，饮发于中"，水邪犯肺时出现病候的举例。

"大雨时行"，即这一段时间雨水特多。"鳞"，指鱼类。"鳞见于陆"，指天降大雨，河水猛涨，鱼类随着河水泛滥到了陆地上。"大雨时行，鳞见于陆"，是对太阴之复时所见物候的描述。

"头顶痛重，而掉瘛尤甚，呕而密默，唾吐清液。"上述病候皆因胃中重寒，浊阴之气循肝经上行颠顶所致。意谓"太阴之复"时，湿气偏胜，人体多见脾胃病。还可以同时出现肝病症状。"掉"，即摇动或抽动之候。"瘛"，指肌肉挛急。此即《内经》"诸风掉眩，皆属于肝"之谓。"呕"，即呕吐。"密默"，张隐庵释为"欲闭户牖而独居"。"呕而密默"，即呕吐而烦。"唾吐清液"，即吐清水。"呕而密默，唾吐清液"，均属于脾胃之病候。

"甚则入肾窍，窍泻无度"，此乃因土克水之制，而出现的病候。"甚"，指脾湿过甚。"甚则入肾"，意谓脾湿过甚时，可以进一步因土克水而引起肾经病候。"窍"，指前后阴。"窍泻"，为小便短少、大便水泻之候。高士宗注云："前后二阴者，肾之窍，前阴水窍，俱从大便而出，故曰窍泻。"

古代诊法，有遍诊法、三部诊法及寸口诊法之分。"太溪"，足少阴肾经穴位，又为三部诊法"下部地足少阴"之处。"太溪绝"，即太溪穴处触摸不到动脉搏动。"太溪绝"，表示肾气绝，故谓"死不治"。"太溪绝，死不治。"意谓太阴之复时，湿气偏胜，盖因土克水之制，而土胜以乘水。乘克过甚时，可导致人体肾阳式微，肾气败绝而死亡。

综上所述，上段经文表述了太阴湿气之复，湿气大行，于是发生身体沉重，胸腹满闷，饮食不消化，阴气上逆，胸中不爽，水饮生于内，咳喘有声之病候；又因大雨时常降下，洪水淹没了田地，鱼类游行于陆地，人们病发头顶痛而重，抽痛瘛疭更加厉害，呕吐，神情默默，口吐清水，甚则湿邪入肾，泄泻频甚而不止之病候。如果太溪脉绝，多为不治的死证。

关于其治疗，该篇有"太阴之复，治以苦热，佐以酸辛，以苦泻之，燥之，泄之"的论述。"太阴之复"，意即湿气偏胜。"治以苦热，佐以酸辛，以苦泻之，燥之，泄之"之论，与前述"湿淫于内，治以苦热，佐以酸淡，以苦燥之，以淡泄之"及"湿淫所胜，平以苦热，佐以酸辛，以苦燥之，以淡泄之"之义相同。此处"燥之，泄之"系"以苦燥之，以淡泄之"之略语。

四、少阳之复

《素问·至真要大论》云："少阳之复，大热将至，枯燥燔焫，介虫乃耗。惊瘛咳衄，心热烦躁，便数，憎风，厥气上行，面如浮埃，目乃眴瘛，火气内发，上为口糜，呕逆，血溢血泄，发而为疟，恶寒鼓栗，寒极反热，嗌络焦槁，渴引水浆，色变黄赤，少气脉萎，化而为水，传为胕肿，甚则入肺，咳而血泄。尺泽绝，死不治。"

"少阳之复"，即火气来复。大凡火受水制，而后乃复也。火受水制，火不制金，故凉气偏胜，到了一定程度就会因火克金之制而出现火气来复，气温由凉转热。

"大热将至，枯燥燔焫，介虫乃耗"，此乃"少阳之复"的气候和物候。"大热将至"，即气候由凉转热而至火气偏胜。"枯"，即焦枯。"燥"，即干燥。"燔焫"，即十分炎热。"介虫"，指喜凉动物。全句意谓少阳之复时，火气偏胜，植物因大热而枯槁，喜凉的动物亦因大热而减少。值得注意的是，运气学说中所指的"燥"，多指凉燥，即燥由凉生。

"惊瘛咳衄，心热烦躁，便数，憎风"，此乃"少阳之复"时，火热之邪而导致的病候。"惊瘛"，即颤动、抽搐。"心热烦躁"，即心烦意乱不安。"便数"，即尿急尿频。"憎风"，即恶风。张隐庵注云："惊瘛咳衄，热乘心肺也。便数憎风，表里皆热也。"意谓上述病候均属火热之证。

"厥气"，此处指邪热。"厥气上行"，即热邪上犯。"面如浮埃"，即面色如土。"目乃眴瘛"，即眼皮颤动。"厥气上行，面如浮埃，目乃眴瘛"，均是热邪上犯的临床证候。

"口糜"，即口腔糜烂。"呕逆"，即呕吐。"血溢"，指上部出血，例如呕血、衄血、咳血等。"血泄"，即下部出血，例如便血、尿血、阴道出血等。"火气内发，上为口糜，呕逆，血溢，血泄"，均是里热过甚迫血妄行的临床证候。

"疟"，即疟疾。"恶寒鼓栗"，即寒战。"寒极反热"，即先恶寒战栗，寒战停止后出现高热。"嗌络焦枯"，即咽喉干燥。"渴饮水浆"，即大渴引饮。"色变黄赤"，即小便变为黄赤。《素问·疟论》云："疟之始发也，先起于毫毛，伸欠乃作，寒栗鼓颔，腰脊俱痛，寒去则内外皆热，头痛如破，渴欲冷饮。"由此可见，本篇"发而为疟，恶寒鼓栗，寒极反热，嗌络焦槁，渴引水浆，色变黄赤"之候，与《疟论》的描述基本相同。

"少气脉萎，化而为水，传为胕肿"，此乃"少阳之复"而见的病候。"少气"，指气虚。"脉萎"，指血虚。此皆因"少阳之复"，火克金之制，而火热刑金，肺气失宣而致。肺失宣发肃降，水饮潴留，致"化而为水，传为胕肿"之候。

"甚则入肺，咳而血泄"，此乃火热刑金伤肺之候。"甚"，指火气偏胜。"甚则入肺"，意谓火热过甚时，由于火盛而刑金，又必然入肺，出现肺病。"咳而血泄"，也是肺病的临床病候之一。

"尺泽"，手太阴肺经穴位。"尺泽绝"，即尺泽处摸不到动脉搏动，表示肺气绝，故谓"死不治"。"尺泽绝，死不治"，意谓少阳之复时，火气偏胜，火克金之制，导致火胜可以乘金。乘克过甚时，可以导致人体肺气败绝而致死亡。

综上所述，此段经文表述了少阳热气之复，则大热将至，干燥灼热，介虫亦死亡。病多惊恐，瘛疭，咳嗽，衄血，心热烦躁，小便频数，怕风。厥逆之气上行，面色如蒙浮尘，眼睑瞤动不宁。火气内生则为口糜，呕逆，吐血，便血，发为疟疾，恶寒鼓栗，寒极转热，咽喉部干槁，渴而善饮，小便变为黄赤，少气，脉萎弱。气化失司则为水病，传变成为浮肿，甚则邪气入肺，咳嗽，便血。若尺泽脉绝，则为不治的死证。

关于其治疗，该篇有"少阳之复，治以咸冷，佐以苦辛，以咸软之，以酸收之，辛苦发之。发不远热，无犯温凉，少阴同法"的记载。"少阳之复"，意即火气偏胜。"治以咸冷，佐以苦辛，以咸软之，以酸收之，辛苦发之"，与前述"少阴之复"时之治法相同，故谓"少阴同法"。"发不远热"，即前文所述的"发表不远热"。

五、阳明之复

《素问·至真要大论》云："阳明之复，清气大举，森木苍干，毛虫乃厉。病生胠胁，气归于左，善太息，甚则心痛痞满，腹胀而泄，呕苦，咳，哕，烦心，病在膈中，头痛，甚则入肝，惊骇，筋挛。太冲绝，死不治。"

"阳明之复"，即燥气、凉气来复。大凡金先受火制，而后乃复也。金受火制，金不制木，故风气、温气偏胜，到了一定程度就会因金克木之制，而出现燥气、凉气来复，于是气温由温转凉。

"清气大举，森木苍干，毛虫乃厉"，此乃"阳明之复"的气候和物候。"清气"，即凉气。"清气大举"，即气候大凉。"森木"，即树林。"森木苍干"，即因"清气大举"，行肃杀之令，而树木干枯，枝凋叶落。"毛虫乃厉"，即毛虫受到损害。全句意谓"阳明之复"时，凉气偏胜，树木因气候寒凉而树凋叶落，毛虫一类的动物也因气候寒凉不能适应而生长不好。

"病生胠胁，气归于左"，意即"阳明之复"时，由于金胜乘木之制，人体容易发生肝经病变，故张隐庵注云："气归于左者，金乘木也。"

"善太息"，即短气。"心痛痞满"，即胸闷满，心前区疼痛。"腹胀而泄"，即腹胀腹泻。"呕苦"，即呕吐苦水。"咳哕"，即咳嗽、干呕。"烦心"，即心中烦乱。"膈中"，指横膈以下部位，这个部位为肝、脾、胃所居之地。"病在膈中"，指肝脾胃受伤。"善太息，甚则心痛痞满，腹胀而泄，呕苦，咳，哕，烦心，病在膈中，头痛"，全句意即"阳明之复"时，不但肺气失调，在临床上出现胸闷气短、咳嗽胸痛等肺病症状，而且还由于金胜乘木的原因，在临床上出现肝气失调以及由于肝失调达而出现脾胃的病候。

"甚"，指凉气、燥气偏胜。"甚则入肝，惊骇，筋挛"，意谓凉气太甚时，由于金克木之制，而金胜乘木，而出现"惊骇筋挛"肝的病候。

"太冲"，足厥阴肝经穴位。"太冲绝"，即太冲穴处摸不到动脉搏动，表示肝气已绝，故谓"死不治"。"太冲绝，死不治。"此句意谓阳明之复时金气偏胜，金胜必然乘木乘克过甚时，可导致人体肝气败绝而死亡。

综上所述，上段经文表述了阳明燥气之复，清肃之气大行，树木苍老干枯，毛兽类动脉因之多发疫病。人们的疾病生于胁肋部，燥气偏于左侧，善于叹息，甚则心痛痞满，腹胀而泄泻，呕吐苦水，咳嗽，呃逆，烦心，病在膈中，头痛，甚则邪气入肝，惊骇，筋挛。如果太冲脉绝，多属不治的死证。

关于其治疗，该篇有"阳明之复，治以辛温，佐以苦甘，以苦泄之，以苦下之，以酸补之"的记载。"阳明之复"，意即燥气、凉气偏胜。"治以辛温，佐以苦甘，以苦泄之，以苦下之，以酸补之"，与前述"燥淫于内，治以苦温，佐以甘辛，以苦下之"及"燥淫所胜，平以苦温，佐以酸辛，以苦下之"之义基本相同。不过此处对"阳明之复"，明确提出"以酸补之"，较前明确。此即《素问·藏气法时论》中所述"肺欲收，急食酸以收之，用酸补之"之义。

六、太阳之复

《素问·至真要大论》云："太阳之复，厥气上行，水凝雨冰，羽虫乃死。心胃生寒，胸膈不利，心痛痞满，头痛，善悲，时眩仆，食减，腰脽反痛，屈伸不便，地裂冰坚，阳光不治，少腹控睾，引腰脊，上冲心，唾出清水，及为哕噫，甚则入心，善忘善悲。神门绝，死不治。"

"太阳之复"，即寒气来复。大凡水气先受土制，而后乃复也。水受土制，水不制火，故热气、火气偏胜，因水克火之制而出现寒气，即火热之气胜，到了一定程度就会出现寒气来复，气候由热变冷。

"厥气上行，水凝雨冰，羽虫乃死"，此乃"太阳之复"的气候和物候。"厥气"，此处指寒气。"厥气上行"，即寒气来复。"水凝"，即水凝成冰。"雨冰"，即下雪。"羽虫乃死"，羽毛类的动物可以由于气候过冷不能适应而死亡。

"心胃生寒"，即心和胃出现寒象。"胸膈不利"，指胸腹部不适。"心痛"，指胸脘痛。"痞满"，指胸腹堵塞胀满。这些都是"胸膈不利"的临床表现。"善悲"，即悲哀欲哭，一般属于肺气虚。"眩仆"，即眩晕卒倒，一般属于肝气虚。"食减"，即食欲减退，一般属于脾气虚。"腰脽反痛"，即腰痛，一般属于肾气虚。"心胃生寒，胸膈不利，心痛痞满，头痛善悲，时眩仆食减，腰脽反痛，屈伸不便。"全句意即太阳之复时，肾阳式微，人体心、肝、脾、肺、肾五脏均可因寒气偏胜、阳气虚衰而表现上述各种病候。

"地裂"，指土地冻裂。"冰坚"，即水凝成坚冰。"阳光不治"，即气候寒冷。"地裂冰坚，阳光不治。"此句是对太阳之复时自然景象的描述。

"少腹控睾"，即少腹疼痛牵及阴囊睾丸。"引腰脊"，即少腹疼痛牵及腰脊部。"上冲心"，指寒邪上冲心胃。"唾出清水"，即吐清水。"哕噫"，即干呕噫气。"少腹控睾，引腰脊，上冲心，唾出清水，及为哕噫。"全句意谓"太阳之复"时，寒气偏胜，人体可以因寒而出现少腹痛、吐清水、干呕噫气等里寒的病候。

"甚则入心，善忘，善悲"，此乃水胜制心而见的神志病候。"甚"，此指寒气偏胜。"甚则入心"，意谓寒气太甚时，水胜乘火之制而伤心。"善忘"，即健忘，一般属于脾经病候。"善悲"，即善悲哀，一般属于肺经病候。由于心主神明，所以"善忘""善悲"，亦属心之所主。因而在寒邪伤心时也可以出现"善忘""善悲"的病候。

"神门"，手少阴心经穴位。"神门绝"，即神门穴处摸不到动脉搏动，表示心气已绝，故谓"死不治"。"神门绝，死不治。"此句意谓太阳之复时，寒气偏胜，水胜必然乘火，乘克过甚时可以导致人体心气败绝而死亡。

综上所述，太阳寒气之复，则寒气上行，出现雨露冰雹、禽类死亡的气候和物候。人病心胃生寒气，胸膈不宽，心痛痞满，头痛，容易伤悲，时常眩仆，纳食减少，腰臀部疼痛，屈伸不便。天寒地冻，冰厚而坚，阳光不温暖，少腹痛牵引睾丸并连腰脊，逆气上冲于心，以致唾出清水或呃逆嗳气，甚则邪气入心，善忘善悲。如果神门脉绝，多属不治之死证。

关于其治疗，该篇有"太阳之复，治以咸热，佐以甘辛，以苦坚之"的记述。"太阳之复"，意即寒气偏胜。"治以咸热，佐以甘辛，以苦坚之"，与前述"寒淫于内，治以甘热，佐以苦辛，以咸泻之，以辛润之，以苦坚之"及"寒淫于内，平以辛热，佐以甘苦，以咸泻之"之义基本相同。

第二十二讲　运气布政

　　五气与六气相加，三十年为一纪，六十年为一周。对此《素问·六元正纪大论》有详尽的论述。"六元"，即风、热、火、湿、燥、寒六气。"正纪"，指正常的变化规律。由于本篇内容主要是论述六十年中六气的变化规律，所以命名曰《六元正纪大论》。对于如何"推而次之，以其类序，分其部主，别其宗司，昭其气数，明其正化"，该篇中有"先立其年，以明其气，金、木、水、火、土运行之数，寒、暑、燥、湿、风、火临御之化，则天道可见，民气可调，阴阳卷舒，近而无惑"的论述。所表达的是：运与气加临要"先立其年，以明其气"，即以干支先定出当年的具体年份，再根据不同年份来确定该年份的气化和物化现象。如何"先立其年"？《素问·六微旨大论》中有"天气始于甲，地气始于子，子甲相合，命曰岁立。谨候其时，气可与期"的记载。这里的"子甲相合，命曰岁立"，就是"先立其年"。"谨候其时，气可与期"，就是"以明其气"。这就是说，总结分析自然气候、物候以及人体病候发生和治疗规律的方法，首先就是运用干支定出具体年份，然后就可以根据《素问·天元纪大论》中所讲述的天干化五运、地支合三阴三阳六气等规律进行具体分析和推算。"数"，此处作规律解。"金、木、水、火、土运行之数"，是承上句说明，在确定了年份之后，就可以该年天干来推算该年度的岁运变化规律。对此，张隐庵注云："运行之数者，五运相袭而皆治之，终期之日，周而复始。""寒、暑、燥、湿、风、火"，即六气。

"临"，指降临，指"客气"。"御"，指驾驭，指主气。"化"，指生化。"寒、暑、燥、湿、风、火临御之化"，亦是承上句而言，意谓在确定了年份之后，即可据该年的地支推算该年度六气运行中的主气、客气、间气、司天、在泉、客主加临等的运行变化规律。对此，张隐庵注云："临御之化者，六气有司天之上临，有在泉之下御，有四时之主气，有加临之客气。""天道"，即自然变化规律。"民气"，指人身体健康状况。"卷"指收束；"舒"，指舒张。"卷舒"，意即阴阳消长。"近"，远字的对应词，此处是针对前述之"天道玄运"而言。"天道可见，民气可调，阴阳卷舒，近而无惑。"全句意谓掌握了上述按干支分析计算五运六气的变化规律，则自然变化规律也就明白了，人因岁运岁气而发生的疾病，就可得以调治，阴阳盛衰也可为人所掌握，玄远的天道就可以因此而变得近而清楚。

综上所述，欲明运气加临之纪，首先要确定当年的年份，即"先立其年"。根据不同的年份，以确定各个年份的气化和物化现象，即"以明其气"。然后运用该年天干来推算该年度的岁运运行规律，即"金、木、水、火、土运行之数"。在确定年份后，再根据地支推算该年度六气运行中主气、客气、间气、司天、在泉、客主加临的运行变化规律，即"寒、暑、燥、湿、风、火临御之化"。《素问·六微旨大论》云："君位臣则顺，臣位君则逆；逆则病近，其害速，顺则其病远，其害微。""位"，即客主加临，将运与气的干支结合起来，以五运生克规律来推测运与气的盛衰及相互制约关系。运与气相临以顺逆为别，大凡气生运为顺化，气克运为天刑，运生气为小逆，运克气为不和。

一、辰戌之纪，太阳之政

六十年一甲子中，每一年的气候、物候及病候的发生均有其各自的特点。《素问·六元正纪大论》云："太阳之政奈何？岐伯曰：辰戌之纪也。""太阳之政"，系指太阳寒水司天的年份，它是以阳支辰戌来标志年份的。意谓凡逢年支为辰、戌的年份，均是太阳寒水司天之年。辰、戌在地支中为阳支，与其相合的年干均为甲、丙、戊、庚、壬五阳干，故"太阳之纪"计有壬辰、壬戌、戊辰、戊戌、甲辰、甲戌、庚辰、庚戌、丙辰、丙戌十年。

（一）辰戌之纪

1. 壬辰、壬戌之年

《素问·六气正纪大论》云："太阳、太角、太阴、壬辰、壬戌，其运风，其化鸣紊启坼，其变振拉摧拔，其病眩掉目瞑。太角初正、少徵、太宫、少商、太羽终。"

"太阳、太角、太阴、壬辰、壬戌"，表述了壬辰、壬戌之年，为太阳司天，太阴在泉，中运为太角布政之岁。"太阳"，指太阳寒水司天。"太角"，指木运太过。"太阴"，指太阴湿土在泉。"壬辰""壬戌"，指壬辰年和壬戌年。由于其年干都是"壬"，"丁壬化木"，所以都属于木运。"壬"在天干顺序上属于奇数为阳干，阳干为太过，所以在岁运上都属于木运太过之年。古人以五音建运，即以宫、商、角、徵、羽五音代表五运，其中以宫音代表土运，以商音代表金运，以角音代表木运，以徵音代表火运，以羽音代表水运。并以"太"代表太过，以"少"代表不及，认为太和少交替相随。由于壬辰、壬戌年都是木运太过之年，所以也是太角之年。壬辰年和壬戌年的年支是辰、戌。辰戌太阳寒水司天，所以壬辰年和壬戌年为太阳寒水司天之年。太阳司天，一定是太阴在泉，所以壬辰、壬戌年又是太阴湿土在泉之年。

根据此段经文，通过壬辰、壬戌，先知道是什么年份。通过太角，知道这两年是岁木太过之年。通过太阳、太阴，知道这两年是太阳寒水司天，太阴湿土在泉。因此壬辰、壬戌两年的岁运为木，岁支为水，气生运，故为顺化之年。

"运"，指岁运。"风"，指风气偏胜。"其运风"，意谓壬辰、壬戌年，属于岁木太过之年，所以这一年，特别是这一年的春天，风气偏胜，气温偏高。

"化"，指生化。"鸣紊"，指风气偏胜时所出现的飘动摇荡的自然景象。"启坼"，指自然界在春天里所出现的萌动生长现象。"其化鸣紊启坼"，意谓岁木太过之年，春天里风气偏胜，自然界万物开始萌动生长。

"变"，指灾变。"其变振拉摧拔"，指岁木太过之年，风气偏胜，因此会出现狂风大作，摧屋拔树之灾害。

"眩"，指头晕。"掉"，指抽搐。"目瞑"，指视物不清。"其病眩掉目瞑"，意谓岁木太过之年，风气偏胜，在临床上可出现眩掉目瞑等肝病证候。

"太角_{初正}、少徵、太宫、少商、太羽_终"，说明壬辰、壬戌年主运和客运的运行次序和变化。所谓"客运"，指一年之中五个运季，即春、夏、长夏、秋、冬的特殊气候变化。客运的计算方法是在每年岁运的基础之上进行的。每年值年的岁运就是当年客运的初运，以下按五行相生的次序依次推移。由于壬辰、壬戌年岁运是岁木太过，所以这两年的客运初运便是木运太过，亦即初运"太角"木运；二运便是火运，由于五音建运有个"太少相生"的问题，太过之后便是不及，所以二运的火运便是火运不及，故称"少徵"；三运是土运太过，即"太宫"；四运是金运不及，即"少商"；五运是水运太过，即太羽。于是形成了"太角、少徵、太宫、少商、太羽"顺序。所谓"主运"，即一年中五个运季的常规气候变化。五个运季的一般变化顺序按木（风）、火（热）、土（湿）、金（燥）、水（寒）五行相生之序进行，年年如此。因此主运的计算方法很简单，即木为初运，火为二运，土为三运，金为四运，水为终运。因此，文中的这一段还可以表示主运的运行次序。"太角"右下方有"初正"二字，"初"字即表示主运中的初运。"正"字表示正角，以示与客运中的"太角"相区别。"太羽"右下方的"终"字，表示主运中的终运。主运在运行中没有太少之分，因此文中这一段在表示主运时，应读成"角、徵、宫、商、羽"。由于原文是把主客运两个表省略成为一个表，于是形成本段表示文字。

2. 戊辰、戊戌之年

《素问·六气正纪大论》云："太阳、太徵、太阴、戊辰、戊戌同正徵，其运热，其化暄暑郁燠，其变炎烈沸腾，其病热郁。太徵、少宫、太商、少羽终、少角初。"

戊辰、戊戌年，年干都是戊，戊癸化火，戊是阳干，所以戊辰、戊戌年是岁火太过之年，亦即"太徵"之年。戊辰、戊戌年，年支是辰、戌，辰戌太阳寒水司天，因此戊辰年、戊戌年是太阳寒水司天，太阴湿土在泉。"正徵"，即火运平气之年。"同正徵"，是说戊辰、戊戌年，从岁运来看虽然是火运太过之年，但是由于岁气是太阳寒水司天，太过的火运，受到了司天之气的克制，根据"运太过而被抑"乃可成平气的规律，所以戊辰、戊戌年就成了火运平气之年，所以原文说戊辰、戊戌之年，同"正徵"。这两年的岁运为火，岁支为水，气克运，故为天刑之年。

"热"，即气候炎热，火气偏胜。"其运热"，意即戊辰、戊戌年，属于岁火太过之年。在这两年中，特别是在这两年的夏天里气候偏热。但是由于这两年同"正徵"，可以成为平气之年，所以气候也可属于正常。

"暄暑"，指炎热。"郁燠"，指郁蒸。"其化暄暑郁燠"，意谓戊辰、戊戌这两年，在夏天里气候炎热，呈暑热郁蒸之候。

"变"，指灾变。"炎烈沸腾"，指气候酷热。"其变炎烈沸腾"，意谓戊辰、戊戌这两年，由于岁火太过，可以出现暴热气候。

"热郁"，即热郁结在里。"其病热郁"，意即戊辰、戊戌年，人体病候以里热证为主。

"太徵、少宫、太商、少羽终、少角初"，说明戊辰、戊戌年主运和客运的运行次序和变化。戊辰、戊戌年的客运是：初运火运太过，即"太徵"；二运土运不及，即"少宫"；三运金运太过，即"太商"；四运水运不及，即"少羽"；终运木运不及，亦即"少角"。主运仍然同其他年份一样，初运是角，二运是徵，三运是宫，四运是商，终运是羽，按木、火、土、金、水顺序依次运行。"少羽终"，是指主运的终运，意即主运的终运是水。"少角初"，是指主运的初运，意即主运的初运是木，主运仍然是木（角）、火（徵）、土（宫）、金（商）、水（羽）依次运行不变。

本段在五音排列次序上少羽与少角相连，似乎有失五音健运太少相生规律，然从《素问·阴阳应象大论》中可知，五音太少相生表述的是主运的次序，而客运是每年轮转，是以每年的太运为初运，于是两表合一，则出现少羽、少角相连的现象。

3. 甲辰、甲戌之年

《素问·六元正纪大论》云："太阳、太宫、太阴、甲辰岁会同天符、甲戌岁会同天符，其运阴埃，其化柔润重泽，其变震惊飘骤，其病湿下重。太宫、少商、太羽终、太角初、少徵。"

"太阳、太宫、太阴、甲辰岁会同天符、甲戌岁会同天符"，意谓甲辰、甲戌年是土运太过之年，太阳寒水司天，太阴湿土在泉。"甲辰岁会、甲戌岁会"，意谓甲辰、甲戌年在计算上虽然是岁土太过之年，但由于甲辰、甲戌年的年干是甲，甲己化土，属于土运，年支是辰，是戌，辰戌丑未的固有五行属性属土，大运与年支的固有五行属性相同，称为岁会，所以甲辰、甲戌两年又是岁会之年。甲辰、甲戌两年，大运是土运太过，其在泉之气的五行属性也是土，太过的中运之气与在泉的客气相合名曰同天符，因此，甲辰、甲戌两年又可以是同天符之年，故称"太过而加同天符"。

"阴埃"，张隐庵注云："云雨昏暝埃，乃湿土之气。"甲辰、甲戌之年，属于岁土太过，雨湿偏胜，故云："其运阴埃。"

"柔润"，指滋润。"重泽"，指水多。"其化柔润重泽"，意谓甲辰、甲戌这两年，由于土运太过，气候偏凉，雨水较多。

"震惊"，指雷声大作。"飘骤"，指狂风暴雨。"其变震惊飘骤"，意谓甲辰、甲戌年土运太过，雨湿过盛，因雷雨大作而成灾变。

"湿"，指人体在病因作用下而发生的液体潴留现象。"下重"，指下肢酸重或浮肿，也是属于"湿病"。"其病湿下重"，意谓甲辰、甲戌年，岁土太过，气候偏湿，临床上以湿病为多。

"太宫、少商、太羽终、太角初、少徵"，说明甲辰、甲戌两年主运和客运的运行次序。甲辰、甲戌年客运的初运为太宫，二运为少商，三运为太羽，四运为太角，终运为少徵。主运初运为角，终运为羽。

4. 庚辰、庚戌之年

《素问·六元正纪大论》云："太阳、太商、太阴、庚辰、庚戌，其运凉，其化雾露萧瑟，其变肃杀凋零，其病燥，背瞀胸满。太商、少羽终、少角初、太徵、少宫。"

"太阳、太商、太阴、庚辰、庚戌"，说明庚辰、庚戌年是岁金太过之年，亦即太商之年，太阳寒水司天，太阴湿土在泉。这两年岁运为金，岁支为水，金生水，运生气，故为小逆之年。

"凉"，即气候清凉。"其运凉"，意谓庚辰、庚戌年，属于金运太过之年，凉气偏胜，在这两年，特别是这两年的秋季，气候偏凉。

"雾露萧瑟"，指秋气清凉的自然景象。"其化雾露萧瑟"，意谓庚辰、庚戌年，秋天里气候偏凉，西风萧瑟，雾露早降。

"肃杀"，指肃清杀灭，此处是指秋季里的一片荒凉景象。"凋零"，指树凋叶落。"其变肃杀凋零"，意谓庚辰、庚戌年，金运太过，气候凉而过甚，就会过早地出现树凋叶落的荒凉景象。

"燥"，即干燥。"背瞀"，指背部闷满。"胸满"，指胸部满闷。"其病燥，背瞀胸满"，意谓庚辰、庚戌年，由于金运太过，因而人体容易发生干咳无痰、口燥咽干、胸背闷满等肺病证候。

"太商、少羽终、少角初、太徵、少宫"，表述了庚辰、庚戌年的客运初运为太商，二运少羽，三运少角，四运太徵，终运少宫。主运仍是初运角，二运徵，三运宫，四运商，终运羽。"少羽终"，指主运的终运为水。"少角初"，指主运的初运为木。

5. 丙辰、丙戌之年

《素问·六元正纪大论》云："太阳、太羽、太阴、丙辰天符、丙戌天符，其运寒，其化凝惨栗冽，其变冰雪霜雹，其病大寒留于溪谷。太羽终、太角初、少徵、太宫、少商。"

"太阳、太羽、太阴、丙辰天符、丙戌天符"，说明丙辰、丙戌是水运太过（太羽）之年，太阳寒水司天，太阴湿土在泉。由于丙辰、丙戌年，年干是丙，丙辛化水，丙为阳干，所以丙辰、丙戌年属于水运太过之年，即太羽之年。丙辰、丙戌年的年支是辰、戌，辰戌太阳寒水司天，岁运是水，司天之气也是水，岁运与司天之气的五行属性相同，运气同化，所以丙辰、丙戌又是天符之年。

"寒"，即寒冷。"其运寒"，意谓丙辰、丙戌年，水运太过，这两年中，特别是这两年的冬季，气候十分寒冷。

"凝惨栗冽"，描述天寒地冻，万物闭藏的严冬景象。"其化凝惨栗冽"，意谓丙辰、丙戌之年，冬季里气候十分寒冷。

"冰雪霜雹"，是指冬季里过度寒冷。"其变冰雪霜雹"，意谓丙辰、丙戌年，冬季特冷，冰雪成灾。

"大寒"，即气血凝泣之病。"溪谷"，《素问·气穴论》云："肉之大会为谷，肉之小会为溪。肉分之间，溪谷之会，以行荣卫，以会大气。""溪谷"，是人体肌肉的会合处，又是气血流行之处。"其病大寒留于溪谷"，意谓丙辰、丙戌年，由于水运太过，再加上司天之气又是水，属天符之年，因此人体容易感寒而使气血凝泣不通发生各种疾病。

"太羽终、太角初、少徵、太宫、少商"，说明丙辰、丙戌年的客运是初运太羽，二运太角，三运少徵，四运太宫，终运少商。其主运如常不变。"太羽终"，指主运之终运为水。"太角初"，指主运之初运为木。

（二）太阳司天之政

《素问·六元正纪大论》云："凡此太阳司天之政，气化运行先天，天气肃，地气静。寒临太虚，阳气不令，水土合德，上应辰星、镇星，其谷玄黅，其政肃，其令徐。寒政大举，泽无阳焰，则火发待时。少阳中治，时雨乃涯。上极雨散，还于太阴，云朝北极，湿化乃布，泽流万物，寒敷于上，雷动于下，寒湿之气持于气交，民病寒湿，发肌肉萎，足萎不收，濡泻血溢。

初之气，地气迁，气乃大温，草乃早荣，民乃厉，温病乃作，身热，头痛，呕吐，肌腠疮疡。

二之气，大凉反至，民乃惨，草乃遇寒，火气遂抑，民病气郁中满，寒乃始。

三之气，天政布，寒气行，雨乃降，民病寒，反热中，痈疽注下，心热瞀闷，不治者死。

四之气，风湿交争，风化为雨，乃长乃化乃成，民病大热少气，肌肉萎，足萎，注下赤白。

五之气，阳复化，草乃长乃化乃成，民乃舒。

终之气，地气正，湿令行。阴凝太虚，埃昏郊野，民乃惨凄，寒风以至，反者孕乃死。

故岁宜苦以燥之温之，必折其郁气，先资其化源，抑其运气，扶其不胜，无使暴过而生其疾。食岁谷以全其真，避虚邪以安其正，适气同异，多少制之。同寒湿者燥热化，异寒湿者燥湿化，故同者多之，异者少之，用寒远寒，用凉远凉，用温远温，用热远热，食宜同法。有假者反常，反是者病，所谓时也。"

"凡此太阳司天之政，气化运行先天"，此乃言辰戌十年，其先天时而至之纪。"太阳司天之政"，指太阳寒水司天之年。"气化运行先天"，句中的"先天"二字，在运气学说中一般作"太过"或"早至"解，指气候"先天而至"，即"未至而至"，气候比季节来得早。这也就是《气交变大论》中所云："故太过者先天，不及者后天。"全句意谓六十年中属于太阳寒水司天的十年中都是岁运太过之年。

"天气肃，地气静。寒临太虚，阳气不令"，表述了太阳寒水司天之年自然气候特点。"天气肃"，指自然界一片清肃。"地气静"，指大地上生长现象相对安静而不活跃。"寒临太虚"，指宇宙间气候寒冷。"阳气不令"，指阳气不足。全句意谓太阳寒水司天之年，气候偏于寒冷，自然界生物生长状态相对低下而不活跃。

"水土合德，上应辰星、镇星，其谷玄黅"，"水"，指司天之气太阳寒水。太阳寒水司天，必然是太阴湿土在泉。"土"，指在泉的太阴湿土。"合德",指在司天之气与在泉之气的共同作用下所出现的气化和物化现象,此即《难易寻源》"水旺得土,方成池沼"之谓。"辰星",即水星。"镇星",即土星。"上应辰星、镇星",意即太阳寒水司天,太阴湿土在泉之年,这一年的气候变化特点是上半年偏寒,下半年偏湿。这种气候变化被认为与天体上的水星和土星运行密切相关。"玄",指黑色谷物;"黅",指黄色谷物。"其谷玄黅",意即太阳寒水司天,太阴湿土在泉之年,全年气候以寒湿偏胜为特点,因此,玄谷、黅谷在生长上相对良好,因而玄谷、黅谷也就是太阳寒水司天之年的"岁谷"。

"肃",即清肃。"徐",即缓慢。"其政肃,其令徐",意谓太阳寒水司天之年,上半年气候偏冷,下半年气候偏湿,自然界一片清肃,植物生长相对缓慢。

"寒政大举,泽无阳焰",表述了太阳寒水司天之政的气候特点。"寒政大举",指太阳寒水司天之年,气候相对寒冷。"泽",指水。"阳焰",即火焰。"泽无阳焰",形容太阳寒水司天之年,气候寒冷,湖泽之水无暖象。

"发",指发作,与"郁"相对应。"火发待时",意谓太阳寒水司天之年,上半年气候偏于寒冷,主气的初之气厥阴风木、二之气少阴君火均为寒气所郁,应温不温,应热不热,因而"寒政大举,泽无阳焰"。有"郁"就有"发",郁极乃发,意谓到了一定程度,被郁的火就要发作出来,所以说"火发待时",至于什么时候才发,张介宾有"寒盛则火郁,郁极必发,待王时而至也"之论。什么时候是"王时"?张隐庵认为是五之气,因为太阳寒水司天之年,三之气是太阳寒水,四之气是厥阴风木,五之气才是少阴君火。故谓"待时者,至五之气,少阴间气司令而后发",即太阳寒水司天之年,上半年气候偏冷,但到了五之气,即秋分以后至小雪,也就是约在农历八月下旬至十月上旬一段时间中，又可以出现较热的气候以及相应的物候现象。这也就是下文所说的"五之气，阳复化，草乃长乃化乃成，民乃舒"。

"少阳中治，时雨乃涯。"表述了主气为少阳相火时之气候特点。"少阳"，指六气中的少阳相火。六气六步主时中，初之气为厥阴风木、二之气为少阴君火，三之气为少阳相火。因此，这里所说的"少阳"，亦即主气中的三之气。"中治"，指客气中的司天之气。因为客主加临时，司天之气总是加在主气的三之气上，亦即少阳相火的位置上。三之气在六步中居第三步，位于六步之中，所以叫作"中治"。"时雨"，指正常的降雨，此处是指雨季，也就是指主气四之气太阴湿土所属的节气。"涯"，指边际或尽头处。"少阳中治，时雨乃涯"，是紧承上句而言，意谓太阳寒水司天之气，上半年天气偏冷，主气的初之气厥阴风木，二之气少阴君火为司天之气所郁，应温不温，应热不热。三之气少阳相火，正好是司天之气的位置，所以也仍然偏冷，应热不热。由于司天之气主要管上半年，因此太阳寒水之气要到三之气以后才终止，到了四之气太阴湿土主时的时候，寒水之气的作用才结束，故云："时雨乃涯。"对此，张隐庵注云："此言四时之主气而为司天之所胜也。少阳中治者，少阳相火主三之气而又为寒水加临，是以时雨乃涯。此言四时之主气而为加临之客气所胜也。岁半之前，天气主之，岁半之后，地气主之，而加临之三气主寒水，四之气属太阴，是以寒水之气，至三气止，而交于四气之太阴也。"

"止"，指作用终止。"极"，指终极，此处指三之气终结时。"雨散"之"雨"字，当为"寒"字之误。"太阴"，指主气的四之气太阴湿土。"止极雨散，还于太阴"，意谓太阳寒水司天之年，司天之气主管上半年，寒水之气主事至主气的三之气。四之气以后，下半年则由在泉之气太阴湿土主事。

"云朝北极，湿化乃布，泽流万物"，表述了下半年由太阴湿土在泉时的气候特点。"云朝北极"，指太阴湿土在泉时雨水很多。"湿化乃布"，指太阴湿土在泉时气候潮湿。"泽流万物"，指自然界万物的生长变化都受湿的作用和影响。

"寒敷于上，雷动于下，寒湿之气，持于气交"，此乃太阳司天之年的一些气候特点。"寒敷于上"，指太阳寒水司天之年，上半年寒气偏胜。"雷动于下"，指太阳寒水司天之年，上半年虽然偏于寒冷，但到了下半年五之气时，由于此时客气的间气是少阴君火，所以此时可以出现偏热的气候变化。"寒湿之气，持于气交"，指太阳寒水司天之年，由于太阴湿土在泉，气候特点仍以寒湿为主。

"民病寒湿，发肌肉萎，足萎不收，濡泻血溢。"上述诸症，皆寒湿所致的病候。而唯血溢为木火所郁，寒甚必化热之候。"民病寒湿"，指太阳寒水司天之年，气候变化以寒湿为主，因而人体疾病在性质上也以寒湿为主。"发肌肉萎"，指肌肉痿弱无力。"足萎不收"，指肢体瘫痪不用。"濡泻"，指大便溏泄。"血溢"，指出血。盖脾主肌肉，主统血，主运化，故这些症状多与脾的功能失司有关，从病的性质来看多与寒湿有关。故全句意谓太阳寒水司天之年，太阴湿土在泉，因此在疾病定位上要首先考虑脾脏，在疾病定性上要首先考虑为寒湿所致。

"初之气，地气迁，气乃大温，草乃早荣，民乃厉，温病乃作，身热，头痛，呕吐，肌腠疮疡。"表述了太阳寒水之年初之气的气候、物候及病候的情况。"初之气"，指太阳寒水司天之年，其客气加临之间的初气为少阳相火。"地气迁"，指太阳寒水司天之年的上一年是阳明燥金司天，少阴君火在泉。太阳寒水司天之年，上一年在泉之气的少阴君火迁于本年五之气上，少阳相火才能由上年的二之气迁入本年的初之气上，故云"地气迁"。"气乃大温"，指太阳寒水司天之年，初之气为少阳，少阳主火，所以在初之气所属的这一段时间，亦即在本年大寒以后至惊蛰以前，大约在农历十二月下旬至二月上旬这一段时间内，气候很热。"草乃早荣"，指植物萌芽生长较平常提前。"民乃厉，温病乃作"，指由于气候反常，疫疠流行，容易发生温病。疫疠乃流行性传染病。陆九芝释云："凡天气之病曰疫，地气之病曰疠。疫以气言，疠以形言。""身热，头痛，呕吐，肌腠疮疡"，意谓在太阳寒水司天之年中，从全年来说，虽然疾病以寒湿类疾病为主，但在初之气所属的这一段时间中，由于初之气是少阳，所以也可以出现身热、头痛、呕吐、疮疡等热病症状。

"二之气，大凉反至，民乃惨，草乃遇寒，火气遂抑，民病气郁中满，寒乃始。"此言清燥之气固结于中，而阳郁伤阴之候。"二之气"，指太阳寒水司天之年，其客气加临之间气二之气为阳明燥金。"大凉反至"，指由于阳明主凉、主燥，所以在二之气所属的这一段时间内，亦即在该年春分以后至小满以前，大约在农历二月下旬至四月上旬这一段时间中，气候偏凉。"民乃惨，草乃遇寒，火气遂抑"，指这一段时间正值春夏之交，应温不温，应热不热，草木生长缓慢。"民病气郁中满"，指人体因气候影响，由于少阳相火被郁，枢机不利，而发生气郁中满症状。"寒乃始"，指太阳寒水司天之年，上半年气候偏于寒凉，但由于初之气为少阳相火，所以实际上并不太冷，因此真正的偏寒现象还是从二之气才开始。

"三之气，天政布，寒气行，雨乃降，民病寒，反热中，痈疽注下，心热瞀闷。"此言三气因司天寒水用事，以寒化火，故病寒反热之候。"三之气"，指太阳寒水司天之年，其客气三之气为太阳寒水。"天政"指司天之气，意谓太阳寒水司天之年，其客气六步的三之气，正是司天之气的本位所在。"寒气行"，指由于太阳主寒，加上这一步是司天之气所主，所以在三之气所属的这一段时间，亦即在该年小满以后至大暑以前，大约在农历四月下旬至六月上旬这一段时间中，气候特别寒冷。"雨乃降"，指天比较冷，雨水也比较多。"民病寒"，指疾病的性质以寒病为主。"热中"，指里热证。"痈疽"，指皮肤生疮。"注下"，指腹泻、下痢。"心热瞀闷"，指头目不清，心中闷满。全句意即太阳寒水司天之年，上半年气候偏寒，尤其是三之气这一段时间特别寒冷，所以这一段时间中人们容易感寒，但是由于这一段时间正是春夏季节，气候应温应热，人体阳气也相应偏盛，因此在感寒之后，就容易出现寒郁于表，热结于里的表寒里热证，因而在临床上出现上述"热中""痈疽""注下""瞀闷"等里热症状。

"四之气，风湿交争，风化为雨，乃长乃化乃成，民病大热少气，肌肉萎，足萎，注下赤白。"此言以客胜主，湿土受风木之制之候。"四之气"，指太阳寒水司天之年，主气为太阴湿土，其客气加临之间气四之气为厥阴风木，于是出现"风湿交争"之候。由于厥阴主风、主温，在四之气所属的这一段时间，亦即在该年大暑以后至秋分以前，气候偏温，风气偏胜。四之气从主气来说，又属于湿土，雨水较多，加上太阳寒水司天之年，太阴湿土在泉，湿气偏胜，所以在这一段时间中，风气与湿气均可偏胜或互有胜复，故谓"风湿交争"。"风化为雨"，意谓"湿"在"风"的作用下，风可以胜湿，所以湿就不致偏胜而成为正常的降雨现象。"乃长乃化乃成"，指在正常的降雨情况下，自然界的植物就能够正常地生长和成熟，之所以能够"风化为雨"，这是因为风可以胜湿。《六微旨大论》指出："亢则害，承乃制，制则生化。""风化为雨，乃长乃化乃成"，正是这一自然规律在气候及物候变化关系的具体体现。"民病大热"，指在这种气候变化中人体容易发生热性病候。"少气"，指气短。"肌肉萎"，指肌肉痿弱。"足萎"，指下肢瘫疢，运动障碍。"注下赤白"，指赤白痢疾。全句意谓在四之气这一段时间中，由于客气为风、为温，主气为湿、为热，因此容易出现湿热交争的现象，而在临床上表现为发热、少气、肌肉萎、足萎、赤白痢疾等湿热内蕴的病候。

"五之气，阳复化，草乃长乃化乃成，民乃舒。"此言岁半之后，地气主之，以湿土得君火之助，故"阳复化""草乃长""民乃舒"。"五之气"，指太阳寒水司天之年，主气为阳明燥金，其客气加临之间气五之气为少阴君火。"阳复化"，指因少阴主君火、主热，所以在五之气所属的这一段时间，亦即在该年秋分以后至小雪以前，气候偏热。"草乃长乃化乃成"，指植物成长又趋于活跃。"民乃舒"，指人体内部郁积的阳气由于气候转热得到发泄而不致怫郁在里，因而感到舒畅。诚如张隐庵所注："火郁发之，故民乃舒。"

"终之气，地气正，湿令行。阴凝太虚，埃昏郊野，民乃惨凄，寒风以至，反者孕乃死。"此言终气因在泉太阴用事，再加主气寒水用事而见诸候。"终之气"，指太阳寒水司天之年，主气为太阳寒水，其客气终之气为太阴湿土。"地气正"，指这也正是在泉之气的位置所在。"湿令行"，指太阴湿土在泉，这一年的下半年湿气偏胜。尤其是在终之气所属的这一段时间，亦即在该年小雪以后至大寒以前，湿气尤其偏胜。"阴凝太虚"，指天空阴云密布。"埃昏郊野"，指郊野雾雨迷蒙。"民乃惨凄"，指在阴晦绵雨之中，人们有凄凉感觉。"寒风以至"，指寒冷的北风吹来。终之气正在严冬季节，从主气来说，终之气也是太阳寒水主时。严冬之时，寒风以至，是一种正常的气候变化。太阳寒水司天之年，太阴湿土在泉，这一年在气候上以寒湿为特点。凡是能适应这种气候特点的生物，如农作物的玄谷、黅谷等，就能生长能孕能育。反之，不能适应这种气候特点的生物就生长孕育不好，即使孕育了也要死亡，故云

"反者孕乃死"。

"故岁宜苦以燥之温之"，此言凡遇湿土、寒水之候，湿宜燥之，寒宜温之。味用苦者，乃苦从火化，治寒以热。"岁"，这里指太阳寒水司天之年。 "宜"，指药物及食物之所宜。"苦"，即苦寒药物。"燥"，指燥湿药物。"温"，指温热药物。"故岁宜苦以燥之温之"，意谓凡属太阳寒水司天，太阴湿土在泉之年，由于寒湿的气候特点，治疗选药上宜用温热药。这也就是后世所谓的"温可散寒""燥可祛湿"之法。

"必折其郁气，先资其化源"，表述了寒气偏胜时，火气被郁于里之治法。"郁气"，指致郁之气，亦即偏胜之气。"必折其郁气"，意谓气有余而出现偏胜时，常使其所胜之气被郁于里。因此在治疗时，必须首先处理这种偏胜之气，才能使人体恢复正常活动。"化源"，即生化之源。"先资其化源"，意谓岁气偏胜时，一方面要"折其郁气"，另一方面又要支持被郁之气。例如太阳寒水司天之年，寒气偏胜，火气被郁，因此在对人体疾病治疗时一方面要折其寒邪，另一方面要补心火。在补心火时，或者直接补火，或者间接补其所生，这都叫"先资其化源"，此即王冰"益火之源，以消阴翳"之谓。

"抑其运气，扶其不胜"，表述了太阳寒水司天之年，寒湿偏胜时的治疗原则。"抑"，指抑制。"其"，此处指太阳司天之年。"运"，指岁运。"气"，指岁气。"扶其不胜"，即扶持其不胜之气。盖因太阳司天的十年都是岁运太过之年，岁气为太阳寒水司天，寒气偏胜，太阴湿土在泉，湿气偏胜，因此，在疾病的治疗上，就要"抑其运气，扶其不胜"。

"无使暴过而生其疾"，此句是承前句"必折其郁气，先资其化源，抑其运气，扶其不胜"而言，意谓前述治疗原则的提出，均是为了和调全身，使无偏胜。"暴过"，即突然偏胜失调之意。

"岁谷"，即适应当年气候特点生长较好的谷物。这里是指玄谷和黅谷。"真"，即正气、真气，亦即人体正常的防御能力。"食岁谷以全其真"，意谓太阳寒水司天之年，人们在养生方面应该多食玄谷、黅谷类谷物。

"虚邪"，即"虚风"，《灵枢·九宫八风》谓："风从其所居之乡来为实风，主生长，养万物，从其冲后来为虚风，伤人者也，主杀主害者。谨候虚风而避之，故圣人日避虚邪之道，如避矢石然，邪弗能害，此之谓也。"意谓正常的风，例如春天吹东风，夏天吹南风，秋天吹西风，冬天吹北风等，就是实风，为正常之风。不正常的风，即非其时之风，如春天吹西风，夏天吹北风，秋天吹东风，冬天吹南风，此即从"冲后"而来的风，就是虚风。"避虚邪以安其正"，意即太阳寒水司天之年，气候变化以寒湿为主，但亦应根据各个季节中的一些反常变化，注意起居调摄，才能保持人体健康。

"适"，即适所宜之义。"气"，指岁气，即司天之气。"同异"，指岁运与岁气之间在气候推算中的同与异。"多少"，指同异的多少。"制"，指治疗上的原则。"适气同异，多少制之"，全句意谓太阳司天的十年中，除了要根据岁气的特点来采取治疗措施以外，还要注意岁气与岁运之间的关系。

"同寒湿者燥热化"，此句乃承上句而言，意谓太阳司天的十年中，岁运与岁气相同，气候特点都是以寒湿为主的，例如太宫、太商、太羽等六年，在治疗用药时，应选用以温热燥湿功能为主的药物，即以热胜寒、以燥胜湿之法。

"异寒湿者燥湿化"，此句也是承上句而言，意谓在太阳司天的十年中，岁运与岁气不同，不是属于寒湿而是属于湿热的例如太角、太徵等四年，在治疗用药时，应选用以清热燥湿功能为主的药物，即以寒胜热、以燥胜湿之法。

"故同者多之，异者少之"，"多少"，是指用温热燥湿药物的多少。意谓岁运与岁气完全相同的，温热燥湿药就用得多；不相同的，温热燥湿药物就要用得少些。

"用寒远寒，用凉远凉，用温远温，用热远热，食宜同法"，表述了"药""食"疗病的基本原则。"用寒远寒"，前一个"寒"字作寒凉药物解，后一个"寒"字作寒凉季节或寒证解。"远"，指疏远，亦作回避解。意谓在寒凉季节中或疾病是属于虚寒者，在治疗用药上要禁用或慎用寒凉药物。以下"用凉远凉""用温远温""用热远热"等句的解释类此，大凡寒证要禁用或慎用寒凉药，热证要禁用或慎用温热药。"食宜"，指饮食之所宜。"食宜同法"，意即上述治疗原则，不但用药如此，在饮食上也是如此。

"假"字，指假借、借用之意。"有假者反常"，是承上句"用寒远寒，用凉远凉，用温远温，用热远热"而言，是指常，而此句则是指变。从"借用"之义言，意谓在确具适应证的情况下，治疗用药也并不一定受季节气候的约束，即任何季节中都可以借寒凉药物来治疗热证，借温热药物来治疗寒证。

"反是者病，所谓时也"，这是承上句"用寒远寒，用凉远凉，用温远温，用热远热"而言。"反"，指违反。"是"，指上述治疗原则。"时"，指时令季节。"反是者病，所谓时也"，意谓前述治疗原则，是不能随意违反的，因为疾病性质与季节气候密切相关，所以上述治疗原则仍然应遵守，不能因变而废其常。

上述经文表述了凡是太阳寒水司天的年份，气化的运行比正常的天时早，天气清肃，地气安静，宇宙间充满寒气，阳气未能行令，水和土相配合发挥协同作用，在上应水星和土星。生长的谷物应为黑色和黄色，司天之政严肃，在泉之令徐缓。由于寒水之政大起，阳气不得伸张，故湖泽之中没有升腾阳气，被遏之火气只有待时而发。至少阳相火主治的时候（三之气），被郁的火气发挥作用，雨水及时下降，下半年三气终期，下雨稀少，太阴湿土行令，土地已润，天空云层稀薄，湿土之气运化四布，润泽灌溉万物，太阳寒水施发在上，少阴雷火振动在下，使湿气上蒸，寒气湿气相持于气交，所以人们多患寒湿，发为肌肉柔弱，两足痿软无力，不能收引，大便泄泻和失血。

初之气，由于上年在泉之气迁易，气候非常温暖，所以百草繁盛得很早，人易发生疫疠、温病等疾，而有发热、头痛、呕吐、肌肤疮疡等病候。

二之气，阳明燥金之气当令，所以很凉的气候反而到来，人们感到寒冷凄惨，草木遇到寒气，火气被抑而不能生长，人多患气郁于内之证，发生胸腹胀满的病候。

三之气，太阳寒水司天之气当令，寒气流行，因而雨水下降，夏季不热而反寒，人多患外寒而内热之证，发生痈疽、下利以及心中烦热、神志昏蒙等病候。若不及时治疗，就会发生死亡。

四之气，客气为厥阴风木，主气为太阴湿土，风湿之气交争，风气转化为雨，万物因而开始成长、变化而成熟，人多患高热之证，发生呼吸气短，肌肉痿弱，两足疲软无力，赤白痢疾等病候。

五之气，少阴君火行令，火气复又旺盛，草木因此成长、变化而成熟，人们也感到舒畅而无疾病发生。

终之气，太阴湿土在泉之气当令，湿气运行，宇宙间阴气凝聚，尘土飞扬，郊野昏蒙，人们感到凄惨，寒气到来，湿土之气反为非时风木之气所胜，胎孕往往因此受损而陨落。

所以本年多发湿病与寒病，宜用苦燥以祛湿，苦温以祛寒，必须折减其造成气郁的胜气，资助不胜之气的生化之源，抑制其太过的运气，扶植其不胜的运气，不要使运气太过而致生疾患，饮食要选用与岁气相应的谷类以保全真气，避免虚邪侵袭，根据岁运六气的异同，选择药食气味的多少来调治它。

二、卯酉之纪，阳明之政

（一）卯酉之纪

《素问·六元正纪大论》云："阳明之政奈何？岐伯曰：卯酉之纪也。""阳明之政"，系指阳明司天的年份，它以阴支卯酉来标志年份，意谓凡是逢年支为卯酉的年份，均是阳明燥金司天之年。卯酉在地支中为阴支，与其相合的年干为乙、丁、己、辛、癸五阴干。故甲子六十年中，计有丁卯、丁酉、癸卯、癸酉、己卯、己酉、乙卯、乙酉、辛卯、辛酉十年。

1. 丁卯、丁酉之年

《素问·六元正纪大论》云："阳明、少角、少阴，清热胜复同，同正商，丁卯岁会，丁酉。其运风清热。少角初正、太徵、少宫、太商、少羽终。"

"阳明、少角、少阴"，表述了丁卯、丁酉之年，阳明司天，少阴在泉，中运为少角布政。"阳明"，指阳明燥金司天。"少角"，指木运不及之年。"少阴"，指少阴君火在泉。全句意即后文所指之丁卯、丁酉两年是木运不及之年，司天之气是阳明燥金，在泉之气是少阴君火。

"清"，指清凉之气，此处是指阳明燥金司天之气。"热"，指火热之气。"胜"，指偏胜。"复"，指恢复或报复。"清热胜复同"，意谓木运不及之年，春天里应温不温，气候偏凉，由于自然调节的原因，到了夏天气候又偏于炎热。也就是木运不及之年，金来乘木。阳明燥金司天之年，乘克更甚。由于胜复的原因，火又克金。张隐庵注云："丁主少角，即木运不及，故金之清气胜之。有胜必有复，火来复之。故为清热胜复同者，谓清热之气与风气同其运也。"

"正商"，即金运平气之年。"同正商"，意谓木运不及之年，金来乘木，如果再遇上阳明燥金司天之年，则克上加克，这一年的春天就会像金运平气之年的秋天一样，应温不温，应长不长，自然界一片清肃，严重反常。这与《五常政大论》中所述的"委和之纪……上商与正商同"完全一样。诚如王冰所注："上见阳明，则与平金岁化同，丁卯、丁酉岁，上见阳明。"

"岁会"，即会会之年。凡是岁运与年支的固有五行属性相同的年份，就属于岁会之年。丁卯年的年干是丁，丁壬化木，属于木运。其年支是卯。寅卯属木。丁卯年岁运与年支五行属性相同，属于岁会之年，故曰"丁卯岁会"。丁酉和丁卯，从司天之气来说，卯酉阳明燥金司天，完全一样，但酉在五行属性上属金，与丁卯年不同，非岁会之年，所以丁酉分列在丁卯之后。

"其运风清热"，"风"，指风气。风在五行归类上属于木。"清"，指凉气。清在五行归类上属于金。"热"，指火气。热在五行归类上属于火。"其运风清热"，意谓木运不及之年，春天里应温不温，气候偏凉，好像秋天一样。到了夏天由于自然调节的原因，反而要比一般天时偏热。王冰注云："不及之运，常兼胜复之气言之，风运气也，清胜气也，热复气也。"由此可知风、清、热三字，就是指运气、胜气、复气而言。

"少角初正、太徵、少宫、太商、少羽终"，此句表述了丁卯、丁酉年的客运初运是少角，二运是太徵，三运是少宫，四运是太商，终运是少羽。主运如常不变。"太羽终"，意谓主运为终运水；"少角初正"，意谓主运中的初运为木，"正"字，表示正角。

2. 癸卯、癸酉之年

《素问·六元正纪大论》云："阳明、少徵、少阴，寒雨胜复同，同正商，癸卯同岁会，癸酉同岁会，其运热，寒雨。少徵、太宫、少商、太羽终、太角初。"

"阳明、少徵、少阴"，表述了癸卯、癸酉之年，阳明司天，少阴在泉，中运为少徵布政。"阳明"，指阳明燥金司天。"少徵"，指火运不及之年。"少阴"，指少阴君火在泉。全句意谓癸卯、癸酉年是火运不及之年，司天之气是阳明燥金，在泉之气是少阴君火。

"寒"，指寒冷之气。"雨"，指雨湿之气。"寒雨胜复同"，意谓火运不及之年，在夏天里应热不热，气候偏冷，由于自然调节机制的原因，到了冬天反而相对不冷，不下雪而下雨，气候较平常的冬天相对偏温。火运不及之年，水来乘火，所以夏天里偏冷。由于胜复原因，土又来克水，所以冬天里雨湿流行。故张隐庵注云："寒者，寒水之气，雨者，湿土之气，寒胜少徵，土来复之。"

"同正商"，意谓火运不及之年，火不能克金，如果再遇上这一年的司天之气是阳明燥金，那就完全由司天之气用事，因此这一年的夏天应热不热，应长不长，一片肃杀之象，好像秋天一样，属于严重反常。这与《五常政大论》中所述"伏明之际……上商与正商同"完全一致。故王冰注云："岁上见阳明，则与平金岁化同也，癸卯即癸酉岁上见阳明。"

"同岁会"，即同岁会之年。凡是岁运与同年的在泉之气在五行属性上相同，而且岁运又是属于不及的，就叫"同岁会"。癸卯、癸酉年，年干是癸，戊癸化火，癸属于阴干，因此属于火运不及。癸卯、癸酉年的年支是卯酉，卯酉阳明燥金司天，少阴君火在泉。岁运是火，在泉之气是火，而且岁运又是火运不及之年，所以癸卯、癸酉属于同岁会之年，故曰"癸卯同岁会，癸酉同岁会"。

"热"，指癸卯、癸酉年为火运不及。"寒"，指水来乘之。"雨"，指水乘太过，土气来复。意谓癸卯、癸酉两年夏天偏冷，冬天偏热，故云"其运热寒雨"。

"少徵、太宫、少商、太羽终、太角初。"癸卯、癸酉年的客运初运是少徵，二运是太宫，三运是少商，四运是太羽，终运是太角。"太角初"是指主运是以木运为初运，"太羽终"是指主运是以水运为终运。主运任何时候均按木、火、土、金、水顺序运行，始终不变。

3. 己卯、己酉之年

《素问·六元正纪大论》云："阳明、少宫、少阴，风凉胜复同，己卯、己酉，其运雨风凉。少宫、太商、少羽终、少角初、太徵。"

"阳明"，指阳明燥金司天。"少宫"，指土运不及之年。"少阴"，指少阴君火在泉。"阳明、少宫、少阴"，意谓己卯、己酉年是土运不及之年，司天之气是阳明燥金，在泉之气是少阴君火。

"风"，指风气偏胜，气候偏温。"凉"，指寒凉。"风凉胜复同"，意谓土运不及之年，在长夏季节里，应湿不湿，风气偏胜，气候偏热。由于自然调节的原因，到了秋天反而相对寒凉。因五行生克制化规律，土运不及之年，木来乘土，所以长夏应湿不湿，雨水很少，出现旱象。由于胜复原因，金来克木，所以秋天里又比一般天时寒凉。故张隐庵注云："土运不及，风反胜之，清凉之金气来复。"

己卯年和己酉年，此两年年干是己，甲己化土，所以岁运是土运。己是阴干，属于不及，故这两年土运不及。其年支是卯酉，卯酉属阳明燥金司天，少阴君火在泉，故这两年司天之气是阳明燥金，在泉之气是少阴君火。

"其运雨风凉。""雨"，指土运之气候特点，此处指己卯、己酉年土运不及。"风"，指木，意即土运不及，木来乘之。"凉"，指金，意即木乘土太过，金气来复。故己卯、己酉两年中长夏雨少偏旱，秋天偏凉。

"少宫、太商、少羽终、少角初、太徵。"己卯、己酉年的岁运，初运是少宫，二运是太商，三运是少羽，四运是少角，终运是太徵。"少角初"，指主运初运为木，"少羽终"，指主运终运为水，主运不变。

4. 乙卯、乙酉之年

《素问·六元正纪大论》云："阳明、少商、少阴，热寒胜复同，同正商，乙卯天符，乙酉岁会，太一天符，其运凉，热寒。少商、太羽终、太角初、少徵、太宫。"

"阳明"，指阳明燥金司天。"少商"，指金运不及。"少阴"，指少阴君火在泉。"阳明、少商、少阴"，意谓乙卯、乙酉两年是金运不及之年，司天之气是阳明燥金，在泉之年是少阴君火。

"热"，指火热之气。"寒"，指寒冷之气。"热寒胜复同"，意谓金运不及之年，秋天里应凉不凉，气候偏热。由于自然界自我调节的原因，到了冬天又会出现比一般冬天寒冷的气候变化。用五行概念来说，也就是金运不及之年，火来克金，所以秋天应凉不凉，气候偏热。但是由于胜复的原因，火克金太甚时，金之子水又可以来克火，以求全年气候相对协调，所以冬天又会特别寒冷。诚如张隐庵所注："火胜少商，寒气来复。"

"同正商"，意即金运不及之年，如果遇上阳明燥金司天，不及的金运，由于得到司天的金气相助，因而构成了金运平气，在这一年的秋天里气候可以完全正常。乙卯、乙酉两年，从岁运来说，是金运不及之年，但从岁气来说，是卯酉阳明燥金司天，"运不及而得助"，所以乙卯、乙酉年，实际上是平气之年。在阳明燥金司天的十年中，少角之年"同正商"，少徵之年"同正商"，少商之年"同正商"。但是，只有少商之年"同正商"是平气之年，其他均属反常。这是因为少商之年是金运不及之年，遇上阳明燥金司天，所以不及得助而构成平气。这也就是说金运不及之年，秋天里应凉不凉，气候偏热，但是如果可以构成平气的话，则这一年的秋天就同正常的秋天一样。其他两年则不然，少角之年，少徵之年，一个反应在春，应温不温，一个反应在夏，应热不热，如果再遇上阳明燥金司天，那就只能凉上加凉，春行秋令或夏行秋令，属于自然气候的严重反常。虽然原文都是"同正商"三字，但一属平气，一属反常，完全不同。

岁运与司天之气五行属性相同，即天符之年。乙卯年的年干是乙，乙庚化金；乙卯年的年支是卯，卯酉阳明燥金司天。岁运是金，司天之气也是金，岁运与岁气相同，因此乙卯年属于"天符"，故称"乙卯天符"。

岁运与年支的五行属性相同，即属岁会之年。乙酉年的年干是乙，乙庚化金；年支是酉，申酉属金。岁运是金，年支的五行属性也是金，岁运与年支的五行属性相同，因此乙酉年属于"岁会"，故谓"乙酉岁会"。乙酉年和乙卯年的司天之气完全一样，即乙酉年的司天之气也是金，所以乙酉年也是天符之年。既是天符又是岁会的年份，名曰"太一天符"，因此乙酉年也是太一天符之年，故谓"乙酉岁会，太一天符"。

"凉"，指金运，属西方秋爽之季，此处指乙卯、乙酉年金运不及。"热"，指火，意谓金运不及，火来乘之。"寒"，指水，意即火乘金太过，水气来复。"其运凉热寒"，意谓乙卯、乙酉两年中秋天偏热，冬天偏冷。

"少商、太羽终、太角初、少徵、太宫"，意谓乙卯、乙酉的客运初运是少商，二运是太羽，三运是太角，四运是少徵，终运是太宫。"太角初"，指主运初运为木，"太羽终"，指主运终运为水，主运五步不变。

5. 辛卯、辛酉之年

《素问·六元正纪大论》云："阳明、少羽、少阴，雨风胜复同，辛卯少宫同，辛酉、辛卯，其运寒，雨风。少羽终、少角初、太徵、少宫、太商。"

"阳明"，指阳明燥金司天。"少羽"，指水运不及。"少阴"，指少阴君火在泉。"阳明、少羽、少阴"，意谓辛酉、辛卯两年是水运不及之年，司天之气为阳明燥金，在泉之气为少阴君火。

"雨"，指雨湿之气。"风"，指风气。"雨风胜复同"，意谓水运不及之年，冬天应冷不冷，雨湿流行，不下雪而下雨，气候偏湿。由于自然界自我调节的原因，到了第二年春天，风气偏胜，雨水相对减少。水运不及之年，土来克水，所以冬天雨水偏多，气候偏湿，但是由于胜复原因，土克水太甚时，木又来克土，以求气候协调有序，所以春天雨水又相对减少。故张隐庵注云："雨乃胜气，风乃复气。"

"辛卯"，即辛卯年。"少宫"，即土运不及之年。"辛卯少宫同"，意谓辛卯年在气候及物候变化上与土运不及之年相似。大凡属水运不及之年，由于土来乘之的原因，所以雨湿流行，但毕竟岁运是水运而非土运，所以它只能似土运主岁之年而又不能完全等同于土运主岁之年，这也就是该篇所谓的"从土化"，以及王冰所注的"水土各半化也"。应该说少羽之年都同少宫，也就是说辛卯、辛酉两年都与少宫同才是，故谓"辛卯少宫同"。

"寒"，指水运，此处指辛卯、辛酉水运不及。"雨"，指湿土。"其运寒雨风"，意谓水运不及之年，土来乘之。"风"，指木，意谓土乘水太过，则木气来复。亦即辛卯、辛酉两年，冬天多雨，次年春天多风。

"少羽终、少角初、太徵、少宫、太商"，表述了辛卯、辛酉年的客运初运是少羽，二运是少角，三运是太徵，四运是太宫，终运是太商。"少羽终"指主运终运为水。"少角初"，指主运初运为木。

（二）阳明司天之政

《素问·六元正纪大论》云："凡此阳明司天之政，气化运行后天，天气急，地气明，阳专其令，炎暑大行，物燥以坚，淳风乃治。风燥横运，流于气交，多阳少阴，云趋雨府，湿化乃敷，燥极而泽。其谷白丹，间谷命太者。其耗白甲品羽，金火合德，上应太白、荧惑。其政切，其令暴，蛰虫乃见，流水不冰。民病咳嗌塞，寒热发暴，振栗癃闷，清先而劲，毛虫乃死，热后而暴，介虫乃殃。其发躁，胜复之作，扰而大乱，清热之气，持于气交。

初之气，地气迁，阴始凝，气始肃，水乃冰，寒雨化。其病中热胀，面目浮肿，善眠，鼽衄，嚏欠呕，小便黄赤，甚则淋。

二之气，阳乃布，民乃舒，物乃生荣。厉大至，民善暴死。

三之气，天政布，凉乃行，燥热交合，燥极而泽，民病寒热。

四之气，寒雨降，病暴仆，振栗，谵妄，少气，嗌干引饮，及为心痛，痈肿疮疡，疟寒之疾，骨痿，血便。

五之气，春令反行，草乃生荣，民气和。

终之气，阳气布，候反温，蛰虫来见，流水不冰，民乃康平，其病温。

故食岁谷以安其气，食间谷以去其邪。岁宜以咸、以苦、以辛，汗之、清之、散之，安其运气，无使受邪，折其郁气，资其化源。以寒热轻重少多其制，同热者多天化，同清者多地化，用凉远凉，用热远热，用寒远寒，用温远温，食宜同法。有假者反之，此其道也。反是者，乱天地之经，扰阴阳之纪也。"

"凡此阳明司天之政，气化运行后天"，此言卯酉阳明燥金司天十年，气后天时而至之纪，是"阳明司天之政"。"后天"，此处指后天时而至。全句意谓阳明燥金司天的十年中，由于其年干是阴干，均属于岁运不及之年，所以各年的气候与季节不完全相应，即气候不与相应季节同时而来，应至而不至。

"天气"，指司天之气。"地气"，指在泉之气。阳明司天一定是少阴在泉。阳明属金，主凉，主燥，主收，主杀，故谓阳明司天"天气急"。少阴属火，主热，主长，故谓少阴在泉"地气明"。"天气急，地气明"，张隐庵注云："阳明司天，则少阴在泉。金令在上，故天气劲急，君火在下，故地气光明。"大凡阳明燥金司天之年，其气候特点是上半年气候偏凉，下半年气候偏热。

卯酉之年的上一年，一定寅申岁，少阳相火司天，厥阴风木在泉的火风之纪，因"气化运行后天"，故阳明燥金司天之年，上半年气候偏凉，但夏天又比一般偏热，故云"阳专其令，炎暑大行"。这是自然气候变化中自稳调节机制的结果。

"物燥以坚，淳风乃治"，此言阳明燥金司天之年的物候情况。"燥"，指干燥。"坚"，指外壳坚硬之物。"淳"，有敦厚纯正义。"淳风"，指风气正常。意谓阳明燥金司天之年，上半年气候偏凉偏燥，因而只有外壳坚硬的谷物或果类生长良好，故谓"物燥以坚"。由于上半年气候偏凉，生长较差，只有到了客气间气的五之气，亦即厥阴风木主时之时，气候偏温，风气偏胜时，才能较好地生长，故云"淳风乃治"，也就是后文所述的"五之气，春令反行，草乃生荣，民气和"。

"多阳少阴，云趋雨府，湿化乃敷，燥极而泽。"表述了卯酉主政之年的气候变化。"多阳少阴"，指阳明司天之年，初之气为太阴，二之气为少阳，三之气为阳明，所以上半年阴少阳多。"雨府"，王冰注云："太阴之所在也。"此处指主气的四之气太阴湿土而言。"云趋雨府，湿化乃敷"，指下半年是"多阴少阳"，当到了四之气太阴湿土主气之时，自然气候转向偏湿。"泽"者，水也，湿也。"燥极而泽"，承上句而言，指阳明燥金司天之年，上半年偏凉偏燥，到了下半年主气四之气太阴湿土主气时，自然气候就会由燥转而为湿。

"白"，即白色谷物，简称"白谷"，稻类即属于白谷之类谷物。"丹"，即红色谷物，简称"丹谷"，黍类即属于丹谷之类的谷物。"其谷白丹"，意谓阳明燥金司天之年，少阴君火在泉，上半年偏凉，有利于白谷的生成，下半年偏热，有利于丹谷的生长。因此，这一年白谷和丹谷生长较好，质量较佳，而成为阳明司天之年的岁谷。

"间谷"，从概念上来说，就是感间气而化生的谷物。"命太"，即间谷是太过之年的间气所化生之谷。阳明燥金司天之年从干支上看均为岁运不及之年，岁运不及之年不存在间谷问题，因此只能考虑岁谷，亦即"其谷白丹"的问题。

"其耗白甲品羽"，表述了卯酉主政之年的物候情况。"耗"，指耗损或损害。"白"，指白色。"甲"，指甲虫介虫一类动物。"品"，作胎孕生长正常解。"羽"，指羽虫。"其耗白甲品羽"，意谓阳明燥金司天之年，少阴君火在泉，上半年气候偏凉，下半年气候偏热，根据《五常政大论》所述"同者盛之，异者衰之""阳明司天，介虫静，羽虫育，介虫不成""少阴……在泉，羽虫育，介虫耗，不育"的规律，所以属于金类的白色生物及介虫一类动物，由于阳明燥金司天，少阴君火在泉，火胜克金的原因，多遭受损害，生长不良。

"金"，指阳明燥金。"火"，指少阴君火。"合德"，指共同作用。《难易寻源》有"金旺得火，方成器皿"之论，故曰"金火合德"。由此可知，"金火合德"，系指阳明燥金司天，少阴君火在泉之年，司天与在泉之气相互影响和共同作用的气候特点。

"太白"，指金星。"荧惑"，指火星。"上应太白、荧惑"，意即阳明燥金司天，少阴君火在泉之年，气候变化与天体上的金星和火星的活动变化有关。阳明燥金司天之年，金星、火星在天空中比平常年份大而明亮。

"其政切，其令暴"，指阳明燥金司天之年上半年气候偏凉的自然景象。"其令暴"，指金气偏胜时，火气来复，气候暴热时的自然景象，也指少阴君火在泉，下半年气候偏热的自然景象。

"蛰虫"，指冬天里蛰伏的昆虫或小动物。"流水"，指冬天不冷，水不冻结。"蛰虫乃见，流水不冰"，意即阳明燥金司天之年，少阴君火在泉，这一年冬天应冷不冷，所以蛰虫不藏，流水不冰。

"民病咳嗌塞，寒热发暴，振栗癃闭"，此皆金燥火热之病候。"咳"，即咳嗽。"嗌"，指咽喉。"塞"，指堵塞。"民病咳嗌塞"，意谓阳明燥金司天之年，金气用事，上半年气候偏凉，人体肺脏容易感邪发病，因而可以在临床上出现咳嗽、嗌塞等肺病证候。"寒热发暴"，即突然出现恶寒发热现象。"癃闭"，即癃闭。肺为水之上源，肺失治节，肃降失司，膀胱气化失序而小便闭塞不通。全句意谓阳明燥金司天之年，上半年气候偏凉，人体肺脏容易感邪发病。由于肺主治节，合皮毛，所以在临床上可以出现发热、恶寒、小便不通等病候。

"清先而劲，毛虫乃死"，此乃对阳明司天之年的气候和物候的描述。"清"，指清凉之气。"先"，指在先，此处指阳明司天在少阴在泉之前。"劲"，指强劲有力。"毛虫"，五虫之一，在五行归类上属于木。清凉属金，毛虫属木。阳明燥金司天之年，因金胜乘木之制，上半年偏凉。如果过于清凉，那么适宜于温暖气候生长的毛虫就会因为不能适应而死亡，故云"清先而劲，毛虫乃死"。

"热后而暴，介虫乃殃"句中，"热"字，指火热之气。"后"，指少阴在泉在阳明司天之后。"暴"，指火热之气偏胜。介虫，五虫之一，在五行归类上属于金。盖因炎热属火，介虫属金，阳明司天之年，少阴在泉，因火胜乘金之制，下半年气候偏热，如果过于炎热，那么适宜于清凉气候生长的介虫，就会因为不能适应这种炎热气候而死亡，故云"热后而暴，介虫乃殃"。

"其发躁"，指气候变化很快很急。"胜复之作"，指清气偏胜，热气来复。"扰而大乱"，指气候严重反常。"清热之气"，指阳明燥金司天之气与少阴君火在泉之气。"持于气交"，此处指上半年与下半年之间。"其发躁，胜复之作，扰而大乱，清热之气，持于气交"，意谓阳明司天之年，上半年与下半年之间，特别是在三气四气之间这一段时间中，时凉时热，气温极不稳定。

以上所讲述的是阳明燥金司天之年，在气候和物候变化的大体情况，以下说明阳明燥金司天之年，六步主时的气候、物候和病候。

"初之气，地气迁，阴始凝，气始肃，水乃冰，寒雨化。"此乃阳明燥金主政初之气时的气候情况。"初之气"，指阳明燥金司天之年，其客气加临的初之气为太阴湿土。"地气迁"，指阳明燥金司天之年的上一年在泉之气的厥阴风木，转到本年的五之气上，所以上一年的二之气才能上迁到本年的初之气上。木克土，寒水来复，故见"阴始凝，气始肃，水乃冰，寒雨化"。阳明燥金司天之年，初之气为太阴，太阴主湿，湿为阴邪，所以在初之气所属的这一段时间中，亦即在本年大寒以后至惊蛰之前，天气阴冷潮湿，雨水较多。

"其病中热胀，面目浮肿，善眠，鼽衄，嚏欠呕，小便黄赤，甚则淋。"此乃初之气客气湿，主气风气用事之纪的病候。

风为阳邪，湿为阴邪，风湿相搏成脾肾交病之候。"中热"，指里热。"胀"，指腹胀满。"善眠"，乃脾虚湿困，疲乏思睡之候。"衄蚵"，指鼻出血。"嚏"，指喷嚏。"欠"，指呵欠。"呕"，指恶心呕吐。"淋"，指小便疼痛淋沥。全句意谓阳明燥金司天之年，客气的初之气为太阴湿土，气候偏湿，人体可以外感湿邪致病。湿邪在表，热邪于里，而在临床上出现"中热""衄蚵""小便黄赤""淋""胀"等里热的病候。湿邪在里，则可以在临床出现"面目浮肿""欠""呕"等里湿的病候。

"二之气，阳乃布，民乃舒，物乃生荣。"此乃阳明燥金之政二之气时的气候和物候。"二之气"，指阳明燥金司天之年，其客气的二之气为少阳相火。"阳乃布，民乃舒，物乃生荣"，指在二之气所属的这一段时间中，亦即在该年春分以后至小满以前，气候偏热。人们从前一段阴雨绵绵、湿气偏胜的气候中转入温热的气候中感到舒服，植物也因气候转热而生长旺盛。

"厉大至，民善暴死"，此乃阳明燥金司天二之气时的病候。客气少阳相火，主气少阴君火，二火合力，火热之气剧烈。"厉"，通"疠"，指疫疠之气。"善"，指容易。"暴死"，指突然死亡。全句意谓阳明燥金司天，二之气主气为少阴君火，客气为少阳相火，二火相临，气候炎热，严重反常，因而容易产生疠气，从而造成瘟疫流行，导致暴死。

阳明燥金司天之年，其客气的三之气为阳明燥金。按照客主加临的规定，客气加临在主气三之气上的即为司天之气，所以阳明燥金为该年的司天之气。"天"，即司天之气。"布"者，分布也。"天政布"，意谓司天之气主管全年，特别是主管上半年。"凉乃行"，指阳明燥金司天之年，上半年气候偏凉，特别是在三之气所属这一段时间中，亦即在该年小满至大暑以前，尤为清凉，气候严重反常，故云"三之气，天政布，凉乃行"。

"燥"，指清凉，此处指司天之气。"热"，指炎热，此处指主气三之气。"燥热交合"，指阳明燥金司天之年，三之气客气为司天之气阳明燥金，主气为少阳相火，客气的燥与主气的热相合。"燥极"，指阳明燥金司天之年，到了三之气时，司天之气的作用就到了极点。"泽"，指客气太阳寒水和主气太阴湿土。"燥极而泽"，指燥金之气到了三之气终结时便交转客气四之气太阳寒水，同时，主气的四之气为太阴湿土，因此，这一段时间气候湿润雨水较多，故云"燥热交合，燥极而泽"。

"寒热"，此处指寒热往来的疾病。三之气为司天燥金用事，以阳盛之时行大凉之气，故云"民病寒热"，意谓阳明燥金司天之年，上半年气候偏凉，下半年偏湿偏热，因此夏秋之间容易流行"民病寒热"的疟疾。

阳明燥金司天之年，其客气的四之气为太阳寒水。四之气这段时间，从客气来说是太阳寒水，太阳主寒，从主气来说是太阴湿土，所以在四之气所属的这一段时间中，亦即在该年大暑至秋分以前，气候偏冷，湿气偏胜，雨水较多，故云"四之气，寒雨降"。

此乃四气之后，为在泉少阴君火所主，而太阳寒水临之，水火相迫，而致心肾同病的病候，"病暴仆，振栗，谵妄，少气，嗌干引饮，及为心痛，痈肿疮疡，疟寒之疾，骨痿，血便。""暴仆"，即突然晕厥。"振栗"，即寒战。"谵妄"，即谵语妄行。"少气"，即气短。"嗌干引饮"，即咽干口渴。"心痛"，即心腹痛。"痈肿疮疡"，即皮肤生疮。"疟寒"，即疟疾。"骨痿"，即运动障碍。"血便"，即大便带血。这些疾病多属于心的病候；而其中疟疾、血便、嗌干引饮，多属于脾的病候；"骨痿"，多属于肾的病候。全句意谓阳明燥金司天之年，四之气气候偏寒偏湿，寒可以伤肾，因而在临床上可以出现骨痿一类病候；寒也可以伤心，因而也可以在临床上出现晕厥、谵妄、痫肿疮疡、心痛等病候；湿可以伤脾，因而可以出现疟疾、少气、嗌干、便血一类病候。

"五之气，春令反行，草乃生荣，民气和。"此言客气风木用事，在泉君火用事而出现的气候和物候。"五之气"，指阳明燥金司天之年，其客气加临的五之气为厥阴风木。"春令反行"，指在五之气所属的这一段时间中，亦即在该年的秋分以后至小雪以前，气候偏温，风气偏胜，好像春天一样。五之气，已是秋末冬初，气候应凉不凉，风气偏胜，秋行春令，所以称"春令反行"。"草乃生荣"，指这一段气候偏温，植物照样生长。"民气和"，指由于前一段时间气候相对寒凉，现在气候转温，人体感到相对舒畅。

"终之气，阳气布，候反温，蛰虫来见，流水不冰，民乃康平，其病温。"此言终气为在泉少阴君火用事，以温加于主气之太阳寒水而出现的气候、物候及病候的情况。"终之气"，指阳明燥金司天之年，其客气加临的终之气为少阴君火。"阳气布，候反温"，指在终之气所属的这一段时间中，亦即在该年小雪以后至大寒以前，气候偏热。又因在泉之气主管该年的下半年，该年为少阴君火在泉，因此下半年气温较一般年份偏温，故谓"阳气布"。由于终之气正值冬令，应寒不寒，反而在这一段时间中气候偏热，属于反常，故谓"候反温"。"蛰虫来见，流水不冰"，这是对该年气候偏热而出现的物候的描述，意谓由于该年冬天应冷不冷，因而蛰虫不藏，水不结冰。"民乃康平"，与前述之"民气和"同义。

"岁谷"，即感受当年司天在泉之气所生长收成的谷物。阳明燥金司天之年，其岁谷为白谷与丹谷。"食岁谷以安其气"，意谓阳明燥金司天之年，人们在养生方面应多食白谷、丹谷类谷物，因为这类谷物在阳明司天之年中，对人体健康有利。

"间谷"，即感受左右间气所生长的谷物，前已述及。间气是火，则与丹谷有关，间气是水，则与玄谷有关，间气是土，则与黅谷有关，间气是木，则与苍谷有关，间气是金，则与白谷有关。"邪"，指致病之邪。"食间谷以去其邪"，是承上句而言，意谓阳明燥金司天之年，一般情况下以食用岁谷即白谷、丹谷为好。但是如在感邪致病的情况下，则需根据感邪的性质不同，有针对性地选用不同属性的谷物，扶其所不胜之气以利祛邪。例如感寒邪致病，因土克水，则宜食黅谷；感热邪致病，因水克火，则宜食玄谷；感风邪致病，因金克木，则宜食白谷；感湿邪致病，因木克土，则宜食苍谷；感凉邪致病，因火克金，则宜食丹谷等等。

"岁宜以咸、以苦、以辛，汗之、清之、散之"，表述了阳明燥金主政所致疾病的治疗大法。咸从水化，以治在泉之君火；苦从火化，以治司天之燥金；辛之从金，治本气之不及。岁半以下气过于热，故宜清；岁半以上阳明燥金，过于郁，故宜散。"岁"，指阳明燥金司天之年。"以咸、以苦、以辛"，即选用咸味、苦味、辛味的药物。"汗之、清之、散之"，即用上述药物来达到发汗、清热、散寒的治疗目的。全句意谓阳明燥金司天之年，上半年气候偏凉，人体容易感寒致病，所以在治疗选药上宜用辛味药物，因为辛味药物多具有发汗、散寒的作用。下半年气候偏热，人体容易感热致病，所以在治疗选药上宜用咸味药物或苦味药物，因为咸味或苦味药物多具有清热作用。

"安其运气，无使受邪，折其郁气，资其化源。"此言该年的治疗大法。"安"，乃适应之义。"安其运气，无使受邪"，意谓在阳明燥金司天之年中，既然已经知道该年气候特点是上半年偏凉，下半年偏热，因此在生活起居、情志调养各方面注意与该年气候特点相适应，这样就可以不致感受外邪发生疾病。"折其郁气"，意谓在治疗上要对人体在病因作用下所出现的偏胜之气加以处理。大凡阳明燥金司天之年，上半年偏凉，在治疗上应用辛温处理其偏凉之气。下半年偏热，在治疗上应用咸苦之味纠正其偏热之气。"资其化源"，即扶持其正气以达邪。王冰注云："化源为六月迎而取之也。"这就是说，七、八、九月为秋三月，气候偏凉，凉气太盛就可以使风气被郁在里，因此在秋令未到之前，先补益肝木，使肝木不致为燥金所乘。"安其运气，无使受邪"，乃谈预防未病之论；"折其郁气"，是谈治疗已病之论；"资其化源"，是谈治中有防之论。这是《内经》"上工治未病"的指导思想在临床上的具体运用。

"寒热轻重"，指临床证候上寒热的轻重。"少多其制"，指临床治疗中根据寒热的轻重指导用药的多少。"同热者"，指病候与气候同属于热者。"多天化"，即多用感受司天之气所化生的药物，此处是指多用具有寒凉作用的天然药物。"同清者"，指证候与气候同属于寒者。"多地化"，即多用感受在泉之气所化生的药物，此处是指多用具有温热作用的天然药物。少阴君火在泉之年，少阴主火、主热，感少阴之气所化生的药物性质偏温。"以寒热轻重少多其制，同热者，多天化，同清者，多地化。"此段经文对临证有十分重要的意义，它不但为"寒者温之，热者凉之"等正治法提出了理论依据，同时也指出了温热药和寒凉药产生的气候条件，从而为我们确定药物性能和选择药物提供了可贵的经验。少阴君火在泉之年，所化生的药物偏热，可以用它来治疗寒凉病证；阳明燥金司天之年，所化生的药物偏凉，可以用它来治疗温热病证。

上述全段经文表述了凡是阳明司天的年份，气化运行比正常天时为迟，天气劲急，地气清明，阳气在天地间专权行令，充满着炎热之气，万物干燥而坚，和淳的风行使权力。风燥之气专横运行，流布于气交之中，阳气多而阴气少，到太阴土气当令之时，土湿之气上蒸，云行雨施，湿土之气才能敷布，极度干燥的气候变为润泽，正气所化的岁谷为红白二色，其间谷为感受间气而成熟，白色的甲虫和多数的羽虫生育较少，且易损伤，金火互相配合发挥作用，其所相应的在上为金、火二星。天气行政急迫，地气发令急暴，蛰虫不伏藏，水流动而不结冰。人们发病为咳嗽，咽喉肿塞，急剧的发寒发热，寒栗振动，大小便不通。上半年清金之气劲而有力，毛虫死亡，下半年火热之气急暴，有介壳的虫类受到灾殃。金气和火气的发作都是急躁的，在胜复的关系中每纷扰而成大乱，清气和热气相持交争。

初之气，地气迁移，阴气凝聚，天气肃杀，而出现流水冰冻，寒雨运化的物候。其病候多为内热胀满，面目浮肿，喜欢睡眠，鼻塞流涕，鼻血，喷嚏，呵欠，呕吐，小便颜色黄赤，甚至小便淋沥不畅。

二之气，阳气散布，人们感到很舒服，万物生长繁荣。疫病易于流行，人会突然死亡。

三之气，燥金司天当令，凉气发布，而主气为少阳相火，所以燥气热气互相交合，三气终了交四气则干燥，到极点就会化为润泽，人们多患寒热病。

四之气，寒雨下降，会发生突然跌倒，寒冷发抖，神识不清，胡言乱语，气息低微，咽喉干燥，口渴引饮，以及心痛，痈肿溃疡，寒性疟疾，骨软无力，二便出血等病候。

五之气，厥阴风木之气加临，秋天反行春令，因此草木生长荣盛，人们很少生病。

终之气，阳气四布，气候反而温暖，应该蛰伏的虫类仍然活动于外，水流动而不能结冰，人们也因而安康，但是冬行夏令，易温病流行。

所以燥金卯酉之岁，应服食白色或红色的岁谷，以保全真气，食用因感间气而成熟的间谷以祛除邪气。本年份应用咸味清热，苦味去火，辛味润燥，用汗法以解在表之寒，清法以消除体内之邪，散法以疏解冬温之气，安定其不及的运气，避免感受邪气，以减弱郁遏之气，资助化生的泉源。根据寒热的轻重，决定方宜的多少，若运和气同热的应多以清凉之品调和，运与气同清的应多以火热之品调和。应用凉药时应避免清凉的天气，应用热药时应避免炎热的天气，应用寒药时应避免寒凉的天气，应用温药时应避免温暖的天气，饮食的宜忌也是同一法则。若天气反常，则不必拘此规定，可以灵活应用。这是适应自然的法则。如果违反了它，就会扰乱适应自然变化的法度和阴阳的规律。

三、寅申之纪，少阳之政

《素问·六元正纪大论》云："少阳之政奈何？岐伯曰：寅申之纪也。""少阳之政"，系指少阳司天的年份，它是以阳支寅申为标志的年份，意谓凡是年支为寅申之年，均是少阳相火司天之年。寅申在地支中属阳支，与其相合的年干为甲、丙、戊、庚、壬五阳干。故少阳之政计有壬寅、壬申、戊寅、戊申、甲寅、甲申、庚寅、庚申、丙寅、丙申十年。

（一）寅申之纪

1. 壬寅、壬申之年

《素问·六元正纪大论》云："少阳、太角、厥阴、壬寅同天符、壬申同天符，其运风鼓，其化鸣紊启坼，其变振拉摧拔，其病掉眩支胁惊骇。太角初正、少徵、太宫、少商、太羽终。"

"少阳、太角、厥阴"表述了少阳之政，寅申之纪，其运为太角，司天为少阳，在泉为厥阴。"少阳"，指少阳相火司天。"太角"，指木运太过之年，此处是指壬寅、壬申年。"厥阴"，指厥阴风木在泉。

"壬寅""壬申"，年干是壬，丁壬化木，壬是阳干，所以壬寅、壬申属于木运太过之太角之年。壬寅、壬申年的年支是寅申，寅申少阳相火司天，厥阴风木在泉。壬寅、壬申年的岁运是木运太过，在泉之气是厥阴风木，岁运与在泉之气五行属性一致，根据"太过而加同天符"的规律，所以壬寅、壬申年又是同天符之年，故谓"壬寅同天符，壬申同天符"。盖因壬寅、壬申二年，为少阳相火之年，岁运为木，运气相临，为运生气，故又为小逆之年。

"运"，指岁运。"风"，指风气。"鼓"，指鼓动，此处指偏胜。"其运风鼓"，意谓壬寅、壬申年岁木太过，少阳相火司天，运气相互作用，木火相扇，风借火势，火借风威，因此这一年的春天气候上风比较多，也比较热。

"其化鸣紊启坼，其变振拉摧拔，其病掉眩支胁惊骇"，表述了太角之年的病候，可参阅"辰戌之纪"一节中的讲解。

壬寅、壬申年的客运初运是太角，二运是少徵，三运是太宫，四运是少商，终运是太羽。"太角初正"，表示主运的初运是木。"太羽终"，表示主运的终运是水。主运仍按木、火、土、金、水之序运行不变。

2. 戊寅、戊申之年

《素问·六元正纪大论》云："少阳、太徵、厥阴、戊寅_{天符}、戊申_{天符}，其运暑，其化暄嚣郁燠，其变炎烈沸腾，其病上热郁，血溢，血泄，心痛。太徵、少宫、太商、少羽_终、少角_初。"

"少阳"，指少阳相火司天。"太徵"，即火运太过之年，"厥阴"，即厥阴风木在泉。"少阳、太徵、厥阴"，意谓戊寅、戊申两年岁运是火运太过之年，司天之气是少阳相火，在泉之气是厥阴风木。

戊寅、戊申年的年干是戊，戊癸化火，因此戊寅、戊申年岁运是火运。戊寅、戊申年的年支是寅申，寅申少阳相火司天。岁运是火，司天之气也是火，岁运与司天之气的五行属性相同，运气相临为同化，所以戊寅、戊申年是天符之年，故谓"戊寅天符，戊申天符"。

"暑"，即暑热。"其运暑"，与前述"其运热"同义，意谓戊寅、戊申年是岁火太过之年。这两年中，特别是这两年的夏天气候炎热。

"其化暄嚣郁燠，其变炎烈沸腾"，其解与"太徵"之年同。

"其病上热郁，溢血，血泄，心痛"，表述了少阳相火主政的病候情况。"上热郁"，即热盛于上。"溢血"，即血上溢，如鼻衄、呕血、肌衄、咳血等出血症状，都可以叫"溢血"。"血泄"，即血下泄，如便血、尿血、崩漏等出血症状，都可以叫"血泄"。"心痛"，即胸腹痛。"溢血"，多与热盛于上有关。"血泄"，多与热盛于下有关。"心痛"，多与血郁有关。全句意谓戊寅、戊申年，岁火太过，火热偏盛，迫血妄行，人体容易感受火邪而在临床上发生上述各种出血及心痛证候。

"太徵、少宫、太商、少羽终、少角初。"戊寅、戊申年的客运初运是太徵，二运是少宫，三运是太商，四运是少羽，终运是少角。"少角初"，表示主运的初运为木。"少羽终"，表示主运的终运是水。主运以木、火、土、金、水为序，常年不变。

3. 甲寅、甲申之年

《素问·六元正纪大论》云："少阳、太宫、厥阴、甲寅、甲申，其运阴雨，其化柔润重泽，其变震惊飘骤。其病体重，胕肿，痞饮。太宫、少商、太羽终、太角初、少徵。"

"少阳"，指少阳相火司天。"太宫"，指土运太过之年。"厥阴"，指厥阴风木在泉。"甲寅、甲申"，即甲寅年和甲申年年干是甲，甲己化土，甲为阳干，所以这两年是土运太过之年，其司天之气为少阳相火，在泉之气为厥阴风木。

"其运阴雨，其化柔润重泽，其变震惊飘骤"，此乃岁运"太宫"之年的气候和物候。甲寅、甲申二年，为少阳相火之年，岁运为土，运气相临为气生运，故为顺化之年。此节是对土运太过之年的气候和物候特点的描述，其内容与"太阳之政"之甲辰、甲戌之年即中运"太宫"之年相同。"其运阴雨"，亦与"太阳之政"中甲辰、甲戌年之"其运阴埃"含义相同。

"体重"，即身体沉重。"胕肿"，即足肿。"痞饮"，即水饮内停。甲寅、甲申年，岁土太过，湿气偏胜，人体容易因湿胜而在临床上发生"体重，胕肿，痞饮"等病候。亦与"太阳之政"甲辰、甲戌年中之"其病湿下重"同义。

"太宫、少商、太羽终、太角初、少徵。"表示甲寅、甲申年的客运初运是太宫，二运是少商，三运是太羽，终运是少徵。"太角初"，表示主运的初运是木。"太羽终"，表示主运的终运是水。

4. 庚寅、庚申之年

《素问·六元正纪大论》云："少阳、太商、厥阴、庚寅、庚申同正商，其运凉，其化雾露清切，其变肃杀凋零，其病肩背胸中。太商、少羽终、少角初、太徵、少宫。"

"少阳"，指少阳相火司天。"太商"，指金运太过之年。"厥阴"，指厥阴风木在泉。"庚寅、庚申"，指庚寅年和庚申年。庚寅年和庚申年，年干是庚，乙庚化金，庚为阳干，因此庚寅、庚申年属于岁金太过之年，其司天之气为少阳相火，在泉之气为厥阴风木。庚寅、庚申之岁运属金，岁支寅申属火，气克运，故为天刑之年。

"正商"，即金运平气之年。"同正商"，意谓庚寅、庚申年，虽属金运太过，但是由于这两年的年支是寅是申，寅申少阳相火司天，岁运太过之金运，会受到司天的火气抑制，根据运太过而被抑可以构成平气的规律，所以庚寅、庚申两年还可以构成金运平气之年。此即《五常政大论》中所讲的"坚成之纪……上徵与正商同"。

"其运凉，其化雾露清切，其变肃杀凋零，其病肩背胸中。"此乃"太商"金运太过之年的气候、物候和人体病候的情况，与前述"太阳之政"庚辰、庚戌年中所描述的基本一样。此为"其化雾露清切"，彼为"其化雾露萧瑟"，此为"其病肩背胸中"，彼为"其病燥背胸满"，其义大致相同。

庚寅、庚申年的客运初运为太商，二运为少羽，三运为少角，四运为太徵，终运为少宫。"少角初"，表示主运的初运是木。"少羽终"，表示主运的终运是水。

5. 丙寅、丙申之年

《素问·六元正纪大论》云："少阳、太羽、厥阴、丙寅、丙申，其运寒肃，其化凝惨栗冽，其变冰雪霜雹，其病寒，浮肿。太羽终、太角初、少徵、太宫、少商。"

"少阳"，指少阳相火司天。"太羽"，指水运太过之年。"厥阴"，指厥阴风木在泉。"丙寅、丙申"，指丙寅年和丙申年。丙寅年和丙申年的年干是丙，丙辛化水，丙为阳干，所以这两年是岁水太过之年，其司天之气是少阳相火，在泉之气是厥阴风木。丙寅、丙申之年，岁运属水，岁支属火，运克气，为不和之年。

"其运寒肃，其化凝惨栗冽，其变冰雪霜雹，其病寒，浮肿。"是对水运太过之年的气候、物候和人体病候现象的描述，其内容与前述"太阳之政"丙辰、丙戌年中太羽岁运的描述基本一致。此为"其运寒肃"，彼为"其运寒"，此为"其病寒浮肿"，彼为"其病大寒留于谿谷"。

丙寅、丙申年客运的初运是太羽，二运是太角，三运是少徵，四运是太宫，终运是少商。"太角初"，表示主运的初运为木。"太羽终"，表示主运的终运为水。

（二）少阳司天之政

《素问·六元正纪大论》云："凡此少阳司天之政，气化运行先天，天气正，地气扰，风乃暴举，木偃沙飞，炎火乃流，阴行阳化，雨乃时应，火木同德，上应荧惑、岁星。其谷丹苍，其政严，其令扰。故风热参布，云物沸腾。太阴横流，寒乃时至，凉雨并起。民病寒中，外发疮疡，内为泄满，故圣人遇之，和而不争。往复之作，民病寒热疟泄，聋瞑呕吐，上怫肿色变。

初之气，地气迁，风胜乃摇，寒乃去，候乃大温，草木早荣，寒来不杀，温病乃起，其病气怫于上，血溢目赤，咳逆头痛，血崩胁满，肤腠中疮。

二之气，火反郁，白埃四起，云趋雨府，风不胜湿，雨乃零，民乃康。其病热郁于上，咳逆呕吐，疮发于中，胸嗌不利，头痛身热，昏愦脓疮。

三之气，天政布，炎暑至，少阳临上，雨乃涯。民病热中，聋瞑，血溢，脓疮，咳呕，鼽衄，渴，嚏，欠，喉痹，目赤，善暴死。

四之气，凉乃至，炎暑间化，白露降。民气和平，其病满身重。

五之气，阳乃去，寒乃来，雨乃降，气门乃闭，刚木早凋。民避寒邪，君子周密。

终之气，地气正，风乃至，万物反生，霜雾以行。其病关闭不禁，心痛，阳气不藏而咳。抑其运气，赞所不胜。必折其郁气，先取化源，暴过不生，苛疾不起。

故岁宜咸、宜辛、宜酸，渗之、泄之、渍之、发之，观气寒温以调其过。同风热者多寒化，异风热者少寒化。用热远热，用温远温，用寒远寒，用凉远凉，食宜同法，此其道也。有假者反之，反是者病之阶也。"

"少阳司天之政，气化运行先天"，此言寅申十年，气先天时而至之纪。"少阳司天之政"，即少阳相火司天之年。"先天"，指岁运太过，气候先天时而至。"气化运行先天"，意谓六十年中属于少阳相火司天的十年都是岁运太过之年。

"天气"，指司天之气。"正"，指正当其位。少阳相火司天之年，司天之气所在的位置为三之气，这也正是主气少阳相火的位置，这一年三之气上，主气、客气都是少阳相火用事，故云"天气正"。"地气"，指在泉之气。"扰"，指扰乱或扰动。"地气扰"，意谓少阳相火司天之年，厥阴风木在泉，风性动摇，所以这一年气候变化，下半年变化较大，相对来说，不很稳定。

"风乃暴举，木偃沙飞，炎火乃流，阴行阳化，雨乃时应"，此句是对少阳相火司天，厥阴风木在泉之年的气候和物候等自然景象的描述。"风乃暴举"，指大风暴作。"木偃沙飞"，指大风暴作时飞沙走石、摧屋拔树的自然景象。"炎火"指气候炎热；"乃流"，有蔓延之意；"炎火乃流"，指炎热季节延长。"阴"，此处指秋冬。"阴行阳化"，指秋冬季节也和春夏一样，比较炎热。"雨"，指下雨，"雨乃时应"，指下雨及时。全句意谓少阳相火司天之年，由于少阳主火，所以上半年气候偏热。少阳相火司天，则必厥阴风木在泉。厥阴主风、主温，温热同类，所以下半年也比较暖和，应冷不冷。这也就是少阳相火司天之年，全年气温均比较高，故谓"炎化乃流，阴行阳化"。由于少阳相火司天之年，气候炎热，火生土，故热必生湿，所以这一年雨水也相对较多，故谓"雨乃时应"。诚如张隐庵注云："阴行阳化，雨乃时应，谓厥阴之气上行而从少阳之化，故雨乃时应，盖少阳所至为火生，终为蒸溽，此德化之常也。"

"火"，此处指少阳相火。"木"，此处指厥阴风木。"德"，此处指作用。木火相生，热和温同属一类，因此在作用上基本一致，故云"火木同德"，意即少阳相火司天之年，厥阴风木在泉，火主热，风主温。

"上应荧惑、岁星。""荧惑"，即火星。"岁星"，即木星。"上应荧惑岁星"，意即少阳相火司天之年，上半年气候偏热，与火星的运行有关，厥阴风木在泉，下半年气候偏温，风气偏胜，与木星的运行有关。

"丹"，即丹谷。"苍"，即苍谷。丹谷生长要求气候环境偏热，苍谷生长要求气候环境偏温，少阳相火司天之年，上半年气候偏热，下半年厥阴风木在泉气候偏温，因此该年气候适宜于丹谷和苍谷的生长，因而丹谷和苍谷也是少阳司天之年的岁谷，故云"其谷丹苍"。

"其政严"，意即少阳相火的作用剧烈，这里指炎热。"其令扰"，指厥阴风木的作用扰动而不稳定。盖因五行风属木，风性动摇，故马莳云："木之令扰。"张隐庵云："扰者，风之令也。""其政严，其令扰"，意谓少阳相火司天之年，全年气候偏热，变化较大而不稳定。

"风热参布，云物沸腾。太阴横流，寒乃时至，凉雨并起。"此句乃承上句"其政严，其令扰"而言。"风热参布"，指少阳相火司天之年，厥阴风木在泉，由于"上下通和"，"火木同德"，所以全年气候以温热为主。"云物沸腾"，指气候炎热，风气偏胜，自然环境一片扰动现象。"太阴横流"，太阴指雨湿之气，此处指少阳相火司天之年，全年气候偏热，因热生湿，雨水较多。"寒乃时至"，指火气偏胜时，由于胜复原因，寒气来复，因而这一年又可以有突然寒冷的气候变化。"凉雨并起"，指由于上述原因，寒冷和雨湿之邪，常常可以同时出现。全句意谓少阳相火司天，厥阴风木在泉之年，气候偏热而不稳定，有冷有热，变化很大，故张介宾注云："此皆木火之化，火盛则寒水来复。"

"民病寒中，外发疮疡，内为泄满"，此乃火盛于外，寒中于内，外热内寒之病候。"寒中"，即里寒。少阳相火司天之年，厥阴风木在泉，全年气候偏于温热。在炎热气候中容易发生外热内寒证，尤其五之气客气为太阳寒水主气时。由于外热，所以"外发疮疡"；由于内寒，所以"内为泄满"。

少阳司天之政，由于司天在泉之气的影响以及胜复郁发的原因，这一年气候变化很大，寒热往复，盛衰错综。人体疾病常常也是寒热往复，虚实并见，因而在治疗上也就只能采取调和的方法，故谓"故圣人遇之，和而不争"。

"往复"，指寒热往复。"往复之作"，意谓少阳司天之年，有寒有热，时冷时热，寒热往复，气候变化很大，极不稳定。"寒热"，指发冷发热。"疟"，指疟疾。"泄"，指泄泻。"聋"，指耳聋。"瞑"，指眼花。"上"，指上部，此处指颜面。"怫"，指怫郁，气血不通畅。"上怫肿色变"，指颜面部气血郁滞而出现浮肿及颜色改变。综上所述，少阳司天之年，由于寒热往复，因而在疾病上也容易发生寒热往来或寒热并见的疾病，例如疟疾、泄泻、耳聋、眼花、颜面浮肿等病候，故云："往复之作，民病寒热疟泄，聋瞑呕吐，上怫肿色变。"

以上概述了少阳相火司天的气候、物候和病候变化情况，以下要讲的是少阳相火司天六步主时的气候、物候和病候的情况。

"初之气，地气迁，风胜乃摇，寒乃去，候乃大温，草木早荣，寒来不杀"，此乃"少阳司天之政"初之气的气候和物候情况。"初之气"，指少阳相火司天之年，其客气加临之间气初气为少阴君火。"地气迁"，指少阳相火司天之年上一年的在泉之气太阳寒水迁入本年的五之气上，才有上一年的二之气少阴君火迁入本年的初之气上。少阳相火司天之年的上一年是太阴湿土司天，太阳寒水在泉，由于太阳寒水退位，气候变得温暖。"风胜乃摇"，指风气偏胜时的草动树摇的自然景象。少阳相火司天之年，初之气为少阴君火，司天之气是火，初之气也是火，火上加火，气候十分炎热。同时，主气初之气为厥阴风木主时，风气偏胜，风火相扇，因此出现"风胜乃摇"的自然景象。"寒乃去，候乃大温"，指初之气所属的这一段时间，亦即在本年大寒以后至春分节以前，气候炎热。一般说来，这一段时间天气还应比较冷，余寒犹冽，但是由于初之气是火，司天之气也是火，所以这一年这一段时间中就不大冷，故原文谓"寒乃去"。不但不冷，反而偏于炎热，故谓"候乃大温"。"草木早荣"，指由于春日来早，所以草木提前生长。"寒"，指一时寒冷，"杀"，指生长停止。"寒来不杀"，是谓少阳相火司天之年，初之气是少阴君火主事，气候大温，偶有一时寒冷或寒潮来袭，也不能阻止草木的生长。

"温病乃起，其病气怫于上，血溢目赤，咳逆头痛，血崩胁满，肤腠中疮"，此言初气客主同为火气用事时出现的病候。二火合气，故见"温病"之候。由于火性炎上，所以温病的特点是火邪上逆，故云"气怫于上"。"血溢"，指出血，如咳血、衄血、吐血等等。"目赤"，指眼睛泛红。"咳逆"，指咳嗽气喘。"血崩"，指妇女阴道大出血。"胁满"，指胸胁胀满。"肤腠"，指皮肤肌肉。"中"，指人体内脏。"疮"，指疮疡。意谓在感受热邪致病的情况下，人体因为热邪郁结而发生疮疡。热在皮肤如疮、痈、疔、疖等，热在内脏如肺痈、肠痈等，这些都属于"肌腠中疮"的范围。全句意谓少阳相火司天之年，厥阴风木在泉，全年气候偏热，初之气又属少阴君火主事，火热更甚，因此在初之气所属的这一段时间中，人体发病以温病为主。温病的临床表现为气怫于上，见血溢、目赤、头痛、咳逆、肌腠中疮等等。

少阳相火司天之年，其客气加临之间气二之气为太阴湿土。

"火反郁"，指火热之气受到了客气太阴湿土之气的郁遏。意谓在二之气所属的这一段时间中，即在春分以后至小满以前，正值春夏之交，主气是少阴君火主时，气候当温，但是少阳相火司天之年，客气二之气为太阴湿土，春雨绵绵，春寒犹冽，应温不温，故谓"火反郁"。"白埃四起"，是言客主加临，湿土之气如白色烟雾从地面升起变化为云。"云趋雨府"，指天空多云，变化为雨。诚如《素问·阴阳应象大论》所云："地气上为云，天气下为雨。""风"，指春令多风。"风不胜湿"，是说从主气主运，春令多风，但由于少阳相火司天之年，客气二之气为太阴湿土，气候反常，虽说属风气偏胜，不应是多雨的季节，但也仍然雨湿流行。"雨乃零"之"零"，此处同"临"，意即降雨。综上所述，少阳相火司天之年，二之气所属的这一段时间中，雨水偏多。至于"民乃康"，与阳明司天之政中所述的"民气和""民乃康平"的含义大致相同，意谓气候相对转凉，人们感觉舒畅一些。"其病热郁于上，咳逆呕吐，疮发于中，胸嗌不利，头痛身热，昏愦脓疮。"此言二之气的病候情况。以客气太阴湿土用事于君火主气之时，故为寒热之病。"热郁于上"，指热邪郁结在里，由于火性炎上，故谓"热郁于上"，易发生心肺之热证。"咳逆呕吐"，指咳嗽，气喘，呕吐上逆。"疮"，指疮疡。"疮发于中"，意谓疮疡是由于热郁在里而产生。"胸"，指胸部。"嗌"，指咽喉。"不利"，指阻塞不通感。"头痛身热"，指头痛发热。"昏愦"，即神志障碍。"脓疮"，即皮肤化脓生疮。这些都是少阳相火司天之年，二之气所属的这一段时间中容易发生的一些疾病和证候。由于二之气主气为少阴君火，客气为太阴湿土，火被湿遏，热郁于里，所以在临床上可以发生上述"热郁于上""疮发于中"的里热症状；若湿束肌表，湿邪内蕴，在临床上可以发生上述"咳逆呕吐，胸嗌不利，头痛身热"等表湿或里湿症状；若湿热交争，湿蒙清窍，临床上也可以发生"昏愦脓疮"等证候。

"三之气，天政布，炎暑至，少阳临上，雨乃涯"，此乃三之气的气候特点。"三之气"，指少阳相火司天之年，其客气的三之气为少阳相火。"天政布"，指少阳相火司天。"炎暑至"，指少阳主火，加上这一步主气也是少阳相火，主气客气都是火热，所以在三之气所属的这一段时间中，亦即小满以后至大暑以前，气候特别炎热。"少阳"指少阳相火，"临"指客气加临，"上"指司天之气，故云"少阳临上"。"雨"，指降雨，此处指雨湿之气。"涯"，指到头或结束。全句意谓少阳相火司天之年，在三之气所属的这一段时间中，气候特别炎热。此前二之气中所出现的雨湿偏胜现象，到了三之气时便自然结束。

"民病热中，聋瞑，血溢，咳逆，衄衊，渴，嚏，欠，喉痹，目赤，善暴死。"三之气为客主同气相火用事，故火炽热甚而见上述诸病候。"热中"，即里热证。"聋"，指耳聋。"瞑"，指眼花。"血溢"，指出血。"咳逆"，指咳嗽气喘。"衄衊"，指鼻出血。"渴"，指口渴。"嚏"，指喷嚏。"欠"，指呵欠。"喉痹"，指咽喉肿痛。"目赤"，指眼红。"暴死"，指突然死亡。这些病候，多由感受热邪所引起的里热证。"聋瞑""血溢""目赤"，多属于肝热；"咳逆""衄衊""嚏"，多属肺热；"渴""喉痹"，多属胃热；"暴死"，多系在暴热时发生的中热暑厥。全句意谓少阳相火司天之年，在三之气所属这一段时间中，天气酷热，人们容易感受热邪而发生上述各种病候。

少阳相火司天之年，其客气加临之间气四之气为阳明燥金。"凉乃至"，指由于阳明主凉、主燥，所以在四之气所属的这一段时间中，亦即在大暑以后至秋分以前，气候偏凉。"炎暑"，指炎热。"间"，指间断。"炎暑间化"，意谓在四之气所属这一段时间，正值炎夏季节，加上少阳相火司天之年，厥阴风木在泉，所以气候应偏热，但四之气主气是太阴湿土，客气是阳明燥金，太阴主湿，雨水偏多，阳明主凉，偏于清冷，在这种错综复杂的变化中，因此炎热并不持续存在，亦即时冷时热，故云"炎暑间化"。"民气和平"，其义与前述之"民气和""民乃康""民乃康平"之义同，也就是在经过三之气天气大热之后，天气转为清凉，秋风送爽，人体感觉相对良好。四之气，客燥主湿，燥胜则肺自病，湿胜则脾病，故见"其病满身重"。

　　"五之气，阳乃去，寒乃来，雨乃降，气门乃闭，刚木早凋。"此言五之气时的气候和物候情况。少阳相火司天之年，其客气加临之间气五之气为太阳寒水。"阳乃去"，指阳热之气已去。"寒乃来"，指阴寒之气到来。"雨乃降"，指天气转凉，雨水增多。盖因太阳主寒，故在五之气所属的这一段时间，亦即在秋分以后至小雪以前，气候偏寒。《素问·生气通天论》云："平旦人气生，日中而阳气隆，日西而阳气已虚，气门乃闭。"此言周日之候，若以年论之，则秋同日西，太阳寒水主时。气门又名"玄府""鬼门"，即皮肤上的汗孔。"气门乃闭"，指气候寒冷，人体为了保护阳气不外泄，汗孔关闭，皮肤无汗。"刚木"，指木质坚硬的树木。"早凋"，指过早凋枯。"刚木早凋"，意谓少阳相火之年，五之气为太阳寒水，气候偏寒，因此自然界的物候，为树木早凋，而从人体生理现象来说，汗出减少或无汗，阳气内藏。"民避寒邪，君子周密。"意谓五之气客寒主凉，示民当知所避。"君子"，此处指知养生的人。"周密"，指居住地温暖严密。全句是承上句而言，意谓这一段时间由于主气为阳明燥金，客气为太阳寒水，气候比一般年份要冷，秋行冬令，因此在养生方面，居处要注意防寒，要保持温暖。

　　"终之气，地气正，风乃至，万物反生，霜雾以行。"此言终之气的气候和物候的情况。"终之气"，指少阳相火司天之年，其客气终之气为厥阴风木。"地气正"，指正是在泉之气的位置。"风乃至"，指厥阴风木在泉。这一年的下半年气候偏温，风气偏胜，尤其是在终之气所属的这一段时间中，亦即在小雪以后至大寒以前，气候偏温，应冷不冷。"万物反生"，意谓由于气候偏温，冬行春令，所以草木提早萌芽生长。"霿"，指天色昏暗；"雾"，指烟雾迷蒙。"霿雾以行"，意谓客气风气偏胜，加之主气之终气为太阳寒水，故出现天气昏暗的自然景象。"其病关闭不禁，心痛，阳气不藏而咳。"乃言终之气的病候情况。"关闭"，指阳气内藏。"不禁"，指不能控制。"关闭不禁"，意谓终之气这一段时间，正值冬令，阳气应该内藏，但是由于厥阴风木在泉，风主动，所以阳气应藏不藏。"心痛"，指心腹痛。"咳"，指咳嗽，多与肺失治节有关。全句意谓少阳相火司天之年，厥阴风木在泉，在终之气所属的这一段时间中，由于厥阴风木用事，风气偏胜，人体容易发生肝失疏泄，致气滞血瘀，而在临床上出现心腹痛等症状，也可以在肝气偏胜的情况下反侮肺金而出现咳嗽等症状。"抑"，指抑制。"运气"，指岁运及司天在泉四间气。"赞"，即赞助或支持。"不胜"，指有关运气之所不胜，如岁木太过，风气流行，脾土受邪，木即为土之所不胜。"抑其运气，赞所不胜"，意谓要结合气候变化特点，认真分析感邪的性质，采取针对性的措施，治热以寒，治寒以热，这就叫"抑其运气"。同时要根据传变特点，防止传变，早期治疗。例如外感风邪发生肝病，知肝传脾，当先实脾，这就叫"赞所不胜"。"必折其郁气，先取化源"，其义与"太阳司天之政"所述之"折其郁气，资其化源"相同。"暴过"，指突然发生的过错，此处指急病。"苛疾"，指重病。"暴过不生，苛疾不起"，意谓如果按上述原则对疾病进行早期治疗，做到防患于未然，人体就可以不致患急病或重病。

"故岁宜咸辛、宜酸，渗之、泄之、渍之、发之"，此言少阳司天之政时的用药规律。咸从水化，能胜司天之火，辛从金化，能平在泉之风气，故曰"岁宜咸辛"。酸从木化，能顺木火之性，故曰"宜酸"。凡风火相扇，尤赖酸以收之。"渗之"，是利小便；"泄之"，是通大便。"渍之""发之"，是解肌发汗，即《内经》"洁净府""去菀陈莝"之法。"咸"，指咸寒。"辛"，指辛散。"酸"，指酸收。"渗"，指利尿。"泄"，指通便。"渍之"，指用热水浸泡。"发之"，指发汗。全句意谓少阳相火司天之年，厥阴风木在泉，全年气候偏于温热，人体亦易外感温热之邪致病，因此在治疗选药上多选咸寒或酸收的药物，以清里热敛阴，用通利二便的药物以清里泄热，用辛散药物或用热水渍形发汗使邪从外解，于是形成了温热病的治疗大法：辛凉解表，咸寒清里，苦寒通便，淡渗利湿，酸敛保津。

"观气寒温以调其过"，指根据人体感邪的性质以及人体疾病的性质进行针对性的处理。"同风热者多寒化"，指外感风邪热邪致病者，则多用具寒凉之性的药物。"异风热者少寒化"，指不是感受风邪热邪致病者，则不用或少用寒凉的药物治疗。

"反是者，病之阶也。""病"，此处作错误解。"阶"，指阶梯。意谓如果违反了上述原则，那就必然走上错误的治疗道路。由此可见，运气学说在临床具体运用时，既重视其常，更重视其变。

综上所述，上段经文表述了凡是少阳司天的年份，气化运行比正常天时为早，天气正常，地气骚动，因而暴风发作，树木吹倒，沙尘飞扬，炎热之气流行，厥阴之气随从少阳之气而化，于是雨应时下降，火木协同发挥作用，其上应火星和木星，其应谷物为红色和深青色的，其行使职权是严肃的，发布命令是扰动的，风热之气互相参合散布，而云涌不息，于是太阴湿土之气逆行横流，寒气时常降临，凉雨时常降落。人们多病寒郁于内，外生疮疡，内生腹满泄泻。所以明达事理的人遇到这些情况，就调和其寒热，使不相交争。若反复发作，易使人们发寒热，疟疾，大便泄泻，耳聋，目瞑，呕吐，气血怫郁于上部，发生肿胀、皮肤变色等病候。

初之气，地气迁移，风气亢盛，有摇动之势，太阳寒水退位，气候非常温暖，草木很早就繁荣，虽有寒水侵袭，但并不受其影响，所以温热病开始发生。其发病气怫郁于上部，而见口鼻出血，眼睛发红，咳嗽气逆，头痛，血崩，胸胁胀满，肌肤生疮等病候。

二之气，由于客气太阴湿土加临，所以主时的少阴君火之气被郁遏，湿气蒸发上升，白雾四起，风气衰退，不能胜过雨湿之气，雨水因而下降，人们安康。其发病则为热气郁遏于上部，而见咳嗽、气逆、呕吐等病候，疮疡发生于内部，而见胸胁咽喉不利、头痛、发热、神识昏愦不清、脓疮等病候。

三之气，司天之气行使权力，炎暑之气到来，因为主气客气都是少阳相火布政，雨水穷尽而不降。人们多病火热证，而见耳聋、目瞑等病候，血热妄行而外溢，多见疮肿溃脓、咳嗽、呕吐、鼻塞流涕、鼻出血、口渴、喷嚏、呵欠、喉痹、眼睛红赤等病候，往往会突然死亡。

四之气，阳明清凉之客气与主时之太阴湿土到来，与主岁的风热之气相遇，所以有时清凉，有时炎热，值白露时节，人们就感到舒适。其发病为胀满，身体沉重。

五之气，阳气散去，太阳寒水之气到来，雨水下降，人身的腠理孔窍收敛，阳气闭藏，树木很早就凋零，人们应避免寒邪侵袭，懂得养生之道的人，居处周密，以避寒气。

终之气，在泉的厥阴之气迁正而当令，风气到来，所以万物反而有生长的趋势，时常有浓厚的雾露产生。其发病为腠理本应闭密而反发泄不禁，心痛，咳嗽。抑制其太过的运气，资助其所不胜之气，减弱其郁遏之气，调和其化生的泉源，于是猝暴太过之气不会发生，也就不会引起人们的重病了。

所以本年份适宜应用咸味、辛味和酸味，用渗、泄之法以清除火热，水渍或发汗之法以祛散风邪，根据运气的寒温，适当地调节其偏差。若岁运与司天在泉的风热之性相同的，应多用寒凉之品，不相同的可以少用。应用热药时应避免炎热的气候，应用温药时应避免温暖的气候，应用寒药时应避免寒冷的气候，应用凉药时应避免清凉的气候，饮食的宜忌也是同一法则，这是一般规律。若遇到反常的气候，就应当用不同的方法处理。

四、丑未之纪，太阴之政

《素问·六元正纪大论》云："太阴之政奈何？岐伯曰：丑未之纪也。""太阴之政"，系指太阴司天的年份，是以阴支丑未来标志的，意谓凡是逢年支为丑未的年份，均是太阴湿土司天之年。丑未在地支中为阴支，与其相合的年干为乙、丁、己、辛、癸五阴干，故有丁丑、丁未、癸丑、癸未、己丑、己未、乙丑、乙未、辛丑、辛未十年。

（一）丑未之纪

1. 丁丑、丁未之年

《素问·六元正纪大论》云："太阴、少角、太阳，清热胜复同，同正宫。丁丑、丁未，其运风清热。少角初正、太徵、少宫、太商、少羽终。"

"太阴、少角、太阳"，表述了丁丑、丁未年运气的大致情况。"太阴"，指太阴湿土司天。"少角"，指木运不及之年，此处指丁丑、丁未年。"太阳"，指太阳寒水在泉。

"清"，指清凉之气。"热"，指火热之气。"清热胜复同"，意谓木运不及之年，春天里应温不温，气候偏凉，夏天里气候又比一般年份炎热。这是木运不及之年在气候变化上的特点。详述可参阅"阳明司天之政"一节中"清热胜复同"条。

"正宫"，即土运平气之年。"同正宫"，意即木运不及之年，如果遇上太阴湿土司天，由于风气不及的原因，所以这一年的春天湿气偏胜，春行长夏之令，雨水偏多。由于"其不及则己所胜轻而侮之"，土就可以反侮风木，因而这一年春行长夏之令，湿邪偏胜，雨水增多，故云"同正宫"。

"丁丑、丁未"，即丁丑年和丁未年。"运"，指岁运。"风"，指风气不及。"清"，指清凉。"热"，指炎热。"丁丑、丁未，其运风清热。"意谓丁丑年和丁未年，从岁运来看，是属于木运不及之年，这一年的气候特点是风气不及，金气乘之，凉乃大行，春天里应温不温，气候偏凉，但是由于胜复的原因，清气偏胜则火气来复，所以夏天里又比较炎热。

"少角初正、太徵、少宫、太商、少羽终。"丁丑、丁未年的客运初运是少角，二运是太徵，三运是少宫，四运是太商，终运是少羽。"少角初正"，说明主运初运为木，"少羽终"，说明主运终运为水。

2. 癸丑、癸未之年

《素问·六元正纪大论》云："太阴、少徵、太阳，寒雨胜复同。癸丑、癸未，其运热寒雨。少徵、太宫、少商、太羽终、太角初。"

"太阴"，指太阴湿土司天。"少徵"，指癸丑、癸未年岁运为火运不及之年。"太阳"，指太阳寒水在泉。"太阴、少徵、太阳"，意谓癸丑、癸未年为太阴湿土司天，太阳寒水在泉之纪。

"寒"，指寒冷之气。"雨"，指雨湿之气。"寒雨胜复同"，意谓火运不及之年，在夏天里应热不热，冬天里应冷不冷。详述可阅"阳明司天之政"一节中"寒雨胜复同"条。

"癸丑、癸未"，指癸丑年和癸未年。"其运热寒雨"，指癸丑、癸未年岁运是火运不及之年，夏天里应热不热，气温偏寒，由于胜复原因，到了长夏气候又转为偏湿偏热。

"少徵、太宫、少商、太羽终、太角初。"经文说明癸丑、癸未年的客运初运是少徵，二运是太宫，三运是少商，四运是太羽，终运是太角。"太羽终"，说明主运终运是水运。"太角初"，说明主运初运是木运。

3. 己丑、己未之年

《素问·六元正纪大论》云："太阴、少宫、太阳，风清胜复同，同正宫。己丑太乙天符，己未太乙天符，其运雨风清。少宫、太商、少羽终、少角初、太徵。"

"太阴"，指太阴湿土司天。"少宫"，指岁运为土运不及之年，此处指己丑年、己未年。"太阳"，指太阳寒水在泉。"太阴、少宫、太阳"，意谓己丑、己未年为土运不及之年，太阴湿土司天，太阳寒水在泉。

"风"，指风气偏胜，气候偏温。"清"，指清凉。"风清胜复同"，意谓土运不及之年，长夏应湿不湿，降雨量少，风气偏胜，秋天气候偏凉。这是土运不及之年的气候特点。"风清胜复同"，可详阅在"阳明司天之政"一节中"风凉胜复同"条。

"正宫"，即土运平气之年。"同正宫"，意谓己丑年和己未年，虽然从年干来看是属于土运不及之年，但是由于这两年的年支是丑是未，丑未太阴湿土司天，"运不及而得助"，即可以构成平气，故己丑、己未年不及的土运，可以得到司天之气的帮助构成平气，所以己丑、己未年也是土运平气之年，故谓"同正宫"。

岁运与司天之气五行属性相同者谓之"天符"。岁运与年支的五行属性相同者谓之"岁会"。既是天符又是岁会者谓之"太乙天符"。己丑、己未年的年干是己，甲己化土，所以这两年的岁运是土运。己丑年、己未年的年支是丑是未，丑未太阴湿土司天，岁运是土，司天之气也是土，岁运与司天之气的五行属性相同，所以己丑年、己未年是天符之年。己丑年、己未年年支是丑是未，十二支中辰、戌、丑、未属于土。岁运是土，年支的五行属性也是土，岁运与年支的五行属性相同，所以己丑年、己未年又是岁会之年。由于己丑年、己未年既是天符之年，又是岁会之年，所以己丑年、己未年也是太乙天符之年。由于己丑年、己未年既是平气之年，也就是天符之年，也是岁会之年，也是太乙天符之年，因此己丑、己未年在气候变化上极不稳定。运气同化中，太乙天符之年变化最为剧烈。《六微旨大论》云："天符为执法，岁会为行令，太一天符为贵人。"又云："中执法者，其病速而危；中行令者，其病徐而持；中贵人者，其病暴而死。"故己丑、己未年，气候变化剧烈，在疾病表现上也比较急重。

"雨"，指土运，此处指己丑、己未土运不及之年。"风"，指木。"清"，指金。"其运雨风清"，意谓己丑、己未年，土运不及，风木乘之，由于胜复原因，风气偏胜时，金气又必然来复，因此己丑、己未年的气候特点，表现出长夏季节雨水不多，风气偏胜，秋天又相对清凉。"其运风雨清"，可细阅"阳明司天之政"节中之己卯、己酉之年"其运风雨凉"条。

"少宫、太商、少羽终、少角初、太徵"，表述了己卯、己酉年的客运初运是少宫，二运是太商，三运是少羽，四运是少角，终运是太徵。"少角初"，说明主运之初运为木运，"少羽终"，说明主运的终运为水运。

4. 乙丑、乙未之年

《素问·六元正纪大论》云："太阴、少商、太阳，热寒胜复同。乙丑、乙未，其运凉热寒。少商、太羽终、太角初、少徵、太宫。"

"太阴"，指太阴湿土司天。"少商"，指金运不及之年，此处指乙丑、乙未年。"太阳"，指太阳寒水在泉。"太阴、少商、太阳"，意谓乙丑、乙未年为金运不及之年，太阴湿土司天，太阳寒水在泉。

"热寒胜复同"，指乙丑、乙未年为金运不及之年，金运不及之年的气候特点是秋天里应凉不凉，气候偏热，但是冬天又比较寒冷。详阅"阳明司天之政"节中"热寒胜复同"条。

"凉"，指金运，此处指乙丑、乙未年金运不及。"热"，指火热。"寒"，指寒水。"其运凉热寒"，意谓乙丑、乙未年金运不及，火来乘之，由于胜复原因，火气偏旺时，水气必然来复，因此乙丑、乙未年的秋天，应凉不凉，气候偏热，但是冬天又比一般年份寒冷。

"少商、太羽终、太角初、少徵、太宫"，意谓乙丑、乙未年的客运初运是少商，二运是太羽，三运是太角，四运是少徵，终运是太宫。"太角初"，指主运的初运是木运。"太羽终"，指主运的终运是水运。

5. 辛丑、辛未之年

《素问·六元正纪大论》云："太阴、少羽、太阳，雨风胜复同，同正宫。辛丑同岁会，辛未同岁会，其运寒雨风。少羽终、少角初、太徵、少宫、太商。"

"太阴"，指太阴湿土司天。"少羽"，指水运不及之年，此处指辛丑年、辛未年。"太阳"，指太阳寒水在泉。"太阴、少羽、太阳"，意谓辛丑、辛未年是水运不及之年，太阴湿土司天，太阳寒水在泉。

"雨风胜复同"，表述了水运不及之年的气候特点，意谓辛丑、辛未之年是水运不及之年，水不及，土来乘之，故冬天应冷不冷，气候偏湿。又因水之子木来复之，故第二年春天风多雨少。

"正宫"，即土运平气之年。"同正宫"，意谓辛丑年和辛未年在气候上与土运平气之年相同。因为辛丑年和辛未年从岁运上来说是水运不及，从司天之气来说是太阴湿土司天，水不及则土来乘之，所以这一年湿气偏胜，特别是这一年的冬天，应冷不冷，湿胜雨多，好像土运平气之年的长夏季节那样。正如《气交变大论》所云："岁水不及，湿乃大行。"《五常政大论》所述："涸流之纪……上宫与正宫同。"

"辛丑同岁会，辛未同岁会，其运寒雨风。"表述了辛丑、辛未之年运气加临情况及气候特点。岁运与在泉之气属性相同，而且岁运属于不及者，谓之"同岁会"。辛丑、辛未年的年干是辛，丙辛化水，属于水运。辛为阴干，属于不及。辛丑、辛未年的年支是丑是未，丑未太阴湿土司天，太阳寒水在泉。岁运是水运不及，在泉之气也是水，所以辛丑年和辛未年是同岁会之年。"同岁会"，即辛丑年和辛未年这两年，其气候可以出现"同正宫"的气候变化，即冬季不寒而湿胜多雨，如同土运平气之年的长夏季节那样，也可以出现一切正常无偏胜的"同岁会"的气候变化。"寒"，指水运，此处指辛丑年和辛未年水运不及。"雨"，指土。"风"，指木。"其运寒雨风"，意谓辛丑年和辛未年水运不及，土来乘之，由于胜复原因，土气偏胜时，风气又必然来复，因此形成了辛丑年和辛未年的气候特点，即冬天里应冷不冷，雨水较多，但第二年春天风气偏胜，降雨量减少。

"少羽终、少角初、太徵、少宫、太商"，表述了辛丑年和辛未年的客运初运是少羽，二运是少角，三运是太徵，四运是少宫，终运是太商。"少角初"，说明主运的初运是木运。"少羽终"，说明主运的终运是水运。主运仍按木、火、土、金、水之序运行，年年如此。

（二）太阴司天之政

《素问·六元正纪大论》云："凡此太阴司天之政，气化运行后天，阴专其政，阳气退避，大风时起，天气下降，地气上腾，原野昏霿，白埃四起，云奔南极，寒雨数至，物成于差夏。民病寒湿腹满，身䐜愤，胕肿痞逆，寒厥拘急。湿寒合德，黄黑埃昏，流行气交，上应镇星、辰星。其政肃，其令寂，其谷黅玄。故阴凝于上，寒积于下，寒水胜火，则为冰雹，阳光不治，杀气乃行。故有余宜高，不及宜下，有余宜晚，不及宜早。土之利，气之化也，民气亦从之，间谷命其太也。

初之气，地气迁，寒乃去，春气正，风乃来，生布，万物以荣，民气条舒，风湿相薄，雨乃后。民病血溢，筋络拘强，关节不利，身重筋痿。

二之气，大火正，物承化，民乃和。其病温厉大行，远近咸若。湿蒸相薄，雨乃时降。

三之气，天政布，湿气降，地气腾，雨乃时降，寒乃随之。感于寒湿，则民病身重，胕肿，胸腹满。

四之气，畏火临，溽蒸化，地气腾，天气否隔，寒风晓暮，蒸热相薄，草木凝烟，湿化不流，则白露阴布，以成秋令。民病腠理热，血暴溢，疟，心腹满热，胪胀，甚则胕肿。

五之气，惨令已行，寒露下，霜乃早降，草木黄落，寒气及体，君子周密，民病皮腠。

终之气，寒大举，湿大化，霜乃积，阴乃凝，水坚冰，阳光不治。感于寒，则病人关节禁固，腰脽痛，寒湿持于气交而为疾也。必折其郁气，而取化源，益其岁气，无使邪胜，食岁谷以全其真，食间谷以保其精。

故岁宜以苦燥之、温之，甚者发之、泄之。不发不泄，则湿气外溢，肉溃皮坼，而水血交流。必赞其阳火，令御甚寒，从气异同，少多其判也。同寒者以热化，同湿者以燥化，异者少之，同者多之。用凉远凉，用寒远寒，用温远温，用热远热，食宜同法。假者反之，此其道也。反是者病也。"

"太阴司天之政，气化运行后天。"此言丑未十年，为不及之岁，气后天时而至之纪。"太阴司天之政"，即太阴湿土司天之年。凡是年支上逢丑、逢未之年都是太阴湿土司天之年。"气化运行后天"，指太阴湿土司天的十年中，各年气候与季节不完全相应，至而未至，均为不及之年。

"阴专其政，阳气退避，大风时起"，表述了丑未十年的气候特点。"阴专其政"，指太阴湿土司天之年，太阳寒水在泉，全年气候变化以寒湿为主。"寒"和"湿"，在阴阳属性上均属于阴，故谓"阴专其政"。"阳气退避"，意谓寒湿用事，阳气不足，气候偏寒。"大风时起"，意谓太阴湿土司天之年，由于客气的初之气与主气完全一致，都是厥阴风木，所以在初之气所属的这一段时间中，亦即春初之时，风气偏胜。此即文中"春气正，风乃来"之谓。

"天气"，指司天之气，司天之气主管上半年。"天气下降"，意谓司天之气不仅主管上半年，而且影响下半年。"地气"，指在泉之气，大凡在泉之气主管下半年。"地气上腾"，意即在泉之气不仅主管下半年，而且对上半年产生作用和影响。由于"天气下降，地气上腾"，司天在泉之气互相作用和影响，所以全年气候以寒湿为特点。

"原野昏霿、白埃四起，云奔南极，寒雨数至"，此句是对太阴湿土司天、太阳在泉之年自然景象的描述。"原野昏霿"，指天气昏暗。"白埃四起"，指湿土之气如烟雾迷蒙。"南"，在方位上代表南方，在季节上代表夏季，在气候上代表热。"云奔南极"，意谓夏季里经常阴云密布。"寒雨数至"，即天气偏寒，常常下雨。全句意谓太阴湿土司天，太阳寒水在泉之年，天气阴暗，气温偏低，经常下雨，尤其是南方或夏季雨水较多。

"物成"，指植物成长。"差夏"，张介宾注云："差，参差也，夏令入秋，谓之差夏，盖主气当湿土之时，客气值少阳之令，土气稍温，故物成也。"　"物成于差夏"，意谓太阴湿土司天之年，植物成长主要在夏秋之交。

"民病寒湿，腹满，身膜愤，胕肿，痞逆，寒厥，拘急。"司天为太阴湿土用事，而阴凝于上，在泉为太阳寒水用事，而寒水于下，故病为寒湿之病。"民病寒湿"，指太阴湿土司天、太阳寒水在泉之年，气候变化以寒湿为主，因此人体也由于易感寒湿之邪而发生寒湿之证。"腹满"，即腹部胀满。"膜愤"，即肿胀，"身膜愤"，即身体肿胀。"胕肿"，即足肿。"痞逆"，即上腹阻塞闷满，呕吐恶心。"寒厥"，即由于感受寒湿之邪而出现的四肢逆冷。"拘急"，即肢体拘急，屈伸不利。这些症状多属寒湿之证，故多发生在太阴湿土司天、太阳寒水在泉之年，尤其是在三之气时尤甚。

"湿"，指太阴湿土司天之气。"寒"，指太阳寒水在泉之气。"湿寒合德"，指太阴湿土司天之气与太阳寒水在泉之气互相影响和共同作用。"黄"，指太阴湿土之气。"黑"，指太阳寒水之气。"埃昏"，指天气阴暗，寒冷潮湿。"黄黑埃昏"，意谓在太阴湿土司天、太阳寒水在泉的相互作用下，天气阴暗，寒冷潮湿。"流于气交"，指寒湿之气流行。"湿寒合德，黄黑埃昏，流行气交"，意谓由于太阴湿土之气与太阳寒水之气共同作用，所以全年气候偏湿偏寒。

"镇星"，即土星。"辰星"，即水星。"上应镇星、辰星"，意谓太阴湿土司天、太阳寒水在泉之年，全年气候偏寒偏湿，此与天体中土星和水星的运行变化有关。

"其政肃，其令寂"，表述了太阴湿土司天气候的另一些特点。"肃"，有清冷、肃清之义，这里是指太阴湿土司天、太阳寒水在泉之年在气候变化上以寒凉为特点，在物候变化上以生长较差为特点。"寂"，有孤寂、静止之义，这里是指太阴湿土司天、太阳寒水在泉之年，由于气候偏凉，所以植物生长相对缓慢，不够活跃。

"谷"，指谷物。"黅"，指黅谷。"玄"，指玄谷。黅谷的生长环境要求偏于潮湿，玄谷的生长环境要求偏于寒冷。"其谷黅玄"，意谓太阴湿土司天、太阳寒水在泉之年，气候偏于寒湿，适合黅谷和玄谷的生长，因此黅谷和玄谷成为太阴湿土司天、太阳寒水在泉之年的岁谷。

"故阴凝于上，寒积于下"，亦表述了太阴湿土司天的一些气候特点。"阴凝于上"，意谓太阴湿土司天，湿为阴邪，太阴主湿。"寒积于下"，意谓太阳寒水在泉，太阳主寒。

"寒水胜火，则为冰雹"，指气候寒冷，结水成冰。"阳光不治，杀气乃行"，指在气候寒冷的情况下，植物生长不好或不生长。"寒水胜火，则为冰雹，阳光不治，杀气乃行"，意谓太阴湿土司天、太阳寒水在泉之年，气候严寒，植物生长缓慢。

"故有余宜高，不及宜下，有余宜晚，不及宜早"，此句所讲的有余和不及，是指岁气的有余和不及。"高下"，是指种植谷物土地的高下。"早晚"，是指种植谷物时间的早晚。全句意谓在种植谷物时要根据岁气的有余或不及，来确定种植土地的高下和种植时间的早晚。岁气有余时，地势较高的土地上可种植谷物。地势较高的地方气候较冷，平常年份谷物生长不好，但是岁气有余时，也可以生长较好。岁气不及时，高地就不宜种植谷物，因为高地气寒，谷物不宜生长，所以就应在地势较低的土地上种植。地势较低的地方，气候偏温，平常年份谷物生长不好，但是岁气不及时，也可以生长较好。故谓"有余宜高，不及宜下"。岁气有余时，气候变化比季节来得早些，未至而至，所以在种植谷物时可以晚一点。因为岁气有余，生机旺盛，尽管种植时间晚一点，也一样生长很好，不会因为晚种而影响收成。岁气不及时，气候变化比季节来得晚些，至而不至，所以在种植谷物时就要早一点才好，因为岁气不及，生机低下，只有早种一点，让谷物有较长的生长时间，才不致因岁气不及而影响收成。故谓"有余宜晚，不及宜早"。

"土之利，气之化也"，此句是承上句而言。"土之利"，意谓在种植谷物时要充分注意土地的特点，使其能充分发挥作用而对谷物的生长有利。"气"，指气候。"化"，指化生，即生长现象。"气之化"，意谓谷物的生长变化。全句表述了"有余宜高，不及宜下，有余宜晚，不及宜早"等种植谷物的做法，实际上是根据天时、地利总结而来的农事经验。

"民气"，指人体的健康。"从之"，意谓人体保健与治疗活动，也和上述种植谷物的道理一样，要适应自然界的规律。"民气亦从之"，意谓人体健康也与地势高下、气候温凉密切相关，因而在治疗上就要因时因地制宜，顺从自然规律。

"间谷命其太也"，其义可参阅"阳明司天之政"一节中"间谷命太者"条，强调的是不论种植谷物或治疗疾病，都应该结合天时、地利，因时、因地、因人制宜。

"初之气"，指太阴湿土司天之年，初之气为厥阴风木。太阴湿土司天之年的上一年是少阴君火司天，阳明燥金在泉。太阴湿土司天之年，上一年在泉之气的阳明燥金迁转于本年的五之气上，所以厥阴风木才能由上一年的二之气迁转到本年的初之气上，故云"地气迁"。"寒乃去"，指严冬已去，大地春回。"初之气，地气迁，寒乃去。"全句意谓在初之气所属的这一段时间中，亦即在大寒以后至春分以前，大地春回，气候由寒转暖，风和日丽。

"春气正"，指太阴湿土司天之年，由于初之气主气和客气都是厥阴风木，所以该年春天气候基本正常。"正"者，正常也。"风乃来"，指春天里东风徐吹，万物复苏，春季一派生机盎然景象。

"生"，指萌芽生长，春主生发。"布"，指遍布。"生布"，指春天里植物普遍生机盎然。"万物以荣",指自然界植物生长良好,欣欣向荣。"民气条舒",指在春天气候正常情况之下,人体也相应健康。

"风",指风气偏胜。"湿",指湿土之气。"薄",同"搏"。"雨",指降雨。"后",指延后,"风湿相薄,雨乃后",意谓太阴湿土司天之年,上半年气候偏湿,降雨量应该偏多,但是由于初之气主气、客气均是厥阴风木,风气偏胜,风可以胜湿,所以在初之气这一段时间中,雨水不但不多,反而相对减少。

"民病血溢,筋络拘强,关节不利,身重筋痿。"初之气,客主之气皆风木用事,而司天为太阴湿土用事,故风湿相搏,筋脉挛急,湿注肌肉,而见上述诸病。"血溢",即出血。"筋络拘强",即筋脉拘急强直。"关节不利",即关节活动不利。"身重筋痿",即身体困重,肢体不用。全句意谓太阴湿土司天之年,初之气风气偏胜,人体容易出现肝气偏胜、肝阴不足的病候。

太阴湿土司天之年,其客气加临后,二之气的主气、客气均为少阴君火,所以在二之气所属的这一段时间中,亦即在春分以后至小满以前,气候偏热,故云"大火正"。"物承化,民乃和",表述了二之气时的物候。"物",指生物。"承",有承载之义。"化",指化生。"民乃和",指人体健康。全句意谓太阴湿土司天之年,二之气气候偏热,生物由于气候温热,生长良好,人体亦相对健康。

二气客主同为少阴君火用事,其气当和,然司天为太阴湿土用事,故湿热交蒸,而作温疬。"其病温厉大行,远近咸若",意谓太阴湿土司天之年,二之气气候偏热,因此人体也就容易感受温邪而发生温病,并且由于容易传染而发生流行。"远近咸若",指各地所发生疾病的症状都相似。

　　"湿蒸相薄，雨乃时降"，此乃二之气时的气候情况。"湿"，指太阴湿土之气。"湿蒸相薄"，指太阴湿土司天之气与二之气少阴君火相互作用。"蒸"，指以火热熏蒸水湿气化。"雨乃时降"，指降雨正常，应时而来。全句意谓太阴湿土司天之年，上半年气候偏湿，应该雨水偏多，但是初之气是厥阴风木，风气偏胜，风可以胜湿，所以降雨量相对减少。二之气少阴君火，火可以生土，所以降雨量完全正常。

　　太阴湿土司天之年，其客气的三之气为太阴湿土。太阴湿土为该年的司天之气，故谓"三之气，天政布"。全句意谓在三之气所属的这一段时间中，亦即在小满至大暑以前，由于太阴湿土司天的原因，所以气候偏湿，降雨偏多。"湿气降，地气腾，雨乃时降，寒乃随之"，此乃三之气时的气候情况。"湿气"，此处指太阴湿土司天之气。"地气"，此处指太阳寒水在泉之气。"湿气降，地气腾"，意谓司天与在泉之气相互作用和影响。"雨乃时降"之义与二之气所述之"雨乃时降"同义，三之气主气为少阳相火，客气为太阴湿土，太阴湿土之气与主气少阳相火相互作用，于是"湿蒸相薄"，而"雨乃时降"。由于太阴司天，太阳在泉，太阳主寒，所以尽管主气的三之气是少阳相火，但是由于司天在泉之气的作用和影响，所以在太阴司天的年份中，三之气所属的这一段时间中，不但气候偏湿，而且寒热互见，故云"寒乃随之"。

　　"感于寒湿，则民病身重，胕肿，胸腹满"，表述了三之气时人患病可见的病候。三之气司天为太阴湿土用事，其主气又为相火，故病湿热。太阴湿土司天、太阳寒水在泉之年，全年气候以寒湿偏胜为特点，因此人体亦易感受寒湿之邪，而在临床上会出现全身酸重、下肢浮肿、胸腹胀满等寒湿病候。

　　"四之气，畏火临，溽蒸化，地气腾，天气否隔，寒风晓暮，蒸热相薄"，表述了四之气时的气候情况。太阴湿土司天之年，其客气加临之间气四之气为少阳相火。"畏火"，即少阳相火。张介宾注云："少阳相火用事，其气尤烈，故曰畏火。""畏火临"，意谓由于四之气为少阳相火用事，气候炎热可畏。"溽"，指湿润之气。"蒸"，指以火煎水化气蒸物。四之气这一段时间中，由于客气少阳相火和主气太阴湿土的相互作用，故呈湿热交蒸之候。"地气腾"，指下半年太阳寒水之气上腾。"寒风"，指寒冷。"晓暮"，指早晚。"寒风晓暮"，是指早晚气候寒凉。"蒸热相薄"，即湿热交蒸。全句意谓太阴湿土司天之年，四之气时，即在大暑以后至秋分以前，由于主气是太阴湿土，客气是少阳相火，在泉之气是太阳寒水，所以这一段时间中，早晚寒凉，白日炎热，雨水偏多，寒湿热同时存在。此即张隐庵所注："寒湿热三气杂至。"

"草木凝烟，湿化不流，则白露阴布，以成秋令"，表述了四之气时的气候特点。"凝"，指凝聚。"烟"，指湿气凝聚若烟雾。"草木凝烟"，指草木处于雾水迷蒙之中。"湿化不流，则白露阴布"，意谓烟雾是由湿气聚积而成，而湿气聚积则又是由于湿不流动的结果。"凝烟""白露"，是由湿聚而成，所以才有"寒风晓暮""以成秋令"，气候早晚转凉之象。

"民病腠理热，血暴溢，疟，心腹满热，胕胀，甚则胕肿。"表述了四之气时人患病时可见的病候。四之气湿热用事，然其客气为少阳相火，其热较三之气为著，故病加。"腠理热"，即皮肤、肌肉发热。"血暴溢"，即突然出血。"疟"，即疟疾。"心腹满热"，即胸腹胀满烦热。"胕"，张介宾注云："胕，皮也，一曰腹前曰胕。""胕胀"，指腹胀。"胕肿"，即下肢浮肿。全句意谓太阴湿土司天、太阳寒水在泉之年，少阳相火加临于四之气，在四之气时，可以因感热邪而出现"腠理热""血暴溢"等热证病候，也可以感热邪及湿邪而出现"疟""心腹满热"等湿热病候，还可以感寒邪及湿邪而出现"胕胀"

"胕肿"等寒湿病候。

"五之气，惨令已行"，此乃五之气行令之况。太阴湿土司天之年，其客气加临之间气五之气为阳明燥金。"惨令"，指秋令，意即秋天西风清肃，酷暑已去，树凋叶落，景象惨悽。"惨令已行"，指在五之气时，亦即在秋分以后至小雪以前，主气客气都是阳明燥金用事，阳明主凉，所以这一段时间气候偏凉。"寒露下"，指天气寒凉，出现露水。"霜乃早降"，指霜降较一般年份为早。"草木黄落"，指草木凋谢，黄叶飘零。"寒露下，霜乃早降，草木黄落"，是对太阴湿土司天之年，五之气这一段时间中自然景象的描述。"寒气及体"，指人体感到寒凉。"君子周密"，指善养生者会注意保暖防寒。"寒气及体，君子周密"，意谓太阴湿土司天之年，五之气这一段时间中，气候偏凉，为防因凉致病，人们应该注意保暖，以防寒邪侵袭。

"皮腠"，即皮肤、腠理。"民病皮腠"，意谓太阴湿土司天之年，五之气之主客气均为阳明燥金用事，气候偏凉，因此人体容易感寒凉之邪而发生发热、恶寒、咳喘、鼻渊或皮肤斑疹等肺的病候。

"终之气，寒大举，湿大化"，表述了终之气时的气候概况。太阴湿土司天之年，其主气、客气终之气均为太阳寒水。"寒大举"，指太阴湿土司天之年，终之气所属的这一段时间中，亦即在小雪以后大寒以前，由于其主气、客气都是太阳寒水，太阳主寒，所以这一段时间中，气候特别寒冷。"湿大化"之"湿"，指太阴湿土司天之气。盖因天气下降，影响下半年的气候变化，因而下半年雨水也可偏多。"大化"，指雨湿之气在终之气太阳寒水的作用下，雨水化为冰雪，而且气候特别寒冷。"霜乃积"，指霜聚积为冰。"阴乃凝"，指浓云密布。"霜乃积，阴乃凝，水坚冰，阳光不治"，意谓在太阴湿土司天之年，终之气这一时间中，由于气候严寒，所以经常是万里云霾，雪地冰天。

"感于寒",指感受寒邪,太阳主寒,与人体之肾密切相关。终之气客主之气同为太阳寒水用事,而司天又为太阴湿土用事,故寒湿汇于关节,滞于太阳所经之路,而见"关节禁固,腰脽痛"。"关节禁固",指关节屈伸不利,活动受限。"腰脽痛",即腰椎痛。"感于寒则病人关节禁固,腰脽痛。"意谓太阴湿土司天之年,太阳寒水在泉,在终之气这一段时间中,气候严寒,人体感于寒则可以在临床上出现关节屈伸不利活动受限、腰痛等肾的病候。"寒湿持于气交而为疾也",这是解释上述"关节禁固""腰脽痛"等病候发生的原因及其证候性质。"寒",此处指太阳寒水。"湿",指太阴湿土。"气交",指天气地气之间。全句意谓太阴湿土司天、太阳寒水在泉之年,气候变化以寒湿为主,由于感受寒湿之邪而发生"关节禁固""腰脽痛"等病候。

"必折其郁气而取化源"与"丑未之纪,太阴之政"一节之"折其郁气,先资其化源"之义相同。王冰注云:"九月化源,迎而取之以补益也。"十月、十一月、十二月为冬三月。太阴湿土司天、太阳寒水在泉之年,冬令严寒。盖因"冬之气,寒大举,湿大化",故宜在冬令未到之先的九月,先补心火,此乃扶阳抑阴,以治未病之举。"益其岁气,无使邪胜",高士宗注云:"岁运不及,则益其岁气。"而马莳把"益其岁气"理解为"取其化源"。丑未太阴湿土司天之年,均是岁运不及之年,根据"运不及而得助"即可构成平气的规律,补益岁气,即可使不及的岁运得到帮助从而构成平气。

"食岁谷以全其真",此乃食疗"益其岁气"之法。"岁谷",指感受各个年份司天在泉之气所生长的谷物。太阴湿土司天、太阳寒水在泉的十年中,"其谷黅玄"。意谓黅谷和玄谷是太阴湿土司天、太阳寒水在泉之年的岁谷。"食岁谷以全其真"，意谓在太阴湿土司天、太阳寒水在泉的十年中，黅谷、玄谷生长数量较多，质量较好，可以维持人体正常生命活动的需要，故曰"全其真"。"间谷"，指感受左右间气所生长的谷物。由于左右间气，在性质上与司天在泉之气有不同之处，因此感受间气所生长的谷物也各有其不同的作用。"食间谷以去其邪"，意谓根据感邪的性质，在治疗上选用相应的食物或药物进行针对性处理。"食间谷以保其精"，与"食间谷以去其邪"句同义，因为"去邪"，就是"保其精"。

"故岁宜以苦燥之、温之，甚者发之、泄之。"此乃太阴湿土司天、太阳寒水在泉之年用药之大法。其治，湿宜燥，寒宜温。味必用苦，乃苦从火化，正用苦之阳之义。而热化后又必须发泄之。"岁"，指岁支为太阴湿土司天、太阳寒水在泉之年。"以苦"，即用苦寒药物。"燥之"，即用燥湿药物。"温之"，即用温热药物。"发之"，即用发汗药物。"泄之"，即用利尿药物。全句意谓太阴湿土司天、太阳寒水在泉之年，全年气候特点以寒湿为主，人体疾病亦以寒湿为主。"民病身重，胕肿，胸腹满"的表寒里湿证，在治疗上则应发之、泄之，亦即运用发汗、利小便的方法来治疗。若"病人关节禁固，腰脽痛"的寒湿交搏证，在治疗上则应温之、燥之，即运用温寒、燥湿的方法来治疗。若"民病血溢，筋络拘强，关节不利，身重筋痿"的表寒里热证，在治疗上就应发之及以苦清之、下之，亦即运用发汗、清热的方法来治疗。若表现为湿热交蒸者，如"温疠大行，远近咸若""民病腠理热，血暴溢，疟，心腹满热，胪胀，胕肿"等病候，在治疗上就应发之、泄之、苦之、燥之、温之同用，亦即辛开苦降，寒热平调，综合运用发汗、利小便等方法。

"不发不泄，则湿气外溢，肉溃皮坼，而水血交流。"此乃该年失治可见的病候，亦即《内经》对湿病病机转化和治疗机理的具体阐发。"不发不泄，则湿气外溢"，即如果对于湿病不采取发汗、利小便的方法，湿邪得不到出路而会自动寻找出路向外溢流。"肉溃"，指肌肉溃烂。"皮坼"，指皮肤损坏、裂开。"水血交流"，指皮肤肌肉溃烂时渗出物广泛渗出。全句意即在治疗湿病时，必须要使其有出路，以便使湿邪得以排出体外。其一是通过发汗使湿邪排出体外；其二是通过利小便使湿邪排出体外。因此，文中强调"发之""泄之"的治疗方法。如果湿邪潴留体内而不用发汗、利小便的方法，则湿邪会自动向肌表溢流，就会给人体带来重大损害，"肉溃皮坼而水血交流"。

"赞"，即支持之义。"阳火"，即阳热之气。"御"，即抵御之义。"甚寒"，即大寒。"必赞其阳火，令御甚寒。"意谓"湿"为阴邪，多由寒生，因此在治疗上应以扶阳温中为主要治疗方法。此句与前述"不发不泄，则湿气外溢"句连读，可以看出《内经》对于湿病的治疗大法。其一是给已产生的湿邪以出路，就是发汗、利小便的方法。其二是要从根本上祛除产生湿邪的因素。从本节太阴湿土司天、太阳寒水在泉之年，民病寒湿有关内容来看，湿的产生主要由于寒甚，因此在消除寒湿产生的原因上，温中扶阳又是治疗湿病的主要方法，此即"必赞其阳火，令御甚寒"的防治原则。从张仲景《伤寒杂病论》中不难看出，张氏治疗湿病原则基本上就是发汗、利小便，以温药和之，这完全是在继承《内经》思想的基础之上提出来的，而《内经》上述治则治法的提出，则又是从运气学说中衍化出来的。由此可见，中医基本理论方面的若干重大内容源于运气学说，而且临床治疗的许多治疗法则，也导源于运气学说。

"从气异同，少多其判也。"表述了太阴湿土之年的治疗原则。"从"，此处作"根据"讲。"气"，指岁气。"异同"，指岁气与运气之间的异同。"少多",指治疗上针对性药物的少或多。"判",张隐庵注云:"判者,分也。"全句意谓在太阴湿土司天的十年中,总的来说,气候变化以寒湿偏胜为特点,人体疾病以寒湿偏胜为特点,治疗上亦以温中、散寒、利湿为特点。但是此十年中,由于各年岁运上还各有不同特点,因此在具体处理疾病时,还要根据具体情况处理。故谓:"从气异同,少多其制也。"

"同寒者以热化,同湿者以燥化。"表述寒湿性运气的治疗大法。"同寒者以热化",即岁运与岁气在性质上基本相同,均属于寒者,在治疗上即可采用温热散寒的方法来治疗。若太阴湿土司天,太阳寒水在泉,岁运与岁气不完全相同,在这年的治疗上就只能从燥化,此即"同湿者以燥化"之谓也。

"异",指岁气与岁运不同的年份。"同",指岁气与岁运相同的年份。"多少",指用温中、散寒、燥湿药物的多少。"异者少之,同者多之。"意谓太阴湿土司天、太阳寒水在泉之年,寒湿为主,故温中、散寒、燥湿的药物是主力,但是用药多少,则要看具体年份。岁运与岁气相同的年份,就要多用。反之,岁运与岁气不完全相同的年份,如己丑、己未、乙丑、乙未、辛丑、辛未等年份,就要少用,此即"异者少之,同者多之"之谓。

上述经文表述了凡是太阴司天的年份,气化运行比正常天时为迟,阴气专权,阳气退避,时常有大风刮起,天气下降,地气升腾,原野昏暗,白色的云气四起,云南向奔驰,寒雨时降,万物在夏秋相交的时候才能成熟。人们多病寒湿腹胀,身体胀满、浮肿、痞塞,气逆不降,寒厥,手足拘急。寒湿交作,黑色和黄色的埃雾迷漫,流行于气交之际,其上应土星和水星。天气的行令严肃,地气寂静,其应运气而成熟的谷物是黄色和黑色。太阴湿气凝结于上,太阳寒气积聚于下,寒水胜火,则为冰雹，阳气被阴凝之气所抑，因此就呈现一片肃杀之气。在运气太过的年份，应在高地种植谷物，运气不及的年份，应在低下的土地种植谷物，有余的年份要种得晚，不及的年份要种得早，必须根据地利和天时的情况决定，人类亦必须及时适应天时，间谷是感受太过的间气而成熟的。

初之气，地气迁移，寒气散去，春气降临，和风吹来，宇宙间充满生气，万物欣欣向荣，人们在这样的气候中生活感到舒畅。由于湿土之气司天，主客之气为风木之气主时，所以风湿之气相互作用不易下雨。人们多见出血性疾患，及筋络拘急，关节不利，身体沉重，筋脉痿软等病候。

二之气，主客气均为少阴君火行令，万物由此得到化育，人们感到安和。因为火热之气散布，所以瘟疫病就大流行，远近各地都表现为一样的证候。湿气上蒸，和热气互相扭结，雨水就能及时下降。

三之气，司天之气行使权力，湿气下降，地气上腾，雨水应时下降，寒气亦随之而来。由于感受寒湿，所以发病多见身体沉重、浮肿、胸腹胀满等病候。

四之气，主时之气是太阴湿土，加临的客气是少阳相火，地气受火热之气熏蒸，湿润的地气上腾，与火气格拒而互不相合，所以早晚仍有寒风吹拂，蒸腾的湿气与热气互相扭结，如薄烟凝滞，笼罩在草木之间，湿气运化既不流动，则白露节气不能明显散布以行秋天的时令。人们多病肌肤郁热，突然大出血，疟疾，心腹饱满而热，腹部发胀之病候，甚至发生浮肿。

五之气，主客气都是阳明燥金之气，行使凄惨肃杀之政令，寒露既来，冷霜早降，草木枯黄，枝叶凋落，寒气侵犯人体，所以懂得养生之道的人就起居谨慎。人们的疾病多发生在皮肤和肌腠部分。

终之气，主客之气均为太阳寒水，故寒气大盛，冷霜积聚，阴气凝滞，水结成坚硬的冰，阳气被遏，不能行使职权。人们感受寒邪之后，发为关节强直，活动不利，腰和臀部疼痛等候，这是寒水之气持于气交而导致的疾病。要削弱其郁遏之气，以调和其化生之源泉，岁运不及的给以补益，以避免发生邪害，服食岁谷以保全真气，服食间谷以保全精气。

因此该年当用苦味之品以燥湿温寒，甚至用发散和宣泄的方法。如果不发散宣泄，则湿气充溢于体表，会引起皮肤和肌肉溃烂，血水淋漓。故必须补益阳火，此即"益火之源以消阴翳"之谓。根据岁运与六气相同或差异的多少然后实施治疗。岁运与司天之气同寒的应以热化调和，同湿的以燥化调和，运气相同的应多投调和之品，不同的可以少投。应用凉药时应避免清凉的气候，应用寒药时应避免寒冷的气候，应用温药时应避免温暖的气候，应用热药时应避免炎热的气候，饮食的宜忌也是同一法则。若遇到反常的气候，就应用不同的方法处理，这是一般规律。假使违背这个法则，就容易导致疾病发生。

五、子午之纪，少阴之政

《素问·六元正纪大论》云："少阴之政奈何？岐伯曰：子午之纪也。""少阴之政"，系指少阴司天的年份，是以阳支子午来标志的。意谓凡是年支为子午的年份，均是少阴君火司天之年。子午在地支中为阳支，与其相合的天干为甲、丙、戊、庚、壬五阳干，故有甲子、甲午、丙子、丙午、戊子、戊午、庚子、庚午、壬子、壬午十年。

（一）子午之纪

1. 壬子、壬午之年

《素问·六元正纪大论》云："少阴、太角、阳明，壬子、壬午，其运风鼓，其化鸣紊启坼，其变振拉摧拔，其病支满。

太角初正、少徵、太宫、少商、太羽终。"

"少阴，太角，阳明"，表述了壬子、壬午之年为少阴司天、阳明在泉、中运为太角布政之岁。"少阴"，指少阴君火司天。"太角"，此处指壬子、壬午年木运太过之年。"阳明"，指阳明燥金在泉。

"壬子、壬午"，即壬子年和壬午年。丁壬化木，壬属阳干，所以壬子年和壬午年属木运太过之年。

"其运风鼓，其化鸣紊启坼，其变振拉摧拔，其病支满。"此乃木运太过之年，风气偏盛时的自然气候、物候及人体疾病的临床病候，与前述太角之年完全相同。

"太角初正、少徵、太宫、少商、太羽终。"壬子年和壬午年的客运初运是太角，二运是少徵，三运是太宫，四运是少商，终运是太羽。"太角初正"，说明主运初运是木运。"太羽终"，说明主运终运是水运。这两个年份，岁运为木运太过年，岁支为火运，运生气为小逆，故运气加临可出现异常的气候及病候。

2. 戊子、戊午之年

《素问·六元正纪大论》云："少阴、太徵、阳明，戊子天符、戊午太乙天符，其运炎暑，其化暄曜郁燠，其变炎烈沸腾，其病上热血溢。太徵、少宫、太商、少羽终、少角初。"

"少阴、太徵、阳明"，表述了戊子、戊午年的司天之气、在泉之气及岁运。"少阴"，指少阴君火司天。"太徵"，此处指戊子年和戊午年，为火运太过之年。"阳明"，指阳明燥金在泉。

"戊子天符，戊午太乙天符"，表述了运与气的同化情况。"戊子天符"，即戊子年为天符之年。因为戊子年的岁运是戊，戊癸化火，其岁支是子，子午少阴君火司天，岁运与司天之气的五行属性相同，即为"天符"之年，故戊子年为天符之年。"戊午太乙天符"，即戊午年为太乙天符之年。戊子年岁运与司天之气的五行均属于火，岁运与年支的五行属性相同应为"岁会"之年。既是天符，又是岁会，即属太乙天符之年，所以戊午年为太乙天符之年。

"其运炎暑，其化暄曜郁燠，其变炎烈沸腾，其病上热血溢。"这里表述了火运太过之年，火气偏胜时的自然气候和物候变化，以及人体的病候情况。此与前述之太徵之年完全一样。

"太徵、少宫、太商、少羽终、少角初。"此乃主客运的五步表式，即戊子年和戊午年的客运初运是太徵，二运是少宫，三运是太商，四运是少羽，终运是少角。五运主运五步不变，"少角初"，说明主运初运是木。"少羽终"，说明主运终运是水。

3. 甲子、甲午之年

《素问·六元正纪大论》云："少阴、太宫、阳明，甲子、甲午，其运阴雨，其化柔润时雨，其变震惊飘骤，其病中满身重。太宫、少商、太羽终、太角初、少徵。"

"少阴、太宫、阳明"，表述了甲子、甲午年的司天、在泉及中运情况。"少阴"，指少阴君火司天。"太宫"，指甲子年和甲午年为土运太过之年。"阳明"，指阳明燥金在泉。

"甲子、甲午"，即甲子年和甲午年。这两年的年干是甲，甲己化土，甲为阳干，所以这两年是土运太过之年。这两年的年支是子是午，子午少阴君火司天。少阴司天，一定是阳明在泉，所以这两年是少阴君火司天，阳明燥金在泉。这两个年份岁运为土，年支为火，气生运，故运气加临为顺化之年。

"其运阴雨，其化柔润时雨，其变震惊飘骤，其病中满身重。"表述了甲子、甲午土运太过之年，湿气偏胜时的自然气候、物候变化，以及人体所发生的病候。此文与前述太宫之年基本相同。如前述太宫之年中，太阳之政为"其运阴埃，其化柔润重泽。其变震惊飘骤，其病湿下重"；少阳之政为"其运阴雨，其化柔润重泽，其变震惊飘骤，其病体重，胕肿，痞饮"。唯其中"柔润重泽"一句，与此"柔润时雨"稍有不同。所谓"重泽"，指雨水偏多；"时雨"，指雨水及时，属于正常。土运太过之年，以雨水偏多为合理。

"太宫、少商、太羽终、太角初、少徵。"此乃甲子、甲午年的主客运五步表式，即客运初运是太宫，二运是少商，三运是太羽，四运是太角，终运是少徵。"太角初"，说明主运初运是木。"太羽终"，说明主运终运是水。

4. 庚子、庚午之年

《素问·六元正纪大论》云："少阴、太商、阳明，庚子同天符，庚午同天符，同正商，其运凉劲，其化雾露萧瑟，其变肃杀凋零，其病下清。太商、少羽终、少角初、太徵、少宫。"

"少阴、太商、阳明"，乃谓庚子、庚午年的司天、在泉及中运的情况。"少阴"，指少阴君火司天。"太商"，指庚子年和庚午年为金运太过之年。"阳明"，指阳明燥金在泉。

"庚子同天符、庚午同天符"，表述了这两个年份岁运属于太过，其五行属性又与同年在泉之气的五行属性相同，为同天符之年。庚子年、庚午年年干是庚，乙庚化金，庚为阳干，所以庚子、庚午年为金运太过之年。庚子、庚午年的年支是子是午，故子午岁为少阴君火司天、阳明燥金在泉之年。庚子、庚午年的在泉之气的五行属性是金。庚子、庚午年岁运是金运太过，在泉之气是金，所以庚子、庚午年是同天符之年。

"正商"，是与太商、少商相对而言，即金运平气之年。庚子、庚午年，为金运太过之年，但是由于庚子、庚午年是少阴君火司天，由于火可以克金，气克运而成天刑，因此太过的金运会受到司天火气的克制，"运太过而被抑"，于是庚子、庚午年成为平气之年，故谓"同正商"。

"其运凉劲，其化雾露萧瑟，其变肃杀凋零，其病下清。"

表述了金运太过之年，凉气偏胜时的自然气候、物候变化，以及人体所发生病候。此文与前述太商之年基本相同。不同点是，前文太商之年中，太阳之政为"其病燥，背督胸满"，少阳之政为"其病肩背胸中"，此处为"其病下清"。"清"，指清凉、清冷。张介宾注云："下清，二便清泄及下体清冷也，金气之病。"此段经文虽与前文在提法上有所不同，但均属由于气候偏凉，金气凉邪致病，其病候均与肺有关，其病性均与凉有关。

"太商、少羽终、少角初、太徵、少宫。"此文表述了庚子、庚午年的客运初运是太角，二运是少羽，三运是少角，四运是太徵，终运是少宫。"少角初"，说明主运初运是木。"少羽终"，说明主运终运是水，五运的主运是每年不变的。

5. 丙子、丙午之年

《素问·六元正纪大论》云："少阴、太羽、阳明，丙子岁会、丙午，其运寒，其化凝惨溧冽，其变冰雪霜雹，其病寒下。太羽终、太角初、少徵、太宫、少商。"

"少阴、太羽、阳明"，乃言丙子、丙午之年的司天、在泉及中运的情况。"少阴"，为少阴君火司天。"太羽"，为水运太过之年。"阳明"，指阳明燥金在泉。

岁运与司天之气的五行属性相同的年份为岁会之年。丙子年的年干是丙，丙辛化水，所以丙子年的岁运为水运。丙子年的年支是子，子为北方水之正位，故子的五行属性为水。丙子年岁运的五行属性与年支的五行属性均属于水，故丙子年属于岁会之年。

"其运寒，其化凝惨溧冽，其变冰雪霜雹，其病寒下。"说明水运太过之年，寒气偏胜时的自然气候、物候变化，以及人体所发生的病候。此文与前述之太羽之年基本相同。不过太羽之年中，太阳之政为"其运寒，其化凝惨凛冽，其变冰雪霜雹，其病大寒留于溪谷"，少阳之政为"其运寒，其化凝惨凛冽，其变冰雪霜雹，其病寒下"，与此处"其病寒下"有所不同。"寒下"，张介宾注云："寒下，中寒下利，腹足清冷也。"虽然前文与此处在提法上有所不同，但均属由于气候偏寒，人体感寒致病，其病候与肾有关，其病性均与寒有关。

"太羽终、太角初、少徵、太宫、少商。"意谓丙子、丙午年的客运初运是太羽，二运是太角，三运是少徵，四运是太宫，终运是少商。"太角初"，说明主运初运是木。"太羽终"，说明主运终运是水，主运五步居恒不变。

（二）少阴司天之政

《素问·六元正纪大论》云："凡此少阴司天之政，气化运行先天，地气肃，天气明，寒交暑，热加燥，云驰雨府，湿化乃行，时雨乃降，金火合德，上应荧惑、太白。其政明，其令切，其谷丹白。水火寒热持于气交而为病始也，热病生于上，清病生于下，寒热凌犯而争于中，民病咳喘，血溢血泄，鼽嚏，目赤眦疡，寒厥入胃，心痛，腰痛，腹大，嗌干肿上。

初之气，地气迁，燥将去，寒乃始，蛰复藏，水乃冰，霜复降，风乃至，阳气郁，民反周密，关节禁固，腰脽痛，炎暑将起，中外疮疡。

二之气，阳气布，风乃行，春气以正，万物应荣，寒气时至，民乃和。其病淋，目瞑，目赤，气郁于上而热。

三之气，天政布，大火行，庶类蕃鲜，寒气时至，民病气厥心痛，寒热更作，咳喘，目赤。

四之气，溽暑至，大雨时行，寒热互至。民病寒热，嗌干，黄疸，鼽衄，饮发。

五之气，畏火临，暑反至，阳乃化，万物乃生，乃长荣，民乃康。其病温。

终之气，燥令行。余火内格，肿于上，咳喘，甚则血溢。寒气数举，则霿雾翳，病生皮腠，内舍于胁，下连少腹而作寒中，地将易也。

必抑其运气，资其岁胜，折其郁发，先取化源，无使暴过而生其病也。食岁谷以全真气，食间谷以辟虚邪。岁宜咸以软之，而调其上；甚则以苦发之，以酸收之，而安其下；甚则以苦泄之。适气同异而多少之，同天气者以寒清化，同地气者以温热化。用热远热，用凉远凉，用温远温，用寒远寒，食宜同法。有假则反，此其道也。反是者病作矣。"

"凡此少阴司天之政，气化运行先天"，此乃言子午十年，先天时而至之纪。"少阴司天之政"，即少阴君火司天之年。"气化运行先天"，即气候比季节来得早，未至而至，亦即太过之年的气候特点。全句意谓少阴君火司天的十年，都是岁运太过之年。

"地气"，指在泉之气。"肃"，指清肃。"地气肃"，意谓少阴司天之年，阳明燥金在泉，金性清肃，下半年气候偏凉。"天气"，指司天之气。"明"，指明亮。"天气明"，意谓少阴司天之年，君火司天，火性明亮，上半年气候偏热。

"寒交暑"与"热加燥"一样，都是承上句而言，即指少阴君火司天、阳明燥金在泉之年，上半年偏热，下半年偏凉，表现为寒热相交的自然景象。对"寒交暑，热加燥"，张介宾注云："阳明燥金在泉，故地气肃。少阴君火司天，故天气明。金寒而燥，火暑而热，以下临上曰交，以上临下曰加。"盖因天气和地气的关系，《内经》总是强调"天气下降，地气上腾"，天气与地气互交的影响。故少阴君火司天、阳明燥金在泉之年，必然寒暑相交，燥热相临。

"云驰雨府，湿化乃行，时雨乃降"，这里承前句"寒交暑，热加燥"而言，意谓四之气这段时间天气与地气相交，其气候特点在寒暑相交、燥热相临之间会出现雨湿偏胜的情况。此文又与后文"四之气，溽暑至，大雨时行"同义。

"金火合德"，指少阴君火司天之气与阳明燥金在泉之气相互影响和共同作用。此即《难易寻源》之"金旺得火，方成器皿"之谓。"上应荧惑太白"，指这一年之所以出现前述之"寒交暑""热加燥"等气候变化，与天体上的火星及金星运行变化密切相关。

"其政明，其令切"，表述了少阴君火司天、阳明燥金在泉之年的气候特点。"其政明"，"明"指光明，该年上半年气候偏热。"其令切"，"切"指悽切，此处指少阴君火司天之年，阳明燥金在泉，下半年气候偏凉。

"丹"，即丹谷。"白"，即白谷。丹谷的生长环境要求偏热，白谷的生长环境要求偏凉。少阴君火司天、阳明燥金在泉之年，上半年气候偏热，适宜于丹谷的生长，下半年气候偏凉，适宜于白谷的生长，因此少阴司天之年，谷物生长以丹谷和白谷最好，收成也较好，所以丹谷、白谷是少阴司天之年的岁谷。

"水火寒热持于气交而为病始"，表述了火盛于外，寒郁于内，而为外热内寒证之病因。"水"和"寒"同性，"火"和"热"同性，"水火寒热"，是指少阴君火司天与阳明燥金在泉之气而言。少阴之气属火、属热，阳明之气属水、属寒。"气交"，即天气与地气相交。全句意谓少阴君火司天、阳明燥金在泉之年，由于天气地气的相互影响和共同作用，所以这一年气候上是寒热错杂，疾病上是虚实证互见。故张介宾注云："少阴司天，阳明在泉，故水火寒热，持于气交之中而为病如此。"

"热病生于上，清病生于下，寒热凌犯而争于中"，乃承上句说明"水火寒热持于气交"而为病的证候。"热病生于上"，意谓少阴君火司天之年，上半年气候偏热，因此人体亦因易感热邪而发生热病。"清病生于下"，意谓少阴司天之年，阳明燥金在泉，下半年气候偏凉，因此人体亦因感寒邪而发生寒病。

"寒热凌犯而争于中"，意谓由于天气与地气的相互影响和作用，或者由于主气与客气的相互影响和作用而出现寒热凌犯人体的情况。如该年为少阴君火司天、阳明燥金在泉之年，初之气主气为厥阴风木，客气为太阳寒水，厥阴主温，太阳主寒，这就可以出现寒热凌犯的情况。五之气主气为阳明燥金，客气为少阳相火，阳明主凉，少阳主火，这也可以出现寒热凌犯的情况。因此，这一年上半年虽然说"热病生于上"，以热病为主，但由于寒热凌犯的原因，也会有寒有热。下半年虽然说"清病生于下"，以寒病为主，但由于寒热凌犯的原因，也会有寒有热。

"咳喘"，即咳嗽、气喘。"血溢"，即血出于上或肌表，如呕血、衄血、肌衄等。"血泄"，即血出于下，如便血、尿血、崩漏等。"鼽嚏"，即喷嚏、鼻塞、流涕等。"目赤"，即眼睛泛红。"眦疡"，即眼角溃烂。上述这些症状，多属热证。"民病咳喘，血溢，血泄，鼽嚏，目赤，眦疡"，意谓少阴君火司天之年，人体因感受热邪而发生上述证候。

"寒厥入胃，心痛，腰痛，腹大，嗌干，肿上"，意谓少阴司天之年，阳明燥金在泉，由于下半年气候偏凉，尤其终气之主气又为太阳寒水，故人易感受寒邪，可出现上述病候。"寒"，指外感寒邪，系指人体在致病因素作用之下所出现的阳气不足的现象。"厥"，指人体气血运行逆乱而致手足逆冷。"寒厥入胃"，意谓人体由于感受外寒，或人之素体正虚，阳气不足，加之感受外邪，进一步损害了人体脾胃的功能，而在临床上出现一系列病候。"心痛"，指胸痛及上腹痛。"腹大"，即腹大膨隆，即"鼓胀病"。"嗌干"，即咽干。"肿上"，即颜面浮肿。上述这些病候，多属寒证。心腹痛，腰痛，多由寒凝经脉，气滞血瘀所致。面肿腹大，多因寒湿内蕴中焦所致。"嗌干"，可由脾阳不足，运化失调，津液不能正常敷布而致。全句意谓少阴君火司天、阳明燥金在泉之年，人体由于感受寒邪，或由于人体阳气不足，复感外邪，特别是在脾肾阳虚时，可以在临床上出现上述证候。故张介宾注云："金为寒……寒病见于下。"高士宗注云："寒厥入胃，心痛腰痛，腹大，嗌干，肿上，寒湿病也。"

以上所讲述的是少阴君火司天之年气候、物候的变化，以及人体发病的大体情况。以下要讲述的是少阴君火司天之年六步主时每一步的具体变化情况。

"初之气，地气迁"，意谓少阴君火司天之年的上一年是厥阴风木司天，少阳相火在泉。少阴君火司天之年，上一年在泉之气的少阳相火迁于本年的五之气上，所以太阳寒水才能由上一年的二之气运转到本年的初之气上，这在运气学说中称为"迁正"。

少阴君火司天的初之气，是由上一年的阳明主步迁转至今年的太阳主步。阳明主燥，太阳主寒，燥去寒来，故谓"燥将去，寒乃始"。"蛰复藏"，指由于气候寒冷，小动物蛰伏藏匿避寒。"水乃冰"；指河水冰冻。"霜复降"，指天降霜雪。"燥将去，寒乃始，蛰复藏，水乃冰，霜复降"，全句意谓少阴君火司天之年，在初之气时，亦即在大寒以后，春分以前，气候偏冷，春行冬令。"乃始""乃冰""复藏""复降"等句，均是针对上一年少阳相火在泉而言。

初之气所属的这一段时间中，任何年份主气都是厥阴风木用事。东风吹来，气候开始温暖，故原文谓"风乃至"。但是在少阴君火司天之年，初之气中客气却是太阳寒水，由于受到了客气的影响，春应暖而反寒。温暖之气为寒凉之气所遏郁，应温不温，故谓"阳气郁"。

"民反周密，关节禁固，腰脽痛，炎暑将起，中外疮疡。"此乃初之气太阳寒水为病，而又因司天之气为少阴君火用事，故又有热病之候。"周密",即注意保暖,密闭防寒。"民反周密",意谓少阴君火司天之年,初之气时太阳寒水行令,故气候偏冷,春行冬令,所以人们要采取措施保暖防寒。这里用一"反"字,是与前述"寒乃始,蛰复藏,水乃冰,霜复降"之义一样,是针对上一年冬天气候不冷而言。即由于气候反常,故春天里反而要注意保暖。"关节禁固",指关节运动障碍。"腰脏痛",即腰痛。全句意谓少阴君火司天之年,初之气太阳寒水用事,气候偏寒,人体容易感寒而发生上述病候。"炎暑将起",指初之气主气为厥阴风木,厥阴主温,由于客气为太阳寒水,温被寒郁,可以形成表寒里热证,或由寒化热而在临床上发生热证,故谓"炎暑将起,中外疮疡"。

"二之气",指少阴君火司天之年,其客气加临之间气为厥阴风木。"阳气布",指二之气由于厥阴风木用事,厥阴主风、主生、主温。同时,二之气的主气是少阴君火,少阴主热。主气、客气都属温热,所以在二之气这一段时间中,亦即在春分以后至小满以前,主客气木火相生,春阳之气,满布人间,气候偏温,故谓:"二之气,阳气布。"

"风乃行,春气以正,万物应荣,寒气时至,民乃和。"二之气客主之气为木火相生用事,故"民乃和"。"风乃行",指客气为厥阴风木,风气偏胜,这里是指东风劲吹。"春气以正",指春意盎然,一片生意。"万物应荣",主要是指植物普遍生长,欣欣向荣。"寒气时至",是指这一段时间中,气候炎热,但有时也可以出现寒潮或暴冷的气候变化。"民乃和",是指在前述气候变化之中,人体相对平安健康。少阴司天之年,在二之气时,尽管气候炎热,但由于"寒气时至"的原因,炎热的气候能够得到一定的调节,所以人体也相对平安。

二之气客主气是木火相生,火郁亦能为病。"淋",指小便不畅,疼痛淋涩。"目瞑",指眼花。"目赤",指眼红。"其病淋，目暝，目赤，气郁于上而热"，意谓少阴君火司天之年，二之气所属的一段时间中，气候偏热，风气偏胜，人体容易外感风热从而在临床上出现"淋""目暝""目赤"等风热等病证。"气郁于上而热"，少阴君火司天之年，在二之气所属的这一段时间中，由于司天之气、客气、主气均属温热，火性炎上，故人体容易感受热邪而病热证。

"三之气"，少阴君火司天之年，其客气的三之气为少阴君火。"天政布"，指少阴君火为该年的司天之气。在三之气所属的这一段时间中，主气是少阳相火，客气是少阴君火，所以气候炎热，故谓"大火行"。"庶类蕃鲜"，指万物生长茂盛。"三之气，天政布，大火行，庶类蕃鲜。"全句意谓少阴君火司天之年，在三之气所属的这一段时间中，亦即在小满至大暑以前，气候炎热，各类植物生长很好，欣欣向荣。

"寒气时至"，指三之气所属的这一段时间中，气候过于炎热，由于胜复的原因，因而"寒气时至"，以维持气候变化相对稳定而自调。张介宾注云："火极水复，热极寒生，故寒气时至。""民病气厥心痛，寒热更作，咳喘目赤。"此言三之气少阴君火用事，主气为少阳相火，二火交扇，故病热。"气厥"，即功能紊乱。"心痛"，是指胸痛或胃脘痛。"气厥心痛"，是因功能紊乱而发生的胸痛或胃脘痛。"寒热更作"，是指恶寒发热交替发作。"咳喘"，即咳嗽气喘。"目赤"，即眼目泛赤。全句意谓少阴君火司天之年，至三之气时，由于主气客气均属于火，所以气候极热，因而人体也易感热邪而在临床上发生上述各种热证。

"四之气"，少阴君火司天之年，其客主之气均为太阴湿土，故"溽暑至，大雨时行。""溽"，指湿润之气。"暑"，指炎热之气。全句意谓少阴君火司天之年，四之气所属的这一段时间中，由于主气客气都是太阴湿土用事，所以在大暑以后至秋分以前，雨水偏多，气候偏湿偏热。"寒热互至"，指气候上寒热交作，时冷时热。少阴君火司天之年，因少阴司天，所以上半年气候偏热；阳明在泉，所以下半年气候偏凉。所以"四之气"这一段时间正值气交之中，由于司天在泉之气的相互影响，所以寒热交替，时冷时热。

"民病寒热，嗌干，黄疸，衄衊，饮发"，此承上"寒热互至"而言病候。四之气客主之气皆太阴湿土用事，且又承二火之后，故病湿热诸症。"寒热"，即发热恶寒。"嗌干"，即咽干。"衄衊"，即鼻出血。"饮发"，即水饮发作。这些病证或属湿热，或属寒湿。全句意谓少阴君火司天、阳明在泉之年，全年上半年偏热，下半年偏凉，至四之气时，主气客气都是太阴湿土用事，由于这一段时间寒热互至，时冷时热，湿气偏胜，因此可以外感寒湿或湿热而在临床上表现出上述症状。

少阴君火司天之年，五之气为少阳相火。"畏火"，即少阳相火。"畏火临"，即少阳相火加临于五之气上。"暑反至"，即气候反而炎热。"五之气，畏火临，暑反至"，意谓五之气时，亦即在秋分以后至小雪以前，主气是阳明燥金用事，气候一般应偏凉，但由于少阴君火司天之年，少阳相火加临于五之气上，因此这一段气候反而炎热，秋行夏令。"阳乃化"，指阳气偏胜，气候炎热。"化"，指化生。"万物乃生，乃长荣"，指万物生长繁茂。"阳乃化，万物乃生，乃长荣，民乃康"，意谓少阴君火司天之年之五之气，由于少阳相火加临，气候炎热，所以万物生长茂盛。因万物以荣，人体亦相对安康。客主加临，乃客气克主气，为火克金，阳邪之胜，故"其病温"。"温"，即温病。"其病温"，意谓少阴君火司天之年，至五之气时，由于气候炎热，秋行夏令，因此人体容易感受热邪而发生温病。

金性收，故五气之金火内格，本气清，故本气之新寒又作。"终之气"，指少阴君火司天之年，其客气终之气为阳明燥金。

"燥金行","燥",意味着气候寒凉而干燥。少阴君火司天之年，在终之气所属的这一段时间中，亦即在小雪以后大寒之前，气候偏凉、偏燥。"余火"，指少阴君火司天之年，五之气所属这一段时间中，气候炎热。到了终之气时，虽然气候转凉，但火气仍有残余存在。"内格"，指终之气气候虽然偏凉、偏燥，但由于五之气的火气仍尚未完全消退，所以寒热之间互相格拒，在终之气所属的这一段时间中，气候偏凉，但偶然气温偏高，这种现象叫作"余火内格"。在少阴君火司天、阳明燥金在泉之年，终之气气候偏凉、偏寒。由于此时五之气的火气残留，火为寒郁，而肺失肃降，易发浮肿，故曰"肿于上"。肺气不宣，故发"咳喘"。热伤肺窍及肺络，故"甚则血溢"。

"寒气数举"，指气温偏低频现。"霜雾翳"，指天气晦暗，大雾迷漫。"病生皮腠"，指人体肌表容易受邪而发生疾病。"寒气数举，则霜雾翳，病生皮腠"，意谓少阴君火司天、阳明燥金在泉之年，至终之气时，气候偏凉，天气阴暗，人体容易感受寒凉而使肌表发生疾病。

"内舍于胁"，即寒气犯于人体胁下。"下连少腹"，即寒气犯于人体小腹。"内舍于胁，下连少腹而作寒中"，是承上句而言，意谓少阴君火司天之年，终之气气候偏凉，人体可以由于感受寒邪而发生寒证。

"地"，即在泉之气。"易"，即变易。少阴君火司天、阳明燥金在泉之年，终之气主气是太阳寒水，客气为阳明燥金，"凉"和"寒"虽属同类，但在程度上有所不同。又因终之气时段正值严冬，冬令主寒，因此阳明燥金之气必然会向太阳寒水之气转化，即阳明向太阳变易，燥气向寒气变易。故曰："地将易也。"

"抑其运气"，即抑制本年偏胜之气。"资其岁胜"，即扶持本年岁令所胜之气。"必抑其运气，资其岁胜"，意谓少阴君火司天之年，阳明燥金在泉，上半年偏热，因此在治疗上应抑制此偏热之气，下半年偏凉，因此在治疗上应抑制此偏凉之气。火可以克金，火气偏胜，金气则受损害，因此在治疗上要先期支持金气所属肺脏。凉气偏胜，木气将受损害，因此在治疗上要先期支持木气所属肝脏。

"折"，指直折，此处亦有抑制之义。"郁发"，指因郁而发之气。"化源"，即化生之源。"折其郁发，先取化源"，意谓少阴君火司天之年，上半年火气偏胜，火胜可以使金气被郁，因郁而发，形成偏胜。下半年金气偏胜，金胜又可以克木，而使木气被郁，因郁而发，形成偏胜，于是木胜克土。因此在少阴君火司天之年中，上半年不但要注意到火气偏胜，而且因为郁发的原因，也要注意到金气偏胜的问题。下半年不但要注意到金气偏胜，而且因为郁发的原因，也要注意到木气偏胜的问题。"折其郁气，先取化源"一句与前句"抑其运气，资其岁胜"之义基本相同，即不但要处理偏胜之气，而且要支持其所胜之气，使得其和。

"岁谷"，即感司天在泉之气所生之谷，此处是指丹谷和白谷，亦即上文之"其谷白丹"。"间谷"，即感间气所生之谷。"食岁谷以全真气，食间谷以辟虚邪"，意谓少阴君火司天之年，在饮食上应多食丹谷和白谷，以维持人体正常生命活动。在对疾病的饮食和治疗上，应根据所感邪气性质选用相应的食物或药物。

"岁宜咸以软之而调其上，甚则以苦发之，以酸收之而安其下，甚则以苦泄之。"表述了咸从水化，故能调在上之君火。金以酸补，故能安在下之燥金。甚则以苦发上盛之热，以苦涌泄在里内格之热。"岁"，此处指少阴君火司天之年。"咸"，指味咸性寒的药物或食物。"软"，即使柔软，此处系指因感火邪而发生的肿胀坚硬的病候因治疗而得到缓解。"上"，指上半年。"苦"，指味苦性寒的药物或食物。"发"，指发泄，此处系指使人体内部郁积的火邪能有出路。少阴司天之年，上半年气候偏热，人体易感热邪而发生热病，故在治疗上应该用咸寒清热药物来治疗。如果内热太甚，则应该用苦寒泄下的药物来治疗，使其过甚之热邪能有出路。"酸"，指味酸的药物或食物。"收"，指收敛作用。"下"，此处指下半年。少阴君火司天、阳明燥金在泉之年，下半年气候偏凉，因此人体亦易感寒邪而使热郁于里发生前述"余火内格"，热"冲于上"的病候，因而在治疗上应该用味酸性收的药物或食物来治疗。如果内热太甚时，则应以苦寒泻法，使热邪有出路。综上所述，可见《内经》在治疗在热盛时，多用咸寒或酸甘的药物或食物。里热过甚时，则多用苦寒泄热的药物或食物，使过甚之热邪能有出路。此为后世以甘寒、咸寒、苦寒清热法治疗热病提供了理论依据。

"同天气者以寒清化，同地气者以温热化。""同"，指岁运与岁气在五行属性上同属一类。"天气"，指司天之气。"寒清化"，指具有寒凉作用的药物或食物。"同天气者以寒清化"，意谓少阴司天的十年中，其岁运与少阴之气同属一类者，亦即同属温热者，在治疗上均可以用具有寒凉作用的药物或食物来治疗。此十年中，壬子、壬午年属于太角之年，亦即木运太过之年。从岁运来说，气候偏于温热，与少阴君火司天之气相类。戊子、戊午年属于太徵之年，亦即火运太过之年，从岁运来说气候炎热，此与少阴君火司天之气相类。所以这四年在治疗上都可以用寒凉的药物或食物来治疗。故王冰注云："太角、太徵岁同天气，宜以寒清治之。""地气"，指在泉之气。"温热化"，指具有温热作用的药物或食物。"同地气者以温热化"，意谓少阴司天、阳明在泉的十年中，凡是其岁运与在泉的阳明之气同属一类者，在治疗上均可以用具有温热作用的药物或食物来治疗。此十年中，甲子、甲午年属于太宫之年，亦即土运太过之年，从岁运来说气候偏湿，湿为阴邪，与阳明燥金在泉清凉之气相类。庚子、庚午年属于太商之年，亦即金运太过之年，从岁运来说，气候偏凉，与阳明在泉之气相同。丙子、丙午年属于太羽之年，亦即水运太过之年，从岁运来说，气候寒冷，与阳明在泉之气相类。所以甲子、甲午、庚子、庚午、丙子、丙午六年在治疗上也都可以用具有温热作用的药物或食物来治疗。故王冰注云："太宫、太角、太羽，岁同地气，宜以温热治之。化，治也。"

上述经文表述了凡是少阴司天的年份，气化运行比正常天时早，地气严肃，天气明朗，寒气与暑气相交，热气和燥气相加，湿气化令能以行使，雨水及时下降，金火互相配合发挥作用，其上应的为火、金二星。司天之政光明，在泉之气急迫，其在谷物为红色和白色。水火寒热相互争持于气交而发生疾病，热病发于上部，清寒之病生于下部，寒热之气互犯争于中部，所以致民病咳嗽，喘息，血液上溢，大便出血，鼻塞流涕，喷嚏，眼睛红赤，眼角溃疡，寒气厥逆入于胃部，出现心痛，腰痛，腹部胀大，咽喉干燥，上部肿胀。

初之气，地气迁移，去岁少阳在泉之气即将散去，本年太阳寒水之气开始散布，虫类因此又蛰藏，河水冻结成冰，寒霜又复下降，风气到来，阳气被寒郁遏，人们生活应注意起居周密。如果遭受寒邪侵袭，就会发生关节运动不便，腰臀部疼痛等病候。炎热即将到来的时候，内部和外部容易产生疮肿溃疡之病。

二之气，少阴君火之阳气敷布，客气厥阴的风气流动，春天的气候降临，万物欣欣向荣，寒气时常到来，而人们觉得安和。其发病则为小便淋沥不利，眼睛视物模糊，或发生两目红赤等病候，气分郁遏于上部而有发热之症。

三之气，司天和主气行使权力，君相二火当令，火气旺盛，万物生长茂盛，但时常有寒气侵犯。人们发病为厥逆，心痛，发寒发热，咳嗽气喘，眼目红赤等。

四之气，主客之气都系太阴湿土，时处司天、在泉气交之间，故见潮湿而又炎热的气候，大雨时常下降，寒热交互并至。人们病见寒热，咽喉干燥，黄疸，鼻塞流涕，鼻出血，水饮病发作之病候。

五之气，少阳相火加临，气候当凉反热，阳气运化，万物生长繁荣，人们安康。其发病多为温病。

终之气，阳明燥气主政，清凉之气敷布。体内余热格拒而不能发散，于是上部发生肿胀，咳嗽气喘，甚则血液上涌等候。主气太阳寒水之气流行，自然界晦暗，烟雾弥漫，此时发病在外则生于皮肤，在内则停留于胁肋，向下牵连到少腹部寒冷。其治必须抑制其运气的有余，扶助其岁气的所胜，削弱其郁发，故首先要调和其化生的泉源，以避免因太过而发生病变。服食岁谷以保全其真气，食间谷以预防邪气的侵袭。本年份应该用咸寒之品以软坚，而调和其上部的火气，甚至用苦味来发泄它，用酸味来收敛它，安和其下部的燥气，甚至用苦味来宣泄邪气。根据运气的异同，决定用多用少，若岁运与司天的热气相同，应以清和之法，与在泉的清凉之气相同，则以温法调之。用热药时要避免炎热的气候，用凉药时要避免清凉的气候，用温药时要避免温暖的气候，用寒药时要避免寒冷的气候，饮食的宜忌也是同一法则。若遇到反常的气候，就应用不同的方法处理，这是常规的临证法则。如果不是这样，容易导致疾病的发生。

六、巳亥之纪，厥阴之政

《素问·六元正纪大论》云："厥阴之政奈何？岐伯曰：巳亥之纪也。""厥阴之政"，系指厥阴风木司天的年份，是以阴支巳亥来标志的，意谓凡是逢年支为巳亥的年份，均是厥阴风木司天之年。巳亥在地支中为阴支，与其相合的年干为乙、丁、己、辛、癸五阴干，故有乙巳、乙亥、丁巳、丁亥、己巳、己亥、辛巳、辛亥、癸巳、癸亥十年。

（一）巳亥之纪

1. 丁巳、丁亥之年

《素问·六元正纪大论》云："厥阴、少角、少阳，清热胜复同，同正角。丁巳天符、丁亥天符，其运风清热。少角初正、太徵、少宫、太商、少羽终。"

"厥阴、少角、少阳"，表述了丁巳、丁亥之年为厥阴风木司天，少阳相火在泉，中运为少角布政。"厥阴"，指厥阴风木司天。"少角"，指木运不及之年，此处指丁巳、丁亥年。"少阳"，指少阳相火在泉。

"清热胜复同"，指春天不温、夏天偏热反常的气候变化。

"正角"，即木运平气之年。"同正角"，意谓木运不及之年，如果遇上司天之气属木，由于"运不及而得助"的原因，则可以构成平气。丁巳、丁亥年，丁为阴干，所以属于木运不及之年。丁巳、丁亥年属于风木司天之年。木运不及而得到司天风木之气相助，所以丁巳、丁亥年也可以是平气之年，故谓"同正角"。

岁运与司天之气在五行属性上相同就是天符之年。丁巳、丁亥年岁运是木，司天之气也是木，岁运与司天之气相同，所以丁巳、丁亥年是天符之年。

"其运风清热"，指丁巳、丁亥年气候特点是春天里应温不温，夏天里比较炎热。

"少角初正、太徵、少宫、太商、少羽终。"丁巳、丁亥年的客运初运是少角，二运是太徵，三运是少宫，四运是太商，终运是少羽。"少角初正"，意谓主运初运是木运。"少羽终"，意谓主运终运是水。

2. 癸巳、癸亥之年

《素问·六元正纪大论》云："厥阴、少徵、少阳，寒雨胜复同。癸巳同岁会、癸亥同岁会，其运热寒雨。少徵、太宫、少商、太羽终、太角初。"

"厥阴"，指厥阴风木司天。"少徵"，指火运不及之年，此处指癸巳、癸亥年。"少阳"，指少阳相火在泉。

"寒雨胜复同"，意谓火运不及之年的气候特点是夏天里应热不热，冬天里应冷不冷。

"癸巳同岁会、癸亥同岁会"，表述了运与气相临同化情况。岁运不及之年，其岁运与该年在泉之气的五行属性相同者为同岁会之年。癸巳、癸亥年的年干是癸，戊癸化火，癸为阴干，所以癸巳、癸亥年属于火运不及之年。癸巳、癸亥年年支是巳是亥，巳亥厥阴风木司天、少阳相火在泉，岁运是火，运不及，在泉之气是火，因此癸巳、癸亥年是同岁会之年。

"其运热寒雨"，指癸巳、癸亥年夏天里应热不热，长夏季节偏湿偏热。

"少徵、太宫、少商、太羽终、太角初。"说明癸巳、癸亥年的客运初运是少徵，二运是太宫，三运是少商，四运是太羽，终运是太角。"太角初"，说明主运初运是木运。"太羽终"，说明主运终运是水。

3. 己巳、己亥之年

《素问·六元正纪大论》云："厥阴、少宫、少阳，风清胜复同，同正角。己巳、己亥，其运雨风清。少宫、太商、少羽终、少角初、太徵。"

"厥阴"，指厥阴风木司天。"少宫"，指土运不及之年，此处指己巳、己亥年。"少阳"，指少阳相火在泉。

"风清胜复同"，指己巳、己亥年的气候特点是长夏应湿不湿，降雨量少，风气偏胜，秋天里气候偏凉。

"正角"，即木运平气之年。"同正角"，意谓己巳、己亥年，土运不及，风乃大行，加上又逢厥阴风木司天，因此这两年的长夏气候同木运平气之年的春季相似，风气偏胜，应湿不湿，降雨量少。此亦《五常政大论》中所谓之"卑监之纪，上角与正角同"。

"其运雨风清"，指己巳、己亥年土运不及，风木乘之，因此其气候特点是长夏季节雨水不多，风气偏胜，秋天又相对清凉。

"少宫、太商、少羽终、少角初、太徵。"此文说明己巳、己亥年的客运初运是少宫，二运是太商，三运是少羽，四运是少角，终运是太徵。"少角初"，说明主运初运是木。"少羽终"，说明主运终运是水。

4. 乙巳、乙亥之年

《素问·六元正纪大论》云："厥阴、少商、少阳，热寒胜复同，同正角。乙巳、乙亥，其运凉热寒。少商、太羽终、太角初、少徵、太宫。"

"厥阴、少商、少阳"，"厥阴"，指厥阴风木司天。"少商"，是指乙巳、乙亥年，为金运不及之年。"少阳"，指少阳相火在泉。

"热寒胜复同"，指金运不及之年的气候特点是秋天里应凉不凉，气候偏热，而冬天又较一般年份偏冷。

"正角"，即木运平气之年。"同正角"，意谓乙巳、乙亥年为金运不及之年，但乙巳、乙亥年是风木司天，运不及，则气反侮运，因此运从气化，亦即这一年的岁运以气为主。所以金运不及之年在气候上与木运平气之年相似，亦即这一年的秋天应凉不凉，气候偏温，秋行春令，和正常的春天气候一样。此亦即《五常政大论》中之"从革之纪，上角与正角同"之谓。

"其运凉热寒"，指乙巳、乙亥年金运不及，火来乘之，水又来复的自然现象。亦即乙巳、乙亥年的气候特点是秋天里应凉不凉，气候偏热，冬天又比一般年份寒冷。

"少商、太羽终、太角初、少徵、太宫。"说明乙巳、乙亥年的客运初运是少商，二运是太羽，三运是太角，四运是少徵，终运是太宫。"太角初"，说明主运的初运是木。"太羽终"，说明主运的终运是水。

5. 辛巳、辛亥之年

《素问·六元正纪大论》云："厥阴、少羽、少阳，雨风胜复同。辛巳、辛亥，其运寒雨风。少羽终、少角初、太徵、少宫、太商。"

"厥阴、少羽、少阳"，"厥阴"，指厥阴风木司天。"少羽"，指辛巳、辛亥年为水运不及之年。"少阳"，指少阳相火在泉。丙辛化水，辛巳、辛亥之年，岁运属水，巳亥岁支属木，运生气，故这两个年份属小逆之年。

"雨风胜复同"，指水运不及之年，冬天应冷不冷，气候偏湿，第二年春天风多雨少的气候特点。

"其运寒雨风"，意谓辛巳、辛亥年水运不及，土来乘之，土气偏胜时，木气又必然来复，因此辛巳、辛亥年的气候特点是冬天不冷，雨水较多，第二年春天风气偏胜，雨水减少。

"少羽终、少角初、太徵、少宫、太商。"说明辛巳、辛亥年的客运初运是少羽，二运是少角，三运是太徵，四运是少宫，终运是太商。"少角初"，说明主运是木。"少羽终"，说明主运终运是水。

（二）厥阴司天之政

《素问·六元正纪大论》云："凡此厥阴司天之政，气化运行后天。诸同正岁，气化运行同天。天气扰，地气正，风生高远，炎热从之，云趋雨府，湿化乃行，风火同德，上应岁星、荧惑。其政挠，其令速，其谷苍丹，间谷言太者，其耗文角品羽。风燥火热，胜复更作，蛰虫来见，流水不冰。热病行于下，风病行于上，风燥胜复形于中。

初之气，寒始肃，杀气方至。民病寒于右之下。

二之气，寒不去，华雪水冰，杀气施化，霜乃降，名草上焦，寒雨数至，阳复化。民病热于中。

三之气，天政布，风乃时举。民病泣出，耳鸣，掉眩。

四之气，溽暑湿热相薄，争于左之上。民病黄疸，而为胕肿。

五之气，燥湿更胜，沉阴乃布，寒气及体，风雨乃行。

终之气，畏火司令，阳乃大化，蛰虫出现，流水不冰，地气大发，草乃生，人乃舒。其病温疠。必折其郁气，资其化源，赞其运气，无使邪胜。

岁宜以辛调上，以咸调下，畏火之气，无妄犯之。用温远温，用热远热，用凉远凉，用寒远寒，食宜同法。有假反常，此之道也。反是者病。"

"凡此厥阴司天之政，气化运后天。"此言巳亥十年，气后天时而政之纪。"同天"，即气候物候变化与天时一致。王冰云："太过岁，运化气行先天时。不及岁，化生成后天时。同正岁，化生成与天二十四气迟速同，无先后也。"运气学说中五运有"三气之纪"的内容，即把各个年份区分成平气、不及、太过三类。在具体运算时，按年干的阴阳来计算，阳干属太过之运，阴干属不及之运，于是各个年份有了太过和不及两类。只有在运气相合时，其中属于"运太过而得助"或"岁会"及"同岁会"之年，才是平气之年。平气之年也就是这里所谓的"正岁"。由此可知，在甲子一周年中，不论是属于"气化运行先天"的太过之年，或者是属于"气化运行后天"的不及之年，它们之中也都有"正岁"。这也就是说在岁运太过或不及之年中，也都有气候与季节一致的正常年份，故谓：

"诸同正岁，气化运行同天。"

"天气"，指厥阴风木司天之气。"扰"，指扰动。风性动摇，故高士宗注云："扰，风动也。""地气"，指在泉之气。"正"，高士宗注云："正，阳和也。""天气扰，地气正"，意谓厥阴司天、少阳在泉之年，因厥阴主风，所以上半年风气偏胜，气候偏温，少阳主火，所以下半年阳气偏胜，气候偏热。

"风生高远，炎热从之"，此是承上句而言，意谓厥阴司天，风气偏胜。司天之气对全年均有一定影响，故谓"风生高远"。少阳在泉，火气偏胜，由于司天之气主管上半年，在泉之气主管下半年，所以在气候变化上先是出现风气偏胜，然后才出现火气偏胜，故谓"炎热从之"。

"云趋雨府"，即阴云密布。"湿化乃行"，即雨湿流行。意谓厥阴风木司天、少阳相火在泉之年，全年气候变化以风热偏胜为特点。上半年风气偏胜，风可以胜湿，所以上半年雨水减少，应湿不湿。下半年火气偏胜，冬天里应寒不寒，水气不及，水不及则土来乘之。原文在"风生高远，炎热从之"句后，紧接着就提出"云趋雨府，湿化乃行"的问题，这实际上是自然气候变化中的一种自调现象。

"风火同德"，指厥阴风木司天之年，少阳相火在泉。这一年气候特点上半年风气偏胜，下半年火气偏胜。木生火，风火相扇，故在风气和火气的相互作用和影响下，全年气候以风热为特点。岁星，即木星。荧惑，即火星。这一年的气候变化与天体中的木星和火星活动变化密切相关，故谓"上应岁星、荧惑"。

"挠"，同扰。"速"，指快速。厥阴风木司天、少阳相火在泉之年，风主动，故谓"其政挠"，火性速，故谓"其令速"。

"苍"，此指青色谷物。"丹"，此指红色谷物。"其谷苍丹"，意谓厥阴司天之年，少阳相火在泉，上半年风气偏胜，气候偏温，有利于青色谷物的生长，下半年火气偏胜，气候偏热，有利于红色谷物的生长，因此这一年苍谷和丹谷生长较好，成为该年的岁谷。

"间谷"，即感间气所生的谷物。"言太"，即太过之年的间气所化生之谷物。厥阴司天之年的十年，均属岁运不及之年，因此这十年中从饮食与治疗的方面只能考虑岁谷，亦即"其谷苍丹"。

"耗"，指损耗或消耗。"文角"，即毛虫。"品"，有标准之义，此处作胎孕生长良好解。"羽"，指羽虫。厥阴风木司天之年，少阳相火在泉，上半年风气偏胜，气候偏温，下半年火气偏胜，气候偏热。属于火类的羽虫，其胎孕生长需要炎热气候，所以少阳在泉，羽虫育，故谓"其耗文角品羽"。

"风燥火热，胜复更作，蛰虫来见，流水不冰"，表述了厥阴司天之政的气候与物候的情况。"风"，指风气偏胜。"燥"，指燥气、凉气来复。"火热"，指燥气、凉气偏胜时，火热之气又对燥凉之气来复。从五行概念来说，风属木，燥属金，热属火。"风燥火热"，即木气偏胜时，金来克木，火又克金，故原文有"风燥火热，胜复更作"之谓。"蛰虫来见，流水不冰"，则是指厥阴风木司天之年，少阳相火在泉，冬天里气候偏热，应寒不寒，应藏不藏的自然景象。

"热病行于下，风病行于上，风燥胜复形于中"，此言风甚则燥胜而热复，故胜复更作，上下之气相形而见于中。"热病"，即火气偏胜的疾病。"下"，指下半年。"风病"，即风气偏胜的疾病。"上"，指上半年。"风燥胜复"，指风气偏胜时，燥凉之气来复；就人体疾病来说，也就是肝气偏胜时，肺气来复。"中"，指上半年和下半年之间。厥阴风木司天、少阳相火在泉之年，上半年风气偏胜，气候偏温，所以人体疾病上半年也以风病较多，下半年火气偏胜，气候炎热，所以人体疾病下半年也以热病较多。

上半年风气偏胜，由于胜复原因，燥气来复，因此在上半年和下半年之间，有时也会出现暴凉的气候变化。

以上是叙述厥阴风木司天之年气候、物候及病候变化的大体情况，以下所述的则是厥阴风木司天之年六步主时每一步气候、物候及病候变化的具体情况。

"初之气"，指厥阴风木司天之年，其客气加临的初之气为阳明燥金。"寒"，指寒冷；"肃"，指清肃；"杀"，指肃杀。"寒始肃，杀气方至"，指春天里气候偏凉，应生不生，反而出现清凉如秋的肃杀气象。全句意谓厥阴风木司天之年，初之气为阳明燥金用事。阳明主凉，故在初之气时，亦即在该年大寒以后至春分以前，大约在农历十二月下旬至次年二月上旬这一段时间中，气候偏凉，春行秋令，自然界一片清凉肃杀之象。"病寒"，即患寒病。"右"，指司天的右间。厥阴司天之年，司天的右间是太阳寒水，故云："民病寒于右之下。"

"二之气"，指厥阴风木司天之年，其客气加临的二之气为太阳寒水。"寒不去"，指二之气这一段时间中，亦即在春分以后至小满以前，大约在农历二月下旬至四月上旬这一段时间中，虽然从主气来说是少阴君火之事，气候应该逐渐转热，但是由于客气是太阳寒水，因此气候仍然偏寒，故原文谓"二之气，寒不去，华雪为冰"。

"杀气"，指肃杀之气，此处指生物由于气候严寒，应长不长。"施"，有实施、施加、给予之义。"杀气施化"，亦即厥阴风木司天之年，二之气太阳寒水主事，气候寒冷，寒凝肃杀之气影响了自然界正常的生化现象，生物应生不生，应长不长，春行冬令，气候严重反常。"霜乃降"，指气候寒凉，天降冷霜。"名草上焦"，指植物枯萎，应生不生，应长不长。"杀气施化，霜乃降，名草上焦"，意谓厥阴风木司天之年，二之气太阳寒水用事，气候寒冷，植物不生不长，反而枯焦似秋冬。

"寒雨数至"，指寒冷之气不断来袭。"阳复化"，指由于胜复以及主气的影响，水气偏胜，气候寒凉时，火被水乘之，土来复之。"寒雨数至，阳复化"，意谓二之气，主气是少阴君火，本来气候应该逐渐转热，但由于客气是太阳寒水，所以气候反偏于寒凉。由于胜复原因以及主气少阴君火的影响，所以这一段时间中有时也会出现热象。

二之气，客气太阳寒水用事，加于主气少阴君火，故热为寒郁，即成伤寒成温之候。"热"，即定性属于火的病证。"中"，有在内之义。"民病热于中"，意谓厥阴风木司天之年，至二之气时，主气是少阴君火，气候应热，客气是太阳寒水，气候应寒，人体亦应之，因此，容易出现表寒里热或热郁于里的里热病证。

厥阴风木司天之年，其客气的三之气为厥阴风木。"天政布"，即司天之气布于四方。"风乃时举"，即由于厥阴主风，所以这一年风气偏胜。在三之气所属的这一段时间中，亦即在小满至大暑以前，大约在农历四月下旬至六月上旬这一段时间中，风气尤为偏胜，气候也转为温热，故云："三之气，天政布，风乃时举。"

三之气司天风木用事，与主气风火交扇而有下述诸候。"泣出"，即流泪。"耳鸣"，即耳作轰鸣或蝉鸣。"掉"，即肢体抽搐。"眩"，即头晕目眩，天旋地转，如坐舟车。经云："诸风掉眩，皆属于肝。""民病泣出，耳鸣，掉眩"，意谓厥阴风木司天之年，风气偏胜，特别是在三之气所属的这一段时间中，风气尤甚，人体感邪，而发生上述病证。

厥阴风木司天之年，其客气加临的四气为少阴君火。"溽"，指湿润之气。"暑"，指火热之气。"薄"，同搏，指互相作用。"左之上"，指司天左间。司天左间方位在左，位置在上，故曰"左之上"。从司天在泉四间气的位置与六步顺序之间的关系来看，初之气在在泉左间，二之气在司天右间，三之气正在司天位置上，四之气在司天左间，五之气在在泉右间，终之气正在在泉位置上。因此，司天左间，即四之气。"四之气，溽暑湿热相薄争于左之上"，意谓厥阴风木司天之年，四之气，主气是太阴湿土，气候偏湿，客气是少阴君火，气候偏热，所以在这一年的四之气中，亦即在该年大暑至秋分之间，气候偏湿偏热，暑湿交争。

四之气客主以暑热湿热相争，而为湿热之病，证见"民病黄疸而为胕肿"。"胕肿"，即肤肿。意谓厥阴风木司天之年，四之气，湿热交争，所以人体也容易外感湿热之邪，在临床上易发生黄疸或浮肿等病候。

"五之气，燥湿更胜"，表述了五之气时客主加临的气候特点。厥阴风木司天之年，主气为阳明燥金，其客气加临的五之气为太阴湿土。"燥"，指气候凉而干燥。"湿"，指气候热而潮湿。"更胜"，指交替偏胜。"燥湿更胜"，意谓厥阴风木司天之年，在五之气所属的这一段时间中，亦即在本年的秋分以后至小雪以前，由于主气是阳明燥金，在正常情况下气候应该转凉转燥，但是客气是太阴湿土，气候偏湿，在主气和客气的相互作用和影响下，这一段时间可以出现"燥湿更胜"的气候变化。

"沉阴乃布，寒气及体，风雨乃行"，此承上句而言，是对客气偏胜时自然景象的描述。"沉阴乃布"，指天空低沉，阴云密布；"寒气及体"，指气候转凉；"风雨乃行"，指雨水偏多。诚如张介宾所言："客以湿土，主以燥金，燥湿更胜，其候如此。"

"终之气，畏火司令，阳乃大化，蛰虫出见，流水不冰"，表述了终之气的气候物候特点。厥阴司天之年，其客气加临的终之气为少阳相火。"畏火",即少阳相火。"畏火司令",即少阳相火在泉主政。"阳乃大化",指由于少阳主火,所以厥阴司天之年的下半年,尤其是在终之气所属的这一段时间中,亦即在该年的小雪以后至大寒以前,阳气偏盛,气候偏热。"蛰虫出见,流水不冰",意谓冬天里气候偏热,应冷不冷,因而一些蛰虫应藏不藏,河水应冰不冰。

"地气大发,草乃生,人乃舒",表述了因"阳乃大化"而产生的物候情况。"地气",指在泉之气,此处也指土地生发之气。"地气大发,草乃生",指厥阴司天之年,由于少阳相火在泉,冬季里应寒不寒,应藏不藏,冬行春令,植物如同在春天一样萌芽生长。这属于气候、物候严重的反常变化。"人乃舒",意谓人也感到相对的舒适。

终之气相火用事,主气为太阳寒水,时寒时热,故云"其病温疠"。"温",即温病。"疠",即疫疠,指急性热性传染病。"其病温疠",是承上句而言,意谓由于厥阴风木司天之年,少阳相火在泉,气候偏热,冬行春令,应藏不藏,所以在当年终之气所属的这一段时间中,以及第二年春天,尽管"人乃舒",但容易发生温病。

"必折其郁气,资其化源,赞其运气,无使邪胜",表述了厥阴风木司天之年的治疗大法。要治疗其偏胜之气,故云"必折其郁气"。又要对全身正气及其可能受害的脏腑进行扶持,故云"资其化源",从而达到"赞其运气,无使邪胜"的治病目的。

"岁宜以辛调上,以咸润下",此言辛从金化,以调在上之风木;咸从水化,以调下之相火。然相火易虚易实,不比君火有常,调之非易,故宜慎用。"岁",指厥阴司天之年。"辛"即味辛性温的药物或食物。"上",指上半年。"岁宜以辛调上",意谓厥阴风木司天之年,上半年风气偏胜,风与人体的肝密切相关，根据《素问·藏气法时论》提出的"肝欲散，急食辛以散之，用辛补之"的治疗原则，所以应当适当选用味辛性温的药物或食物来对人体的肝进行调理。"咸"，指味咸性药物或食物。"下"，指下半年。"以咸调下"，意即厥阴司天之年，少阳相火在泉，下半年气候偏热，火与人体的心密切相关，根据《素问·藏气法时论》提出的"心欲软，急食咸以软之，用咸补之"的治疗原则，所以应当选用味咸性寒的药物或食物来对人体的心进行调理。

"畏火之气"，即在泉少阳相火之气。"无妄犯之"，即不能乱用清火的治疗方法。

上述经文表述了凡是厥阴司天的年份，气化运行比正常天时为迟。若逢平气，则气化运行同于天时。风木司天，天气扰乱，少阳在泉，地气正常，风气发生于司天，在泉炎热之气从之，湿土之气敷布化育，风火配合发挥作用，其上应木星和火星。风行使的职权是扰乱，火令急速，感受司天在泉之气而成熟的谷物是青色和红色，间谷是感受太过的间气而成熟的，角虫和羽虫的生长受到影响。风燥火热，彼此胜复交争，所以应该蛰伏的虫类反而活动于外，水流动而不能结冰。人患热病多发生在下部，风病多发生在上部，风燥与火热之气互相胜复交争于中部。

初之气，阳明清凉之气加临，寒气严肃，杀气方来，人们右下部多生寒病。

二之气，太阳寒水之气加临，所以寒气不去，雪花纷飞，河水结冰，肃杀之气施化，寒霜下降，芳草为之枯焦，寒雨数度下降，阳气又复散发。人们发病为热邪郁于内部。

三之气，司天之气行使权力，风气时起。人们发病为眼睛流泪，耳内鸣响，头昏目眩。

四之气，气候炎热而又潮润，湿热相互交结，争扰于左上部。人们发病为黄疸，或为周身浮肿。

五之气，燥气湿气互相胜复，主客二气性均清寒，所以阴沉之气散布，寒气袭人，风雨流行。

终之气，客气少阳相火当令，阳气旺盛，蛰伏的虫类出来活动，流水不能结冰，地中阳气发泄，百草重又生长，人们感到舒畅。其发病则为温病疫疠。必须削弱其郁遏之气，补助其化生的泉源，赞助其不及的运气，不要使邪气偏胜。

因此本年份应用辛味之品调和在上的风气，以咸味之品调和在下的火气，不要轻易地触犯少阳相火之气。用温药时避免温暖的气候，用热药时避免炎热的气候，用凉药时避免清凉的气候，用寒药时避免寒冷的气候，饮食的宜忌也是同一法则。若遇到反常的天气，就应以不同的方法来处理，这是一般的规律。若不这样做，就容易导致疾病发生。

第二十三讲　运气同化

《素问·六元正纪大论》云："气用有多少，化洽有盛衰，衰盛多少，同其化也。""气用"，指气候的变化时生物的作用和影响。"化"，指化生。"洽"，有协调、相合之义。此段经文表述了自然变化规律，有时与实际情况不尽相符，这是因为六气对自然界的作用和影响有多有少、有盛有衰的差别。由于有盛衰的差别，而衰的方面又常被盛的方面同化，于是该篇又提出了"同化何如"的问题。对此，在该篇中岐伯对云："风温春化同，热曛昏火夏化同，胜与复同，燥清烟露秋化同，云雨昏暝埃长夏化同，寒气霜雪冰冬化同，此天地五运六气之化，更用盛衰之常也。"意谓天地五运六气的化洽、盛衰互用的一般规律是：风温之气与春天的木气同化；热曛昏火之气与夏天的火气同化；胜气与复气也有同化；燥清烟露之气与秋天的金气同化；云雨昏埃之气与长夏的土气同化，寒霜冰雪之气与冬天的水气同化。这就是一年中天气地气气交同化规律。

一、同化之年

主运、客运、主气、客气在六十年的周期变化中，相互间除互为生克、互为消长外，尚有二十多年的同化关系，此称"运气同化"，即运与气属同类而化合之义。如上文所云，木同火化，火同暑化，土同湿化，金同燥化，水同寒化。又因运有太过、不及之分，气有司天、在泉之别，故而有天符、岁气、同天符、同岁会、太乙天符之别。

1. 天符之年

中运之气与司天之气在五行上相符合的，就叫作天符。《素问·天元纪大论》称"应天为天符"。《素问·六微旨大论》云："土运之岁，上见太阴；火运之岁，上见少阳、少阴；金运之岁，上见阳明；木运之岁，上见厥阴；水运之岁，上见太阳。"所谓"上见"，系指司天之气而言，在甲子一周六十年中，逢天符者，计有乙卯、乙酉、丙辰、丙戌、丁巳、丁亥、戊子、戊午、戊寅、戊申、己丑、己未十二年。此即《素问·六元正纪大论》所云："五运行同天化者命曰天符。"

对此《素问·六元正纪大论》云："戊子、戊午太徵上临少阴，戊寅、戊申太徵上临少阳，丙辰、丙戌太羽上临太阳，如是者三。丁巳、丁亥少角上临厥阴，乙卯、乙酉少商上临阳明，己丑、己未少宫上临太阴，如是者三。"

"戊子、戊午"，即戊子年和戊午年。"太徵"，火运太过之年。"上临"，即司天之气。"少阴"即少阴君火。"戊子、戊午太徵上临少阴"，意谓戊子年和戊午年是火运太过之年，子午少阴君火司天，岁运是火运太过，司天之气是少阴君火。岁运与司天之气的五行属性相同，故戊子、戊午年是天符之年。

"戊寅、戊申"，即戊寅和戊申年。"太徵"，指火运太过之年。"上临少阳"，即少阳相火司天。"戊寅、戊申太徵上临少阳"，意谓戊寅年和戊申是火运太过之年，少阳相火司天，岁运与司天之气的五行属性相同，因此戊寅、戊申年属于天符之年。

"丙辰、丙戌"，即丙辰年和丙戌年。"太羽"，指水运太过之年。"上临太阳"，即太阳寒水司天。"丙辰、丙戌太羽上临太阳"，意谓丙辰、丙戌年是水运太过之年，太阳寒水司天，岁运与司天之气的五行属性相同，因此丙辰、丙戌年属于天符之年。

"丁巳、丁亥",即丁巳年和丁亥年。"少角",指木运不及之年。"上临厥阴",指厥阴风木司天。"丁巳、丁亥少角上临厥阴",意谓丁巳年和丁亥年是木运不及之年,厥阴风木司天,岁运是木,司天之气也是木,岁运与司天之气的五行属性相同,因此丁巳、丁亥年属于天符之年。

"乙卯、乙酉",即乙卯和乙酉年。"少商",指金运不及之年。"上临阳明",指阳明燥金司天。"乙卯、乙酉少商上临阳明",意谓乙卯年和乙酉年是金运不及之年,阳明燥金司天,岁运是金,司天之气也是金,所以乙卯年和乙酉年也是天符之年。

"己丑、己未",即己丑年和己未年。"少宫",指土运不及之年。"上临太阴",指太阴湿土司天。"己丑、己未少宫上临太阴",意谓己丑、己未年土运不及,太阴湿土司天,岁运是土,司天之气也是土,所以己丑、己未年也是天符之年。

戊子、戊午年火运太过,上临少阴司天;戊寅、戊申年火运太过,上临少阳司天;丙辰、丙戌年水运太过,上临太阳司天。这是太过而司天的三种同化天符之年。丁巳、丁亥年木运不及,上临厥阴司天;乙卯、乙酉金运不及,上临阳明司天;己丑、己未年土运不及,上临太阴司天。这是不及而司天的三种同化天符之年。

2. 岁会之年

中运与岁支之气相同,便是岁会,《素问·天元纪大论》称"承岁为岁直"。如《素问·六微旨大论》云:"木运临卯,火运临午,土运临四季;金运临酉,水运临子,所谓岁会,气之平也。"所谓"临",是指中运与年支五行属性相同而本运临本气。卯为东方木的正位,午为南方火的正位,酉为西方金的正位,子为北方水的正位,辰、戌、丑、未是土运寄旺之位。凡此丁卯、戊午、甲辰、甲戌、己丑、己未、乙酉、丙子八年,都是岁会之年，此即《素问·六元正纪大论》所谓的"同地化者"。

"木运临卯"，指丁卯年，因天干化五运，丁壬化火，故丁卯属木运之年。又因地支卯为东方木之正位，故丁卯年的中运与岁支同气而为岁会之年。

"火运临午"，指戊午年，因戊癸化火，戊属火运之年。又因地支午为南方火之正位，故戊午年中运与岁支同气而为岁会之年。

"土运临四季"，因甲己化土，辰、戌、丑、未为土运寄旺之位，于是甲辰、甲戌、己丑、己未之年，中运与岁会同为土气，而为岁会之年。

"金运临酉"，指乙酉年，因乙庚化金，乙属金运之年。又因地支酉为西方金之正位，故乙酉年中运与岁会同气属金，而为岁会之年。

"水运临子"，指丙子年，因丙辛化水，丙属水运之年。又因地支子为北方水之正位，故丙子年中运与岁支同气属水，而为岁气之年。

3. 同天符之年

凡逢阳年，太过的中运之气与在泉之客气相合，叫作同天符。

《素问·六元正纪大论》云："甲辰、甲戌太宫，下加太阴；壬寅、壬申太角，下加厥阴；庚子、庚午太商，下加阳明，如是者三。"又云："太过而加，同天符。"

"甲辰、甲戌"，即甲辰年和甲戌年。"太宫"，即土运太过之年。"下"，即在泉之气。"加"，指岁运与在泉之气相加，亦即岁运与在泉之气五行属性相同。"太阴"，即太阴湿土。"甲辰、甲戌太宫，下加太阴。"全句意谓甲辰和甲戌年是土运太过之年，辰戌属太阳寒水司天，太阴湿土在泉，因此，甲辰、甲戌年的岁运与在泉之气五行属性相同，岁运太过，同时岁运又与在泉之气的五行属性相同，因此甲辰、甲戌年是同天符之年。

"壬寅、壬申"，即壬寅年和壬申年。"太角"，即木运太过之年。"厥阴"，即厥阴风木。"壬寅、壬申太角，下加厥阴。"意谓壬寅年和壬申年是木运太过之年，寅申属少阳相火司天，厥阴风木在泉，因此壬寅、壬申年岁运与在泉之气的五行属性相同，所以壬寅、壬申年是同天符之年。

"庚子、庚午"，即庚子年和庚午年。"太商"，即金运太过之年。"阳明"，即阳明燥金。"庚子、庚午太商，下加阳明。"意谓庚子、庚午年是金运太过之年，子午属少阴君火司天，阳明燥金在泉，因此，庚子、庚午年的岁运与在泉之气的五行属性相同，所以庚子、庚午年是同天符之年。

上述经文表述了甲辰、甲戌年土运太过，下加太阴在泉；壬寅、壬申年木运太过，下加厥阴在泉；庚子、庚午年金运太过，下加阳明在泉。这是太过的岁运与在泉之气相同的三种情况。在泉虽为客气，因行于中运之下，所以皆曰"下加"，以司天在上，中运居中，在泉在下，甲辰、甲戌、壬寅、壬申、庚子、庚午六年，阳运与在泉本气同化，故曰"太过而加同天符"。

4. 同岁会之年

凡逢阴年，不及之中运与在泉之客气相同，叫作同岁会。《素问·六元正纪大论》云："癸巳、癸亥少徵，下加少阳；辛丑、辛未少羽，下加太阳；癸卯、癸酉少徵，下加少阴，如此者三。"

"癸巳、癸亥"，即癸巳年和癸亥年。"少徵"，即火运不及之年。"少阳"，即少阳相火。"癸巳、癸亥少徵，下加少阳。"全句意谓癸巳年和癸亥年是火运不及之年，巳亥厥阴风木司天，少阳相火在泉，因此，癸巳、癸亥年的岁运与在泉岁气的五行属性相同。岁运不及，同时岁运又与在泉之气的五行属性相同的年份，叫"同岁会"。因此，癸巳、癸亥年是同岁会之年。

"辛丑、辛未"，即辛丑年和辛未年。"少羽"，即水运不及之年。"太阳"，即太阳寒水。"辛丑、辛未少羽，下加太阳。"全句意谓辛丑年和辛未年是水运不及之年，丑未太阴湿土司天，太阳寒水在泉，辛丑、辛未年的岁运与本年在泉岁气的五行属性相同，因此辛丑年和辛未年是同岁会之年。

"癸卯、癸酉"，即癸卯年和癸酉年。"少徵"，即火运不及之年。"少阴"，即少阴君火。"癸卯、癸酉少征，下加少阴。"全句意谓癸卯年和癸酉年是火运不及之年，卯酉阳明燥金司天，少阴君火在泉，岁运不及而又与在泉之气的五行属性相同，因此癸卯、癸酉年也是同岁会之年。

上述经文表述了癸巳、癸亥年火运不及，下加少阳在泉；辛丑、辛未年水运不及，下加太阳在泉；癸卯、癸酉年火运不及，下加少阴在泉。这是不及的岁运与在泉之气相同的三种情况。盖因不及中运与在泉之气相同，故曰"不及而加同岁会"。即癸巳、癸亥、辛丑、辛未、癸卯、癸酉六年，为同岁会之年。

5. 太乙天符之年

既为天符，又为岁会，便叫太乙天符。如戊午、乙酉、己丑、己未四年，天符中有之，岁会中亦有之，因而这四年便叫作太乙天符。也就是天气、中运、岁支三者之气都会合了。所以《素问·天元纪大论》说"三合为治"。

戊午年，中运为火运太过之年，"上临"司天之气为少阴君火，中运与司天之气在五行上同为火气，故为天符之年。戊午年地支午为南方火之正位，故戊午年中运与岁支同为火气，又为岁会之年。于是戊午年既为天符，又为岁会，便为太乙天符之年。

乙酉年，中运为金运不及之年，"上临"司天之气为阳明燥金，中运与司天之年在五行上同为金气，故为天符之年。乙酉年地支为西方金之正位，故乙酉年中运与岁支同为金气，又为岁会之年，于是乙酉年为太乙天符之年。

己丑年、己未年，中运为土运不及之年，"上临"司天之气为丑未太阴湿土，其二年之中运与司天之气在五行上同为土气，故为天符之年。又因辰、戌、丑、未为土运寄旺之位，故己丑年、己未年中运与岁支同为土气，又为岁会之年，于是己丑年、己未年为太乙天符之年。

二、同化的意义

《素问·六微旨大论》云："非其位则邪，当其位则正。邪则变甚，正则微。"于是有了"非其位"与"当其位"的问题。

"当其位"，就是值年的中运（仅称大运、岁运）五行属性与年支五行的属性相同，即岁会之年。凡属岁会之年，气候比较正常，人体较少生病，故该篇有"木运临卯，火运临午，土运临四季，金运临酉，火运临子，所谓岁会，气之平也"之论，意谓凡属岁会之年，气候变化无特殊，人体疾病也无特殊，基本正常，此即"当其位则正""正则微"之意，亦即"岁位为行令""中行令者，其病徐而持"之谓。

"非其位"，就是值年中运的五行属性与年支五行属性不同，而与当年司天之气的五行属性相同，即天符之年。凡属天符之年，在气候变化上比较激烈，人体发病比较凶猛，即"非其位则邪""邪则变甚"之意。该篇又云："土运之岁，上见太阴；火运之岁，上见少阳、少阴；金运之岁，上见阳明；木运之岁，上见厥阴；水运之岁，上见太阳。""天与会也，故《天元册》曰天符。""天符为执法……中执法者，其病速而危。"《六微旨大论》云："天符为执法，岁会为行令，太乙天符为贵人。"关于"邪之中也"，该篇续云："中执法者，其病速而危。""时行令者，其病徐而持。""中贵人者，其病暴而死。"从此段经文中可知太乙天符之年患病最剧。为什么太乙天符为贵人呢?《素问·六元正纪大论》云："应天为天符，承岁为岁直，三合为治。""三合为治"为太乙天符的内容。故"三合为治""太乙天符为贵人"当理解成太乙天符之年的气候变化和人体疾病的情况，介于天符与岁会之间。"贵人"，贵人者，得人扶持也。"三合为治"，治者，不乱也。

第二十四讲　运气主岁

　　"五运气行主岁之纪"，出自《素问·六元正纪大论》。"五运"，指木、火、土、金、水五运。"气"，指风、寒、暑、湿、燥、火六气。"行"，指运行与变化。"岁"，指有关年份。"纪"，指规律。全句意谓五运六气主岁，各有其固有的变化规律。该篇并以干支次序介绍了六十年一甲子中各年份的气候特点及药食所宜等。本讲着重介绍岁运和岁气在不同变化中的常数问题，即岁运太过之年用成数，岁运不及之年用生数。由此可见，使用数字来概括和表示自然界复杂的气候和物候的变化，寓有"法于阴阳，和于术数"的中医学术思想内涵。故该篇之末有"凡此定期之纪，胜复正化皆有常数，不可不察。故知其要者，一言而终，不知其要，流散无穷，此之谓也"之论。本讲与"运气布政"一讲的区别，是介绍了岁运和岁气在不同变化中的常数问题。广义的"常数"，即生成数，又分为生数与成数。其源于《易》之河洛原理。《易·系辞》云："天一，地二，天三，地四，天五，地六，天七，地八，天九，地十……河出图，洛出书，圣人则之。"又云："天数五，地数五，五位相得，而各有合。"对此，《类经图翼》云："河图以天一生水，一得五而六，故地以六成之而居北；地二生火，二得五而七，故天以七成之而居南；天三生木，三得五而八，故地以八成之而居东；地四生金，四得五而九，故天以九成之而居西；天以五生土，五得五为十，故地以十成之而居中。生数为主而居内，成数为配而居外，此河图之常数也。"由此可知，河图是古代算盘之源，河图是算法（加减）之源。大凡岁运太过之年用成数，岁运不及之年用生数，岁运的常数比较复杂，要综合分析方可确定。

一、甲子、甲午之岁

《素问·六元正纪大论》云："甲子、甲午岁，上少阴火，中太宫土运，下阳明金。热化二，雨化五，燥化四，所谓正化日也。其化上咸寒，中苦热，下酸热，所谓药食宜也。"

"甲子、甲午岁"，即甲子、甲午年。此是按干支顺序排列的。张隐庵注云："此章与上章大意相同，前以太阳为始，序三阴三阳之六气，以角运为初，序角徵宫商羽之五音，而年岁有所不齐也，故今以天干始于甲，地支始于子，从甲子而至癸巳，三十岁而为一纪，复从甲午而至癸亥，六十岁而为一周，斯岁运始顺，故复次之。"这就是此节与前节在编排上的不同。张氏所讲的"上章"，即第二十二讲"运气布政之纪"的内容。

"上少阴火，中太宫土运，下阳明金"，意谓甲子、甲午年为土运太过之年，少阴君火司天，阳明燥金在泉。"上"，指司天之气。"少阴火"，即少阴君火。"中"，指中运，即岁运。"太宫"，即土运太过。"下"，指在泉之气。"阳明金"，即阳明燥金。

甲子、甲午年为少阴君火司天，少阴主热，因此，甲子、甲午年上半年气候偏热，万物感热气而化生。"二"，为火之生数，故谓"热化二"。

甲子、甲午年为土运太过之年。土主湿，因此甲子、甲午年长夏季节这一段时间，湿气偏盛，雨水偏多，万物感雨湿之气而化生。"五"，为土之生数，故谓"雨化五"。

甲子、甲午年为阳明燥金在泉，阳明主凉、主燥，因此，甲子、甲午年下半年气候偏凉、偏燥，万物感凉气、燥气而化生。"四"，为金之生数，故谓"燥化四"。

所谓"正化"，即各个有关年份气候上的正常变化。诚如唐·王冰所云："正气化也。"高士宗在王注基础上进一步作了阐明，注云："此热化、雨化、燥化，乃上中下之气，所谓正化日也。"意谓在甲子、甲午年中出现热化、雨化、燥化的气候、物候现象，是甲子、甲午年岁运、岁气变化之常。

"其化上咸寒，中苦热，下酸热，所谓药食宜也。"表述了甲子、甲午年的药食所宜。"上咸寒"，指上半年由于少阴司天，气候偏热，所以在疾病治疗及饮食调理上以味咸性寒的药物或食物为适宜。"中苦热"，在岁运上由于属于土运太过之年，长夏季节，湿热交蒸，雨湿流行，所以在疾病治疗及饮食调理上，以味苦性热的药物或食物为适宜。因为苦可泻热，热可燥湿。"下酸热"，指下半年由于阳明在泉，气候偏凉、偏燥，所以在疾病治疗及饮食调理上，以味酸性热的药物或食物为适宜。因为酸可化阴津以润燥，热可化阳气以胜凉。此即甲子、甲午年中药物及饮食所宜。

二、乙丑、乙未之年

《素问·六元正纪大论》云："乙丑、乙未，上太阴土，中少商金运，下太阳水。热化寒化胜复同，所谓邪气化日也。灾七宫，湿化五，清化四，寒化六，所谓正化日也。其化上苦热，中酸和，下甘热，所谓药食宜也。"

"上太阴土"，指太阴湿土司天。"中少商金运"，指金运不及。"下太阳水"，指太阳寒水在泉。"上太阴土，中少商金运，下太阳水"，意谓乙丑、乙未年为金运不及之年，太阴湿土司天，太阳寒水在泉。

"热化"，指金运不及之年，金运不及，火来乘之。故秋天里应凉不凉，比较炎热。"寒化"，指金运不及之年，火来乘金，但是火气过于偏胜时，由于气候自然调节的原因，寒气又要来复，这一年的冬天又会出现气候偏冷的现象。故谓"热化寒化胜复同"。

"所谓邪气化日"，意谓"热化寒化胜复"现象，是一种反常的气候变化。"邪气"，即反常之气，此处是指反常的气候变化。

乙丑年、乙未年，为中运金运不及之年，金位西方，故自然灾害主要发生在西方。"灾"，即灾害。"七宫"，根据《灵枢·九宫八风》中九宫图，金位居西方。对此张介宾注云："七，西方兑宫也，金运不及，故灾及之。"

乙丑、乙未年为太阴司天，太阴主湿，因此乙丑、乙未年上半年气候偏湿，这一段时间万物感湿气而化生。"湿化"，是指乙丑、乙未年的司天之气而言。"五"，为土之生数，故谓"湿化五"。

乙丑、乙未年为金运不及之年，金主清凉、主燥，金运不及，意味着乙丑、乙未年秋季应凉不凉，应燥不燥，秋季生物的正常生长受到影响。"清化"，是指乙丑、乙未年的岁运而言。"四"，为金之生数，故谓"清化四"。这里虽然也叫"清化"，但由于是金运不及之年，所以这里也应以清化不及来理解。所以这里也就同时指出"热化寒化胜复同"及"所谓邪气化日"的问题，因此应与前述太过之年有所区别。

乙丑、乙未年为太阳在泉，太阳主寒，因此乙丑、乙未年下半年气候偏寒，万物因过于寒冷而停止生长。"寒化"，是指乙丑、乙未年的在泉之气而言。"六"，为水的成数，故谓"寒化六"。

"其化上苦热，中酸和，下甘热，所谓药食宜也。"表述了乙丑、乙未年药食所宜。"上苦热"，指上半年由于太阴司天，气候偏湿，所以在疾病的治疗及饮食调理上以味苦性温的药物或食物为适宜，因为苦可燥湿，温可化湿。"中酸和"，指岁运由于是金运不及之年，应凉不凉，应收不收，所以在疾病的治疗及饮食调养上以味酸而性平和的药物或食物为适宜，因为味酸的药物或食物可以收敛阳气。"下甘热"，指下半年太阳在泉，气候偏寒，所以在疾病的治及饮食调理上以味甘性温的药物或食物为适宜，因为甘热可散寒温中。

三、丙寅、丙申之年

《素问·六元正纪大论》云："丙寅、丙申岁，上少阳相火，中太羽水运，下厥阴木。火化二，寒化六，风化三，所谓正化日也。其化上咸寒，中咸温，下辛温，所谓药食宜也。"

"上少阳相火"，指少阳相火司天。"中太羽水运"，指水运太过。"下厥阴木"，指厥阴风木在泉。"上少阳相火，中太羽水运，下厥阴木"，意谓丙寅、丙申之年为水运太过之年，少阳相火司天，厥阴风木在泉。

丙寅、丙申年为少阳相火司天，少阳主火，因此丙寅、丙申年上半年气候炎热，万物感此炎热之气而化生。"二"，为火之生数，故谓"火化二"。

丙寅、丙申年为水运太过之年，水主寒，因此丙寅、丙申年的冬天，气候严寒，万物因气候过于寒冷而停止生长。"六"，为水之成数，故谓"寒化六"。至于本节其他气候变化均用生数，而此处独用成数的原因，与前述"寒化六"之义相同。因为每年的冬天，由于主气是太阳寒水，本来就偏于寒冷，现在再加上岁运为水运太过，所以寒上加寒，因此这里也用水的成数而不用水的生数以示极寒。

丙寅、丙申年为厥阴风木在泉，厥阴主风，因此丙寅、丙申年的下半年，风气偏胜，气候偏温，万物感风气而化生。"三"，为木的生数，风生木，故谓"风化三"。应该指出，丙寅、丙申年，从岁运来说是水运太过，冬天应该严寒。但从岁气来说，在泉之气是厥阴风木，气候偏温，风气偏胜。运气相合，因此气候变化可能不太剧烈。

"其化上咸寒，中咸温，下辛温，所谓药食宜也。"表述了丙寅、丙申年之药食所宜。"上咸寒"，指上半年由于少阳相火司天，气候偏热，所以在疾病的治疗及饮食调理上以味咸性寒的药物或食物为适宜，因为咸可泻热，寒能降火。"中咸温"，指岁运由于是水运太过之年，气候偏寒，寒能伤肾，所以在疾病的治疗及饮食调理上以味咸性温的药物或食物为适宜，因为咸能入肾，温可散寒。"下辛温"，指下半年由于厥阴风木在泉，风气偏胜，气候偏温，按照"热无犯热""寒无犯寒"的治疗原则，对疾病的治疗及饮食的调理应该以味辛性凉的药物或食物为适宜。

四、丁卯、丁酉之年

《素问·六元正纪大论》云："丁卯岁会、丁酉岁，上阳明金，中少角木运，下少阴火。清化热化胜复同，所谓邪气化日也。灾三宫，燥化九，风化三，热化七，所谓正化日也。其化上苦小温，中辛和，下咸寒，所谓药食宜也。"

"上阳明金"，指阳明燥金司天。"中少角木运"，指木运不及。"下少阴火"，指少阴君火在泉。"上阳明金，中少角木运，下少阴火"，意谓丁卯、丁酉年为木运不及之年，阳明燥金司天，少阴君火在泉。且丁卯年，中运与岁支之气同，故又为岁会之年。

"清化"，指木运不及之年，春天里应温不温，气候偏凉，即木气不及金来乘之。"热化"，指木运不及之年，金来乘木，但金气过于偏胜时，由于自然气候自调的原因，火气又要来复，这一年的夏天又会出现偏热的现象，故谓"清化热化胜复同"。

根据《灵枢》九宫图，木位居东方，木之生数为三，故云"灾三宫"。意谓丁卯、丁酉年，自然灾害主要发生在东方。张介宾注云："灾，伤也，东方震宫，木正之方也，木运不及，故东方受灾。"

丁卯、丁酉年为阳明燥金司天，阳明主凉、主燥，因此丁卯、丁酉年上半年气候偏凉、偏燥，万物感此凉燥之气为化生。"九"为金之成数，故谓"燥化九"。至于此处用金的成数而不用生数的原因，当与岁运为木运不及有关。因为木运不及之年，金来乘之，春天里应温不温，气候偏凉，再加上阳明司天，则必然是凉上加凉，金气偏胜，所以原文在这里用金之成数而不用生数。

丁卯、丁酉年为木运不及之年，木主风、主温，木运不及意味着丁卯、丁酉年的春季，应温不温，气候偏凉，春季生物的萌芽生长现象受到影响。"三"，为木之生数，故谓"风化三"。

丁卯、丁酉年为少阴君火在泉，少阴主热，万物因感此火热之气而生长。"七"，为火之成数，故谓"热化七"。至于此处为什么用成数而不用生数的原因，诚与前文所述"清化热火胜复同"有关。因为岁木不及之年，再加上阳明燥金司天，气候很凉，由于胜复原因，火来克金，气候又出现炎热。再加上在泉之气又是少阴君火，热上加热，所以原文在此用火的成数而不用火的生数以表示下半年十分炎热。

"其化上苦小温，中辛和，下咸寒，所谓药食宜也。"表述了丁卯、丁酉之年药食所宜。"上苦小温"，指上半年由于阳明燥金司天，气候偏凉，所以在疾病的治疗及饮食调理上以味苦性温的药物或食物为适宜，因为温可以胜凉。"中辛和"，指岁运由于是木运不及之年，气候应温不温，肝气不及，所以在治疗及饮食调理上以用味辛性较温和的药物或食物为适宜，因为

"肝欲散，急食辛以散之"。"下咸寒"，指下半年由于少阴君火在泉，气候偏热，所以在疾病治疗及饮食调理上以味咸性寒的药物或食物为适宜，因为寒可胜热。

五、戊辰、戊戌之年

《素问·六元正纪大论》云："戊辰、戊戌岁，上太阳水，中太徵火运，下太阴土。寒化六，热化七，湿化五，所谓正化日也。其化上苦温，中甘和，下甘温，所谓药食宜也。"

"上太阳水"，指太阳寒水司天。"中太徵火运"，指火运太过。"下太阴天"，指太阴湿土在泉。"上太阳水，中太徵火运，下太阴土"，意谓戊辰、戊戌年为火运太过之年，太阳寒水司天，太阴湿土在泉。

"寒化"，指戊辰、戊戌年为太阳寒水司天，太阳主寒，因此，戊辰、戊戌年上半年气候寒冷，万物因气候寒冷而在化生上受到影响。"六"，为水之成数，故谓"寒化六"。这里之所以用水之成数而不用水之生数，是因为水气太过的原因。因为戊辰、戊戌为火运太过之年，火运太过，水气必然来复以求协调，而戊辰、戊戌年又是太阳寒水司天之年，水上加水，故此处用水的成数而不用水的生数以表示水气偏盛。

戊辰、戊戌年为火运太过之年，火主热，因此，戊辰、戊戌年的夏天气候炎热，万物感炎热之气而生长。"七"，为火之成数，故谓"热化七"。由于戊辰、戊戌年是火运太过之年，根据"太过者，其数成"的原则，所以此处用火之成数。

戊辰、戊戌年为太阴湿土在泉，太阴主湿，因此戊辰、戊戌年的下半年，湿气偏盛，雨水偏多，万物感此雨湿之气而化生。"五"，为土之生数，故谓"湿化五"。

"其化上苦温，中甘和，下甘温，所谓药食宜也。"表述了戊辰、戊戌年的药食所宜。"上苦温"，指上半年由于太阳寒水司天，气候偏寒，所以在疾病的治疗及饮食调理方面，以味苦性温的药物及食物为适宜，因为寒可伤肾，而苦可以坚肾，温可以散寒。"中甘和"，指岁运由于是火运太过之年，气候偏热，所以在疾病的治疗及饮食调理方面，以味甘性寒而较平和的药物及食物为适宜，因为甘寒可以清热。关于要用"甘和"的原因，是因为太阳司天，水气偏胜，"火化减半"，气候并不大热，因此不宜用重剂而以"甘和"为宜。"下甘温"，指下半年由于太阴湿土在泉，湿气偏胜，所以在疾病的治疗及饮食调理上以味甘性温的药物及食物为适宜，因为湿可伤脾，甘可补脾，温可化湿。

六、己巳、己亥之年

《素问·六元正纪大论》云："己巳、己亥岁，上厥阴风木，中少宫土运，下少阳相火。风化清化胜复同，所谓邪气化日也。灾五宫，风化三，湿化五，火化七，所谓正化日也。其化上辛凉，中甘和，下咸寒，所谓药食宜也。"

"上厥阴风木"，指厥阴风木司天。"中少宫土运"，指土运不及。"下少阳相火"，指少阳相火在泉。"上厥阴风木，中少宫土运，下少阳相火"，意谓己巳、己亥年为土运不及之年，厥阴风木司天，少阳相火在泉。

"风化"，指厥阴风木之气。"清化"，指阳明燥金之气。"风化清化胜复同"，意谓己巳、己亥年为土运不及之年，土运不及，木来乘之，于是这一年的长夏季节风气偏胜，雨水减少。但是由于胜复的原因，风气偏胜时，清金之气又必然来复，因此到了秋季，气候又较一般年份清凉。故谓"风化清化胜复同"。

"五宫"，即五行中土位九宫图中宫，代表中央。"灾五宫"，意谓己巳、己亥年，为少宫土运不及之年，自然灾害主要发生在中央地区，或长夏季节。

己巳、己亥年为厥阴风木司天，厥阴主风、主温，于是己巳、己亥年，上半年风气偏胜，气候偏温，万物因气候温暖、风气偏胜而生长。"三"，为木之生数，故谓"风化三"。因为厥阴风木司天，风气偏胜主要在上半年，由于胜复原因，到秋季气候又转偏凉，因此风气、温气不致过极，故用木之生数而不用木之成数。

己巳、己亥年为土运不及之年，土运不及，风乃大行，于是这两年的长夏季节雨水不多，应湿不湿，出现旱象，万物因雨水不足而在生化上受到影响。"五"，为土之生数，故谓"湿化五"。

己巳、己亥年为少阳相火在泉，少阳主火、主热，于是己巳、己亥年下半年火气偏胜，气候偏热，万物因气候偏热而生长。"七"，为火之成数，故谓"火化七"。己巳、己亥年从全年来说，上半年气候偏温，下半年气候偏热，故全年偏于温热，所以此处用火的成数以表示火气偏胜。

"其化上辛凉，中甘和，下咸寒，所谓药食宜也。"表述了己巳、己亥年的药食所宜。"上辛凉"，指上半年由于厥阴风木司天，气候偏温，风气偏胜，所以在疾病的治疗及饮食调理方面，以味辛性凉的药物及食物为适宜，盖辛可以疏风，凉可以胜温，此即《至真要大论》中所谓的"风淫于内，治以辛凉"。"中甘和"，指岁运由于是土运不及之年，所以在疾病的治疗及饮食调理方面，以味甘性平的药物及食物为适宜，因为甘为土之味，土气不及，所以需要用补土的甘味药物及食物来加以补益。"下咸寒"，指下半年由于少阳相火在泉，火气偏盛，所以在疾病的治疗及饮食调理方面以味咸性寒的药物及食物为适宜，因为咸可以胜火，寒可以胜热。

七、庚午、庚子之年

《素问·六元正纪大论》云："庚午同天符、庚子岁同天符，上少阴火，中太商金运，下阳明金。热化七，清化九，燥化九，所谓正化日也。其化上咸寒，中辛温，下酸温，所谓药食宜也。"

"上少阴火"，指少阴君火司天。"中太商金运"，指金运太过。"下阳明金"，指阳明燥金在泉。"上少阴火，中太商金运，下阳明金"，意谓庚午、庚子年为金运太过之年，少阴君火司天，阳明燥金在泉。且二年中运为金运太过，在泉之气为阳明燥金，故为同天符之年。

庚午、庚子年为少阴君火司天，少阴主热，因此庚午、庚子年上半年气候偏热，万物感此火热之气而生长。"七"，为火之成数，故谓"热化七"。因为庚午、庚子年为金运太过之年，而且庚午、庚子年的在泉之气又是阳明燥金，因此，这两年凉气偏胜。由于亢害承制的原因，所以火气必然来克以求自调，因此火气也就必然偏胜，万物才能生长。所以此处用火之成数而不用火之生数。

庚午、庚子年为金运太过之年，金主凉、主燥，因此庚午、庚子年的秋天来得早，气候特别清凉而干燥，万物感此凉燥之气而影响正常生长和收成。"九"，为金之成数，故谓"清化九"。之所以此处用金之成数，是因为庚午、庚子年金运太过的缘故。

庚午、庚子年为阳明燥金在泉，因此庚午、庚子年的下半年气候偏凉、偏燥，万物生长收成因此而受到影响。"九"，为金之成数，故谓"燥化九"。因为庚午、庚子年为金运太过之年，在泉之气又是阳明燥金，全年总的来说凉燥之气偏胜，故用金之成数。

"其化上咸寒，中辛温，下酸温，所谓药食宜也。"表述了庚午、庚子年的药食所宜。"上咸寒"，指上半年由于少阴君火司天，气候偏热，寒可胜热，故对疾病的治疗及饮食调理以味咸性寒的药物及食物为适宜。"中辛温"，指岁运由于是金运太过之年，气候偏凉，温可胜凉，故对疾病的治疗及饮食调理以味辛性温的药物及食物为适宜。"下酸温"，指下半年阳明燥金在泉，气候偏凉，故对疾病的治疗及饮食调理以味酸性温的药物及食物为适宜，因为金可胜木，凉可伤肝，而酸可补肝，温可胜凉。

八、辛未、辛丑之年

《素问·六元正纪大论》云："辛未同岁会、辛丑岁同岁会，上太阴土，中少羽水运，下太阳水。雨化风化胜复同，所谓邪气化日也。灾一宫，雨化五，寒化一，所谓正化日也。其化上苦热，中苦和，下苦热，所谓药食宜也。"

"上太阴土"，指太阴湿土司天。"中少羽水运"，指水运不及。"下太阳水"，指太阳寒水在泉。"上太阴土，中少羽水运，下太阳水"，意即辛未、辛丑年为水运不及之年，太阴湿土司天，太阳寒水在泉。且该二年乃水运不及之年，下加太阳寒水在泉，故又为同岁会之年。

"雨化"，指太阴湿土之气。"风化"，指厥阴风木之气。"雨化风化胜复同"，意即辛未、辛丑年为水运不及之年。水运不及，土来承之，因此这一年的客运初运及冬季出现湿气偏胜的现象。但是由于胜复原因，湿气偏胜时，风气又必然来复，因此有时又可以出现风气偏胜的气候变化。

九宫图中"一宫"代表北方坎水位之生数。"灾一宫"，意谓辛未、辛丑年自然灾害主要发生在北方地区，或发生于冬季。

辛未、辛丑年为太阴湿土司天，太阴主湿，因此辛未、辛丑年上半年湿气偏胜，万物感此雨湿之气而化生。"五"，为土之生数，故谓"雨化五"。

辛未、辛丑年为水运不及之年，水主寒，因此辛未、辛丑年冬令来迟，应寒不寒，万物亦因此而应藏不藏，在化生上受到影响。"一"，为水之生数，故谓"寒化一"。由于辛未、辛丑年为水运不及之年，所以此处用水之生数而不用水之成数。

"其化上苦热，中苦和，下苦热，所谓药食宜也。"表述了辛未、辛丑年的药食所宜。"上苦热"，指上半年由于太阴湿土司天，气候偏湿，所以在疾病的治疗及饮食调理上，以味苦性热的药物及食物为适宜，因为苦可燥湿，热可化湿。"中苦和"，指岁运由于是水运不及之年，应寒不寒，气候偏热，湿热交蒸，所以在疾病的治疗及饮食调理方面，以味苦而性平和的药物及食物为适宜，因为苦可燥湿，苦可清热。"下苦热"，指太阳寒水在泉，气候本应寒冷，但由于岁运属水运不及，湿乃大行，所以在对疾病的治疗及饮食调养方面，亦以味苦性热的药物及食物为适宜。因为苦可燥湿，热可胜寒，热可化湿。总的来说，辛未、辛丑年气候变化以湿热为主，所以在药物及食物上，亦以苦温、苦热为主。

九、壬申、壬寅之年

《素问·六元正纪大论》云："壬申同天符、壬寅岁同天符，上少阳相火，中太角木运，下厥阴木。火化二，风化八，所谓正化日也。其化上咸寒，中酸和，下辛凉，所谓药食宜也。"

"上少阳相火"，指少阳相火司天。"中太角木运"，指木运太过。"下厥阴木"，指厥阴风木在泉。"上少阳相火，中太角木运，下厥阴木"，意即壬申、壬寅年为木运太过之年，少阳相火司天，厥阴风木在泉。且该二年中运为太角太过，在泉之气为厥阴风木，运气相同，故为同天符之年。

壬申、壬寅年为少阳相火司天，少阳主火，因此壬申、壬寅年上半年气候偏热，万物感此火热之气而化生。"二"，为火之生数，故谓"火化二"。因为少阳相火司天，主要影响上半年，气候变化上由温而热，火气并非极盛，所以此处只用火之生数而不用火之成数。

壬申、壬寅年为木运太过之年，木主风、主温，因此壬申、壬寅年春令来早，风气偏胜，气候偏温，万物感此偏胜之气而化生。"八"，为木之成数，故谓"风化八"。由于壬申、壬寅年为木运太过之年，所以用木之成数而不用木之生数。壬申、壬寅年的在泉之气为厥阴风木，岁运为木运太过，因此壬申、壬寅年下半年也是风气偏胜，气候偏温，应寒不寒，应藏不藏，因此其常数也应列木之成数，即"风化八"。

"其化上咸寒，中酸和，下辛凉，所谓药食宜也。"表述了壬寅、壬申年的药食所宜。"上咸寒"，指上半年由于少阳相火司天，气候偏热，所以对疾病的治疗及饮食调理，当以味咸性寒的药物及食物为适宜，因为咸可胜火，寒可胜热。"中酸和"，指岁运由于是木运太过之年，风气偏胜，气候偏温，人体相应肝气偏胜，所以对疾病的治疗及饮食调理，当以味酸而性平和的药物及食物为适宜，因酸可泄肝，酸可养肝。"下辛凉"，指下半年由于厥阴风木在泉，因为辛可疏风，凉可胜温，所以对疾病的治疗与饮食调理，当以味辛性凉的药物及食物为适宜。

十、癸酉、癸卯之年

《素问·六元正纪大论》云："癸酉同岁会、癸卯岁同岁会，上阳明金，中少徵火运，下少阴火。寒化雨化胜复同，所谓邪气化日也。灾九宫，燥化九，热化二，所谓正化日也。其化上苦小温，中咸温，下咸寒，所谓药食宜也。"

"上阳明金"，指阳明燥金司天。"中少徵火运"，指火运不及。"下少阴火"，指少阴君火在泉。"上阳明金，中少徵火运，下少阴火"，意即癸酉、癸卯年为火运不及之年，阳明燥金司天，少阴君火在泉。该二年中运为火运不及，下加少阴君火在泉，运气相同，故又为同岁会之年。

"寒化"，指太阳寒水之气。"雨化"，指太阳湿土之气。"寒化雨化胜复同"，意谓癸酉、癸卯年为火运不及之年，火运不及，水来乘之，因此这一年的客运初运所属一段时间及夏季可以出现暴寒的气候变化。但是由于胜复原因，寒气偏胜时，湿气又必然来复，因此有时又可以出现气候偏湿、偏热的气候变化，故谓"寒化雨化胜复同"。

《灵枢》九宫图中"九宫"，代表南方离位。"灾九宫"，意谓癸酉、癸卯年自然灾害主要发生在南方地区或发生在夏季。

癸酉、癸卯年为阳明燥金司天，阳明主凉、主燥，因此癸酉、癸卯年上半年气候偏凉、偏燥，万物因气候偏凉、偏燥而在生长上受到影响。"九"，为金之成数，故谓"燥化九"。因为癸酉、癸卯年为火运不及之年，火运不及，应热不热，气候必然相对偏寒，再加上阳明司天，气候又凉，所以此处用金之成数而不用金之生数。

癸酉、癸卯之年，火运不及，因此这两年夏令来迟，应热不热，万物因应热不热、气候偏凉而影响生长。"二"，为火之生数，故谓"热化二"。由于癸酉、癸卯年属于火运不及之年，所以此处用火之生数表示火运不及。

"其化上苦小温，中咸温，下咸寒，所谓药食宜也。"表述了癸酉、癸卯年之药食所宜。上半年由于阳明燥金司天，气候偏凉。同时上半年主气的初之气是厥阴风木，二之气是少阴君火，三之气是少阳相火，主气偏温、偏热。虽然客气的司天之气是阳明燥金，气候偏凉，应该用偏温的药物和食物来加以矫正，但是由于主气偏温，也要适当考虑主气而不能用大温大热的药物和食物，所以对疾病的治疗及饮食调理，以味苦性小温的药物及食物为适宜。"中咸温"，指由于癸酉、癸卯年是火运不及之年，气候偏凉，应热不热，人体心气不足，所以对疾病的治疗及饮食调理，以味咸性温的药物及食物为适宜，因为咸可以补心，温可以胜凉。"下咸寒"，指下半年由于少阴君火在泉，气候偏热，所以对疾病的治疗及饮食调理，以味咸性寒的药物及食物为适宜，因为咸可以胜火，寒可以泻热。

十一、甲戌、甲辰之年

《素问·六元正纪大论》云："甲戌岁会同天符、甲辰岁会同天符，上太阳水，中太宫土运，下太阴土。寒化六，湿化五，正化日也。其化上苦热，中苦温，下苦温，药食宜也。"

"上太阳水"，指太阳寒水司天。"中太宫土运"，指土运太过。"下太阴土"，指太阴湿土在泉。"上太阳水，中太宫土运，下太阴土"，意谓甲戌、甲辰年是土运太过之年，太阳寒水司天，太阴湿土在泉。该二年中运为土运太过之年，岁支土运，故为岁会之年。又因中运与在泉之气同，故又为同天符之年。

甲戌、甲辰年为太阳寒水司天，太阳主寒，故甲戌、甲辰年上半年寒气偏胜，气候偏寒，万物因气候偏凉、应温不温而影响生长。"六"，为水之成数，故谓"寒化六"。由于甲戌、甲辰年岁运为土运太过之年，因此这一年的客运初运所属一段时间中及长夏季节湿气偏胜，雨水增多，湿为阴邪，再加上太阳司天，所以上半年气候较一般年份偏冷，所以这里用水之成数表示上半年气候寒凉。

甲戌、甲辰年为土运太过之年，因此这一年的长夏和客运初运所属时间中雨湿偏胜，万物感此雨湿之气而化生。"五"，为土之生数，故谓"湿化五"。此节亦未列在泉之气的常数。这是因为甲戌、甲辰年太阴湿土在泉，下半年气候偏湿，其常数与岁运的常数相同，所以从略。

"其化上苦热，中苦温，下苦温，药食宜也。"表述了甲戌、甲辰年的药食所宜。"上苦热"，指上半年由于太阳寒水司天，气候偏寒，再加上岁运为土运太过，客运湿气偏胜，气候以寒湿为特点，所以对疾病的治疗及饮食调理，以味苦性热的药物及食物为适宜，因为苦可燥湿，热可散寒。"中苦温"，指甲戌、甲辰年土运太过，湿气偏胜，所以对疾病的治疗及饮食调理，以味苦性温的药物及食物为适宜，因为苦可燥湿，温可化湿。"下苦温"，指甲戌、甲辰年太阴湿土在泉，湿气偏胜，与岁运相同，所以对疾病的治疗及饮食调理，以味苦性温的药物及食物为适宜。

十二、乙亥、乙巳之年

《素问·六元正纪大论》云："乙亥、乙巳岁，上厥阴木，中少商金运，下少阳相火。热化寒化胜复同，邪气化日也。灾七宫，风化八，清化四，火化二，正化度也。其化上辛凉，中酸和，下咸寒，药食宜也。"

"上厥阴木"，指厥阴风木司天。"中少商金运"，指金运不及。"下少阳相火"，指少阳相火在泉。"上厥阴木，中少商金运，下少阳相火"，意即乙亥、乙巳年是金运不及之年，厥阴风木司天，少阳相火在泉。

"热化"，指少阴君火或少阳相火之气。"寒化"，指太阳寒水之气。"热化寒化胜复同"，意谓乙亥、乙巳年金运不及，则火来乘之，因此这一年的秋天应凉不凉，气候偏寒。但是由于胜复原因，水气必然来复，因此这一年的冬天又会出现偏寒的气候变化。

九宫图中的"七宫",代表西方金位。"灾七宫",意即乙亥、乙巳年自然灾害主要发生在西方地区或发生在金秋之季。

乙亥、乙巳年的司天之气为厥阴风木,厥阴主风、主温,因此乙亥、乙巳年上半年风气偏胜,气候偏温,万物感此偏胜之风气而化生。"八",为木之成数,故谓"风化八"。由于乙亥、乙巳年为金运不及之年,金不及则不能制木,再加上厥阴风木司天,所以风气因失制必然更加偏胜,所以这里用木之成数而不用木之生数表示风气太过。

乙亥、乙巳年为金运不及之年,金主凉、主燥,因此乙亥、乙巳年的秋天,应凉不凉,应收不收,万物因此而影响正常生长收成。"四",为金之生数,故谓"清化四"。由于乙亥、乙巳年是金运不及,所以这里用金之生数而不用金之成数。

乙亥、乙巳年的在泉之气为少阳相火,少阳主火、主热,因此乙亥、乙巳年下半年气候偏热,万物因气候应寒不寒、应藏不藏而影响其正常生化。"二",为火之生数,故谓"火化二"。少阳主火,下半年火气偏胜,本来应该用火的成数,即"火化七",但这里何以用生数而不用成数,这是因为乙亥、乙巳年为金运不及之年,金运不及,火来乘之,火气偏胜,水又来复,因此乙亥、乙巳年的冬天,由于复气的原因,又会出现相对寒冷。所以尽管少阳相火在泉,但由于复气原因,两相抵消,所以也就不会太热,因此这里只用火之生数而不用火之成数。

"正化",即气候的正常变化。"正化度",即"正化日",意谓上述的一些气候变化,都是这一年度的正常变化。

"其化上辛凉,中酸和,下咸寒,药食宜也。"表述了乙亥、乙巳年的药食所宜。"上辛凉",指上半年由于厥阴风木司天,风气偏胜,气候偏温,所以对疾病的治疗及饮食调理,以味辛性凉的药物及食物为适宜,因为辛可散风,凉可胜温。

"中酸和"，指乙亥、乙巳年岁运为金运不及，气候偏温，人体肝气偏胜，所以对疾病的治疗及饮食调理，以味酸性平的药物及食物为适宜，因为酸可以泻肝，可以养肝。"下咸寒"，指乙亥、乙巳年少阳相火在泉，气候偏热，所以对疾病的治疗及饮食调理，以味咸性寒的药物及食物为适宜，因为咸可以泻火，寒可以胜热。

十三、丙子、丙午之年

《素问·六元正纪大论》云："丙子岁会、丙午岁，上少阴火，中太羽水运，下阳明金。热化二，寒化六，清化四，正化度也。其化上咸寒，中咸热，下酸温，药食宜也。"

"上少阴火"，指少阴君火司天。"中太羽水运"，指水运太过之年。"下阳明金"，指阳明燥金在泉。"上少阴火，中太羽水运，下阳明金"，意谓丙子、丙午年为水运太过之年，少阴君火司天，阳明燥金在泉。又因丙子年，中运为水，岁运亦为水，故丙子年又为岁会之年。

丙子、丙午年为少阴君火司天，少阴主热，因此丙子、丙午年上半年气候偏热，万物感此偏胜之热气而化生。"二"，为火之生数，故谓"热化二"。由于丙子、丙午年岁运为水运太过，运气相合，水可以克火，因此丙子、丙午年虽然是少阴君火司天，但火气不会太过，所以此处用火之生数而不用火之成数。

丙子、丙午年的岁运为水运太过，水主寒，因此丙子、丙午年冬天特别寒冷。"六"，为水之成数，故谓"寒化六"。由于丙子、丙午年为水运太过之年，所以此处用水之成数而不用水之生数。

丙子、丙午年为阳明燥金在泉，阳明主凉、主燥，因此丙子、丙午年下半年气候偏凉。"四"，为金之生数，故谓"清化四"。

"其化上咸寒，中咸热，下酸温，药食宜也。"表述了丙子、丙午年的药食所宜。"上咸寒"，指丙子、丙午年为少阴君火司天，上半年气候偏热，所以对疾病的治疗及饮食的调理，以味咸性寒的药物及食物为适宜，因为咸可以胜火，寒可以胜热。"中咸热"，指丙子、丙午年水运太过，本年客运初运所属时间及冬季气候特冷，寒能伤肾、伤心，所以对疾病治疗及饮食调理，以味咸性热的药物及食物为适宜，因为咸能入肾，咸能补心，热可胜寒。"下酸温"，指丙子、丙午年阳明燥金在泉，下半年气候偏凉、偏燥，凉可伤肝，燥可胜风，所以对疾病的治疗及饮食的调理，以味酸性温的药物及食物为适宜，因为酸可以养肝，温可以胜凉。

十四、丁丑、丁未之年

《素问·六元正纪大论》云："丁丑、丁未岁，上太阴土，中少角木运，下太阳水。清化热化胜复同，邪气化度也。灾三宫，雨化五，风化三，寒化一，正化度也。其化上苦温，中辛温，下甘热，药食宜也。"

"上太阴土"，指太阴湿土司天。"中少角木运"，指木运不及。"下太阳水"，指太阳寒水在泉。"上太阴土，中少角木运，下太阳水"，意谓丁丑、丁未年为木运不及之年，太阴湿土司天，太阳寒水在泉。

"清化"，指阳明燥金之气。"热化"，指少阴君火或少阳相火之气。丁丑、丁未年为木运不及之年，木运不及，金来乘之，因此丁丑、丁未年春季虽然一般说来气候偏凉，应温不温，但是由于金气偏胜，火气必然来复，因此丁丑、丁未年的夏季又可能出现偏热现象以求自调，故谓："清化热化胜复同。"

"邪气"，即反常之气，此处是指反常的气候变化。"度"，即日。"邪气化度"，即邪气化日，意即前述之"清化热化胜复"现象。虽然是一种自调现象，但毕竟是一种反常的气候变化，这种反常的气候变化，尤以岁运不及之年表现明显。所以六十年气候变化中，凡提"邪气化日"或"邪气化度"者，均见于岁运不及之年。

九宫图中的"三宫"，代表东方木位。"灾三宫"，意即丁丑、丁未年，自然灾害主要发生在东方地区或发生在春季。

"雨化"，指丁丑、丁未年的司天之气。丁丑、丁未年太阴湿土司天，上半年气候偏湿，降雨量多。"五"，为土之生数，故谓"雨化五"。

"风化"，指丁丑、丁未年的岁运。丁丑、丁未年为木运不及之年，春天应温不温，应生不生，气候偏凉。"三"，为木之生数，故谓"风化三"。由于丁丑、丁未年为木运不及，所以此处只用木之生数而不用木之成数。

"寒化"，指丁丑、丁未年的在泉之气。丁丑、丁未年太阳寒水在泉，下半年气候偏寒。本来此处应该用水之成数以示寒气太过，但是由于丁丑、丁未年"清化热化胜复同"，火气来复，因此这一年冬天寒气不会太盛，所以这里仍用水之生数。故谓"寒化一"。

"其化上苦温，中辛温，下甘热，药食宜也。"表述了丁丑、丁未年的药食所宜。"上苦温"，指丁丑、丁未年太阴湿土司天，上半年湿气偏胜，所以对疾病的治疗及饮食调理，以味苦性温的药物及食物为适宜，因为苦可燥湿，温可化湿。"中辛温"，指丁丑、丁未年，木运不及，应温不温，气候偏凉，人体肝气不及，疏泄失职，因此对疾病的治疗及饮食调理，以味辛性温的药物及食物为适宜，因为辛可以疏风，温可胜凉。"下甘热"，指丁丑、丁未年太阳寒水在泉，气候偏寒，所以对疾病的治疗及饮食的调理，以味甘性热的药物及食物为宜，因为甘可补中，热可胜寒。

十五、戊寅、戊申之年

《素问·六元正纪大论》云："戊寅、戊申岁天符，上少阳相火，中太徵火运，下厥阴木。火化七，风化三，正化度也。其化上咸寒，中甘和，下辛凉，药食宜也。"

"上少阳相火"，指少阳相火司天。"中太徵火运"，指火运太过。"下厥阴木"，指厥阴风木在泉。"上少阳相火，中太徵火运，下厥阴木"，意谓戊寅、戊申年为火运太过之年，少阳相火司天，厥阴风木在泉。戊申年，中运为火运太过，司天为少阳相火，中运与司天同气，故为天符之年。

戊寅、戊申年为少阳相火司天，上半年气候偏热。"七"，为火之成数，故谓"火化七"。由于戊寅、戊申年从岁运来说火运太过，从司天之气来说少阳相火司天，所以火气特盛，因此用火之成数表示火气太过。此处未列戊寅、戊申等的岁运常数，是因戊寅、戊申年为火运太过，其常数亦应为火之成数，与司天之气的常数相同。

"风化"，指戊寅、戊申年的在泉之气。戊寅、戊申年为厥阴风木在泉，气候偏温，风气偏胜。"三"，为木之生数，故谓"风化三"。戊寅、戊申年为火运太过，少阳相火司天，厥阴风木在泉，全年气候以温热为特点，此处应列木之成数"风化七"始为合理，但此处原文用木之生数，表示风气不及，可能与胜复有关，因为亢害承制，火气偏胜，水气必来承之，由于自调原因，所以戊寅、戊申年下半年不会太热。

"其化上咸寒，中甘和，下辛凉，药食宜也。"表述了戊寅、戊申年的药食所宜。"上咸寒"，指戊寅、戊申年由于少阳相火司天，气候偏热，所以对疾病的治疗及饮食调理以味咸性寒的药物及食物为适宜，因为咸寒可以清热泻火。"中甘和"，指戊寅、戊申年由于火运太过，夏季特热，所以对疾病的治疗及饮食调理以味甘性寒的药物及食物为适宜，因为甘寒可以养阴清热。"下辛凉"，指戊寅、戊申年厥阴风木在泉，气候偏温，风气偏胜，所以对疾病的治疗及饮食调理以味辛性凉的药物及食物为适宜，因为辛可疏风，凉可胜温。

十六、己卯、己酉之年

《素问·六元正纪大论》云："己卯、己酉岁，上阳明金，中少宫土运，下少阴火。风化清化胜复同，邪气化度也。灾五宫，清化九，雨化五，热化七，正化度也。其化上苦小温，中甘和，下咸寒，药食宜也。"

"上阳明金"，指阳明燥金司天。"中少宫土运"，指土运不及。"下少阴火"，指少阴君火在泉。"上阳明金，中少宫土运，下少阴火"，意谓己卯、己酉年为土运不及之年，阳明燥金司天，少阴君火在泉。

"风化"，指厥阴风木之气。"清化"，指阳明燥金之气。"风化清化胜复同"，意谓己卯、己酉年岁土不及，风乃大行，该年长夏季节，应湿不湿，雨量减少，风气偏胜，由于胜复原因，风气偏胜，金气必然来复，因此该年秋季，气候又比一般年份偏凉。

九宫图中的"五宫"，代表中央土位。"灾五宫"，意谓己卯、己酉年自然灾害主要发生在中央地区，或发生在长夏季节。

己卯、己酉年为阳明燥金司天，上半年气候偏凉。"九"，为西方金之成数，故谓"清化九"。由于己卯、己酉年在复气上有一个清气来复的问题，所以己卯、己酉年上半年金气偏胜，故用金之成数九而不用金之生数四表示清凉之气太过。

"雨化"，指己卯、己酉年的岁运。己卯、己酉年的岁运为岁土不及，这两年长夏季节，应湿不湿，雨水减少，风气偏胜，出现旱象。"五"，为中央土之生数，故谓"雨化五"。

"热化"，指己卯、己酉年为少阴君火在泉，下半年气候偏热。"七"，为南方火之成数，故谓"热化七"。

"其化上苦小温，中甘和，下咸寒，药食宜也。"表述了己卯、己酉年的药食所宜。"上苦小温"，指己卯、己酉年阳明燥金司天，上半年气候偏凉，故对疾病及饮食的调理，以味苦性小温的药物及食物为适宜，与癸卯、卯酉年"其化上苦小温"完全一样，可参看前解。"中甘和"，指己卯、己酉年岁运不及，甘为土之味，故对疾病的治疗及饮食调理以味甘性平的药物及食物为宜。"下咸寒"，指己卯、己酉年少阴君火在泉，下半年气候偏热，故对疾病的治疗及饮食的调理以味咸性寒的药物及食物为宜。

十七、庚辰、庚戌之年

《素问·六元正纪大论》云："庚辰、庚戌岁，上太阳水，中太商金运，下太阴土。寒化一，清化九，雨化五，正化度也。其化上苦热，中辛温，下甘热，药食宜也。"

"上太阳水"，指太阳寒水司天。"中太商金运"，指金运太过。"下太阴天"，指太阴湿土在泉。"上太阳水，中太商金运，下太阴土"，意谓庚辰、庚戌年为金运太过之年，太阳寒水司天，太阴湿土在泉。

"寒化"，指庚辰、庚戌年的司天之气。庚辰、庚戌年太阳寒水司天，上半年气候偏寒。"一"，为北方水之生数，故谓"寒化一"。主气初之气为厥阴风木，二之气少阴君火，三之气少阳相火，从主气来说上半年一般偏于温热，所以尽管客气是太阳寒水司天，但由于主气偏于温热，同时司天之气所在的三之气主气是少阳相火，故上半年气候不会太寒，所以用水之生数而不用水之成数表示寒气不会太过。

庚辰、庚戌年为金运太过之年，秋季偏凉、偏燥。"九"

为西方金之成数，故谓"清化九"。盖因庚辰、庚戌年金运太过，故用金之成数表示清气偏胜。

"雨化"，指庚辰、庚戌年的在泉之气。庚辰、庚戌年太阴湿土在泉，下半年气候偏湿，降雨量多。"五"，为中央土之生数，故谓"雨化五"。

"其化上苦热，中辛温，下甘热，药食宜也。"表述了庚辰、庚戌年的药食所宜。"上苦热"，指庚辰、庚戌年太阳寒水司天，气候偏寒，所以对疾病的治疗及以饮食的调理以味苦性热的药物及食物为宜。"中辛温"，指庚辰、庚戌年岁金太过，秋季气候偏凉，所以对疾病的治疗及饮食的调理以味辛性温的药物及食物为宜，盖因辛可疏风，温可胜凉。"下甘热"，指庚辰、庚戌年太阴湿土在泉，气候偏湿，所以对疾病的治疗及饮食的调理以味甘性热的药物及食物为宜，因为甘可入脾，热可化湿。

十八、辛巳、辛亥之年

《素问·六元正纪大论》云："辛巳、辛亥岁，上厥阴木，中少羽水运，下少阳相火。雨化风化胜复同，邪气化度也。灾一宫，风化三，寒化一，火化七，正化度也。其化上辛凉，中苦和，下咸寒，药食宜也。"

"上厥阴木"，指厥阴风木司天。"中少羽水运"，指水运不及。"下少阳相火"，指少阳相火在泉。"上厥阴木，中少羽水运，下少阳相火"，意谓辛巳、辛亥年为水运不及之年，厥阴风木司天，少阳相火在泉。

"雨化"，指太阴湿土之气。"风化"，指厥阴风木之气。辛巳、辛亥年，水运不及，土来乘之，土气偏胜，木又来复。这种气候变化及自调现象，即"雨化风化胜复同"。

九宫图中的"一宫"，代表北方坎水位。"灾一宫"，指辛巳、辛亥年自然灾害主要发生在北方地区或冬季。

辛巳、辛亥年厥阴风木司天，上半年风气偏胜，气候偏温。"三"，为木之生数，故谓"风化三"。辛巳、辛亥年为岁水不及之年，岁水不及，湿乃大行，土气偏胜，"气有余则制己所胜而侮所不胜"，上半年虽然是厥阴司天，但风气受土气的反侮，所以不至于过盛，故用木之生数而不用木之成数。

辛巳、辛亥年为岁水不及之年，冬天里应冷不冷，应藏不藏。"一"，为水之生数。故谓"寒化一"。盖因辛巳、辛亥年为岁水不及之年，故此处用水之生数而不用水之成数。

"火化"，指辛巳、辛亥年少阳相火在泉，下半年气候偏热。"七"，为火之成数，故谓"火化七"。辛巳、辛亥年在泉之气是火，岁运又是岁水不及，应冷不冷，应藏不藏，也就是说气候偏温，故此处用火之成数表示火气太过，气候偏热，冬行夏令。

"其化上辛凉，中苦和，下咸寒，药食宜也。"表述了辛巳、辛亥年的药食所宜。"上辛凉"，指辛巳、辛亥年厥阴风木司天，上半年气候偏温，风气偏胜，对疾病的治疗及饮食的调理，以味辛性凉的药物及食物为适宜。"中苦温"，指辛巳、辛亥年水运不及，冬令气候偏热，应藏不藏，人体肾藏失职，相火妄动，故对疾病的及饮食的调理，以味苦性平的药物及食物为适宜，因为苦可坚肾，苦可泻火。此即《素问·藏气法时论》中所云："肾欲坚，急食苦以坚之，用苦补之。""下咸寒"，指辛巳、辛亥年少阳相火在泉，气候偏热，火气太过，对疾病的治疗及饮食的调理，以味咸性寒的药物及食物为适宜，因为咸可泻火，寒可胜热。

十九、壬午、壬子之年

《素问·六元正纪大论》云："壬午、壬子岁，上少阴火，中太角木运，下阳明金。热化二，风化八，清化四，正化度也。其化上咸寒，中酸凉，下酸温，药食宜也。"

"上少阴火"，指少阴君火司天。"中太角木运"，指木运太过之年。"下阳明金"，指阳明燥金在泉。"上少阴火，中太角木运，下阳明金"，意谓壬午、壬子年为木运太过之年，少阴君火司天，阳明燥金在泉。

壬午、壬子年少阴君火司天，上半年气候偏热。"二"，为火之生数，故谓"热化二"。

壬午、壬子年的岁运为岁木太过之年，春季里风气偏胜，气候偏温。"八"，为木之成数，故谓"风化八"。盖因壬午、壬子年为岁运太过之年，故此处用木之成数。

壬午、壬子年阳明燥金在泉，下半年气候偏凉、偏燥。"四"，为金之生数，故谓"清化四"。由于壬午、壬子年岁木太过，少阴君火司天，全年风火用事，故下半年虽属阳明燥金在泉，但亦不致太凉，所以此处用金之生数而不用金之成数。

"其化上咸寒，中酸凉，下酸温，药食宜也。"表述了壬午、壬子年的药食所宜。"上咸寒"，指壬午、壬子年少阴君火司天，上半年气候偏热，所以对疾病的治疗及饮食的调理，以味咸性寒的药物及食物为宜。"中酸和"，指壬午、壬子年为岁木太过之年，风气偏胜，气候偏温，所以对疾病的治疗及饮食的调理，以味酸性凉的药物及食物为宜。"下酸温"，指壬午、壬子年阳明燥金在泉，下半年气候偏凉，所以对疾病的治疗及饮食的调理，以味酸性温的药物及食物为宜。

二十、癸未、癸丑之年

《素问·六元正纪大论》云："癸未、癸丑岁，上太阴土，中少徵火运，下太阳水。寒化雨化胜复同，邪气化度也。灾九宫，雨化五，火化二，寒化一，正化度也。其化上苦温，中咸温，下甘热，药食宜也。"

"上太阴土"，指太阴湿土司天。"中少徵火运"，指火运不及。"下太阳水"，指太阳寒水在泉。"上太阴土，中少徵火运，下太阳水"，意谓癸未、癸丑年为火运不及之年，太阴湿土司天，太阳寒水在泉。

"寒化"，指太阳寒水之气。"雨化"，指太阴湿土之气。癸未、癸丑年，火运不及，水来乘之，水气偏胜，土气来复，故谓"寒化雨化胜复同"。

九宫图中的"九宫"，代表南方离火位。"灾九宫"，意谓癸未、癸丑年自然灾害主要发生于南方地区，或发生在炎热的夏季。

"雨化"，指癸未、癸丑年的司天之气。癸未、癸丑年太阴湿土司天，上半年气候偏湿，"五"，为土之生数，故谓"雨化五"。

癸未、癸丑年为岁火不及之年，夏天里应热不热，应长不长。"二"，为火之生数，故谓"火化二"。盖因癸未、癸丑年是岁火不及之年，故此处用火之生数表示火气不及。

癸未、癸丑年太阳寒水在泉，下半年气候偏寒。"一"，为北方坎水之生数，故谓"寒化一"。盖因癸未、癸丑年为岁火不及之年，岁火不及，水来乘之，土来复之。太阴湿土在六步主时中属于四之气，主湿、主热。由于土气来复的原因，下半年又可以出现湿热偏胜的现象，冬天里可以出现应寒不寒的气候变化，故此处用"寒化一"，而不用"寒化六"。

"其化上苦温，中咸温，下甘热，药食宜也。"表述了癸未、癸丑年药物及食物所宜。"上苦温"，指癸未、癸丑年太阴湿土司天，上半年气候偏湿，故对疾病的治疗及饮食的调理，以味苦性温的药物及食物为适宜。"中咸温"，指癸未、癸丑年，岁火不及，夏天里应热不热，故对疾病的治疗及饮食调理以味咸性温的药物及食物为宜。"下甘热",指癸未、癸丑年太阳寒水在泉,下半年气候偏寒,同时由于复气的影响,气候同时出现偏湿的变化,故对疾病的治疗及饮食的调理,以味甘性热的药物及食物为宜。

二十一、甲申、甲寅之年

《素问·六元正纪大论》云:"甲申、甲寅岁,上少阳相火,中太宫土运,下厥阴木。火化二,雨化五,风化八,正化度也。其化上咸寒,中咸和,下辛凉,药食宜也。"

"上少阳相火",指少阳相火司天。"中太宫土运",指土运太过。"上厥阴木",指厥阴风木在泉。"上少阳相火,中太宫土运,下厥阴木",意谓甲申、甲寅岁为土运太过之年,少阳相火司天,厥阴风木在泉。

甲申、甲寅年为少阳相火司天,上半年气候偏热。"二",为火之生数,故云"火化二"。盖因甲申、甲寅年岁运为土运太过,这两年中的长夏季节及初运这一段时间中,湿气偏胜,降雨量多,因此,这两年虽然是少阳司天,但是气候不会太热,故用火之生数表示火气并不太过。

"雨化",指甲申、甲寅年的岁运。申、甲寅年为岁土太过之年,长夏季节气候偏湿,降雨量多。"五",为土之生数,故谓"雨化五"。

甲申、甲寅年为厥阴风木在泉,下半年风气偏胜,气候偏温。"八",为木之成数,故谓"风化八"。盖因甲申、甲寅年为少阳相火司天,风乘火势,火助风威,温热同类,所以下半年气候特热,故用木之成数表示温热太过。

"其化上咸寒,中咸和,下辛凉,药食宜也。"表述了甲申、甲寅年的药物及食物所宜。"上咸寒",指甲申、甲寅年少阳相火司天,气候偏热,故对疾病的治疗及饮食调理,以味咸性寒的药物及食物为宜。"中咸和",指甲申、甲寅年为土运太过之年,气候偏湿,故对疾病的治疗及饮食调理,以味咸性平的药物及食物为宜。"下辛凉",指甲申、甲寅年厥阴风木在泉,气候偏温,所以在对疾病的治疗及饮食调理,以味辛性凉的药物及食物为宜,此即"风淫于内,治以辛凉"之意。

二十二、乙酉、乙卯之年

《素问·六元正纪大论》云:"乙酉太一天符、乙卯岁天符,上阳明金,中少商金运,下少阴火。热化寒化胜复同,邪气化度也。灾七宫,燥化四,清化四,热化二,正化度也。其化上苦小温,中苦和,下咸寒,药食宜也。"

"上阳明金",指阳明燥金司天。"中少商金运",指金运不及。"下少阴火",指少阴君火在泉。"上阳明金,中少商金运,下少阴火",意谓乙酉、乙卯年为金运不及之年,阳明燥金司天,少阴君火在泉。这二年中运金运不及,司天为阳明燥金,二者同气,故为天符之年。乙酉年,岁支酉为西方金,故又为岁会之年。鉴于乙酉年既为天符又为岁会,故为太乙天符。

"热化",指少阴君火或少阳相火之气。"寒化",指太阳寒水之气。"热化寒化胜复同",意谓乙酉、乙卯年,金运不及,火来乘之,火气偏胜,水气来复。

九宫图中的"七宫",指西方金位。"灾七宫",意谓乙酉、乙卯年自然灾害主要发生在西方地区,或发生在金秋之季。

乙酉、乙卯年阳明燥金司天,上半年气候偏凉、偏燥。"四",为金之生数,故谓"燥化四"。盖因乙酉、乙卯年岁金不及,火来乘之,故上半年气候不致太凉,因而用金之生数而不用金之成数。

乙酉、乙卯年为岁金不及之年,秋天里气候应凉不凉。"四",为金之生数,故谓"清化四"。盖因乙酉、乙卯年金运不及，故此处用金之生数表示岁金不及。

乙酉、乙卯年少阴君火在泉，下半年气候偏热。"二"，为火之生数，故谓"热化二"。盖因乙酉、乙卯年下半年水气来复，故乙酉、乙卯虽然是少阴在泉，但由于水可以克火，故下半年气候不致太热，因此用火之生数而不用火之成数。

"其化上苦小温，中苦和，下咸寒，药食宜也。"表述了乙酉、乙卯年的药物及饮食所宜。"上苦小温"，指乙酉、乙卯年阳明燥金司天，上半年气候偏凉，故对疾病的治疗及饮食调理，以偏温的药物及食物为适宜。因上半年主气偏温，同时在岁运上还有个火来乘金的问题，故在药食方面又不能太温，故谓"苦小温"。"中苦和"，指乙酉、乙卯年岁金不及，火气来乘，气候偏热，故对疾病的治疗及饮食调理，以味苦性平的药物及食物为适宜。"下咸寒"，指乙酉、乙卯年，少阴君火在泉，下半年气候相对偏热，故对疾病的治疗及饮食调理，以味咸性寒的药物及食物为宜。

二十三、丙戌、丙辰之年

《素问·六元正纪大论》云："丙戌天符、丙辰岁天符，上太阳水，中太羽水运，下太阴土。寒化六，雨化五，正化度也。其化上苦热，中咸温，下甘热，药食宜也。"

"上太阳水"，指太阳寒水司天。"中太羽水运"，指水运太过。"下太阴土"，指太阴湿土在泉。"上太阳水，中太羽水运，下太阴土"，意谓丙戌、丙辰年为水运太过之年，太阳寒水司天，太阴湿土在泉。这二年中运为水运，司天为太阳寒水，故这二年为天符之年。

丙戌、丙辰年太阳寒水司天，上半年气候偏寒。"六"，为水之成数，故谓"寒化六"。盖因丙戌、丙辰年，岁运是水运太过，司天之气又是寒水，故用水之成数。

丙戌、丙辰年在泉之气为太阴湿土，下半年气候偏湿。"五"，为土之生数，谓云"雨化五"。本节未列岁运常数，盖因丙戌、丙辰年岁水太过，其常数应为"寒化六"，与司天之气的常数相同，故略。

"其化上苦热，中咸温，下甘热，药食宜也。"表述了丙戌、丙辰年的药物及饮食所宜。"上苦热"，指丙戌、丙辰年太阳寒水司天，上半年气候偏寒，所以对疾病的治疗及饮食调理，以偏热药物及食物为宜。"中咸温"，指丙戌、丙辰年的岁运为水运太过，冬令特别寒冷，故对疾病的治疗及饮食调理，以味咸性温的药物及食物为宜。"下甘热"，指丙戌、丙辰年太阴湿土在泉，下半年气候偏湿，故对疾病的治疗及饮食调理，以味甘性热的药物及食物为宜。

二十四、丁亥、丁巳之年

《素问·六元正纪大论》云："丁亥天符、丁巳岁天符，上厥阴木，中少角木运，下少阳相火。清化热化胜复同，邪气化度也。灾三宫，风化三，火化七，正化度也。其化上辛凉，中辛和，下咸寒，药食宜也。"

"上厥阴木"，指厥阴风木司天。"中少角木运"，指木运不及。"下少阳相火"，指少阳相火在泉。这二年中运为木运，司天之气为厥阴风木，运与司天同气，故为天符之年。

"清化"，指阳明燥金之气。"热化"，指少阴君火或少阳相火之气。丁亥、丁巳年岁木不及，金来乘之，金气偏胜，火气来复，故云"清化热化胜复同"。

九宫图中的"三宫"，指东方巽木位。"灾三宫"，意即丁亥、丁巳年自然灾害主要发生在东方地区，或发生在春季。

丁亥、丁巳年厥阴风木司天，上半年气候偏温，风气偏胜。"三"，为木之生数，故谓"风化三"。盖因丁亥、丁巳年为木运不及之年，厥阴风木司天，恰好构成平气，风气不致过甚，故用木之生数。

"火化"，指丁亥、丁巳年的在泉之气。丁亥、丁巳年少阳相火在泉，下半年气候偏热。"七"为火之成数，故谓"火化七"。盖因丁亥、丁巳年厥阴风木司天，少阳相火在泉，风火同气，温热相类，故下半年气候相对偏热，故此处用火之成数表示火气太过。本节亦未列岁运常数，盖因丁亥、丁巳年岁木不及，常数应为"风化三"，而与司天之气的常数相同，所以从略。

"其化上辛凉，中辛和，下咸寒，药食宜也。"表述了丁亥、丁巳年的药物及食物所宜。"上辛凉"，指丁亥、丁巳年厥阴风木司天，上半年气候偏温，风气偏胜，故对疾病的治疗及饮食调理，以味辛性凉的药物及食物为宜。"中辛和"，指丁亥、丁巳年为岁木不及之年，春季应温不温，风气不及，故对疾病的治疗及饮食的调理，以味辛性温的药物及食物为宜。盖因丁亥、丁巳年厥阴风木司天，运不及而得助，可以构成平气，因此又不宜过用辛温，故原文谓"中辛和"，即以辛平的药物为适宜。"下咸寒"，指丁亥、丁巳年少阳相火在泉，气候偏热，故对疾病的治疗及饮食调理，以味咸性寒的药物及食物为宜。

二十五、戊子、戊午之年

《素问·六元正纪大论》云："戊子天符、戊午岁太乙天符，上少阴火，中太徵火运，下阳明金。热化七，清化九，正化度也。其化上咸寒，中甘寒，下酸温，药食宜也。"

"上少阴火"，指少阴君火司天。"中太徵火运"，指火运太过。"下阳明金"，指阳明燥金在泉。戊子、戊午年为火运太过之年，少阴君火司天，阳明燥金在泉。这二年中运与司天之气同，故为天符之年。又因戊午年中运与岁支同气，又为岁会，故戊午年为太乙天符之年。

"热化"，指戊子、戊午年少阴君火司天，上半年气候偏热。"七"，为火之成数，故谓"热化七"。盖因戊子、戊午年岁运为火运太过，司天之气又是少阴君火，故此处用火之成数表示火气太过。

"清化"，指戊子、戊午年的在泉之气。戊子、戊午年阳明燥金在泉，上半年气候偏凉。"九"金之成数，故谓"清化九"。盖因戊子、戊午年岁火太过，少阴君火司天，上半年火气偏胜，因为胜复的原因，火气偏胜，水气必然来复，此即《素问·五常政大论》中所讲的"不恒其德，则所胜来复"，故下半年特别是冬季又可以比一般年份寒冷。再加上阳明燥金在泉，寒凉同类，故此处用金之成数有示寒凉太过。本节亦未列岁运常数，盖因戊子、戊午年岁火太过，岁运常数应为"热化七"，与司天之气相同，故略。

"其化上咸寒，中甘寒，下酸温，药食宜也。"表述了戊子、戊午年的药物及饮食所宜。"上咸寒"，指戊子、戊午年少阴君火司天，上半年气候偏热，故对疾病的治疗及饮食调理，以味咸性寒的药物及食物为宜。"中甘寒"，指戊子、戊午年岁火太过，夏季特热，故对疾病的治疗及饮食调理，以味甘性寒的药物及食物为适宜。"下酸温"，指戊子、戊午年阳明燥金在泉，下半年气候偏凉，故对疾病的治疗及饮食调理，以味酸性温的药物及食物为宜。

二十六、己丑、己未之年

《素问·六元正纪大论》云："己丑太一天符、己未岁太一天符，上太阴土，中少宫土运，下太阳水。风化清化胜复同，邪气化度也。灾五宫，雨化五，寒化一，正化度也。其化上苦热，中甘和，下甘热，药食宜也。"

"上太阴土"，指太阴湿土司天。"中少宫土运"，指土运不及。"下太阳水"，指太阳寒水在泉。己丑、己未年为土运不及之年，太阴湿土司天，太阳寒水在泉。这二年既是天符之年，又为岁会之年，故又称太乙天符之年。

"风化"，指厥阴风木之气。"清化"，指阳明燥金之气。"风化清华胜复同"，意谓己丑、己未年岁土不及，木来乘之，木气偏胜，金气来复，故谓"风化清华胜复同"。

九宫图中的"五宫"，指中央土方位。"灾五宫"，意谓己丑、己未年自然灾害主要发生在中央地区，或发生在长夏季节。

"雨化"，指己丑、己未年太阴湿土司天，上半年气候偏湿。"五"，为土之生数，故谓"雨化五"。

"寒化"，指己丑、己未年为太阳寒水在泉，下半年气候偏寒。"一"，为水之生数，故谓"寒化一"。

"其化上苦热，中甘和，下甘热，药食宜也。"表述了己丑、己未年的药物及饮食所宜。"上苦热"，指己丑、己未年太阴湿土司天，上半年气候偏湿，对于疾病的治疗及饮食调理，以味苦性热的药物及食物为宜。"中甘和"，指己丑、己未年岁土不及，对疾病的治疗及饮食调理，以味甘性平的药物及食物为宜。"下甘热"，指己丑、己未年太阳寒水在泉，下半年气候偏冷，对疾病的治疗及饮食调理，以味甘性热的药物及食物为宜。

二十七、庚寅、庚申之年

《素问·六元正纪大论》云："庚寅、庚申岁，上少阳相火，中太商金运，下厥阴木。火化七，清化九，风化三，正化度也。其化上咸寒，中辛温，下辛凉，药食宜也。"

"上少阳相火"，指少阳相火司天。"中太商金运"，指金运太过。"下厥阴木",指厥阴风木在泉。庚寅、庚申年为金运太过之年,少阳相火司天,厥阴风木在泉。

"火化",指庚寅、庚申年少阳相火司天,上半年气候偏热。"七",为火之成数,故谓"火化七"。盖因上半年主气本来偏温、偏热,加之少阳司天,主气客气均属温热,故此处用火之成数表示火气太过。

"清化",指庚寅、庚申年岁金太过,秋季气候偏凉。"九"为金之成数,故谓"清化九"。盖因庚寅、庚申年为金运太过之年,故原文此处用金之成数表示金气太过。

"风化",指庚寅、庚申年厥阴风木在泉,下半年偏温。"三"为木之生数,故谓"风化三"。盖因庚寅、庚申年金运太过,秋天气候偏凉,加之上下半年主气偏于寒凉,尽管厥阴在泉,但气候不会太温,故而此处用木之生数表示风气不及。

"其化上咸寒,中辛温,下辛凉,药食宜也。"表述了庚寅、庚申年的药物及饮食所宜。"上咸寒",指庚寅、庚申年少阳相火司天,上半年气候偏热,故对疾病的治疗及饮食调理,以味咸性寒的药物及食物为宜。"中辛温",指庚寅、庚申年为岁金太过之年,秋季偏凉,对疾病的治疗及饮食调理,以味辛性温的药物及食物为宜。"下辛凉",指庚寅、庚申年厥阴风木在泉,下半年气候偏温,对疾病的治疗及饮食调理,以味辛性凉的药物及食物为宜。

二十八、辛卯、辛酉之年

《素问·六元正纪大论》云:"辛卯、辛酉岁,上阳明金,中少羽水运,下少阴火,雨化风化胜复同,邪气化度也。灾一宫,清化九,寒化一,热化七,正化度也。其化上苦小温,中苦和,下咸寒,药食宜也。"

"上阳明金",指阳明燥金司天。"中少羽水运",指水运不及。"下少阴火",指少阴君火在泉。辛卯、辛酉年为水运不及之年,阳明燥金司天,少阴君火在泉。

"雨化",指太阴湿土之气。"风化",指厥阴风木之气。"雨化风化胜复同",意谓辛卯、辛酉年水运不及,土来乘之,土气偏胜,风气来复,故谓"雨化风化胜复同"。

九宫图中的"一宫",即北方坎水方位。"灾一宫",意谓辛卯、辛酉年自然灾害主要发生在北方地区,或冬季。

"清化",指辛卯、辛酉年阳明燥金司天,上半年气候偏凉。"九"为金之成数,故谓"清化九"。

"寒化",指辛卯、辛酉年为岁水不及之年,冬季应寒不寒。"一"为水之生数,故谓"寒化一"。盖因辛卯、辛酉年岁水不及,故此处用水之生数表示水气不及。

"热化",指辛卯、辛酉年少阴君火在泉,下半年气候偏热。"七"为火之成数,故谓"热化七"。盖因辛卯、辛酉年水运不及,冬季偏于温暖,加之少阴在泉,故下半年气候偏于温热,故此处用火之成数表示火气太过。

"其化上苦小温,中苦和,下咸寒,药食宜也。"表述了辛卯、辛酉年的药食所宜。"上苦小温",指辛卯、辛酉年阳明燥金司天,上半年气候偏凉,故对疾病的治疗及饮食调理,以偏温为适宜。"中苦和",指辛卯、辛酉年岁水不及,冬令应冷不冷,对疾病的治疗及饮食调理,以味苦性平的药物及食物为宜。"下咸寒",指辛卯、辛酉年少阴君火在泉,下半年气候偏热,对疾病的治疗及饮食调理,以味咸性寒的药物及食物为宜。

二十九、壬辰、壬戌之年

《素问·六元正纪大论》云:"壬辰、壬戌岁,上太阳水,中太角木运,下太阴土。寒化六,风化八,雨化五,正化度也。其化上苦温,中酸和,下甘温,药食宜也。"

"上太阳水"，指太阳寒水司天。"中太角木运"，指木运太过。"下太阴土"，指太阴湿土在泉。壬辰、壬戌年为木运太过之年，太阳寒水司天，太阴湿土在泉。

"寒化"，指壬辰、壬戌年太阳寒水司天，上半年气候偏冷。"六"为水之成数，故谓"寒化六"。

"风化"，指壬辰、壬戌年为岁木太过之年，春天偏温，风气偏胜。"八"为木之成数，故谓"风化八"。盖因壬辰、壬戌年为木运太过之年，故此处用木之成数表示。

"雨化"，指壬辰、壬戌年太阴湿土在泉，下半年气候偏湿。"五"为土之生数，故谓"雨化五"。

"其化上苦温，中酸和，下甘温，药食宜也。"表述了壬辰、壬戌年的药物及食物所宜。"上苦温"，指壬辰、壬戌年太阳寒水司天，上半年气候偏寒，故对疾病的治疗及饮食调理，以偏温为宜。"中酸和"，指壬辰、壬戌年岁木太过，春季风气偏胜，气候偏温，对疾病的治疗及饮食调理，以味酸性平的药物及食物为宜。"下甘温"，指壬辰、壬戌年太阴湿土在泉，下半年气候偏湿，对疾病的治疗及饮食调理，以味甘性温的药物及食物为宜。

三十、癸巳、癸亥之年

《素问·六元正纪大论》云："癸巳同岁会，癸亥岁同岁会，上厥阴木，中少徵火运，下少阳相火。寒化雨化胜复同，邪气化度也。灾九宫，风化八，火化二，正化度也。其化上辛凉，中咸和，下咸寒，药食宜也。"

"上厥阴木"，指厥阴风木司天。"中少徵火运"，指火运不及。"下少阳相火"，指少阳相火在泉。癸巳、癸亥年为火运不及之年，厥阴风木司天，少阳相火在泉。这二年之中气为火运不及，在泉之气为少阳相火，故癸巳、癸亥年为同岁会之年。

"寒化"，指太阳寒水之气。"雨化"，指太阴湿土之气。"寒化雨化胜复同"，意即癸巳、癸亥年，火运不及，水来乘之，水气偏胜，土来复之。

九宫图中的"九宫"，指南方火位。"灾九宫"，意谓癸巳、癸亥年自然灾害主要发生在南方地区，或发生在夏季。

"风化"，指癸巳、癸亥年厥阴风木司天，上半年气候偏温，风气偏胜。"八"为木之成数，故谓"风化八"。由于上半年主气偏于温热，再加上厥阴司天，气候偏温，故此处用木之成数表示温热太过。

癸巳、癸亥年岁火不及，夏季应热不热。"二"为火之生数，故谓"火化二"。癸巳、癸亥年为岁火不及，故此处用火之生数表示。此处未列癸巳、癸亥年在泉之气的常数，可能由于癸巳、癸亥年为岁火不及之年，岁火不及，水来乘之，冬季偏冷，虽然少阳在泉，但火气亦不致太过，故在泉之气的常数应为火之生数，与岁运常数相同，故从略。

"其化上辛凉，中咸和，下咸寒，药食宜也。"表述了癸巳、癸亥年的药物及饮食所宜。"上辛凉"，指癸巳、癸亥年厥阴风木司天，上半年气候偏温，风气偏胜，故对疾病的治疗及饮食调理，以味辛性凉为适宜。"中咸和"，癸巳、癸亥年岁火不及，夏令应热不热，人体心气不及，对疾病的治疗及饮食调理，以味咸性平的药物及食物为宜。"下咸寒"，指癸巳、癸亥年少阳相火在泉，气候相对偏热，对疾病的治疗及饮食调理，以味咸性寒的药物及食物为宜。

第二十五讲　六气升之不前

　　《素问·本病论》云："气交有变，是为天地机，但欲降而不得降者，地窒刑之。又有五运太过，而先天而至者，即交不前，但欲升而不得其升，中运抑之，但欲降而不得其降，中运抑之。于是有升之不前，降之不下者，有降之不下，升而至天者，有升降俱不前，作如此之分别，即气交之变。变之有异，常各不同，灾有微甚者也。"意谓天地之气的交替有变化，这是天地运转的机理，但是要降而不得降的，是地窒的相克。又有五运太过，而其气先节气而至的，气交就不能前进，要升的不能升，是由于中运的阻抑，或者要降的不能降，亦是由于中运的阻抑。五运六气上下升降，迁正退位的变化，与疫疠流行密切有关，即天地交则泰，不交作病，故有"本病论"篇。有的升之不前，有的降之不下，有的降之不下升而至天，有的升降俱不前，能做出这样的区别，就可以了解气交的变化。异常的变化，常各不相同，给万物和人们造成的灾害，也就有轻有重了。于是就有了六气升之不前或六气降之不下之纪。六十年一甲子，六气升之不前之纪，计有庚辰、庚戌、辛巳、辛亥、壬子、壬午、辛丑、辛未、戊申、戊寅、己卯、己酉十二年。

一、辰戌之岁，厥阴风木升之不前

1. 气候、物候与病候

　　《素问·本病论》云："辰戌之岁，木气升之，主逢天柱，胜而不前。又遇庚戌，金运先天，中运胜之，忽然不前。木运升天，金乃抑之，升而不前，即清生风少，肃杀于春，露霜复降，草木乃萎。民病温疫早发，咽嗌乃干，四肢满，肢节皆痛。久而化郁，即大风摧拉，折陨鸣紊。民病卒中偏痹，手足不仁。"

"天柱"，金星的别名，此处代表在天的金气。意谓辰戌之年，太阳当迁正升天，为司天之气。厥阴木气当从去岁卯酉年在泉之右间，上升为辰戌年司天之左间。若遇到在天的金气过胜，而辰戌年厥阴风木之气就不能前进。故云："辰戌之岁，木气升之，主逢天柱，胜而不前。"

"又遇庚戌，金运先天，中运胜之，忽然不前。"意谓若又遇到庚戌之年，岁运为金运之气太过，先天时而至，金胜克木，使木气不能前进。故庚辰、庚戌两年，必为辰戌岁升之不前之年。

庚戌年木气本来是要上升的，却碰到在天的金气和中见金运的抑制，木气就不能上升和前进，于是就产生清凉之气的气候特点，风气反而减少，春天见到秋令肃杀之气，天降霜露，草木枯萎的物候。故云："木运升天，金乃抑之，升而不前，即清生风少，肃杀于春，露霜复降，草木乃萎。"

"民病温疫早发，咽嗌乃干，四肢满，肢节皆痛。久而化郁，即大风摧拉，折陨鸣紊。民病卒中偏痹，手足不仁。"此乃庚辰、庚戌升之不前之年的病候。此时，患瘟疫易于流行，人们出现咽喉发干，四肢胀满，肢节均痛。但木郁既久，必定化郁为通，气象出现大风怒吼，拔倒树木，声音紊乱。人们的疾病，也易产生卒中，半身麻痹，手足不仁。

2. 针刺之法

《素问·刺法论》云：（辰戌岁）"木欲升而天柱窒抑之，木欲发郁，亦须待时，当刺足厥阴之井。"升者自右而升于天，凡旧岁在泉之右间，必升于新岁司天之左间。天柱，金星也。

辰戌岁，木欲上升，而金气胜而抑之，而木不能前而暴郁为害。木郁欲发，必待其得位之时而后作。木郁不升，则人病在肝，故云"当刺足厥阴之井"大敦穴。张景岳有"刺三分，留六呼，得气急出之，先刺左，后刺右"之刺法。

二、巳亥之岁，少阴君火升之不前

1. 气候、物候与病候

《素问·本病论》云："巳亥之岁，君火升天，主室天蓬，胜之不前。又厥阴未迁正，则少阴未得升天。水运以至其中者，君火欲升，而中水运抑之，升之不前，即清寒复作，冷生旦暮。民病伏阳，而内生烦热，心神惊悸，寒热间作。日久成郁，即暴热乃至，赤风肿翳，化疫。温疠暖作，赤气彰而化火疫。皆烦而躁渴，渴甚，治之以泄之可止。"

"室"，室郁。"天蓬"，水星的别名，此处代表在天的水气。巳亥之年，是由去岁辰戌年份递进该年的。巳亥之年，少阴君火应从上年之辰戌年在泉之右间，上升为今年巳亥年司天之左间，若遇到在天的水气过胜，巳亥年少阴君火之气则不能前进。故云："巳亥之岁，君火升天，主室天蓬，胜之不前。"

"又厥阴未迁正，则少阴未得升天。"意谓巳亥之年，气多不及，故司天厥阴木气未得迁正中位，那么少阴君火更不能上升至司天之左间。

辛巳、辛亥之年，虽为水运不及之年，亦能抑制君火，故因水运在中，君火要升，受了水运的抑制，而升之不前，因此在气候方面仍是清冷，早上和晚上更甚。故谓："水运以至其中者，君火欲升，而中水运抑之，升之不前，即清寒复作，冷生旦暮。"大凡辛巳、辛亥二年，必为巳亥岁少阴君火升之不前之年。

"民病伏阳，而内生烦热，心神惊悸，寒热间作。日久成郁，而暴热乃至，赤风肿翳，化疫。温疠暖作，赤气彰而化火疫。皆烦躁渴，渴甚，治之以泄之可止"。意谓此时人们多病阳气遏伏，内热烦闷，心神惊悸，寒热交作。日久成郁，易陡然转为暴热，风火之气聚积于上，容易化成疫疠。大凡温病疫疠，都是因暖而作，赤色之气显著，就化成火疫。病见心烦躁动口渴，口渴甚者，用清泄的方法治疗，则诸症可止。

2. 针刺之法

《素问·刺法论》云："火欲升而天蓬窒抑之，火欲发郁，亦须待时，君火相火，同刺包络之荥。""天蓬"，水星也。巳亥岁，君火当升为天之左间，而水胜抑之，则火郁不升为害，火郁之发，必待其得位时而作。火郁不升，则人病在心，凡病在心者，皆在于心之包络，故云"同刺包络之荥"劳宫穴。景岳有"刺三分，留六呼，得气急出之，先左后右"之刺法。

三、子午之岁，太阴湿土升之不前

1. 气候、物候与病候

《素问·本病论》云："子午之岁，太阴升天，主窒天冲，胜之不前。又或遇壬子，木运先天而至者，中木运抑之也，升天不前，即风埃四起，时举埃昏，雨湿不化。民病风厥涎潮，偏痹不随，胀满。久而伏郁，即黄埃化疫也。民病夭亡，脸肢府黄疸满闭。湿令弗布，雨化乃微。"

"天冲"，木星的别名，表示巳亥之年在天之木气。子午之年，太阴湿土当从去岁乙亥年在泉之右间，上升为子午年司天之左间，若遇到巳亥年在天木气过胜，子午年太阴湿土之气则不能前进。故云："子午之岁，太阴升天，主窒天冲，胜之不前。"

"又或遇壬子，木运先天而至者，中木运抑之也，升天不前，即风埃四起，时举埃昏，雨湿不化。"此乃子午岁升之不前之物候。壬为阳木有余，又若遇到壬木运太过，其气先天时而至，则土被木克，滞而不前，就要风尘四起，天昏地暗，没有雨水下降。大凡壬子、壬午两年，必为太阴湿土升之不前之年。

"民病风厥涎潮，偏痹不随，胀满。久而伏郁，即黄埃化疫也。"此乃子午岁升之不前之病候。"风厥"，厥之因风而致者。"涎潮"，口涎上涌如潮。子午岁，人们易生风厥、涎潮、半身不遂、胀满等病。土气久郁，郁极则发，就要化成疫疠。

"民病夭亡，脸肢府黄疸满闭。湿令弗布，雨化乃微。"此乃子午岁升之不前另一部分气候与病候。该岁人病多夭折，脸部和四肢发黄，成为黄疸，六腑亦胀满闭塞。在气候上，湿令未能布化，雨水就会很少下降。

2. 针刺之法

《素问·刺法论》云："土欲升而天冲窒抑之，土欲发郁，亦须待时，当刺足太阴之俞。"天冲者，木星也，子午岁，湿土当升为司天之左间，而木胜抑之，则土郁为害而发待时。土郁不升，则病在脾，故云"当刺足太阴之俞"太白穴。景岳有"刺二分，留七呼，气至急出之，先左后右"之刺法。

四、丑未之年，少阳相火升之不前

1. 气候、物候与病候

《素问·本病论》云："丑未之年，少阳升天，主窒天蓬，胜之不前。又或遇太阴未迁正者，即少阴未升天也，水运以至者，升天不前，即寒雾反布，凛冽如冬，水复涸，冰再结，暄暖乍作，冷复布之，寒暄不时。民病伏阳在内，烦热生中，心神惊骇，寒热间争。以久成郁，即暴热乃生，赤风肿翳，化成疫疠，乃化作伏热内烦，痹而生厥，其则血溢。"

"天蓬"，水星的别名，此处代表在天之水气。丑未之年，太阴当迁正司天，而少阳相火当由去岁子午岁在泉之右间，上升为丑未岁司天之左间，若遇到在天水气过胜，丑未年少阳相火之气则不能前进。故云："丑未之年，少阳升天，主窒天蓬，胜之不前。"

"或遇太阴未迁正者，即少阴未升天也，水运以至存，升天不前，即寒露反布，凛洌如冬，水复涸，冰在结，暄暖乍作，冷复布之，寒暄不时。"意谓若遇到由去年未退位的少阴，以致太阴不能就位，少阳亦无从升天。若逢辛丑、辛未年，皆水运之年，则相火被抑制，就不能升天而前进，这时反见霜雪雨露，寒冷如冬，河水干涸，或冻结成冰，有时忽然天暑地热，可是马上又转为寒气逼人，气候寒暖不时。大凡辛丑、辛未两年，必为少阳相火升之不前之年。

"民病伏阳在内，烦热生中，心神惊骇，寒热间争。"此乃丑未岁升之不前所见的病候。人们生病大都是伏火在内，心中烦热，惊骇不安，寒热交作。

"以久成郁，即暴热乃生，赤风肿翳，化成疫疠，乃化作伏热内烦，痹而生厥，其则血溢。"意谓郁久必复，到了一定的时候，气候转为暴热，风火之气聚积于上，变生疫疠，于是见伏热内烦，四肢麻痹而厥冷，更严重的有出血症状。

2. 针刺之法

《素问·刺法论》云："火欲发郁，亦须待时，君火相火，同刺包络之荥。"意谓刺手厥阴心包经之荥穴劳宫，针刺手法同己亥岁。

五、寅申之年，阳明燥金升之不前

1. 气候、物候与病候

《素问·本病论》云："寅申之年，阳明升天，主窒天英，胜之不前。又或遇戊申、戊寅，火运先天而至，金欲升天，火运抑之，升之不前，即时雨不降，西风数举，咸卤燥生。民病上热，喘嗽，血溢。久而化郁，即白埃翳雾，清生杀气。民病胁满悲伤，寒鼽嚏，嗌干，手坼，皮肤燥。"

"天英"，火星的别名，此处代表在天的火气。寅申之年，阳明燥金应从去岁丑未年在泉之右间，上升为寅申年司天之左间，若遇到在天火气过胜，寅申年阳明燥金之气则不能前进。故云："寅申之年，阳明升天，主窒天英，胜之不前。"

"又或遇戊申、戊寅，火运先天而至，金欲升天，火运抑之，升之不前，即时雨不降，西风数举，咸卤燥生。"意谓若遇到戊申、戊寅年，戊为阳火有余，火运太过，其气先天时而至，金被火克，虽欲上升，仍然是不能前进，西风时时怒吼，燥气也产生了。大凡戊申、戊寅两年，必为阳明燥金升之不前之年。

"民病上热，喘嗽，血溢。久而化郁，即白埃翳雾，清生杀气。民病胁满悲伤，寒鼽嚏，嗌干，手坼，皮肤燥。"此乃寅申岁升之不前所见的气候、物候和病候。此时人们多病热在上、咳喘、出血；久郁之后，白埃之气飞扬，肃杀之气弥漫。人病多胸胁苦满，易于悲伤，鼻塞流涕，两手干裂，皮肤干燥。

2. 针刺之法

《素问·刺法论》云："金欲升而天英窒抑之，金欲发郁，亦须待时，当刺手太阴之经。""天英"，火星也。寅申岁，燥金当升为司天之左间，而火胜抑之，则金郁为害，待时而发。金郁不升，则人病在肺，故刺手太阴之经穴经渠。景岳有"刺三分，留三呼，气至急出之，先左后右"之刺法。

六、卯酉之年，太阳寒水升之不前

1. 气候、物候与病候

《素问·本病论》云："卯酉之年，太阳升天，主窒天芮，胜之不前。又遇阳明未迁正者，即太阳未升天也，土运以至，水欲升天，土运抑之，升之不前，即湿而热蒸，寒生两间。民病注下，食不及化。久而成郁，冷来客热，冰雹卒至。民病厥逆而哕，热生于内，气痹于外，足痉酸疼，反生心悸，懊热，暴烦而复厥。"

"天芮"，土星的别名，此处代表在天的土气。卯酉之年，太阳寒水应从寅申之年在泉之右间，上升为卯酉之年司天之左间，若遇到在天的土气过胜，水气则不能前进。故云："卯酉之岁，太阳升天，主窒天芮，胜之不前。"

"又遇阳明未迁正者，即太阳为升天也，土运以至，水欲升天，土运抑之，升之不前，即湿而热蒸，寒生两间。"意谓遇到阳明未得正司中位，就使太阳无从上升，己卯、己酉土运之年，土运已到，寒水要升，受了土运的抑制，也就不能前进，于是湿气与热气互相蒸郁，寒气生于左右间气之位。大凡己卯、己酉两年，必为太阳寒水升之不前之年。

"民病注下，食不及化。久而成郁，冷来客热，冰雹卒至。"此乃卯酉之岁，升之不前所见的气候、物候及病候。该岁人病多急剧泄泻，饮食不消化。久郁之后，冷气胜过热气，则会陡然降下冰雹。

"民病厥逆而哕，热生于内，气痹于外，足痉酸疼，反生心悸，懊热，暴烦而复厥。"意谓人病多生厥气上逆而打呃，热气生于内，阳气痹于外，足痉酸疼，反见心悸懊热，暴烦而又厥逆。

2. 针刺之法

《素问·刺法论》云："水欲升而天芮窒抑之，水欲发郁，亦须待时，当刺足少阴之合。""天芮"，土星也。卯酉岁，寒水当升为司天之左间，而土胜抑之，则水郁为害，待时而作。水郁不升，人病在肾，故云"当刺足少阴之合"阴谷穴。景岳有"刺四分，留三呼，气至急出之，先左后右"之刺法。

第二十六讲　六气降之不下

在六十年一甲子中，六气降之不下之纪，有乙丑、乙未、丙申、丙寅、丁卯、丁酉、丙辰、丙戌、癸巳、癸亥、甲子、甲午十二年。

一、丑未之岁，厥阴风木降之不下

1. 气候、物候与病候

《素问·本病论》云："丑未之岁，厥阴降地，主窒地晶，胜而不前。又或遇少阴未退位，即厥阴未降下，金运以至中，金运承之，降之未下，抑之变郁，木欲降下，金承之，降而不下，苍埃远见，白气承之，风举埃昏，清燥行杀，霜露复下，肃杀布令。久而不降，抑之化郁，即作风燥相伏，暄而反清，草木萌动，杀霜乃下，蛰虫未见，惧清伤脏。"

地晶、地玄、地仓、地彤、地阜，为金、水、木、火、土五星之别名。"地晶"，西方金司之星。"丑未之岁，厥阴降地，主窒地晶，胜而不前。"意谓丑未之年，厥阴风木当从去岁子午年司天右间，下降为今岁丑未年在泉左间，因遇到去岁子午年在地的金气（阳明燥金在泉），木气受制而不能行进。

"又或遇少阴未退位，即厥阴未降下，金运以至中，金运承之，降之未下，抑之变郁，木欲降下，金承之，降而不下，苍埃远见，白气承之，风举埃昏，清燥行杀，霜露复下，肃杀布令。"意谓又或遇到上年子午岁气有余，司天少阴未退位，厥阴就无从下降，而乙丑、乙未年在中的金运已至，因金运下承，致降而不下，阻抑于中，久之变而成郁。由于木欲下降，金运相承，使它不能下降，青色的尘埃远见，白色之气相承接，风吹尘埃而天昏地暗，清凉秋燥行肃杀之令，霜和露复又下降，于是出现肃杀气候。大凡乙丑、乙未金运之年，必为厥阴风木降之不下之年。

"久而不降，抑之化郁，即作风燥相伏，暄而反清，草木萌动，杀霜乃下，蛰虫未见，惧清伤脏。"意谓丑未岁因木气久而不降，郁抑日久，就要化成燥气伏于风内，气候应该温暖而反见清冷，草木应该发芽生长，可是严霜又至，蛰虫也未见出现，人们亦惧怕清冷之气要伤害内脏。

2. 针刺之法

《素问·刺法论》云："（丑未岁）木欲降而地晶窒抑之，降之郁发，散而可得位，降而郁发，暴如天间之待时也，降而不下，郁可速也，降可折其所胜也，当刺手太阴之所出，刺手阳明之所入。"降者自天而入于地，大凡旧岁司天之右间，必降为新岁在泉之左间。其有被郁不降而病者，可刺治先防。地晶，金星也。丑未岁，厥阴风木当由去岁司天之右间，降为今岁在泉之左间，因旧岁阳明燥金在泉之气滞留，降不得入，则郁发为变，必得郁散，木乃得位。其为害同司天之间气应升不升一样，即应降不降，而很快郁滞形成疾病，当速刺之。木郁不降，肝胆受病，当治金之胜气，因肺与大肠属金，故刺手太阴之所出少商穴，刺一分，留三呼，气至急出之，又刺手阳明之所入曲池穴，刺五分，留七呼，气至急出之。

二、寅申之岁，少阴君火降之不下

1. 气候、物候与病候

《素问·本病论》云："寅申之岁，少阴降地，主窒地玄，胜之不入，又或遇丙申、丙寅，水运太过，先天而至，君火欲降，水运承之，降而不下，即彤云才见，黑气反生，暄暖如舒，寒常布雪，凛冽复作，天云惨凄，久而不降，伏之化郁，寒胜复热，赤风化疫。民病面赤、心烦、头痛、目眩也，赤气彰而温病欲作也。"

"地玄"，水星之别名。"寅申之岁，少阴降地，主窒地玄，胜之不入。"意谓寅申之年，少阴君火当从丑未年司天右间下降为寅申年在泉左间，若遇到去岁丑未年太阳寒水在泉，则火受水制而不能行进。

"又或遇丙申、丙寅，水运太过，先天而至，君火欲降，水运承之，降而不下，即彤云才见，黑气反生，暄暖如舒，寒常布雪，凛冽复作，天云惨凄。"意谓丙为阳水，或遇到丙申、丙寅之年，水运之气太过，先期而至，少阴君火要下降，逢到水运的相克，不能下降，火气方始出现，水气反而到来，本来气候温暖，可是却很寒冷，时常下雪，寒风凛冽，天云阴惨凄凉。大凡丙申、丙寅水运之年，必为少阴君火降之不下之年。

"久而不降，伏之化郁，寒胜复热，赤风化疫。"意谓寅申岁，少阴君火久伏而不降，则化为郁气，郁伏已久，一旦开通，寒到了极点，就复而生热，风火化成疫疠。

"民病面赤、心烦、头痛、目眩也，赤气彰而温病欲作也。"意谓寅申岁人们多病面赤、心烦、头痛、目眩等病。火气过分显露，是湿热病将要发生的征兆。

2. 针刺之法

《素问·刺法论》云：（寅申岁）"火欲降而地玄窒抑之，降而不入，抑之郁发，散而可矣，当折其所胜，可散其郁，当刺足少阴之所出，刺足太阳之所入。"地玄，水星也。寅申岁少阴君火当由去岁丑未年司天之右间降为今岁寅申年在泉之左间，辰戌岁少阳当降为新岁在泉之左间，而水胜窒之，故郁发为变，必散，当制水之胜。肾与膀胱在五行属水，故刺足少阴所出涌泉穴，刺三分，留三呼，气至而出之；刺足太阳所入之委中穴，刺五分，留七呼，气至急出之。

三、卯酉之岁，太阴湿土降之不下

1. 气候、物候与病候

《素问·本病论》云："卯酉之岁，太阴降地，主窒地苍，胜之不入，又或少阳未退位者，即太阴未得降也。或木运以至，木运承之，降而不下，即黄云见而青霞彰，郁蒸作而大风，雾翳埃胜，折陨乃作。久而不降也，伏之化郁，天埃黄气，地布湿蒸。民病四肢不举，昏眩，肢节痛，腹满填臆。"

"地苍"，木星。"卯酉之岁，太阴降地，主窒地苍，胜之不入。"意谓卯酉之年，太阴湿土当从寅申年司天右间下降为卯酉年在泉左间，若遇到去岁寅申年在泉之气厥阴风木，则土受木制而不能行进。

"又或少阳未退位者，即太阴未得降也。或木运以至，木运承之，降而不下，即黄云见而青霞彰，郁蒸作而大风，雾翳埃胜，折陨乃作。"全句意谓上年寅申年，岁气有余，故少阳相火未能退位，太阴不能下降；或者丁卯、丁酉年，中运木运相袭，欲降不下，于是黄云出现，青霞显露，郁滞成风，尘埃飞扬如雾，甚至折损树木。大凡丁卯、丁酉木运之年，必为太阴湿土降之不下之年。

"久而不降也，伏之化郁，天埃黄气，地布湿蒸。"如果太阴久久不得入地，郁伏既久，则天上有黄色之气弥漫，地下有湿气熏蒸。

"民病四肢不举，昏眩，肢节痛，腹满填臆。"意谓卯酉岁太阴不降，可出现肢体不能举动，头目昏眩，肢节疼痛，胸腹胀满等病候。

2. 针刺之法

《素问·刺法论》云：（卯酉岁）"土欲降而地苍窒抑之，

降而不下，抑而郁发，散而可入，当折其胜，可散其郁，当刺足厥阴之所出，刺足少阳之所入。""地仓"，木星也。卯酉岁，太阴由去岁司天之右间当降为今岁在泉之左间，而木胜窒之，欲其郁发，当速刺之。土郁不降，则脾胃受病，故当折木之胜。肝胆在五行属木，故刺足厥阴之所出大敦穴，刺三分，留十呼，气至急出之；刺足少阳之所入阳陵泉，刺六分，留十呼，得气急出之。

四、辰戌之岁，少阳相火降之不下

1. 气候、物候与病候

《素问·本病论》云："辰戌之岁，少阳降地，主窒地玄，胜之不入，又或遇水运太过，先天而至也，水运承之，降而不下，即彤云才见，黑气反生，暄暖欲生，冷气卒至，甚则冰雹也。久而不降，伏之化郁，冷气复热，赤风化疫。民病面赤、心烦、头痛、目眩也，赤气彰而热病欲作也。"

"地玄"，水星也。"辰戌之岁，少阳降地，主窒地玄，胜之不入。"意谓辰戌之年，少阳相火当从去岁卯酉年司天右间下降为今岁辰戌年在泉左间，若遇到在地的水气，即卯酉年在泉主气太阳寒水，则火受水制而不能行进。

"又或遇水运太过，先天而至也，水运承之，降而不下，即彤云才见，黑气反生，暄暖欲生，冷气卒至，甚则冰雹也。"意谓又或遇到水运太过，先交其气，水运相承，相火便不能入地，因此，彤云出现未久，水气反而到来，本来是要温暖的，可是冷气相加，甚至结成冰雹。大凡丙辰、丙戌水运之年，必为少阳相火降之不下之年。

"久而不降，伏之化郁，冷气复热，赤风化疫。民病面赤、心烦、头痛、目眩也，赤气彰而热病欲作也。"意谓辰戌岁，少阳相火久而不能下降，伏久必定郁化，冷气转为热气，火气化成疫疠。人们易患面赤、心烦、头痛、目眩等病。假如火气十分显著，热病就要发生了。

2. 针刺之法

因少阴君火、少阳相火同气，"辰戌之岁，少阳降地"，与"寅申之岁，少阴降地"，均为"地玄"抑之，火郁不降，均刺足少阴之所出涌泉穴，足少阳之所入委中穴，刺法同寅申之岁。

五、巳亥之岁，阳明燥金降之不下

1. 气候、物候、病候

《素问·本病论》云："巳亥之岁，阳明降地，主室地彤，胜而不入，又或遇太阳未退位，即阳明未得降，即火运以至之，火运承之不下，即天清而肃，赤气乃彰，暄热反作。民皆昏倦，夜卧不安，咽干引饮，懊热内烦，天清朝暮，暄还复作。久而不降，伏之化郁，天清薄寒，远生白气。民病掉眩，手足直而不仁，两胁作痛，满目晄晄。"

"地彤"，司火之星。"巳亥之岁，阳明降地，主室地彤，胜而不入。"意谓巳亥之年，阳明燥金当从去岁辰戌年司天右间下降为今岁巳亥年在泉左间，若遇到本年在地的火气，金受火制（巳亥年在泉之客气为少阳相火），则不能行进。

"又或遇太阳未退位，即阳明未得降；即火运以至之，火运承之不下，即天清而肃，赤气乃彰，暄热反作。""遇太阳"之太阳，原作"太阴"。"即阳明"之阳明，原作"少阳"，据《类经》改正。全句意谓上年辰戌之年，岁气有余，遇到司天的太阳未退位，于是阳明无从下降，或遇中运火运之年，因火运相乘，金气不能下降入地，这时本应天清气爽，可是反而火气昭彰，炎热非常。大凡癸巳、癸亥火运之年，必为阳明燥金降之不下之年。

"民皆昏倦，夜卧不安，咽干引饮，懊热内烦，天清朝暮，暗还复作，久而不降，伏之化郁，天清薄寒，远生白气。"全句意谓巳亥之年，因阳明燥金之气不降，人们皆感昏倦，夜卧不能安宁，咽喉发干，口渴引饮，闷热，内心烦躁。本来应朝暮清凉，现在却温暖；如果久不能降，则伏久将要郁化，那时天高气凉，金风飒飒，产生白气。

"民病掉眩，手足直而不仁，两胁作痛，满目𥉉𥉉"此乃巳亥岁金气不降所致之病候。即人们易患眩晕，手足强直，麻木无知，两胁作痛，双目视物不清。

2. 针刺之法

《素问·刺法论》云：（巳亥岁）"金欲降而地彤窒抑之，降而不下，抑之郁发，散而可入，当折其胜，可散其郁，当刺心包络所出，刺手少阳所入也。"意谓巳亥岁，阳明当由去岁司天之右间降为今岁在泉之左间，而逢巳亥年，火胜滞留，则郁发为变。金郁不降，则肺与大肠受病，当折火之胜，故刺心包络之所出中冲穴，刺一分，留三呼，气至急出之；刺手少阳之所入天井穴，刺一分，留十呼，气至急出之。

六、子午之岁，太阳寒水降之不下

1. 气候、物候与病候

《素问·本病论》云："子午之年，太阳降地，主窒地阜胜之，降而不入。又或遇土运太过，先天而至，土运承之，降而不入，即天彰黑气，瞑暗凄惨，才施黄埃而布湿，寒化令气，蒸湿复令。久而不降，伏之化郁。民病大厥，四肢重怠，阴痿少力，天布沉阴，蒸湿间作。"

"地阜"，司土之星。"子午之年，太阳降地，主窒地阜胜之，降而不入。"意谓子午之年，太阳寒水应从去岁巳亥年司天右间降为今岁子午年在泉左间，水畏土，若遇到在地的土气，水受土制，则太阳不能降而入地。

"又或遇土运太过，先天而至，土运承之，降而不入，即天彰黑气，暝暗凄惨，才施黄埃而布湿，寒化令气，蒸湿复令。"此乃子午岁，太阳寒水降之不下的气候和物候。子午年土运太过，先交其气，因土运相承，太阳不能入地，而致寒水气候布满天地之间，阴暗惨淡，忽然黄埃飞扬，湿气弥漫，本来要寒化的气候，现在却是湿气当令。大凡甲子、甲午土运之年，必为太阳寒水降之不下之年。

"久而不降，伏之化郁。民病大厥，四肢重怠，阴痿少力，天布沉阴，蒸湿间作。"意谓因太阳寒水久而不降，伏久化郁，人们患大厥，四肢重而倦怠，阴痿少力。天气阴沉，湿气蒸腾。

2. 针刺之法

《素问·刺法论》云：（子午岁）"水欲降而地阜窒抑之，降而不下，抑之郁发，散而可入，当折其土，可散其郁，当刺足太阴之所出，刺足阳明之所入。""地阜"，土星也。子午岁，太阳寒水当降为地之左间，而逢子午年，土胜滞留为郁，必散之而后方降。水郁不降，则肾与膀胱受病，故折土之胜，则水郁可散。当取足太阴之所出隐白穴，刺一分，留三呼，气至急出之；取足阳明之所入三里穴，刺五分，留十呼，气至急出之。

综上二十五讲、二十六讲可知，若地支岁气相同可出现下述规律：辰戌之岁，一阴厥阴风木升之不前，必有一阳少阳相火降之不下；巳亥之岁，二阴少阳君火升之不前，必有二阳阳明燥金降之不下；子午之岁，三阴太阴湿土升之不前，必有三阳太阳寒水降之不下；丑未之岁，一阳少阳相火升之不前，必有一阴厥阴风木降之不下；寅申之岁，二阳阳明燥金升之不前，必有二阳少阴君火降之不下；卯酉之岁，三阳太阳寒水升之不前，必有三阴太阴湿土降之不下。但是，由于天干岁运不同，即尽管岁气相同，而岁运不同，故具体年份当值，就不会在同一年里，若有升之不前之纪，就不会有降之不下之纪。

第二十七讲　六气不迁正

《素问·本病论》云："正司中位，是谓迁正位，司天不得其迁正者，即前司天，以过交司之日，即遇司天太过有余日也，即仍旧治天数，新司天未得迁正也。"意谓正司天地的中位，叫作迁正位，司天不得迁于正位的，是因为前一年的司天已过了新旧之交的大寒日，就是司天太过的余日，仍旧治理着天气，于是形成新司天不能迁正了。

一、巳亥之岁，厥阴不迁正

1. 气候、物候与病候

《素问·本病论》云："厥阴不迁正，即风暄不时，花卉萎瘁。民病淋溲，目系转，转筋，喜怒，小便赤。风欲令而寒由不去，温暄不正，春正失时。"

"厥阴不迁正，即风暄不时，花卉萎瘁。"意谓前一年辰戌年太阳寒水司天太过，致今岁巳亥年厥阴风木不得迁居正位，于是风木温暖之气不能及时行令，而见花草枯槁之候。

"民病淋溲，目系转，转筋，喜怒，小便赤。"此言厥阴不迁正所致的病候，盖因木失其正，肝失疏泄，人们易患小便淋痛不利，肝阴失养，易患目系转，转筋，善于发怒，小便赤等病。

"风欲令而寒由不去，温暄不正，春正失时。"意谓今岁风木要行令，而去岁太阳寒水之寒气不去，因此气候温暖不正常，失去春天正常的状态。

2. 针刺之法

《素问·刺法论》云："太阳复布，即厥阴不迁正，不迁正气寒于上，当泻足厥阴之所流。"上一年辰戌岁太阳寒水司天之后，今岁当巳亥岁厥阴风木继之。若旧岁寒水退位而复布，则今岁巳亥年之厥阴风木不得迁正，风化不行，木气郁塞于上，人病在肝，故当泻足厥阴经之所流。"所流"，即荥穴行间。刺六分，留七呼，气至急出之。

二、子午之岁，少阴不迁正

1. 气候、物候与病候

《素问·本病论》云："少阴不迁正，即冷气不退，春冷后寒，暄暖不时。民病寒热，四肢烦痛，腰脊强直。木气虽有余，位不过于君火也。"

"少阴不迁正，即冷气不退，春冷后寒，暄暖不时。"意谓若上一年厥阴风木不退位，则今年子午岁少阴君火不得迁居正位，君火不正，故冷气不退，春天先冷后寒，暖和气候不能及时而至。

"民病寒热，四肢烦痛，腰脊强直。"此言少阴不迁正之年的病候。盖因阳气不正，时多寒冷，故人们易患寒热，四肢烦痛，腰脊强直之病。

"木气虽有余，位不过于君火也。"意谓上一年厥阴之气，至本年初气之末，交于春分，则主客为火气，皆已得位，厥阴风木之气虽然太过，留恋在位不退，但终究不会超过君火当令之时。

2. 针刺之法

《素问·刺法论》云："厥阴复布，少阴不迁正，不迁正，即气塞于上，当刺心包络之所流。"意谓旧岁巳亥年厥阴司天之后，今岁子午年少阴继之，若风气退而复布，则子午少阴不得迁正，火气不行，热气郁塞于上，人病在心主，故当泻心包经之荥穴劳宫，刺三分，留六呼，气至急出之。

三、丑未之岁，太阴不迁正

1. 气候、物候与病候

《素问·本病论》云："太阴不迁正，即云雨失令，万物枯焦，当生不发。民病手足肢节肿满，大腹水肿，填臆不食，飧泄胁满，四肢不举。雨化欲令，热犹治之，温煦于气，亢而不泽。"

"太阴不迁正，即云雨失令，万物枯焦，当生不发。"意谓今岁丑未年，若因上一年子午岁少阴不退位，则太阴不得迁于正位，万物赖土以生，土气失正，故当生不发，云雨就不及时，万物因而枯焦。

"民病手足肢节肿满，大腹水肿，填臆不食，飧泄胁满，四肢不举。"意谓太阴不迁正，则土气失和，脾经病也，人们易患手足肢节肿满，大腹水肿，心胸填胀，不欲饮食，泄泻完谷不化，胁满，四肢不能举动等病。

"雨化欲令，热犹治之，温煦于气，亢而不泽。"意谓由于上一年君火有余，本当太阴湿土行令，而少阴君火不退，仍行热令，所以因湿化不行，而气候温暖，干旱无雨。

2. 针刺之法

《素问·刺法论》云："少阴复布，太阴不迁正，不迁正即气留于上，当刺足太阴之所流。"旧岁子午年少阴司天之后，新岁丑未年太阴继之。若上一年司天君火太过有余，继续宣布政令，则新岁丑未年太阴不得迁正，雨化不行，土气稽留于上，人病在脾，故当刺足太阴之荥穴大都，刺三分，留七呼，气至急出之。

四、寅申之岁，少阳不迁正

1. 气候、物候与气候

《素问·本病论》云："少阳不迁正，即炎灼弗令，苗莠不荣，酷暑于秋，肃杀晚至，霜露不时。民病痎疟，骨热，心悸，惊骇，甚时血溢。"

"少阳不迁正，即炎灼弗令，苗莠不荣，酷暑于秋，肃杀晚至，霜露不时。"意谓因上年丑未岁太阴不退位，则今岁少阳不得迁入正位，相火失正，则炎热的气候不能行令，秧苗不能繁荣，酷暑见于秋天，肃杀之气晚至，霜露不能及时下降。

"民病痎疟，骨热，心悸，惊骇，甚时血溢。"意谓太阴湿土不退位，寅申之年人们易患疟疾，骨中发热，心悸，惊骇，甚则时见出血，此皆相火郁热之病。

2. 针刺之法

《素问·刺法论》云："太阴复布，少阳不迁正，不迁正则气塞未通，当刺手少阳之所流。"上年丑未岁，太阴湿土司天之后，今年少阳相火继位。若上年太阴湿土之气太过有余，继续司布于上，则新岁寅申少阳不得迁正，火化不行，热气郁塞，人病在三焦。故当刺手少阳之流荥穴液门，刺二分，留三呼，气至急出之。

五、卯酉之岁，阳明不迁正

1. 气候、物候与病候

《素问·本病论》云："阳明不迁正，则暑化于前，肃杀于后，草木反荣。民病寒热，鼽嚏，皮毛折，爪甲枯焦，甚则喘嗽息高，悲伤不乐。热化乃布，燥化未令，即清劲未行，肺金复病。"

"阳明不迁正，则暑化于前，肃杀于后，草木反荣。"意谓卯酉之年，若因上年寅申岁少阳不退位，则阳明不得迁入正位，金为火制，故炎暑的气候先行，肃杀的气候后至，金令衰退，草木反见繁荣。

"民病寒热，鼽嚏，皮毛折，爪甲枯焦，甚则喘嗽息高，悲伤不乐。"意谓卯酉燥金不迁正，少阳相火灼金，肺经受病，故人们易患寒热，鼻流清涕，喷嚏，皮毛不华，爪甲枯焦，甚则气喘咳嗽，呼吸气粗，悲伤不乐等病。

"热化乃布，燥化未令，即清劲未行，肺金复病。"意谓卯酉阳明燥金不迁正，是因少阳相火不退位，阳明燥金清劲之气衰，故炎热气候仍旧布散，燥气未能行令，清肃的气候未来，肺金因而受病。

2. 针刺之法

《素问·刺法论》云："少阳复布，则阳明不迁正，不迁正则气未通上，当刺手太阴之所流。"上年寅申岁少阳相火司天之后，今年阳明燥金继位，若上年少阳相火之气太过有余，继续司布于上，则新岁卯酉年阳明不得迁正，金化不行，燥气郁滞，人病在肺，当刺手太阴肺经之所流荥穴鱼际，刺二分，留三呼，得气急出之。

六、辰戌之岁，太阳不迁正

1. 气候、物候与病候

《素问·本病论》云："太阳不迁正，即冬清反寒，易令于春，杀霜在前，寒冰于后，阳光复治，凛冽不作，雾云待时。民病温疠至，喉闭嗌干，烦躁而渴，喘息而有音也。寒化待燥，犹治天气，过失序，与民作灾。"

"太阳不迁正，即冬清反寒，易令于春，杀霜在前，寒冰于后，阳光复治，凛冽不作，雾云待时。"意谓辰戌年，若因上年阳明燥金不退位，则今岁太阳不得迁入正位，水气衰退，以致冬时清肃寒冷的气候反见于春天，肃杀的霜露提前出现，寒冷坚冰凝结延迟，如果阳光重新行令，则凛冽的寒气不会发生，云雾待时而出现。

"民病温疠至，喉闭嗌干，烦躁而渴，喘息而有音也。"辰戌太阳寒水不迁正，是因阳明燥金不退位，水亏金燥，人们就会发生温病疫疠，喉闭嗌干，烦躁而渴，喘息有声。

"寒化待燥，犹治天气，过失序，与民作灾。"意谓辰戌岁太阳不迁正，寒化须待燥去。即太阳寒水，要待到燥金之气去，才能司其气化之令，若燥气过期不去，时序失常，就要发生灾害。

2. 针刺之法

《素问·刺法论》云："阳明复布，太阳不迁正，不迁正则复塞其气，当刺足少阴之所流。"旧岁卯酉阳明燥金司天之后，今岁辰戌太阳寒水继位。若上一年阳明燥金之气太过有余，继续司布政令，则今岁辰戌之太阳不得迁正，加之上一年主气终气太阳寒水双重郁塞，水化不行，寒气复塞，人患病在肾，故当刺足少阴肾之所流荥穴然谷，刺二分，留三呼，气至急出之。

第二十八讲　六气不退位

《素问·本病论》云："所谓不退者，即天数未终，即天数有余，名曰复布政，故名曰再治天也。即天令如故，而不退位也。"意谓所谓不退位，就是司天之数未终，也就是天数有余，名叫复布政，也有称之为再司天的，就是天令仍如过去，而不退位。即天数有余，应退不退，而于新岁，犹行旧岁之令。

一、巳亥之岁，厥阴不退位

1. 气候、物候与病候

《素问·本病论》云："厥阴不退位，即大风早举，时雨不降，湿令不化。民病温疫，疵废风生，皆肢节痛，头目痛，伏热内烦，咽喉干引饮。"

"疵废"，张景岳注云："疵，黑斑也。废，体偏废也。""厥阴不退位，即大风早举，时雨不降，湿令不化。"意谓巳亥年为厥阴风木之年，天数为终，余气仍在，故于子午新岁，厥阴不退位，就会不时大风早起，木胜制土，风胜湿，应该下雨的时候不下雨，湿令不能施化。

"民病温疫，疵废风生，皆肢节痛，头目痛，伏热内烦，咽喉干引饮。"意谓子午新岁，仍行旧岁厥阴风木之令，因风气有余，故有瘟疫、黑斑、肢体偏废等风病发生，一般多有肢节痛，头目痛，伏热内烦，咽喉发干，引饮。

2. 针刺之法

《素问·刺法论》云："气过有余，复作布正，是名不退位也。使地气不得后化，新司天未得迁正，故复布化令如故也。"
意谓旧岁司天之气太过而有余，继续司布政令，称为不退位。
去岁在泉的地气也不能退居新岁的右间，新的司天未能迁正，
所以去岁司天仍旧司布政令。

该篇又云："巳亥之岁天数有余，故厥阴不退位也，风行
于上，木化布天，当刺足厥阴之所入。"意谓巳亥年厥阴风木
司天的气数有余，到子午年新岁厥阴风木仍不退位，风气仍行
于上，布散旧岁木的生化之气，新岁之热化不行，反为灾害。
旧气有余，非泻不除，旧邪退则新气正，故当刺旧岁之经，即
刺足厥阴之所入合穴曲泉穴，刺六分，留七呼，气至急出之。

二、子午之岁，少阴不退位

1. 气候、物候与病候

《素问·本病论》云："少阴不退位，即温生春冬，蛰虫早
至，草木发生。民病膈热，咽干，血溢，惊骇，小便赤涩，丹
瘤疹，疮疡留毒。"

"少阴不退位，即温生春冬，蛰虫早至，草木发生。"意谓
旧年子午岁少阴不退位，君火再布，温热盛行，新年丑未岁温
暖的气候发生于初春季冬，蛰伏的虫类提前活动，草木提前发
芽生长。

"民病膈热，咽干，血溢，惊骇，小便赤涩，丹瘤疹，疮
疡留毒。"意谓丑未新岁，仍行旧岁少阴君火之令，由于旧岁
子午年君火应退不退，新年丑未岁人们易患膈热，咽干，惊骇，
小便赤涩，丹瘤疹，疮疡留毒等病。

2. 针刺之法

《素问·刺法论》云："子午之岁，天数有余，故少阴不退
位也，热行于上，火余化布天，当刺手厥阴之所入。"旧岁子
午之年司天之数有余，而到了新岁丑未之年，少阴君火不退位，

仍行子午之令，新岁雨化不行，热气仍行于上，布散有余的热气，故当泻旧岁之气，旧邪退则新气行，可泻心包经之相火，故刺手厥阴经之所入合穴曲泽，刺三分，留七呼，得气急出之。

三、丑未之岁，太阴不退位

1. 气候、物候与病候

《素问·本病论》云："太阴不退位，而取寒暑不时，埃昏布作，湿令不去。民病四肢少力，食饮不下，泄注，淋满，足胫寒，阴痿，闭塞，失溺，小便数。"

"太阴不退位，而且寒暑不时，埃昏布作，湿令不去。"意谓旧岁丑未之年，太阴土气不退位，故于新岁寅申少阳相火之年，寒冷与暑热不时发生，尘埃昏蒙弥漫天空，太阴湿土之令不去。

"民病四肢少力，食饮不下，泄注，淋满，足胫寒，阴痿，闭塞，失溺，小便数。"意谓寅申新岁，仍行旧岁丑未湿土之气，土气不退，湿滞在脾，人们易患四肢少力，饮食不下，大便泄泻，小便淋沥，腹满，足胫寒冷，阴痿，大便不通，尿失禁，小便频数等病。

2. 针刺之法

《素问·刺法论》云："丑未之岁，天数有余，故太阴不退位也，湿行于上，雨化布天，当刺足太阴之所入。"意谓旧岁丑未年气数有余，到了新岁寅申之年，太阴湿土不退位，火气不行，湿气仍行于上，布散雨湿气象，当泻旧气之邪，旧邪退而新气正，故刺足太阴脾经之所入合穴阴陵泉，刺五分，留七呼，气至急出之。

四、寅申之岁，少阳不退位

1. 气候、物候与病候

《素问·本病论》云："少阳不退位，即热生于春，暑乃后化，冬温不冻，流水不冰，蛰虫出见。民病少气，寒热更作，便血，上热，小腹坚满，小便赤沃，甚则血溢。"

"少阳不退位，即热生于春，暑乃后化，冬温不冻，流水不冰，蛰虫出见。"意谓上年寅申少阳相火不退位，今岁卯酉阳明燥金之年，炎热的天气就会出现在春天，暑热逗留不去，冬天温暖不寒，流水不能凝结成冰，蛰伏的虫类出现。

"民病少气，寒热更作，便血，上热，小腹坚满，小便赤沃，甚则血溢。"意谓卯酉新岁，仍行旧岁寅申相火之令，由于相火不退位，相火为病，卯酉年人们易患少气，寒热往来，便血，上部发热，小腹坚硬胀满，小便赤，甚则出血等病。

2. **针刺之法**

《素问·刺法论》云："寅申之岁，天数有余，故少阳不退位也，热行于上，火化布天，当刺手少阳之所入。"意谓旧岁寅申年司天气数有余，到了卯酉年新岁仍行寅申之政，即金化不行，热气仍行于上，布散火热气象，当泻旧岁火热之余邪而新气则正，故刺手少阳三焦经之所入合穴天井，刺三分，留七呼，气至急出之。

五、卯酉之岁，阳明不退位

1. 气候、物候与病候

《素问·本病论》云："阳明不退位，即春生清冷，草木晚荣，寒热间作。民病呕吐，暴注，食饮不下，大便干燥，四肢不举，目瞑掉眩。"

"阳明不退位，即春生清冷，草木晚荣，寒热间作。"意谓辰戌之年，因旧岁卯酉燥金不退位，金气清凉，阳和不舒，寒热交作，故辰戌年之春天气候清冷，草木推迟繁荣，气候或寒或热，相间而发。

"民病呕吐，暴注，食饮不下，大便干燥，四肢不举，目瞑掉眩。"意谓辰戌新岁，仍行旧岁卯酉燥金之令，阳明燥金清肃之气，易致人们患呕吐，剧烈泄泻，或饮食不下，或大便干燥。木受金克，肝筋为病，故四肢不能举动，头目眩晕，振掉。

2. 针刺之法

《素问·刺法论》云："卯酉之岁，天数有余，故阳明不退位也，金行于上，燥化布天，当刺手太阴之所入。"意谓辰戌新岁，犹行旧岁卯酉之令，即卯酉之年，司天气数有余，而到了辰戌之年，阳明燥金不退位，新岁寒化不行，金气仍行于上，布散燥金之气，当泻旧岁之余邪，则新岁之气方布。因肺在五行属金，故泻手太阴肺经之合穴尺泽，刺三分，留三呼，气至急出之。

六、辰戌之岁，太阳不退位

1. 气候、物候与病候

《素问·本病论》原文脱佚。根据《素问·刺法论》的记载，巳亥新岁，仍行旧岁辰戌太阳寒水之令，太阳寒水不退位，寒气行于上，布散凛冽寒水气象。根据《素问·至真要大论》中"诸寒收引，皆属于肾""诸病水液，澄澈清冷，皆属于寒"之意，其病当与"寒"与"肾"有关。

2. 针刺之法

《素问·刺法论》云："辰戌之岁，天数有余，故太阳不退位也，寒行于上，水化布天，当刺足少阴之所入。"意谓巳亥之年，太阳寒水不退位，仍行旧岁辰戌年之令，寒水之气布天，风化不行，当泻旧岁之余邪，新正方布。肾在五行属水，故刺足少阴肾经之合穴阴谷，刺四分，留三呼，气至急出之。

综上二十七讲、二十八讲所述可知：巳亥年，太阳不退位，则厥阴不迁正，均行辰戌之令，寒气布天，风化不行。子午年，厥阴不退位，则少阴不迁正，均行巳亥之令，热化不行，风反为灾。丑未年，少阴不退位，则太阴不迁正，均行子午之令，雨化不行，热气布天。寅申年，太阴不退位，则少阳不迁正，均行丑未之令，火气不行，湿乃布天。卯酉年，少阳不退位，则阳明不迁正，均行寅申之令，火气布天，金化不行。辰戌年，阳明不退位，则太阳不迁正，均行卯酉之令，燥气布天，寒化不行。

以上二十五、二十六、二十七、二十八讲之内容，及其后二十九讲之内容，均出自《内经》遗篇《刺法》《本病》两篇。这两篇皆言疫疬之由及治。

第二十九讲　天地失序化疫

一、刚柔失守化疫

《素问》不见"疫"字，是因为《刺法》《本病》二篇遗落了。《素问·六元正纪大论》太阳司天之政初之气有"民乃厉"，厥阴司天之政终之气有"其病温厉"之记。"厉"同"疬"。大凡天气之病曰"疫"，地气之病曰"疬"。故疫以气言，疬以形言。现以《素问》遗篇之文讲一下五疫易发之年份及五疫之刺。

《素问·本病论》云："帝曰：余闻天地二甲子，十干十二支，上下经纬天地，数有迭移，失守其位，可得昭乎？岐伯曰：失之迭位者，谓虽得岁正，未得正位之司，即四时不节，即生大疫。注《玄珠密语》云：阳年三十年，除六年天刑，计有太过二十四年，除此六年，皆作太过之用。令不然之旨，今言迭支迭位，皆可作其不及也。"此段经文表述了天地二甲子，十干与十二支，上下相合，经纬天地之气，其数有相互更移的，有失守其位的。若失却更移之正位，虽得当岁之正位，也不能得司正位之气，就使四时失去节令变化，将会发生大疫。《玄珠密语》说：阳年三十年，除去六年天刑，计有二十四个太过之年。天刑，为气克运，即庚子、庚午之年，君火刑金运；庚寅、庚申之年，相火刑金运；戊辰、戊戌之年，寒水刑火运，共计六年。若不然的话，因为刚柔失其位，虽是太过有余，亦当作为不及。于是就有了刚柔失守其位，"不相和奉"之年。

故本讲重在阐明《素问·本病论》与《素问·刺法论》刚柔失守化疫之义。

《素问·刺法论》云："黄帝问曰：刚柔二干，失守其位，使天运之气皆虚乎？与民为病，可得平乎？岐伯曰：深乎哉问！明其奥旨，天地迭移，三年化疫，是谓根之可见，必有逃门。"此处黄帝与岐伯之问对，表述了十干五运，分属阴阳，阳干气刚，甲、丙、戊、庚、壬也，阴干气柔，乙、丁、己、辛、癸也，故云"刚柔二干"。刚干和柔干失守，必会给人造成疾病，要明白它的奥妙之所在，又必须通晓为何司天在泉之气逐年更迭迁移，三年左右就可造成时疫流行。如果能够懂得这里面的奥妙，就能找到它的根源，也就有了避免它的方法。故云："根之可见，必有逃门。"对此张景岳注云："根者，致病之本也。逃门，即治病之法。"于是就有了"刚柔二干，失守其位"，"三年化疫"之刺。

1. 甲子阳年太过

（1）刚柔失守之义：《素问·本病论》云："假令甲子阳年，土运太窒，如癸亥天数有余者，年虽交得甲子，厥阴犹尚治天，地已迁正，阳明在泉，去岁少阳以作右间，即厥阴之地阳明，故不相和奉者也。癸己相会，土运太过，虚反受木胜，故非太过也，何以言土运太过，况黄钟不应太窒，木即胜而金还复，金既复而少阴如至，即木胜如火而金复微，如此则甲己失守，后三年化成土疫，晚至丁卯，早至丙寅，土疫至也，大小善恶，推其天地，详乎太乙。又只如甲子年，如甲至子而合，应交司而治天，即下己卯未迁正，而戊寅少阳未退位者，亦甲己下有合也，即土运非太过，而木乃乘虚而胜土也，金次又行复胜之，即反邪化也。阴阳天地殊异尔，故其大小善恶，一如天地之法旨也。"此段经文表述了甲子年为阳年，土运太过抑塞。若去岁癸亥年司天之数有余，年虽已交得今年甲子，可是去年司天厥阴尚未退位，故云"窒"。今年在泉的阳明已经迁正，去年在泉之少阳已退作在泉右间，即去年的厥阴仍在司天的位置，今年在泉之阳明已迁正，上下不能相合，故云"不相奉和"，即上癸下己不相和。癸己相会，虽是土运太过，但其气已虚，反受木克，所以就不是太过了。六律的黄钟为太宫之律，不应太窒，木既胜上，则土之子金必来报复，金既来报复而少阴司天忽至，则木反助火克金，故金的报复力必微，如此则甲己失守，甲己化土，故其后三年化成土疫。迟至丁卯年，早至丙寅年，土疫就要发生。其大小轻重和预后良恶，就要察看当年司天在泉之气的盛衰和北极星所指的月令了。又如甲子年，在上的甲与子合，本应占据司天之位，但在下阳明己卯未能迁正在泉，去年戊寅的少阳未曾退位，也就形成了甲己在下的戊寅相合，土运就不是太过，而木乃乘虚克土，金又行复胜，即反成病邪。在上的司天与在下的在泉，阴阳属性不同，所以产生的疠的大小与善恶，和司天在泉的变化是一样的。故土疫、土疠，即后世所谓之湿温类疾病。

综上所述，可形成"土疫"之年的计有甲子、甲戌、甲申、甲午、甲辰、甲寅六年。另，可形成"土疠"的为甲子年。

（2）土疫之刺：《素问·刺法论》云："假令甲子刚柔失守，刚未正，柔孤而有亏，时序不令，即音律非从，如此三年，变大疫也。详其微甚，察其浅深，欲至而可刺。刺之当先补肾俞，次三日，可刺足太阴之所注。又有下位己卯不至，而甲子孤立者，次三年作土疠，其法补泻，一如甲子同法也。其刺以毕，又不须夜行及远行，令七日洁，清净斋戒，所有自来。肾有久病者，可以寅时面向南，净神不乱思，闭气不息七遍，以引颈咽气顺之，如咽甚硬物，如此七遍后，饵舌下津令无数。"

甲与己属土运，子与午属少阴君火司天。凡少阴司天，必阳明在泉。阳明属卯酉，而与土相配，则己卯为甲子年在泉之化，所以上甲则下己，上刚则下柔。甲与己合，皆土运也。子午则少阴司天，必阳明在泉，故上甲下己，上刚下柔，此天地之合，气化之常也。假如甲子司天之年刚柔失守，司天之气未能迁正，在泉之气便孤立而空虚，四时气候不按节令到来，如音律不能相应一样，这样土气被抑，在三年左右，就要变为土疫。审察它程度的微甚浅深，当它将要发生之前，可以针刺预防，刺法应先补膀胱经的肾俞。盖因肾俞为足太阳膀胱经之穴，土疫将至，恐伤水脏，故当先补肾俞。隔三天再刺足太阴经之所注太白穴。盖因太白为足太阴经所注为输，又为脾经之原穴，土郁之甚，故刺此以泄土气。又有在泉之气己卯不能迁正，而司天甲子孤立的，在三年左右可发生土疠，补泻的方法，同甲子司天失守一样。刺完之后，不能夜行和远行，七日之内，务须洁净，精神清净，素食斋戒，使疫疠之邪不致乘虚而来。凡是原来久患肾病的人可以在寅时，面对南方，集中思想，消除杂念，闭住气息，连续七次伸颈，用力咽气，像咽很硬的东西一样，这样七遍之后，再把舌下津液咽下去，不拘其数。

　　2. 丙寅阳年太过

　　（1）刚柔失守之义：《素问·本病论》云："假令丙寅阳年太过，如乙丑天数有余者，虽交得丙寅，太阴尚治天也，地已迁正，厥阴司地，去岁太阳以作右间，即天太阴而地厥阴，故地不奉天化也。乙辛相会，水运太虚，反受土胜，故非太过，即太簇之管，太羽不应，土胜而雨化，木复即风，此者丙辛失守其会，后三年化成水疫，晚至己巳，早至戊辰，甚即速，微即徐，水疫至也。大小善恶，推其天地数及太乙游宫。又只如丙寅年，丙至寅且合，应交司而治天，即辛巳未得迁正，而庚辰太阳未退位者，亦丙辛不合德也，即水运亦小虚而小胜，或有复，后三年化疬，名曰水疬，其状如水疫。治法如前。"丙寅岁是阳年，属太过。若去岁乙丑年司天之数有余，今年虽交得丙寅，而去年司天之太阴尚未退位。今年在泉的厥阴风木已经迁正，去年在泉之太阳已经退位而作地之右间，形成去年的在泉太阳为今年的在泉厥阴的局面，所以地下不能承奉天令所化，故云"地不奉天"。如上乙下辛相会，水运太虚，反受土克，故不得算阳土太过。十二律对应十二支，阳支寅对应阳律太簇，太羽为水运，如果太簇与太羽音律不能相应，土胜而雨化，木来相应则化为风，此是丙辛失守其会，丙辛化水，后三年化成水疫。迟到己巳年，早到戊辰年，甚者其至速，微者其至迟，水疫就要发生。其大小与善恶，要根据司天在泉的气数及北斗所指的月令来推算。又如丙寅年，为阳干丙与阴支寅相合，少阳应作司天，即辛巳厥阴未得迁正在泉，庚辰太阳未得退位，那上位司天之丙不能得下位在泉之辛，使水运小虚而有小胜小复，以后三年化为疫疬，名为水疬，病状如水疫。治法同前。故水疫、水疬，即后世所称之寒疫之类。

综上所述，可形成"水疫"年份，计有丙寅、丙子、丙戌、丙申、丙午、丙辰六年。另，可形成"水疬"的为丙寅年。

（2）水疫之刺：《素问·刺法论》云："假令丙寅刚柔失守，上刚干失守，下柔不可独主之，中水运非太过，不可执法而定之。布天有余，而失守上正，天地不合，即律吕音异，如此即天运失序，后三年变疫。详其微甚，差有大小，徐至即后三年，至甚即首三年，当先补心俞，次五日，可刺肾之所入。又有下位地甲子，辛巳柔不附刚，亦名失守，即地运皆虚，后三年变水疬，即刺法皆如此矣。其刺如毕，慎其大喜欲情于中，如不忌，即其气复散也，令静七日，心欲实，令少思。"丙与辛合，皆水运也。寅申年少阳司天，必厥阴在泉，厥阴属巳亥而配于水运，则辛巳为在泉之化，故上丙下辛，丙刚辛柔，一有不正，皆失守矣。假如丙寅司天之年刚柔失守，司天之气未能迁正，在泉之气亦不能独主其令，丙年虽属水运太过，但上下失守，就不是太过了，不能机械地以太过论之，阳年司天虽属有余，但刚柔失守而不能迁正，上下就不能相合，正如律吕不相协调而其音各异，这样自然界气候就不正常，其后三年左右，就要发生水疫。详细审察它程度的微甚和差异的大小，徐缓的可在三年后发生疾病，严重的不到三年就发生疾病，应当先补膀胱经的心俞。盖因心俞为足太阳膀胱之穴，又为心经之俞穴。水邪之至，恐伤火脏，故当先补心俞以固其本。隔五天，再刺足少阴肾经所入之合穴阴谷，水邪之至，当刺此穴以泄其气。又有在泉之气辛巳不能随着司天而迁正，也叫失守，就使在泉之气与运气都虚，三年以后发生水疠，刺法也同丙寅失守一样。刺过以后，当避免过分的喜悦等心情的干扰，如果不谨慎预防，就会使心气仍旧耗散，要令其安静休养七天，心要踏实，避免空想思虑。

3. 庚辰阳年太过

（1）刚柔失守之义：《素问·本病论》云："假令庚辰阳年太过，如己卯天数有余者，虽交得庚辰年也，阳明犹尚治天，地已迁正，太阴司地，去岁少阴以作右间，即天阳明而地太阴也，故地不奉天也。乙己相会，金运太虚，反受火胜，故非太过也，即姑洗之管，太商不应，火胜热化，水复寒刑，此乙庚失守，其后三年化成金疫也，速至壬午，徐至癸未，金疫至也。大小善恶，推本年天数及太乙也。又只如庚辰，如庚至辰，且应交司而治天，即下乙未得迁正者，即地甲午少阴未退位者，且乙庚不合德也，即下乙未柔干失刚，亦金运小虚也，有小胜或无复，且三年化疠，名曰金疠，其状如金疫也。治法如前。"譬如今岁为庚辰太阳寒水之年，是阳年太过，若去岁己卯司天之数有余，则不退位，今年虽交得庚辰，阳明还在司天，则庚辰之年不能迁正，庚辰在泉太阴也，下面的太阴已经迁正在泉，去年在泉之己卯少阴退位，已作地之右间，就成为司天阳明而太阴在泉的格局，天阳明，己卯也，地太阴，乙未也，己乙非合，所以司地不能承奉天令所化，故云"地不奉天也"。上乙下己相会，金运太虚，反受火克，故不得算阳土太过。姑洗为阳律火运，太商为金运，如是姑洗与太商不能相应，火胜水复，气候当先热后寒，此是乙庚失守，其后三年当化成金疫，快的至壬午年，慢的至癸未年，金疫就要发生。至其病的大小与善恶，要根据本年司天在泉的气数及北斗所指之月令而定。又如庚辰应时迁正司天，而下乙未得迁正在泉，去年甲午少阴未得退位，那么上位司天孤立，不能合德，即在下乙未柔干不能合刚，亦金运稍衰，有小胜或无复，后三年化成疠，名为金疠，其症状与金疫相似，治法同前。

综上所述，可形成金疫的年份，计有庚辰、庚戌二年。另，庚辰年可形成"水疠"。

（2）金疫之刺：《素问·刺法论》云："假令庚辰刚柔失守，上位失守，下位无合，乙庚金运，故非相招，布天未退，中运胜来，上下相错，谓之失守，姑洗林钟，商音不应也。如此则天运化易，三年变大疫。详其天数，差有微甚。微即微，三年至，甚即甚，三年至。当先补肝俞，次三日，可刺肺之所行。刺毕，可静神七日，慎勿大怒，怒必真气却散之。又或在下地甲子乙未失守者，即乙柔干，即上庚独治之，亦名失守者，即天运孤主之，三年变疠，名曰金疠，其至待时也。详其地数之等差，亦推其微甚，可知迟速尔。诸位乙庚失守，刺法同，肝欲平，即勿怒。"乙庚皆金运也。辰戌年太阳司天，太阴在泉，太阴属丑未配于金运，则乙未为在泉之化。庚刚乙柔，故一有不正，则失守矣。庚戌、乙丑，其气皆同。假如庚辰司天之气失守，在泉之气无以相合，上下不相呼应，上年司天的阳明燥金未退，在泉之火胜今年中运之金，上下胜复相错，使太商阳律之姑洗与少商阴吕之林钟不能相应，这样天运变化失常，三年左右变为大疫。审察其天运的变化规律和相差程度的微甚，凡相差微疫情也微，程度甚疫情也甚，总在三年左右发生，应当先补膀胱经的肝俞。肝俞为足太阳经之穴，又为特定穴肝之俞穴，金邪之至，恐伤木脏，故先补之。隔三天，可刺肺经的经渠穴。经渠穴，手太阴肺经之经穴，金邪之至，故当刺其所行，以泄金气。刺过以后，要保持精神宁静七天，切勿大怒，如果发怒，真气必然耗散而虚却。又或在泉之气乙未不能迁正，即乙未失守，上位庚辰独自司天，也叫失守，三年左右，就会有疬病的发生，叫作金疬，它要等到一定时候才发生。审察在泉之气变化规律的差异，推断疬气的微甚，可以知道发病的迟速，凡是乙庚之年上下失守的，刺法都相同。肝喜欢平和，勿要发怒。

4. 壬午阳年太过

（1）刚柔失守之义：《素问·本病论》云："假令壬午阳年太过，如辛巳天数有余者，虽交得壬午年也，厥阴犹尚治天，地已迁正，阳明在泉，去岁丙申少阳以作右间，即天厥阴而地阳明，故地不奉天者也。丁辛相合会，木运太虚，反受金胜，故非太过也。即蕤宾之管，太角不应，金行燥胜，火化热复，甚即速，微即徐。疫至大小善恶，推疫至之年天数及太乙。又只如壬至午，且应交司而治之，即下丁酉未得迁正者，即地下丙申少阳未得退位者，见丁壬不合德也，即丁柔干失刚，亦木运小虚也，有小胜小复，后三年化疬，名曰木疬，其状如风疫也。治法如前。"譬如今岁壬午年是阳年太过，若去岁辛巳司天之数有余，今虽交得壬午，但去岁厥阴尚在司天，下面的阳明已迁正在泉，去年在泉之丙申少阳已作地之右间，壬午年成为司天厥阴而司地阳明之纪。壬午年，丁卯阳明迁正在泉，以辛巳之天，临壬午之地，所以地不能承奉天令所化。辛不退，壬不正，丁不合壬而会辛，木运失守，金必胜之，上丁下辛相会合，木运太虚，反受金克，故不得算阳土太过。蕤宾阳律属午，蕤宾与木运太角不能相应，所以金行燥令之胜，火化热气之复，其后化成木疫，严重的其至快，轻微的其至慢。疫至大小与善恶，当看疫至之年的天数与北斗所指的月令。又如壬午年应时迁正司天，而下位丁酉未得迁正在泉，去年在泉之丙申少阳未得退位，那么上位司天孤立，上下不能合德，这就是丁柔干不能合刚，木运亦小虚，有小胜，同时也有小复，其后三年化成疠病，名为木疠。病状如风疫。木疠、木疫、风疫，即后世风温之类，治法同前。

综上所述，可形成"木疫"的年份，计有壬午、壬申、壬辰、壬寅、壬子、壬戌六年。另，壬午年可形成"木疠"。

（2）木疫之刺：《素问·刺法论》云："假令壬午刚柔失守，上壬未迁正，下丁独然，即虽阳年，亏及不同，上下失守，相招其有期，差之微甚，各有其数也，律吕二角，失而不和，同音有日，微甚如见，三年大疫。当刺脾之俞，次三日，可刺肝之所出也。刺毕，静神七日，勿大醉歌乐，其气复散，又勿饱食，勿食生物，欲令脾实，气无滞饱，无久坐，食无太酸，无食一切生物，宜甘宜淡。又或地下甲子、丁酉失守其位，未得中司，即气不当位，下不与壬奉合者，亦名失守，非名合德，故柔不附刚，即地运不合，三年变疠，其刺法亦如木疫之法。"丁壬皆木运也。子午年少阴司天，如阳明在泉，以阳明配合木运，则丁卯、丁酉为在泉之化。刚柔不正，则皆失守矣。譬如壬午司天之年刚柔失守，属壬之司天不能迁正，属丁之在泉单独迁正，那么虽然是阳年，而不能用阳年为太过、阴年为不及的规律来衡量，上位下位失守，总会有相应的时候，但由于差

异的微甚，各有一定之数，太角的阳律和少角的阴吕相失而不
和，待上下得位之时，则律吕之音相同有日，根据其微甚，三
年左右要有大疫流行，应当先刺膀胱经的脾俞穴补之。脾俞，
为足太阳膀胱经之穴，又为脾脏之俞穴，木疫之至，恐伤土脏，
当先补脾之俞穴。隔三天，可再刺足厥阴肝经之所出大敦穴。
大敦穴，为肝经所出，即井穴，木邪所至，故刺其所出，以泻
木气。刺过之后，保持精神宁静七天，不能大醉或高歌取乐，
否则能使正气进一步耗散，又不能吃得太饱，不能吃生东西，
要想使脾气充实健全，不致气机郁滞，不能久坐，不要吃过酸
的东西，要吃甘淡的食物。又或在泉之气甲子、丁酉失守，未
能迁正，就使运气不当位，在泉之气不能同司天之气相合，也
叫失守，不能成为合德，因柔刚不相应，三年左右变为疬病。
刺法也与壬午司天失守预防木疫一样。

5. 戊申阳年太过

（1）刚柔失守之义：《素问·本病论》云：“假令戊申阳年
太过，如丁未天数太过者，虽交得戊申年也，太阴犹尚司天，
地已迁正，厥阴在泉，去岁壬戌太阳以退位作右间，即天丁未，
地癸亥，故地不奉天化也。丁癸相会，火运太虚，反受水胜，
故非太过也。即夷则之管，上太徵不应，此戊癸失守其会，后
三年化疫也，速至庚戌，大小善恶，推疫至之年天数及太乙。
又只如戊申，如戊至申，且应交司治天，即下癸亥未得迁正者，
即地下壬戌太阳未退位者，见戊癸未合德也，即下癸柔干失刚，
见火运小虚，有小胜或无复也，后三年化疬，名曰火疬也。治
法如前，治之法可寒之泄之。”戊申年是阳年火运太过，若去
岁丁未年司天之数有余，今年虽交戊申，去岁太阴犹尚司天，
下面的厥阴已迁正在泉，去年在泉之壬戌太阴，已退位作地之
右间，就成为司天丁未，司地癸亥，所以地不能承奉天令所化。
上丁下癸相会，火运太虚，反受水克，故不得算作阳土太过。

夷则为阳律申，如夷则与太徵不能相应，此时戊癸失守其会，后三年之辛亥岁将化为疫病，快的发在庚戌年。其疫大小与善恶，要看疫至之年的天数和北斗所指的月令。又如戊申应时迁正司天，而下面癸亥未得迁正在泉，壬戌太阳未得退位，那么上位司天孤立，不能与在泉合德，这是下癸柔干不能合刚，火运稍衰，或有小胜，或无复，其后三年化而为疠病，名为火疠。火疫、火疠，乃火气为疫，即后世温疫热病之类。治法同前，治疗的方法可用寒法泻法。

综上所述，可形成"火疫"的年份，计有戊申、戊寅、戊子、戊午四年。另，戊申年可形成"火疠"。

（2）火疫之刺：《素问·刺法论》云："假令戊申刚柔失守，戊癸虽火运，阳年不太过也，上失其刚，柔地独主，其气不正，故有邪干，迭移其位，差有浅深，欲至将合，音律先同，如此天运失时，三年之中，火疫至矣。当刺肺之俞。刺毕，静神七日，勿大悲伤也，悲伤即肺动，而其气复散也。人欲实肺者，要在息气也。又或地下甲子、癸亥失守者，即柔失守位也，即上失其刚也，即亦名戊癸不相合德者也，即运与地虚，后三年变疠，即名火疠。"戊癸岁皆火运之年，寅申必少阳司天之年，以厥阴配火运，于是戊申之刚在上，癸亥之柔在下，一有不正，则失守矣。假如戊申司天之年刚柔失守，虽然戊癸年是火运阳年，若刚柔失守，那么阳年也不属太过了，司天刚干失守，在泉柔干独主，气候不正常，因此有致病邪气干扰，司天在泉之气更迭变移，相差的程度有浅有深，等到刚柔将合的时候，阳律与阴吕必先应而同，如此天运失去正常时位，三年之内火疫要发生，应先刺膀胱经的肺俞穴。肺俞，足太阳膀胱经之穴，又为肺脏之俞穴，火疫所至，恐伤肺金之脏，故当先补之。刺过之后，保持精神宁静七天，不要太悲伤，悲伤就要动乱肺气，而真气进一步耗散。要想使肺健实，关键在于调息养气。又或在泉之气甲子、癸亥失守，就是柔干失守不能迁正，就使在泉之气不能上合司天之气，也就称为戊癸不相合德，使运气与在泉之气空虚，三年后变为疫疠，就叫作"火疫"。

综上所述，以五行来分立五年，以说明刚柔失守而致五疫或五疠，并确定针刺之法，故《素问·刺法论》云："是故立地五年，以明失守，以穷法刺，于是疫之与疠，即是上下刚柔之名也，穷归一体也，即刺疫法，只有五法，即总其诸位失守，故只归五行而统之也。"

"五疫之刺"时日，《素问》未明示，验诸临床，多以大寒日及三九日，或大暑日及三伏日。"土疫之刺"，计有甲子、甲戌、甲申、甲午、甲辰、甲寅六年；"水疫之刺"，计有丙寅、丙子、丙戌、丙申、丙午、丙辰六年；"金疫之刺"，有庚辰、庚戌二年；"木疫之刺"，有壬午、壬申、壬辰、壬寅、壬子、壬戌六年；"火疫之刺"，有戊申、戊寅、戊子、戊午四年。故《玄珠密语》云："阳年三十年，除六年天刑，计有太过二十四年，除此六年，皆作太过之用。"其治，大凡"化疫之年"交大寒日行各自刺法，而甲子、丙寅、庚辰、壬午、戊申五年于大暑之日行各自刺法。"五疫之刺"，可防"四时不节，即生大疫"，为"治未病"之用。验诸临床，尚可于"五疫"易发之年，行"五疫之刺"。

对于"五疫之至，皆相染易"，《素问·刺法论》有如下的记载，以供参考："黄帝曰：余闻五疫之至，皆相染易，无问大小，病状相似，不施救疗，如何可得不相移易者？岐伯曰：不相染者，正气存内，邪不可干，避其毒气，天牝从来，复得其往，气出于脑，即不邪干。气出于脑，即室先想心如日。欲将入于疫室，先想青气自肝而出，左行于东，化作林木；次想白气自肺而出，右行于西，化作戈甲；次想赤气自心而出，南行于上，化作焰明；次想黑气自肾而出，北行于下，化作水；

次想黄气自脾而出，存于中央，化作土。五气护身之毕，以想头上如北斗之煌煌，然后可入于疫室。又一法，于春分之日，日未出而吐之。又一法，于雨水日后，三浴以药泄汗。又一法，小金丹方：辰砂二两，水磨雄黄一两，叶子雌黄一两，紫金半两，同入合中，外固，了地一尺筑地实，不用炉，不须药制，用火二十斤煅之也，七日终，候冷七日取，次日出合子，埋药地中，七日取出，顺日研之三日，炼白沙蜜为丸，如梧桐子大。每日望东吸日华气一口，冰水一下丸，和气咽之。服十粒，无疫干也。"说明"不相染"，皆因"正气存内，邪不可干"。"如何可得不相移易者？"本篇介绍了几种调息纳气及服丹药之法。

二、三虚化疫

以上讲述了太过之年，因"刚柔二干，失守其位"，而有"天地迭移，三年化疫"之致病规律，并介绍了五疫之刺法。以下要讲述的是不及之年，因天气虚，人气虚，"神失守位"，因"三虚"而发五疫，及其相应之治法。《素问·本病论》云："黄帝曰：人气不足，天气如虚，人神失守，神光不聚，邪鬼干人，致有夭亡，可得闻乎？岐伯曰：人之五脏，一脏不足，又会天虚，感邪之至也。""邪鬼干人"，即疫邪伤人。人体正气不足，又值五运不及之年，天气也不正常，精神不振，阳神不聚，即人气、天气与人神三虚而发疫病。同时《素问·刺法论》尚有"人虚即神游失守位，使鬼神外干，是致夭亡，何以全真？愿闻刺法"之问，继有"谓神移失守，虽在其体，然不致死，或有邪干，故令夭寿"之对。

1. 少阴司天，遇火不及之岁

（1）水疫之邪致病：《素问·本病论》云："人忧愁思虑即伤心，又或遇少阴司天，天数不及，太阴作接间至，即谓天虚也，此即人气天气同虚也。又遇惊而夺精，汗出于心，因而三虚，神明失守。心为君主之官，神明出焉，神失守位，即神游上丹田，在帝太一帝君泥丸宫下。神既失守，神光不聚，却遇火不及之岁，有黑尸鬼见之，令人暴亡。""上丹田"，张介宾认为即髓海。"帝太乙君"，即脑神。"泥丸宫"，即脑室，乃脑神所居之地。"鬼"，指疫邪。"尸鬼"，指得病死亡后，其邪能传染他人。"黑尸鬼"，指水疫之邪。"黑尸鬼见"，水胜火也。此段经文说明人过度忧愁思虑，就会损伤心脏。若遇到少阴司天之年，天数不及，太阴尚在左间，则人气和天气俱虚。如果再遇到惊吓而伤心精，便成为三虚，而神明失藏。"心为君主之官，神明出焉"，神失守位，又遇到了火运不及之年，则水疫之邪致病，会使人猝然死亡。如 2002 年为壬午年，少阴君火司天，1998 年为戊寅岁，少阳相火司天，遇 2003 年癸未岁火运不及之纪，易发水疫。加之 2000 年庚辰岁，为刚柔失守化疫之年，至癸未岁，化为金疫，于是寒气、清燥大行，而有 2003 年"非典"之疫发生。同理，2033 年癸丑岁，为刚柔失守化金疫发病之年，届时当重视疫情的防治。大凡少阴、少阳司天之年，又遇火运不及之岁，寒气大行伤心，而发水疫者计有：庚午年少阴君火司天，壬申年少阳相火司天，遇癸酉年火运不及之岁；壬午年少阴君火司天，戊寅年少阳相火司天，遇癸未年火运不及之岁；戊子年少阴君火司天，庚寅年少阳相火司天，遇癸巳年火运不及之岁；庚子年少阴君火司天，壬寅年少阳相火司天，遇癸卯年火运不及之岁；壬子年少阴君火司天，戊申年少阳相火司天，遇癸丑年火运不及之岁；戊午年少阴君火司天，庚申年少阳相火司天，遇癸亥年火运不及之岁。

（2）水疫伤心之刺：水疫之邪致病，关键是火虚水乘伤心，故水疫之刺，虚者当补之，而有阳池、心俞之刺。

《素问·刺法论》云："人病心虚，又遇君相二火司天失守，感而三虚，遇火不及，黑尸鬼犯之，令人暴亡，可刺手少阳之所过，复刺心俞。"此论表述了素病心虚弱者，又遇到君火或相火司天失守，再感受外邪，便成三虚，遇到火运不及的年份，水邪侵犯，形成水疫，使人猝死。先刺手少阳经的原穴阳池。原穴与三焦有密切关系，三焦为原气之别使，可和内调外，宣上导下，促进五脏六腑的生理活动，针刺原穴，能枢转气机，通达三焦原气，以调整人体内脏功能。故《灵枢》有"五脏有疾，取之十二原"之论。阳池穴为手少阳三焦经之原穴，故宜取之，以补少阳相火之不足。再刺膀胱经的心俞穴。俞穴是脏腑经气输注于背部的腧穴，故五脏有疾，多取背部的特定俞穴。心俞为心气所输、所注之处，有疏通心络、调补气血、养心安神、宁心定志之功，故为心气虚，心血不足，人神失守必取之穴，以补少阴君火之不足。

2. 太阴司天，遇土不及之岁

（1）木疫之邪致病：《素问·本病论》云："人饮食劳倦即伤脾，又或遇太阴司天，天数不及，即少阳作接间至，即谓之虚也，此即人气虚而天气虚也。又遇饮食饱甚，汗出于胃，醉饱行房，汗出于脾，因而三虚，脾神失守。脾为谏议之官，智周出焉。神既失守，神光失位而不聚也，却遇土不及之年，或己年或甲年失守，或太阴天虚，青尸鬼见之，令人卒亡。""青尸鬼"，指木疫之邪。"青尸鬼见"，木胜土也。人饮食不节，过度劳累，则损伤脾脏，又遇到太阴司天，天数不足，少阳作接间至，这叫作虚，即人气虚天气也虚。又因饮食过饱，伤胃出汗，或者酒醉行房，伤脾出汗，因而形成三虚，以致脾神失藏。"脾为谏议之官，智周出焉"，脾神既失其位，精神不振，又遇岁土不及的年份，或逢己年或甲年失守，或太阴司天天数不足，便有木疫之邪为病，使人猝然死亡。如1986年为乙丑岁，太阴湿土司天，遇1989年为己巳岁，土运不及之纪，而发木疫。大凡太阴司天之年，又遇到土运不及之岁，风气大行伤脾，而发木疫者计有：乙丑年太阴司天，又遇己巳年土运不及之岁；丁丑岁太阴司天，又遇己卯年土运不及之岁；己丑年太阴司天，又为当年土运不及之岁；乙未年太阴司天，又遇己亥年土运不及之岁；丁未年太阴司天，又遇己酉年土运不及之岁；己未年太阴司天，又遇当年土运不及之岁。

（2）木疫伤脾之刺：木疫之邪致病，关键是土虚木乘伤脾，故木疫之刺，虚者当补之，而有冲阳、脾俞之刺。

《素问·刺法论》云："人脾病，又遇太阴司天失守，感而三虚，又遇土不及，青尸鬼邪犯之于人，令人暴亡，可刺足阳明之所过，复刺脾之俞。"此论表述了素有脾病之人，又遇到太阴湿土司天失守，再感受外邪，便成三虚，又遇土运不及的年份，风邪侵犯，形成木疫，使人猝死。先刺足阳明经的原穴冲阳，以补后天气血生化之源。再刺膀胱经的脾俞穴。脾俞为脾气所输、所注之处具补脾阳、益气血、助运化、除脾湿、敛脾精、化浊音之功，为"人饮食劳倦伤脾""人气虚而天气虚""脾神失守"候必用之穴。

3. 太阳司天，遇水不及之岁

（1）土疫之邪致病：《素问·本病论》云："人久坐湿地，强力入水即伤肾。肾为作强之官，伎巧出焉。因而三虚，肾神失守，神志失位，神光不聚，却遇水不及之年，或辛不会符，或丙年失守，或太阳司天虚，有黄尸鬼至，见之令人暴亡。""黄尸鬼"，指土疫之邪。"黄尸鬼见"，土胜水也。人久居潮湿的地方，或者先强用体力，然后又感受水湿，就会伤肾。又遇到太阳寒水司天，厥阴尚为左间，若太阳不足，则厥阴作间接至，此属天虚。由于"肾为作强之官，伎巧出焉"，今有三虚，肾神失藏，精衰志失，精神不振，却遇到水运不及之年，或者辛不会合，或者逢丙年失守，或者太阳司天不及，就有土疫之邪致病，使人猝然死亡。如 1988 年为戊辰岁，太阳寒水司天，遇1991年辛未岁水运不及之纪，而发土疫。大凡太阳司天之年，又遇到水运不及之岁，雨湿流行伤肾，而发土疫者计有：戊辰年太阳司天，又遇辛未年水运不及之岁；庚辰年太阳司天，又遇辛巳年水运不及之岁；丙戌年太阳司天，又遇辛卯年水运不及之岁；戊戌年太阳司天，又遇辛丑年水运不及之岁；庚戌年太阳司天，又遇辛亥年水运不及之岁；丙辰年太阳司天，又遇辛酉年水运不及之岁。

（2）土疫伤肾之刺：土疫之邪致病，关键是水虚土乘伤肾，故土疫之刺，虚者当补之，而有京骨、肾俞之刺。

《素问·刺法论》云："人肾病，又遇太阳司天失守，感而三虚，又遇水运不及之年，有黄尸鬼干犯人正气，吸人神魂，致暴亡，可刺足太阳之所过，复刺肾俞。"此论表述了素病肾虚者，又遇到太阳寒水司天失守，再感受外邪，便成三虚，又遇水运不及的年份，有湿邪侵犯，形成土疫，损伤正气，人的神魂像被吸去一样，突然死亡。先刺足太阳经的原穴京骨，京骨有通达阳气、敷布元阳之用。再刺膀胱经的肾俞穴。肾俞为肾气转输、输注于背部的特定穴位，又是治疗肾经病之要穴，具益水壮火、交通心肾、补髓益脑、明目聪耳、强筋健骨、温阳化气、利水渗湿之功。

4. 厥阴司天，遇木不及之岁

（1）金疫之邪致病：《素问·本病论》云："人或恚怒，气逆上而不下，即伤肝也。又遇厥阴司天，天数不及，即少阴作接间至，是谓天虚也，此谓天虚人虚也。又遇疾走恐惧，汗出于肝。肝为将军之官，谋虑出焉。神位失守，神光不聚，又遇木不及年，或丁年不符，或壬年失守，或厥阴司天虚也，有白尸鬼见之，令人暴亡也。""白尸鬼"，指金疫之邪。"白尸鬼见"，金胜木也。此段经文表述了人或有恚怒，气上逆而不能下降，损伤肝脏。又遇厥阴司天，天数不足，即少阴作司天左

间来代替，这叫天虚，成为天人两虚。又或因奔走恐惧，汗出
伤肝。"肝为将军之官，谋虑出焉"，故精神失藏，神明不振，
人神亦虚，于是形成三虚，又遇到木运不及的年份，或丁年不
相会合，或壬年失守，或厥阴司天不及，就有金疫之邪致病，
使人猝然死亡。如 1983 年癸亥岁，厥阴风木司天，遇 1987 年
丁卯岁木运不及之纪，而发金疫。大凡厥阴司天之年，又遇到
木运不及之岁，清燥大行伤肝，而发金疫者计有：癸亥年厥阴
司天，又遇丁卯年木运不及之岁；乙亥年厥阴司天，又遇丁丑
年木运不及之岁；丁亥年厥阴司天，又为当年木运不及之岁；
癸巳年厥阴司天，又遇丁酉年木运不及之岁；乙巳年厥阴司天，
又遇丁未年木运不及之岁；丁巳年厥阴司天，又为当年木运不
及之岁。

（2）金疫伤肝之刺：金疫之邪致病，关键是木虚金乘伤
肝，故金疫之刺是补木，于是有丘墟、肝俞之刺。

《素问·刺法论》云："人气肝虚，感天重虚，即魂游于
上，邪干，厥大气，身温犹可刺之，刺其足少阳之所过，次刺
肝之俞。"此论表述了厥阴风木司天失守，而天运空虚，若人
的肝气也虚，两虚相感，便成重虚，使魂不藏而游于上，再受
外邪的侵犯，形成金疫，发生大气厥逆。身体温暖的，还可用
针刺法救治，先刺足少阳经的原穴丘墟。丘墟乃足少阳胆经之
原穴，具调达枢机、补益肝阴之功。再刺膀胱经的肝俞穴。肝
俞乃肝气输注于背部之特定腧穴，具疏肝利胆、补养肝血、安
神定志之功。

5. 阳明司天，遇金运不及之岁

（1）火疫之邪致病：《素问·本病论》脱火疫伤肺一节，
据"人气不足，天气如虚，人神失守"之三虚致邪之理，人当
因悲伤肺，又遇阳明司天，天数不及，即太阳作接间至，而成
天虚。又遇金运不及之年，有赤尸鬼见之，令人暴亡。"赤尸

鬼"，即火疫之邪。"赤尸鬼见"，即火胜金，有火疫之邪致病。如1981年辛酉岁阳明燥金司天，遇到1985年乙丑岁金运不及之纪，而发火疫。大凡阳明司天之年，又遇到金运不及之岁，暑热大行伤肺，而发火疫者，计有：辛酉年阳明司天，又遇乙丑年金运不及之岁；癸酉年阳明司天，又遇乙亥年金运不及之岁；乙酉年阳明司天，又为当年金运不及之岁；辛卯年阳明司天，又遇乙未年金运不及之岁；癸卯年阳明司天，又遇乙巳年金运不及之岁；乙卯年阳明司天，又为当年金运不及之岁。

（2）火疫伤肺之刺：火疫之邪致病，关键是金虚火乘伤肺，故火疫之刺是补金之虚，于是有合谷、肺俞之刺。

《素问·刺法论》云："人肺病，遇阳明司天失守，感而三虚，又遇金不及，有赤尸鬼犯人，令人暴亡，可刺手阳明之所过，复刺肺俞。"此论表述了素有肺病者，遇到阳明燥金司天失守，再感受外邪，便成三虚，又遇金运不及的年份，火邪侵犯，形成火疫，使人猝死。先刺手阳明经之原穴合谷。合谷为手阳明大肠经之原穴，又是四总穴之一，为增强人体功能之要穴。再刺膀胱经之肺俞。肺俞乃肺脏精气输布于背部之特定穴，具通达肺气、实腠理之功，为治"人肺脏，遇阳明司天失守，感而三虚"必用之穴。

以上讲述了三虚化疫之纪及其治法。诚如《素问·本病论》所云："已上五失守者，天虚而人虚也，神游失守其位，即有五尸鬼干人，令人暴亡也，谓之曰尸厥。人犯五神易位，即神光不圆也。非但尸鬼，即一切邪犯者，皆是神失守位故也。此谓得守者生，失守者死。得神者昌，失神者亡。""人犯五神易位"，则"得守者生，失守者死。得神者昌，失神者亡"，那么如何"得守""得神"呢？于是《内经》又有调治之法。《素问·刺法论》云："黄帝问曰：十二脏之相使，神失位，使神采之不圆，恐邪干犯，治之可刺？愿闻其要。岐伯稽首，再拜曰：悉乎哉问！至理道真宗，此非圣帝，焉究斯源！是谓气神合道，契符上天。心者，君主之官，神明出焉，可刺手少阴之原。肺者，相傅之官，治节出焉，可刺手太阴之原。肝者，将军之官，谋虑出焉，可刺足厥阴之原。胆者，中正之官，决断出焉，可刺足少阳之原。膻中者，臣使之官，喜乐出焉，可刺心包经所流。脾为谏议之官，知周出焉，可刺脾之原。胃为仓廪之官，五味出焉，可刺胃之原。大肠者，传道之官，变化出焉，可刺大肠之原。小肠者，受盛之官，化物出焉，可刺小肠之原。肾者，作强之官，伎巧出焉，刺其肾之原。三焦者，决渎之官，水道出焉，刺三焦之原。膀胱者，州都之官，精液藏焉，气化则能出矣，刺膀胱之原。凡此十二官者，不得相失也，是故刺法有全神养真之旨，亦法有修真之道，非治疾也，故要修养和神也。道贵常存，补神固根，精气不散，神守不分，然即神守而虽不去，亦能全真，人神不守，非达至真。至真之要，在乎天玄，神守天息，复入本元，命曰归宗。"此段经文表述了人体十二个脏器是相互为用的，任何一个脏器不能保持神气的充足，就会使神采不能丰满，容易受病邪的侵犯。用刺法调治，使十二脏相使，神守其位，即邪不干犯。

《素问·灵兰秘典论》中之十二官说，表述了十二脏腑各自的功能及相互关系；而《素问·本病论》中之十二官说，表述了十二官神明失守，感邪而生疫疠；而本篇之十二官说，表述了通过针刺十二经之原，而达到"全神养真之旨，亦法有修真之道，非治疾也"的治未病思想。

"焉究斯源，是谓气神合道。""源"，即"原气""原穴"之义。意谓通过针刺十二经之原穴，可通达三焦原气，调整内脏功能。故"全神养真"取十二原，乃《灵枢》"五脏有疾，取之十二原"之谓。此法亦可为天地失序化疫之刺。

"凡此十二官者，不得相失也，是故刺法有全神养真之旨"，故临证可取手少阴心经原穴神门，手太阴肺经原穴太渊，足厥阴肝经原穴太冲，足少阳胆经原穴丘墟，手厥阴心包经原穴大陵，足太阴脾经原穴太白，足阳明胃经原穴冲阳，手阳明大肠经原穴合谷，手太阳小肠经原穴腕骨，足少阴肾经原穴太溪，手少阳三焦经原穴阳池，足太阳膀胱经原穴京骨。常人可针灸同用，老人、小儿及体弱之人可施以灸法。

第三十讲　六气客主相胜

客者，天地之六气；主者，四时之六步。前第二十、二十一讲，皆讲客气胜复之变，即胜复的一般规律。所谓"胜复"，实际上是自然界气候变化的自稳调节规律。而本节要讲的是"六气客主气之胜而无复"之变。

《素问·至真要大论》云："客主之胜复奈何？岐伯曰：客主之气，胜而无复也。帝曰：其逆从何如？岐伯曰：主胜逆，客胜从，天之道也。"

首先要明白"客气""主气"，方可通晓"客主之胜复"。"客"，指客气。所谓"客气"，是与主气六步反常的季节气候变化。这种反常的气候变化，虽然也有规律可循，但是由于它年年变化，并不固定，出现了一次以后，又要间隔一定时间才再重来，好像客人一样，所以叫作"客气"。"主"，指主气。所谓"主气"，亦即每年各个季节气候的一般变化。由于季节气候的一般变化，年年如此，固定不变，所以叫作"主气"。"胜复"，即胜气和复气。"客主之胜复"，即客气和主气之间的胜复。

客气是指季节气候的异常变化，即客气是动而变的。主气是指季节气候的正常变化，即主气静而常。因此客气和主气本身只有胜的问题，不存在复的问题，故云："客主之气，胜而无复也。"对此，张介宾注云："客气动而变，主气静而常，气强则胜，时去则已，故但以盛衰相胜而无复也。"高士宗注云："合六气而言之，则有胜有复，而客主之气，同时同位，主气一定，客气变迁，故但有胜而无复也。"表述了客气与主气之间，由于它们是同时同位，所以它们之间只有胜气而无复气，亦即在其所属的时间中，只有客气偏胜或主气偏胜而不存在复气偏胜的问题。

"逆"，指逆治，亦即正治，以寒治热，以热治寒，其用药性味与临床症状相逆，故曰"逆治"。"从"，指从治，亦即反治，寒因寒用，热因热用，治热以热，治寒以寒，其用药性味与临床症状相从，故曰"从治"。客行天令，运动不息，主守其位，唯奉天命。主胜客，则违天命而天气不行，故谓"主胜逆"；客胜主，则以上临下而政令乃布，故谓"客胜从"。"主胜"，即主气偏胜。"逆"，即逆治。"主胜逆"，即主气偏胜时，在治疗上应采取与主气相逆的逆治法。以每年的初之气为例。每年的初之气均为厥阴风木，气候温暖，风气偏胜。假使这一年初之气这一段时间中，气候大温，大风数起，人体亦相应出现肝气风气偏胜，此时在治疗上就应给予具有清凉作用的食物或药物。"温者清之"，属于逆治。这就是原文所谓的"主胜逆"。"客胜从"，即客气偏胜时，在治疗上则应采取与客气相从的从治法。仍以每年的初之气为例。初之气这一段时间，从主气来说本来应该气候温暖，但这一年的初之气之客气为阳明燥金主令，这一段时间气候反常，春行秋令，十分清凉。人体亦相应出现肺气失宣，则此时在治疗上就不能因为是春天在治疗上只从主气来考虑，而应从实际气候变化出发，取"凉者温之"之法，予以具有温热作用的食物或药物治疗。春天本温而在治疗上仍用温药，所以属于从治。这也就是原文所讲的"客胜从"。由此可见，所谓的"逆"和"从"，主要是指主气和客气偏胜时的治疗原则而言，实质上治疗法则仍旧是"治热以寒""治寒以热"。

六气司天在泉各个年份的客气偏胜及主气偏胜，各有其不同的临床特点，所以在具体分析各个季节的疾病时，必须对司天、在泉、左右间气之主气、客气进行综合分析，最后确立主胜、客胜的治疗方法。这是古人对气候、物候、病候长期的观察及医学实践的经验总结，并以此成为后世建立"八纲辨证""八法用药"的理论基础。

一、六气司天之胜

1. 厥阴司天之胜

《素问·至真要大论》云："厥阴司天，客胜则耳鸣掉眩，甚则咳，主胜则胸胁痛，舌难以言。"由此可知，厥阴司天之年，有客胜、主胜之分。

（1）客胜：症见"耳鸣掉眩，甚则咳"。此言厥阴司天之年，客胜所见的病候。因主气居恒不变，客主加临，则客初气燥金胜，客二气寒水胜，客三气风木胜。风胜则耳目病，燥胜、寒胜则可咳。"厥阴司天"，即巳亥岁，为厥阴风木司天之年。从气候变化来说，上半年气候偏温，风气偏胜。从客气来看，初气为阳明燥金，二气为太阳寒水，三气为厥阴风木。厥阴司天之年，上半年特别是三之气所属的这一段时间中，由于风气偏胜，可以出现"掉眩"等肝病症状。在二气所属的这一段时间中，由于水气偏胜，可以出现"耳鸣"等肾病症状。盖因肾属水，肾开窍于耳，水邪壅郁清窍而致。在初气所属的这一段时间中可因金气偏胜，肺气被郁，出现"咳"等肺之病候。上述病候的发生是该年客气之初气、二气、三气偏胜的结果。

（2）主胜：症见"胸胁痛，舌难以言"。此言主时三气木火胜客的病候。肝胆络布胸胁，木胜则肝气太过，肝阴被耗，肝胆之络失濡则胸胁痛。心开窍于舌，火胜心火上炎，则舌难言。"主胜"，即主气偏胜。每年主气的初气为厥阴风木，二气为少阴君火，三气为少阳相火。此句意谓厥阴司天之年，上半年主气偏胜时，初气为厥阴风木，可以由于风气偏胜而在临床上表现为肝气偏旺，肝阴不足之"胸胁痛"等肝病症状。二气、三气火热之气偏胜而在临床上表现为心病症状。舌为心苗，火邪亢盛，故"舌难以言"。

2. 少阴司天之胜

《素问·至真要大论》云："少阴司天，客胜则鼽嚏，颈项强，肩背瞀热，头痛，少气，发热，耳聋目瞑，甚则胕肿，血溢，疮疡，咳喘；主胜则心热烦躁，甚则胁痛支满。"由此可知，少阴司天之年，有客胜、主胜之分。

（1）客胜：即客气偏胜，症见"鼽嚏，颈项强，肩背瞀热，头痛，少气，发热，耳聋目瞑，甚则胕肿，血溢，疮疡，咳喘"。"少阴司天"，即子午岁，为少阴君火司天之年。从气候变化来说，上半年气候偏热。从客气来看，初之气为太阳寒水，二之气为厥阴风木，三之气为少阴君火。因此在少阴司天之年，如果客气偏胜，则在初之气所属的这一段时间中，太阳寒水偏胜，因"寒胜收引"，则人体可以出现"颈项强""肩背强"等膀胱经之络脉痹阻的症状，及水气溢于肌肤而为"胕肿"等肾、膀胱病证。盖因寒水属肾，与膀胱有关。在二之气所属的这一段时间中，因厥阴风木之风气偏胜，上扰清窍，在人体可以出现"头痛""耳聋""目瞑"等肝、胆病证。因为风木属肝，与胆有关。头痛多因肝阳上亢。耳为足少阳胆经循行部位。目为肝之外窍。在三之气所属的这一段时间中，因少阴君火偏胜，在人体可以出现"瞀热""少气发热""血溢""疮疡"等心、小肠病证，因为火属心，与小肠有关，且"诸热瞀瘛，皆属于火""诸痛疮疡，皆属于心""壮火食气""心主血""血热则妄行"。火胜则可以刑金，心病必然传肺，因此少阴司天之年，在三之气所属的这一段时间中，不但可以出现上述心病症状，而且可以出现"鼽嚏""咳喘"等肺的病候。

（2）主胜：即主气偏胜。每年的主气初之气为厥阴风木，二之气为少阴君火，三之气为少阳相火。少阴司天之年，上半年若主气偏胜，则初之气可以因风气偏胜而致肝气太过，则人体出现"胁痛支满"等肝脏的病候。二之气、三之气可以因火热之气偏胜，人体出现"心热烦躁"等心的病候。

3. 太阴司天之胜

《素问·至真要大论》云："太阴司天，客胜则首面胕肿，呼吸气喘；主胜则胸腹满，食已而瞀。"由此可知，太阴司天之年有客胜、主胜之分。

（1）客胜：即客气偏胜。症见"首面胕肿，呼吸气喘"。客之初气风木胜，客之二气火热胜，客之三气湿土胜，故其病候为风、湿、热病。"太阴司天"，意谓丑未岁太阴湿土司天之年。从气候变化来说，上半年气候偏湿，雨水较多。从客气的具体情况来看，初之气为厥阴风木，二之气为少阴君火，三之气为太阴湿土。需要指出的是，太阴司天之年，初之气、二之气主客气完全一致，因此，在初之气、二之气所主的这一段时间内，仍主要表现为湿胜，在人体疾病方面，仍以水湿停聚的表现为主。脾运化水湿失序，水湿停聚，而为"首面胕肿"。聚湿成痰，致肺之气机壅滞，发为"呼吸气喘"。

（2）主胜：即主气偏胜。症见"胸腹满，食已而瞀"。太阴司天之年，每年主气初之气为厥阴风木，二之气为少阴君火，三之气为少阳相火。太阴司天之年，上半年主气偏胜时，由于初之气、二之气主客气完全一致，因此可以表现不出明显的异常情况，但在三之气所属的时间内，主气少阳相火主事，火气偏胜，火胜在临床上可以出现瞀闷不清的心病症状。火胜则湿土之气被抑，临床上则可以出现"胸腹满"，食后满闷不清的心、脾病候。

4. 少阳司天之胜

《素问·至真要大论》云："少阳司天，客胜则丹胗外发，及为丹熛疮疡，呕逆，喉痹，头痛，嗌肿，耳聋，血溢，内为瘈疭；主胜则胸满，咳仰息，甚而有血，手热。"由此可知，少阳司天之年，有客胜、主胜之分。

（1）客胜：即客气偏胜。症见"丹胗外发，及为丹熛疮疡，呕逆，喉痹，嗌肿，耳聋，血溢，内为瘈疭"。寅申岁为少阳司天之年，从总的气候变化来说，上半年气候十分炎热。客气初之气为少阴君火，二之气为太阴湿土，三之气为少阳相火，在初之气所属的这一段时间中，人体由于热气偏胜而出现"丹胗外发""喉痹""嗌肿""血溢"等心、小肠病证，盖因"诸痛疮疡，皆属于心""心主血""手少阴之脉……从心系上挟咽""手太阳之脉……循咽，下膈"。咽喉为手少阴心及手太阳小肠循行部位，火热之气胜，灼津而咽肿。在二之气所属的这一段时间中，人体可以出现呕逆等脾胃病证。因为"胃主纳""脾主化"，湿邪中阻即可发生"呕逆"。在三之气所属的这一段时间中，主客之气同为少阳相火主时，火热之性叠加，故人体可以出现"丹熛疮疡""耳聋""瘈疭"等心火炽盛的病候。因为"丹熛疮疡"属于火胜，"瘈疭"属于热极。

（2）主胜：即主气偏胜，症见"胸满，咳仰息，甚而有血，手热"。此言主时三气木火胜客之候。风胜则气逆，热胜则伤营。少阳司天之年，其主气初之气为厥阴风木，因此初之气风木偏胜时，人体可以因肝气偏胜，木克土致脾胃虚弱，运化失司，形成痰饮，而出现"胸满"。二之气为少阴君火，三之气为少阳相火，因此二之气、三之气偏胜时，人体可以因心气偏胜而出现血热妄行之"出血"，火热之邪郁于络脉而"手热"。因为心主血，手掌心属于手厥阴心包经的循行部位。"咳"，即咳嗽。"仰息"，即仰头呼吸，表示呼吸困难，属于肺病。这也就是说在二之气、三之气火热之气偏胜时，人体不但可以出现心经及心包经的病候，还可以由于火胜刑金，心病传肺而出现肺经病候。

5. 阳明司天之胜

《素问·至真要大论》云："阳明司天，清复内余，则咳衄，嗌塞，心膈中热，咳不止，而白血出者死。"由此可知，"阳明司天"，即卯酉岁，客主之气无胜无复，故没有客胜、主胜之分。以燥金之客气加于相火之主气，金居火位，客不胜主，而见诸候。

卯酉岁，阳明燥金司天之年。"清"，指清凉之气。"清复内余"，此处指清凉之气侵犯人体内脏。"咳衄嗌塞"，指咳嗽、鼻出血、咽喉不利。"心膈中热"，指胸中发热。"白"，此处指肺。"白血"，即肺出血。阳明司天之年，上半年气候偏凉、偏燥，人体容易发生肺病而在临床上出现"咳衄嗌塞"等肺病证候。如果肺病太甚而会"咳不止"，若出现咳血时则预后不良，故云"而白血出者死"。值得指出的是，此节没有提客胜、主胜的问题。对此，高士宗有"不言客胜主胜，但言清复内余，以明六气虽有客主之胜，而皆病司天之气"之论。意谓阳明司天之年，必须注意到司天之气总管上半年的问题。

6. 太阳司天之胜

《素问·至真要大论》云："太阳司天，客胜则胸中不利，出清涕，感寒则咳；主胜则喉嗌中鸣。"由此可知，太阳司天之年，有客胜、主胜之分。

（1）客胜：即客气偏胜，症见"胸中不利，出清涕，感寒则咳"。辰戌岁，为太阳寒水司天之年，从总的气候变化来说，上半年气候偏冷，但从客气具体情况来看，客气初之气为少阳相火，二之气为阳明燥金，三之气为太阳寒水，因此太阳司天之年，在初之气所属的这一段时间中，水火失济，人体可以出现"胸中不利"等心的病候，因为胸中为心及心包所居部位。在二之气所属的这一段时间中因寒邪迫肺，可以出现"出清涕"等肺的病候，因为肺开窍于鼻。在三之气所属的这一段时间中，寒邪束肺，肺失宣降，而出现"咳"的病候。

（2）主胜：即主气偏胜，症见"喉嗌中鸣"。主气初之气为厥阴风木，二之气为少阴君火，三之气为少阳相火。"喉嗌中鸣"，即咽喉不利。太阳司天之年，上半年气候虽然偏冷，但在主气偏胜时，特别是二之气、三之气偏胜时，人体亦可以因火气偏胜而在临床上出现火克金之制，火热之邪灼津迫肺，而出现"喉嗌中鸣"之病候。

二、六气在泉之胜

1. 厥阴在泉之胜

《素问·至真要大论》云："厥阴在泉，客胜则大关节不利，内为痉强拘瘛，外为不便；主胜则筋骨繇并，腰腹时痛。"由此可知，厥阴在泉之胜，有客胜、主胜之分。

（1）客胜：即客气偏胜，症见"大关节不利，内为痉强拘瘛，外为不便"。客之三气均为主气生客气，故客胜。寒胜则太阳经病，风燥胜则血不养筋。厥阴风木在泉之年，寅申岁少阳相火司天，从气候变化来看，下半年气候偏温，风气偏胜。但从客气具体情况来看，四之气为阳明燥金，五之气为太阳寒水，终之气为厥阴风木。在四之气所属的这一段时间中，由于金胜可以乘木，致筋脉失濡，因而在临床上有"大关节不利""外为不便"等肢体运动障碍肝经的病候。五之气所属的这一段时间中，肾属水，太阳寒水主时，寒气偏胜，可以出现"痉强拘瘛"等病候。特别是终之气所属的这一段时间中，厥阴风木主时，又是该年的在泉之气，所以上述症状就更加突出。故高士宗注云："四气尽终气，地气主之，厥阴在泉，四之客气阳明燥金，五之客气太阳寒水，终之客气厥阴风木，凡此客气皆可胜也。大关节不利，大筋拘急也。颈强拘瘛，筋不和于内也，不便，乃举止不快，筋不和于外也。"

（2）主胜：即主气偏胜，症见"筋骨繇并，腰腹时痛"。主气土、金、水三气胜客，故金燥胜则木病，水寒胜则太阳经病，土湿胜则太阴经病。厥阴在泉之年，主气四之气为太阴湿土，五之气为阳明燥金，终之气为太阳寒水，因湿土属脾，寒水属肾，下半年主气四之气、终之气偏胜时，可以出现"腰腹时痛"等脾病或肾病症状。因燥金属肺，五之气偏胜时，可以由于金胜克木而出现"筋骨繇并"等肝病症状。"繇"，同摇，有摇动或颤动之义。"并"，有痉挛之义。

2. 少阴在泉之胜

《素问·至真要大论》云："少阴在泉，客胜则腰痛，尻、股、膝、髀、腨、胻、足病，瞀热以酸，胕肿不能久立，溲便变；主胜则厥气上行，心痛发热，膈中众痹皆作，发于胠胁，魄汗不藏，四逆而起。"由此可知，少阴在泉之胜，有客胜、主胜之分。

（1）客胜：即客气之胜，症见"腰痛，尻、股、膝、髀、腨、胻、足病，瞀热以酸，胕肿不能久立，溲便变"。此言客四气寒水胜，客五气风木胜，客终气君火胜。卯酉岁，为阳明燥金司天、少阴君火在泉之年，从总的气候变化来说，下半年气候偏热，但从每一步的情况来看，在下半年四之气所属的这一段时间中，寒气偏胜。因肾主骨生髓，腰为肾之外府，肾在五行属水，肾与膀胱相表里，因寒气偏胜，则肾阳式微，故可以出现"腰痛，尻、股、膝、髀、腨、胻、足病""胕肿不能久立"之肾经病候，及足太阳膀胱经循行部位的病候。在五之气所属的这一段时间中，由于风气偏胜，肝郁化火，可以出现"瞀热以酸"等肝经病候。终之气少阴君火偏胜，可发"瞀热"，尚可出现小便黄赤病候。小便黄赤与心、小肠有热有关。

（2）主胜：即主气之胜，症见"厥气上行，心痛发热，膈中众痹皆作，发于胠胁，魄汗不藏，四逆而起"。此言在泉主气土、金、水三气胜客之候。每年主气四之气为太阴湿土，五之气为阳明燥金，终之气为太阳寒水。少阴在泉之年，虽然一般来说下半年气候偏热，但主气四之气太阴湿土之气偏胜时，则可以出现"心痛发热"等脾胃病症状。此处之"心痛"，即胃脘痛。盖因湿气过胜，蕴久而成湿热之候，症见胃脘灼痛，故"心痛发热"。主气五之气金气偏胜时，肺之宣发太过，则可以在五之气所属的这一段时间中出现"魄汗不藏"等肺之病候。主气终之气太阳寒水之气偏胜时，则可以在终之气所属的这一段时间中出现"众痹""四逆"等症状。"众痹"，即各种痹证。"四逆"，即四肢逆冷，亦即原文所谓的"厥气"。主气终之气为太阳寒水，寒性凝滞，血之与气不相顺接，营卫失调，因此在寒气偏胜时人体可发生痹厥。

3. 太阴在泉之胜

《素问·至真要大论》云："太阴在泉，客胜则足痿下重，便溲不时，湿客下焦，发而濡泻，及为肿，隐曲之疾；主胜则寒气逆满，食饮不下，甚则为疝。"由此可知，太阴在泉之胜，有客胜、主胜之分。

（1）客胜：即六气中客气之胜，症见"足痿下重，便溲不时，湿客下焦，发而濡泻，及为肿，隐曲之疾"。辰戌岁为太阳寒水司天、太阴湿土在泉之年，从总的气候变化来说，下半年气候偏湿，但从每一步的情况来看，由于客气四之气为厥阴风木，五之气为少阴君火，终之气为太阴湿土，因此在下半年四之气所属的这一段时间中，由于风气偏胜，肝之疏泄太过，则肝阴不足，筋脉失濡，可以出现"足痿下重"之证。湿重侮木，可见"隐曲之疾"等肝之病候。"足痿"，即下肢运动障碍，行走不能。"隐曲之疾"，指月经不调，小便不利。皆因肝主疏泄，主动，主筋，主外阴，所以这些症状，多属肝病。五

之气火气偏胜，火克金刑肺，故在这一段时间中，可以出现
"便溲不时"等肺与大肠经的病候。因为肺主治节，肺为水之
上源，肺主气，肺合大肠，所以这些症状多属肺病。在终之气
所属的这一段时间中，由于湿气偏胜，可以出现"濡泻""肿"
等脾病之候。湿胜则为濡泄，甚则为肿。

（2）主胜：即主气之胜，症见"寒气逆满，食饮不下，甚
则为疝"。这里的"主胜"，是指主气的终之气太阳寒水之气偏
胜。"逆满"，是指胃脘胀满。"疝"，指寒疝，亦即少腹或阴囊
睾丸疼痛。太阴在泉之年，如果主气终之气寒气偏胜，人体亦
可因内寒而出现心下"逆满""食欲不下""寒疝"等里寒
病证。

4. 少阳在泉之胜

《素问·至真要大论》云："少阳在泉，客胜则腰腹痛而反
恶寒，甚则下白、溺白；主胜则热反上行而客于心，心痛发热，
格中而呕。少阴同候。"由此可知，少阳在泉之胜，有客胜、
主胜之分。

（1）客胜：即六气中客气之胜，症见"腰腹痛而反恶寒，
甚则下白、溺白"。巳亥岁为厥阴风木司天、少阳相火在泉之
年，客气四之气为少阴君火，五之气为太阴湿土，终之气为少
阳相火。少阴、少阳主火、主热，太阴主湿。因此少阳在泉之
年，在下半年所属的这一段时间中，由于湿热蕴结下焦，人体
容易出现"腹痛""下白""腰痛""溺白"等下焦病候。"下
白"，即黏液便或脓样便。"腹痛""下白"，属大肠湿热。"溺
白"，即尿液混浊。"腰痛""溺白"，属膀胱湿热。

（2）主胜：即六气中主气之胜。主胜谓湿土、燥金、寒水
之气偏盛。客气之少阳相火逆则"心痛发热"；湿土之气逆则
"格中而呕"。与少阴在泉之年主胜所主诸证候相类，故云"少
阴同候"。

5. 阳明在泉之胜

《素问·至真要大论》云："阳明在泉，客胜则清气动下，少腹坚满而数便泻；主胜则腰重，腹痛，少腹生寒，下为鹜溏，则寒厥于肠，上冲胸中，甚则喘，不能久立。"由此可知，阳明在泉之胜，有客胜、主胜之分。

（1）客胜：即客气偏胜，症见"清气动下，少腹坚满而数便泻"之候。子午岁为少阴司天、阳明在泉之年，客气四之气为太阴湿土，五之气为少阳相火，终之气为阳明燥金，人体可以因湿热交搏或寒湿交搏而出现腹胀、腹泻。

（2）主胜：即主气偏胜，症见"腰重腹痛，少腹生寒，下为鹜溏，则寒厥于肠，上冲胸中，甚则喘，不能久立"。该年主气四之气为太阴湿土，五之气为阳明燥金，终之气为太阳寒水。阳明在泉之年，因脾属土，四之气湿气偏胜，临床上即可出现"鹜溏"。"鹜"，即鸭。"鹜溏"，即脾虚湿盛之大便溏泄如鸭粪。肺属金，五之气燥气偏胜，即可出现肺气壅滞，"上冲胸中，甚则喘"之候。肾属水，终之气寒气偏胜，即可因"诸寒收引，皆属于肾"，而出现"腰重腹痛"之候。需要指出，阳明在泉之年，原文明确指出有客胜，有主胜，但在阳明司天之年一节中，未提客胜、主胜，这是略而未言，意在突出主岁之气。

6. 太阳在泉之胜

《素问·至真要大论》云："太阳在泉，寒复内余，则腰尻痛，屈伸不利，股胫足膝中痛。"由此可知，太阳在泉之纪，无客胜主胜之分。

丑未岁为太阴湿土司天、太阳寒水在泉之年。"寒"，指寒凉之气。"寒复内余"，是指寒凉之气侵犯人体内部。"腰尻痛"，指腰骶部疼痛。"屈伸不利"，指人体肢体运动障碍。"股"，指下肢大腿部。"胫"，指下肢小腿部。"膝"，指膝关节。"股胫足膝中痛"，即下肢痛。太阳在泉之年，下半年气候寒冷。盖因肾属水，肾主骨生髓，腰为肾之外府，寒气偏胜，人体容易出现腰骶部及下肢疼痛和运动障碍。此处"寒复内余"的含义与前述阳明司天"清复内余"的含义相似，意在说明太阳寒水在泉之年，虽然亦有主胜、客胜之分，但在具体分析下半年气候、物候、病候时，仍应以在泉之寒气为主。高士宗注云："太阳者，寒气也，寒复内余，言太阳在泉受客气主气之胜，则太阳寒水屈而不舒，故寒气在泉于下而复有余于内也，寒复内余，则太阳经脉不舒，故腰尻痛而股胫足膝中痛。不言客胜主胜。但言寒复内余，乃举一以例其余，以明六气虽有客主之胜，而皆病在泉之经脉也。"

三、六气客主之胜治法

《素问·至真要大论》有"治之奈何"的论题，即"高者抑之，下者举之，有余折之，不足补之，佐以所利，和以所宜，必安其主客，适其寒温，同者逆之，异者从之"，"治寒以热，治热以寒，气相得者逆之，不相得者从之"，此乃六气之胜之治疗大法。

"高者抑之，下者举之"，是讲客气、主气之胜时所引起人体各种疾病的治疗原则。"高"，此处指热气偏胜。"抑"，指对此偏胜之热邪进行抑制，即"治热以寒"。"下"，此处指寒气偏胜。"举"，指对此偏胜之寒邪进行矫正，即"治寒以热"。

"有余折之，不足补之"，是讲六气寒热偏胜的治疗大法。"有余"和"不足"，均是指六气之胜气而言。热气偏胜为有余，寒气偏胜为不足。"折"和"补"，均是指对此偏胜之气进行的针对性处理。"治热以寒"曰"折"，此即"有余折之"，即"治热以寒"。"治寒以热"曰"补"，此即"不足补之"，即"治寒以热"。这是后世形成以寒热定虚实、以温清定补泻法的理论依据。

"佐以所利，和以所宜。""佐"，指治疗上的配合。"和"，指调和。"利"和"宜"，均是指适当，或云恰到好处。此句意谓在"治热以寒"或"治寒以热"时，在具体处理上还必须注意到配伍，使治疗恰到好处。例如前述的"风淫于内，治以辛凉，佐以苦，以甘缓之，以辛散之"，说明对风胜的疾患，在治疗上既要用凉，又要用辛，还要同时用苦、用甘等等，即是"佐以所利，和以所宜"这一治疗原则的具体运用。这也是后世形成刚柔相济、寒热并行、清补兼施、正邪兼顾法的理论基础。

"安其主客，适其寒温"，是主客寒温调和的原则。"安"，即安定，此处指恢复正常。"主客"，指客主六气之间的加临关系。"适"，指恰当。"寒温"，此处指治疗上的寒药和热药。此句意谓在治疗上一切以恢复患者正常生理功能为度，不可矫枉过正。这是对"佐以所利，和其所宜"法的进一步说明。

"同者逆之，异者从之"，亦是寒热偏胜的治疗原则。"同"，此处指患者的临床表现与病因完全相同。例如感受寒邪在临床上表现寒证，感受热邪在临床上表现热证，就是"同"。"逆"，指逆治法，即治热以寒，治寒以热。"同者逆之"，意谓热病之因于热者，用寒药治疗；寒病之因于寒者，用热药治疗。"异"，此处指患者的临床表现与病因不同，例如感受寒邪后在临床上表现为热证，感受热邪后在临床上表现为寒证就是"异"。"从"，指从治法，即治热以热，治寒以寒。"异者从之"，意谓热病之因于寒者，要用热药治疗；寒病之因于热者，要用寒药治疗。治疗上的逆从，从表面来看有所差异，但实质上则并无不同，仍然是"治热以寒""治寒以热"治疗原则在临床上的具体运用。"同者逆之，异者从之"，说明治病必求于本，要注意在治疗上不能为表象所惑，要认真分析病因病机，辨证论治。辨证论治与整体观念一起，构成了中医理论体系的两大特色。

"治寒以热，治热以寒，气相得者逆之，不相得者从之"，表述的仍然是中医临证的治疗大法。"气"，指气候变化及人体的生理和病理变化。"相得"，即相一致。"逆"，即逆治法。"不相得"，即不一致。"从"，即从治法。"气相得者逆之"，即气候变化与人体生理和病理变化相一致时，在治疗上用"治寒以热，治热以寒"的逆治法。"气不相得者从之"，即气候变化与人体生理和病理变化不一致时，在治疗上应采用以热治热、以寒治寒的从治法。这是对"同者逆之，异者从之"的进一步说明。

论中尝有"其于正味何如"的问对。"正"，即正常，亦有矫正之义。"味"，指辛、甘、酸、苦、咸五味，亦即指具有治疗作用的食物或药物。此句是问在主气客气偏胜致病时，应如何选用适宜性味的食物或药物来进行治疗。故继而有主气客气偏胜致病时之用药细则："木位之主，其泻以酸，其补以辛。火位之主，其泻以甘，其补以咸。土位之主，其泻以苦，其补以甘。金位之主，其泻以辛，其补以酸。水位之主，其泻以咸，其补以苦。厥阴之客，以辛补之，以酸泻之，以甘缓之。少阴之客，以咸补之，以甘泻之，以咸收之。太阴之客，以甘补之，以苦泻之，以甘缓之。少阳之客，以咸补之，以甘泻之，以咸软之。阳明之客，以酸补之，以辛泻之，以苦泄之。太阳之客，以苦补之，以咸泻之，以苦坚之，以辛润之。开腠理，致津液，通气也。"利用药物及食物五味的特性，五行的生克制化，来调整六气的偏胜之气，即为六气之胜之治法，这也是后世形成药性理论的基础。

1. 主气偏胜之治

主气，即地气，又名主时之气，以六步分司于一岁二十四节，按五行相生之序，在每年六气季中固定不变。即初气厥阴风木。木生火，二气为少阴君火。君火相火同气相连，故三气为少阳相火。火生土，四气为太阴湿土。土生金，五气为阳明燥金。金生水，六气为太阳寒水。六步主气之胜其治如下。

（1）初气之主胜：《素问·至真要大论》云："木位之主，其泻以酸，其补以辛。"意谓每年主气初之气为厥阴风木，由于风气偏胜而导致人体肝气偏胜者，可以给予具有酸味的药物或食物进行治疗。因为酸主收，酸味的药物或食物可以使亢盛之肝气得到收敛或减弱，故谓"其泻以酸"。因辛味五行属肺金，又因金克木，故肝气偏胜时，而给予具有辛味的食物或药物进行治疗，故谓"其补以辛"。《素问·藏气法时论》云："肝欲散，急食辛以散之，用辛补之，酸泻之。"

（2）二、三气之主胜：《素问·至真要大论》云："火位之主，其泻以甘，其补以咸。""火位之主"，指每年主气的二之气、三之气。每年主气二之气为少阴君火，三之气为少阳相火，由于火气偏胜而导致人体心火偏胜者，可以给予甘味的食物或药物进行治疗。甘味的食物或药物，特别是甘寒的食物或药物，可以使亢盛之心气得到制约而恢复安静，故谓"其泻以甘"。咸味五行属肾水，因水克火，火气偏盛，可以给予咸味的食物或药物进行治疗。因为咸可软坚，可以通便，大便通畅则里热自清，里热清则心气自然恢复正常，故谓"其补以咸"。于是对于心来说，甘的作用成为泻，咸的作用成为补。《素问·藏气法时论》云："心欲软，急食咸以软之，用咸补之，甘泻之。"

（3）四气之主胜：《素问·至真要大论》云："土位之主，其泻以苦，其补以甘。"意谓每年主气四之气为太阴湿土，由于湿气偏胜而导致人体脾湿偏胜，其属于湿热者，可以用苦寒的药物或食物进行治疗。因为苦可以清热，也可以燥湿，故谓"其泻以苦"。其属于寒湿者，则可以用甘温的药物或食物进行治疗，因为甘可以补脾，温可以化湿，故谓"其补以甘"。因此对于脾来说，苦的作用是泻，甘的作用是补。《素问·藏气法时论》云："脾欲缓，急食甘以缓之，用苦泻之，甘补之。"

（4）五气之主胜：《素问·至真要大论》云："金位之主，其泻以辛，其补以酸。"意谓每年四之气为阳明燥金用事，凉气、燥气偏胜，由于凉气偏胜而导致人体肺气失调者，可以用具有辛散作用的食物或药物进行治疗。因为辛五行属肺金，故辛可宣肺，辛可散寒，可以使寒凉之邪从外而解，故谓"其泻以辛"。由于燥气偏胜而导致人体肺阴不足者，则可以用具有酸收作用的药物或食物进行治疗。因为酸甘可以化阴，可以敛肺，可以使肺阴自然恢复，故谓"其补以酸"。因此对于肺来说，辛的作用是泻，酸的作用是补。《素问·藏气法时论》谓："肺欲收，急食酸以收之，用酸补之，辛泄之。"

（5）终气之主胜：《素问·至真要大论》云："水位之主，其泻以咸，其补以苦。"意谓每年终之气为太阳寒水用事，寒气偏胜，由于寒气偏胜而导致人体肾阳式微，可以用咸寒食物或药物进行治疗，故云"其泻以咸"。同理，里热偏胜时，由于热盛可以伤阴，可以出现相火妄动发生阳痿、遗精等病候。具有苦寒作用的食物或药物可以清相火，此即"苦坚阴"之谓，故云"其补以苦"。因此对于肾来说，咸的作用是泻，苦的作用是补。《素问·藏气法时论》云："肾欲坚，急食苦以坚之，用苦补之，咸泻之。"

2. 客气偏胜之治

客气，即天气，在天的三阴三阳之气，即各年气候上的异常变化，它与主气固定不变不同，年年如客之来，故谓客气。客气偏胜之治如下。

（1）厥阴之客胜：《素问·至真要大论》云："厥阴之客，以辛补之，以酸泻之，以甘缓之。"此与主气风气偏胜时之治疗方法基本相同。所不同者，此处多"以甘缓之"一条。"甘"，即甘味的食物或药物。"缓"即缓和。客气为风气偏胜，在治疗上要加强肝气偏胜的治疗，除了用辛补、酸泻以外，还要用甘缓的治疗方法。故《素问·藏气法时论》云："肝苦急，急食甘以缓之。"

（2）少阴之客胜：《素问·至真要大论》云："少阴之客，以咸补之，以甘泻之，以咸收之。"此与主气火气偏胜时的治法基本相同。不同者，此处多"以咸收之"一条。"收"，即收敛阳气。咸味入肾，"以咸收之"，即滋肾水以泻阴火，故以咸云补。咸可以通便，可以软坚，大便通畅则里热自除，里热除则心气自然恢复正常。因此，"咸"从表面来看是通，而从效果看则是收、是补，这是后世"以通为补"法的理论依据。

（3）太阴之客胜：《素问·至真要大论》云："太阴之客，以甘补之，以苦泻之，以甘缓之。"此与主气湿气偏胜时的治法相同。不同者，此处多"以甘缓之"一条。甘味的食物或药物，不但有补脾的作用，同时具有缓肝的作用。在脾虚湿滞的情况下，常常发生肝气来乘脾土的病候，即"肝气犯脾"的病机。如果用甘味药或食物治疗，则不但有补脾的作用，而且有养肝阴的作用。以甘缓肝可以直接制止肝木来乘。

（4）少阳之客胜：《素问·至真要大论》云："少阳之客，以咸补之，以甘泻之，以咸软之。"此与主气火气偏胜时的治法相同。"以咸软之"实际是解释"以咸补之"，意谓咸之所以能产生补的作用，是因为咸能软坚泻下存阴。

（5）阳明之客胜：《素问·至真要大论》云："阳明之客，以酸补之，以辛泻之，以苦泄之。"此与主气燥气、凉气偏胜时的治法相同。不同者，多此"以苦泄之"一条，"苦"，指苦寒药，"泄"，指泄热。此句意谓燥气、凉气偏胜之时，人体可以出现外凉内热的病候，严重时不但要"以辛泻之"，而且还要"以苦泄之"，才能使里热迅速清解，这也就是后世形成的"表里双解法"之源。

　　（6）太阳之客胜：《素问·至真要大论》云："太阳之客，以苦补之，以咸泻之，以苦坚之，以辛润之。开腠理，致津液，通气也。"此与主气寒气偏胜时的治法相同。"以苦坚之"一条，是解释为什么以苦为补的道理。在寒气偏胜时，除了用前述的咸泻苦补的治法以外，还必须同时使用辛散的治疗方法。后句"开腠理，致津液，通气也"，是对前句"以辛润之"的解释。"腠理"，此处指肌表。"致津液"，指敷布津液。"通气"，指阳气通畅。此句意谓寒气偏胜时，人体肌表为寒邪所束闭，阳气不能正常外散，所以才郁而为热，形成外寒里热的现象。因而在治疗上不但要清郁热，而且要解表散寒使热邪能从外而解。辛味的食物或药物具有解表发散的作用，可以使热邪发散而外解，热从外解则里热得清，津液得布，所以伤寒发热有表证者，必须解表。表寒里热者必须解表清里同用。这就是太阳之客胜除了"以苦补之，以咸泻之"之外，还要同时"以辛润之"的理由。前文"寒淫于内，治以甘热，佐以苦辛，以咸泻之，以辛润之，以苦坚之"，亦即此义。

第三十一讲　病机与辨治

中医学根据五运六气淫胜郁复所致的疾病症状和性质，总结出了病机学说，并且在此基础上又归纳出了辨治之法。内容见于《素问·至真要大论》。

一、病机十九条

《素问·至真要大论》云："夫百病之始生也，皆生于风寒暑湿燥火，以之化之变也。经言盛者泻之，虚者补之。余锡以方士，而方士用之，尚未能十全。余欲令要道必行，桴鼓相应，犹拔刺雪污，工巧神圣，可得闻乎？岐伯曰：审察病机，无失气宜，此之谓也。帝曰：愿闻病机何如？岐伯曰：诸风掉眩，皆属于肝。诸寒收引，皆属于肾。诸气膹郁，皆属于肺。诸湿肿满，皆属于脾。诸热瞀瘛，皆属于火。诸痛痒疮，皆属于心。诸厥固泄，皆属于下。诸痿喘呕，皆属于上。诸禁鼓栗，如丧神守，皆属于火。诸痉项强，皆属于湿。诸逆冲上，皆属于火。诸胀腹大，皆属于热。诸躁狂越，皆属于火。诸暴强直，皆属于风。诸病有声，鼓之如鼓，皆属于热。诸病胕肿，疼酸惊骇，皆属于火。诸转反戾，水液浑浊，皆属于热。诸病水液，澄澈清冷，皆属于寒。诸呕吐酸，暴注下迫，皆属于热。故大要曰：谨守病机，各司其属，有者求之，无者求之，盛者责之，虚者责之，必先五胜，疏其血气，令其调达，而致和平，此之谓也。"此段文字，后世名之曰"病机十九条"，可分为两部分，第一部分谈分析病机的重要性和必要性，第二部分谈分析病机的方法和步骤。

"夫百病之始生也，皆生于风寒暑湿燥火，以之化之变也。"表述了百病皆生于天地间六气的变化。"百病之始生也"，系指人体各种疾病发生的原因。"皆生于风寒暑湿燥火，以之化之变也"，系指风寒暑湿燥火六气与各种疾病的发生及气候变化密切相关。人秉天地正常之气而生存，只有正常的自然气候变化才有利于人的生存。若自然界气候变化异常，人的生命现象也就会异常。此即《素问·宝命全形论》中所讲的"人以天地之气生，四时之法成"，亦即《素问·天元纪大论》中所讲的"太虚寥廓，肇基化源"。鉴于人与自然界季节气候变化密切相关，故有"百病之生也，皆生于风寒暑湿燥火"之论。所谓的"病机"，意谓发病机理，也就是在致病因素作用后所产生的各种病理生理的变化。中医学对于人体各种病理生理改变的认识，是从观察分析自然界气候、物候变化与人体病候之间的相应关系总结而来的。病机十九条中这些名词是根据季节气候变化及疾病的特点演绎而来的，故中医病机学说认为，人体遭受各种致病因素产生的症状和体征，基本上都可以用风、火、湿、暑、燥、寒加以归类，故谓"百病之生，皆生于风寒暑湿燥火"，这是对病因和病机密切关系的高度概括。

"盛者泻之，虚者补之"，高度概括了六气太过和不及的治疗原则，或称大法。"盛"，指六气有余。"泻"，指治疗中的泻法。"虚"，指六气不及。"补"，指治疗中的补法。全句意谓风、寒、暑、湿、燥、火六气，其临床表现为偏胜有余者，在治疗上就应该用泻法；其临床表现为虚衰不及者，在治疗上则应该用补法。这种利用药食性味之偏来矫正人体的病理变化，在治法上叫"补偏救弊"。这也是对《内经》"治诸胜复，寒者热之，热者寒之，温者清之，清者温之，散者收之，抑者散之，燥者润之，急者缓之，坚者软之，衰者补之，强者泻之，各安其气，必清必静，则病气衰去，归其所宗"的高度概括。

"锡"，同"赐"，给予之义。"方士"，指普通医生。"十全"，张介宾谓"无一失也"。"锡以方士，而方士用之，尚未能十全。"此句是讲在临床应用上述"盛者泻之，虚者补之"这一治疗原则时，不一定收到满意效果。因为"方士"尚未具有"谨守病机，各司其职"及"工巧神圣"的诊疗技术。

"令要道必行，桴鼓相应，犹拔刺雪污"，是对高明医生（能"十全"）临床见显效的形象描绘。"要道"，即指前述"盛者泻之，虚者补之"这一治疗原则。"必行"，即一定要使这一治疗原则在治疗中取得完全满意的效果。"桴鼓"，是用鼓槌打鼓。"拔刺"，即把进入皮肤中的刺拔掉。"雪污"，即把污秽洗净。"桴鼓相应，犹拔刺雪污"，是形容在治疗上疗效显著，如同以槌击鼓，以手拔刺，用水洗污一样有把握。只有实施"盛者泻之，虚者补之"这一治疗原则，才能够达到"十全"的诊疗效果。

只有在诊断上做到准确无误，方能在临床上取得"十全"的疗效。"工巧神圣"，是指医生诊病的高明技术。关于"工巧神圣"，《难经·六十一难》云："望而知之谓之神，闻而知之谓之圣，问而知之谓之工，切而知之谓之巧。"又云："望而知之者，望见其五色以知其病。闻而知之者，闻其五音以别其病。问而知之者，问其所欲五味，以知其病所起所在。切脉而知之者，诊其寸口，视其虚实，以知其病，病在何脏腑也。"由此可知，"工巧神圣"，系指望、闻、问、切四诊。大凡通过望诊就能知道疾病所在的称神奇的医生；通过闻诊而能知道疾病所在的是圣明的医生；通过问诊而能知道疾病所在的是良好的医生；通过切诊知道疾病所在的是能灵巧运用医技的医生。

"审察病机，无失气宜"，此句是对前句"工巧神圣，可得闻乎"的回答。"病机"，即发病机理。"无失"，即"十全无一失也"。"气"，即六气。"宜"，即适当。全句意谓要在诊断上做到正确无误，必须认真分析发病机理，掌握风、暑、火、湿、燥、寒六气的变化。

该篇继而论及病机十九条的内容，这十九条是前述"审察病机，无失气宜"精神在临床中具体运用的举例，并非人体发病的全部病机，指出了临床常见的一些病证的定位与定性问题，同时也指出了辨证论治的步骤和方法。

1. 诸风掉眩，皆属于肝

"诸风"，是指各种风病。"掉"，即抽动。"眩"，即眩晕。"诸风掉眩，皆属于肝"，意谓抽搐、眩晕等各种风病，属于肝经病候。在五行属性上，肝属木，与六气中的风同属一类。风主动，故肝也主动。"掉"，指人体肢体抽搐。"眩"，指人体出现眩晕，天旋地转，如坐舟车。"掉"和"眩"的症状特点是以动为主，此即《阴阳应象大论》中"在天为风，……在脏为肝"，《素问·六节藏象论》中"肝者""其充在筋"之论。故人体肢体活动正常与否与肝密切相关，而且肢体的抽搐、瘛疭、振掉均属肢体活动障碍，故谓"诸风掉眩，皆属于肝"。

对于此条，陆懋修《内经运气病释七》有"此言肝之标为足厥阴，而其本风也"之论。

2. 诸寒收引，皆属于肾

此条意谓各种寒病，例如形体拘挛等，属于肾病。"诸寒"，指各种寒病。"收引"，即痉挛、拘急。在五行属性上，肾属水，与六气中的寒同属一类。寒主凝，形体拘挛等候多与阳气不振，寒凝于内，营卫不和有关，对此，《素问·阴阳应象大论》有"在天为寒……在脏为肾"之论。"诸寒收引，皆属于肾"，王冰云："收，谓敛也。引，谓急也。寒物收缩，水气同也。"张介宾云："肾属水，其化寒，凡阳气不达，则营卫凝聚，形体拘挛，皆收引之谓。"

对于此条，陆懋修有"此言肾之标为足少阴，其本寒也"之论。

3. 诸气膹郁，皆属于肺

此条意谓胸闷、气逆等候，多与肺失肃降有关。"诸气"，是指各种气病。"膹"同"膨"，有胀满之义，此处指胸闷、气喘。"郁"，即郁积，此处指闷堵不通。张介宾注云："膹，喘急也。郁，痞闷也。"肺属上焦，为娇脏，乃人体五脏六腑之华盖，故各种气病，皆属于肺病。肺属金，与凉、燥同属一类。凉主收，主杀，主肃降。故胸闷、气逆等症，多与肺失肃降有关。肺为相傅之官，主治节，主一身之气。胸满、气逆属治节失调，亦属于肺病。王冰注云："膹，为膹满。郁，谓奔迫也。气之为用，金气同之。"张介宾注云："肺主气，故诸气膹郁者，其虚其实，皆属于肺。"

对此条，陆懋修有"此言肺之标为手太阴，而其本燥也"之论。

4. 诸湿肿满，皆属于脾

此条意谓浮肿或胀满等病候，皆属于脾经。"诸湿"，指各种湿病。"肿"，指浮肿。"满"，指胀满。在五行配属中，脾属土，与六气中的湿同属一类。土主湿，所以脾也主湿。浮肿或胀满等症，均属湿邪内蕴，故谓"诸湿肿满，皆属于脾"。又因脾主运化，主敷布津液，脾的作用正常，人体津液的敷布也就正常；脾的作用失常，则津液便不能得到正常的敷布，而成痰饮，停留于表则为浮肿，停留于里则为胀满。张介宾注云："脾主土，其化湿，土气实则湿邪盛行……脾主肌肉，故诸湿肿满等证，虚实皆属于脾。"

对于此条，陆懋修有"此言脾之标为足太阴，而其本湿也"之论。

5. 诸热瞀瘛，皆属于火

此条意谓各种热病，例如头晕、眼花、心烦、抽搐等，都属于火病。"诸热",即多种热病。"瞀",指目眩、眼花或心绪烦乱。"瘛",有抽搐之意。《素问·玉机真藏论》云:"病筋脉相引而急,病名曰瘛。""瞀""瘛"等症,与火的特性相类,在火气偏胜的情况下就容易发生上述病候。"火曰炎上",所谓"炎",即热盛,"上",即上升。又因"火性温热""火性明亮""火能化物",故热病多有发热、面赤、心烦等候,阳气亢盛于上可见头晕、眼花等症,热极生风就可有抽搐之证。

对于此条,陆懋修有"此言手少阴心经之病,热气通于心也,心,君火也"之论。

6. 诸痛痒疮,皆属于心

此条意谓各种疼痛及皮肤瘙痒、生疮等症,属于心病。"诸痛",即各种疼痛。"痒",即皮肤瘙痒。"疮",即皮肤生疮。心属火,疼痛、疮痒属于火热之候者居多。张介宾注云:"热甚则疮疡痛,热微则疮痒,心属火,其化热,故疮疡皆属于心也。"又因心主血,主脉,疼痛的发生多与脉道不通,血行失调有关,故《素问·举痛论》云:"经脉流行不止,环周不休,寒气入经而稽迟,泣而不行,客于脉外则血少,客于脉中则气不通,故猝然而痛。"皮肤疮疡的发生也与血脉失调有关,故《灵枢·痈疽》云:"寒邪客于经脉之中则血泣,血泣则不通,不通则卫气归之,不得复反,故痛肿。"

对此,陆懋修有"此言心之标为手少阴,而其本热也"之论。

7. 诸厥固泄,皆属于下

此条意谓厥证中出现大小便不通或大小便失禁等症,属于下焦疾病。"厥",即厥证。《伤寒论》云:"凡厥者,阴阳气不相顺接便为厥。"张介宾云:"厥,逆也。""固",即大小便不通。"泄",即大小便失禁。"下",是指人体下焦。盖因人体下焦的作用是"下焦如渎""下焦主出",大小便不通或大小便失禁均因下焦的作用丧失，水道不行。

8. 诸痿喘呕，皆属于上

此条意谓各种痿证、气喘、呕吐等证，都可以定位在上焦，属于上焦疾病。"痿"，即痿证。王冰注云："痿，谓痿弱无力以运动。"痿证的分类，《素问·痿论》有"痿躄""脉痿""筋痿""肉痿""骨痿"之不同，故云"诸痿"。"喘"，即气喘。"呕"，即呕吐。"上"，是指人体上焦。上焦是指人体心肺而言，心主血，肺主气，人体的气血运行正常与否，与人体心肺功能正常与否密切相关，故《素问·调经论》有"阳受气于上焦，以温皮肤分肉之间"之论，《灵枢·五味论》有"上焦者，受气而营诸阳也"之论。痿证在临床上虽然有多种，但从痿证的主要临床表现来看，均有肌肉不仁、肢体不用等症状和体征，而各种痿证的肌肉不仁、肢体不用，从病机来说，又均属于气血不足或失调所致，心肺为气血之主，谓"皆属于上"。

对上述二条，陆懋修注云："此言手少阳三焦之属也。三焦之气游行上下，而治必取三焦，中安而上下皆安也。痿病心肺，厥病肝肾。"

9. 诸禁鼓栗，如丧神守，皆属于火

此条意谓口噤不开，恶寒战栗，如同时有烦躁不安者，则属于火证。"禁"，同"噤"，即牙关紧闭，口噤不开。"鼓"，即鼓颔。"栗"，即寒战。"神守"，指正常的精神状态。"如丧神守"，即精神不定，烦躁不安。火的特性是炎上、温热、明亮、化物，临床病候具有上述特点者才可诊断为火证。但此处的"诸禁鼓栗"，似属寒冷，实乃真热假寒之象。而"如丧神守"又与"火性炎上"特性相类，因此烦躁不安属于火证。对此，刘河间《素问病机气宜保命集·病机论第七》注云："禁栗躁急，如丧神守，悸动怔忪，皆热之内作。"

对于此条，陆懋修有"此亦三焦之火独盛于中，即阳明所见真热之病，亦厥阴所见假寒之病，所以口噤肢栗，似属于寒，而实皆属于火也"之论。

10. 诸痉项强，皆属于湿

此条意谓各种痉病及颈项病，其发生多与湿邪有关。"诸痉"，即各种痉病。对此，《金匮要略·痉湿暍病脉证》云："病者，身热足寒，颈项强急，恶寒，时头热，面赤目赤，独头动摇，卒口噤，背反张者，痉病也。""痉为病，胸满口噤，卧不着席，脚挛急，必齘齿。"痉病常发于每年四之气太阴湿土主令之时，气候偏湿，人体容易外感湿邪发病。同时"湿"的产生又与脾的运化功能失调有关。痉病临床上以项背强为特点，而项背部分属于足太阳膀胱经循行部位。太阳五行属寒水，邪犯太阳膀胱经，太阳敷布津液功能失司，湿邪积滞，而颈项脊背强直不舒。痉病项强属足太阳膀胱经的疾病，同时与脾病湿胜有关，故谓"诸痉项强，皆属于湿"。

对于此条，陆懋修云："此言是太阳膀胱之属也。膀胱为水湿之腑，故属于湿。"

11. 诸逆冲上，皆属于火

此条意谓各种气逆上冲的疾病，在定性上多属于火。"诸逆"，指各种气逆。"冲上"，即表现为上冲。临床上表现为气逆上冲的疾病很多，如咳嗽、气喘、呕吐、噫呃及自觉其气上冲胸，所以原文谓"诸逆"。火的特性是"炎上"，气逆上冲与炎上同一性质。又因气逆上冲等病，如咳喘呕逆等，由于郁热在里而发生者多，故谓："诸逆冲上，皆属于火。""诸逆冲上"之病，虽然多属于火，但亦有属于虚寒者。鉴于气逆有虚有实，因而在治疗上也有补有泻，因而对于气逆冲上诸病也就不能概以火对待。

对于此条，陆懋修有"此言手厥阴心包络之属也，心包代君受邪，故亦属于火"之论。

12. 诸胀腹大，皆属于热

此条意谓各种胀满或单腹胀大，一般属于热证。"诸胀"，指各种原因而引起的胀满，其中包括胸胁部胀满、胃脘部胀满、少腹部胀满。"腹大"，指腹部胀大，其中包括各种臌证。"热"，即火热之气偏胜。人体出现胀满或腹大，大都是由于相应部位有物淤积，这些积聚一般不外气、血、水、虫等类，中医学认为均属于有邪。由于气郁、气积而致胀满腹大者，属于气胀或气臌；由于血瘀、血积而致胀满或腹大者，属于血胀或血臌；由于水停水积而致胀满或腹大者，属于水胀或水臌；由于虫积而致之胀满腹大者，属于虫胀或虫臌。各种胀满之中以气胀为多见，各种臌证之中以水鼓为多见。这些疾病均属于邪气偏盛。胀满固然是邪气实，但从胀满患者整个发病过程来看，则多数又属于正气虚。气滞、血瘀、水停、虫积等均系在正虚的基础之上产生，因此胀满等病从本质上来看多属虚证或虚中夹实证。所以对于"诸胀腹大，皆属于热"之论，不可机械对待。然"诸胀腹大"诸证，积久多成热证，故"皆属于热"，当为诸证之发展趋势。

对此，陆懋修有"此言足太阴脾经之属，湿气通于脾，而化为热也"之论。

13. 诸躁狂越，皆属于火

此条意谓兴奋亢进一类的病候多属火性。"躁"，即烦躁或躁动。"狂"，即发狂。"越"，即失其常度。"诸躁狂越"，是指人体在致病因素作用下所发生的狂躁现象。"火"，即火气偏胜。盖因"火曰炎上"，"诸躁狂越"的各种临床表现，从其性质上来看均属于兴奋亢进现象，与火性相似，故谓"诸躁狂越，皆属于火"。又因火与人体中的心同属一类，心为君主之官，主神明，上述各种临床表现如"衣被不敛，言语善恶不避亲疏""妄见而妄言"等，均属于神明迷乱的临床表现，亦谓

"诸躁狂越，皆属于火"。躁狂现象虽然属火者居多，但有虚实之分，因此，我们临床对躁狂患者进行治疗时，当根据火的虚实辨证运用药物。

对此条，陆懋修有"此言足阳明胃经腑之属也，胃经胃腑，皆谓燥金，热甚则胃阴亡，故亦属火"之论。

14. 诸暴强直，皆属于风

此条意谓各种突发性的肢体拘急强直，均属于风气偏胜，因而均可以定性为风。"暴"，指突然发作。张介宾注云："暴，猝也。""强直"，即肢体拘急痉挛不用。"风"，即风气偏胜。风的特性是"善行而数变"，凡属猝发性疾病都可以风定性。"诸暴强直"，是猝发性疾病，所以"皆属于风"。又因风的特性是"风主动"，"诸暴强直"属于肢体运动方面的障碍，亦"皆属于风"。

"诸暴强直，皆属于风"，以"强直"属风，当属举例而言，也有其他方面的情况。从十九条条文而论，还有三条：一条是"诸寒收引，皆属于肾"，"收引"，亦有强直、拘急之义，但这里是定性为寒；一条是"诸热瞀瘛，皆属于火"，"瘛"，亦有强直之义，但这里定性为火；一条是"诸痉项强，皆属于湿"，"痉""项强"，均有强直、拘急、收引之义，但这里定性为湿。由此可见，同一强直、拘急、收引现象，有的是属于风，有的是属于寒，有的是属于火，有时是属于湿。同一临床表现可以有不同的病机，予以不同的定性。因此，风病的临床表现很多，不可局限于"诸暴强直，皆属于风"，但因风"善行而数变"，诸邪又多兼风证，故又有"风湿""风寒""风热""风火"之证，故又可谓"诸暴强直，皆属于风"。

对此条，陆懋修有"此言足厥阴肝经之病，风气通于肝也"之论。

15. 诸病有声，鼓之如鼓，皆属于热

此条表述了病机属于热的一些病候。"有声"，指有声音可以听到，泛指咳嗽、哮喘、呕吐、噫气、呃逆、矢气、腹鸣等等。"鼓之如鼓"，意谓敲叩患者的胸腹部可以发出中空的鼓音。"热"，指火热偏盛。盖因呕吐、呃逆、噫气、腹鸣、矢气等，多数情况下都是在气滞或食积的情况下发生，是正气驱邪外出的一种表现。"鼓之如鼓"，说明腹胀甚重，腹胀而至鼓之如鼓，说明气体很多，邪气很盛。根据《内经》"邪气盛则实""有者为实"的原则，此处"热"字，可作"实"解。然"诸病有声"，并非尽"皆属于热"。如《金匮要略》有"水走肠间，辘辘有声，谓之痰饮。……病痰饮者，当以温药和之"的记载。

对此条，陆懋修有"此言手太阴肺经之病，诸气通于肺也，有声者，咳喘之类"之论。

16. 诸病胕肿，疼酸惊骇，皆属于火

此条意谓浮肿而合并酸痛，或合并精神不宁、惊恐害怕等症状者，即属于火证。"胕肿"，即浮肿。"疼"，即疼痛。"酸"，即酸胀。"惊骇"，即惊恐害怕。浮肿，是人体在病因作用下所出现的水饮潴留的外在表现，多由肺脾肾气虚所致。上述诸证有寒有热，但临床上以热证表现者更多，如果浮肿而同时出现疼、酸、惊、骇等症状，则属热证或火证。

鉴于肺主肃降，具有通调水道的功能，故有"肺主行水""肺为水之上源"之说。肺之通调水道功能失司，必然导致水液停滞而成胕肿。又因大肠居腹中，与肺为表里，为"传导之官，变化出焉"，大肠蕴热，亦可致肺之通调水道功能失司而出现"胕肿"等症。故陆懋修对此条有"此言手阳明大肠之病也……胃腑经热入腑，遂为火证，故属于火"之论。

17. 诸转反戾，水液浑浊，皆属于热

此条表述了病机属热的另一些病候。"转"，即转筋。"反戾"，即拘挛。张介宾注云："诸转反戾，转筋拘挛也。""水液"，此处指小便。"浑浊"，此处指黄赤不清。"水液浑浊"，即小便黄赤，浑浊不清。转筋拘挛均属肝病、风病。肝主筋，筋脉需要阴血来濡养。在肝热的情况下，热盛可以伤阴，热极筋失所养可以生风，所以人体可以出现转筋拘挛。人体在里热的情况下，小便一般也自然变为黄赤浑浊。故刘河间有"热则小便浑而不清"之论，故谓"诸转反戾，水液浑浊，皆属于热"。然在临床中未必尽然，仅为举例而已。对此，张介宾注云："其中亦各有虚实之不同者，如伤暑霍乱而为转筋之类，宜用甘凉调和等剂，清其亢烈之火者，热之属也。如感冒非时风寒，或暴雨之后，湿毒中脏而为转筋霍乱，宜用辛温等剂，理中气以逐阴邪者，寒之属也。大抵热胜者必多烦躁焦渴，寒胜者必多厥逆畏寒。故太阳之至为痉，太阳之复为腰椎反痛，屈伸不便，水郁之发为大关节不利，是皆阳衰阴盛之病也。水液之浊，虽为属火，然思虑伤心，劳倦伤脾，色欲伤肾，三阴亏损者，多有是病。治宜慎起居，节劳欲，阴虚者壮其水，阳虚者益其气，金水既足，便当自清。若用寒凉，病必益甚。"

盖因小肠为"受盛之官，化物出焉"，故又称"小肠主液"，有"泌别清浊"之功。心与小肠相表里，若心热移于小肠，必致小肠泌别清浊功能失司，而致"水液浑浊"。因此，陆懋修对此条有"此言手太阳小肠之病也，太阳本寒，而标则阳，故亦属热"之论。

18. 诸病水液，澄沏清冷，皆属于寒

此条表述了"诸病水液"病机属寒的一些病候。"水液"，指人体中的各种液态排出物。王冰注云："上下所出，及吐出溺出也。"张介宾注云："水液者，上下所出皆是也。""澄沏"，即透明而不浑浊，有别于上条"水液浑浊，皆属于热"。"清冷"，即外观无色，一片寒凉之象，故本条谓"皆属于寒"。张介宾云："水体清，其气寒，故或吐或利，水谷不化而澄沏清冷者，皆得寒水之化，如秋冬寒冷，水必澄清也。"

《素问·逆调论》云："肾者水脏，主津液。"《素问·水热穴论》云："肾者，胃之关，关门不利，故聚水而从其类也。上下溢于皮肤，故为胕肿。胕肿者，聚水而生病也。"且五行属性上肾又属寒，故对"诸病水液，澄沏清冷，皆属于寒"一条，陆懋修注云："此言是足少阴肾经之病，寒气通于肾也。"

19. 诸呕吐酸，暴注下迫，皆属于热

此条表述了病机属于热的另一些病候。"呕"，即呕吐。"吐酸"，即吐酸水。"暴注"，即暴发性腹泻。张介宾注云："暴注，卒暴注泄也。""下迫"，即里急后重。张介宾注云："下迫，后重里急迫痛也。"胃热可以使胃气上逆而发生呕吐，肝热可以出现反酸，故"诸呕吐酸"，"皆属于热"；而"暴注下迫"，多为大肠湿热下注，正气驱邪外出之象。刘河间《素问病机气宜保命集》云："故吐呕吐酸者，胃膈热甚，则郁滞于气，物不化而为酸也。……暴注者，是注泄也，乃肠胃热而传化失常，经所谓清气在下则飧泄。下迫者，后重里急，仓迫急痛也。""诸呕吐酸，暴注下迫，皆属于热"，意谓呕吐、泛酸、腹泻、里急后重等候，即属热证。

对此条，陆懋修注云："此言足少阳胆经之病也，少阳相火，故属于热。"

二、辨治之法

1. "谨守病机，各司其属"

"谨守病机"，即临床辨证论治中必须认真分析病机。"各司其属"，即根据临床表现进行相应分类。分析病机主要就是进行定性定位。例如前述的"诸风掉眩，皆属于肝""诸湿肿满，皆属于脾"等，乃以五脏定病位；"诸暴强直，皆属于风""诸热瞀瘈，皆属于火"等，乃以六气定病性。这就是"各司其属"的具体内容。对于《素问》"病机十九条"中不言燥，陆懋修在《内经运气病释七》中释云："以燥本属寒，而毗于寒则为寒，毗于火则即为火，《易》所以谓'火就燥'也。况诸暴强直，风亦致燥；诸痉项强，湿亦化燥。燥无定也，则凡十九条皆可以求燥也，岂是独遗燥耶？"

2. "有者求之，无者求之"

"有"，此处指实证。《素问·调经论》云："有者为实。""无"，此处指虚证。《素问·调经论》谓："无者为虚。""求"，即追求或探索。张介宾注云："有者言其实，无者言其虚。求之者，求有无之本也，譬犹寻物一般，必得其所，取之则易。"全句表述了临证分析病机，除了以五脏定位、六气定性以外，更重要的是还要运用八纲辨证再定虚实。

3. "盛者责之，虚者责之"

"盛"，即实证。"虚"，即虚证。"责"，与前述之"求"字义同，亦具探索之义。此句与前句"有者求之，无者求之"之义相同，求病机之实虚。只有在认真分析病机的基础上，正确地运用八纲辨证，才能对疾病本质做出正确的判断，方可确立治疗法则和处方。

4. "必先五胜"

"胜"，即偏胜。"五胜"，指五脏之气偏胜。"必先五胜"，意谓在分析病机过程中，首先要明确"各司其属"，根据患者的临床病候，进行定位定性，然后再"有者求之，无者求之，盛者责之，虚者责之"，分清其虚实寒热，在此基础上，还要分析这些病候是由于何脏出现了偏胜，才能做到"治病求本"。此即"必先五胜"的临床意义。

5. "疏其血气，令其条达，而致和平"

"疏"，即疏通。"血气"，指人体气血。"条达"，即气血在脏腑经脉中运行流畅，通顺无阻，无所不至。"和平"，指人体

"阴平阳秘""形与神俱"的健康状态。此句意谓如果能够认真分析病机，从辨证求本而做到治病求本，那么就能够使人体气血流畅，恢复健康。对此，王冰注云："寒之不寒，责其无水，热之不热，责其无火，热之不久，责心之虚，寒之不久，责肾之少。有者泻之，无者补之，虚者补之，盛者泻之，居其中间，疏者（其）壅塞，令上下无碍，气血通调，则寒热自和，阴阳条达矣。"从而说明了"必先五胜"与"疏其血气，令其条达，而致和平"的关系。对此段注文，张介宾评曰："夫规矩准绳，匠氏之法，一隅三反，巧则在人，知此文者，惟王太仆乎。究其所注最妙而人多忽者何也？余深佩之。"

第三十二讲 运气病治

运气病治,内容见于《素问·六元正纪大论》。在篇首岐伯开宗明义指出:"此天地之纲纪,变化之渊源,非圣帝孰能穷其至理欤!"于是黄帝有"愿夫子推而次之,从其类序,分其部主,别其宗司,昭其气数,明其正化,可得闻乎"之问,而岐伯有"先立其年,以明其气,金木水火土,运行之数,寒暑燥湿风火,临御之化,则天道可见,民气可调,阴阳卷舒,近而无惑"之对。故运气病治,当以此运气之序为纲。兹结合《素问》诸篇之论,及陈无择、陆懋修之言,综合前31讲内容,讲一下"运气病治"。

一、五运病治

1. 六甲年

天干化五运,甲己化土。甲为阳干,故六甲之年,为岁土太过之年,其年岁运黅天,敦阜之纪,平气备化。甲岁南政(注:五运以湿土为尊,故甲己土运为南政,盖土以成数,贯金木水火,居中央),太宫之音,其气候、物候及病候,《素问·气交变大论》有如下之记:"岁土太过,雨湿流行,肾水受邪。民病腹痛,清厥,意不乐,体重,烦冤,上应镇星,甚则肌肉痿,足痿不收,行善瘛,脚下痛,饮发,中满食减,四肢不举。变生得位,藏气伏,化气独治之,泉涌河衍,涸泽生鱼,风雨大至,土崩溃,鳞见于陆,病腹满,溏泄,肠鸣,反下甚。而太溪绝者,死不治。上应岁星。"对此,明代名医汪机所著《运气易览》云："凡遇六甲年，敦阜之纪，岁土太过，雨湿流行，肾气受邪，民病腹痛，清厥，意不乐，体重，烦冤，甚则肉痿，足痿不收，行善瘛，脚下痛，中满食减，四肢不举。为风所复，则反腹胀，溏泄，肠鸣，甚则太溪绝者死。"可谓言简意赅。"岁土太过"，泉涌河溢，雨湿流行，此言六甲阳年太宫运，土胜水，水受克，水之子木来复。土盛克水，土邪伤肾，肾水受邪，病则"腹痛，清厥，体重"。土胜侮其母，故心肾不交，而"意不乐""烦冤"。土胜而邪有余，脾经自病，发为痿痹，而见"肌肉痿，足痿不收行，善瘛，脚下痛"，盖因脾主肌肉也。土胜水气不行，而发痰饮，"中满食减"。脾土胜肾水，木为水之子，复能克土，故木复而土病，则见"腹胀，溏泄，肠鸣"，甚则太溪脉绝而死。水为土克，而水之子木以风气复之，木复则土病，始则有余而侮，继则侮反受邪，故土自病而利不止，"反下甚"。

关于其治，历代医家多宗宋·陈言（无择）《三因极一病证方论》（简称《三因方》）之附子山茱萸汤。

（1）方证：附子山茱萸汤，治肾经受湿，腹痛，寒厥，足痿不收，腰椎痛，行步艰难，甚则中满，食不下，或肠鸣，溏泄。

（2）药物组成：炮附子片、山茱萸、乌梅肉、木瓜、肉豆蔻、制半夏、丁香、藿香、生姜、大枣。

（3）方解：取陆懋修《〈内经〉运气病释》引缪问之解："敦阜之纪，雨湿流行，肾中真气被遏，则火之为用不宣，脾土转失温煦，此先后天交病之会也。经谓：湿淫于内，治以苦热。故以附子大热纯阳之品，直达坎阳，以消阴翳，回厥逆而鼓少火，治肾而兼治脾。但附子性殊走窜，必赖维持之力而用始神，有如真武汤之于白芍、地黄饮子之于五味是也。此而不佐以萸肉之酸收，安必其入肾而无劫液之虑？不偕以乌梅之静镇，难必其归土而无烁肺之忧。得此佐治，非徒阳弱者赖以见功，即阴虚者亦投之中綮矣。然腹满溏泄，为风所复，土转受戕，则治肝亦宜急也。脏宜补，既有萸肉以培乙木；腑宜泻，更用木瓜以泄甲木。所以安甲乙者，即所以资戊己也。肉果辛温助土，有止泻之功，兼散皮外络下诸气，治肉痿必需。再复以半夏之利湿，丁木香之治胃，木瓜、乌梅之疗痿，生姜、大枣之和中，眼光四射矣。风气来复，有味酸群药补之、泻之，尚何顾虑之有哉？"此乃六甲年太宫运，岁土太过，雨湿流行，土胜木复所生病，故宜以此方治之。缪氏弃藿香而代之木香重在治胃。然陈言组方用藿香佐丁香，重在芳香化湿，其辛散走表而不峻烈，微温化湿而不燥热，以其醒脾开胃，和中理气之功，尤为湿困脾阳之要药。而木香辛散苦降而温通，重在行胃肠三焦之气滞，为行气止痛之要药。二药较之，方知陈言辨证组方用药之妙。

2. 六乙年

天干化五运，乙庚化金。乙为阴干，故六乙年为岁金不及之年。其年岁运素天，从革之纪，平气审平。乙岁北政，少商之音。金不及，火来乘之，其气候、物候及所生病，《素问·气交变大论》有如下之记："岁金不及，炎火乃行，生气乃用，长气专胜，庶物以茂，燥烁以行，上应荧惑星。民病肩背瞀重，鼽嚏，血便注下，收气乃后，上应太白、荧惑星，其谷坚芒。复则寒雨暴至，乃零冰雹霜雪杀物，阴厥且格，阳反上行，头脑户痛，延及囟顶，发热，上应辰星、荧惑，丹谷不成，民病口疮，甚则心痛。"摘其要，汪机《运气易览》有如下记载："凡遇六乙年，从革之纪，岁金不及，火盛行，民病肩背瞀重，鼽嚏，血便注下。为水所复，则反头脑户痛，延及囟顶，发热，口疮，心痛。"

"岁金不及，炎火乃行，生气乃用"，此言六乙阴年，少商金运不及，火胜金，金之子水来复。金受火邪，肺金病则"肩背瞀重，鼽嚏，血便注下"。心火克肺金，水为金之子，复能克心火，则"头脑户痛，延及囟顶，发热"，"口疮，甚则心痛"。复则水胜火，则寒雨暴至，冰雹雪霜。

关于其治，历代医家多宗陈言《三因方》之紫菀汤。

（1）方证：紫菀汤，治肺虚感热，咳嗽，喘满，自汗，衄血，肩背瞀重，血便注下，或脑户连囟顶痛，发热，口疮，心痛。

（2）药物组成：紫菀、炙桑白皮、人参、黄芪、地骨皮、炒杏仁、白芷、炙甘草、生姜、大枣。

（3）方解：取陆氏《〈内经〉运气病释》引缪问之解："凡岁金不及之年，补肺即当泻火，以折其炎上之势。若肺金自馁，火乘其敝，民病肩背痛，瞀重，鼽嚏，便血，注下，不救其根本可乎哉？盖肩背为云门、中府之会，肺脉所循，鼻为肺窍，肺伤则鼽嚏。肺与大肠为表里，气不下摄，则为便血、注下。脏病而腑亦病，此时惟有清火止泻一法，急补肺金，斯为得耳。紫菀苦温，下气和血，寒热咸治。桑皮甘寒，补血益气，吐血所需。而尤赖参、芪固无形之气，即以摄走泄之阴也。气交之火必潜伏金中，地骨皮甘平微苦，能泻肺中伏火，止其血之沸腾。又肺苦气上逆，泄之以杏仁之苦。肺欲收，敛之以白芍之酸。合之甘草补土生金，姜、枣调和营卫，缓诸药于至高之分，而参、芪得收指臂之功。为水所复，不用别药，盖补土可以生金，而实土即以御水也。"此乃六乙年少商运，岁金不及，炎火乃行，火胜水复所生病，故宜以此方治之。缪氏方解无白芷，而增白芍。白芷辛温，入胃、大肠、肺经，长于化湿祛风，解毒医疮。陈氏立紫菀汤，以白芷辅紫菀居臣药之位，又以其为阳明经之引经药，故绝非可弃之味。

3. 六丙年

天干化五运，丙辛化水。丙为阳干，故六丙之年，为岁水太过之年，其年岁运玄天，流衍之纪，平气静顺，丙岁北政，太羽之音，其气候、物候及所生病，《素问·气交变大论》记云："岁水太过，寒气流行，邪害心火。民病身热烦心，躁悸，阴厥，上下中寒，谵妄心痛，寒气早至，上应辰星，甚则腹大胫肿，喘咳，寝汗出，憎风。大雨至，埃雾朦郁，上应镇星。上临太阳，则雨冰雪霜不时降，湿气变物，病反腹满，肠鸣溏泄，食不化，渴而妄冒。神门绝者，死不治。上应荧惑、辰星。"摘其要，汪机《运气易览》有如下记载："流衍之纪，岁水太过，寒气流行，邪害心火，民病身热烦心，躁悸，上下中寒，谵妄，心痛，甚则腹大胫肿，喘咳，寝汗，憎风。为土所复，则反胀满，肠鸣，溏泄，食不化，渴而妄冒，甚则神门绝者死。"

"岁水太过，寒气流行，邪害心火"，此言六丙阳年太羽运，水胜火，火受克，火之子土来复。水盛火衰，心受邪而神气内虚，而见"民病身热烦心，躁悸，阴厥，上下中寒，谵妄，心痛"等症。"上"谓手，"下"谓足。水邪有余，土不能制，水气妄行，肾脏自病，而见"腹大，胫肿，喘咳，寝汗出，憎风"等症。水邪侮火，火之子土以湿气复之，反见"腹满，肠鸣溏泄，食不化"等症。心气不舒则"渴而妄冒"。神门，心脉也，水亢则火衰，心气绝也，故云"神门绝者，死不治"。

关于其治疗，历代医家多宗陈言《三因方》之川连茯苓汤。

（1）方证：陈言《三因方》川连茯苓汤，治心虚为寒冷所中，身热，心躁，手足反寒，心腹肿病，喘咳，自汗，甚则大肠便血。

（2）药物组成：黄连、黄芩、赤茯苓、制半夏、通草、炒车前子、甘草、远志、麦冬、生姜、大枣。

（3）方解：取陆氏《〈内经〉运气病释》引缪问之解："岁水太过，寒气流行，邪害心火，此而不以辛热益心之阳，何耶？按：六丙之岁，太阳在上，泽无阳焰，火发待时。少阴在上，寒热凌犯，气争于中。少阳在上，炎火乃流。阴行阳化，皆寒盛火郁之会也。故病见身热、烦躁、谵妄、胫肿、腹满等证，种种俱水湿郁热见端，投以辛热，正速毙耳。丙为阳刚之水，故宗《内经》气寒气凉，治以寒凉立方，妙在不理心阳而专利水清热。以黄连之可升可降，寒能胜热者，平其上下之热。更以黄芩之可左可右，逐水湿，清表里热者，泄其内外之邪。茯苓、半夏通利阳明。通草性轻，专疗浮肿。车前色黑，功达水源。甘草为九土之精，实堤御水，使水不上凌于心，而心自安也。心为君主，义不受邪，仅以远志之辛，祛其谵妄，游刃有余。心脾道近，治以奇法也。但苦味皆从火化，恐燥则伤其娇脏，故佐以麦冬养液保金，且以麦冬合车前，可已湿痹，俱见导水功能。土气来复，即借半夏之辛温以疏土。实用药之妙，岂思议所可及哉。"此乃"六丙年太羽运，岁水太过，寒气流行，水胜土复"所生病，故宜以此方治之。

4. 六丁年

天干化五运，丁壬化木。丁为阴干，故六丁之年，为木运不及之年。岁运苍天，委和之纪，平气敷和，丁岁北政，少角之音，其气候、物候及所生病，《素问·气交变大论》记云："岁木不及，燥乃大行，生气失应，草木晚荣，肃杀而甚，则刚木辟者，柔萎苍干，上应太白星，民病中清，胠胁痛，少腹痛，肠鸣溏泄。凉雨时至，上应太白星，其谷苍。上临阳明，生气失政，草木再荣，化气乃急，上应太白、镇星，其主苍早。复则炎暑流火，湿性燥，柔脆草木焦槁，下体再生，华实齐化。病寒热，疮疡，痱胗，痈痤。上应荧惑、太白，其谷白坚。白露早降，收杀气行，寒雨害物，虫食甘黄，脾土受邪，赤气后化，心气晚治，上胜肺金，白气乃屈，其谷不成，咳而鼽，上应荧惑、太白星。"摘其要，汪机《运气易览》有如下记载："凡遇六丁之年，委和之纪，岁木不及，燥乃盛行，民病中清，胠胁痛，小腹痛，肠鸣溏泄。为火所复，则寒热，疮疡，痈痤，痈肿，咳而鼽。"

"岁木不及，燥乃盛行，生气失应"，乃言六丁阴年少角运，木不及，金胜木，木之子火来复。金邪乘木，乃病肝，而见"胁痛，少腹痛"等病。燥金盛，清气在中，而木不生火，则脾寒，见"肠鸣溏泄"等病。木衰则土亢，而木之子火以热气复之，则肺金受病，故复则"病寒热，疮疡，痱胗，痈痤""咳而鼽"。

关于其治疗，历代医家多宗陈言《三因方》之苁蓉牛膝汤。

（1）方证：苁蓉牛膝汤，治肝虚为燥热所伤，胠胁并小腹痛，肠鸣，溏泄，或发热，遍体疮疡，咳嗽，肢满，鼻鼽。

（2）药物组成：苁蓉、牛膝、熟地黄、当归、白芍药、木瓜、炙甘草、乌梅、鹿角、生姜、大枣。

（3）方解：取陆氏《〈内经〉运气病释》引缪问之解："此与六庚年之牛膝汤同为补肝之剂，而补之之法大有径庭矣。民病胠胁少腹痛，厥阴之经下络少腹，肝虚则阳下陷而为痛，木动则风内攻而为肠鸣鹜溏。是年风燥火热，多阳少阴，不资液以救焚，则熇熇之势遂致燎原，是当借天一之水以制其阳陷者也。但肾为肝母，徒益其阴，则木无气以升，遂失春生之性，仅补其阳，则木乏水以溉，保无陨落之忧？故必水火双调，庶合虚则补母之义。苁蓉咸能润下，温不劫津，坎中之阳所必需。熟地苦能坚肾，润以滋燥，肾中之阴尤有赖。阴阳平补，不致有偏胜之虞矣。合之牛膝酸平达下，复之归、芍辛酸化阴，直走厥阴之脏，血燥可以无忧。但为火所复，而为寒热、疮疡、则一从少阳始，一从少阴来也。木瓜之酸泻少阳，甘草之甘泻少阴，乌梅止溏泄，鹿角主疮疡，姜、枣和营卫。同一补肝，而法有不同如此。"此乃"六丁年少角运，岁木不及，燥乃盛行，金胜火复"所生病，故宜以此方治之。

5. 六戊年

天干化五运，戊癸化火。戊为阳干，故六戊年为岁火太过之年。岁运丹天，赫曦之纪，平气升明，戊岁北政，太徵之音，其气候、物候及所生病，《素问·气交变大论》记云："岁火太过，炎暑流行，金肺受邪，民病疟，少气，咳喘，血溢，血泄，注下，嗌燥，耳聋，中热，肩背热，上应荧惑星。甚则胸中痛，胁支满胁痛，膺背肩胛间痛，两臂内痛，身热肤痛，而为浸淫。收气不行，长气独明，雨冰霜寒，上应辰星。上临少阴少阳，火燔焫，水泉涸，物焦槁，病反谵妄狂越，咳喘息鸣，下甚，血溢，泄不已。太渊绝者，死不治。上应荧惑星。"摘其要，汪机《运气易览》有如下记载："凡遇六戊年，赫曦之纪，岁火太过，炎暑流行，肺金受邪，民病疟，少气咳喘，血溢，血泄，注下，嗌燥，耳聋，中热，肩背热，甚则胸中痛，胁支满，背肩并两臂内痛，身热骨痛，而为浸淫。为水所复，则反谵妄狂越，咳喘，息鸣，血溢，泄不已，甚则太渊绝者死。"

"岁火太过，炎暑流行，金肺受邪"，此言六戊阳年太徵火运，火胜金，金受克，金之子来复。火乘肺金，故"民病疟，少气咳喘"。肺与大肠相表里，逼血妄行于上下，故"血溢，血泄，注下"。火灼肺系则"嗌燥"。相火妄动，枢窍不利则"耳聋"。"胸中痛，肢支满胁痛，膺背肩胛间痛，两臂内痛，身热肤痛"，皆心主所行之处火盛，包络代君受邪而为病。火胜金衰，金之子水以寒气复之，复则心反受邪，而见"谵妄"诸病。火亢则肺气绝，故太渊脉绝死不治。

关于其治疗，历代医家多宗陈言《三因方》之麦门冬汤。

（1）方证：麦门冬汤，治肺经受热，上气，咳喘，咯血，痰壅，嗌干，耳聋，泄泻，胸胁满，痛连肩背，两臂臑痛，息高。

（2）药物组成：麦门冬、人参、桑白皮、紫菀茸、制半夏、白芷、竹叶、钟乳粉、炙甘草、生姜、大枣。

（3）方解：取陆氏《〈内经〉运气病释》引缪问之解："岁火太过，炎暑流行，热甚则燥，肺金受其侮矣。民病疟，少气，血溢泄等证，肺脏被烁可知。此而不阴阳并补，则金败水竭，火无所畏，多将熇熇矣。麦冬养肺之阴，人参益肺之气。张洁古谓参味苦甘，甘能泻火，麦冬味苦，兼泄心阳，且救金，且抑火，一用而两擅其长，肺之欲有不遂者乎？然肺为多气之脏，益之而无以开之亦不可也。桑皮甘寒，紫菀微辛，开其膹郁，借以为止血之功。再用半夏、甘草以益脾土，虚则补其母也。白芷辛芬，能散肺家风热，治胁痛称神。竹叶性升，引药上达。补肺之法，无余蕴矣。水气来复，实土即可御水，又何烦多赘乎？要知此方之妙，不犯泻心苦寒之品最为特识。盖岁气之火属在气交，与外淫之火有间，设用苦寒，土气被戕，肺之化源绝矣。是方也，惟肺脉微弱者可用。若沉数有力及浮洪而滑疾者，均非所宜。此中消息，愿后贤会之。"此乃"六戊年太徵运，岁火太过，炎暑流行，火胜水复"所生病，故宜以此方治之。钟乳石，缪氏未解。《本草便读》谓"乳钟石上温肺冷，下壮肾阳，质重性偏，补火强阴"。药虽温而不伤阴，故用之上可佐麦冬、人参，以益肺气，中可佐甘草以益脾土，下可壮肾阳，补火强阴，一可纳气定喘止息，二可因命门火旺土健而止泄泻。足见陈氏用药组方之妙。

6. 六己年

天干化五运，甲己化土。己为阴干，故六己年为土运不及之年。岁运黅天，卑监之纪，平气备化，己岁南政，少宫之音，土不及，木乘之，其气候、物候及所生病，《素问·气交变大论》记云："岁土不及，风乃大行，化气不令，草木茂荣，飘扬而甚，秀而不实，上应岁星。民病飧泄，霍乱，体重，腹痛，筋骨繇复，肌肉瞤酸，善怒，脏气举事，蛰虫早附，咸病寒中，上应岁星、镇星，其谷黅。复则收政严峻，名木苍凋，胸胁暴痛，下引少腹，善太息，虫食甘黄，气客于脾，黅谷乃减，民食少，失味，苍谷乃损，上应太白、岁星。上临厥阴，流水不冰，蛰虫来见。藏气不用，白乃不复，上应岁星，民乃康。"摘其要，汪机《运气易览》有如下记载："凡遇六己年，卑监之纪，岁土不及，土来乘之，风气盛行，民病飧泄霍乱，体重，身痛，筋骨摇，并肌肉瞤酸，善怒。为金所复，则反胸胁暴痛，下引小腹，善太息，气克于脾，食少味。"

"岁土不及，风乃大行，化气不令"，此言六己阴年，少宫土运不及，木胜土，土之子金来复。岁土不及，而木乘之，皆脾弱肝强之候，而见"飧泄"诸症。土气不及，寒水无畏，水气独行而火衰，故"咸病寒中"。土衰木亢，土之子金以燥气复之，肝胆同病，而见"胸胁暴痛，下引小腹，善太息"诸症。土不及，脾自病，其病内舍心腹，外在肌肉四肢。此皆土衰之病也。

关于其治疗，历代医家多宗陈言《三因方》之白术厚朴汤。

（1）方证：白术厚朴汤，治脾虚风冷所伤，心腹胀满，疼痛，四肢筋骨重弱，肌肉瞤动酸痛，善怒，霍乱吐泻，或胸胁暴痛，下引小腹，善太息，食少失味。

（2）药物组成：白术、厚朴、制半夏、桂心、藿香、青皮、炮干姜、炙甘草、生姜、大枣。

（3）方解：取陆氏《〈内经〉运气病释》引缪氏之解："岁土不及，寒水无畏，风乃大行。民病飧泄、霍乱等证，皆土虚所见端。但土虚则木必乘之，是补太阴必兼泻厥阴也。夫脾为阴土，所恶者湿，所畏者肝，其取资则本于胃。古人治脾必及胃者，恐胃气不得下降，则脾气不得上升，胃不能游溢精气，脾即无所取资。故君以白术，甘苦入脾。燥湿即佐以厚朴，苦温平胃理气，是补脏通腑之法也。肝为将军之官，乘土不足而凌犯中州，是意泄之。桂心辛甘，泄肝之气；青皮苦酸，泄肝之血。辛酸相合，足以化肝。复以甘草缓肝之急，监制过泄之品，毋令过侵脏气。再合藿香之辛芬，横入脾络；炮姜之苦辛，上行脾经；半夏之辛润，下宣脾气。其种种顾虑，总不外乎奠安中土使脾气固密，自不畏乎风气之流行矣。金气来复，又得厚朴、半夏，泻肺气之有余，不用苦寒戕土，即《内经》以平为期，不可太过之义也。是方不用姜、枣，以脾之气分受邪，无借大枣入营之品，且畏姜之峻补肝阳。锦心妙谛，岂语言所能推赞哉。"此乃"六己年少宫运，岁土不及，风乃盛行，木胜金复"所生病，故宜以此方治之。缪氏方解，有去原方姜、枣之论，然病"筋骨繇复，肌肉䐜酸""胸胁暴痛，下引小腹"，取姜、枣酸甘化阴、辛甘化阳之伍，而和营卫、补气血。

7. 六庚年

天干化五运，乙庚化金。庚为阳干，故六庚年为金运太过之年。岁运素天，坚成之纪，平气审平，庚岁北政，太商之音，其气候、物候及所生病，《素问·气交变大论》记云："岁金太过，燥气流行，肝木受邪。民病两胁下少腹痛，目赤痛，眦疡，耳无所闻。肃杀而甚，则体重烦冤，胸痛引背，两胁满且痛引少腹，上应太白星。甚则喘咳逆气，肩背痛，尻、阴、股、膝、髀、腨、胻、足皆病，上应荧惑星。收气峻，生气下，草木敛，苍干凋陨，病反暴痛，胠胁不可反侧，咳逆甚而血溢。太冲绝者，死不治。上应太白星。"摘其要，汪机《运气易览》有如下记载："凡遇六庚年，坚成之纪，岁金太过，燥气流行，肝木受邪，民病胁下少腹痛，目赤，背痛，耳无闻，体重烦冤，胸痛引背，胁满引少腹，甚则喘咳逆气，肩背痛，尻、阴、股、膝、髀、腨、胻、足皆痛。为火所复，则暴痛，胠胁不可反侧，咳逆，甚而血溢，太冲绝者死。"

"岁金太过，燥气流行，肝木受邪"，此言六庚阳年太商运，金胜木，木受克，木之子火来复。金胜木，肝胆均伤，故见"两胁少腹痛"诸症。金燥过甚，肺金自病，金不生水，而水脏亦病，故见"喘咳逆气"及肾与膀胱经脉所过部位诸痛。金盛伤肝，而木之子火以热气来复，金反自病，故见"胠胁不可反侧，咳逆甚而血溢"等。太冲，肝脉也，金亢则肝气绝，故"太冲绝者，死不治"。

关于其治疗，历代医家多宗陈言《三因方》之牛膝木瓜汤。

（1）方证：牛膝木瓜汤，治肝虚遇岁气，燥湿更胜，胁连小腹拘急，疼痛，耳聋，目赤，咳逆，肩背连尻、阴、股、膝、髀、腨、胻皆痛。

（2）药物组成：牛膝、木瓜、白芍药、杜仲、黄松节、菟丝子、枸杞子、天麻、生姜、大枣、甘草。

（3）方解：取陆氏《〈内经〉运气病释》引缪氏之解："此治岁金太过，肝木受邪之方也。夫金性至刚，害必凌木，民病两胁与少腹痛，目赤痛，肩背至胻足皆痛。是非肝为金遏，郁而不舒，故上下诸痛悉见耶？盖肝藏血，而所畏惟金。肺气逆行，不独上蒙清窍，且无以荣养百骸，缘见诸痛。及其火复阴伤，更致气血交病。用药之例，补肝血者可以从酸，补肝气者必不得从辛矣，何则？酸可育肝之阴，辛则劫肝之血也。故方用牛膝酸平下达为君，木瓜酸温舒筋为臣，而即佐以白芍，和厥阴之阴，且制肺金之横。杜仲养风木之气，自无辛烈之偏。

同为气血交补，义仍重取肝阴，最为有见至。松节利血中之湿，且治关节之痛。菟丝子入三阴之经，专助筋脉之力。复以枸杞甘平润肺，合之天麻辛温息风，金安而木亦平，此则柔克之道也。顾虑周密，虽有火气来复，喘咳气逆等证，亦可无忧矣。"此乃"六庚年太商运，岁金太过，燥气流行，金胜火复"所生病，故宜以此方治之。

8. 六辛年

天干化五运，丙辛化水。辛为阴干，故六辛之年为岁水不及之年。岁运玄天，涸流之纪，平气顺静，辛岁北政，少羽之音，其气候、物候及所生病，《素问·气交变大论》记云："岁水不及，湿乃大行，长气反用，其化乃速，暑雨数至，上应镇星。民病腹满，身重，濡泄，寒疡流水，腰股痛发，腘腨股膝不便，烦冤，足痿清厥，脚下痛，甚则胕肿。藏气不政，肾气不衡，上应镇星、辰星，其谷秬。上临太阴，则大寒数举，蛰虫早藏，地积坚冰，阳光不治，民病寒疾于下，甚则腹满浮肿，上应镇星、荧惑，其主黅谷。复则大风暴发，草偃木零，生长不鲜，面色时变，筋骨并辟，肉𥆧瘛，目视䀮䀮，物疏璺，肌肉胗发，气并膈中，痛于心腹。黄气乃损，其谷不登，上应岁星、镇星。"摘其要，汪机《运气易览》有如下记载："凡遇六辛年，涸流之纪，岁水不及，湿乃盛行，民病肿满身重，濡泄，寒疡，腰、腘、腨、股、膝痛不便，烦冤，足痿清厥，脚下痛，甚则胕肿，肾气不衡。为木所复，则反面色时变，筋骨并辟，肉𥆧瘛，目视䀮䀮，肌肉胗发，气并膈中，痛于心腹。"

"岁水不及，湿乃大行，长气反用"，此言六辛阴年少羽运，水不及，土胜水，水之子木来复。土盛伤肾，而见"腹满身重"诸证。土湿太过，阳光不治，大寒在下，肾气伤也，故见"寒疾于下"诸证。水衰土亢，而水之子木以风气来复，而发"肉𥆧瘛""肌肉胗发，气并膈中"等证。水衰则其病内舍腰脊筋骨髓，外在溪谷踹膝。

关于其治疗，历代医家多宗陈言《三因方》之五味子汤。

（1）方证：五味子汤，治肾虚坐卧湿地，腰膝重着疼痛，腹胀满，濡泄无度，行步艰难，足痿清厥，甚则浮肿，面色不常，或筋骨并辟，目视晄晄，心腹疼痛。

（2）药物组成：五味子、附子、熟地黄、巴戟天、鹿茸、炒杜仲、山茱萸、生姜、盐。

（3）方解：取陆氏《〈内经〉运气病释》引缪问之解："辛年主病，身重，濡泄，寒疡，足痿，清厥等证，皆涸流之纪，肾虚受湿也。然而淡渗逐湿则伤阴，风药胜湿益耗气，二者均犯虚虚之戒矣。盖肾中之阳弱，少火乏生化之权则濡泄，肌肉失温煦之运则湿不行，因而入气分则为身重，入血分则为寒疡。肾中之阴弱，则痿痛而烦冤，即《内经》所称内舍腰膝，外舍溪谷。皆湿之为害也。故君以五味子之酸收，收阴阳二气于坎中。臣以直入坎宫之附子，急助肾阳，遍走经络，逐阴霾，破竹之势有非他药可及者。再佐以熟地甘苦悦下之味，填补肾阴，助五味子固护封蛰。治肾之法，无遗蕴矣。巴戟甘温入阴，除痹有效。鹿茸咸温补血，益髓称神。精不足者，补之以味是也。为木所复，目视晄晄，筋骨酸楚，肝虚可知。肝欲辛，补以杜仲之辛。肝喜酸，与之以萸肉之酸。况二药并行，能除湿痹而利关节，补肝即所以益肾，又子能令母实之意，非独治其来复也。"此乃"六辛年少羽运，岁水不及，湿乃盛行，土胜木复"所生病，故宜以此方治之。

9. 六壬年

天干化五运，丁壬化木。壬为阳干，故六壬年为岁木太过之年。岁运苍天，发生之纪，平气敷和，壬岁北政，太角之音，其气候、物候及所生病，《素问·气交变大论》记云："岁木太过，风气流行，脾土受邪。民病飧泄，食减，体重，烦冤，肠鸣，腹支满，上应岁星。甚则忽忽善怒，眩冒巅疾，化气不政，生气独治，云物飞动，草木不宁，甚而摇落。反胁痛而吐甚。冲阳绝者，死不治。上应太白星。"摘其要，汪机《运气易览》有如下记载："凡遇六壬年，发生之纪，岁木太过，风气流行，脾土受邪，民病飧泄，食减，体重，烦冤，肠鸣，腹支满，甚则忽忽善怒，眩冒巅疾。为金所复，则反胁痛为吐，甚则冲阳绝者死。"

"岁木太过，风气流行，脾土受邪"，此言六壬阳年太角运，木胜土，土受克，土之子金来复。木郁土中，脾土受病而水谷不化，而见"飧泄"诸证。木胜肝强，厥阴之脉随督脉会于巅，而火上逆，致"善怒，眩冒巅疾"。土为木克，而土之子金以燥气复之，侮反受邪，故肝胆病，"反胁痛而吐"。冲阳，胃脉也，木亢则克土，胃气绝，亦冲阳脉绝，故死不治。

关于其治疗，历代医家多宗陈言《三因方》之苓术汤。

（1）方证：苓术汤，治脾胃感风，飧泄注下，肠鸣腹满，四肢重滞，忽忽善怒，眩冒眩晕，或左胁偏疼。

（2）药物组成：白茯苓、白术、甘草、草果、厚朴、制半夏、炮姜、青皮、生姜、大枣。

（3）方解：取陆氏《〈内经〉运气病释》引缪问之解："发生之纪，风气流行，木旺肝强，脾土受邪之会也。民病飧泄，食减，体重，烦冤，肠鸣，腹满，甚则忽忽善怒，肝木乘脾极矣，是当用肝病实脾法以为根本之地。夫风淫所胜，治以苦甘，而治脏必先通腑。故君以茯苓，通利脾家之湿。而即臣以白术、甘草，一苦一甘，补脾之体。佐以草果、厚朴，辛香导滞，宣脾之用。健运不怠，脏腑有交赖矣。半夏助辛淡之用，炮姜资焦苦之功，治脾之法已尽乎此。而风淫所胜，平之宜急，加以青皮之酸，合之甘草之甘，所谓以酸泻之、以甘缓之是也。金气来复，胁痛而吐，木益病矣，泻之、缓之，已备具于诸药之中。使以姜、枣调营益卫，为治中所必需。信乎！治病之必求于本也。"此乃"六壬年太角运，岁木太过，风气流行，木胜金复"所生病，故宜以此方治之。

10. 六癸年

天干化五运，戊癸化火。戊为阴干，故六戊年为岁火不及之年。岁运丹天，伏明之纪，平气升明，癸岁北政，少徵之音，其气候、物候及所生病，《素问·气交变大论》记云："岁火不及，寒乃大行，长政不用，物荣而下。凝惨而甚，则阳气不化，乃折荣美，上应辰星。民病胸中痛，胁支满，两胁痛，膺背、肩胛间及两臂内痛，郁冒朦昧，心痛暴喑，胸腹大，胁下与腰背相引而痛，甚则屈不能伸，髋髀如别，上应荧惑、辰星，其谷丹。复则埃郁，大雨且至，黑气乃辱，病鹜溏，腹满，食饮不下，寒中，肠鸣泄注，腹痛，暴挛痿痹，足不任身。上应镇星、辰星。玄谷不成。"摘其要，汪机《运气易览》有如下记载："凡遇六癸年，伏明之纪，岁火不及，寒气盛行，民病胸痛，胁支满，膺背、肩胛、两臂内痛，郁冒朦昧，心痛，暴喑，甚则屈不能伸，髋髀如别。为土所复，则反鹜溏泄，食欲不下，寒中，肠鸣泄注，腹痛，暴挛痿痹，足不能任身。"

"岁火不及，寒气大行，长政不用"，此言六癸阴年少徵运，火不及，水胜火，火之子土来复。火不足，阴寒之邪盛，致心气伤也，故见"胸中痛，胁支满，两胁痛，膺背、肩胛间及两臂内痛"诸证。水制其火，心气寒而不舒，而见"郁冒朦昧，心痛，暴喑"等证。火衰水逆，而致"胸腹大，胁下与腰背相引而痛甚"等证。火衰水亢，火之子土以湿气复之，反侵水脏，而水之为害甚，病在内，此即"复则病鹜溏腹泻，食欲不下，寒中肠鸣，泄注腹痛"之义。土制其水，而水气不行，病在外，故见"暴挛痿痹，足不任身"等证。

关于其治疗，历代医家多宗陈言《三因方》之黄芪茯神汤。

（1）方证：黄芪茯神汤，治心虚夹寒，胸心中痛，两胁连肩背支满，噎塞，郁冒朦昧，髋髀挛痛，不能屈伸，或下利溏泄，饮食不进，腹痛，手足痿痹，不能任身。

（2）药物组成：黄芪、茯神、紫河车、远志、酸枣仁、生姜、大枣。

（3）方解：取陆氏《〈内经〉运气易览》引缪问之解："六癸之火，其脏为心，其发为痛。揆厥病情，无一非心血不足见端。盖心为生血之脏，血足则荣养百骸，不足则病多旁见，如胸胁膺背诸痛，甚则屈不能伸，而肩臂之络如青灵、少海诸穴，咸系于心，则止痛必专补血，从可知矣。方用黄芪走表止痛于外，茯神入心，益气于中。而即以河车，血肉有情补其心血，远志挈离入坎，育其心神。药物无多，简而赅，切而当矣。土气来复，反侵水脏，亦足防心。佐以薏米，甘淡悦脾，既有治痿之功，而又借以交通心肾。盖婴儿姹女，必媒合于黄婆，此治心肾者，所以必兼治脾也。要之，气交之病，多属脏气侵凌，非如六腑之可泻，即偶用以佐治，亦不可以太过。"此乃"六癸年少徵运，岁火不及，寒乃盛行，水胜土复"所生病，故宜以此方治之。

"凡六壬、六戊、六甲、六庚、六丙岁，乃木、火、土、金、水太过，五运先天。六丁、六癸、六己、六乙、六辛岁，乃木、火、土、金、水不及，为五运后天，民病所感，治之各以五味所胜。"故陈言立天干十方，取其调和，"以平为期"。对陈氏《三因方》天干十方，陆氏誉其"可为世之操刃者顶门下一针矣"。

二、六气病治

1. 子午十年

为少阴君火司天、阳明在泉之年，其气候、物候及所生病，

《素问·五常政大论》记云："少阴司天，热气下临，肺气上从，白起金用，草木眚，喘，呕，寒热，嚏，鼽衄，鼻窒，大暑流行，甚则疮疡燔灼，金烁石流。地乃燥清，凄沧数至，胁痛，善太息，肃杀行，草木变。"《素问·至真要大论》记云："岁阳明在泉，燥淫所胜，则霜雾清暝。民病喜呕，呕有苦，善太息，心胁痛不能反侧，甚则嗌干面尘，身无膏泽，足外反热。"

子午岁为少阴君火司天，阳明燥金在泉之纪。子午阳支，故气化运行先天。此言子午十年，气先天时而至也。其上火下金，火热而金清，故热病见上，清病见下，则民病咳喘，血溢，血泄，鼽嚏，目赤眦疡，寒厥入胃，心痛，腰痛，腹大，嗌干。

关于其治疗，陆懋修《〈内经〉运气病释》记云："岁宜咸以软之而调其上，甚则以苦发之，以酸收之而安其下，甚则以苦泄之。此以咸从水化，故能调在上之君火，金以酸补，故能安在下之燥金。甚则以苦发之者，上热甚则非用苦之阳不能发越也；以苦泄之者，下热甚则非用苦之阴不能涌泄也。同一苦味，而有从阳从阴之别，即有苦寒、苦热之殊。余所以谓药借病用，即由此悟入耳。"其用方后世多宗陈言《三因方》之正阳汤。

（1）方证：正阳汤，治子午之岁，少阴君火司天，阳明燥金在泉，病者关节禁固，腰痛，气郁热，小便淋，目赤，心痛，寒热更作，咳喘，或鼻鼽，嗌咽吐饮，发黄疸，喘甚，则连小腹而作寒中。

（2）药物组成：白薇、元参、川芎、白芍药、当归、旋覆花、桑白皮、甘草、生姜。

（3）六季方药：初之气，主气厥阴风木，客气太阳寒水加临，天时寒风切冽，雾水冰，蛰复藏。民病关节禁固，腰椎痛，中外疮疡，此寒水为病，而以二之气炎暑将临，故又病热也。

陆氏用正阳汤加升麻、枣仁。

二之气，主气少阴君火，客气厥阴风木加临，天时风雨时寒，雨生羽虫。民病淋，目瞑目赤，气郁于上而热。此为木火相生，民气当和，而火郁亦不能不为病也。宜正阳汤加车前子、白茯苓。

三之气，主气少阳相火，客气少阴君火加临，天时大火行，热气时至，羽虫静而不鸣。民病气厥心痛，寒热更作，咳喘，目赤。此言二火交扇，故病热也。治宜正阳汤加麻仁、杏仁，以养阴润下，泻火热之气。

四之气，主气太阴湿土，客气亦太阴湿土，天时大雨时行，寒热互作。民病寒热，嗌干，黄疸，衄蚵，饮发。此以客主气皆湿土，而又承君相二火之后，故病湿热也。治宜正阳汤加荆芥、茵陈。

五之气，主气阳明燥金，客气少阳相火加临，天时温气乃至，初冬尤暖，万物乃荣。民病温。此以阳随收令，惟火渗金，时寒气热，阳邪之胜，伏邪遇暑为疟。治宜正阳汤。

终之气，主气太阳寒水，客气阳明燥金加临，天时燥寒劲切，火尚毒，寒暴至。民病肿于上，咳喘，甚则血溢，病生皮腠，内舍于胁下，连少腹，而作寒中。此以终气即司地燥金用事，金性收，故五气之余火内格；金气清，故本气之新寒又作也。宜用正阳汤加苏子。

（4）方解：取陆氏《〈内经〉运气病释》引缪问之解："少阴司天之岁，经谓热病生于上，清病生于下，寒热固结而争于中。病咳喘，血溢泄，及目赤心痛等证，寒热交争之岁也。夫热为火性，寒属金体，用药之权，当辛温以和其寒，酸苦以泄其热，不致偏寒偏热，斯为得耳。君当归，味苦气温，可升可降，止诸血之妄行，除咳定痛，以补少阴之阴。川芎味辛气温，主一切血，治风痰饮发有神功。元参味苦咸，色走肾，而味入心，偕旋覆之咸能软坚、白薇之咸以泄热者，合《内经》咸以调其上之法也。白芍酸苦微寒，主邪气而除血痹，偕桑皮之泻肺火而散瘀血者，合《内经》酸以安其下之义也。诸药既有维持上下之功，复加甘草、生姜，一和一散，上热下清之疾胥蠲矣。初之气加升麻之升清阳，酸枣之除烦渴，以利其气郁，气利则诸痛自止。二之气加车前以明目，茯苓以通淋。三之气加麻、杏二味，一以润燥，一以开肺。四之气加荆芥，入木泄火，止妄行之血。茵陈入土除湿，去瘀热之黄。陈氏藏器谓荆芥搜肝风，治劳渴、嗌干、饮发，均为专药。五之气依正方，终之气加苏子以下气。传曰：刚克柔克，真斯道之权衡也。"此乃子午十年，少阴司天，阳明在泉，水火寒热之气见于气交，而民病焉，故宜以此方治之。

2. 丑未十年

为太阴司天、太阳在泉之年。其气候、物候及所生病，《素问·五常政大论》记云："太阴司天，湿气下临，肾气上从，黑起水变，火乃眚，埃冒云雨，胸中不利，阴痿，气大衰，而不起不用，当其时，反腰脽痛，动转不便也，厥逆。地乃藏阴，大寒且至，蛰虫早附，心下痞痛，地裂冰坚，少腹痛，时害于食，乘金则止，水增，味乃咸，行水减也。"《素问·至真要大论》记云："岁太阳在泉，寒淫所胜，则凝肃惨栗。民病少腹控睾，引腰脊，上冲心痛，血见，嗌痛颔肿。"

丑未岁为太阴湿土司天、太阳寒水在泉之纪，丑未阴支，故气后天时而至。而民病寒湿腹满，身膹愤胕肿，痞逆，寒厥，拘急。盖以阴汇于上，寒积于下，故所病皆寒湿也。关于其治疗，陆氏《〈内经〉运气病释》记云："岁宜以苦燥之、温之，甚者发之、泄之。此言湿宜于燥，寒宜于温，味必用苦者。苦从火化，正用苦之阳也。而及其湿寒既化为热，又必有以发泄之。"其方，历代医家多宗陈言《三因方》之备化汤。

（1）方证：备化汤，治丑未之岁，太阴湿土司天，太阳寒水在泉，病者关节不利，筋脉拘急，身重痿弱，或温疠盛行，或胸腹满闷，甚则浮肿，寒疟，血溢，腰椎痛。

（2）药物组成：炮附子、生地黄、茯苓、覆盆子、牛膝、木瓜、生姜、甘草。

（3）六季方药：初之气，主气厥阴风木，客气同气加临，天时大风发荣，雨生毛虫。民病血溢，筋络拘强，关节不利，身重筋痿。此以客主气皆风木，而太阴以湿土司天，风湿相搏，风病筋而湿病肉，血溢为木火之逆，而亦寒湿所郁也，备化汤治之。

二之气，主客亦同气，天时大火至，天下疵疾，以其得位，君令宜行，湿蒸相薄，雨时降。民病温疠盛行，远近咸若。此以客主气皆君火，其气当和，而以湿热交蒸，故作温疠。陆氏以备化汤去附子，加防风、天麻。

三之气，主气少阳相火，客气太阴湿土加临，天时雷雨电雹，地气腾，湿气降。民病身重胕肿，胸腹满。此以三气即司天湿土用事，而主气又为相火，故病湿热。陆氏以备化汤加泽泻治之。

四之气，主气太阴湿土，客气少阳相火加临，天时炎热沸腾，地气升，天气痞隔，湿化不流。民病腠理热，血暴溢，疟，心腹满热，胪胀，甚则胕肿。此以客火主湿，而热甚于湿，故病加甚，备化汤主之。

五之气，主客皆阳明燥金，天时大凉，霜早降，寒及体，民病皮腠。此以客主气皆燥金，故病及肺金之合，同类相从也，宜备化汤主之。

终之气，主客皆太阳寒水，天时大寒凝冽。此以终气即司地寒水用事，故病见于太阳所经之路，宜备化汤主之。

（4）方解：取陆氏《〈内经〉运气病释》之解："丑未之

岁，阴专其令，阳气退避，民病腹胀胕肿，痞逆拘急，其为寒湿合邪可知。夫寒则太阳之气不行，湿则太阴之气不运，君以附子大热之品，通行上下，逐湿祛寒。但阴极则阳为所抑，湿重之火亦能逼血上行，佐以生地凉沸腾之势，并以制辛烈之雄。茯苓、覆盆，一渗一敛。牛膝、木瓜，通利关节。加辛温之生姜，兼疏地黄之腻膈。甘温之甘草，并缓附子之妨阴，谓非有制之师耶？二之气热甚于湿，故加防风走表以散邪，天麻息风以御火。三之气湿甚于热，故加泽泻以利三焦决渎之道。余气并依正方。抑其太过，扶其不及，相时而动，按气以推，非深明于阴阳之递嬗、药饵之功用者，乌足以语于斯。"此乃丑未十年，太阴司天，太阳在泉，湿寒之气见于气交，而民病焉，故宜以此方治之。

3. 寅申十年

为少阳司天、厥阴在泉之年。其气候、物候及所生病，《素问·五常政大论》记云："少阳司天，火气下临，肺气上从，白起金用，草木眚，火见燔焫，革金且耗，大暑以行，咳嚏鼽衄，鼻窒口疡，寒热胕肿。风行于地，尘沙飞扬，心痛，胃脘痛，厥逆，膈不通，其主暴速。"《素问·至真要大论》记云："岁厥阴在泉，风淫所胜，则地气不明，平野昧，草乃早秀。民病洒洒振寒，善伸数欠，心痛支满，两胁里急，饮食不下，膈咽不通，食则呕，腹胀善噫，得后与气则快然如衰，身体皆重。"

寅申岁为少阳相火司天、厥阴风木在泉之纪。寅申阳支，气化运行先天。此言寅申十年，气先天时而至也。民病寒热，外发疮疡，内为泄满。此火盛于外，而寒郁于中，故为外热内寒之证也。往复之作，民病寒热、疟、泄、聋、瞑、呕吐，上怫、肿色变，此以木盛则阳明受伤，甲木之气凌犯胃土，故为诸病。

关于其治疗，陆氏《〈内经〉运气病释》记云："岁宜咸、宜辛、宜酸，渗之、泄之、渍之、发之。此言咸从水化，能胜火也；辛从金化，能平木也；酸从木化，能顺木火之性。凡风火之相扇，尤赖酸以收之也。渗之是利小便，泄之是通大便，渍之、发之是解肌出汗。经所谓洁净府、去菀陈莝，开发腠理，皆所以致津液而通气也。"其方，历代医家多宗陈言《三因方》之升明汤。

（1）方证：升明汤，治寅申之岁，少阳相火司天，厥阴风木在泉，病者气郁热，血溢，目赤，咳逆，头痛，胁满，呕吐，胸臆不利，聋，瞑，渴，身重，心痛，阳气不藏，疮疡，烦躁。

（2）药物组成：紫檀香、车前子、青皮、制半夏、酸枣仁（生熟各半）、蔷薇、甘草、生姜。

（3）六季方药：初之气，主气厥阴风木，客气少阴君火，天时热风伤人，时气流行，温病乃起，其病气怫于上，血溢，目赤，咳逆，头痛，血崩，胁满，肤腠中疮。陆氏按：经凡言皮腠疮疡者，即今人病中斑疹之类。此以君火用事于相火司天之年，二火合气，故其病温也。陆氏以本方加白薇、元参。

二之气，主气少阴君火，客气太阴湿土，天时时雨至，火反郁，风不胜湿，民病热郁于上，咳逆，呕吐，疮发于中，胸嗌不利，头痛身热，昏愦脓疮。此以湿土用事于君火主气之时，故为湿热之病也。宜本方加丁香。

三之气，司天、主客气同，天时热暴至，草萎河干，大暑炎亢，湿化晚布，大旱。此以三之气即司天相火用事，客主之火皆炽，故热甚也。宜本方加赤芍、漏芦、升麻。

四之气，主气太阴湿土，客气阳明燥金，天时凉气至，炎暑未去，风雨及时，民病满身重。此以客燥主湿，燥胜而肺自病，湿胜而脾自病也。宜本方加茯苓。

五之气，主气阳明燥金，客气太阳寒水，天时阳乃去，寒乃来，雨乃降，刚木早凋，民病寒邪，病则骨痿。此以水寒金冷，示民当知所避也。宜本方治之。

终之气，主气太阳寒水，客气厥阴风木，天时地风正，寒风飘扬，万物反生，寒气至，雨生鳞虫，民病关节不禁，心痛，阳气不藏而咳。此以终之气即司地风木用事，以风加寒，风为阳邪，而其气主乎动也。宜本方加五味子。

（4）方解：取陆氏《〈内经〉运气易览》引缪问之解："是岁上为相火，下属风木，正民病火淫风胜之会也。枣仁味酸平，《本经》称其治心腹寒热邪结，熟用则补肝阴，生用则清胆热，故君之以泄少阳之火。佐车前之甘寒，以泻肝家之热，司天在泉，一火一风，咸赖乎此。紫檀为东南间色，寒能胜火，咸足柔肝，又上下维持之圣药也。风木主令，害及阳明，呕吐、疟、泄俱肝邪犯胃所致。蔷薇为阳明专药，味苦性冷，除风热而散疮疡，兼清五脏客热。合之青皮、半夏、生姜，平肝和胃，散逆止呕。甘草缓肝之急，能泻诸火。平平数药，无微不入，理法兼备之方也。初之气加白薇，苦咸以清血分之邪。元参苦寒，以除气分之热。二之气加丁香，醒脾止吐。三之气加赤芍之酸寒，以清血分之热，漏芦之咸寒，以清气分之邪，盖漏芦能通小肠，消热毒。且升麻升散火邪，以治目赤。四之气加茯苓，利湿泄满。五之气依正方。终之气加五味子之酸以收之。"此乃寅申十年，少阳司天，厥阴在泉，风热之气见于气交，而民病焉，故宜以此方治之。

4. 卯酉十年

为阳明司天、少阴在泉之年，其气候、物候及所生病，《素问·五常政大论》记云："阳明司天，燥气下临，肝气上从，苍起木用而立，土乃眚，凄沧数至，木伐草萎，胁痛，目赤，掉振鼓栗，筋痿不能久立。暴热至，土乃暑，阳气郁发，小便赤，寒热如疟，甚则心痛。火行于槁，流水不冰，蛰虫乃见。"《素问·至真要大论》记云："少阴在泉，热淫所胜，则焰浮川泽，阴处反明。民病腹中常鸣，气上冲胸，喘不能久立，寒热，皮肤痛，目瞑齿痛，颐肿，恶寒发热如疟，少腹中痛，腹大。蛰虫不藏。"

卯酉岁，为阳明燥金司天、少阴君火在泉之纪，卯酉属阴支，故气化运行后天。此言卯酉十年，气后天时而至也。民病咳，嗌塞，寒热，发暴振栗，癃闭，此皆金燥火热之病，肺与小肠受之。

关于其治疗，陆氏《〈内经〉运气病释》记云："岁宜以咸、以苦、以辛，汗之、清之、散之。此以咸之从水化者，治司地之君火；苦之从火化者，治司天之燥金；辛之从金化者，治本气之不及。而火来乘之者，于上下求得其平也。岁半以下气过于热，故宜清；岁半以上过于敛，故宜散。"其方，历代医家多宗陈言《三因方》之审平汤。

（1）方证：审平汤，治卯酉之岁，阳明司天，少阴在泉，病者中热，面浮鼻衄，小便赤黄，甚则淋，或疠气行，善暴仆，振栗谵妄，寒疟痈肿，便血。

（2）药物组成：远志、紫檀香、天门冬、山茱萸、白芍药、白术、生姜、甘草。

（3）六季方药：初之气，主气厥阴风木，客气太阴湿土，天时阴始凝，气始水乃冰，寒雨化，花开迟。民病中热胀，面目浮肿，善眠，衄衊，嚏欠，呕，小便黄赤，甚则淋。此以客气湿，主气风，风为阳邪，湿为阴邪，风湿相搏，脾肾交病，宜本方加茯苓、半夏、紫苏。

二之气，主气少阴君火，客气少阳相火，天时君居君位，大热早行，疠大至，民善暴死。此以客相火，主君火，似乎二火合德，而以臣位君则大逆也，本方加白薇、元参。

三之气，主气少阳相火，客气阳明燥金，天时燥热交合，凉风间发，民病寒热。此以三之气即司天燥金用事，以阳盛之时而行大凉之气，故病在皮毛也。其治，宜本方去萸肉、远志、白术，加丹参、车前。

四之气，主气太阴湿土，客气太阳寒水，天时早秋，寒雨害物，民病暴仆，振栗，谵妄，少气，嗌干引饮，及为心痛，痛肿疮疡，疟寒之疾，骨痿，血便。此以四之气后为司地君火所主，而太阳以寒水临之，水火相逆，故心肾同病也，其治宜本方加枣仁、车前。

五之气，主气阳明燥金，客气厥阴风木，天时春令又行，草木盛，生雨，生介虫，民气和。此以风木用事，而得司地君火之温故也，其治，审平汤主之。

终之气，主气太阳寒水，客气少阴君火，天时气候反温，蛰虫现，流水不冰，此下克上之候，民病温。此以终之气即司地君火用事，以温加寒，民气当平，而温从火化，病则多热也，其治，宜本方。

（4）方解：取陆氏《〈内经〉运气病释》引缪问之解："阳明司天，少阴在泉，民见诸病，莫非金燥火烈见端。治宜咸与苦与辛，咸以抑火，辛、苦以助金。故君以天冬，苦平濡润，化燥抑阳，古人称其治血妄行，能利小便，为肺家专药，有通上彻下之功。金不务德，则肝必受戕，萸肉补肝阳也，白芍益肝阴也。但火位乎下，势必炎上助燥，滋虐为害尤烈。妙在远志辛以益肾，能导君火下行。紫檀咸以养营，且制阳光上僭。又佐白术以致津，合生姜以散火，甘草润肺泻心。运气交赖，其配合气味之妙如此，凡水火不调等证，有不立愈者哉！初之气加茯、半利水和脾，紫苏补中益气。二之气加白薇之苦咸，以治寒热。元参之苦寒，以泄浮火。三之气燥热相合，故去萸肉之酸收，远志之苦泄，白术之香燥，加丹参生血和营，佐车前益肾导火。四之气加枣仁入心以育神，车前入肾以治痿。

五气、终气皆不用加减。成法可稽，而无不可见活法之妙也。"此乃卯酉十年，阳明司天，少阴在泉，清热之气见于气交，而民病焉，故宜以此方治之。

5. 辰戌十年

为太阳司天、太阴在泉之年，其气候、物候及所生病，《素问·五常政大论》记云："太阳司天，寒气下临，心气上从，而火且明，丹起，金乃眚，寒清时举，胜则水冰，火气高明，心热烦，嗌干，善渴，鼽嚏，喜悲，数欠，热气妄行，寒乃复，霜不时降，善忘，甚则心痛。土乃润，水丰衍，寒客至，沉阴化，湿气变物，水饮内稽，中满不食，皮𤼽肉苛，筋脉不利，甚则胕肿，身后痈。"《素问·至真要大论》记云："岁太阴在泉，草乃早荣，湿淫所胜，则埃昏岩谷，黄反见黑，至阴之交。民病饮积，心痛，耳聋浑浑焞焞，嗌肿喉痹，阴病血见，少腹痛肿，不得小便，病冲头痛，目似脱，项似拔，腰似折，髀不可以回，腘如结，腨如别。"

辰戌岁为太阳寒水司天、太阴湿土在泉之纪。辰戌属阳支，故其气化运行先天。此言辰戌十年，气先天时而至也。民病寒湿，发肌肉痿，足痿不收，濡泻，血溢。此皆寒湿使然，而惟血溢为木火之郁，寒甚必化热也。

关于其治疗，陆氏《〈内经〉运气病释》记云："岁宜苦以燥之、温之。此言凡遇湿土、寒水之年，湿宜燥之，寒宜温之。味必用苦者，苦从火化，治寒以热，正用苦之阳也。"其方，历代医家多取陈言《三因方》之静顺汤。

（1）方证：静顺汤，治辰戌岁，太阳司天，太阴在泉，病身热，头痛，呕吐，气郁，中满，瞀闷，少气，足痿，注下赤白，肌腠疮疡，发为痈疽。

（2）药物组成：茯苓、木瓜、炮附子、炮干姜、牛膝、防风、诃子、炙甘草。

（3）六季方药：初之气，主气厥阴风木，客气少阳相火，天时气早暖，草早荣，瘟疫至，民乃疠，温病乃作，身热，头痛，呕吐，肌肤疮疡。此以上年终气君火与本年初气相火相交，重以主气风木，又为风火相薄，故见诸病。其治，宜本方去附子，加枸杞。

二之气，主气少阴君火，客气阳明燥金，天时大凉反至，早乃遇寒，火气遂抑，民病气郁中满。此以清燥之气固结于中，而阳郁也，阳郁则必伤其阴也，其治宜本方。

三之气，主气少阳相火，客气太阳寒水，天时寒热不时，寒气间至，热争，水雹，民病寒，反热中，痈肿注下，心热瞀闷，吐利，不治者死。此以三之气即司天寒水用事，以寒化火，故病寒反热。太阳之寒传入阳明即成温也，不息则燎原矣。宜本方去姜、附、木瓜，加人参、地榆、枸杞、白芷。

四之气，主气太阴湿土，客气厥阴风木，天时热气反用，山泽浮云，暴雨派湿，民病大热，少气，肌肉痿，足痿，注下赤白。此为客胜主，湿土受风木之制，而阳明反燥金也，其治，宜本方加石榴皮。

五之气，主气为阳明燥金，客气为少阴君火，天时湿热而寒，客行主令，民病气舒。此以岁半以后地气主之，以湿土而得君火之助故也。病则血热妄行，心火旺也，宜本方。

终之气，主气太阳寒水，客气太阴湿土，天时地气正湿气行，凝阴寒雪，民病乃惨凄，反者孕乃死。此以终气即司地太阴用事，再加于寒水之位故也。其治，宜本方去牛膝，加当归、白芍、阿胶。

（4）方解：取陆氏《〈内经〉运气病释》引缪问之解："太阳司天之岁，寒临太虚，阳气不令，正民病寒湿之会也。君附子，以温太阳之经。臣炮姜，以煦太阴之阳。茯苓、牛膝，导附子专达下焦。甘草、防风，引炮姜上行脾土。复以诃子酸能醒胃，木瓜酸可入脾，且赖敛摄肺金，恐辛热之僭上而无制也。防风、附子，皆通行十二经，合用之，而且表里寒湿均除矣。初之气风火交扇，故去附子之辛热，且加枸杞以养阴。二之气大凉反至，故仍加附子以御寒也。三之气病寒反热，不宜酸温益火，故去姜、附、木瓜。热伤气，加人参以助气；热伤血，加地榆以凉血。再以枸杞养营益阴，白芷消散外疡。四之气风湿交争，加石榴皮甘酸温涩，且治筋骨腰脚挛痛，并主注下赤白。五之气无有他害，故依正方。终之气一阳内伏，津液为伤，故去牛膝破血之品，而加归、芍入肝以致津，阿胶入肾以致液焉。"此乃辰戌十年，太阳司天，太阴在泉，寒湿之气见于气交，而民病焉，故宜以此方治之。

6. 巳亥十年

为厥阴司天、少阳在泉之年，其气候、物候及所生病，《素问·五常政大论》记云："厥阴司天，风气下临，脾气上从，而土且隆，黄起，水乃眚，土用革。体重，肌肉萎，食减口爽，风行太虚，云物摇动，目转耳鸣。火纵其暴，地乃暑，大热消烁，赤沃下，蛰虫数见，流水不冰，其发机速。"《素问·至真要大论》记云："岁少阳在泉，火淫所胜，则焰明郊野，寒热更至。民病注泄赤白，少腹痛，溺赤，甚则血便。少阴同候。"

巳亥年为厥阴风木司天、阳明燥金在泉之纪。巳亥属阴支，故气化运行后天。此言巳亥十年气后天时而至也。风甚则躁胜而热复，故胜复更作，上下之气相形而见于中，故民热病行于下，风病行于上，风燥胜复形于中。

关于其治疗，陆氏《〈内经〉运气病释》记云："岁宜以辛调上，以咸调下，畏火之气，无妄犯之。此言辛从金化，以调上之风木；咸从水化，以调下之相火。然相火易虚易实，不比君火之有常，调之非易，故宜慎也。"其方，历代医家多宗陈言《三因方》之敷和汤。

（1）方证：敷和汤，治巳亥之岁，厥阴风木司天，少阳相火在泉，病者中热，而反右胁下寒，耳鸣，泪出，掉眩，燥湿相搏，民病黄疸，浮肿，时作瘟疠。

（2）药物组成：半夏、茯苓、酸枣仁（生）、甘草（炙）、五味子、炮干姜、枳实、青皮、诃子、大枣。

（3）六季方药：初之气，主气厥阴风木，客气阳明燥金，天时寒始肃，客行主令，金克木，杀气方至。民病寒于右之下，气滞，脾虚胃弱。此以燥金加于风木，初之气为地左间即天右间之下也，上年太阳寒水或未退位，故寒病复见于此，用敷和汤加牛蒡子。

二之气，主气少阴君火，客气太阳寒水，天时寒不去，霜雪冰，杀气施，化革焦，寒雨数至。且水克火，民病热于中，气血不升降。此以寒水加于君火，故热为寒郁，即伤寒成温之候也，宜本方加麦冬、山药。

三之气，主气少阳相火，客气厥阴风木，天时风热大作，雨生羽虫。民病泣出，耳鸣，掉眩。此以三之气即司天风木用事，风火交扇，有风必有火也，故宜本方加紫菀。

四之气，主气太阴湿土，客气少阴君火，天时热气反用，山泽浮云，暴雨溽湿。民病黄疸，而为胕肿，溽暑湿热相薄，争于左之上。此以少阴暑热与太阴湿土相争，而为湿热之病也。本年少阴君火在天之左间。宜本方加泽泻、山栀。

五之气，主气阳明燥金，客气太阴湿土，天时燥湿更胜，沉阴乃布，雨水乃行。寒气及体，肺受风，脾受湿，发为疟。此以客湿土，主燥金，燥湿更胜，而为沉阴之病也，宜本方治之。

终之气，主气太阳寒水，客气少阳相火，天时畏火司令，阳乃化火，蛰虫出现，流水不冰，地气大发，草乃生，其病温疠。此以终之气即司地相火用事。终之气，主胜客，故见"胸胁痛，舌难以言"等症。宜本方治之。

（4）方解：取陆氏《〈内经〉运气病释》引缪问之解："风木主岁，经谓热病行于下，风病行于上，风燥胜复形于中，湿化乃行。治宜辛以调其上，咸以调其下。盖辛从金化能制厥阴，咸从水化能平相火。揆厥病机，或为寒，或为热，或为温疠，病非一端，气原庞杂，用药非具卓识，又何从而措手哉？此方配合气味尤妙，论其气则寒热兼施，论其味则辛酸咸合用，有补虚，有泻实，其大要不过泻火平木而已。半夏辛能润下，合茯苓之淡渗，祛湿除黄。枣仁生用，能泻相火。甘草炙用，能缓厥阴。《别录》载五味子除热有专功，故风在上以甘酸泄之，而火在下以咸温制之也。再加炮姜以温上年未退之寒，枳实以泄本年中之湿。青皮、诃子，协大枣醒胃悦脾，无邪不治矣。初之气，加牛蒡之辛平，导炮姜之辛温以散寒。二之气，病反中热，加麦冬以清金，山药以益土。三之气，木邪内肆，加紫菀佐金平木。四之气，湿热交甚，加泽泻以逐湿，山栀以清湿中之热。五气、终气，并从本方。药味无多，丝丝入扣，世谓司天板方，不可为训，岂其然哉。"此乃巳亥十年，厥阴司天，少阳在泉，风燥火热之气见于气交，而民病焉，故宜以此方治之。

附　录

附录一　六十年运气概况及致病之治

六气主司天，五运主在泉，左右间气纪步，以说明一年和各个阶段的自然现象，人体发病情况，以及治法。五运和六气的配合，适三十年为一纪，六十年为一周，故《素问》以"六元正纪大论"立篇。在篇首有"此天地之纲纪，变化之渊源，非圣帝孰能穷其至理欤"之叹，篇尾又有"圣人之道，天地大化，运行之节，临御之纪，阴阳之政，寒暑之令，非夫子孰能通之"之感言。《素问·六元正纪大论》还有"五运气行主岁之纪，其有常数"的表述，即甲子六十年运气是有规律可循的，正如其篇中所云："凡此定期之纪，胜复正化，皆有常数，不可不察。故知其要者，一言而终，不知其要，流散无穷。"今就甲子六十年的运气概况，及其疾病之治法，作一简介。因其为主岁"定期之纪"之"常数"，故仅供参考。

至于运气之气候、物候、病候之由，及疾病证治之理，详解可参阅正篇之讲。

一、甲子年

甲子年，运气主岁之纪，《素问·六元正纪大论》云："上少阴火，中太宫土运，下阳明金。热化二，雨化五，燥化四，所谓正化日也。其化上咸寒，中苦热，下酸热，所谓药食宜也。"表述了甲子年，上临少阴君火司天，中为阳年属太宫土运太过，下加阳明燥金在泉。关于河图之数，《难易寻源》记云："天一生水，地六成之；地二生火，天七成之；天三生木，地八成之；地四生金，天九成之；天五生土，地十成之。"故司天热化之火数二，中运雨化之土数五，在泉燥化之金数四，本年无胜复之气，所以是"正化日"。其气化所致之病，司天热气所致的宜用咸寒，中运雨湿之气所致的宜用苦热，在泉燥气所致的宜用酸热，这是适宜的药食性味。

甲子岁，运气加临，气生运，为顺化之年。

1. 岁运概况

岁土太过，甲岁南政，太宫之音。是岁泉涌河溢，涸泽亦生鱼，风雨大。岁运黄天，敦阜之纪，岁气雨湿流行，五运胜复，土克水，肾水受邪，病则腹痛，清厥体重，甚则足痿不收，脚痛中满，四肢不举。

土运太过之年，湿气偏胜，土克水，致水郁至极而发。民病寒客心痛，腰椎痛，大关节不利，屈伸不便，善厥逆，痞坚，腹满。其治，水郁折之，即驱逐水邪之法。

2. 岁气概况

少阴司天，热气下临，肺气上从，白起金用，草木眚，喘，呕，寒热，嚏，衄衊，鼻窒，大暑流行，甚则疮疡燔灼，金烁石流。地乃燥清，凄沧数至，胁痛，善太息。

阳明在泉，燥淫所胜，则霿雾清暝。民病喜呕，呕有苦，善太息，心胁痛不能反侧，甚则嗌干面尘，身无膏泽，足外反热。

少阴司天、阳明在泉之年，初气，厥阴风木，客气太阳寒水加临，天时寒风切冽，雪水冰，蛰虫复藏。民病关节禁固，腰椎痛，中外疮疡。

二气，少阴君火，客气厥阴风木加临，天时风雨时寒，雨生羽虫。民病淋，气郁于上而热，令人目赤。

三气，少阳相火，客气少阴君火加临，天时大火行，热气时至，羽虫静。民病厥热心痛，寒热更作，咳喘，目赤。

四气，太阴湿土，客气太阴湿土加临，天时大雨时行，寒热互作。民病黄疸，鼻衄，嗌干，饮发。

五气，阳明燥金，客气少阳相火加临。天时温气乃至，初冬尤暖，万物乃荣。民病康安。伏邪于春为疟。

终气，太阳寒水，客气阳明燥金加临。天时燥寒劲切，火尚毒，寒暴至。民病上肿咳喘，甚则血溢，下连小腹，而作寒中。

六气客主之胜："少阴司天，客胜则鼽嚏，颈项强，肩背瞀热，头痛，少气，发热，耳聋，目瞑，甚则胕肿，血溢，疮疡，咳喘。"少阴君火司天，上半年气候偏热。客气之初气为太阳寒水，二气为厥阴风木，三气为少阴君火。如果客气偏胜，初之气时，人体可出现"颈项强""肩背强""胕肿"等肾、膀胱病候。因为寒属肾，与膀胱有关。在二之气时，因为目为肝之外窍，风属肝，与胆有关，耳为足少阳胆经循行部位，在人体可出现"头痛""耳聋""目瞑"等肝、胆病候。在三之气时，人体可出现"瞀热""少气发热""血溢""疮疡"等心、小肠病候。因为火属心，与小肠有关。火胜可以刑金，心病必然传肺，因此少阴司天之年，在三之气时，不但可以出现上述心病症状，而且还可以同时出现"鼽嚏""咳喘"等肺病候。"主胜则心热烦躁，甚则胁痛支满。""主胜"，即主气偏胜。每年的主气初气为厥阴风木，二气为少阴君火，三气为少阳相火。上半年如主气偏胜，则初之气可以因风气偏胜而人体出现胁痛支满等肝病症状。二气、三气时，可以因火热之气偏胜，人体出现心热烦躁等心病之证候。

"阳明在泉，客胜则清气动下，少腹坚满而数便泻。"阳明燥金在泉之年，如果下半年客气四气湿气偏胜，五气火气偏胜，终气清气偏胜，人体可因湿热交搏，或因寒湿交搏，而出现腹胀、腹泻之病候。"主胜则腰重腹痛，少腹生寒，下为鹜溏，则寒厥于肠，上冲胸中，甚则喘不能久立。"全句意谓阳明在泉之年，主气湿气偏胜时，临床上可出现"鹜溏"的病候。"鹜"，即鸭。"鹜溏"，即大便溏泻如鸭粪。主气燥气偏胜时，可出现"上冲胸中，甚则喘"的病候。寒气偏胜时，可出现"腰重腹痛"的病候。

3. 运气致病之治

敦阜之治：甲年，敦阜之纪，岁土太过，土克水而肾受邪，甚则木气来复，方用宋·陈言"附子山茱萸汤"，治肾经受湿，腹痛，寒厥，足痿不收，腰椎痛，行步艰难，甚则中满，食不下，或肠鸣，溏泄之候。药用附子、山茱萸、木瓜、乌梅、半夏、肉豆蔻、丁香、藿香、生姜、大枣。

土疫之刺：甲子岁，刚柔失守，三年化土疫、土疠，行土疫之刺。甲子年，土运太过，刺先补肾俞，隔三天再刺足太阴之所注输穴太白。土运太过则乘所胜，致邪之源是土运太过之胜气，当补肾，所以要先刺肾俞穴，即补水以免受其邪，然后刺足太阴太白穴，泻土之太过。后三年于丁卯年变土疫、土疠，刺法皆如此。

少阴司天之治：少阴司天，热淫所胜，怫热至，火行其政，大雨且至，民病胸中烦热，嗌干，右胠满，皮肤痛，寒热咳喘，唾血血泄，鼽衄嚏呕，溺色赤，甚则疮疡胕肿，肩背臂臑及缺盆中痛，心痛肺䐜，腹大满，膨膨而喘咳，病本于肺，尺泽脉绝，死不治。热淫所胜，平以咸寒，左以苦甘，以酸收之，以苦发之。

少阴之胜之治：少阴之胜，心下热善饥，脐下反动，气游三焦。炎暑至，木乃津，草乃萎。民病呕逆，躁烦，腹满痛，溏泄，传为赤沃。少阴之胜，治以辛寒，佐以苦咸，以甘泻之。

阳明在泉之治：岁阳明在泉，燥淫所胜，则霿雾清暝。民病喜呕，善太息，心胁痛，不能反侧，甚嗌干，面尘，身无膏泽，足外反热。燥淫于内，治以苦温，佐以甘草，以苦下之。

凡此少阴司天之政，气化运行先天，地气肃，天气明，交暑，热加燥，云驰雨府，湿化乃行，时雨乃降，金火合德，上应荧惑、太白。其政明，其令切，其谷丹白。水火寒热持于气交而为病始也，热病生于上，清病生于下，寒热凌犯而争于中，民病咳喘，血溢血泄，鼽嚏，目赤眦疡，寒厥入胃，心痛，腰痛，腹大，嗌干肿上。治必抑其运气，资其岁胜，折其郁发，先取化源，无使暴而生其病也。食岁谷以全真气，食间谷以僻虚邪。岁宜咸以软之而调其上，甚则以苦发之，以酸收之，而安其下；甚则以苦泄之，适气同异而多少之，同天气者以寒清化，地气者以温热化。用热远热，用凉远凉，用温远温，用寒远寒，食宜同法，有假则反，此其道也，反是者病作矣。

正阳之治：子午之岁，少阴司天，阳明在泉，方用正阳汤：白薇、元参、川芎、桑白皮、当归、白芍、旋覆花、炙甘草、生姜。自大寒至春分，加杏仁、升麻；自春分至小满，加茯苓、车前子；自小满至大暑，加杏仁、麻仁，自大暑至秋分，加荆芥、茵陈；自秋分至小雪，依正方；自小雪至大寒，加紫苏子。

甲子年厥阴不退位、少阴不迁正之治：灾害致疫疠，皆肢节痛，头目痛，伏热内烦，咽喉干引饮。又病寒热，四肢烦痛，腰脊强直。此以子午之年犹行巳亥之令，热化不行，风反为灾也。子午阳年，土欲升，而天之木抑之，当刺足太阴之输穴太白。子午阳年，水欲降，而地阜之土窒之，当刺足太阴之所出隐白穴、足阳明之所入足三里穴。

运气将胜之治，记载于王冰《玄珠密语·迎随补泻纪》。

木将行胜之治：五行六气，各有胜复，故木将行胜也，苍埃先见于林木，林乃有声，震星光芒，是其兆也。又木将胜也，宫音失调，倮虫不滋，雨湿令也，十二月先取其化源也，此谓迎而取之也。迎者于未来而先取之也，故取者泻也，用针泻其原也。即木气将欲胜者，即先泻肝之原，出于太冲，右足大趾本节后三寸陷者中，乃肝脉所过为原。先以左手按其原穴，得动气乃下针，针入三分，乃阳之位也，以得天气而住针。留三呼，即应木之生数三也。乃四面以手弹之，令气至针下，即推而进至五分，留八呼，应其木之成数八也，是引天气而得地气也。针头似动，气相接也，乃急出其针，次以手扪之。此是预知木胜，泻木肝之原也，令不克其土也。其用药者，即用辛平之，罚木之胜。用甘全之，佐土之衰。无令食酸物，佐木之胜也。

火将行胜之治：火之将胜也，远视天涯，光辉赤气，山川草木，先乃焦枯。甲虫之体，遍生燥疥。商音之声，先乃失调。于三月迎而取之化源。火未王之前，先取其心之原也。故心之原，出于大陵，先以左手按其原穴，得动气乃下针。针入三分，乃阳之位也，以得天气乃住针，留二呼，针火生数也。乃四面以手弹之，气至针下，即推而进针至于五分，留七呼，应火之成数也，是引天气而接地气也。针头似动，其气相接也，急出其针，可泻有余之气，此泻包络小心之原也，应相火之胜也。其君火之原者，故名曰少阴之原也。少阴之原，出于兑骨，名神门，刺法同前。其用药者，即用咸平之，罚火之胜也。用辛全之，补金炎衰。勿顺其苦物，佐火之胜也。

土将行胜之治：土将胜也，山石先润，黄埃四起，溽暑乃作，云气乃扰，雾翳乃施，羽音先少，是其候也。于五月迎而取其化源也，先取泻脾之原也。故脾之原出于太白，先以左手按其原穴，得动气乃下针，针至三分，阳之位也，留五呼，应土之数也。以手弹之，气至针下，乃推而针至五分，留五呼，亦应土之数也，是谓引天气而接地气也。针头似动，急出其针，取泻其有余之气，令脾气不盛，勿伤肾也。其用药者，用酸平之，罚土之胜。用咸全之，补肾之衰。勿食其甘物，佐土之胜也。

金将行胜之治：金将胜也，西风数起，松篁发籁，土生卤白，地气先燥，山彰白气，肃杀乃作，木凋草萎，角音乃亏，是其兆也。于六月迎而取其化源，即先泻肺之原也。故肺之原，出于太渊，先以左手，按其原穴，得动气乃下针，至三分，阳之位也，留四呼，应金之生数也。以手四面弹之，气至针下，推而进针至五分，留九呼，应金之成数也，是谓引天气而接地气也。得气乃出之，可泻肺气之有余也，令勿伤肝也。其用药者，即用苦平之，罚金之胜。用酸全之，补肝之衰。勿食其辛物，佐金之胜也。

水将行胜之治：水将胜也，天色沉阴，鸣鸟不语，太虚暝黯，阳光不治，冷气先至，徵音不及，荧惑不见，是其兆也。于九月迎而取其化源也，即先泻肾之原也。故肾之原，出于太溪，先以左手按其原穴，得动气乃下针，针入三分，阳之位也，留一呼，应水之生数也。以手四面弹之，令气至针下，即推而进针至五分，留六呼，应水之成数也，是谓引天气而接地气也。得气即急出之，即泻肾气之有余，无令伤于心气也。其用药者，即用甘以平之，罚肾气之胜。用苦全之，补心气之衰也。无令食咸物，佐肾之胜也。

二、乙丑年

乙丑年，运气主岁之纪，《素问·六元正纪大论》云："上太阴土，中少商金运，下太阳水。热化寒化胜复同，所谓邪气化日也，灾七宫。湿化五，清化四，寒化六，所谓正化日也。其化上苦热，中酸和，下甘热，所谓药食宜也。"乙丑年，上临太阴湿土司天，中值金运不及，下加太阳寒水在泉。乙为阴年属少商，乙丑年是金运不及，有热化的胜气和寒化的复气，胜复之气非本年正常之气，所以称为"邪气化日"。据《灵枢·九宫八风》所记：北方坎位一宫，东方震位三宫，西方兑位七宫，南方离位九宫，中央位五宫。大凡中运不及之年均成灾害。乙丑年，为金运不及之年，故谓"灾七宫"，即胜复之气所致的灾害在西方。司天湿化之数五，中运清化之数四，在泉寒化之数六，这是正气所化，所以称为"正化日"。其气化所致之病，司天湿土之气所致的宜用苦热，中运清气所致的宜用酸和，在泉寒气所致的宜用甘热，这是适宜的药食性味。

乙丑岁，运气相临，气生运，为顺化之年。

1. 岁运概况

岁金不及，岁运素天，从革之纪，乙岁北政，少商之音，岁气炎火盛行，肺金受邪。病则肩背瞀重，鼽血，血便，注下。

金运不及之年，火气乘金，致金郁至极而发。民病咳逆，心胁满引少腹，善暴病，不可反侧，嗌干，面尘色恶。其治，金郁泄之，即宜泄肺气，司宣发肃降之法。

2. 岁气概况

太阴司天，湿气下临，肾气上从，黑起水变，火乃眚，埃冒云雨，胸中不利，阴痿，气大衰，而不起不用，当其时，反腰脽痛，动转不便，厥逆。地乃藏阴，大寒且至，蛰虫早附，心下痞痛，地烈冰坚，少腹痛，时害于食。乘金则止，水增，味乃咸，行水减也。

太阳在泉，寒淫所胜，则凝肃惨栗。民病少腹控睾，引腰脊，上冲心痛，血见，嗌痛颔肿。

太阴司天、太阳在泉之年，初气，厥阴风木，客气厥阴风木加临。天时大风发荣，雨生毛虫。民病血溢，筋络拘强，关节不利，身重筋痛。

二气，少阴君火，客气少阴君火加临。天时大火至，天下疵疾，以其得位，君令宜行，湿蒸相薄，雨时降。民病瘟疫盛行，远近咸若。

三气，少阳相火，客气太阴湿土加临。天时雷雨电雹，地气腾，湿气降。民病身重胕肿，腹胸满感。

四之气，太阴湿土，客气少阳相火加临。天时炎热沸腾，地气升，天气否隔，湿化不流。民病腠理热，血暴溢，患疟，心腹胀满，甚则浮肿。

五之气，阳明燥金，客气阳明燥金加临。天时大凉，霜早降，寒及体。民病皮肤寒。

终气，太阳寒水，客气太阳寒水加临。天时大寒凝冽。民病关节禁固，腰脽痛。

六气客气之胜："太阴司天，客胜则首面胕肿，呼吸气喘。"太阴湿土司天之年，上半年气候偏湿，雨水较多。客气初气为厥阴风木，二气为少阴君火，三气为太阴湿土。太阴司天，客气偏湿时，人体可以由于水湿停聚而表现为头面部浮肿，或水饮停聚于肺出现呼吸气喘。太阴司天之年，初气、二气主客气完全一致，因此，在初气、二气时，仍主要表现为湿胜，在人体疾病方面，以水湿停聚的表现为主。"主胜则胸腹满，食已而瞀。""主胜"，即主气偏胜。每年主气初气为厥阴风木，二气为少阴君火，三气为少阳相火。太阴司天之年，上半年主气偏胜时，由于初气、二气主客气完全一致，因此可无明显的异常情况，但在三之气时，主气少阳相火主事，火气偏胜。火胜在临床上可以出现瞀闷不清的心病证候，火胜则湿土之气被抑，临床上则可以出现腹满、食后满闷的脾经之候。

"太阳在泉，寒复内余，则腰尻痛，屈伸不利，股胫足膝中痛。""寒"，指寒凉之气。"寒复内余"，此处指寒凉之气侵犯人体内部。"腰尻痛"，指腰骶部疼痛。"屈伸不利"，指人体肢体运动障碍。"股胫足膝中痛"，即下肢痛。全句意谓太阳在泉之年，下半年气候寒冷，人体容易出现腰骶部及下肢疼痛和运动障碍等候。此处"寒复内余"的含义与前述阳明司天"清复内余"的含义相似，意在说明太阳寒水在泉之年，虽然亦有主胜、客胜之分，但在具体分析下半年气候、物候、病候时，仍应以在泉之气为主。

3. 运气致病之治

从革之治：乙年，从革之纪。岁金不及，火胜水复，病在肺。陈氏用紫菀汤，以治肺虚感热、咳嗽、喘满、自汗、衄血、肩背瞀重、血便、注下，或脑户连额顶痛、发热、口疮、心痛等证。药用紫菀、白芷、桑白皮、地骨皮、杏仁、人参、炙甘草、黄芪、生姜、大枣。

火疫之刺：人肺病，遇卯酉阳明司天失守，感而三虚，又遇六乙岁，金运不及之年，火邪侵犯，形成火疫。先刺手阳明经原穴合谷，以增气血生化之源；再刺肺俞，以益达肺气、实腠理之功。实乃原俞刺方。宗《灵枢》"五脏闷疾，取之十二泉"之法，尝可刺手太阴肺经之原穴太渊。

太阴司天之治：湿淫所胜，则沉阴且布，雨变枯槁，胕肿骨痛，阴痹。阴痹者，按之不得，腰脊头项痛，时眩，大便难，阴气不用，饥不欲食，咳唾则有血，心如悬。病本于肾。太溪脉绝，死不治。湿淫所胜，平以苦热，佐以酸辛，以苦燥之，以淡泄之。湿上甚而热，治以苦温，佐以甘辛，以汗为故而止。

太阴之胜之治：火气内郁，疮疡于中，流散于外，病在胠胁，甚则心痛热格，头痛，喉痹，项强。独胜则湿气内郁，寒迫下焦，痛留顶，互引眉间，胃满。雨数至，燥化乃见，少腹满，腰脽重强，内不便，善注泄，足下温，头重，足胫胕肿，

饮发于中，胕肿于上。太阴之胜，治以咸热，佐以辛甘，以苦泻之。

太阳在泉之治：岁太阳在泉，寒淫所胜，则凝肃惨栗。民病少腹控睾，引腰脊，上冲心痛，血见，嗌痛颔肿。寒淫于内，治以甘热，佐以苦辛，以咸泻之，以辛润之，以苦坚之。

凡此太阴司天之政，气化运行后天，阴专其政，阳气退避，大风时起，天气下降，地气上腾，原野昏霾，白埃四起，云奔南极，寒雨数至，物成于差夏。民病寒湿腹满，身䐜愤，胕肿痞逆，寒厥拘急。湿寒合德，黄黑埃昏，流行气交，上应镇星、辰星。其政肃，其令寂，其谷黅玄。故阴凝于上，寒积于下，寒水胜火，则为冰雹，阳光不治，杀气乃行。故有余宜高，不及宜下，有余宜晚，不及宜早，土之利，气之化也，民气亦从之，间谷命其太也。故岁宜以苦燥之、温之，甚者发之、泄之。不发、不泄则湿气外溢，肉溃皮坼，而水血交流。必赞其阳火，令御甚寒，从气异同，少多其判也。同寒者以热化，同湿者以燥化。异者少之，同者多之。用凉远凉，用寒远寒，用温远温，用热远热，食宜同法，假者反之，此其道也，反是者病也。

备化之治：丑未之岁，太阴司天，太阳在泉。方用备化汤：木瓜、牛膝、茯神、附子、熟地、覆盆子、甘草、生姜。自大寒至春分，依正方；自春分至小满，去附子，加天麻、防风；自小满至大暑，加泽泻；自大暑至大寒，依正方。

乙丑年少阴不退位、太阴不迁正之治：民病膈热，咽干，血溢，惊骇，小便赤涩，丹瘤疹，疮疡留毒。又病手足肢节肿满，大腹水肿，填臆不食，飧泄，胁满，四肢不举。此以丑未之年犹行子午之令，雨化不行，热气尚治也。丑未阴年，火欲升，而天之水抑之，当刺包络之荥劳宫穴。丑未阴年，木欲降，而地晶之金窒之，当刺手太阴之所出少商穴、手阳明之所入曲池穴。

运气将胜之治：木将行胜之治，于十二月先取其化源，泻肝之原太冲。其用药者，即用辛平之，罚木之胜。用甘全之，佐土之衰。无令食酸物，佐木之胜也。火将行胜之治，于三月迎取其化源，泻包络之原大陵。其用药者，即用咸平之，罚火之胜也。用辛全之，补金炎衰。勿顺其苦物，佐火之胜也。土将行胜之治，于五月迎取其化源，泻脾之原太白。其用药者，即用酸平之，罚土之胜。用咸全之，补肾之衰。勿食其甘物，佐土之胜也。金将行胜之治，于六月迎取其化源，泻肺之原太渊。其用药者，即用苦平之，罚金之胜。用酸全之，补肝之衰。勿食其辛物，佐金之胜也。水将行胜之治，于九月迎取其化源，泻肾之原太溪。其用药者，即用甘平之，罚肾气之胜也。用苦全之，补心气之衰也。无令食咸物，佐肾之胜也。

三、丙寅年

丙寅年，运气主岁之纪，《素问·六元正纪大论》云："上少阳相火，中太羽水运，下厥阴木，火化二，寒化六，风化三，所谓正化日也。其化上咸寒，中咸温，下辛温，所谓药食宜也。"表述了丙寅年，上临少阳相火司天，中太羽水运太过，下加厥阴风木在泉。《河图》之数，火之生数为二，水之成数为六，木之生数为三，故谓"火化二""寒化六""风化三"。司天、中运、在泉均太过，故有"上咸寒，中咸温，下辛温"之药食。

丙寅岁，运气加临，运气克，为不和之年。

1. 岁运概况

岁水太过，是岁雨水雪霜不时降，湿气变物。岁运玄天，流衍之纪，丙岁北政，太羽之音，岁气天地寒凝，其变冰霜雪雹。心火受邪，病则身热烦躁，厥阴中寒，甚则腹大，胫肿，喘咳。

火郁之发，即水运太过之年，水气偏胜，水克火，致火郁至极而发。民病少气，疮疡痈肿，胁、腹、胸、背、面、首、四肢胀满，腹胀，疡痱，呕逆，瘛疭，骨痛，节乃有动，注下，温疟，腹中暴痛，血溢流注，精液乃少，目赤，心热，甚则瞀闷懊侬，善暴死。火郁发之，其治，宜宣散火热，因势而解之。

2. 岁气概况

少阳司天，火气下临，肺气上从，白起金用，草木眚，火见燔烯，革金且耗，大暑以行。民病咳嚏衄衄，鼻窒口疡，寒热胕肿。风行于地，尘沙飞扬，心痛，胃脘痛，厥逆，膈不通，其主暴速。

厥阴在泉，风淫所胜，则地气不明，平野昧，草乃早秀。民病洒洒振寒，善伸数欠，心痛支满，两胁里急，饮食不下，膈咽不通，食则呕，腹胀善噫，得后与气则快然如衰，身体皆重。

少阳司天、厥阴在泉之年，初气，厥阴风木，少阴君火加临。天时热风伤人，时气流行。民病温病乃起，病气怫于上，血溢目赤，咳逆，头痛，血崩，胁满痛，皮肤生疮。

二气，少阴君火，太阴湿土加临。天时时雨至，火反郁，风不胜湿。民病热郁于上，咳逆呕吐，胸嗌不利，头痛身热，昏愦脓疮。

三气，少阳相火，少阳相火加临。天时热暴至，草萎河干，大暑炎亢，湿化晚布，大旱。民病热病，聋瞑，血溢，脓疮，咳逆，衄衄，发渴，喉痹，目赤，善暴死。

四气，太阴湿土，阳明燥金加临。天时凉风至，炎暑未去，风雨及时。民病民气和平，身重中满，脾寒泄泻。

五气，阳明燥金，太阳寒水加临。天时阳乃去，寒乃来，雨乃降，刚木早凋。民病，民避寒邪，君子周密，病则骨痿，目赤痛。

终气，太阳寒水，厥阴风木加临。天时地风正，寒风飘扬，万物反生，寒气至，雨生鳞虫。民病关闭不禁，心腹痛，阳气不藏。

六气客主之胜："少阳司天，客胜则丹胗外发，发为丹熛疮疡，呕逆，喉痹，头痛，嗌肿，耳聋，血溢，内为瘛疭。"少阳司天之年，上半年气候十分炎热。从客气来看，初之气为少阴君火，二之气为太阴湿土，三之气为少阳相火。在初之气时，人体由于热气偏胜而出现"丹胗外发""喉痹""嗌肿""血溢"等心、小肠病候。因为"诸痛疮疡，皆属于心"，"心主血"，"手少阴之脉……从心系上夹咽"，"手太阳之脉……循咽，下膈"，咽喉为手少阴心及手太阳小肠循行部位。在二之气时，人体可以出现呕逆等脾胃病证。因为"胃主纳"，"脾主化"，湿邪中阻即可发生呕逆。在三之气时，人体可以出现"丹熛疮疡""耳聋""瘛疭"等心火炽盛的病候。因为"丹熛疮疡"属于火胜，"瘛疭"属于热极。"主胜则胸满，咳，仰息，甚而有血，手热。""主胜"，即主气偏胜。主气初之气为厥阴风木，初之气偏胜时，人体可以因肝气偏胜而出现胸满。二之气为少阴君火，三之气为少阳相火，因此二之气、三之气偏胜时，人体可以因心气偏胜而出现出血、手热之候。因为心主血，手掌心属于手厥阴心包经的循行部位。"咳"，即咳嗽。"仰息"，即仰头呼吸，表示呼吸困难。此乃火胜刑金，心病传肺而出现的肺经病候。

"厥阴在泉，客胜则大关节不利，内为痉强拘瘛，外为不便。"厥阴在泉之年，下半年气候偏温，风气偏胜。客气四之气为阳明燥金，五之气为太阳寒水，终之气为厥阴风木。在四之气时，由于金胜可以乘木，因而在临床上表现为"大关节不利，外为不便"等肝经证候。在五之气时，可出现"痉强拘瘛"等膀胱经证候。特别是在终之气时，厥阴风木主时，又是该年的在泉之气，所以上述症状就更加突出。"主胜则筋骨繇并，腰腹时痛。""主胜"，即主气偏胜。每年主气四之气为太阴湿土，五之气为阳明燥金，终之气为太阳寒水，年年居恒不变。全句意谓厥阴在泉之年，下半年主气四之气、终之气偏胜时，可以出现腰痛、腹痛等脾病或肾病之候。五之气偏胜时，可以由于金胜乘木，而出现"筋骨繇并"等肝病之候。"繇"有摇动或颤动之义。"并"，有痉挛之义。

3. 运气致病之治

流衍之治：丙年，岁水太过，水克火，邪害心火，甚则湿土来复。陈氏用川连茯苓汤，治心虚为寒冷所中，身热，心燥，手足反寒，心腹肿病，喘咳，自汗，甚则发大肠便血之候。药用黄连、茯苓、麦冬、车前子、通草、远志、半夏、黄芩、甘草、生姜、大枣。

水疫之治：丙寅年，水运太过，刚柔失守，次三年化为水疫、水疠。刺先补心俞，隔五日再刺肾经足少阴之所入阴谷穴。因为水运太过则乘心火，所以要先补心火，刺心俞，然后刺足少阴合穴阴谷，泻水之太过。后三年亦行水疫、水疠之刺。

少阳司天之治：少阳司天，火淫所胜，则温气流行，金政不平，民病头痛发热，恶寒而疟，热上皮肤痛，色变黄赤，传而为水，身面胕肿，腹满仰息，泄注赤白，疮疡，咳唾血，烦心，胸中热，甚则鼽衄，病本于肺。天府脉绝，死不治。平以咸冷，佐以苦甘，以酸收之，以苦发之，以酸复之。

少阳之胜之治：少阳之胜，热客于胃，烦心心痛，目赤，欲呕，呕酸，善饥，耳痛，溺赤，善惊谵妄，暴热消烁，草萎水涸，介虫乃屈。少腹痛，下沃赤白。少阳之胜，治以辛寒，佐以甘咸，以甘泻之。

凡此少阳司天之政，气化运行先天。天气正，地气扰，风乃暴举，木偃沙飞，炎火乃流，阴行阳化，雨乃时应，火木同德，上应荧惑、岁星。其谷丹苍，其政严，其令扰，故风热参布，云物沸腾，太阴横流，寒乃时至，凉雨并起。民病寒中，外发疮疡，内为泄满。故圣人遇之，和而不争。往复之作，民病寒热，疟，泄，聋，瞑，呕吐，上怫面色变。故岁宜咸、宜辛、宜酸，渗之、泄之、渍之、发之，观气寒温以调其过。同风热者多寒化，异风热者少寒化。用热远热，用温远温，用寒远寒，用凉远凉，食宜同法，此其道也。有假者反之，反是者病之阶也。

厥阴在泉之治：岁厥阴在泉，风淫所胜，则地气不明，平野昧，草乃早秀。民病洒洒振寒，善伸数欠，心痛支满，两胁里急，饮食不下，膈咽不通，食则呕，腹胀善噫，得后与气则快然如衰，身体皆重。风淫于内，治以辛凉，佐以苦，以甘缓之，以辛散之。

升明之治：寅申之岁，少阳相火司天，厥阴风木在泉。方用升明汤：紫檀香、车前子、青皮、半夏、酸枣仁、蔷薇、生姜、炙甘草。自大寒至春分，加白薇、玄参；自春分至小满加丁香；自小满至大暑，加漏芦、升麻、赤芍；自大暑至秋分，加茯苓；自秋分至小雪，依正方；自小雪至大寒，加五味子。

丙寅年太阴不退位、少阳不迁正之治：民病四肢少力，食欲不下，足胫寒，阴痿闭塞，失溺，小便数，泄注淋漓。又病痎疟，骨热，心悸惊骇，甚时血溢。此以寅申之年犹行丑未之令，火气不行，湿乃布天地。寅申阳年，金欲升，而天之火抑之，当刺手太阴肺经之经渠穴，先左后右。寅申阳年，火欲降，而地元之水窒之，当刺足少阴之肾经所出涌泉穴、足太阳膀胱经之所入委中穴，先左后右。

运气将胜之治：木将行胜之治，于十二月先取其化源，泻肝之原太冲。其用药者，即用辛平之，罚木之胜。用甘全之，佐土之衰。无令食酸物，佐木之胜也。火将行胜之治，于三月

迎取其化源，泻包络之原大陵。其用药者，即用咸平之，罚火之胜也。用辛全之，补金炎衰。勿顺其苦物，佐火之胜也。土将行胜之治，于五月迎取其化源，泻脾之原太白。其用药者，即用酸平之，罚土之胜。用咸全之，补肾之衰。勿食其甘物，佐土之胜也。金将行胜之治，于六月迎取其化源，泻肺之原太渊。其用药者，即用苦平之，罚金之胜。用酸全之，补肝之衰。勿食其辛物，佐金之胜也。水将行胜之治，于九月迎取其化源，泻肾之原太溪。其用药者，即用甘平之，罚肾气之胜也。用苦全之，补心气之衰也。无令食咸物，佐肾之胜也。

四、丁卯年

丁卯年，运气主岁之纪，《素问·六元正纪大论》云："上阳明金，中少角木运，下少阴火。清化热化胜复同，所谓邪气化日也。灾三宫。燥化九，风化三，热化七，所谓正化日也。其化上苦小温，中辛和，下咸寒，所谓药食宜也。"表述了丁卯年，上阳明燥金司天，中为少角木运不及，下加少阴君火在泉。三为东方震位木之生数，七为火之成数，九为金之成数，故谓"风化三""热化七""燥化九"。不及之年，故有"上苦小温""中辛和""下咸寒"之药食之用。

丁卯岁为岁会，运气相临，气克运，为天刑之年。

1. 岁运概况

岁木不及，委和之纪，丁岁北政，少角之音。是岁天地凄怆，日见朦昧，雨非雨。岁运苍天，晴非晴，气惨然，气象凝敛肃杀，甚之。岁气燥气乃行，生气不政，凉雨将降，风雪并兴，草木晚荣，物秀而实。肝木受邪，病中清，肤胁满，小腹痛，肠鸣溏泄。

木运不及之年，金气乘木，致木郁至极而发。民病胃脘当心而痛，上支两胁，膈咽不通，食饮不下，甚则耳鸣眩转，目不识人，善暴僵仆。木郁达之，宜用疏泄肝气，使之通畅之法。

2. 岁气概况

阳明司天，燥气下临，肝气上从，苍起木用而立，土乃眚，凄沧数至，木伐草萎，胁痛目赤，掉振鼓栗，筋痿不能久立。暴热至，土乃暑，阳气郁发，小便变，寒热如疟，甚则心痛，火行于槁，流水不冰，蛰虫乃见。

少阴在泉，热淫所胜，则焰浮川泽，阴处反明。民病腹中常鸣，气上冲胸，喘不能久立，寒热皮肤痛，目瞑齿痛，颐肿，恶寒发热如疟，少腹中痛，腹大，蛰虫不藏。

阳明司天、少阴在泉之年，初气，厥阴风木，太阴湿土加临。客主加临，主气胜客气，不相得则易生疾病且发病急。天时阴始凝，气始肃，水乃冰，寒雨化，花开迟。民病热胀面肿，衄衊，欠嚏，呕吐，小便赤，甚则淋。

二气，少阴君火，少阳相火加临。天时臣居君位，大热早行。民病疫疠大至，善暴死。

三气，少阳相火，阳明燥金加临。主气克客气，不相得，主胜则逆，则发病急。天时燥热交合，凉风间发。民病上逆下冷，疟痢，心烦不食。

四气，太阴湿土，太阳寒水加临。客主加临，主胜客，不相得。天时早秋，寒雨害物。民病暴仆振栗，妄言少气，咽干引饮，心痛膺肿，疮疡寒疟，骨痿便血。

五气，阳明燥金，厥阴风木加临。主气胜客气。天时春令又行，草木盛，生雨，生介虫。民病气和，热行包络，面浮上壅。

终气，太阳寒水，少阴君火加临。主气胜客气。天时气候反温，蛰虫出现，流水不冰，此下克上。民病伏邪湿毒，季春发疫。

六气客主之胜："阳明司天，清复内余，则咳衄嗌塞，心膈中热，咳不止而白出血者死。""清"，指清凉之气。"清复内余"，此处指清凉之气侵犯人体内脏。"咳衄嗌塞"，指咳嗽、鼻出血、咽喉不利。"心膈中热"，指胸中发热。"白"，此处指肺。"白血"，即肺出血。全句意谓阳明司天之年，上半年气候偏凉、偏燥，人体容易发生肺病而在临床上出现"咳衄嗌塞"等肺病证候。如果肺病太甚出现"咳不止"及咳血时，则预后不良。值得提出者，此节"不言客胜主胜，但言清复内余，以明六气虽有客主之胜，而皆病司天之气，乃举以例其余。"

"少阴在泉，客胜则腰痛，尻、股、膝、髀、腨、胻、足病，瞀热以酸，胕肿不能久立，溲便变。"少阴在泉之年，从总的气候变化来说，下半年气候偏热。客气四之气为太阳寒水，五之气为厥阴风木，终之气为少阴君火。因此少阴在泉之年，在下半年四之气时，可以出现腰、尻、股、膝、髀、腨、胻、足等膀胱经病证。因为这些部位都是足太阳膀胱经的循行部位。在五之气时，可以出现"瞀热以酸"等肝经病候。因为"瞀热"，亦即头目眩晕不清，属于肝病。"吐酸"，也属于肝病。在终之气时，可以出现"溲便变"等心、小肠病候。"溲便变"，即小便变为黄赤。小便黄赤与心、小肠有热有关。"主胜则厥气上行，心痛发热，膈中众痹皆作，发于胠胁。魄汗不藏，四逆而起。"每年主气四之气为太阴湿土，五之气为阳明燥金，终之气为太阳寒水。少阴在泉之年，虽然一般来说下半年气候偏热，但主气四之气偏胜时，则出现"心痛发热"等脾胃病证候。此处之"心痛"，即胃脘痛，其发生常与脾胃不和、湿热内蕴有关。主气五之气偏胜时，则可出现"魄汗不藏"等肺病之候。因为肺合皮毛，司开阖，汗出不止多由肺气不固所致。主气终之气偏胜时，则可出现"众痹""四逆"等病候。主气终之气为太阳寒水，因此在寒气偏胜时人体可因寒凝经脉而发生痹、厥。

3. 运气致病之治

委和之治：丁年，岁木不及，燥金胜，火来复，病在肝。陈氏用苁蓉牛膝汤，治肝虚为燥热所伤，证见胸胁并小腹痛，肠鸣，溏泄，或发热，遍体疮疡，咳嗽，肢满，鼻衄之候。药用牛膝、木瓜、白芍、肉苁蓉、熟地、当归、炙甘草、生姜、乌梅、鹿角。

金疫之刺：大凡人气肝虚，遇厥阴司天失守，感而三虚，又遇六丁岁，木运不及之年，燥邪侵犯，形成金疫。先刺足少阳经原穴丘墟，以通达少阳枢转之力；再刺肝俞，以益肝阴而助肝用。此乃原俞刺方。尚可刺肝经原穴太冲。

阳明司天之治：阳明司天，燥淫所胜，则木乃晚荣，草乃晚生，筋骨内变，大凉革候，名木敛生，菀于下，草焦上首，蛰虫来见。民病左胸胁痛，寒清于中，感而疟，咳，腹中鸣，注泄鹜溏，心胁暴痛，不可反侧，嗌干面尘，腰痛，丈夫㿗疝，妇人少腹痛，目昧眦疡，疮痤痈。病本于肝。太冲绝，死不治。燥淫所胜，平以苦温，佐以酸辛，以苦下之。

阳明之胜之治：阳明之胜，清发于中，左胸胁痛，溏泻，内为嗌塞，外发㿗疝。大凉肃杀，华英改容，毛虫乃殃，胸中不便，嗌塞而咳。阳明之胜，治以酸温，佐以辛甘，以苦泄之。

凡此阳明司天之政，气化运行后天，天气急，地气明，阳专其令，炎暑大行，物燥以坚，淳风乃治。风燥横运，流于气交，多阳少阴，云趋雨府，湿化乃敷，燥极而泽，其谷白丹，间谷命太者，其耗白甲品羽，金火合德，上应太白、荧惑。其政切，其令暴，蛰虫乃见，流水不冰。民病咳，嗌塞，寒热发暴，振栗癃闭，清先而劲，毛虫乃死，热后而暴，介虫乃殃。其发躁，胜复之作，扰而大乱，清热之气，持于气交。故食岁谷以安其气，食间谷以去其邪。岁宜以咸、以苦、以辛，汗之、清之、散之，安其运气，无使受邪，折其郁气，资其化源。以寒热轻重少多其制，同热者多天化，同清者多地化。用凉远凉，用热远热，用寒远寒，用温远温，食宜同法。有假者反之，此其道也，反是者，乱天地之经，扰阴阳之纪也。

少阴在泉之治：岁少阴在泉，热淫所胜，则焰浮川泽，阴处反明。民病腹中常鸣，气上冲胸，喘不能久立，寒热皮肤痛，目瞑齿痛，颇肿，恶寒发热如疟，少腹中痛，腹大。蛰虫不藏。少阴在泉，热淫于内，治以咸寒，佐以甘苦，以酸收之，以苦发之。

审平之治：卯酉之岁，阳明司天，少阴在泉。方用审平汤：远志、紫檀香、天冬、山茱萸、白芍、白术、炙甘草、生姜。自大寒至春分，加白茯苓、制半夏、紫苏、生姜；自春分至小满，加玄参、白薇；自小满至大暑，去远志、山茱萸、白术，加丹参、泽泻；自大暑至秋分，去远志、白术，加酸枣仁、车前子；自秋分至大寒，依正方。

丁卯年少阳不退位、阳明不迁正之治：民病少气，寒热更作，便血，上热，小腹坚满，小便赤沃，甚则血溢。又病寒热鼽嚏，皮毛折，爪甲枯焦，甚则喘嗽息高，悲伤不乐。此以卯酉之年犹行寅申之令，火尚布天，金化不行也。卯酉阴年，水欲升，而天之土抑之，当刺足少阴之合阴谷穴，先左后右。卯酉阴年，土欲降，而地苍之木窒之，当刺足厥阴之所出大敦穴、足少阳之所出阳陵泉穴。

运气将胜之治：木将行胜之治，于十二月先取其化源，泻肝之原太冲。其用药者，即用辛平之，罚木之胜。用甘全之，佐土之衰。无令食酸物，佐木之胜也。火将行胜之治，于三月迎取其化源，泻包络之原大陵。其用药者，即用咸平之，罚火之胜也。用辛全之，补金炎衰。勿顺其苦物，佐火之胜也。土将行胜之治，于五月迎取其化源，泻脾之原太白。其用药者，即用酸平之，罚土之胜。用咸全之，补肾之衰。勿食其甘物，佐土之胜也。金将行胜之治，于六月迎取其化源，泻肺之原太渊。其用药者，即用苦平之，罚金之胜。用酸全之，补肝之衰。勿食其辛物，佐金之胜也。水将行胜之治，于九月迎取其化源，泻肾之原太溪。其用药者，即用甘平之，罚肾气之胜也。用苦全之，补心气之衰也。无令食咸物，佐肾之胜也。

五、戊辰年

戊辰年，运气主岁之纪，《素问·六元正纪大论》云："上太阳水，中太徵火运，下太阴土，寒化六，热化七，湿化五，所谓正化日也。其化上苦温，中甘和，下甘温，所谓药食宜也。"表述了戊辰年，上临太阳寒水司天，中为太徵火运太过，下加太阴湿土在泉。六为水之成数，七为火之成数，五为土之生数，亦土之成数，故谓"寒化六，热化七，湿化五"。运气太过致病，有"上苦温""中甘和""下甘温"之药食之用。

戊辰岁，运气相临，气克运，为天刑之年，多无疫病发生。

1. 岁运概况

岁火太过，是岁火燔灼，水泉涸，物焦槁。岁运丹天，赫曦之纪。岁火太过之年，司天之气为太阳寒水，运太过被抑，故成平气升明之纪。戊岁北政，太徵之音。岁气阴气内化，其变则炎烈沸腾。肺金受邪，病则发疟，少气喘咳，血溢，泄泻，胸胁满痛，背脊痛，身热骨痛。

火运太过之年，火气偏胜，火克金，致金郁至极而发。民病咳逆，心胁满引少腹，善暴病，不可反侧，嗌干，面尘色恶。金郁泄之，宜用宣泄肺气之法。

2. 岁气概况

太阳司天，寒气下临，心气上从，而火且明，丹起，金乃眚，寒清时举，胜则水冰，火气高明，心热烦，嗌干，善渴，鼽嚏，喜悲，数欠，热气妄行，寒乃复，霜不时降，善忘，甚则心痛。土乃润，水丰衍，寒客至，沉阴化，湿气变物，水饮内蓄，中满不食，皮瘰肉苛，筋脉不利，甚则胕肿，身后痈。

太阴在泉，草乃早荣，湿淫所胜，则埃昏岩谷，黄反见黑，至阴之交。民病饮积，心痛，耳聋浑浑焞焞，嗌肿喉痹，阴病血见，少腹痛肿，不得小便，病冲头痛，目似脱，项似拔，腰似折，髀不可以回，腘如结，腨如别。

太阳司天、太阴在泉之年，初气，厥阴风木，少阳相火加临。天时气早暖，草早荣，瘟疫至。民病瘟疫，身热，头痛，呕吐，疮疡。

二气，少阴君火，阳明燥金加临。主克客，不相得，易病。天时大凉反至，草乃遇寒，火气遂抑。民病气郁中满，风肿。

三气，少阳相火，太阳寒水加临。天时寒热不时，寒气间至，热争。民病寒反热中，痈疽，注下，心热闷瞀，逆，吐利不治者也死。

四气，太阴湿土，厥阴风木加临。天时风湿交争，雨生倮虫，木盛生风，暴雨摧拔。民病大热少气，足痿，注下赤白，血滞成痈。

五气，阳明燥金，少阴君火加临。天时湿热而寒，客行主令。民病气舒，病则血热妄行，肺气壅。

终气，太阳寒水，太阴湿土加临。主气克客气，不相得，易病。天时地气正湿令行，凝阴寒雪。民病，病乃凄惨，孕死，脾受湿，肺旺肾衰。

六气客主之胜："太阳司天，客胜则胸中不利，出清涕，感寒则咳。"太阳寒水司天之年，上半年气候偏冷。由于客气初之气为少阳相火，二之气为阳明燥金，三之气为太阳寒水，因此太阳司天之年，在初之气时，人体可以出现"胸中不利"等心病之候。因为胸中为心及心包所居部位。在二之气时，人体可以出现"出清涕"等肺病之候。因为肺开窍于鼻。在三之气时，人体也可以出现咳嗽等肺病之候。因为这一段时间中气候寒冷，寒束肌表，就可以发生咳嗽。"主胜则喉嗌中鸣。""主胜"，即主气偏胜。主气初之气为厥阴风木，二之气为少阴君火，三之气为少阳相火。"喉嗌中鸣"，即咽喉不利，与心肺疾病有关。全句意谓太阳司天之年，上半年气候偏冷，但在主气偏胜时，特别是二之气、三之气偏胜时，人体亦可以因火气偏胜而出现心热，以及由于心病传肺，火胜刑金而出现心肺疾病，表现为"喉嗌中鸣"等病候。

"太阴在泉，客胜则足痿下重，便溲不时，湿客下焦，发而濡泻，及为肿，隐曲之疾。"太阴湿土在泉之年，下半年气候偏湿。客气四之气为厥阴风木，五之气为少阴君火，终之气为太阴湿土。因此太阴在泉之年，在下半年四之气时，人体可出现"足痿下重""隐曲之疾"等肝病证候。"足痿"，即下肢运动障碍，行走不能。"隐曲之疾"，指月经不调，小便不利。因为肝主疏泄，主动，主筋，主外阴，所以这些证候，多属肝病。在五之气时，人体可以出现"便溲不时"等小肠病之候。因为心合小肠，所以这些证候多属小肠病候，多因小肠失泌别清浊之功而致。在终之气时，人体可以出现"濡泄""肿"等脾病之候。脾主湿，主运化，湿则濡泻，甚则为肿，所以这些证候多属脾病。"主胜则寒气逆满，食饮不下，甚则为疝。""主胜"，是指主气的终之气太阳寒水偏胜。"逆满"，是指胃脘胀满。"疝"，指寒疝，亦即少腹或阴囊睾丸疼痛。此句意谓太阴在泉之年，如果主气终之气寒气偏胜，人体亦可因为寒而出现心下"逆满""食饮不下""疝"等里寒病候。

3. 运气致病之治

赫曦之治：戊年，岁火太过，火克金，肺受邪，水气来复。陈氏用麦门冬汤，治肺经受热，上气，咳喘，咯血，痰壅，嗌干，耳聋，泄泻，胸胁满，痛连肩背，两臂臑疼，息高之证。

药用麦冬、竹叶、桑白皮、白芷、紫菀、半夏、人参、炙甘草、钟乳粉、生姜、大枣。

太阳司天之治：太阳司天，寒淫所胜，则寒气反至，水且冰，运火炎烈，雨暴乃雹。血变于中，发为痈疡。民病厥心痛，呕血，血泄，鼽衄，善悲，时眩仆，胸腹满，手热肘挛，腋肿，心澹澹大动，胸胁胃脘不安，面赤目黄，善噫，嗌干，甚则色焰，渴而欲饮。病本于心。神门绝，死不治。寒淫所胜，平以辛热，佐以甘苦，以咸泻之。

太阳之胜之治：太阳之胜，凝栗且至，非时水冰，羽乃后化。痔疟发，寒厥入胃，则内生心痛，阴中乃疡，隐曲不利，互引阴股，筋肉拘苛，血脉凝泣，络满色变，或为血泄，皮肤痞肿，腹满食减，热反上行，头项囟顶脑户中痛，目如脱，寒入下焦，传为濡泻。太阳之胜，治以甘热，佐以辛酸，以咸泻之。

凡此太阳司天之政，气化运行先天，天气肃，地气静，寒临太虚，阳气不令，水土合德，上应辰星、镇星。其谷玄黅，其政肃，其令徐。寒政大举，泽无阳焰，则火发待时。少阳中治，时雨乃涯，上极雨散，还于太阴，云朝北极，湿化乃布，泽流万物。寒敷于上，雷动于下，寒湿之气持于气交，民病寒湿，发肌肉痿，足痿不收，濡泻血溢。故岁宜苦以燥之、温之，必折其郁气，先资其化源，抑其运气，扶其不胜，无使暴过而生其疾。食岁谷以全其真，避虚邪以安其正，适气同异多少制之。同寒湿者燥热化，异寒湿者燥湿化，故同者多之，异者少之。用寒远寒，用凉远凉，用温远温，用热远热，食宜同法，有假者反常，反是者病，所谓时也。

太阴在泉之治：岁太阴在泉，草乃早荣，湿淫所胜，则埃昏岩谷，黄反见黑，至阴之交。民病饮积，心痛，耳聋浑浑焞焞，嗌肿喉痹，阴病血见，少腹痛肿，不得小便，病冲头痛，目似脱，项似拔，腰似折，髀不可以回，腘如结，腨如别。湿淫于内，治以苦热，佐以酸淡，以苦燥之，以淡泄之。

静顺之治：戊辰之岁，太阳司天，太阴在泉。方用静顺汤：白茯苓、木瓜、牛膝、诃子、附子、干姜、炙甘草、防风。大寒至春分，去附子，加枸杞；自春分至小满，加枸杞；自小满至大暑，去附子、木瓜、干姜，加人参、枸杞、地榆、白芷、生姜；自大暑至秋分，加石榴皮；自秋分至小雪，依正方；自小雪至大寒，去牛膝，加当归、芍药、阿胶。

戊辰年阳明不退位、太阳不迁正之治：民病呕吐，暴注，食饮不下，大便干燥，四肢不举，目瞑掉眩。又病瘟疠，喉闭嗌干，烦躁而渴，喘息有音。此以戊辰之年犹行卯酉之令，燥尚布天，寒化不行也。戊辰阳年，木欲升，而天之金抑之，当刺足厥阴之井大敦穴。火欲降，而地元之水窒之，当刺足少阴之所出涌泉穴、足太阳之所入委中穴。

运气将胜之治：木将行胜之治，于十二月先取其化源，泻肝之原太冲。其用药者，即用辛平之，罚木之胜。用甘全之，佐土之衰。无令食酸物，佐木之胜也。火将行胜之治，于三月迎取其化源，泻包络之原大陵。其用药者，即用咸平之，罚火之胜也。用辛全之，补金炎衰。勿顺其苦物，佐火之胜也。土将行胜之治，于五月迎取其化源，泻脾之原太白。其用药者，即用酸平之，罚土之胜。用咸全之，补肾之衰。勿食其甘物，佐土之胜也。金将行胜之治，于六月迎取其化源，泻肺之原太渊。其用药者，即用苦平之，罚金之胜。用酸全之，补肝之衰。勿食其辛物，佐金之胜也。水将行胜之治，于九月迎取化源，泻肾之原太溪。其用药者，即用甘平之，罚肾气之胜也。用苦全之，补心气之衰也。无令食咸物，佐肾之胜也。

六、己巳年

己巳年，运气主岁之纪，《素问·六元正纪大论》云："上厥阴木，中少宫土运，下少阳相火，风化清化胜复同，所谓邪气化日也，灾五宫，风化三，湿化五，火化七，所谓正化日也。其化上辛凉，中甘和，下咸寒，所谓药食宜也。"表述了己巳年，上临厥阴风木司天，中为少宫土运不及，下加少阳相火在泉，并概述了灾宫、风化、温化、火化之象数及运气致病之治疗大法。

己巳岁，运气相临，气克运，为天刑之年。

1. 岁运概况

岁土不及，岁运黅天，卑监之纪，为岁土不及之年。丑为太阴湿土司天之年，不及得助，故己丑年为平气备化之纪。己岁南政，少宫之音。岁气风寒大作，雨乃愆期，草木秀而不实。脾土受邪，病则飧泄，霍乱，体重腹痛。

土运不及之年，木气乘土，致土郁极而发。民病心腹胀，肠鸣而为数后，甚则心痛胁胀，呕吐霍乱，饮发注下，胕肿身重。土郁夺之，宜去壅导滞之法。

2. 岁气概况

厥阴司天，风气下临，脾气上从，而土且隆，黄起，水乃眚，土用革。体重，肌肉痿，食减口爽，风行太虚，云物摇动，目转耳鸣。火纵其暴，地乃暑，大热消烁，赤沃下，蛰虫数见，流水不冰，其发机速。

少阳在泉，火淫所胜，则焰明郊野，寒热更至。民病注泄赤白，少腹痛，溺赤，甚则血便，少阴同候。

厥阴司天、少阳在泉之年，初气，厥阴风木，阳明燥金加临。天时寒始肃，客行主令，杀气方至。民病寒居右胁，气滞，脾虚胃壅。

二气，少阴君火，太阳寒水加临。天时寒不去，霜雪冰，杀气施，化草焦，寒雨数至。民病热中，气血不升降。

三气，少阳相火，厥阴风木加临。天时风热大作，雨生羽虫。民病泪出，耳鸣，掉眩。

四气，太阴湿土，少阴君火加临。天时热气反用，山泽浮云，暴雨溽湿。民病心受邪，黄疸而胕肿。

五气，阳明燥金，太阴湿土加临。天时燥湿更胜，沉阴乃布，雨水乃行。民病寒气及体，肺受风，脾受湿，发为疟。

终气，太阳寒水，少阳相火加临。客主加临，主气克客气，不相得，易病。天时畏火司令，阳乃火化，蛰虫出现，流水不冰，地气大发，草乃生。民病瘟疠。

六气客主之胜："厥阴司天，客胜则耳鸣掉眩，甚则咳。"厥阴司天之年，上半年气候偏温，风气偏胜。客气初之气为阳明燥金，二之气为太阳寒水，三之气为厥阴风木。厥阴司天之年，上半年特别是三之气时，人体可以出现"掉眩"等肝病之候。在二之气时，可以出现"耳鸣"等肾病之候。在初之气时，可以出现"咳"等肺病之候。上述证候的发生是由于该年客气之初之气、二之气、三之气偏胜的结果。"主胜则胸胁痛，舌难以言。""主胜"，即主气偏胜。每年主气的初之气为厥阴风木，二之气为少阴君火，三之气为少阳相火。此句意谓厥阴司天之年，上半年主气偏胜时，初之气可以由于风气偏胜而在临床上表现为胸胁痛等肝病之候。二之气、三之气可以由于火热之气偏胜而在临床上表现为心病之候。

"少阳在泉，客胜则腰腹痛而反恶寒，甚则下白，溺白。"少阳相火在泉之年，客气四之气为少阴君火，五之气为太阴湿土，终之气为少阳相火。少阴、少阳主火、主热，太阴主湿，因此少阳在泉之年，在下半年所属的这一段时间中，人体就容易出现"腰腹痛""下白""溺白"等肾病症状。"下白"，即黏液便或脓样便。腹痛、下白，属大肠湿热。"溺白"，即尿液混浊。腰痛、溺白，属膀胱湿热。"主胜则热反上行而客于心，心痛发热，格中而呕。"主胜谓湿土、燥金、寒水之气偏盛。

客气之少阴君火逆而心痛发热，湿土之气逆则格中而呕，与少阴在泉之年主胜所生诸病候相类。

3. 运气致病之治

卑监之治：己年，岁土不及，木胜金复，气客于脾。陈氏用白术厚朴汤，治脾虚风冷所伤，证见心腹胀满，疼痛，四肢筋骨重弱，肌肉瞤动酸楚，善怒，霍乱吐泻，或胸胁暴痛，下引少腹，善太息，食少，失味之候。药用白术、炙甘草、大枣、桂心、干姜、厚朴、半夏、生姜、藿香、青皮。

木疫之刺：大凡人脾病，遇丑未太阴司天失守，感而三虚，又遇六己岁，土运不及之年，风邪侵犯，形成木疫。先刺足阳明经原穴冲阳，以补后天生化之源；再刺脾俞，以补脾阳，健脾运，除脾湿。实乃原俞刺方。尚可加刺脾经原穴太白。

厥阴司天之治：厥阴司天，风淫所胜，则太虚埃昏，云物以扰，寒生春气，流水不冰，蛰虫不去。民病胃脘当心而痛，上支两胁，膈咽不通，饮食不下，舌本强，食则呕，冷泄腹胀，溏泄，瘕水闭。病本于脾。冲阳脉绝，死不治。风淫所胜，平以辛凉，佐以苦甘，以酸收之，以苦发之。

厥阴之胜之治：厥阴之胜，耳鸣头眩，愦愦欲吐，胃膈如寒。大风数举，倮虫不滋。胸胁气并，化而为热，小便黄赤，胃脘当心而痛，上支两胁，肠鸣飧泄，少腹痛，注下赤白，甚则呕吐，膈咽不通。厥阴之胜，治以甘清，佐以苦辛，以酸泻之。

凡此厥阴司天之政，气化运行后天。天气扰，地气正，风生高远，炎热从之，云趋雨府，湿化乃行，风火同德，上应岁星、荧惑。其政挠，其令速，其谷苍丹，间谷言太者，其耗文角品羽。风燥火热，胜复更作，蛰虫来见，流水不冰。热病行于下，风病行于上，风燥胜复形于中。岁宜以辛调上，以咸调下，畏火之气，无妄犯之。用温远温，用热远热，用凉远凉，用寒远寒，食宜同法。有假反常，此之道也，反是者病。

少阳在泉之治：岁少阳在泉，火淫所胜，则焰明郊野，寒热更至。民病注泄赤白，少腹痛，溺赤，甚则血便，少阴同候。火淫于内，治以咸冷，佐以苦辛，以酸收之，以苦发之。

敷和之治：巳亥之岁，厥阴司天，少阳在泉。方用敷和汤：半夏、酸枣仁、五味子、枳实、茯苓、诃子、干姜皮、炙甘草。自大寒至春分，加鼠粘子（即牛蒡子）；自春分至小满，加麦冬、山药；自小满至大暑，加紫菀；自大暑至秋分，加泽泻、栀子；自秋分至大寒，依正方。

己巳年太阳不退位、厥阴不迁正之治：民病喜怒，目系转，转筋，淋溲小便。此以巳亥之年，犹行辰戌之令，寒气布天，风化不行也。巳亥阴年，火欲升，而天蓬之水抑之，当刺包络之荥劳宫穴。金欲降，而地之火窒之，当刺心包经之所出中冲穴、手少阳之所入天井穴。

运气将胜之治：木将行胜之治，于十二月先取其化源，泻肝之原太冲。其用药者，即用辛平之，罚木之胜。用甘全之，佐土之衰。无令食酸物，佐木之胜也。火将行胜之治，于三月迎取其化源，泻包络之原大陵。其用药者，即用咸平之，罚火之胜也。用辛全之，补金炎衰。勿顺其苦物，佐火之胜也。土将行胜之治，于五月迎取其化源，泻脾之原太白。其用药者，即用酸平之，罚土之胜。用咸全之，补肾之衰。勿食其甘物，佐土之胜也。金将行胜之治，于六月迎取其化源，泻肺之原太渊。其用药者，即用苦平之，罚金之胜。用酸全之，补肝之衰。勿食其辛物，佐金之胜也。水将行胜之治，于九月迎取化源，泻肾之原太溪。其用药者，即用甘平之，罚肾气之胜也。用苦全之，补心气之衰也。无令食咸物，佐肾之胜也。

七、庚午年

庚午年，运气主岁之纪，《素问·六元正纪大论》云："上少阴火，中太商金运，下阳明金。热化七，清化九，燥化九，所谓正化日也。其化上咸寒，中辛温，下酸温，所谓药食宜也。"表述了庚午年，上临少阴君火司天，中为太商金运太过，下加阳明燥金在泉，并记述了热化、清化、燥化之象数及其药食之用。

庚午年，为阳年，中运岁金太过，在泉阳明金，故下见阳明，为同天符。庚午年，运为金，气为火，运气相临，气克运，为天刑之年，多无疫疠发生。

1. 岁运概况

岁金太过，岁运素天。坚成之纪，庚岁北政，太商之音，为金运太过之年。少阳相火司天之年，火克金，故庚午年为平气审平之纪。岁燥气大行，天气洁，地气明，阳气随阴，肃杀凋零。金克木，故肝木受邪，病则腹胁痛，目赤体重，胸痛胁满，引小腹，耳无闻，甚则喘咳逆气，背、肩、尻、阴、股、膝、髀、腨、胻、足痛。

金运太过之年，金气偏胜，金克木，致木郁至极而发。民病胃脘当心而痛，上支两胁，膈咽不通，食饮不下，甚则耳鸣眩转，目不识人，善暴僵仆。木郁达之，宜用疏泄肝气，使之条达之法。

2. 岁气概况

少阴司天，热气下临，肺气上从，白起金用，草木眚，喘呕，寒热，嚏鼽衄，鼻窒，大暑流行，甚则疮疡燔灼，金烁石流。地乃燥清，凄沧数至，胁痛，善太息，肃杀行，草木变。

阳明在泉，燥淫所胜，则霿雾清暝。民病喜呕，呕有苦，善太息，心胁痛，不能反侧，甚则嗌干，面尘，身无膏泽，足外反热。

少阴司天、阳明在泉之年，初气，厥阴风木，太阳寒水加临。天时寒风切冽，雪水冰，蛰复藏。民病关节禁固，腰脽痛，中外疮疡。

二气，少阴君火，厥阴风木加临。天时风雨时寒，雨生羽虫。民病淋，气郁于上而热，令人目赤。

三气，少阳相火，少阴君火加临。天时大火行，热气时至，羽虫静，不鸣也，燕百舌杜宇之类。民病厥热心痛，寒热更作，咳喘，目赤。

四气，太阴湿土，太阴湿土加临。天时大雨时行，寒热互作。民病黄疸，衄衊，嗌干，吐饮。

五气，阳明燥金，少阳相火加临。天时温气乃至，初冬尤暖，万物乃荣。民病康安，伏邪于春为疟。

终气，太阳寒水，阳明燥金加临。天时燥寒劲切，火尚毒，寒暴至。民病上肿咳喘，甚则血溢，下连小腹，而作寒中。

六气客主之胜："少阴司天，客胜衄嚏，颈项强，肩背瞀热，头痛，少气，发热，耳聋，目瞑，甚则胕肿，血溢，疮疡，咳喘。"少阴君火司天之年，上半年气候偏热。客气初之气为太阳寒水，二之气为厥阴风木，三之气为少阴君火。因此在少阴司天之年，如果客气偏胜，则在初之气时，人体可出现"颈项强""肩背强""胕肿"等肾、膀胱病候。因为寒水属肾，与膀胱有关。在二之气时，人体可以出现"头痛""耳聋""目瞑"等肝、胆病候。因为风属肝，与胆有关，耳为足少阳胆经循行部位，目为肝之外窍，头痛多为肝阳上亢之证。在三之气时，人体可以出现"瞀热""少气发热""血溢""疮疡"等心、小肠病候。盖因"诸热瞀热，皆属于火"，"诸痛疮疡，皆属于心"，"壮火食气"，"心主血"，"血热则妄行"。火胜可以刑金，心病必然传肺，因此少阴司天之年，在三之气时，不但可以出现上述心病之候，而且可以同时出现"衄嚏""咳喘"等肺病之候。"主胜则心热烦躁，甚则胁痛支满。""主胜"，即主气偏胜。每年的主气初之气为厥阴风木，二之气为少阴君火，三之气为少阳相火。此句意谓少阴司天之年，上半年如主气偏胜，则初之气可以因风气偏胜，人体出现胁痛支满等肝病证候。二之气、三之气可以因火热之气偏胜，人体出现心热烦躁等心病证候。

"阳明在泉，客胜则清气动下，少腹坚满而数便泻。"客气四之气为太阴湿土，五之气为少阳相火，终之气为阳明燥金。"清气动下"，即清凉之气影响人体下焦。全句意谓阳明在泉之年，下半年客气四之气湿气偏胜，五之气火气偏胜，终之气清气偏胜，因此人体可因湿热交搏或因寒湿交搏而出现腹胀腹泻。"主胜则腰重腹痛，少腹生寒，下为鹜溏，则寒厥于肠，上冲胸中，甚则喘不能久立。"全句意谓阳明在泉之年，如四之气主气湿气偏胜，临床上可出现"鹜溏"。"鹜"，即鸭。"鹜溏"，即大便溏泄如鸭粪。五之气主气燥气偏胜，可出现"上冲胸中，甚则喘"之候。终之气主气寒气偏胜，可出现"腰重腹痛"。阳明在泉之年，原文明确指出有客胜、有主胜。阳明司天之年未提客胜、主胜者，并非不分主客，而是略而未言，有意突出主岁之气。

3. 运气致病之治

坚成之治：庚年，岁金太过，金克木，肝木受邪，甚则木之子火气来复，陈氏用牛膝木瓜汤，以治肝虚燥胜，胁连少腹拘急疼痛，耳聋目赤，咳逆，肩背连尻、阴、股、膝、髀、腨、胻皆痛之候。药用牛膝、木瓜、白芍、杜仲、枸杞、天麻、黄松节、菟丝子、炙甘草、生姜、大枣。

少阴司天之治：少阴司天，热淫所胜，怫热至，火行其政。民病胸中烦热，嗌干，右胠满，皮肤痛，寒热咳喘，唾血血泄，鼽衄嚏呕，溺色变，甚则疮疡胕肿，肩背臂臑及缺盆中痛，心痛肺䐜，腹大满，膨膨而喘咳。病本于肺。尺泽绝，死不治。热淫所胜，平以咸寒，佐以苦甘，以酸收之。

少阴之胜之治：少阴之胜，心下热，善饥，脐下反动，气游三焦。炎暑至，木乃津，草乃萎，呕逆，躁烦，腹满痛，溏泄，传为赤沃。少阴之胜，治以辛寒，佐以苦咸，以甘泻之。

凡此少阴司天之政，气化运行先天，地气肃，天气明，寒交暑，热加燥，云驰雨府，湿化乃行，时雨乃降。金火合德，上应荧惑、太白。其政明，其令切，其谷丹白。水火寒热持于气交，而为病始也。热病生于上，清病生于下，寒热凌犯而争于中，民病咳喘，血溢血泄，鼽嚏，目赤眦疡，寒厥入胃，心痛，腰痛，腹大，嗌干，肿上。岁必抑其运气，资其岁胜，折其郁发，先取化源，无使暴过而生其病也。食岁谷以全真气，食间谷以辟虚邪。岁宜咸以软之，而调其上，甚则以苦发之，以酸收之，而安其下，甚则以苦泄之。适气同异而多少之，同天气者以寒清化，同地气者以温热化。用热远热，用凉远凉，用温远温，用寒远寒，食宜同法。有假则反，此其道也，反是者病作矣。

正阳之治：子午之岁，少阴司天，阳明在泉，方用正阳汤：白薇、元参、川芎、桑白皮、当归、白芍、旋覆花、炙甘草、生姜。

阳明在泉之治：岁阳明在泉，燥淫所胜，则霜雾清暝。民病喜呕，呕有苦，善太息，心胁痛，不能反侧，甚则嗌干，面尘，身无膏泽，足外反热。燥淫于内，治以苦温，佐以甘辛，以苦下之。

庚午年厥阴不退位、少阴不迁正之治：民病瘟疫，疵废风生，皆肢节痛，头目痛，伏热内烦，咽喉干引饮。又病寒热，四肢烦痛，腰脊强直。此以子午之年犹行巳亥之令，热化不行，风反为灾也。子午阳年，土欲升，而天之木抑之，当刺足太阴之输太白穴。水欲降，而地阜之土窒之，当刺足太阴之所出隐白穴、足阳明之所入三里穴。

运气将胜之治：木将行胜之治，于十二月先取其化源，泻肝之原太冲。其用药者，即用辛平之，罚木之胜。用甘全之，佐土之衰。无令食酸物，佐木之胜也。火将行胜之治，于三月迎取其化源，泻包络之原大陵。其用药者，即用咸平之，罚火之胜也。用辛全之，补金炎衰。勿顺其苦物，佐火之胜也。土将行胜之治，于五月迎取其化源，泻脾之原太白。其用药者，即用酸平之，罚土之胜。用咸全之，补肾之衰。勿食其甘物，佐土之胜也。金将行胜之治，于六月迎取其化源，泻肺之原太渊。其用药者，即用苦平之，罚金之胜。用酸全之，补肝之衰。勿食其辛物，佐金之胜也。水将行胜之治，于九月迎取化源，泻肾之原太溪。其用药者，即用甘平之，罚肾气之胜也。用苦全之，补心气之衰也。无令食咸物，佐肾之胜也。

八、辛未年

辛未年，运气主岁之纪，《素问·六元正纪大论》云："上太阴土，中少羽水运，下太阳水，雨化风化胜复同，所谓邪气化日也。灾一宫，雨化五，寒化一，所谓正化日也。其化上苦热，中苦和，下苦热，所谓药食宜也。"表述了辛未年，上临太阴湿土司天，中为少羽水运不及，下加太阳寒水在泉，并记述了灾宫、雨化、寒化之象数及其药食之用。

辛未年，中运岁水不及，在泉太阳寒水，二者同气，为同岁会。辛未年，运气相临，气克运，为天刑之年，多无疫疠发生。

1. 岁运概况

岁水不及，岁运玄天，涸流之纪，辛岁北政，少羽之音，岁气水泉减，草木茂。肾水受邪，病则身重，濡泻，肿满，腰膝痛，足痿，清厥，甚则胕肿，肾气不行。

水运不及之年，土气乘水，致水郁至极而发。民病寒客心痛，腰脽痛，大关节不利，屈伸不便，善厥逆，痞坚，腹满。水郁折之，宜用驱逐水邪之法。

2. 岁气概况

太阴司天，湿气下临，肾气上从，黑起水变，火乃眚，埃冒云雨，胸中不利，阴痿，气大衰，而不起不用，当其时，反腰椎痛，动转不便也，厥逆。地乃藏阴，大寒且至，蛰虫早附，心下痞痛，地裂冰坚，少腹痛，时害于食。乘金则止，水增，味乃咸，行水减也。

太阳在泉，寒淫所胜，则凝肃惨栗。民病少腹控睾，引腰脊，上冲心痛，血见，嗌痛颔肿。

太阴司天、太阳在泉之年，初气，厥阴风木，厥阴风木加临。天时大风发荣，雨生毛虫。民病血溢，筋络拘强，关节不利，身重筋痛。

二气，少阴君火，少阴君火加临。天时大火至，天下疵疾，以其得位，君令宜行，湿蒸相薄，雨时降。民病瘟疫盛行，远近咸若。

三气，少阳相火，太阴湿土加临。天时雷雨电雹，地气腾，湿气降。民病身重跗肿，腹胸满感。

四气，太阴湿土，少阳相火加临。天时炎热沸腾，地气升，天气否隔，湿化不流。民病腠理热，血暴溢，患疟，心腹胀满，甚则浮肿。

五气，阳明燥金，阳明燥金加临。天时大凉，霜早降，寒及体。民病皮肤寒。

终气，太阳寒水，太阳寒水加临。天时大寒凝冽。民病关节禁固，腰脽痛。

六气客主之胜："太阴司天，客胜则首面胕肿，呼吸气喘。"太阴湿土司天之年，上半年气候偏湿，雨水较多。客气初之气为厥阴风木，二之气为少阴君火，三之气为太阴湿土。

太阴司天，三之气客气偏胜时，人体可以由于水湿停聚而表现为头面部浮肿，或水饮停聚于肺出现呼吸气喘。初之气、二之气主客气完全一致，因此，在初之气、二之气主时，仍主要表现为湿胜，在人体患病，仍以水湿停聚为主。"主胜则胸腹满，食已而瞀。""主胜"，即主气偏胜。每年主气初之气为厥阴风木，二之气为少阴君火，三之气为少阳相火。太阴司天之年，上半年主气偏胜，由于初之气、二之气主客气完全一致，因此无明显的异常情况，但在三之气时，主气少阳相火主事，火气偏胜，可以出现瞀闷不清的心病证候，火胜则湿土之气被抑，可出现胸腹满、食后满闷的脾经证候。

"太阳在泉，寒复内余，则腰尻痛，屈伸不利，股胫足膝中痛。""寒"指寒凉之气。"寒复内余"，此处指寒凉之气侵犯人体内部。"腰尻痛"，指腰骶部疼痛。"屈伸不利"，指人体肢体运动障碍。全句意谓太阳在泉之年，下半年气候寒冷，人体容易出现腰骶部及下肢疼痛和运动障碍等候，此处"寒复内余"的含义与前述阳明司天"清复内余"的含义相似，意在说明太阳寒水在泉之年，虽然亦有主胜、客胜之分，但在具体分析下半年气候、物候、病候时，仍应以在泉之气为主。

3. 运气致病之治

涸流之治：辛年，岁水不及，土胜木复，肾病。陈氏用五味子汤，以治坐卧湿地，腰膝重着疼痛，腹胀满，濡泄无度，行步艰难，足痿，清厥，甚则浮肿，面色不常，或筋骨并辟，目视眈眈，膈中咽痛等病候。药用五味子、附子、山茱萸、巴戟天、鹿茸、熟地黄、杜仲、生姜、盐。

土疫之刺：大凡人肾病，遇太阳司天失守，感而三虚，又遇六辛岁，水运不及之年，湿邪侵犯，形成土疫。先刺足太阳经原穴京骨，以通达敷布阳气；再刺肾俞，以益肾壮火而消阴翳。实乃原俞刺方。尚可刺肾经原穴太溪。

太阴司天之治：太阴司天，湿淫所胜，则沉阴且布，雨变枯槁，丑未岁也。胕肿骨痛阴痹，阴痹者按之不得，腰脊头项痛，时眩，大便难，阴气不用，饥不欲食，咳唾则有血，心如悬。病本于肾。太溪脉绝，死不治。湿淫所胜，平以苦热，佐以酸辛，以苦燥之，以淡泄之，湿上甚而热，治以苦温，佐以甘辛，以汗为故而止。

太阴之胜之治：太阴之胜，火气内郁，疮疡于中，流散于外，病在胠胁，甚则心痛热格，头痛，喉痹，项强。独胜则湿气内郁，寒迫下焦，痛留顶，互引眉间，胃满。雨数至，燥化乃见，少腹满，腰脽重强，内不便，善注泄，足下温，头重，足胫胕肿，饮发于中，胕肿于上。太阴之胜，治以咸热，佐以辛甘，以苦泻之。

凡此太阴司天之政，气化运行后天，阴专其政，阳气退避，大风时起，天气下降，地气上腾，原野昏霜，白埃四起，云奔南极，寒雨数至。民病寒湿腹满，身膜愤，胕肿痞逆，寒厥拘急。湿寒合德，黄黑埃昏，流行气交，上应镇星、辰星。其政肃，其令寂，其谷黅玄。故阴凝于上，寒积于下，寒水胜火，则为冰雹，阳光不治，杀气乃行。故有余宜高，不及宜下，有余宜晚，不及宜早，土之利，气之化也，民气亦从之。故岁宜以苦燥之、温之，甚者发之、泄之。不发、不泄则湿气外溢，肉溃皮坼，而水血交流。必赞其阳火，令御甚寒，从气异同少多其判也。同寒者以热化，同湿者以燥化，异者少之，同者多之。用凉远凉，用寒远寒，用温远温，用热远热，食宜同法。假者反之，此其道也，反是者病也。

备化之治：丑未之岁，太阴司天，太阳在泉。方用备化汤：木瓜、牛膝、茯神、附子、熟地、覆盆子、甘草、生姜。

太阳在泉之治：岁太阳在泉，寒淫所胜，则凝肃惨栗。民病少腹控睾，引腰脊，上冲心痛，血见，嗌痛颔肿。寒淫于内，治以甘热，佐以苦辛，以咸泻之，以辛润之，以苦坚之。

辛未年少阴不退位、太阴不迁正之治：民病膈热，咽干，血溢，惊骇，小便赤涩，丹瘤疹，疮疡留毒。又病手足肢节肿满，大腹水肿，填臆不食，飧泄，胁满，四肢不举。此以丑未之年犹行子午之令，雨化不行，热气尚治也。丑未阴年，火欲升，而天之水抑之，当刺包络之荥劳宫穴。木欲降，而地晶之金窒之，当刺手太阴之所出少商穴、手阳明之所入曲池穴。

运气将胜之治：木将行胜之治，于十二月先取其化源，泻肝之原太冲。其用药者，即用辛平之，罚木之胜。用甘全之，佐土之衰。无令食酸物，佐木之胜也。火将行胜之治，于三月迎取其化源，泻包络之原大陵。其用药者，即用咸平之，罚火之胜也。用辛全之，补金炎衰。勿顺其苦物，佐火之胜也。土将行胜之治，于五月迎取其化源，泻脾之原太白。其用药者，即用酸平之，罚土之胜。用咸全之，补肾之衰。勿食其甘物，佐土之胜也。金将行胜之治，于六月迎取其化源，泻肺之原太渊。其用药者，即用苦平之，罚金之胜。用酸全之，补肝之衰。勿食其辛物，佐金之胜也。水将行胜之治，于九月迎取化源，泻肾之原太溪。其用药者，即用甘平之，罚肾气之胜也。用苦全之，补心气之衰也。无令食咸物，佐肾之胜也。

九、壬申年

壬申年，运气主岁之纪，《素问·六元正纪大论》云："上少阳相火，中太角木运，下厥阴木。火化二，风化八，所谓正化日也。其化上咸寒，中酸和，下辛凉，所谓药食宜也。"表述了壬申年，上临少阳相火司天，中为太角木运太过，下加厥阴风木在泉，并记述了火化、风化之象数及其药食之用。

壬申年，壬为阳年，太角木运太过，与在泉之厥阴风木同气，故为同天符。壬申岁，运气相临，运生气，为小逆之年。

1. 岁运概况

岁木太过，岁运苍天，发生之纪，壬岁北政，太角之音，岁气风气流行，生气淳化，万物以荣，其变振拉摧拔。脾土受邪，病飧泄，食减，体重，肠鸣，腹痛，胁满。

木运太过之年，风气偏胜，木克土，致土郁至极而发。民病心腹胀，肠鸣而为数后，甚则心痛胁胀，呕吐霍乱，饮发注下，胕肿身重。土郁夺之，宜用去壅导滞之法。

2. 岁气概况

少阳司天，火气下临，肺气上从，白起金用，草木眚，火见燔焫，革金且耗，大暑以行，咳嚏衄衊，鼻窒口疡，寒热胕肿。风行于地，尘沙飞扬，心痛，胃脘痛，厥逆，膈不通，其主暴速。

厥阴在泉，风淫所胜，则地气不明，平野昧，草乃早秀。民病洒洒振寒，善伸数欠，心痛支满，两胁里急，饮食不下，膈咽不通，食则呕，腹胀善噫，得后与气则快然如衰，身体皆重。

少阳司天、厥阴在泉之年，初气，厥阴风木，少阴君火加临。天时热风伤人，时气流行。民病温病乃起，病气怫于上，血溢目赤，咳逆，头痛，血崩，胁满痛，皮肤生疮。

二气，少阴君火，太阴湿土加临。天时时雨至，火反郁，风不胜湿。民病热郁于上，咳逆呕吐，胸嗌不利，头痛身热，昏愦，脓疮。

三气，少阳相火，少阳相火加临。天时热暴至，草萎河干，大暑炎亢，湿化晚布，大旱。民病热病，聋瞑，血溢，脓疮，咳逆，衄衊，渴渴，喉痹，目赤，善暴死。

四气，太阴湿土，阳明燥金加临。天时凉风至，炎暑未去，风雨及时。民病，民气和平，身重中满，脾寒泄泻。

五气，阳明燥金，太阳寒水加临。天时阳乃去，寒乃来，雨乃降，刚木早凋。民病，民避寒邪，君子周密，病则骨痿，目赤痛。

终气，太阳寒水，厥阴风木加临。天时地风正，寒风飘扬，万物反生，寒气至，雨生鳞虫。民病关节不禁，心腹痛，阳气不藏。

六气客客主胜："少阳司天，客胜则丹胗外发，及为丹熛疮疡，呕逆，喉痹，头痛，嗌肿，耳聋，血溢，内为瘛疭。"少阳司天之年，上半年气候十分炎热。客气初之气为少阴君火，二之气为太阴湿土，三之气为少阳相火。因此在少阳司天之年，在初之气时，人体由于热气偏胜而出现"丹胗外发""喉痹""嗌肿""血溢"等心、小肠病候。因为"诸痛疮疡，皆属于心"，"心主血"，"手少阴之脉……从心系上挟咽"，"手太阳之脉……循咽，下膈"，咽喉为手少阴心及手太阳小肠循行部位。在二之气时，人体可以出现呕逆等脾胃病候。因为"胃主纳"，"脾主化"，湿邪中阻即可发生呕逆。在三之气时，人体可以出现"丹熛疮疡""耳聋""瘛疭"等心火炽盛的病候。因为"丹熛疮疡"属于火胜，"瘛疭"属于热极。"主胜则胸满，咳，仰息，甚而有血，手热。"此乃火胜刑金，心病传肺而出现的肺经病候。

"厥阴在泉，客胜则大关节不利，内为痉强拘瘛，外为不便。"厥阴风木在泉之年，下半年气候偏温，风气偏胜。四之气为阳明燥金，五之气为太阳寒水，终之气为厥阴风木。在四之气时，由于金胜可以乘木，因而在临床上表现为"大关节不利，外为不便"等肝经证候。五之气时，可出现"痉强拘瘛"等足太阳经证候。特别是终之气时，厥阴风木主时，又是该年的在泉之气，所以上述证候尤甚。"主胜则筋骨繇并，腰腹时痛。""主胜"，即主气偏胜。每年主气四之气为太阴湿土，五之气为阳明燥金，终之气为太阳寒水。全句意谓厥阴在泉之年，下半年主气四之气、终之气偏胜时，可出现腰痛、腹痛等脾肾病证候。五之气偏胜时，由于金胜乘木而出现"筋骨繇并"等肝病证候。"繇"有摇动或颤动之义。"并"，有痉挛之义。

3. 运气致病之治

发生之治：六壬年，为发生之纪，岁木太过，风气流行，脾土受邪。民病飧泄，注下，肠鸣，腹满，四肢重滞，善怒，眩冒，颠晕，或左胁痛，苓术汤主之：白茯苓、厚朴、白术、青皮、炮姜、制半夏、草果（去皮）、炙甘草各等分，生姜、大枣为引。

木疫之治：壬申岁，刚柔失守，次三年化木疫，行木疫之刺。壬申年，木运太过，刺先补脾俞，隔三日再刺肝经足厥阴所出大敦穴。因为木运太过则乘脾土，所以要先补脾土，刺脾俞，然后再刺足厥阴井穴大敦，泻木之太过。后三年化疫，亦行木疫之刺。

少阳司天之治：少阳司天，火淫所胜，则温气流行，金政不平。民病头痛，发热恶寒而疟，热上皮肤痛，色变黄赤，传而为水，身面胕肿，腹满仰息，泄注赤白，疮疡，咳唾血，烦心，胸中热，甚则鼽衄。病本于肺。天府脉绝，死不治。火淫所胜，平以咸冷，佐以苦甘，以酸收之，以苦发之，以酸复之。

少阳之胜之治：少阳之胜，热客于胃，烦心心痛，目赤，欲呕，呕酸善饥，耳痛，溺赤，善惊谵妄。暴热消烁，草萎水涸，介虫乃屈，少腹痛，下沃赤白。少阳之胜，治以辛寒，佐以甘咸，以甘泻之。

凡此少阳司天之政，气化运行先天。天气正，地气扰，风乃暴举，木偃沙飞，炎火乃流，阴行阳化，雨乃时应，火木同德，上应荧惑、岁星。其谷丹苍，其政严，其令扰，故风热参布，云物沸腾，太阴横流，寒乃时至，凉雨并起。民病寒中，外发疮疡，内为泄满。故圣人遇之，和而不争。往复之作，民病寒热，疟，泄，聋，瞑，呕吐，上怫肿色变。故岁宜咸、宜辛、宜酸，渗之、泄之、渍之、发之，观气寒温以调其过。同风热者多寒化，异风热者少寒化。用热远热，用温远温，用寒远寒，用凉远凉，食宜同法，此其道也。有假者反之，反是者病之阶也。

升明之治：寅申之岁，少阳相火司天，厥阴在泉。方用升明汤：紫檀香、车前子、青皮、半夏、酸枣仁、蔷薇、生姜、炙甘草。

厥阴在泉之治：岁厥阴在泉，风淫所胜，则地气不明，平野昧，草乃早秀。民病洒洒振寒，善伸数欠，心痛支满，两胁里急，饮食不下，膈咽不通，食则呕，腹胀善噫，得后与气则快然如衰，身体皆重。风淫于内，治以辛凉，佐以苦，以甘缓之，以辛散之。

壬申年太阴不退位、少阳不迁正之治：民病四肢少力，食饮不下，足胫寒，阴痿闭塞，失溺小便数，泄注淋漓。又病疟疟，骨热，心悸惊骇，甚时血溢。以此寅申之年犹行丑未之令，火气不行，湿乃布天也。寅申阳年，金欲升，而天之火抑之，当刺手太阴之经经渠穴，先左后右。火欲降，而地元之水窒之，当刺足少阴之所出涌泉穴、足太阳之所入委中穴，先左后右。

运气将胜之治：木将行胜之治，于十二月先取其化源，泻肝之原太冲。其用药者，即用辛平之，罚木之胜。用甘全之，佐土之衰。无令食酸物，佐木之胜也。火将行胜之治，于三月迎取其化源，泻包络之原大陵。其用药者，即用咸平之，罚火之胜也。用辛全之，补金炎衰。勿顺其苦物，佐火之胜也。土将行胜之治，于五月迎取其化源，泻脾之原太白。其用药者，即用酸平之，罚土之胜。用咸全之，补肾之衰。勿食其甘物，佐土之胜也。金将行胜之治，于六月迎取其化源，泻肺之原太渊。其用药者，即用苦平之，罚金之胜。用酸全之，补肝之衰。

勿食其辛物，佐金之胜也。水将行胜之治，于九月迎取化源，泻肾之原太溪。其用药者，即用甘平之，罚肾气之胜也。用苦全之，补心气之衰也。无令食咸物，佐肾之胜也。

十、癸酉年

癸酉年，运气主岁之纪，《素问·六元正纪大论》记云："上阳明金，中少徵火运，下少阴火。寒化雨化胜复同，所谓邪气化日也。灾九宫，燥化九，热化二，所谓正化日也。其化上苦小温，中咸温，下咸寒，所谓药食宜也。"表述了癸酉年，上临阳明燥金司天，中为少徵火运不及，下加少阴君火在泉，并记述了灾宫、燥化、热化之象数及药食之用。

癸酉年，中运岁火不及，与在泉少阴君火相合，为同岁会。癸酉年，运气相临，运克气，为不和之年。

1. 岁运概况

岁火不及，岁运丹天，伏明之纪，癸岁北政，少徵之音，岁气寒乃盛行，火令不政，物生不长，阳气屈伏，蛰虫早藏。心火受邪，病则胸胁膺背痛，郁冒，暴暗，臂痛。

火运不及之年，水气束火，致火郁至极而发。民病少气，疮疡痈肿，胁腹、胸、背、面、首、四肢肿胀，胕肿，疡痱，呕逆，瘛疭，骨痛，节乃有动，注下，温疟，腹中暴痛，血溢流注，精液乃少，目赤，心热，甚则瞀闷懊憹，善暴死。火郁发之，其治，宜宣散火热之法。

2. 岁气概况

阳明司天，燥气下临，肝气上从，苍起木用而立，土乃眚，凄沧数至，木伐草萎，胁痛，目赤，掉振鼓栗，筋痿不能久立。暴热至，土乃暑，阳气郁发，小便变，寒热如疟，甚则心痛，火行于槁，流水不冰，蛰虫乃见。

少阴在泉，热淫所胜，则焰浮川泽，阴处反明。民病腹中常鸣，气上冲胸，喘不能久立，寒热皮肤痛，目瞑齿痛，颇肿，恶寒发热如疟，少腹中痛，腹大，蛰虫不藏。

阳明司天、少阴在泉之年，初气，厥阴风木，太阴湿土加临，主气克客气，不相得易病。天时阴始凝，气始肃，水乃冰，寒雨化，花开迟。民病热胀面肿，鼽衄，欠嚏，呕吐，小便赤，甚则淋。

二气，少阴君火，少阳相火加临。天时臣居君位，大热早行。民病疫疠大至，善暴死。

三气，少阳相火，阳明燥金加临，主气克客气，不相得，易病。天时燥热交合，凉风间发。民病上逆下冷，疟痢，心烦不食。

四气，太阴湿土，太阳寒水加临。天时早秋，寒雨害物。民病暴仆振栗，妄言少气，咽干引饮，心痛膺肿，疮疡寒疟，骨痿便血。

五气，阳明燥金，厥阴风木加临，主气克客气，不相得，易病。天时春令又行，草木盛，生雨，生介虫。民病气和。热行包络，面浮上壅。

终气，太阳寒水，少阴君火加临，主气克客气，不相得，易病。天时气候反温，蛰虫出现，流水不冰，此下克上。民病伏邪湿毒，季春发疫。

六气客主之胜："阳明司天，清复内余，则咳衄，嗌塞，心膈中热，咳不止，而白血出者死。"文中不言主胜、客胜，盖因金居火位，则客不胜主，故不言客主之胜。文中言"清复内余"，以明六气虽有客主之胜，而皆病司天之气。

"少阴在泉，客胜则腰痛，尻股膝髀腨胻足病，瞀热以酸，胕肿不能久立，溲便变。"少阴在泉之年，下半年气候偏热。客之气四气为太阳寒水，五之气为厥阴风木，终之气为少阴君火。因此少阴在泉之年，在下半年四之气时，可出现下肢病候，因为这些部位都是足太阳经的循行部位。在五之气时，可出现"瞀热以酸"等肝经病候。在终之气时可出现"溲便变"等心、小肠病候。"溲便变"，即小便变为黄赤。"主胜则厥气上行，心痛发热，膈中众痹皆作，发于胠胁。魄汗不藏，四逆而起。"每年主气四之气为太阴湿土，五之气为阳明燥金，终之气为太阳寒水。少阴在泉之年，虽然一般来说下半年气候偏热，但主气四之气土气偏胜，则可出现"心痛发热"等脾胃病症状。此处之"心痛"，即胃脘痛，其发生常与脾胃不和、湿热内蕴有关。主气五之气金气偏胜，则可以在五之气时，出现"魄汗不藏"等肺病证候。因为肺合皮毛，司开阖，汗出不止，多由肺气不固所致。主气终之气水气偏胜时，则可出现"众痹""四逆"等肾病证候。"众痹"，多由气血不行所致。主气终之气为太阳寒水，在寒气偏胜时，人体可因寒凝经脉而发生痹厥。

3. 运气致病之治

伏明之治：癸年，岁火不及，伏明之纪，水胜心病，甚则土气来复。陈氏用黄芪茯神汤，治心虚夹寒，胸心中痛，两胁连肩背支满，噎塞，郁冒，朦昧，髋髀挛痛，不能屈伸，或下利溏泄，饮食不进，腹痛，手足痿痹，不能任身之候。药用黄芪、茯神、远志、紫河车、酸枣仁、生姜、大枣。

水疫之刺：大凡人病心虚，若遇君相二火司天失守，感而三虚，又遇六癸岁，火运不及之年，水邪侵犯，则形成水疫。先刺手少阳经原穴阳池，以补少阳相火之不足；再刺心俞，以补少阴君火之不足。实乃原俞刺方。尚可刺心经原穴神门。

阳明司天之治：阳明司天，燥淫所胜，则木乃晚荣，草乃晚生，筋骨内变，大凉革候，名木敛生，菀于下，草焦上首，蛰虫来见。民病左胸胁痛，寒清于中，感而疟，咳，腹中鸣，注泄鹜溏，心胁暴痛，不可反侧，嗌干面尘，腰痛，丈夫癫疝，妇人少腹痛，目昧眦疡，疮痤痈。病本于肝。太冲脉绝，死不治。燥淫所胜，平以苦温，佐以酸辛，以苦下之。

阳明之胜之治：阳明之胜，清发于中，左胸胁痛，溏泄，内为嗌塞，外发㿗疝。大凉肃杀，华英改容，毛虫乃殃，胸中不便，嗌塞而咳。阳明之胜，治以酸温，佐以辛甘，以苦泄之。

凡此阳明司天之政，气化运行后天。天气急，地气明，阳专其令，炎暑大行，物燥以坚，淳风乃治。风燥横运，流于气交，多阳少阴，云趋雨府，湿化乃敷，燥极而泽，其谷白丹，间谷命太者，其耗白甲品羽，金火合德，上应太白、荧惑。其政切，其令暴，蛰虫乃见，流水不冰。民病咳，嗌塞，寒热发暴，振栗癃闭，清先而劲，毛虫乃死，热后而暴，介虫乃殃。其发躁，胜复之作，扰而大乱，清热之气，持于气交。故食岁谷以安其气，食间谷以去其邪。岁宜以咸、以苦、以辛，汗之、清之、散之，安其运气，无使受邪，折其郁气，资其化源。以寒热轻重少多其制，同热者多天化，同清者多地化。用凉远凉，用热远热，用寒远寒，用温远温，食宜同法。有假者反之，此其道也，反是者，乱天地之经，扰阴阳之纪也。

审平之治：卯酉之岁，阳明司天，少阴在泉，审平之纪。方用审平汤：远志、紫檀香、天冬、山茱萸、白芍、白术、炙甘草、生姜。

少阴在泉之治：岁少阴在泉，热淫所胜，则焰浮川泽，阴处反明。民病腹中常鸣，气上冲胸，喘不能久立，寒热皮肤痛，目瞑齿痛，颐肿，恶寒发热如疟，少腹中痛，腹大，蛰虫不藏。热淫于内，治以咸寒，佐以甘苦，以酸收之，以苦发之。

癸酉年少阳不退位、阳明不迁正之治：民病少气，寒热更作，便血，上热，小腹坚满，小便赤沃，甚则血溢。又病寒热鼽嚏，皮毛折，爪甲枯焦，甚则喘嗽息高，悲伤不乐。此以卯酉之年犹行寅申之令，火尚布天，金化不行也。卯酉阴年，水欲升，而天之土抑之，当刺足少阴之合阴谷穴，先左后右。土欲降，而地苍之木窒之，当刺足厥阴之所出大敦穴、足少阳之所出阳陵泉穴。

运气将胜之治：木将行胜之治，于十二月先取其化源，泻肝之原太冲。其用药者，即用辛平之，罚木之胜。用甘全之，佐土之衰。无令食酸物，佐木之胜也。火将行胜之治，于三月迎取其化源，泻包络之原大陵。其用药者，即用咸平之，罚火之胜也。用辛全之，补金炎衰。勿顺其苦物，佐火之胜也。土将行胜之治，于五月迎取其化源，泻脾之原太白。其用药者，即用酸平之，罚土之胜。用咸全之，补肾之衰。勿食其甘物，佐土之胜也。金将行胜之治，于六月迎取其化源，泻肺之原太渊。其用药者，即用苦平之，罚金之胜。用酸全之，补肝之衰。勿食其辛物，佐金之胜也。水将行胜之治，于九月迎取化源，泻肾之原太溪。其用药者，即用甘平之，罚肾气之胜也。用苦全之，补心气之衰也。无令食咸物，佐肾之胜也。

十一、甲戌年

甲戌年，运气主岁之纪，《素问·六元正纪大论》云："上太阳水，中太宫土运，下太阴土。寒化六，湿化五，正化日也。其化上苦热，中苦温，下苦温，药食宜也。"表述了甲戌年，上临太阳寒水司天，中为太宫土运太过，下加太阴湿土在泉，并记述了寒化、湿化之象数及其药食之用。

甲戌年，中运土，岁支辰戌丑未属土，故临戌为岁会。甲为中运土气太过，太阴湿土在泉，故为同天符。甲戌岁，运气相临，运克气，为不和之年。

1. 岁运概况

甲戌年，岁土太过，是岁泉涌河溢，涵泽生鱼，风雨大行。岁运黄天，敦阜之纪，甲岁南政，太宫之音，岁雨湿流行，至阴内实，物化克成。其变震惊，飘骤崩溃。肾水受邪，病则腹痛，清厥体重，甚则足痿不收，脚痛中满，四肢不举。

土运太过之年，湿气偏胜，土克水，致水郁至极而发。民病寒，客心痛，腰脽痛，大关节不利，屈伸不便，善厥逆，痞坚，腹满。水郁坼之，即行驱逐水邪之法。

2. 岁气概况

太阳司天，寒气下临，心气上从，而火且明，丹起，金乃眚，寒清时举，胜则水冰，火气高明，心热烦，嗌干，善渴，鼽嚏，喜悲数欠，热气妄行，寒乃复，霜不时降，善忘，甚则心痛。土乃润，水丰衍，寒客至，沉阴化，湿气变物，水饮内稽，中满不食，皮㾣肉苛，筋脉不利，甚则胕肿，身后痈。

太阴在泉，草乃早荣，湿淫所胜，则埃昏岩谷，黄反见黑，至阴之交。民病饮积，心痛，耳聋浑浑焞焞，嗌肿喉痹，阴病血见，少腹痛肿，不得小便，病冲头痛，目似脱，项似拔，腰似折，髀不可以回，腘如结，腨如别。

太阳司天、太阴在泉之年，初气，厥阴风木，少阳相火加临。天时气早暖，草早荣，瘟疫至。民病瘟疫，身热，头痛，呕吐，疮疡。

二气，少阴君火，阳明燥金加临，主气克客气，不相得，易生病。天时大凉反至，草乃遇寒，火气逆抑。民病气郁中满，风肿。

三气，少阳相火，太阳寒水加临。天时寒热不时，寒气间至，热争。民病寒反热中，痈疽，注下，心热闷瞀，逆，吐利不治者死。

四气，太阴湿土，厥阴风木加临。天时风湿交争，雨生倮虫，木盛生风，暴雨摧拔。民病大热少气，足痿，注下，赤白，血滞成痈。

五气，阳明燥金，少阴君火加临。天时湿热而寒，客行主令。民病气舒，病则血热妄行，肺气壅。

终气，太阳寒水，太阴湿土加临。天时地气正湿令行，凝阴寒雪。民病，病乃凄惨，孕死，脾受湿，肺旺肾衰。

六气客主之胜："太阳司天，客胜则胸中不利，出清涕，感寒则咳。"太阳寒水司天之年，上半年气候偏冷。客气初之气为少阳相火，二之气为阳明燥金，三之气为太阳寒水。因此在初之气时，人体可以出现"胸中不利"等心病证候，因为胸中为心及心包所居部位。因为肺开窍于鼻，在二之气时，燥气偏胜，可出现"出清涕"等肺病证候。在三之气时，也可出现咳嗽等肺病证候，因为这一段时间中气候寒冷，寒束肌表，就可以发生咳嗽。"主胜则喉嗌中鸣。""主胜"，即主气偏胜。主气初之气为厥阴风木，二之气为少阴君火，三之气为少阳相火。"喉嗌中鸣"，即咽喉不利，与心肺疾病有关。全句意谓太阳司天之年，上半年气候偏冷，但在主气偏胜时，特别是二之气、三之气偏胜时，人体亦可以因火气偏胜而出现心热，以及由于心病传肺，火胜刑金而出现"喉嗌中鸣"等症状。

"太阴在泉，客胜则足痿下重，便溲不时，湿客下焦，发而濡泻，及为肿，隐曲之疾。"太阴湿土在泉之年，下半年气候偏湿。客气四之气为厥阴风木，五之气为少阴君火，终之气为太阴湿土。因此太阴在泉之年，在下半年四之气，可以出现"足痿下重""隐曲之疾"等肝病症状。"足痿"，即下肢运动障碍，行走不能。"隐曲之疾"，指月经不调，小便不利。因为肝主疏泄，主动，主筋，主外阴，所以这些症状多属肝病。因为小肠主分别清浊，心合小肠，在五之气时，少阴君火炽盛，下移热于小肠，可出现"便溲不时"等小肠病症状。在终之气时，可以出现"濡泄""肿"等脾病症状。因为脾主湿，主运化，湿则濡泄，甚则为肿。"主胜则寒气逆满，食饮不下，甚则为疝。""主胜"，是指主气的终气太阳寒水之气偏胜。"逆满"，是指胃脘胀满。"疝"，指寒疝，亦即少腹或阴囊睾丸疼痛。此句意谓太阴在泉之年，如果主气终气寒气偏胜，人体可因为寒而出现心下"逆满""食饮不下""疝"等里寒病。盖因主气终之气太阳寒水偏胜，出现水多土流所致。

3. 运气致病之治

敦阜之治：甲年，敦阜之纪，岁土太过，土克水而肾受邪，甚则木气来复。以陈氏附子山茱萸汤，治肾经受湿，腹痛，寒厥，足痿不收，腰䏝痛，行步艰难，甚则中满，食不下，或肠鸣，溏泄之候。药用附子、山茱萸、木瓜、乌梅、半夏、肉豆蔻、丁香、藿香、生姜、大枣。

土疫之刺：甲戌岁，刚柔失守，次三年化土疫，行土疫之刺。甲戌年，土运太过，刺先补肾俞，隔三天再刺足太阴之所注太白穴。土运太过则乘所胜，致邪之源是土运太过之胜气，所以要先刺补肾俞穴，即补水以免受其邪，然后刺足太阴输穴太白，泻土之太过。后三年化疫，亦行土疫之刺。

太阳司天之治：太阳司天，寒淫所胜，则寒气反至，水且冰，运火炎烈，雨暴乃雹。血变于中，发为痈疡，民病厥心痛，呕血，血泄，鼽衄，善悲，时眩仆，胸腹满，手热肘挛，腋肿，心澹澹大动，胸胁胃脘不安，面赤目黄，善噫，嗌干，甚则色炲，渴而欲饮。病本于心。神门绝，死不治。寒淫所胜，平以辛热，佐以甘苦，以咸写之。

太阳之胜之治：太阳之胜，凝栗且至，非时水冰，羽乃后化。痔疟发，寒厥入胃，则内生心痛，阴中乃疡，隐曲不利，互引阴股，筋肉拘苛，血脉凝泣，络满色变，或为血泄，皮肤痞肿，腹满食减，热反上行，头项囟顶脑户中痛，目如脱，寒入下焦，传为濡泻。太阳之胜，治以甘热，佐以辛酸，以咸泻之。

太阴在泉之治：岁太阴在泉，草乃早荣，湿淫所胜，则埃昏岩谷，黄反见黑，至阴之交。民病饮积，心痛，耳聋浑浑焞焞，嗌肿喉痹，阴病血见，少腹痛肿，不得小便，病冲头痛，目似脱，项似拔，腰似折，髀不可以回，腘如结，腨如别。湿淫于内，治以苦热，佐以酸淡，以苦燥之，以淡泄之。

凡此太阳司天之政，气化运行先天，天气肃，地气静，寒临太虚，阳气不令，水土合德，上应辰星、镇星。其谷玄龅，其政肃，其令徐。寒政大举，泽无阳焰，则火发待时。少阳中治，时雨乃涯，上极雨散，还于太阴，云朝北极，湿化乃布，泽流万物，寒敷于上，雷动于下，寒湿之气持于气交，民病寒湿，发肌肉痿，足痿不收，濡泻而溢。故岁宜苦以燥之、温之，必折其郁气，先资其化源，抑其运气，扶其不胜，无使暴过而生其疾，食岁谷以全其真，避虚邪以安其正，适气同异多少制之。同寒湿者燥热化，异寒湿者燥湿化，故同者多之，异者少之。用寒远寒，用凉远凉，用温远温，用热远热，食宜同法。有假者反常，反是者病，所谓时也。

静顺之治：辰戌之岁，太阳司天，太阴在泉，方用静顺汤：白茯苓、木瓜、牛膝、诃子、附子、干姜、炙甘草、防风。

甲戌年阳明不退位、太阳不迁正之治：民病呕吐，暴注，食饮不下，大便干燥，四肢不举，目瞑掉眩。又病瘟疠，喉闭，嗌干，烦躁而渴，喘息有音。此以辰戌之年犹行卯酉之令，燥尚布天，寒化不行也。辰戌阳年，木欲升，而天之金抑之，当刺足厥阴之井大敦穴。火欲降，而地元之水窒之，当刺足少阴之所出涌泉穴、足太阳之所入委中穴。

运气将胜之治：木将行胜之治，于十二月先取其化源，泻肝之原太冲。其用药者，即用辛平之，罚木之胜。用甘全之，佐土之衰。无令食酸物，佐木之胜也。火将行胜之治，于三月迎取其化源，泻包络之原大陵。其用药者，即用咸平之，罚火之胜也。用辛全之，补金炎衰。勿顺其苦物，佐火之胜也。土将行胜之治，于五月迎取其化源，泻脾之原太白。其用药者，

即用酸平之，罚土之胜。用咸全之，补肾之衰。勿食其甘物，佐土之胜也。金将行胜之治，于六月迎取其化源，泻肺之原太渊。其用药者，即用苦平之，罚金之胜。用酸全之，补肝之衰。勿食其辛物，佐金之胜也。水将行胜之治，于九月迎取其化源，泻肾之原太溪。其用药者，即用甘平之，罚肾气之胜也。用苦全之，补心气之衰也。无令食咸物，佐肾之胜也。

十二、乙亥年

乙亥年，运气主岁之纪，《素问·六元正纪大论》云："上厥阴木，中少商金运，下少阳相火，热化寒化胜复同，邪气化日也。灾七宫，风化八，清化四，火化二，正化度也。其化上辛凉，中酸和，下咸寒，药食宜也。"表述了乙亥年，上临厥阴风木司天，中为少商金运不及，下加少阳相火在泉，并记有灾宫、风化、清化、火化之象数及其药食之用。

乙亥年，运气相临，运克气，为不和之年。

1. 岁运概况

岁金不及，岁运素天，从革之纪，乙岁北政，少商之音，岁炎火盛行，生气乃用，燥石流金，涸泉焦草。肺金受邪，病则肩背瞀重，鼽血，血便，注下。

金运不及之年，火气乘金，致金郁至极而发。民病咳逆，心胁满引少腹，善暴病，不可反侧，嗌干，面尘色恶。金郁泄之，宜宣发肃降肺气之法。

2. 岁气概况

厥阴司天，风气下临，脾气上从，而土且隆，黄起，水乃眚，土用革，体重，肌肉痿，食减口爽，风行太虚，云物摇动，目转耳鸣。火纵其暴，地乃暑，大热消烁，赤沃下，蛰虫数见，流水不冰，其发机速。

少阳在泉，火淫所胜，则焰明郊野，寒热更至。民病注泄赤白，少腹痛，溺赤，甚则血便。少阴同候。

厥阴司天、少阳在泉之年，初气，厥阴风木，阳明燥金加临。天时寒始肃，客行主令，杀气方至。民病寒居右胁，气滞，脾虚胃壅。

二气，少阴君火，太阳寒水加临。天时寒不去，霜雪冰，杀气施，化草焦，寒雨数至。民病热中，气血不升降。

三气，少阳相火，厥阴风木加临。天时风热大作，雨生羽虫。民病泪出，耳鸣，掉眩。

四气，太阴湿土，少阴君火加临。天时热气反用，山泽浮云，暴雨溽湿。民病心受邪，黄疸而为跗肿。

五气，阳明燥金，太阴湿土加临。天时燥湿更胜，沉阴乃布，雨水乃行。民病寒气及体，肺受风，脾受湿，发为疟。

终气，太阳寒水，少阳相火加临，主气克客气，不相得，则病。天时相火司令，阳乃火化，蛰虫出现，流水不冰，地气大发，草乃生。民病瘟疠。

六气客主之胜："厥阴司天，客胜则耳鸣掉眩，甚则咳。"厥阴风木司天之年，上半年气候偏温，风气偏胜。客气之初之气为阳明燥金，二之气为太阳寒水，三之气为厥阴风木。厥阴司天之年，上半年三之气时，可以出现"掉眩"等肝病证候。在二之气时，可出现"耳鸣"等肾病证候。在初气时，可出现"咳"等肺病证候。上述症状的出现是由于该年客气之初之气、二之气、三之气偏胜的结果。"主胜则胸胁痛，舌难以言。""主胜"，即主气偏胜。每年主气的初之气为厥阴风木，二之气为少阴君火，三之气为少阳相火。此句意谓厥阴司天之年，上半年主气偏胜时，初之气由于风气偏胜，而出现胸胁痛等肝病证候。二之气、三之气可以由于火热之气偏胜，而出现心病证候。盖因舌为心之苗，心火上炎，故见"舌难以言"之证。

"少阳在泉，客胜则腰腹痛而反恶寒，甚则下白，溺白。"

少阳在泉之年，客气四之气为少阴君火，五之气为太阴湿土，终之气为少阳相火，少阴、少阳主火、主热，太阴主湿，因此下半年，人体容易出现"腹痛""下白""腰痛""溺白"等湿热证候。"下白"，即黏液便或脓样便。腹痛、下白，属大肠湿热。"溺白"，即尿液混浊。腰痛、溺白，属膀胱湿热。"主胜则热反上行而客于心，心痛发热，格中而呕。"主胜谓湿土、燥金、寒水之气偏盛。客气之少阴君火逆而心痛发热，湿土之气逆则格中而呕。少阳相火与少阴在泉之年主胜所生诸证候相似。

3. 运气致病之治

从革之治：乙年，从革之纪，岁金不及，火胜水复，病在肺。陈氏用紫菀汤治肺虚感热，咳嗽，喘满，自汗，衄血，肩背臑重，血便，注下，或脑户连囟顶痛，发热，口疮，心痛等候。药用紫菀、白芷、桑白皮、地骨皮、杏仁、人参、炙甘草、黄芪、生姜、大枣。

火疫之刺：大凡人肺病，遇阳明司天失守，感而三虚，又遇六乙岁，金运不及之年，火邪侵犯，形成火疫。先刺手阳明经原穴合谷，以助气血生化之源；再刺肺俞，以达肺气、实腠理。实乃原俞刺方。尚可刺肺经原穴太渊。

厥阴司天之治：厥阴司天，风淫所胜，则太虚埃昏，云物以扰，寒生春气，流水不冰，蛰虫不去。民病胃脘当心而痛，上支两胁，膈咽不通，饮食不下，舌本强，食则呕，冷泄腹胀，溏泄，瘕水闭。病本于脾。冲阳脉绝，死不治。风淫所胜，平以辛凉，佐以苦甘，以甘缓之，以酸泻之。

厥阴之胜之治：厥阴之胜，耳鸣头眩，愦愦欲吐，胃膈如寒。大风数举，倮虫不滋，胸胁气并，化而为热，小便黄赤，胃脘当心而痛，上支两胁，肠鸣飧泄，少腹痛，注下赤白，甚则呕吐，膈咽不通。厥阴之胜，治以甘清，佐以苦辛，以酸泻之。

少阳在泉之治：岁少阳在泉，火淫所胜，则焰明郊野，寒热更至。民病注泄赤白，少腹痛，溺赤，甚则血便。少阴同候。火淫于内，治以咸冷，佐以苦辛，以酸收之，以苦发之。

凡此厥阴司天之政，气化运行后天。天气扰，地气正，风生高运，炎热从之，云趋雨府，湿化乃行，风火同德，上应岁星、荧惑。其政挠，其令速，其谷苍丹，间谷言太者，其耗文角品羽。风燥火热，胜复更作，蛰虫来见，流水不冰，热病行于下，风病行于上，风燥胜复形于中。岁宜以辛调上，以咸调下，相火之气，无妄犯之。用温远温，用热远热，用凉远凉，用寒远寒，食宜同法。有假反常，此之道也，反是者病。

敷和之治：巳亥之岁，敷和之纪，厥阴司天，少阳在泉，方用敷和汤：半夏、酸枣仁、五味子、枳实、茯苓、诃子、干姜皮、炙甘草。

乙亥年太阳不退位、厥阴不迁正之治：民病喜怒，目系转，转筋，淋溲小便。此以巳亥之年，犹行辰戌之令，寒气布天，风化不行也。巳亥阴年，火欲升，而天蓬之水抑之，当刺包络之荥劳宫穴。金欲降，而地之火窒之，当刺包络之所出中冲穴、手少阳之所入天井穴。

运气将胜之治：木将行胜之治，于十二月先取其化源，泻肝之原太冲。其用药者，即用辛平之，罚木之胜。用甘全之，佐土之衰。无令食酸物，佐木之胜也。火将行胜之治，于三月迎取其化源，泻包络之原大陵。其用药者，即用咸平之，罚火之胜也。用辛全之，补金炎衰。勿顺其苦物，佐火之胜也。土将行胜之治，于五月迎取其化源，泻脾之原太白。其用药者，即用酸平之，罚土之胜。用咸全之，补肾之衰。勿食其甘物，佐土之胜也。金将行胜之治，于六月迎取其化源，泻肺之原太渊。其用药者，即用苦平之，罚金之胜。用酸全之，补肝之衰。

勿食其辛物，佐金之胜也。水将行胜之治，于九月迎取其化源，泻肾之原太溪。其用药者，即用甘平之，罚肾气之胜也。用苦全之，补心气之衰也。无令食咸物，佐肾之胜也。

十三、丙子年

丙子年，运气主岁之纪，《素问·六元正纪大论》云："上少阴火，中太羽水运，下阳明金。热化二，寒化六，清化四，正化度也。其化上咸寒，中咸热，下酸温，药食宜也。"表述了丙子年，上临少阴君火司天，中为太羽水运太过，下加阳明燥金在泉，并记有热化、寒化、清化之象数及药食之用。

丙子岁，中运水，岁支亥子为水，故临子为岁会之年。丙子岁，运气相临，运克气，为不和之年。

1. 岁运概况

岁水太过，是岁雨水雪霜不时降，湿气变物。岁运玄天，流衍之纪，丙岁北政，太羽之音，岁气天地寒凝，其变冰霜雪雹。心火受邪，病则心身发热烦躁，阴厥中寒，甚则腹大，胫肿，喘咳。

水运太过之年，水气偏胜，水克火，致火郁致极而发。民病少气，疮疡痈肿，胁、腹、胸、背、面、首、四肢胀满，腹胀，疡痱，呕逆，瘛疭，骨痛，节乃有动，注下，温疟，腹中暴痛，血溢流注，精液乃少，目赤，心热，甚至瞀闷懊侬，善暴死。火郁发之，治宜宣散火热，因势导之之法。

2. 岁气概况

少阴司天，热气下临，肺气上从，白起金用，草木眚，喘，呕，寒热，嚏，鼽衄，鼻窒，大暑流行，甚则疮疡燔灼，金烁石流。地乃燥清，凄沧数至，胁痛，善太息，肃杀行，草木变。

阳明在泉，燥淫所胜，则霿雾清暝。民病喜呕，呕有苦，善太息，心胁痛，不能反侧，甚则嗌干，面尘，身无膏泽，足外反热。

少阴司天、阳明在泉之年，初气，厥阴风木，太阳寒水加临。天时寒风切冽，雪水冰，蛰复藏。民病关节禁固，腰脽痛，中外疮疡。

二气，少阴君火，厥阴风木加临。天时风雨时寒，雨生羽虫。民病淋，气郁于上而热，令人目赤。

三气，少阳相火，少阴君火加临。天时大火行，热气时至，羽虫静，不鸣也，燕百舌杜宇之类。民病厥热心痛，寒热更作，咳喘，目赤。

四气，太阴湿土，太阴湿土加临。天时大雨时行，寒热互作。民病黄疸，衄衊，嗌干，吐饮。

五气，阳明燥金，少阳相火加临。天时温气乃至，初冬尤暖，万物乃荣。民病，康安，伏邪于春为疟。

终气，太阳寒水，阳明燥金加临。天时燥寒劲切，火尚毒，寒暴至。民病上肿咳喘，甚则血溢，下连小腹，而作寒中。

六气客主之胜："少阴司天，客胜衄嚏，颈项强，肩背瞀热，头痛，少气，发热，耳聋，目瞑，甚则胕肿，血溢，疮疡，咳喘。"少阴君火司天之年，上半年气候偏热。客气初之气为太阳寒水，二之气为厥阴风木，三之气为少阴君火。少阴司天之年，如果客气偏胜，则在初之气时，人体可出现"颈项强""肩背强""胕肿"等肾、膀胱经的病候。因为寒属肾，与膀胱有关。在二之气时，人体可出现"头痛""耳聋""目瞑"等肝、胆病候。因为风属肝，与胆有关，耳为足少阳胆经循行部位，目为肝之外窍，头痛多为肝阳上亢之候。在三之气时，人体可以出现"瞀热""少气发热""血溢""疮疡"等心、小肠病候。盖因火属心，与小肠有关，且"诸热瞀瘛，皆属于火"，"诸痛疮疡，皆属于心"，"壮火食气"，"心主血"，"血热则妄行"等。火胜可以刑金，心病必然传肺，因此少阴司天之年，在三之气时，不但可以出现上述心病证候，而且还可以同时出现"衄嚏""咳喘"等肺病证候。"主胜则心热烦躁，甚则胁痛支满。""主胜"，即主气偏胜。此句意谓少阴司天之年，上半年如主气偏胜，则初之气可以因风气偏胜而人体出现胁痛支满等肝病证候。二之气、三之气可以因火热之气偏胜，人体出现心热烦躁等心病证候。

"阳明在泉，客胜则清气动下，小腹坚满而数便泄。""清气下动"，即清凉之气影响人体下焦。全句意谓阳明在泉之年，客气四之气湿气偏胜，五之气火气偏胜，终之气清气偏胜，人体可因湿热交搏或因寒湿交搏而出现腹胀腹泻。"主胜则腰重腹痛，少腹生寒，下为鹜溏，则寒厥于肠，上冲胸中，甚则喘不能久立。"意谓阳明在泉之年，如主气湿气偏胜，临床上可出现"鹜溏"。"鹜溏"，即大便溏泄如鸭粪。主气燥气偏胜，即可出现"上冲胸中，甚则喘"。主气寒气偏胜，即可出现"腰重腹痛"。阳明在泉之年，原文明确指出有客胜、有主胜，阳明司天之年未提客胜、主胜者，并非阳明司天不分主客，而是略而未言，有意突出主岁之气之意。

3. 运气致病之治

流衍之治：丙年，岁水太过，流衍之纪，水克火，邪害心火，甚则湿土来复。陈氏用川连茯苓汤，治心虚为寒冷所中，身热心躁，手足反寒，心腹肿病，咳喘，自汗，甚则大肠便血之候。药用黄连、茯苓、麦冬、车前子、通草、远志、半夏、黄芩、甘草、干姜、大枣。

水疫之刺：刚柔失守，次三年化为水疫，可行水疫之刺。丙子年，水运太过，刺先补心俞，隔五日再刺肾经足少阴之所入合阴谷穴。因为水运太过则乘心火，所以要先补心火刺心俞，然后刺足少阴合穴阴谷，泻水之太过。后三年化疫，亦行水疫之刺。

少阴司天之治：少阴司天，热淫所胜，怫热至，火行其政，大雨且至。民病胸中烦热，嗌干，右胸满，皮肤痛，寒热咳喘，唾血血泄，鼽衄嚏呕，溺色变，甚则疮疡胕肿，肩背臂臑及缺盆中痛，心痛肺䐜，腹大满，膨膨而喘咳。病本于肺。尺泽脉绝，死不治。热淫所胜，平以咸寒，佐以苦甘，以酸收之。

少阴之胜之治：少阴之胜，心下热，善饥，脐下反动，气游三焦。炎暑至，木乃津，草乃萎，呕逆，躁烦，腹满痛，溏泄，传为赤沃。少阴之胜，治以辛寒，佐以苦咸，以甘泻之。

阳明在泉之治：岁阳明在泉，燥淫所胜，则霿雾清暝。民病喜呕，呕有苦，善太息，心胁痛不能反侧，甚则嗌干，面尘，身无膏泽，足外反热。燥淫于内，治以苦温，佐以甘辛，以苦下之。

凡此少阴司天之政，气化运行先天，地气肃，天气明，寒交暑，热加燥，云驰雨府，湿化乃行，时雨乃降，金火合德，上应荧惑、太白。其政明，其令切，其谷丹白。水火寒热持于气交而为病始也，热病生于上，清病生于下，寒热凌犯而争于中，民病咳喘，血溢血泄，鼽嚏，目赤眦疡，寒厥入胃，心痛，腰痛，腹大，嗌干肿上。必抑其运气，资其岁胜，折其郁发，先取化源，无使暴过而生其病也。食岁谷以全真气，食间谷以辟虚邪。岁宜咸以软之，而调其上；甚则以苦发之，以酸收之，而安其下；甚则以苦泄之。适气同异而多少之，同天气者以寒清化，同地气者以温热化。用热远热，用凉远凉，用温远温，用寒远寒，食宜同法。有假则反，此其道也，反是者病作矣。

正阳之治：子午之岁，少阴司天，阳明在泉，方用正阳汤：白薇、元参、川芎、桑白皮、当归、白芍、旋覆花、炙甘草、生姜。

丙子年厥阴不退位、少阴不迁正之治：民病温疫，灾害疫病发生，皆肢节痛，头目痛，伏热内烦，咽喉干引饮。又病寒热，四肢烦痛，腰脊强直。此以子午之年，犹行己亥之令，热化不行，风反为灾也。子午阳年，土欲升，而天之木抑之，当刺足太阴之输太白穴。水欲降，而地阜之土窒之，当刺足太阴之所出隐白穴、足阳明之所入三里穴。

运气将胜之治：木将行胜之治，于十二月先取其化源，泻肝之原太冲。其用药者，即用辛平之，罚木之胜。用甘全之，佐土之衰。无令食酸物，佐木之胜也。火将行胜之治，于三月迎取其化源，泻包络之原大陵。其用药者，即用咸平之，罚火之胜也。用辛全之，补金炎衰。勿顺其苦物，佐火之胜也。土将行胜之治，于五月迎取其化源，泻脾之原太白。其用药者，即用酸平之，罚土之胜。用咸全之，补肾之衰。勿食其甘物，佐土之胜也。金将行胜之治，于六月迎取其化源，泻肺之原太渊。其用药者，即用苦平之，罚金之胜。用酸全之，补肝之衰。勿食其辛物，佐金之胜也。水将行胜之治，于九月迎取其化源，泻肾之原太溪。其用药者，即用甘平之，罚肾气之胜也。用苦全之，补心气之衰也。无令食咸物，佐肾之胜也。

十四、丁丑年

丁丑年，运气主岁之纪，《素问·六元正纪大论》云："上太阴土，中少角木运，下太阳水，清化热化胜复同，邪气化度也。灾三宫，雨化五，风化三，寒化一，正化度也。其化上苦温，中辛温，下甘热，药食宜也。"该文表述了丁丑年，上临太阴湿土司天，中为少角木运不及，下加太阳寒水在泉，并记述了灾宫、风化、寒化象数及药食之用。

丁丑年，运气相临，运克气，为不和之年。

1. 岁运概况

岁木不及，是岁天地凄怆，日见朦昧，雨非雨。岁运苍天，晴非晴，气惨然，气象凝敛，肃杀，甚之。委和之纪，丁岁北政，少角之音。岁气燥气乃行，生气不政，凉雨时降，风雪并兴，草木晚荣，物秀而实。肝木受邪，胸胁满，小腹痛，溏泻。

木运不及之年，金气乘木，致木郁至极而发。民病胃脘当心而痛，上支两胁，膈咽不通，食饮不下，甚则耳鸣眩转，目不识人，善暴僵仆。木郁达之，宜疏泄肝气，使之通畅。

2. 岁气概况

太阴司天，湿气下临，肾气上从，黑起水变，火乃眚，埃冒云雨，胸中不利，阴痿，气大衰，而不起不用，当其时，反腰脽痛，动转不便也，厥逆。地乃藏阴，大寒且至，蛰虫早附，心下痞痛，地裂冰坚，少腹痛，时害于食，乘金则止，水增，味乃咸，行水减也。

太阳在泉，寒淫所胜，则凝肃惨栗。民病少腹控睾引腰脊，上冲心痛，血见，嗌痛颔肿。

太阴司天、太阳在泉之年，初气，厥阴风木，厥阴风木加临。天时大风发荣，雨生毛虫。民病血溢，筋络拘强，关节不利，身重筋痛。

二气，少阴君火，少阴君火加临。天时大火至，天下疵疾，以其得位，君令宜行，湿蒸相薄，雨时降。民病瘟疫盛行，远近咸若。

三气，少阳相火，太阴湿土加临。天时雷雨电雹，地气腾，湿气降。民病身重跗肿，腹胸满感。

四气，太阴湿土，少阳相火加临。天时炎热沸腾，地气升，天气否隔，湿化不流。民病腠理热，血暴溢，患疟，心腹胀满，甚则浮肿。

五气，阳明燥金，阳明燥金加临。天时大凉，霜早降，寒及体。民病皮肤寒。

终气，太阳寒水，太阳寒水加临。天时大寒凝冽。民病关节禁固，腰椎痛。

六气客主之胜："太阴司天，客胜则首面胕肿，呼吸气喘。"厥阴司天，客气偏湿时，人体可由水湿停聚而表现为头面部浮肿，或水饮停聚于肺出现呼吸气喘。太阴司天之年，初之气、二之气主客气完全一致，因此，在初之气、二之气所主的这一段时间内，仍主要表现为湿胜，在人体疾病方面，仍以水湿停聚的表现为主。"主胜则胸腹满，食已而瞀。""主胜"，即主气偏胜。太阴司天之年，上半年主气偏胜时，由于初之气、二之气主客气完全一致，因此无明显的异常情况，但在三之气时，主气少阳相火主事，火气偏胜，可出现瞀闷不清的心病证候，火胜则湿土之气被抑，则可出现胸腹满、食后满闷的脾经证候。

"太阳在泉，寒复内余，则腰尻痛，屈伸不利，股胫足膝中痛。""寒复内余"，此处指寒凉之气侵犯人体内部。"腰尻痛"，指腰骶部疼痛。"屈伸不利"，指人体肢体运动障碍。"股胫足膝中痛"，即下肢痛。全句意谓太阳在泉之年，下半年气候寒冷，人体容易出现腰骶部及下肢疼痛和运动障碍的病候。太阳寒水在泉之年，虽然亦有主胜、客胜之分，但在具体分析下半年气候、物候、病候时，仍应以在泉之气为主。

3. 运气致病之治

委和之治：丁年，岁木不及，燥金胜，火来复，病在肝。陈氏用苁蓉牛膝汤，治肝虚为燥热所伤，胠胁并小腹痛，肠鸣，溏泄，或发热，遍体疮疡，咳嗽，肢满，鼻衄之候。药用牛膝、木瓜、白芍、肉苁蓉、熟地、当归、炙甘草、生姜、乌梅、鹿角。

金疫之刺：大凡人气肝虚，遇厥阴司天失守，感而三虚，又遇六丁岁，木运不及之年，燥邪侵犯，形成金疫。先刺足少阳经原穴丘墟，以通达少阳枢转；再刺肝俞，以益肝阴而助肝用。实乃原俞刺方。尚可刺足厥阴肝经原穴太冲。

太阴司天之治：太阴司天，湿淫所胜，则沉阴且布，雨变枯槁。胕肿骨痛阴痹，阴痹者按之不得，腰脊头项痛，时眩，大便难，阴气不用，饥不欲食，咳唾则有血，心如悬。病本于肾。太溪绝，死不治。湿淫所胜，平以苦热，佐以酸辛，以苦燥之，以淡泄之，湿上甚而热，治以苦温，佐以甘辛，以汗为故而止。

太阴之胜之治：太阴之胜，火气内郁，疮疡于中，流散于外，病在胸胁，甚则心痛热格，头痛，喉痹，项强。独胜则湿气内郁，寒迫下焦，痛留顶，互引眉间，胃满。雨数至，燥化乃见，少腹满，腰椎重强，内不便，善注泄，足下温，头重，足胫胕肿，饮发于中，胕肿于上。太阴之胜，治以咸热，佐以辛甘，以苦泻之。

凡此太阴司天之政，气化运化行后天，阴专其政，阳气退避，大风时起，天气下降，地气上腾，原野昏霿，白埃四起，云奔南极，寒雨数至，物成于差夏。民病寒湿腹满，身䐜愤，胕肿痞逆，寒厥拘急。湿寒合德，黄黑埃昏，流行气交，上应镇星、辰星。其政肃，其令寂，其谷黔玄。故阴凝于上，寒积于下，寒水胜火，则为冰雹；阳光不治，杀气乃行。故有余宜高，不及宜下，有余宜晚，不及宜早。土之利，气之化也，民气亦从之，间谷命其太也。故岁宜以苦燥之、温之，甚者发之、泄之，不发、不泄则湿气外溢，肉溃皮坼，而水血交流。必赞其阳火，令御甚寒，从气异同少多其判也。同寒者以热化，同湿者以燥化，异者少之，同者多之。用凉远凉，用寒远寒，用温远温，用热远热，食宜同法。假者反之，此其道也，反是者病也。

太阳在泉之治：岁太阳在泉，寒淫所胜，则凝肃惨栗；民病少腹控睾，引腰脊，上冲心痛，血见，嗌痛颔肿。寒淫于内，治以甘热，佐以苦辛，以咸泻之，以辛润之，以苦坚之。

备化之治：丑未之岁，太阴司天，太阴在泉。方用备化汤：木瓜、牛膝、茯神、附子、熟地、覆盆子、甘草、生姜。

丁丑年少阴不退位、太阴不迁正之治：民病膈热，咽干，血溢，惊骇，小便赤涩，丹瘤，疮疡留毒。又病民手足肢节肿满，大腹水肿，填臆不食，飧泄，胁满，四肢不举。此以丑未之年犹行子午之令，雨化不行，热气尚治也。丑未阴年，火欲升，而天蓬之水抑之。当刺包络之荣劳宫穴。丑未阴年，木欲降，而地晶之金窒之。当刺手太阴之所出少商穴、手阳明之所入曲池穴。

运气将胜之治：木将行胜之治，于十二月先取其化源，泻肝之原太冲。其用药者，即用辛平之，罚木之胜。用甘全之、佐土之衰。无令食酸物，佐木之胜也。火将行胜之治，于三月迎取其化源，泻包络之原大陵。其用药者，即用咸平之，罚火之胜也。用辛全之，补金炎衰。勿顺其苦物，佐火之胜也。土将行胜之治，于五月迎取其化源，泻脾之原太白。其用药者，即用酸平之，罚土之胜。用咸全之，补肾之衰。勿食其甘物，佐土之胜也。金将行胜之治，于六月迎取其化源，泻肺之原太渊。其用药者，即用苦平之，罚金之胜。用酸全之，补肝之衰。勿食其辛物，佐金之胜也。水将行胜之治，于九月迎取其化源，泻肾之原太溪。其用药者，即用甘平之，罚肾气之胜也。用苦全之，补心气之衰也。无令食咸物，佐肾之胜也。

十五、戊寅年

戊寅年，运气主岁之纪，《素问·六元正纪大论》云："上少阳相火，中太徵火运，下厥阴木，火化七，风化三，正化度也。其化上咸寒，中甘和下辛凉，药食宜也。"表述了戊寅年，上临少阳相火司天，中为太徵火运太过，下加厥阴风木在泉，并记有火化、风化之象数及其药食之用。

戊寅岁，中运火，少阳相火司天，运气同类，故为天符之年。

1. 岁运概况

岁火太过，是岁火燔灼，水泉涸，物焦槁。岁运丹天，赫曦之纪，戊岁北政，太徵之音。岁气阴气内化，其变则炎烈沸腾。肺金受邪，病则发疟，少气喘咳，血溢，泄泻，胸胁满痛，背膂痛，身热骨痛。

火运太过之年，火气偏胜，火克金，致金郁至极而发。民病咳逆，心胁满引少腹，善暴病，不可反侧，嗌干，面尘色恶。金郁泄之，治宜宣泄肺气之法。

2. 岁气概况

少阳司天，火气下临，肺气上从，白起金用，草木眚，火见燔焫，革金且耗，大暑以行，咳嚏衄蔑，鼻窒口疡，寒热胕肿。风行于地，尘沙飞扬，心痛，胃脘痛，厥逆，膈不通，其主暴速。

厥阴在泉，风淫所胜，则地气不明，平野昧，草乃早秀。民病洒洒振寒，善伸数欠，心痛支满，两胁里急，饮食不下，膈咽不通，食则呕，腹胀善噫，得后与气则快然如衰，身体皆重。

少阳司天、厥阴在泉之年，初气，厥阴风木，少阴君火加临。天时热风伤人，时气流行。民病温病乃起，病气怫于上，血溢目赤，咳逆，头痛，血崩，胁满痛，皮肤生疮。

二气，少阴君火，太阴湿土加临。天时，时雨至，火反郁，风不胜湿。民病热郁于上，咳逆呕吐，胸嗌不利，头痛身热，昏愦，脓疮。

三气，少阳相火，少阳相火加临。天时热暴至，草萎河干，大暑炎亢，湿化晚布，大旱。民病热病，聋瞑，血溢，脓疮，咳逆，衄蔑，发渴，喉痹，目赤，善暴死。

　　四气，太阴湿土，阳明燥金加临。天时凉风至，炎暑未去，风雨及时。民病，民气和平，身重中满，脾寒泄泻。

　　五气，阳明燥金，太阳寒水加临。天时阳乃去，寒乃来，雨乃降，刚木早凋。民病，民避寒邪，君子周密，病则骨痿，目赤痛。

　　终气，太阳寒水，厥阴风木加临。天时地气正，寒风飘扬，万物反生，寒气至，雨生鳞虫。民病关节不禁，心腹痛，阳气不藏而咳。

　　六气客主之胜："少阳司天，客胜则丹胗外发，及为丹熛疮疡，呕逆，喉痹，头痛，嗌肿，耳聋，血溢，内为瘈疭。"少阳司天之年，上半年气候十分炎热。从客气来看，初之气为少阴君火，二之气为太阴湿土，三之气为少阳相火。因此在少阳司天之年，在初之气时，人体由于热气偏胜而出现"丹胗外发""喉痹""嗌肿""血溢"等心、小肠病候，因为"诸痛疮疡，皆属于心"，"心主血"，"手少阴之脉……从心系上挟咽"，"手太阳之脉……循咽，下膈"，咽喉为手少阴心及手太阳小肠循行部位。在二之气时，人体可以出现呕逆等脾胃病证，因为"胃主纳"，"脾主化"，湿邪中阻即可发生呕逆。在三之气时，人体可以出现"丹熛疮疡""耳聋""瘈疭"等心火炽盛的病候，因为"丹熛疮疡"属于火胜，"瘈疭"属于热极。"主胜则胸满，咳仰息，甚而有血，手热。""主胜"，即主气偏胜。主气初之气为厥阴风木，因此初之气偏胜时，人体可以因肝气偏胜而出现胸满。二之气为少阴君火，三之气为少阳相火，因此二之气、三之气偏胜时，人体可以因心气偏胜而出现出血、手热之候。因为心主血，手掌属于手厥阴心包经的循行部位。"咳"，即咳嗽。"仰息"，即仰头呼吸，表示呼吸困难，属于肺之病候。此乃火胜刑金，心病传肺而出现的肺经病候。

　　"厥阴在泉，客胜则大关节不利，内为痉强拘瘈，外为不便。"厥阴风木在泉之年，下半年气候偏温，风气偏胜。四之气为阳明燥金，五之气为太阳寒水，终之气为厥阴风木。在四之气时，金胜可以乘木，因而在临床上表现为"大关节不利，外为不便"等肝经证候。五之气时，可出现"痉强拘瘛"等膀胱经证候。"主胜则筋骨繇并，腰腹时痛。""主胜"，即主气偏胜。全句意谓厥阴在泉之年，下半年主气四之气、终之气偏胜时，可以出现腰痛、腹痛等脾病或肾病证候。五之气偏胜时，可因金胜乘木，而出现"筋骨繇并"等肝病证候。"繇"有摇动或颤动之义。"并"，有痉挛之义。

3. 运气致病之治

赫曦之治：戊年，岁火太过，火克金，肺受邪，水气来复。陈氏用麦门冬汤治肺经受热，上气，咳喘，咯血，痰壅，嗌干，耳聋，泄泻，胸胁满，痛连肩背，两臂膊疼，息高之候。药用麦冬、竹叶、桑白皮、白芷、紫菀、半夏、人参、炙甘草、钟乳粉、生姜、大枣。

火疫之刺：刚柔失守，次三年化火疫，行火疫之刺。戊寅年，火运太过，刺先补肺俞，后再刺手厥阴心包经所流劳宫穴。火运太过则乘肺金，所以要补肺金刺肺俞，然后再刺手厥阴荥穴劳宫，泻火之太过。次三年亦行火疫之刺。

少阳司天之治：少阳司天，火淫所胜，则温气流行，金政不平。民病头痛，发热恶寒而疟，热上皮肤痛，色变黄赤，传而为水，身面胕肿，腹满仰息，泄注赤白，疮疡，咳唾血，烦心，胸中热，甚则鼽衄。病本于肺。天府绝，死不治。火淫所胜，平以咸冷，佐以苦甘，以酸收之，以苦发之，以酸复之。

少阳之胜之治：少阳之胜，热客于胃，烦心心痛，目赤，欲呕，呕酸善饥，耳痛，溺赤，善惊谵妄。暴热消烁，草萎水涸，介虫乃屈，少腹痛，下沃赤白。少阳之胜，治以辛寒，佐以甘咸，以甘泻之。

凡此少阳司天之政，气化运行先天。天气正，地气扰，风乃暴举，木偃沙飞，炎火乃流，阴行阳化，雨乃时应，火木同德，上应荧惑、岁星。其谷丹苍，其政严，其令扰，故风热参布，云物沸腾，太阴横流，寒乃时至，凉雨并起。民病寒中，外发疮疡，内为泄满。故圣人遇之，和而不争。往复之作，民病寒热，疟，泄，聋，瞑，呕吐，上怫肿色变。故岁宜咸、宜辛、宜酸，渗之、泄之、渍之、发之，观气寒温以调其过。同风热者多寒化，异风热者少寒化。用热远热，用温远温，用寒远寒，用凉远凉，食宜同法，此其道也。有假者反之，反是者病之阶也。

升明之治：寅申之岁，少阳相火司天，厥阴在泉，方用升明汤：紫檀香、车前子、青皮、半夏、酸枣仁、蔷薇、生姜、炙甘草。

厥阴在泉之治：岁厥阴在泉，风淫所胜，则地气不明，平野昧，草乃早秀。民病洒洒振寒，善伸数欠，心痛支满，两胁里急，饮食不下，膈咽不通，食则呕，腹胀善噫，得后与气则快然如衰，身体皆重。风淫于内，治以辛凉，佐以苦，以甘缓之，以辛散之。

戊寅年太阴不退位、少阳不迁正之治：民病四肢少力，食饮不下，足胫寒，阴痿闭塞，失溺，小便数，泄注淋漓。又病痎疟，骨热，心悸惊骇，甚时血溢。以此寅申之年犹行丑未之令，火气不行，湿乃布天也。寅申阳年，金欲升，而天之火抑之，当刺手太阴之经经渠穴，先左后右。寅申阳年，火欲降，而地元之水窒之，当刺足少阴之所出涌泉穴、足太阳之所入委中穴，先左后右。

运气将胜之治：木将行胜之治，于十二月先取其化源，泻肝之原太冲。其用药者，即用辛平之，罚木之胜。用甘全之，佐土之衰。无令食酸物，佐木之胜也。火将行胜之治，于三月

迎取其化源，泻包络之原大陵。其用药者，即用咸平之，罚火之胜也。用辛全之，补金炎衰。勿顺其苦物，佐火之胜也。土将行胜之治，于五月迎取其化源，泻脾之原太白。其用药者，即用酸平之，罚土之胜。用咸全之，补肾之衰。勿食其甘物，佐土之胜也。金将行胜之治，于六月迎取其化源，泻肺之原太渊。其用药者，即用苦平之，罚金之胜。用酸全之，补肝之衰。勿食其辛物，佐金之胜也。水将行胜之治，于九月迎取化源，泻肾之原太溪。其用药者，即用甘平之，罚肾气之胜也。用苦全之，补心气之衰也。无令食咸物，佐肾之胜也。

十六、己卯年

己卯年，运气主岁之纪，《素问·六元正纪大论》云："上阳明金，中少宫土运，下少阴火，风化清化胜复同，邪气化度也。灾五宫，清化九，雨化五，热化七，正化度也。其化上苦小温，中甘和，下咸寒，药食宜也。"此段经文表述了己卯年，上临阳明燥金司天，中为少宫土运不及，下加少阴君火在泉，并记述了灾宫、清化、雨化、热化之象数及其药食之用。

己卯岁，运气相临，运生气，为小逆之年。

1. 岁运概况

岁土不及，岁运黅天，卑监之纪，己岁南政，少宫之音。岁寒气大作，雨乃愆期，草木秀而不实。脾土受邪，病则飧泄，霍乱，体重腹痛。

土运不及之年，木气乘土，致土郁至极而发。民病心腹胀，肠鸣而为数后，甚则心痛胁胀，呕吐霍乱，饮发注下，胕肿身重。土郁夺之，宜用去壅导滞之法。

2. 岁气概况

阳明司天，燥气下临，肝气上从，苍起木用而立，土乃眚，凄沧数至，木伐草萎，胁痛，目赤，掉振鼓栗，筋痿不能久立。

暴热至，土乃暑，阳气郁发，小便变，寒热如疟，甚则心痛，火行于槁，流水不冰，蛰虫乃见。

少阴在泉，热淫所胜，则焰浮川泽，阴处反明。民病腹中常鸣，气上冲胸，喘不能久立，寒热，皮肤痛，目瞑齿痛，颌肿，恶寒发热如疟，少腹中痛，腹大，蛰虫不藏。

阳明司天、少阴在泉之年，初气，厥阴风木，太阴湿土加临，主气克客气，不相得则病。天时阴始凝，气始肃，水乃冰，寒雨化，花开迟。民病热胀面肿，衄衊，欠嚏，呕吐，小便赤，甚则淋。

二气，少阴君火，少阳相火加临。天时臣居君位，大热早行。民病疫疠大至，善暴死。

三气，少阳相火，阳明燥金加临，主气克客气，不相得则病。天时燥热交合，凉风间发。民病上逆下冷，疟痢，心烦不食。

四气，太阴湿土，太阳寒水加临，主气克客气，不相得则病。天时早秋，寒雨害物。民病暴仆振栗，妄言少气，咽干引饮，心痛膺肿，疮疡寒疟，骨痿便血。

五气，阳明燥金，厥阴风木加临，主气克客气，不相得则病。天时春令又行，草木盛，生雨，生介虫。民病，气和，热行包络，面浮上壅。

终气，太阳寒水，少阴君火加临，主气克客气，不相得则病。天时气候反温，蛰虫出现，流水不冰，下克上。民病伏邪湿毒，季春发疫。

六气客主之胜："阳明司天，清复内余，则咳衄嗌塞，心膈中热，咳不止，而白血出者死。""清"，指清凉之气。"清复内余"，此处指清凉之气侵犯人体内脏。"咳衄嗌塞"，指咳嗽、鼻出血、咽喉不利。"心膈中热"，指胸中发热。"白"，此处指肺。"白血"，即肺出血。全句意谓阳明司天之年，上半年气候偏凉、偏燥，人体容易发生肺病，而出现"咳衄嗌塞"等肺病证候。如果肺病太甚出现"咳不止"及咳血时，则预后不良。此节不言客胜、主胜，但言清复内余，以明六气虽有客主之胜，而皆病司天之气。

"少阴在泉，客胜则腰痛，尻股膝髀腨胻足病，瞀热以酸，胕肿，不能久立，溲便变。"少阴君火在泉之年，下半年气候偏热。客气四之气为太阳寒水，五之气为厥阴风木，终之气为少阴君火，因此少阴在泉之年，在四之气时，可以出现腰、尻、股、膝、髀、腨、胻、足等肾与膀胱经病候，因这些部位均是足太阳膀胱经循行的部位。在五之气时，可以出现"瞀热以酸"等肝经病候，因为"瞀热""吐酸"，均属于肝火之病候。在终之气时，可出现"溲便变"等心、小肠病候。"溲便变"，即小便变为黄赤。"主胜则厥气上行，心痛发热，膈中众痹皆作，发于胠胁，魄汗不藏，四逆而起。"每年主气四之气为太阴湿土，五之气为阳明燥金，终之气为太阳寒水。少阴在泉之年，主气四之气偏胜时，可出现"心痛发热"等脾胃病证候。此处之"心痛"，即胃脘痛，其因与脾胃不和、湿热内蕴有关。主气五之气偏胜时，可出现"魄汗不藏"等肺病证候。因为肺合皮毛，司开阖，汗出不止多由肺气不固所致。主气终之气偏胜时，可出现"众痹""四逆"等证候。"众痹"，即各种痹证。"四逆"，即四肢逆冷，亦即原文中所谓的"厥气"。痹证、厥证的发生，一般多由气血运行不畅所致。主气终之气为太阳寒水，寒性凝泣，因此寒气偏胜时人体可因寒凝经脉而发生痹厥。

3. 运气致病之治

卑监之治：己年，岁土不及，木胜金复，气客于脾。陈氏用白术厚朴汤，治脾虚风冷所伤，心腹胀满疼痛，四肢筋骨重弱，肌肉瞤动酸楚，善怒，霍乱吐泻，或胸胁暴痛，下引少腹，善太息，食少，失味等候。药用白术、炙甘草、大枣、桂心、干姜、厚朴、半夏、生姜、藿香、青皮。

木疫之刺：大凡人脾病，遇太阴司天失守，感而三虚，又遇六己岁，土运不及之年，风邪侵犯，形成木疫。先刺足阳明经原穴冲阳，以补后天生化之源；再刺脾俞，以补脾阳、健脾运、除脾湿。实乃原俞刺方。尚可刺脾经原穴太白。

阳明司天之治：阳明司天，燥淫所胜，则木乃晚荣，草乃晚生，筋骨内变，大凉革候，名木敛生，菀于下，草焦上首，蛰虫来见。民病左胸胁痛，寒清于中，感而疟，咳，腹中鸣，注泄鹜溏，心胁暴痛，不可反侧，嗌干面尘，腰痛，丈夫癞疝，妇人少腹痛，目昧眦疡，疮痤痈。病本于肝。太冲绝，死不治。燥淫所胜，平以苦温，佐以酸辛，以苦下之。

阳明之胜之治：阳明之胜，清发于中，左胠胁痛，溏泄，内为嗌塞，外发癞疝。大凉肃杀，华英改容，毛虫乃殃，胸中不便，嗌塞而咳。阳明之胜，治以酸温，佐以辛甘，以苦泄之。

少阴在泉之治：岁少阴在泉，热淫所胜，则焰浮川泽，阴处反明。民病腹中常鸣，气上冲胸，喘不能久立，寒热皮肤痛，目瞑齿痛，颒肿，恶寒发热如疟，少腹中痛，腹大，蛰虫不藏。热淫于内，治以咸寒，佐以甘苦，以酸收之，以苦发之。

凡此阳明司天之政，气化运行后天，天气急，地气明，阳专其令，炎暑大行，物燥以坚，淳风乃治。风燥横运，流于气交，多阳少阴，云趋雨府，湿化乃敷，燥极而泽，其谷白丹，间谷命太者，其耗白甲品羽，金火合德，上应太白、荧惑。其政切，其令暴，蛰虫乃见，流水不冰。民病咳，嗌塞，寒热发暴，振栗癃闭，清先而劲，毛虫乃死，热后而暴，介虫乃殃。其发躁，胜复之作，扰而大乱，清热之气，持于气交。故食岁谷以安其气，食间谷以去其邪。岁宜以咸、以苦、以辛，汗之、清之、散之，安其运气，无使受邪，折其郁气，资其化源。以寒热轻重少多其制，同热者多天化，同清者多地化。用凉远凉，用热远热，用寒远寒，用温远温，食宜同法。有假者反之，此其道也，反是者，乱天地之经，扰阴阳之纪也。

审平之治：卯酉之岁，阳明司天，少阴在泉，方用审平汤：远志、紫檀香、天冬、山茱萸、白芍、白术、炙甘草、生姜。

己卯年少阳不退位、阳明不迁正之治：民病少气，寒热更作，便血，上热，小腹坚满，小便赤沃，甚则血溢。又病寒热鼽嚏，皮毛折，爪甲枯焦，甚则喘嗽息高，悲伤不乐。此以卯酉之年犹行寅申之令，火尚布天，金化不行也。卯酉阴年，水欲升，而天之土抑之，当刺足少阴之合阴谷穴，先左后右。土欲降，而地苍之木窒之，当刺足厥阴之所出大敦穴、足少阳之所出阳陵泉穴。

运气将胜之治：将行胜之治，于十二月先取其化源，泻肝之原太冲。其用药者，即用辛平之，罚木之胜。用甘全之，佐土之衰。无令食酸物，佐木之胜也。火将行胜之治，于三月迎取其化源，泻包络之原大陵。其用药者，即用咸平之，罚火之胜也。用辛全之，补金炎衰。勿顺其苦物，佐火之胜也。土将行胜之治，于五月迎取其化源，泻脾之原太白。其用药者，即用酸平之，罚土之胜。用咸全之，补肾之衰。勿食其甘物，佐土之胜也。金将行胜之治，于六月迎取其化源，泻肺之原太渊。其用药者，即用苦平之，罚金之胜。用酸全之，补肝之衰。勿食其辛物，佐金之胜也。水将行胜之治，于九月迎取化源，泻肾之原太溪。其用药者，即用甘平之，罚肾气之胜也。用苦全之，补心气之衰也。无令食咸物，佐肾之胜也。

十七、庚辰年

庚辰年，运气主岁之纪，《素问·六元正纪大论》云："上太阳水，中太商金运，下太阴土，寒化一，清化九，雨化五，正化度也。其化上苦热，中辛温，下甘热，药食宜也。"此段经文表述了庚辰年，上临太阳寒水司天，中为太商金运太过，下加太阴湿土在泉，并记有寒化、清化、雨化之象数及药食之用。

庚辰岁，运气相临，运生气，为小逆之年。

1. 岁运概况

岁金太过，岁运素天，坚成之纪，庚岁北政，太商之音木，岁气燥行，天气洁，地气明，阳气随阴，肃杀凋零。肝木受邪，病则腹胁痛，目赤，体重，胸痛，胁满，引小腹，耳无闻，甚则喘咳逆气，背肩尻阴股膝髀腨胻足痛。

金运太过之年，金气偏胜，金克木，致木郁至极而发。民病胃脘当心而痛，上支两胁，膈咽不通，食饮不下，甚则耳鸣眩转，目不识人，善暴僵仆。木郁达之，宜用疏泄肝气之法。

2. 岁气概况

太阳司天，寒气下临，心气上从，而火且明，丹起，金乃眚，寒清时举，胜则水冰，火气高明，心热烦，嗌干，善渴，鼽嚏，喜悲，数欠，热气妄行，寒乃复，霜不时降，善忘，甚则心痛。土乃润，水丰衍，寒客至，沉阴化，湿气变物，水饮内稸，中满不食，皮㾦肉苛，筋脉不利，甚则胕肿，身后痈。

太阴在泉，草乃早荣，湿淫所胜，则埃昏岩谷，黄反见黑，至阴之交。民病饮积心痛，耳聋浑浑焞焞，嗌肿喉痹，阴病血见，少腹痛肿，不得小便，病冲头痛，目似脱，项似拔，腰似折，髀不可以回，腘如结，腨如别。

太阳司天、太阴在泉之年，初气，厥阴风木，少阳相火加临。天时气早暖，草早荣，瘟疫至。民病瘟疫，身热，头痛，呕吐，疮疡。

二气，少阴君火，阳明燥金加临，主气克客气，不相得。天时大凉反至，草乃遇寒，火气遂抑。民病气郁中满，风肿。

三气，少阳相火，太阳寒水加临。天时寒热不时，寒气间

至，热争。民病寒反热中，痈疽，注下，心热闷瞀，吐利不治者也死。

四气，太阴湿土，厥阴风木加临。天时风湿交争，雨生倮虫，木盛生风，暴雨摧拔。民病大热少气，足痿，注下，赤白，血滞成痈。

五气，阳明燥金，少阴君火加临。天时湿热而寒，客行主令。民病，气舒，病则血热妄行，肺气壅。

终气，太阳寒水，太阴湿土加临。天时地气正湿令行，凝阴寒雪。民病，病乃凄惨，孕死，脾受湿，肺旺肾衰。

六气客主之胜："太阳司天，客胜则胸中不利，出清涕，感寒则咳。"太阳司天之年，从总的气候变化来说，上半年气候偏冷。客气初之气为少阳相火，二之气为阳明燥金，三之气为太阳寒水，因此太阳司天之年，在初之气时，人体可出现"胸中不利"等心病症状，因为肺开窍于鼻。在二之气时，可出现"出清涕"等肺病证候。在三之气时，气候寒冷，寒束肌表，可出现咳嗽等病候。"主胜则喉嗌中鸣。""主胜"，即主气偏胜。"喉嗌中鸣"，即咽喉不利，与心肺疾病有关。全句意谓太阳司天之年，上半年气候虽然偏冷，但在主气偏胜时，特别是二之气、三之气偏胜时，人体可因火气偏胜而出现心热，以及由于心病传肺，火胜刑金，而出现"喉嗌中鸣"等心肺疾病。

"太阴在泉，客胜则足痿下重，便溲不时，湿客下焦，发而濡泻，及为肿，隐曲之疾。"太阴在泉之年，下半年气候偏湿。客气四之气为厥阴风木，五之气为少阴君火，终之气为太阴湿土。因此太阴在泉之年，在下半年四之气时，可以出现"足痿下重""隐曲之疾"等肝病证候。"足痿"，即下肢运动障碍，行走不能。"隐曲之疾"，指月经不调，小便不利。因为肝主疏泄，主动，主筋，主外阴，所以这些症状，多属肝病的范畴。在五之气时，可出现"便溲不时"等小肠病证候，这些证候多因小肠分别清浊失司所致。在终之气时，可出现"濡泻""肿"等脾病证候。因为脾主湿，主运化，湿盛则濡泻，甚则为肿。"主胜则寒气逆满，食饮不下，甚则为疝。""主胜"，是指主气的终之气太阳寒水之气偏胜。"逆满"，是指胃脘胀满。"疝"，指寒疝。意谓太阴在泉之年，主气终之气寒气偏胜，人体可因寒而出现心下"逆满""食饮不下""疝"等里寒病候。

3. 运气致病之治

坚成之治：庚年，岁金太过，金克木，肝木受邪，甚则木之子火气来复，陈氏用牛膝木瓜汤，治肝虚燥胜，胁连少腹拘急，疼痛，耳聋目赤，咳逆，肩背连尻、阴、股、膝、髀、腨、胻皆痛之候。药用牛膝、木瓜、白芍、杜仲、枸杞、天麻、黄松节、菟丝子、炙甘草、生姜、大枣。

金疫之刺：刚柔失守，次三年化金疫、金疠，行金疫之刺。庚辰年，金运太过，刺先补肝俞，隔三日再刺肺经手太阴所行经渠穴。金运太过则乘肝木，所以要先补肝木刺肝俞，然后再刺手太阴经穴经渠，泻金之太过。后三年化疫亦行金疫之刺。

太阳司天之治：太阳司天，寒淫所胜，则寒气反至，水且冰，运火炎烈，雨暴乃雹。血变于中，发为痈疡，民病厥心痛，呕血，血泄，鼽衄，善悲，时眩仆，胸腹满，手热肘挛，腋肿，心澹澹大动，胸胁胃脘不安，面赤目黄，善噫，嗌干，甚则色炲，渴而欲饮。病本于心。神门绝，死不治。寒淫所胜，平以辛热，佐以甘苦，以咸泻之。

太阳之胜之治：太阳之胜，凝栗且至，非时水冰，羽乃后化，痔疟发，寒厥入胃，则内生心痛，阴中乃疡，隐曲不利，互为阴股，筋肉拘苛，血脉凝泣，络满色变，或为血泄，皮肤痞肿，腹满食减，热反上行，头项囟顶脑户中痛，目如脱，寒入下焦，传为濡泻。

太阴在泉之治：岁太阴在泉，草乃早荣，湿淫所胜，则埃昏岩谷，黄反见黑，至阴之交。民病饮积，心痛，耳聋浑浑焞焞，嗌肿喉痹，阴病血见，少腹痛肿，不得小便，病冲头痛，目似脱，项似拔，腰似折，髀不可以回，腘如结，腨如别。湿淫于内，治以苦热，佐以酸淡，以苦燥之，以淡泄之。

凡此太阳司天之政，气化运行先天，天气肃，地气静，寒临太虚，阳气不令，水土合德，上应辰星、镇星。其谷玄黅，其政肃，其令徐。寒政大举，泽无阳焰，则火发待时。少阳中治，时雨乃涯，上极雨散，还于太阴，云朝北极，湿化乃布，泽流万物。寒敷于上，雷动于下，寒湿之气持于气交。民病寒湿，发肌肉痿，足痿不收，濡泻血溢。故岁宜苦以燥之、温之，必折其郁气，先资其化源，抑其运气，扶其不胜，无使暴过而生其疾，食岁谷以全其真，避虚邪以安其正，适气同异多少制之。同寒湿者燥热化，异寒湿者燥湿化，故同者多之，异者少之。用寒远寒，用凉远凉，用温远温，用热远热，食宜同法。有假者反常，反是者病，所谓时也。

静顺之治：辰戌之岁，太阳司天，太阴在泉，方用静顺汤：白茯苓、木瓜、牛膝、诃子、附子、干姜、炙甘草、防风。

庚辰年阳明不退位、太阳不迁正之治：民病呕吐，暴注，食饮不下，大便干燥，四肢不举，目瞑掉眩。又病瘟疠，喉闭，嗌干，烦躁而渴，喘息有音。此以辰戌之年犹行卯酉之令，燥尚布天，寒化不行也。辰戌阳年，木欲升，而天之金抑之，当刺足厥阴之井大敦穴。火欲降，而地元之水窒之，当刺足少阴之所出涌泉穴、足太阳之所入委中穴。

运气将胜之治：木将行胜之治，于十二月先取其化源，泻肝之原太冲。其用药者，即用辛平之，罚木之胜。用甘全之，佐土之衰。无令食酸物，佐木之胜也。火将行胜之治，于三月迎取其化源，泻包络之原大陵。其用药者，即用咸平之，罚火之胜也。用辛全之，补金炎衰，勿顺其苦物，佐火之胜也。土将行胜之治，于五月迎取其化源，泻脾之原太白。其用药者，即用酸平之，罚土之胜。用咸全之，补肾之衰。勿食其甘物，佐土之胜也。金将行胜之治，于六月迎取其化源，泻肺之原太渊。其用药者，即用苦平之，罚金之胜。用酸全之，补肝之衰。勿食其辛物，佐金之胜也。水将行胜之治，于九月迎取化源，泻肾之原太溪。其用药者，即用甘平之，罚肾气之胜也。用苦全之，补心气之衰也。无令食咸物，佐肾之胜也。

十八、辛巳年

辛巳年，运气主岁之纪，《素问·六元正纪大论》云："上厥阴木，中少羽水运，下少阳相火，雨化风化胜复同，邪气化度也。灾一宫，风化三，寒化一，火化七，正化度也。其化上辛凉，中苦和，下咸寒，药食宜也。"此段经文表述了辛巳年，上临厥阴风木司天，中为少羽水运不及，下加少阳相火在泉，并记有灾宫、风化、寒化、火化之象数及药食之用。

辛巳年，运气相临，运生气，为小逆之年。

1. 岁运概况

岁水不及，岁运玄天，涸流之纪，辛岁北政，少羽之音。岁气水泉减，草木茂。肾水受邪，病则身重，濡泻，肿满，腰膝痛，足痿，清厥，甚则胕肿，肾气不行。

水运不及之年，土气乘水，致水郁至极而发。民病寒客心痛，腰椎痛，大关节不利，屈伸不便，善厥逆，痞坚，腹满。水郁折之，宜用驱逐水邪之法。

2. 岁气概况

厥阴司天，风气下临，脾气上从，而土且隆，黄起，水乃眚，土用革，体重，肌肉痿，食减口爽，风行太虚，云物摇动，目转耳鸣。火纵其暴，地乃暑，大热消烁，赤沃下，蛰虫数见，流水不冰，其发机速。

少阳在泉，火淫所胜，则焰明郊野，寒热更至。民病注泄赤白，少腹痛，溺赤，甚则血便。少阴同候。

厥阴司天、少阳在泉之年，初气，厥阴风木，阳明燥金加临。天时寒始肃，客行主令，杀气方至。民病寒居右胁，气滞，脾虚胃壅。

二气，少阴君火，太阳寒水加临。天时寒不去，霜雪冰，杀气施，化草焦，寒雨数至。民病热中，气血不升降。

三气，少阳相火，厥阴风木加临。天时风热大作，雨生羽虫。民病泪出，耳鸣，掉眩。

四气，太阴湿土，少阴君火加临。天时热气反用，山泽浮云，暴雨溽湿。民病心受邪，黄疸而为跗肿。

五气，阳明燥金，太阴湿土加临。天时燥湿更胜，沉阴乃布，雨水乃行。民病寒气及体，肺受风，脾受湿，发为疟。

终气，太阳寒水，少阳相火加临，主气克客气，不相得。天时畏火司令，阳乃火化，蛰虫出现，流水不冰，地气大发，草乃生。民病瘟疠。

六气客主之胜："厥阴司天，客胜则耳鸣掉眩，甚则咳。"厥阴风木司天之年，上半年气候偏温，风气偏胜。客气初之气为阳明燥金，二之气为太阳寒水，三之气为厥阴风木。厥阴司天之年，在三之气时，可出现"掉眩"等肝病证候。在二之气时，可出现"耳鸣"等肾病证候。在初之气时，可出现"咳"等肺病证候。"主胜则胸胁痛，舌难以言。""主胜"，即主气偏胜。厥阴司天之年，上半年主气偏胜时，初之气由于风气偏胜而在临床上表现为胸胁痛等肝病证候。二之气、三之气由于火热之气偏胜而在临床上可见舌难言等心病证候。

"少阳在泉，客胜则腰腹痛而反恶寒，甚则下白，溺白。"少阳相火在泉之年，客气四之气为少阴君火，五之气为太阴湿土，终之气为少阳相火。少阴、少阳主火、主热，太阴主湿，因此少阳在泉之年，在下半年时，人体易出现"腹痛""下白""腰痛""溺白"等湿热证候。"下白"，即黏液便或脓样便。腹痛、下白，属大肠湿热为患。"溺白"，即尿液混浊。腰痛、溺白，亦属膀胱湿热为患。"主胜则热反上行而客于心，心痛发热，格中而呕。"主胜谓湿土、燥金、寒水之气偏盛。客气之少阴君火逆则心痛发热，湿土之气逆则格中而呕。这与少阴在泉之年主胜所生诸证候相类似。

3. 运气致病之治

涸流之治：辛年，岁水不及，土胜木复，则肾病。陈氏用五味子汤，治肾虚，坐卧湿地，腰膝重着疼痛，腹胀满，濡泻无度，行步艰难，足痿，清厥，甚则浮肿，面色不常，或筋骨并辟，目视昏暗不明，膈中咽痛等候。药用五味子、附子、山茱萸、巴戟天、鹿茸、熟地黄、杜仲、生姜、盐。

土疫之刺：大凡人肾病，遇太阳司天失守，感而三虚，又遇六辛岁，水运不及之年，湿邪侵犯，形成土疫。先刺足太阳经原穴京骨，以通达敷布阳气；再刺肾俞，以益肾壮火而消阴翳。实乃原俞刺方。尚可刺肾经原穴太溪。

厥阴司天之治：厥阴司天，风淫所胜，则太虚埃昏，云物以扰，寒生春气，流水不冰，蛰虫不去。民病胃脘当心而痛，上支两胁，膈咽不通，饮食不下，舌本强，食则呕，冷泄腹胀，溏泄，瘕水闭。病本于脾。冲阳绝，死不治。风淫所胜，平以辛凉，佐以苦甘，以甘缓之，以酸泻之。

厥阴之胜之治：厥阴之胜，耳鸣头眩，愦愦欲吐，胃膈如寒。大风数举，倮虫不滋，胸胁气并，化而为热，小便黄赤，胃脘当心而痛，上支两胁，肠鸣飧泄，少腹痛，注下赤白，甚则呕吐，膈咽不通。厥阴之胜，治以甘清，佐以苦辛，以酸泻之。

凡此厥阴司天之政，气化运行后天，天气扰，地气正，风生高远，炎热从之，云趋雨府，湿化乃行，风火同德，上应岁星、荧惑。其政挠，其令速，其谷苍丹，间谷言太者，其耗文角品羽。风燥火热，胜复更作，蛰虫来见，流水不冰。热病行于下，风病行于上，风燥胜复形于中。岁宜以辛调上，以咸调下，畏火之气，无妄犯之。用温远温，用热远热，用凉远凉，用寒远寒，食宜同法。有假反常，此之道也，反是者病。

少阳在泉之治：岁少阳在泉，火淫所胜，则焰明郊野，寒热更至。民病注泄赤白，少腹痛，溺赤，甚则血便。少阴同候。火淫于内，治以咸冷，佐以苦辛，以酸收之，以苦发之。

敷和之治：巳亥之岁，厥阴司天，少阳在泉，方用敷和汤：半夏、酸枣仁、五味子、枳实、茯苓、诃子、干姜皮、炙甘草。

辛巳年太阳不退位、厥阴不迁正之治：民病喜怒，目系转，转筋，淋溲小便。此以巳亥之年，犹行辰戌之令，寒气布天，风化不行也。巳亥阴年，火欲升，而天蓬之水抑之，当刺包络之荥劳宫穴。金欲降，而地之火窒之，当刺心包经之所出中冲穴、手少阳之所入天井穴。

运气将胜之治：木将行胜之治，于十二月先取其化源，泻肝之原太冲。其用药者，即用辛平之，罚木之胜。用甘全之，佐土之衰。无令食酸物，佐木之胜也。火将行胜之治，于三月迎取其化源，泻包络之原大陵。其用药者，即用咸平之，罚火之胜也。用辛全之，补金炎衰。勿顺其苦物，佐火之胜也。土将行胜之治，于五月迎取其化源，泻脾之原太白。其用药者，即用酸平之，罚土之胜。用咸全之，补肾之衰。勿食其甘物，佐土之胜也。金将行胜之治，于六月迎取其化源，泻肺之原太渊。其用药者，即用苦平之，罚金之胜。用酸全之，补肝之衰。勿食其辛物，佐金之胜也。水将行胜之治，于九月迎取化源，泻肾之原太溪。其用药者，即用甘平之，罚肾气之胜也。用苦全之，补心气之衰也。无令食咸物，佐肾之胜也。

十九、壬午年

壬午年，运气主岁之纪，《素问·六元正纪大论》云："上少阴火，中太角木运，下阳明金，热化二，风化八，清化四，正化度也。其化上咸寒，中酸凉，下酸温，药食宜也。"此段经文表述了壬午年，上临少阴君火司天，中为太角木运太过，下加阳明燥金在泉，并记有热化、风化、清化之象数及药食之用。

壬午年，运气相临，运生气，为小逆之年。

1. 岁运概况

岁木太过，岁运苍天，发生之纪，壬岁北政，太角之音。岁气风气流行，生气淳化，万物以荣，其变振拉摧拔。脾土受邪，病飧泄，食减体重，肠鸣腹痛，胁满。

木运太过之年，风气偏胜，木克土，致土郁至极而发。民病心腹胀，肠鸣而为数后，甚则心痛胁胀，呕吐霍乱，饮发注下，胕肿身重。土郁夺之，宜用去壅导滞之法。

2. 岁气概况

少阴司天，热气下临，肺气上从，白起金用，草木眚，喘，呕，寒热，嚏，鼽衄，鼻窒，大暑流行，甚则疮疡燔灼，金烁石流。地乃燥清，凄沧数至，胁痛，善太息，肃杀行，草木变。

阳明在泉，燥淫所胜，则霜雾清暝。民病喜呕，呕有苦，善太息，心胁痛，不能反侧，甚则嗌干，面尘，身无膏泽，足外反热。

少阴司天、阳明在泉之年，初气，厥阴风木，太阳寒水加临。天时寒风切冽，雪水冰，蛰复藏。民病关节禁固，腰椎痛，中外疮疡。

二气，少阴君火，厥阴风木加临。天时风雨时寒，雨生羽虫。民病淋，气郁于上而热，令人目赤。

三气，少阳相火，少阴君火加临。天时大火行，热气时至，羽虫静，不鸣也，燕百舌杜宇之类。民病厥热心痛，寒热更作，咳喘，目赤。

四气，太阴湿土，太阴湿土加临。天时大雨时行，寒热互作。民病黄疸，衄衊，嗌干，吐饮。

五气，阳明燥金，少阳相火加临。天时温气乃至，初冬尤暖，万物乃荣。民病，康安，伏邪于春为疟。

终气，太阳寒水，阳明燥金加临。天时燥寒劲切，火尚毒，寒暴至。民病上肿咳喘，甚则血溢，下连小腹，而作寒中。

六气客主之胜："少阴司天，客胜衄嚏，颈项强，肩背瞀热，头痛，少气，发热，耳聋，目瞑，甚则胕肿，血溢，疮疡，咳喘。"少阴君火司天之年，上半年气候偏热。客气初之气为太阳寒水，二之气为厥阴风木，三之气为少阴君火。因此在少阴司天之年，如果客气偏胜，在初之气时，人体可出现"颈项强""肩背强""胕肿"等肾、膀胱经病候。因为寒属肾，与膀胱有关。在二之气时，人体可出现"头痛""耳聋""目瞑"等肝、胆病候。因为风属肝，与胆有关，耳为足少阳胆经循行部位，目为肝之外窍，头痛多为肝阳上亢之证。在三之气时，人体可出现"瞀热""少气发热""血溢""疮疡"等心、小肠病候。因为火属心，与小肠有关，且"诸热瞀瘛，皆属于火"，"诸痛疮疡，皆属于心"，"壮火食气"，"心主血"，"血热则妄行"。火胜可以刑金，心病必然传肺，因此少阴司天之年，在三之气时，不但可出现上述心病证候，而且还同时出现"衄嚏""咳喘"等肺病证候。"主胜则心热烦躁，甚则胁痛支满。""主胜"，即主气偏胜。意谓少阴司天之年，上半年如主气偏胜，则初之气可因风气偏胜而人体出现胁痛支满等肝病证候，二之气、三之气可以因火热之气偏胜，人体出现心热烦躁等心病症状。

"阳明在泉，客胜则清气动下，小腹坚满而数便泄。"阳明燥金在泉之年，客气四之气为太阴湿土，五之气为少阳相火，终之气为阳明燥金。"清气下动"，即清凉之气影响人体下焦。全句意谓阳明在泉之年，由于下半年客气四之气湿气偏胜，五之气火气偏胜，终之气清气偏胜，因此人体可因湿热交搏或因寒湿交搏而出现腹胀腹泻。"主胜则腰重腹痛，少腹生寒，下为鹜溏，则寒厥于肠，上冲胸中，甚则喘不能久立。"意谓阳明在泉之年，若主气湿气偏胜，临床上可出现"鹜溏"等脾病之候。"鹜溏"，即大便溏泄如鸭粪。主气燥气偏胜，即可出现"上冲胸中，甚则喘"等肺病之候。寒气偏胜时，即可出现"腰重腹痛"肾经病候。

3. 运气致病之治

发生之治：壬年，岁木太过，风木克湿土，脾土受邪，甚则土之子金气来复，陈氏用苓术汤，治脾胃感风，飧泄，注下，肠鸣，腹满，四肢重滞，善怒，眩冒，颠晕，或左胁偏疼之候。药用白茯苓、白术、炙甘草、厚朴、青皮、干姜、半夏、草果、生姜、大枣。

木疫之刺：刚柔失守，次三年化为木疫、木疠，行木疫之刺。壬午年，木运太过，刺先补脾俞，隔三日再刺肝经足厥阴所出大敦穴。因为木运太过则乘脾土，所以要先补脾土刺脾俞，然后再刺足厥阴井穴大敦，泻木之太过。后三年变木疫、木疠，刺法同前。

少阴司天之治：少阴司天，热淫所胜，怫热至，火行其政，大雨且至。民病胸中烦热，嗌干，右胠满，皮肤痛，寒热咳喘，唾血血泄，鼽衄嚏呕，溺色变，甚则疮疡胕肿，肩背臂臑及缺盆中痛，心痛肺膜，腹大满，膨膨而喘咳。病本于肺。尺泽绝，死不治。热淫所胜，平以咸寒，佐以苦甘，以酸收之。

少阴之胜之治：少阴之胜，心下热，善饥，脐下反动，气游三焦。炎暑至，木乃津，草乃萎，呕逆，躁烦，腹满痛，溏泄，传为赤沃。少阴之胜，治以辛寒，佐以苦咸，以甘泻之。

阳明在泉之治：岁阳明在泉，燥淫所胜，则霿雾清暝。民病喜呕，呕有苦，善太息，心胁痛不能反侧，甚则嗌干，面尘，身无膏泽，足外反热。燥淫于内，治以苦温，佐以甘辛，以苦下之。

正阳之治：子午之岁，少阴司天，阳明在泉，方用正阳汤：白薇、元参、川芎、桑白皮、当归、白芍、旋覆花、炙甘草、生姜。

凡此少阴司天之政，气化运行先天，地气肃，天气明，寒交暑，热加燥，云驰雨府，湿化乃行，时雨乃降，金火合德，上应荧惑、太白。其政明，其令切，其谷丹白。水火寒热持于气交而为病始也，热病生于上，清病生于下，寒热凌犯而争于中，民病咳喘，血溢血泄，鼽嚏，目赤眦疡，寒厥入胃，心痛，腰痛，腹大，嗌干肿上。岁必抑其运气，资其岁胜，折其郁发，先取化源，无使暴过而生其病也。食岁谷以全真气，食间谷以辟虚邪。岁宜咸以软之，而调其上；甚则以苦发之，以酸收之，而安其下；甚则以苦泄之。适气同异而多少之，同天气者以寒清化，同地气者以温热化。用热远热，用凉远凉，用温远温，用寒远寒，食宜同法。有假则反，此其道也，反是者病作矣。

壬午年厥阴不退位、少阴不迁正之治：民病瘟疫，疵废（灾害疫病）风生，皆肢节痛，头目痛，伏热内烦，咽喉干引饮。又病寒热，四肢烦痛，腰脊强直。此以子午之年犹行巳亥之令，热化不行，风反为灾也。子午阳年，土欲升，而天之木气抑之，当刺足太阴之输太白穴。水欲降，而地阜之土窒之，当刺足太阴之所出隐白穴、足阳明之所入三里穴。

运气将胜之治：木将行胜之治，于十二月先取其化源，泻肝之原太冲。其用药者，即用辛平之，罚木之胜。用甘全之，佐土之衰。无令食酸物，佐木之胜也。火将行胜之治，于三月迎取其化源，泻包络之原大陵。其用药者，即用咸平之，罚火之胜也。用辛全之，补金炎衰。勿顺其苦物，佐火之胜也。土将行胜之治，于五月迎取其化源，泻脾之原太白。其用药者，即用酸平之，罚土之胜。用咸全之，补肾之衰。勿食其甘物，佐土之胜也。金将行胜之治，于六月迎取其化源，泻肺之原太渊。其用药者，即用苦平之，罚金之胜。用酸全之，补肝之衰。勿食其辛物，佐金之胜也。水将行胜之治，于九月迎取化源，泻肾之原太溪。其用药者，即用甘平之，罚肾气之胜也。用苦全之，补心气之衰也。无令食咸物，佐肾之胜也。

二十、癸未年

癸未年，运气主岁之纪，《素问·六元正纪大论》云："上太阴土，中少徵火运，下太阳水，寒化雨化胜复同，邪气化度也。灾九宫，雨化五，火化二，寒化一，正化度也。其化上苦温，中咸温，下甘热，药食宜也。"此段经文表述了癸未年，上临太阴湿土司天，中为少徵火运不及，下加太阳寒水在泉；并记有灾宫、雨化、火化、寒化之象数及药食之用。

癸未岁，运气相临，运生气，为小逆之年。

1. 岁运概况

岁火不及，岁运丹天，伏明之纪，癸岁北政，少徵之音。岁气岁寒乃盛行，火令不政，物生不长，阳气屈伏，蛰虫早藏。心火受邪，病则胸胁膺背痛，郁冒，暴喑，臂痛。

火运不及之年，水气乘火，致火郁至极而发。民病少气，疮疡痈肿，胁、腹、胸、背、面、首、四支膜胀，胪胀，疡痱，呕逆，瘛疭，骨痛，节乃有动，注下，温疟，腹中暴痛，血溢流注，精液乃少，目赤，心热，甚则瞀闷懊恼，善暴死。火郁发之，治宜宣散火邪之法。

2. 岁气概况

太阴司天，湿气下临，肾气上从，黑起水变，埃冒云雨，火乃眚，埃冒云雨，胸中不利，阴痿，气大衰，而不起不用，当其时，反腰椎痛，动转不便也，厥逆。地乃藏阴，大寒且至，蛰虫早附，心下痞痛，地裂冰坚，少腹痛，时害于食，乘金则止，水增，味乃咸，行水减也。

太阳在泉，寒淫所胜，则凝肃惨栗。民病少腹控睾引腰脊，上冲心痛，血见，嗌痛颔肿。

太阴司天、太阳在泉之年，初气，厥阴风木，厥阴风木加临。天时大风发荣，雨水毛虫。民病血溢，筋络拘强，关节不利，身重筋痛。

二气，少阴君火，少阴君火加临。天时大火至，天下疵疾，以其得位，君令宜行，湿蒸相薄，雨时降。民病瘟疫盛行，远近咸若。

三气，少阳相火，太阴湿土加临。天时雷雨电雹，地气腾，湿气降。民病身重跗肿，腹胸满感。

四气，太阴湿土，少阳相火加临。天时炎热沸腾，地气升，天气否隔，湿化不流。民病腠理热，血暴溢，患疟，心腹胀满，甚则浮肿。

五气，阳明燥金，阳明燥金加临。天时大凉，霜早降，寒及体。民病皮肤寒。

终气，太阳寒水，太阳寒水加临。天时大寒凝冽。民病关节禁固，腰椎痛。

六气客主之胜："太阴司天，客胜则首面浮肿，呼吸气喘。"太阴湿土司天之年，上半年气候偏湿，雨水较多。客气初之气为厥阴风木，二之气为少阴君火，三之气为太阴湿土。厥阴司天，客气偏湿时，人体由于水湿停聚而头面部浮肿，或水饮停聚于肺出现呼吸气喘之候。太阴司天之年，初之气、二之气主客气完全一致，故在初之气、二之气主时内，仍表现为湿胜，人体发病，仍以水湿停聚的为主。"主胜则胸腹满，食已而瞀。""主胜"，即主气偏胜。太阴司天之年，上半年主气偏胜时，由于初之气、二之气主客气完全一致，因此表现不出明显的异常情况，但在三之气时，主气少阳相火主事，火气偏胜，在临床上可出现瞀闷不清的心病证候，火胜则湿土之气被抑，可出现胸腹满、食后满闷的脾经证候。

"太阳在泉，寒复内余，则腰尻痛，屈伸不利，股胫足膝中痛。""寒复内余"，系指寒凉之气侵犯人体内部。"腰尻痛"，指腰骶部疼痛。"屈伸不利"，指人体肢体运动障碍。"股胫足膝中痛"，即下肢痛。太阳在泉之年，下半年气候寒冷，人体容易出现腰骶部及下肢疼痛和运动障碍等肾与膀胱经之病候。此处"寒复内余"的含义与前述阳明司天"清复内涵"的含义相似，旨在说明太阳寒水在泉之年，虽然亦有主胜、客胜之分，但在具体分析下半年气候、物候、病候时，仍应以在泉之气为主。

3. 运气致病之治

伏明之纪：六癸年，岁火不及，水胜心病，甚则土气来复。陈氏用黄芪茯神汤，治心虚夹寒，胸心中痛，两胁连肩背支满，噎塞，郁冒，朦昧，髋髀挛痛，不能屈伸，或下利溏泄，饮食不进，腹痛，手足痿痹，不能任身之候。药用黄芪、茯神、远志、紫河车、酸枣仁、生姜、大枣。

水疫之刺：大凡人病心虚，遇君、相二火司天失守，感而三虚，又遇六癸岁，火运不及之年，水邪侵犯，形成水疫。先刺手少阳经原穴阳池，以补少阳相火之不足；再刺心俞，以补少阴君火之不足。实乃原俞刺方。尚可刺心经原穴神门。

太阴司天之治：太阴司天，湿淫所胜，则沉阴且布，雨变枯槁，胕肿骨痛阴痹，阴痹者按之不得，腰脊头项痛，时眩，大便难，阴气不用，饥不欲食，咳唾则有血，心如悬。病本于肾。太溪绝，死不治。湿淫所胜，平以苦热，佐以酸辛，以苦燥之，以淡泄之。湿上甚而热，治以苦温，佐以甘辛，以汗为故而止。

太阴之胜之治：太阴之胜，火气内郁，疮疡于中，流散于外，病在胸胁，甚则心痛热格，头痛，喉痹，项强，独胜则湿气内郁，寒迫下焦，痛留顶，互引眉间，胃满，雨数至，燥化乃见，少腹满，腰椎重强，内不便，善注泄，足下温，头重，足胫胕肿，饮发于中，胕肿于上。太阴之胜，治以咸热，佐以辛甘，以苦泻之。

凡此太阴司天之政，气化运行后天，阴专其政，阳气退避，大风时起，天气下降，地气上腾，原野昏霿，白埃四起，云奔南极，寒雨数至，物成于差夏。民病寒湿腹满，身䐜愦，胕肿痞逆，寒厥拘急。湿寒合德，黄黑埃昏，流行气交，上应镇星、辰星。其政肃，其令寂，其谷黅玄。故阴凝于上，寒积于下，寒水胜火，则为冰雹，阳光不治，杀气乃行。故有余宜高，不及宜下，有余宜晚，不及宜早，土之利，气之化也，民气亦从之，间谷命其太也。故岁宜以苦燥之、温之，甚者发之、泄之。不发、不泄则湿气外溢，肉溃皮坼，而水血交流。必赞其阳火，令御甚寒，从气异同少多其判也，同寒者以热化，同湿者以燥化，异者少之，同者多之。用凉远凉，用寒远寒，用温远温，用热远热，食宜同法。假者反之，此其道也，反是者病也。

太阳在泉之治：岁太阳在泉，寒淫所胜，则凝肃惨栗。民病少腹控睾引腰脊，上冲心痛，血见，嗌痛颔肿。寒淫于内，治以甘热，佐以苦辛，以咸泻之，以辛润之，以苦坚之。

备化之治：丑未之岁，太阴司天，太阳在泉，方用备化汤：木瓜、牛膝、茯神、附子、熟地、覆盆子、甘草、生姜。

癸未年少阴不退位、太阴不迁正之治：民病膈热，咽干，血溢，惊骇，小便赤涩，丹瘤疹，疮疡留毒。又病手足肢节肿满，大腹水肿，填膪不食，飧泄，胁满，四肢不举。此以丑未之年犹行子午之令，雨化不行，热气尚治也。丑未阴年，火欲升，而天之水抑之，当刺包络之荥劳宫穴。木欲降，而地晶之金窒之，当刺手太阴之所出少商穴、手阳明之所入曲池穴。

运气将胜之治：木将行胜之治，于十二月先取其化源，泻肝之原太冲。其用药者，即用辛平之，罚木之胜。用甘全之，佐土之衰。无令食酸物，佐木之胜也。火将行胜之治，于三月迎取其化源，泻包络之原大陵。其用药者，即用咸平之，罚火之胜也。用辛全之，补金炎衰。勿顺其苦物，佐火之胜也。土将行胜之治，于五月迎取其化源，泻脾之原太白。其用药者，即用酸平之，罚土之胜。用咸全之，补肾之衰。勿食其甘物，佐土之胜也。金将行胜之治，于六月迎取其化源，泻肺之原太渊。其用药者，即用苦平之，罚金之胜。用酸全之，补肝之衰。勿食其辛物，佐金之胜也。水将行胜之治，于九月迎取化源，泻肾之原太溪。其用药者，即用甘平之，罚肾气之胜也。用苦全之，补心气之衰也。无令食咸物，佐肾之胜也。

二十一、甲申年

甲申年，运气主岁之纪，《素问·六元正纪大论》云："上少阳相火，中太宫土运，下厥阴木，火化二，雨化五，风化八，正化度也。其化上咸寒，中咸和，下辛凉，药食宜也。"此段经文表述了甲申年，上临少阳相火司天，中为太宫土运太过，下加厥阴风木，并记述了火化、雨化、风化之象数及药食之用。

甲申年，运气相临，气生运，为顺化之年。

1. 岁运概况

岁土太过，是岁泉涌河溢，涸泽亦生鱼，风雨大。岁运黄天，敦阜之纪，甲岁南政，太宫之音。岁气雨湿流行，至阴内实，物化克成，其变震惊，飘骤崩溃。肾水受邪，病则腹痛，清厥体重，甚则足痿不收，脚痛中满，四肢不举。

木运太过之年，湿气偏胜，土克水，致水郁至极而发。民病寒客心痛，腰椎痛，大关节不利，屈伸不便，善厥逆，瘕坚，腹满。水郁折之，治宜驱逐水邪之法。

2. 岁气概况

少阳司天，火气下临，肺气上从，白起金用，草木眚，火见燔焫，革金且耗，大暑以行，咳嚏鼽衄，鼻窒口疡，寒热胕肿。风行于地，尘沙飞扬，心痛，胃脘痛，厥逆，膈不通，其主暴速。

厥阴在泉，风淫所胜，则地气不明，平野昧，草乃早秀。民病洒洒振寒，善伸数欠，心痛支满，两胁里急，饮食不下，膈咽不通，食则呕，腹胀善噫，得后与气则快然如衰，身体皆重。

少阳司天、厥阴在泉之年，初气，厥阴风木，少阴君火加临。天时热风伤人，时气流行，民病温病乃起，病气怫于上，血溢目赤，咳逆，头痛，血崩，胁满痛，皮肤生疮。

二气，少阴君火，太阴湿土加临。天时，时雨至，火反郁，风不胜湿。民病热郁于上，咳逆呕吐，胸嗌不利，头痛身热，昏愦，脓疮。

三气，少阳相火，少阳相火加临。天时热暴至，草萎河干，大暑炎亢，湿化晚布，大旱。民病热病，聋瞑，血溢，脓疮，咳逆，鼽衄，发渴，喉痹，目赤，善暴死。

四气，太阴湿土，阳明燥金加临。天时凉风至，炎暑未去，风雨及时。民病，民气和平，身重中满，脾寒泄泻。

五气，阳明燥金，太阳寒水加临。天时阳乃去，寒乃来，雨乃降，刚木早凋。民病，民避寒邪，君子周密，病则骨痿，目赤痛。

终气，太阳寒水，厥阴风木加临。天时地风正，寒风飘扬，万物反生，寒气至，雨生鳞虫。民病关节不禁，心腹痛，阳气不藏。

六气客主之胜："少阳司天，客胜则丹胗外发，发为丹熛疮疡，呕逆，喉痹，头痛，嗌肿，耳聋，血溢，内为瘈疭。"少阳司天之年，上半年气候十分炎热。从客气来看，初之气为少阴君火，二之气为太阴湿土，三之气为少阳相火。因此在少阳司天之年，在初之气时，人体由于热气偏胜而出现"丹胗外发""喉痹""嗌肿""血溢"等心、小肠病候，因为"诸痛疮疡，皆属于心"，"心主血"，"手少阴之脉……从心系上挟咽"，"手太阳之脉……循咽，下膈"，咽喉为手少阴心及手太阳小肠循行部位。在二之气时，人体可以出现呕逆等脾胃病证，因为"胃主纳"，"脾主化"，湿邪中阻即可发生呕逆。在三之气时，人体可以出现"丹熛疮疡""耳聋""瘈疭"等心火炽盛的病候，因为"丹熛疮疡"属于火胜，"瘈疭"属于热极。"主胜则胸满，咳，仰息，甚而有血，手热。""主胜"，即主气偏胜。由于主气初之气为厥阴风木，因此初之气偏胜时，人体可以因肝气偏胜而出现胸满。二之气为少阴君火，三之气为少阳相火，因此二之气、三之气偏胜时，人体可以因心气偏胜而出现出血、手热之候。因为心主血，手掌属于手厥阴心包经的循行部位。"咳"，即咳嗽。"仰息"，即仰头呼吸，表示呼吸困难，属于肺之病候。此乃火胜刑金，心病传肺而出现的肺经病候。

"厥阴在泉，客胜则大关节不利，内为痉强拘瘈，外为不便。"厥阴风木在泉之年，下半年气候偏温，风气偏胜。客气四之气为阳明燥金，五之气为太阳寒水，终之气为厥阴风木。在四之气时，因金胜可以乘木，故在临床上表现出"大关节不利，外为不便"等肝经证候。五之气时，可出现上述"痉强拘瘛"等膀胱经证候。特别是在终之气时，厥阴风木主时，又是该年的在泉之气，所以上述证候就更加突出。"主胜则筋骨繇并，腰腹时痛。""主胜"，即主气偏胜。全句意谓厥阴在泉之年，主气四之气、终之气偏胜时，可出现腰痛、腹痛等脾病或肾病证候。五之气偏胜时，由于金胜乘木而出现"筋骨繇并"等肝病证候。

3. 运气致病之治

敦阜之治：甲年，敦阜之纪，岁土太过，土克水而肾受邪，甚则木气来复。陈氏以附子山茱萸汤，治肾经受湿，腹痛，寒厥，足痿不收，腰椎痛，行步艰难，甚则中满，食不下，或肠鸣，溏泄之候。药用附子、山茱萸、木瓜、乌梅、半夏、肉豆蔻、丁香、藿香、生姜、大枣。

土疫之刺：刚柔失守，次三年化土疫，行土疫之刺。甲申年，土运太过，刺先补肾俞，隔三天再刺足太阴之所注太白穴。土运太过则乘所胜，致邪之源是土运太过之胜气，所以要先刺补肾俞穴，即补水以免受其邪，然后刺足太阴输穴太白，泻土之太过。后三年化疫之年，行土疫之刺。

少阳司天之治：少阳司天，火淫所胜，则温气流行，金政不平。民病头痛，发热恶寒而疟，热上，皮肤痛，色变黄赤，传而为水，身面胕肿，腹满仰息，泄注赤白，疮疡，咳唾血，烦心，胸中热，甚则衄衊。病本于肺。天府绝，死不治。火淫所胜，平以咸冷，佐以苦甘，以酸收之，以苦发之，以酸复之。

少阳之胜之治：少阳之胜，热客于胃，烦心心痛，目赤，欲呕，呕酸善饥，耳痛，溺赤，善惊谵妄，暴热消烁，草萎水涸，介虫乃屈，少腹痛，下沃赤白。少阳之胜，治以辛寒，佐以甘咸，以甘泻之。

厥阴在泉之治：岁厥阴在泉，风淫所胜，则地气不明，平野昧，草乃早秀。民病洒洒振寒，善伸数欠，心痛支满，两胁里急，饮食不下，膈咽不通，食则呕，腹胀善噫，得后与气则快然如衰，身体皆重。风淫于内，治以辛凉，佐以苦，以甘缓之，以辛散之。

凡此少阳司天之政，气化运行先天，天气正，地气扰，风乃暴举，木偃沙飞，炎火乃流，阴行阳化，雨乃时应，火木同德，上应荧惑、岁星。其谷丹苍，其政严，其令扰，故风热参布，云物沸腾，太阴横流，寒乃时至，凉雨并起。民病寒中，外发疮疡，内为泄满。故圣人遇之，和而不争。往复之作，民病寒热，疟，泄，聋，瞑，呕吐，上怫肿色变。故岁宜咸、宜辛、宜酸，渗之、泄之、渍之、发之，观气寒温以调其过，同风热者多寒化，异风热者少寒化。用热远热，用温远温，用寒远寒，用凉远凉，食宜同法，此其道也。有假者反之，反是者病之阶也。

升明之治：寅申之岁，少阳相火司天，厥阴在泉，方用升明汤：紫檀香、车前子、青皮、半夏、酸枣仁、蔷薇、生姜、炙甘草。

甲申年太阴不退位、少阳不迁正之治：民病四肢少力，食饮不下，足胫寒，阴痿闭塞，失溺小便数，泄注淋漓。又病痎疟，骨热，心悸惊骇，甚时血溢。以此寅申之年犹行丑未之令，火气不行，湿乃布天也。寅申阳年，金欲升，而天之火抑之，当刺手太阴之经经渠穴，先左后右。火欲降，而地元之水窒之，当刺足少阴之所出涌泉穴、足太阳之所入委中穴，先左后右。

运气将胜之治：木将行胜之治，于十二月先取其化源，泻肝之原太冲。其用药者，即用辛平之，罚木之胜。用甘全之，佐土之衰。无令食酸物，佐木之胜也。火将行胜之治，于三月迎取其化源，泻包络之原大陵。其用药者，即用咸平之，罚火之胜也。用辛全之，补金炎衰。勿顺其苦物，佐火之胜也。土将行胜之治，于五月迎取其化源，泻脾之原太白。其用药者，

即用酸平之，罚土之胜。用咸全之，补肾之衰。勿食其甘物，佐土之胜也。金将行胜之治，于六月迎取其化源，泻肺之原太渊。其用药者，即用苦平之，罚金之胜。用酸全之，补肝之衰。勿食其辛物，佐金之胜也。水将行胜之治，于九月迎取化源，泻肾之原太溪。其用药者，即用甘平之，罚肾气之胜也。用苦全之，补心气之衰也。无令食咸物，佐肾之胜也。

二十二、乙酉年

乙酉年，运气主岁之纪，《素问·六元正纪大论》云："上阳明金，中少商金运，下少阴火，热化寒化胜复同，邪气化度也。灾七宫，燥化四，清化四，热化二，正化度也。其化上苦小温，中苦和，下咸寒，药食宜也。"此段经文表述了乙酉年，上临阳明燥金，中为少商金运不及，下加少阴君火在泉，并记述了灾宫、燥化、清化、热化之象数及药食之用。

乙酉年，中运金，岁支申酉为金，故为岁会；司天阳明燥金，五行上同气，为天符。故又为太乙天符。

1. 岁运概况

岁金不及，岁运素天，从革之纪，岁金不及之年。酉为阳明燥金司天之年，不及得助，故乙酉年为平气审平之纪。乙岁北政，少商之音。岁气炎火盛行，生气乃用，燥石流金，涸泉焦草。肺金受邪，病则肩背瞀重，鼽血，血便，注下。

金运不及之年，火气乘金，致金郁至极而发。民病咳逆，心胁满引少腹，善暴病，不可反侧，嗌干，面尘色恶。金郁泄之，治宜宣泄肺气之法。

2. 岁气概况

阳明司天，燥气下临，肝气上从，苍起木用而立，土乃眚，凄沧数至，木伐草萎，胁痛，目赤，掉振鼓栗，筋痿不能久立。暴热至，土乃暑，阳气郁发，小便变，寒热如疟，甚则心痛。

火行于槁，流水不冰，蛰虫乃见。

少阴在泉，热淫所胜，则焰浮川泽，阴处反明。民病腹中常鸣，气上冲胸，喘不能久立，寒热，皮肤痛，目瞑齿痛，颇肿，恶寒发热如疟，少腹中痛，腹大，蛰虫不藏。

阳明司天、少阴在泉之年，初气，厥阴风木，太阴湿土加临，主气克客气，不相得则病。天时阴始凝，气始肃，水乃冰，寒雨化，花开迟。民病热胀面肿，鼽衄，欠嚏，呕吐，小便赤，甚则淋。

二气，少阴君火，少阳相火加临。天时臣居君位，大热早行。民病疫疠大至，善暴死。

三气，少阳相火，阳明燥金加临，主气克客气，不相得则病。天时燥热交合，凉风间发。民病上逆下冷，疟痢，心烦不食。

四气，太阴湿土，太阳寒水加临，主气克客气，不相得则病。天时早秋，寒雨害物。民病暴仆振栗，妄言少气，咽干引饮，心痛膺肿，疮疡，寒疟，骨痿，便血。

五气，阳明燥金，厥阴风木加临，主气克客气，不相得则病。天时春令又行，草木盛，生雨，生介虫。民病，气和，热行包络，面浮上壅。

终气，太阳寒水，少阴君火加临，主气克客气，不相得，易生病。天时气候反温，蛰虫出现，流水不冰，此下克上。民病伏邪湿毒，季春发疫。

六气客主之胜："阳明司天，清复内余，则咳衄嗌塞，心膈中热，咳不止，而白血出者死。""清"，指清凉之气。"清复内余"，此处指清凉之气侵犯人体内脏。"咳衄嗌塞"，指咳嗽、鼻出血、咽喉不利。"心膈中热"，指胸中发热。"白"，此处指肺。"白血"，即肺出血。全句意谓阳明司天之年，上半年气候偏凉、偏燥，人体容易发生肺病，而在临床上出现"咳衄嗌塞"等肺病证候。如果肺病太甚出现"咳不止"及咳血时，则预后不良。此节不言客胜、主胜，但言清复内余，以明六气虽有客主之胜，而皆病司天之气。

"少阴在泉，客胜则腰痛，尻股膝髀腨胻足病，瞀热以酸，胕肿不能久立，溲便赤。"少阴君火在泉之年，下半年气候偏热。客气四之气为太阳寒水，五之气为厥阴风木，终之气为少阴君火。因此少阴在泉之年，在四之气时，可出现腰、尻、股、膝、髀、腨、胻、足等膀胱经病候，因为这些部位都是足太阳膀胱经的循行部位。在五之气时，可出现"瞀热以酸"等肝经病候，因为"瞀热""吐酸"属于肝火之候。在终之气时，可以出现"溲便变"等心、小肠病证。"溲便赤"，即心火移入小肠而致小便变为黄赤。"主胜则厥气上行，心痛发热，膈中众痹皆作，发于胠胁，魄汗不藏，四逆而起。"少阴在泉之年，下半年气候偏热，但主气四之气偏胜时，可出现"心痛发热"等脾胃病证候。此处之"心痛"，即胃脘痛，常与脾胃不和、湿热内蕴有关。主气五之气偏胜时，可出现"魄汗不藏"等肺病证候，因为肺合皮毛，司开阖，汗出不止多由肺气不固所致。主气终之气偏胜时，可出现"众痹""四逆"等证候。痹证、厥证的发生，一般多由气血运行不畅所致。主气终之气为太阳寒水，寒性凝滞，因此在寒气偏胜时人体可因寒凝经脉而发生痹厥。

3. 运气致病之治

从革之治：乙年，从革之纪，岁金不及，火胜水复，病在肺。陈氏用紫菀汤，治肺虚感热，咳嗽，喘满，自汗，衄血，肩背瞀重，血便，注下，或脑户连囟顶痛，发热，口疮，心痛等候。药用紫菀、白芷、桑白皮、地骨皮、杏仁、人参、炙甘草、黄芪、生姜、大枣。

火疫之刺：大凡人肺病，遇阳明司天失守，感而三虚，又遇六乙岁，金运不及之年，火邪侵犯，形成火疫。先刺手阳明经原穴合谷，以助气血生化之源；再刺肺俞，以达肺气、实腠理。实乃原俞刺方。尚可刺肺经原穴太渊。

阳明司天之治：阳明司天，燥淫所胜，则木乃晚荣，草乃晚生，筋骨内变，大凉革候，名木敛生，菀于下，草焦上首，蛰虫来见。民病左胠胁痛，寒清于中，感而疟，咳，腹中鸣，注泄鹜溏，心胁暴痛，不可反侧，嗌干面尘，腰痛，丈夫㿉疝，妇人少腹痛，目昧眦疡，疮痤痈。病本于肝。太冲绝，死不治。燥淫所胜，平以苦温，佐以酸辛，以苦下之。

阳明之胜之治：阳明之胜，清发于中，左胠胁痛，溏泄，内为嗌塞，外发㿉疝。大凉肃杀，华英改容，毛虫乃殃，胸中不便，嗌塞而咳。阳明之胜，治以酸温，佐以辛甘，以苦泄之。

少阴在泉之治：岁少阴在泉，热淫所胜，则焰浮川泽，阴处反明。民病腹中常鸣，气上冲胸，喘不能久立，寒热，皮肤痛，目瞑齿痛，頗肿，恶寒发热如疟，少腹中痛，腹大，蛰虫不藏。热淫于内，治以咸寒，佐以甘苦，以酸收之，以苦发之。

凡此阳明司天之政，气化运行后天，天气急，地气明，阳专其令，炎暑大行，物燥以坚，淳风乃治。风燥横运，流于气交，多阳少阴，云趋雨府，湿化乃敷，燥极而泽，其谷白丹，间谷命太者，其耗白甲品羽，金火合德，上应太白、荧惑。其政切，其令暴，蛰虫乃见，流水不冰。民病咳，嗌塞，寒热发暴，振栗癃闭，清先而劲，毛虫乃死，热后而暴，介虫乃殃。其发躁，胜复之作，扰而大乱，清热之气，持于气交。故食岁谷以安其气，食间谷以去其邪。岁宜以咸、以苦、以辛，汗之、清之、散之，安其运气，无使受邪，折其郁气，资其化源。以寒热轻重少多其制，同热者多天化，同清者多地化。用凉远凉，用热远热，用寒远寒，用温远温，食宜同法。有假者反之，此其道也，反是者，乱天地之经，扰阴阳之纪也。

审平之治：卯酉之岁，阳明司天，少阴在泉，方用审平汤：远志、紫檀香、天冬、山茱萸、白芍、白术、炙甘草、生姜。

乙酉年少阳不退位、阳明不迁正之治：民病少气，寒热更作，便血，上热，小腹坚满，小便赤沃，甚则血溢。又病寒热瞤嚏，皮毛折，爪甲枯焦，甚则喘嗽息高，悲伤不乐。此以卯酉之年犹行寅申之令，火尚布天，金化不行也。卯酉阴年，水欲升，而天之土抑之，当刺足少阴之合穴阴谷，先左后右。土欲降，而地苍之木窒之，当刺足厥阴之所出大敦穴、足少阳之所出阳陵泉穴。

运气将胜之治：木将行胜之治，于十二月先取其化源，泻肝之原太冲。其用药者，即用辛平之，罚木之胜。用甘全之，佐土之衰。无令食酸物，佐木之胜也。火将行胜之治，于三月迎取其化源，泻包络之原大陵。其用药者，即用咸平之，罚火之胜也。用辛全之，补金炎衰。勿顺其苦物，佐火之胜也。土将行胜之治，于五月迎取其化源，泻脾之原太白。其用药者，即用酸平之，罚土之胜。用咸全之，补肾之衰。勿食其甘物，佐土之胜也。金将行胜之治，于六月迎取其化源，泻肺之原太渊。其用药者，即用苦平之，罚金之胜。用酸全之，补肝之衰。勿食其辛物，佐金之胜也。水将行胜之治，于九月迎取化源，泻肾之原太溪。其用药者，即用甘平之，罚肾气之胜也。用苦全之，补心气之衰也。无令食咸物，佐肾之胜也。

二十三、丙戌年

丙戌年，运气主岁之纪，《素问·六元正纪大论》云："上太阳水，中太羽水运，下太阴土，寒化六，雨化五，正化度也。其化上苦热，中咸温，下甘热，药食宜也。"此段经文表述了丙戌年，上临太阳寒水司天，中为太羽水运太过，下加太阴湿土在泉，并记述了寒化、雨化之象数及药食之用。

丙戌岁，中运水，太阳寒水司天，运与气五行同为水，故为天符之年。

1. 岁运概况

岁水太过，是岁雨水雪霜不时降，湿气变物。岁运玄天，流衍之纪，丙岁北政，太羽之音，岁气天地寒凝，其变冰霜雪雹。心火受邪，病则心身发热烦躁，阴厥中寒，甚则腹大、胫肿、喘咳。

水运太过之年，水气偏胜，水克火，致火郁至极而发。民病少气，疮疡痈肿，胁、腹、胸、背、面、首、四肢䐜愤，胕胀，疡痱，呕逆，瘛疭，骨痛，节乃有动，注下，温疟，腹中暴痛，血溢流注，精液乃少，目赤，心热，甚至瞀闷懊侬，善暴死。火郁发之，宜宣散火热，因势导之。

2. 岁气概况

太阳司天，寒气下临，心气上从，而火且明，丹起，金乃眚，寒清时举，胜则水冰，火气高明，心热烦，嗌干，善渴，鼽嚏，喜悲，数欠，热气妄行，寒乃复，霜不时降，善忘，甚则心痛。土乃润，水丰衍，寒客至，沉阴化，湿气变物，水饮内稸，中满不食，皮疒肉苛，筋脉不利，甚则胕肿，身后痈。

太阴在泉，草乃早荣，湿淫所胜，则埃昏岩谷，黄反见黑，至阴之交。民病饮积心痛，耳聋浑浑焞焞，嗌肿喉痹，阴病血见，少腹痛肿，不得小便，病冲头痛，目似脱，项似拔，腰似折，髀不可以回，腘如结，腨如别。

太阳司天、太阴在泉之年，初气，厥阴风木，少阳相火加临。天时气早暖，草早荣，瘟疫至，民病瘟疫，身热，头痛，呕吐，疮疡。

二气，少阴君火，阳明燥金加临，主气克客气，不相得。天时大凉反至，草乃遇寒，火气遂抑。民病气郁中满，风肿。

三气，少阳相火，太阳寒水加临。天时寒热不时，寒气间

至，热争。民病寒反热中，痈疽，注下，心热闷瞀，逆，吐利，不治者死。

四气，太阴湿土，厥阴风木加临。天时风湿交争，雨生倮虫，木盛生风，暴雨摧拔。民病大热少气，足痿，注下，赤白，血滞成痈。

五气，阳明燥金，少阴君火加临。天时湿热而寒，客行主令。民病，气舒，病则血热妄行，肺气壅。

终气，太阳寒水，太阴湿土加临。天时地气正湿令行，凝阴寒雪。民病，病乃凄惨，孕死，脾受湿，肺旺肾衰。

六气客主之胜："太阳司天，客胜则胸中不利，出清涕，感寒则咳。"太阳寒水司天之年，上半年气候偏冷，但由于客气初之气为少阳相火，二之气为阳明燥金，三之气为太阳寒水，因此太阳司天之年，在初之气时，人体可出现"胸中不利"等心病证候，因为胸中为心及心包所居部位。在二之气时，可出现"出清涕"等肺之病候，因为肺开窍于鼻。在三之气时，也可出现咳嗽等肺之病候。因为其时气候寒冷，寒束肌表，肺失宣降，就可以发生咳嗽。"主胜"，即主气偏胜。主气初之气为厥阴风木，二之气为少阴君火，三之气为少阳相火。"喉嗌中鸣"，即咽喉不利，均与心肺疾病有关。全句意谓太阳司天之年，上半年气候偏冷，但在主气偏胜时，特别是二之气、三之气偏胜时，人体亦可以因火气偏胜而在临床上出现心热，以及由于心病传肺，火胜刑金，而出现心肺疾病，而在临床上表现为"喉嗌中鸣"等病候。

"太阴在泉，客胜则足痿下重，便溲不时，湿客下焦，发而濡泻，及为肿，隐曲之疾。"太阴在泉之年，下半年气候偏湿，由于客气四之气为厥阴风木，五之气为少阴君火，终之气为太阴湿土，因此太阴在泉之年，在下半年四之气时，可出现"足痿下重""隐曲之疾"等肝病之候。"足痿"，即下肢运动障碍，行走不能。"隐曲之疾"，指月经不调，小便不利。因为肝主疏泄，主动，主筋，主外阴，所以这些病候，多属肝病为患。在五之气时，可出现"便溲不时"等小肠经之病候，因为心合小肠，心火移于小肠，致小肠泌别清浊功能失司。在终之气时，可出现"濡泻""肿"等脾病之候。因为脾主湿，主运化，湿则濡泄，甚则为肿。"主胜则寒气逆满，食饮不下，甚则为疝。""主胜"，是指主气的终气太阳寒水之气偏胜。"逆满"，是指胃脘胀满。"疝"，指寒疝，亦即少腹或阴囊睾丸疼痛。此句意谓太阴在泉之年，如果主气终之气寒气偏胜，人体可因为寒而出现心下"逆满""食饮不下""寒疝"等里寒病候。

3. 运气致病之治

流衍之治：丙年，岁水太过，水克火，邪害心火，甚则湿土来复。陈氏用川连茯苓汤，治心虚为寒冷所中，身热心躁，手足反寒，心腹肿病，咳喘，自汗，甚则大肠便血之候。药用黄连、茯苓、麦冬、车前子、通草、远志、半夏、黄芩、甘草、干姜、大枣。

水疫之刺：刚柔失守，次三年化水疫，行"水疫"之刺。丙戌年，水运太过，刺先补心俞，隔五日再刺肾经足少阴之所入阴谷穴。水运太过则乘心火，所以要先补心火刺心俞，然后刺足少阴合穴阴谷，泻水之太过。次三年疫亦刺之。

太阳司天之治：太阳司天，寒淫所胜，则寒气反至，水且冰，运火炎烈，雨暴乃雹。血变于中，发为痈疡，民病厥心痛，呕血，血泄，鼽衄，善悲，时眩仆，胸腹满，手热肘挛，腋肿，心澹澹大动，胸胁胃脘不安，面赤目黄，善噫，嗌干，甚则色炲，渴而欲饮，病本于心。神门绝，死不治。寒淫所胜，平以辛热，佐以甘苦，以咸泻之。

太阳之胜之治：太阳之胜，凝栗且至，非时水冰，羽乃后化。痔疟发，寒厥入胃，则内生心痛，阴中乃疡，隐曲不利，互引阴股，筋肉拘苛，血脉凝滞，络满色变，或为血泄，皮肤痛肿，腹满食减，热反上行，头项囟顶脑户中痛，目如脱，寒入下焦，传为濡泻。太阳之胜，治以甘热，佐以辛酸，以咸泻之。

太阴在泉之治：岁太阴在泉，草乃早荣，湿淫所胜，则埃昏岩谷，黄反见黑，至阴之交。民病饮积，心痛，耳聋浑浑焞焞，嗌肿喉痹，阴病血见，少腹痛肿，不得小便，病冲头痛，目似脱，项似拔，腰似折，髀不可以回，腘如结，腨如别。湿淫于内，治以苦热，佐以酸淡，以苦燥之，以淡泄之。

凡此太阳司天之政，气化运行先天，天气肃，地气静，寒临太虚，阳气不令，水土合德，上应辰星、镇星。其谷玄黅，其政肃，其令徐。寒政大举，泽无阳焰，则火发待时。少阳中治，时雨乃涯，上极雨散，还于太阴，云朝北极，湿化乃布，泽流万物。寒敷于上，雷动于下，寒湿之气持于气交，民病寒湿，发肌肉痿，足痿不收，濡泻血溢。故岁宜苦以燥之温之，必折其郁气，先资其化源，抑其运气，扶其不胜，无使暴过而生其疾，食岁谷以全其真，避虚邪以安其正，适气同异多少制之。同寒湿者燥热化，异寒湿者燥湿化，故同者多之，异者少之。用寒远寒，用凉远凉，用温远温，用热远热，食宜同法，有假者反常，反是者病，所谓时也。

静顺之治：辰戌之岁，太阳司天，太阴在泉，方用静顺汤：白茯苓、木瓜、牛膝、诃子、附子、干姜、炙甘草、防风。

阳明不退位、太阳不迁正之治：丙戌年，民病呕吐，暴注，食饮不下，大便干燥，四肢不举，目瞑掉眩。又病瘟疠，喉闭，嗌干，烦躁而渴，喘息有音。此以辰戌之年犹行卯酉之令，燥尚布天，寒化不行也。辰戌阳年，木欲升，而天之金抑之，当刺足厥阴之井大敦穴。火欲降，而地元之水窒之，当刺足少阴之所出涌泉穴、足太阳之所入委中穴。

运气将胜之治：木将行胜之治，于十二月先取其化源，泻肝之原太冲。其用药者，即用辛平之，罚木之胜。用甘全之，佐土之衰。无令食酸物，佐木之胜也。火将行胜之治，于三月迎取其化源，泻包络之原大陵。其用药者，即用咸平之，罚火之胜也。用辛全之，补金炎衰。勿顺其苦物，佐火之胜也。土将行胜之治，于五月迎取其化源，泻脾之原太白。其用药者，即用酸平之，罚土之胜。用咸全之，补肾之衰。勿食其甘物，佐土之胜也。金将行胜之治，于六月迎取其化源，泻肺之原太渊。其用药者，即用苦平之，罚金之胜。用酸全之，补肝之衰。勿食其辛物，佐金之胜也。水将行胜之治，于九月迎取化源，泻肾之原太溪。其用药者，即用甘平之，罚肾气之胜也。用苦全之，补心气之衰也。无令食咸物，佐肾之胜也。

二十四、丁亥年

丁亥年，运气主岁之纪，《素问·六元正纪大论》云："上厥阴木，中少角木运，下少阳相火，清化热化胜复同，邪气化度也。灾三宫，风化三，火化七，正化度也。其化上辛凉，中辛和，下咸寒，药食宜也。"此段经文表述了丁亥年上临厥阴风木，中为少角木运不及，下加少阳相火在泉，并记述了灾宫、风化、火化之象数及药食所用。

丁亥岁，中运木，厥阴风木司天，运气五行同类，故为天符。

1. 岁运概况

岁木不及，是岁天地凄怆，日见朦昧，雨非雨。岁运苍天，晴非晴，气惨然，气象凝敛，肃杀甚之。委和之纪，岁木不及之年，又为厥阴风木司天之年，不及得助，故丁亥年为平气敷和之纪。丁岁北政，少角之音，岁气燥气乃行，生气不政，凉雨时降，风雪并兴，草木晚荣，物秀而实。肝木受邪，病中清，胠胁满，小腹痛，肠鸣溏泻。

木运不及之年，金气乘木，致木郁至极而发。民病胃脘当心而痛，上支两胁，膈咽不通，食饮不下，甚则耳鸣眩转，目不识人，善暴僵仆。木郁达之，宜疏泄肝气，使之通达。

2. 岁气概况

厥阴司天，风气下临，脾气上从，而土且隆，黄起，水乃眚，土用革，体重，肌肉痿，食减口爽，风行太虚，云物摇动，目转耳鸣。火纵其暴，地乃暑，大热消烁，赤沃下，蛰虫数见，流水不冰，其发机速。

少阳在泉，火淫所胜，则焰明郊野，寒热更至。民病注泄赤白，少腹痛，溺赤，甚则血便，少阴同候。

厥阴司天、少阳在泉之年，初气，厥阴风木，阳明燥金加临。天时寒始肃，客行主令，杀气方至。民病，寒居右胁，气滞，脾虚胃壅。

二气，少阴君火，太阳寒水加临。天时寒不去，霜雪冰，杀气施，化草焦，寒雨数至。民病热中，气血不升降。

三气，少阳相火，厥阴风木加临。天时风热大作，雨生羽虫。民病泪出，耳鸣，掉眩。

四气，太阴湿土，少阴君火加临。天时热气反用，山泽浮云，暴雨溥湿。民病心受邪，黄疸而为跗肿。

五气，阳明燥金，太阴湿土加临。天时燥湿更胜，沉阴乃布，雨水乃行。民病寒气及体，肺受风，脾受湿，发为疟。

终气，太阳寒水，少阳相火加临，主气克客气，不相得。天时畏火司令，阳乃火化，蛰虫出现，流水不冰，地气大发，草乃生。民病瘟疠。

六气客主之胜："厥阴司天，客胜则耳鸣掉眩，甚则咳。"厥阴风木司天之年，上半年气候偏温，风气偏胜。客气初之气为阳明燥金，二之气为太阳寒水，三之气为厥阴风木。厥阴司天之年，上半年特别是三之气时，可出现"掉眩"等肝病证候。在二之气时，可出现"耳鸣"等肾病证候。在初之气时，可出现"咳"等肺病之候。上述证候的发生是由于该年客气初之气、二之气、三之气偏胜的结果。"主胜则胸胁痛，舌难以言。"此句意谓厥阴司天之年，上半年主气偏胜时，初之气可以由于风气偏胜而在临床上表现为胸胁痛等肝病之候。二之气、三之气可以由于火热之气偏胜而在临床上表现为心病之候。

"少阳在泉，客胜则腰腹痛而反恶寒，甚则下白，溺白。""少阳在泉"，即少阳相火在泉之年。客气四之气为少阴君火，五之气为太阴湿土，终之气为少阳相火。少阴、少阳主火，主热，太阴主湿。因此少阳在泉之年，在下半年中，人体就容易出现"腹痛""下白""腰痛""溺白"等肾病之候。腰痛、溺白，属膀胱湿热之候。"主胜则热反上行而客于心，心痛发热，格中而呕。""主胜"谓湿土、燥金、寒水之气偏盛。客气少阴君火逆而心痛发热，湿土之气逆则格中而呕。与少阴在泉之年主胜所生诸病候相类。

3. 运气致病之治

委和之治：丁年，岁木不及，燥金胜，火来复，病在肝。陈氏用苁蓉牛膝汤，治肝虚为燥热所伤，胠胁并小腹痛，肠鸣，溏泄，或发热，遍体疮疡，咳嗽，肢满，鼻衄之候。药用牛膝、木瓜、白芍、肉苁蓉、熟地、当归、炙甘草、生姜、乌梅、鹿角。

金疫之刺：肝气虚，遇厥阴司天失守，感而三虚，又遇六丁岁，木运不及之年，燥邪侵犯，形成金疫。先刺足少阳经原穴丘墟，以助少阳枢转之功；再刺肝俞，以益肝阴而助肝用。实乃原俞刺方。尚可刺肝经原穴太冲。

厥阴司天之治：厥阴司天，风淫所胜，则太虚埃昏，云物以扰，寒生春气，流水不冰，蛰虫不去。民病胃脘当心而痛，上支两胁，膈咽不通，饮食不下，舌本强，食则呕，冷泄腹胀，溏泄，瘕水闭，病本于脾。冲阳绝，死不治。风淫所胜，平以辛凉，佐以苦甘，以甘缓之，以酸泻之。

厥阴之胜之治：厥阴之胜，耳鸣头眩，愦愦欲吐，胃膈如寒。大风数举，倮虫不滋，胠胁气并，化而为热，小便黄赤，胃脘当心而痛，上支两胁，肠鸣飧泄，少腹痛，注下赤白，甚则呕吐，膈咽不通。厥阴之胜，治以甘清，佐以苦辛，以酸泻之。

少阳在泉之治：岁少阳在泉，火淫所胜，则焰明郊野，寒热更至。民病注泄赤白，少腹痛，溺赤，甚则血便，少阴同候。火淫于内，治以咸冷，佐以苦辛，以酸收之，以苦发之。

凡此厥阴司天之政，气化运行后天。天气扰，地气正，风生高远，炎热从之，云趋雨府，湿化乃行，风火同德，上应岁星、荧惑。其政挠，其令速，其谷苍丹，间谷言太者，其耗文角品羽。风燥火热，胜复更作，蛰虫来见，流水不冰。热病行于下，风病行于上，风燥胜复形于中。岁宜以辛调上，以咸调下，畏火之气，无妄犯之。用温远温，用热远热，用凉远凉，用寒远寒，食宜同法。有假反常，此之道也。反是者病。

敷和之治：巳亥之岁，厥阴司天，少阳在泉，方用敷和汤：半夏、酸枣仁、五味子、枳实、茯苓、诃子、干姜皮、炙甘草。

丁亥年太阳不退位、厥阴不迁正之治：民病喜怒，目系转，转筋，淋溲小便。此以巳亥之年，犹行辰戌之令，寒气布天，风化不行也。巳亥阴年，火欲升，而天蓬之水抑之，当刺包络之荥劳宫穴。金欲降，而地之火窒之，当刺心包经之所出中冲穴、手少阳之所入天井穴。

运气将胜之治：木将行胜之治，于十二月先取其化源，泻肝之原太冲。其用药者，即用辛平之，罚木之胜。用甘全之，佐土之衰。无令食酸物，佐木之胜也。火将行胜之治，于三月

迎取其化源，泻包络之原大陵。其用药者，即用咸平之，罚火之胜也。用辛全之，补金炎衰。勿顺其苦物，佐火之胜也。土将行胜之治，于五月迎取其化源，泻脾之原太白。其用药者，即用酸平之，罚土之胜。用咸全之，补肾之衰。勿食其甘物，佐土之胜也。金将行胜之治，于六月迎取其化源，泻肺之原太渊。其用药者，即用苦平之，罚金之胜。用酸全之，补肝之衰。勿食其辛物，佐金之胜也。水将行胜之治，于九月迎取化源，泻肾之原太溪。其用药者，即用甘平之，罚肾气之胜也。用苦全之，补心气之衰也。无令食咸物，佐肾之胜也。

二十五、戊子年

戊子年，运气主岁之纪，《素问·六元正纪大论》云："上少阴火，中太徵火运，下阳明金，热化七，清化九，正化度也。其化上咸寒，中甘寒，下酸温，药食宜也。"此段经文表述了戊子年，上临少阳君火司天，中为太徵火运太过，下加阳明燥金在泉，并记述了热化、清火之象数及药食之用。

戊子岁，中运火，少阴君火司天，运气五行同类，故为天符之年。

1. 岁运概况

戊子年，岁火太过，是岁火燔灼，水泉涸，物焦槁。岁运丹天，赫曦之纪，戊岁北政，太徵之音。岁气阴气内化，其变则炎烈沸腾。肺金受邪，病则发疟，少气喘咳，血溢，泄泻，胸胁满痛，背膂痛，身热骨痛。

火运太过之年，火气偏胜，火克金，致金郁至极而发。民病咳逆，心胁满引少腹，善暴病，不可反侧，嗌干，面尘色恶。金郁泄之，宜宣泄肺气之法。

2. 岁气概况

少阴司天，热气下临，肺气上从，白起金用，草木眚，喘，呕，寒热，嚏，衄衊，鼻窒，大暑流行，甚则疮疡燔灼，金烁石流。地乃燥清，凄沧数至，胁痛，善太息，肃杀行，草木变。

阳明在泉，燥淫所胜，则霿雾清暝。民病喜呕，呕有苦，善太息，心胁痛，不能反侧，甚则嗌干，面尘，身无膏泽，足外反热。

少阴司天、阳明在泉之年，初气，厥阴风木，太阳寒水加临。天时寒水切冽，雪水冰，蛰复藏。民病关节禁固，腰椎痛，中外疮疡。

二气，少阴君火，厥阴风木加临。天时风雨时寒，雨生羽虫，民病淋，气郁于上而热，令人目赤。

三气，少阳相火，少阴君火加临。天时大火行，热气时至，羽虫静，不鸣也，燕百舌杜宇之类。民病厥热心痛，寒热更作，咳喘，目赤。

四气，太阴湿土，太阴湿土加临。天时大雨时行，寒热互作。民病黄疸，衄衊，嗌干，吐饮。

五气，阳明燥金，少阳相火加临。天时温气乃至，初冬尤暖，万物乃荣。民病，康安，伏邪于春为疟。

终气，太阳寒水，阳明燥金加临。天时燥寒劲切，火尚毒，寒暴至。民病上肿咳喘，甚则血溢，下连小腹，而作寒中。

六气客主之胜："少阴司天，客胜则鼽嚏，颈项强，肩背瞀热，头痛，少气，发热，耳聋，目瞑，甚则胕肿，血溢，疮疡，咳喘。"少阴君火司天之年，上半年气候偏热。客气初之气为太阳寒水，二之气为厥阴风木，三之气为少阴君火。在少阴司天之年，如果客气偏胜，初之气时，人体可出现"颈项强""肩背强""胕肿"等肾、膀胱经病候。因为寒属肾，与膀胱有关。在二之气时，因为目为肝之外窍，风属肝，与胆有关，耳为足少阳胆经循行部位，在人体可出现"头痛""耳聋""目瞑"等肝、胆经病候。在三之气，人体可出现"瞀热""少气发热""血溢""疮疡"等心、小肠经病候。因为火属心，与小肠有关，"诸热瞀瘛，皆属于火"，"诸痛疮疡，皆属于心"，"壮火食气"，"心主血"，"血热则妄行"等。火胜可以刑金，心病必然传肺，因此少阴司天之年，在三之气时，不但可以出现上述心经病症状，而且还可以同时出现"鼽嚏""咳喘"等肺经病候。"主胜则心热烦躁，甚则胁痛支满。""主胜"，即主气偏胜。每年的主气初之气为厥阴风木，二之气为少阴君火，三之气为少阳相火。上半年如主气偏胜，则初之气可以因风气偏胜而人体出现胁痛支满等肝经病症状。二之气、三之气时可以因火热之气偏胜，人体出现心热烦躁等心经病病候。

"阳明在泉，客胜则清气动下，少腹坚满而数便泻。""清气动下"，即清凉之气影响人体下焦。全句意谓阳明在泉之年，由于下半年客气四之气湿气偏胜，五之气火气偏胜，终之气清气偏胜，人体可因湿热交搏，或因寒湿交搏而出现腹胀腹泻之病候。"主胜则腰重腹痛，少腹生寒，下为鹜溏，则寒厥于肠，上冲胸中，甚则喘不能久立。"主气四之气为太阴湿土，五之气为阳明燥金，终之气为太阳寒水。全句意谓阳明在泉之年，主气湿气偏胜时，临床上即可出现"鹜溏"的脾经病候。"鹜"，即鸭。"鹜溏"，即大便溏泻如鸭粪。主气燥气偏胜时，可出现"上冲胸中，甚则喘"的肺经病候。寒气偏胜时，可出现"腰重腹痛"的肾经病候。

3. 运气致病之治

赫曦之治：戊年，岁火太过，火克金，肺受邪，水气来复。陈氏用麦门冬汤治肺经受热，上气，咳喘，咯血，痰壅，嗌干，耳聋，泄泻，胸胁满，痛连肩背，两臂膊疼，息高。药用麦冬、竹叶、桑白皮、白芷、紫菀、半夏、人参、炙甘草、钟乳粉、生姜、大枣。

火疫之刺：刚柔失守，次三年化火疫，行火疫之刺。戊子年，火运太过，刺先补肺俞，后再刺心包经手厥阴所流劳宫穴。火运太过则乘肺金，所以要补肺金刺肺俞，然后再刺手厥阴荥穴劳宫，泻火之太过。次三年亦行火疫之刺。

少阴司天之治：少阴司天，热淫所胜，怫热至，火行其政，大雨且至。民病胸中烦热，嗌干，右胠满，皮肤痛，寒热咳嗽，唾血血泄，鼽衄嚏呕，溺色变，甚则疮疡胕肿，肩背臂臑及缺盆中痛，心痛肺腹，腹大满，膨膨而喘咳，病本于肺。尺泽脉绝，死不治。热淫所胜，平以咸寒，佐以苦甘，以酸收之。

少阴之胜之治：少阴之胜，心下热，善饥，脐下反动，气游三焦。炎暑至，木乃津，草木萎，呕逆，躁烦，腹满痛，溏泄，传为亦沃。少阴之胜，治以辛寒，佐以苦咸，以甘与之。

阳明在泉之治：岁阳明在泉，燥淫所胜，则霿雾清暝。民病喜呕，善太息，心胁痛不能反侧，甚嗌干，面尘，身无膏泽，足外反热。燥淫于内，治以苦温，佐以甘辛，以苦下之。

凡此少阴司天之政，气化运行先天，地气肃，天气明，寒交暑，热加燥，云驰雨府，湿化乃行，时雨乃降，金火合德，上应荧惑、太白。其政明，其令切，其谷丹白。水火寒热持于气交而为病始也，热病生于上，清病生于下，寒热凌犯而争于中，民病咳喘，血溢血泄，鼽嚏，目赤眦疡，寒厥入胃，心痛，腰痛，腹大，嗌干肿上。必抑其运气，资其岁胜，折其郁发，先取化源，无使暴过而生其病也。食岁谷以全真气，食间谷以辟虚邪。岁宜咸以软之，而调其上，甚则以苦发之，以酸收之，而安其下，甚则以苦泄之。适气同异而多少之，同天气者以寒清化，同地气者以温热化。用热远热，用凉远凉，用温远温，用寒远寒，食宜同法。有假则反，此其道也，反是者病作矣。

正阳之治：子午之岁，少阴司天，阳明在泉，方用正阳汤：白薇、元参、川芎、桑白皮、当归、白芍、旋覆花、炙甘草、生姜。

戊子年厥阴不退位、少阴不迁正之治：民病瘟疫，疵废风生，皆肢节痛，头目痛，伏热内烦，咽喉干引饮。又病寒热，四肢烦痛，腰脊强直。此以子午之年犹行巳亥之令，热化不行，风反为灾也。子午阳年，土欲升，而天之木抑之，当刺足太阴之输太白穴。水欲降，而地阜土窒之，当刺足太阴之所出隐太白穴、足阳明之所入三里穴。

运气将胜之治：木将行胜之治，于十二月先取其化源，泻肝之原太冲。其用药者，即用辛平之，罚木之胜。用甘全之，佐土之衰。无令食酸物，佐木之胜也。火将行胜之治，于三月迎取其化源，泻包络之原大陵。其用药者，即用咸平之，罚火之胜也。用辛全之，补金炎衰。勿顺其苦物，佐火之胜也。土将行胜之治，于五月迎取其化源，泻脾之原太白。其用药者，即用酸平之，罚土之胜。用咸全之，补肾之衰。勿食其甘物，佐土之胜也。金将行胜之治，于六月迎取其化源，泻肺之原太渊。其用药者，即用苦平之，罚金之胜。用酸全之，补肝之衰。勿食其辛物，佐金之胜也。水将行胜之治，于九月迎取化源，泻肾之原太溪。其用药者，即用甘平之，罚肾气之胜也。用苦全之，补心气之衰也。无令食咸物，佐肾之胜也。

二十六、己丑年

己丑年，运气主岁之纪，《素问·六元正纪大论》云："上太阴土，中少宫土运，下太阳水，风化清化胜复同，邪气化度也。灾五宫，雨化五，寒化一，正化度也。其化上苦热，中甘和，下甘热，药食宜也。"此段经文表述了己丑年上临太阴湿土，中为少宫土运不及，下加太阳寒水在泉，并记述了灾宫、雨化、寒化之象数及药食之用。

己丑岁，中运土，太阴湿土司天，运与气五行同类，故为天符。中运土，岁支丑未属土，故临丑为岁会。既为天符又为岁会，故为太乙天符。

1. 岁运概况

岁土不及，岁运黅天，卑监之纪，为土运不及之年，丑为太阴湿土司天之年，不及得助，故己丑年又为平气备化之纪。己岁南政，少宫之音。岁寒气大作，雨乃愆期，草木秀而不实。流水不冰，蛰虫来见，民乃康。脾土受邪，病则飧泄，霍乱，体重腹痛。

土运不及之年，木气乘土，致土郁至极而发。民病心腹胀，肠鸣而为数后，甚则心痛胁胀，呕吐霍乱，饮发注下，胕肿身重。土郁夺之，宜去壅导滞之法。

2. 岁气概况

太阴司天，湿气下临，肾气上从，黑起水变，火乃眚，埃冒云雨，胸中不利，阴痿，气大衰，而不起不用，当其时，反腰椎痛，动转不便也，厥逆。地乃藏阴，大寒且至，蛰虫早附，心下痞痛，地裂冰坚，少腹痛，时害于食，乘金则止，水增，味乃咸，行水减也。

太阳在泉，寒淫所胜，则凝肃惨栗。民病少腹控睾引腰脊，上冲心痛，血见，嗌痛颔肿。

太阴司天、太阳在泉之年，初气，厥阴风木，厥阴风木加临。天时大风发荣，雨生毛虫。民病血溢，筋络拘强，关节不利，身重筋痛。

二气，少阴君火，少阴君火加临。天时大火至，天下疵疾，以其得位，君令宜行，湿蒸相薄，雨时降。民病瘟疫盛行，远近咸若。

三气，少阳相火，太阴湿土加临。天时雷雨电雹，地气腾，湿气降。民病身重胕肿，腹胸满感。

四气，太阴湿土，少阳相火加临。天时炎热沸腾，地气升，天气否隔，湿化不流。民病腠理热，血暴溢，患疟，心腹胀满，甚则浮肿。

五气，阳明燥金，阳明燥金加临。天时大凉，霜早降，寒及体。民病皮肤寒。

终气，太阳寒水，太阳寒水加临。天时大寒凝冽，民病关节禁固，腰椎痛。

六气客气之胜："太阴司天，客胜则首面胕肿，呼吸气喘。"太阴湿土司天之年，上半年气候偏湿，雨水较多。客气初之气为厥阴风木，二之气为少阴君火，三之气为太阴湿土。厥阴司天，客气偏湿时，人体可以由于水湿停聚而表现为头面部浮肿，或水饮停聚于肺出现呼吸气喘。太阴司天之年，初之气，二之气主客气完全一致，因此，在初之气、二之气时，仍主要表现为湿胜，在人体疾病方面，仍以水湿停聚的表现为主。"主胜则胸腹满，食已而瞀。""主胜"，即主气偏胜。每年主气初之气为厥阴风木，二之气为少阴君火，三之气为少阳相火。太阴司天之年，上半年主气偏胜时，由于初之气、二之气主客气完全一致，因此可以不表现明显的异常情况，但在三之气时，主气少阳相火主事，火气偏胜，在临床上可以出现瞀闷不清的心病证候，火胜则湿土之气被抑，临床上可以出现腹满、食后满闷的脾经之候。

"太阳在泉，寒复内余，则腰尻痛，屈伸不利，股胫足膝中痛。""寒"，指寒凉之气。"寒复内余"，此处指寒凉之气侵犯人体内部。"腰尻痛"，指腰骶部疼痛。"屈伸不利"，指人体肢体运动障碍。"股胫足膝中痛"，即下肢痛。全句意谓太阳在泉之年，下半年气候寒冷，人体容易出现腰骶部疼痛即下肢疼痛和运动障碍等候，此处"寒复内余"的含义与前述阳明司天"清复内余"的含义相似，意在说明太阳寒水在泉之年，虽然亦有主胜、客胜之分，但在具体分析下半年气候、物候、病候时，仍应以在泉之气为主。

3. 运气致病之治

卑监之治：六己年，岁土不及，木胜金复，气客于脾。陈氏用白术厚朴汤治脾虚风冷所伤，心腹胀满，疼痛，四肢筋骨重弱，肌肉瞤动酸楚，善怒，霍乱吐泻，或胸胁暴痛，下引少腹，善太息，食少，失味。药用白术、炙甘草、大枣、桂心、干姜、厚朴、半夏、生姜、藿香、青皮。

木疫之刺：大凡人脾病，遇太阴司天失守，感而三虚，又遇六己岁，土运不及之年，风邪侵犯，形成木疫。先刺足阳明经原穴冲阳，以补后天生化之源；再刺脾俞，以补脾阳，健脾运，除脾湿。实乃原俞刺方。尚可刺脾经原穴太白。

太阴司天之治：太阴司天，湿淫所胜，则沉阴且布，雨变枯槁。胕肿骨痛阴痹，阴痹者按之不得，腰脊头项痛，时眩，大便难，阴气不用，饥不欲食，咳唾则有血，心如悬，病本于肾。太溪绝，死不治。湿淫所胜，平以苦热，佐以酸辛，以苦燥之，以淡泄之。湿上甚而热，治以苦温，佐以甘辛，以汗为故而止。

太阴之胜之治：太阴之胜，火气内郁，疮疡于中，流散于外，病在肤胁，甚则心痛热格，头痛，喉痹，项强。独胜则湿气内郁，寒迫下焦，痛留顶，互引眉间，胃满。雨数至，燥化乃见，少腹满，腰椎重强，内不便，善注泄，足下温，头重，足胫胕肿，饮发于中，胕肿于上。太阴之胜，治以咸热，佐以辛甘，以苦泻之。

凡此太阴司天之政，气化运化运行后天。阴专其政，阳气退避，大风时起，天气下降，地气上腾，原野昏霿，白埃四起，云奔南极，寒雨数至，物成于差夏。民病寒湿腹满，身膹愤，胕肿痞逆，寒厥拘急。湿寒合德，黄黑埃昏，流行气交，上应镇星、辰星。其政肃，其令寂，其谷黔玄。故阴凝于上，寒积于下，寒水胜火，则为冰雹，阳光不治，杀气乃行。故有余宜高，不及宜下，有余宜晚，不及宜早。土之利，气之化也。民气亦从之，间谷命其太也。故岁宜以苦燥之、温之，甚者发之、泄之，不发、不泄则湿气外溢，肉溃皮坼，而水血交流。必赞其阳火，令御甚寒，从气异同少多其判也。同寒者以热化，同湿者以燥化，异者少之，同者多之。用凉远凉，用寒远寒，用温远温，用热远热，食宜同法。假者反之，此其道也，反是者病也。

太阳在泉之治：岁太阳在泉，寒淫所胜，则凝肃惨栗。民病少腹控睾，引腰脊，上冲心痛，血见，嗌痛颔肿。寒淫于内，治以甘热，佐以苦辛，以咸泻之，以辛润之，以苦坚之。

备化之治：丑未之岁，太阴司天，太阳在泉，方用备化汤：木瓜、牛膝、茯神、附子、熟地、覆盆子、甘草、生姜。

己丑年少阴不退位、太阴不迁正之治：民病膈热，咽干，血溢，惊骇，小便赤涩，丹瘤疹，疮疡留毒。又病手足肢节肿满，大腹水肿，填臆不食，飧泄，胁满，四肢不举。此以丑未之年犹行子午之令，雨化不行，热气尚治也。丑未阴年，火欲升，而天之水抑之，当刺包络之荣劳宫穴。木欲降，而地晶之金窒之，当刺手太阴之所出少商穴、手阳明之所入曲池穴。

运气将胜之治：木将行胜之治，于十二月先取其化源，泻肝之原太冲。其用药者，即用辛平之，罚木之胜。用甘全之，佐土之衰。无令食酸物，佐木之胜也。火将行胜之治，于三月迎取其化源，泻包络之原大陵。其用药者，即用咸平之，罚火之胜也。用辛全之，补金炎衰。勿顺其苦物，佐火之胜也。土将行胜之治，于五月迎取其化源，泻脾之原太白。其用药者，即用酸平之，罚土之胜。用咸全之，补肾之衰。勿食其甘物，佐土之胜也。金将行胜之治，于六月迎取其化源，泻肺之原太渊。其用药者，即用苦平之，罚金之胜。用酸全之，补肝之衰。勿食其辛物，佐金之胜也。水将行胜之治，于九月迎取化源，泻肾之原太溪。其用药者，即用甘平之，罚肾气之胜也。用苦全之，补心气之衰也。无令食咸物，佐肾之胜也。

二十七、庚寅年

庚寅年，运气主岁之纪，《素问·六元正纪大论》云："上少阳相火，中太商金运，下厥阴木，火化七，清化九，风化三，正化度也。其化上咸寒，中辛温，下辛凉，药食宜也。"此段经文表述了庚寅年，上临少阳相火司天，中为太商金运太过，下加厥阴风木在泉，并记述了火化、清化之象数及药食之用。

庚寅年，运气相临，气克运，为天刑之年。

1. 岁运概况

岁金太过，岁运素天，坚成之纪，为金运太过之年，寅为少阳相火司天之年，火克金，故庚寅年为平气审平之纪。庚岁北政，太商之音，岁气燥行，天气洁，地气明，阳气随阴，肃杀凋零。岁金太过，肝木受邪，病则腹胁痛，目赤，体重，胸痛，胁满，引小腹，耳无闻，甚则喘咳逆气，背肩尻阴股膝髀腨胻足痛。

金运太过之年，金气偏胜，金克木，致木郁至极而发。民病胃脘当心而痛，上支两胁，膈咽不通，食饮不下，甚则耳鸣眩转，目不识人，善暴僵仆。木郁达之，宜用疏泄肝气，使之条达之法。

2. 岁气概况

少阳司天，火气下临，肺气上从，白起金用，草木眚，火见燔焫，革金且耗，大暑以行，咳嚏鼽衄，鼻窒口疡，寒热胕肿。风行于地，尘沙飞扬，心痛，胃脘痛，厥逆，膈不通，其主暴速。

厥阴在泉，风淫所胜，则地气不明，平野昧，草乃早秀。民病洒洒振寒，善伸数欠，心痛支满，两胁里急，饮食不下，膈咽不通，食则呕，腹胀善噫，得后与气则快然如衰，身体皆重。

少阳司天、厥阴在泉之年，初气，厥阴风木，少阴君火加临。天时热风伤人，时气流行，民病温病乃起，病气怫于上，血溢目赤，咳逆，头痛，血崩，胁满痛，皮肤生疮。

二气，少阴君火，太阴湿土加临。天时时雨至，火反郁，风不胜湿。民病热郁于上，咳逆吐，胸嗌不利，头痛身热，昏愦，脓疮。

三气，少阳相火，少阳相火加临。天时热暴至，草萎，河干，大暑炎亢，湿化晚布，大旱。民病热病，聋瞑，血溢，脓疮，咳逆，衄蔑，发渴，喉痹，目赤，善暴死。

四气，太阴湿土，阳明燥金加临。天时凉风至，炎暑未去，风雨及时。民病，民气和平，身重中满，脾寒泄泻。

五气，阳明燥金，太阳寒水加临。天时阳乃去，寒乃来，雨乃降，刚木早凋。民病，民避寒邪，君子周密，病则骨痿，目赤痛。

终气，太阳寒水，厥阴风木加临。天时地风正，寒风飘扬，万物反生，寒气至，雨生鳞虫，民病关闭不禁，心腹痛，阳气不藏。

六气客主之胜："少阳司天，客胜则丹胗外发，及为丹熛疮疡，呕逆，喉痹，头痛，嗌肿，耳聋，血溢，内为瘈疭。"少阳相火司天之年，上半年气候十分炎热。从客气来看，初之气为少阴君火，二之气为太阴湿土，三之气为少阳相火，因此在少阳司天之年，在初之气时，人体由于热气偏胜而出现"丹胗外发""喉痹""嗌肿""血溢"等心与小肠经病候，因为"诸痛疮疡，皆属于心"，"心主血"，"手少阴之脉……从心系上挟咽"，"手太阳之脉……循咽，下膈"，咽喉为手少阴心及手太阳小肠循行部位。在二之气时，人体可以出现呕逆等脾胃经病证，因为"胃主纳"，"脾主化"，湿邪中阻即可发生呕逆。在三之气时，人体可以出现"丹熛疮疡""耳聋""瘈疭"等心火炽盛的病候，因为"丹熛疮疡"属于火胜，"瘈疭"属于热极。"主胜则胸满，咳，仰息，甚而有血，手热。""主胜"，即主气偏胜。主气初之气为厥阴风木，因此初之气偏胜时，人体可以因肝气偏胜而出现胸满的肝经病候。二之气为少阴君火，三之气为少阳相火，因此二之气、三之气偏胜时，人体可以因心气偏胜而出现出血、手热之候。因为心主血，手掌属于手厥阴心包经的循行部位。"咳"，即咳嗽。"仰息"，即仰头呼吸，表示呼吸困难，属于肺之病候。

"厥阴在泉，客胜则大关节不利，内为痉强拘瘈，外为不便。"厥阴风木在泉之年，下半年气候偏温，风气偏胜。客气四之气为阳明燥金，五之气为太阳寒水，终之气为厥阴风木。在四之气时，由于金胜可以乘木，因而在临床上表现为"大关节不利，外为不便"肢体运动障碍等肝经证候。在五之气时，可出现上述"痉强拘瘈"等肾与膀胱经证候。特别是在终之气时，厥阴风木主时，又是该年的在泉之气，因肝气过盛而耗肝阴，则筋脉失濡，所以上述症状就更加突出。"主胜则筋骨繇并，腰腹时痛。""主胜"，即主气偏胜。每年主气四之气为太阴湿土，五之气为阳明燥金，终之气为太阳寒水，年年居恒不变。全句意谓厥阴在泉之年，下半年主气四之气、终之气偏胜时，可以出现腰痛、腹痛等脾经病或肾经病之候。五之气偏胜时，由于金胜乘木，而出现"筋骨繇并"等肝经病候。"繇"有摇动或颤动之义。"并"，有痉挛之义。

3. 运气致病之治

坚成之治：庚年，岁金太过，金克木，肝木受邪，甚则木之子火气来复，陈氏用牛膝木瓜汤，治肝虚燥胜，胁连少腹拘急疼痛，耳聋目赤，咳逆，肩背连尻、阴、股、膝、髀、腨、胠皆痛之候。药用牛膝、木瓜、白芍、杜仲、枸杞、天麻、黄松节、菟丝子、炙甘草、生姜、大枣。

少阳司天之治：少阳司天，火淫所胜，则温气流行，金政不平。民病头痛，发热恶寒而疟，热上皮肤痛，色变黄赤，传而为水，身面胕肿，腹满仰息，泄注赤白，疮疡，咳唾血，烦心，胸中热，甚则鼽衄，病本于肺。天府绝，死不治。火淫所胜，平以咸冷，佐以苦甘，以酸收之，以苦发之，以酸复之。

少阳之胜之治：少阳之胜，热客于胃，烦心心痛，目赤，欲呕，呕酸善饥，耳痛，溺赤，善惊谵妄。暴热消烁，草萎水涸，介虫乃屈，少腹痛，下沃赤白。少阳之胜，治以辛寒，佐以甘咸，以甘泻之。

凡此少阳司天之政，气化运行先天。天气正，地气扰，风乃暴举，木偃沙飞，炎火乃流，阴行阳化，雨乃时应，火木同德，上应荧惑、岁星。其谷丹苍，其政严，其令扰，故风热参布，云物沸腾，太阴横流，寒乃时至，凉雨并起。民病寒中，外发疮疡，内为泄满。故圣人遇之，和而不争。往复之作，民病寒热，疟，泄，聋，瞑，呕吐，上怫肿色变。故岁宜咸、宜辛、宜酸，渗之、泄之、渍之、发之，观气寒温以调其过。同风热者多寒化，异风热者少寒化。用热远热，用温远温，用寒远寒，用凉远凉，食宜同法，此其道也。有假者反之，反是者病之阶也。

厥阴在泉之治：厥阴在泉，风淫所胜，则地气不明，平野昧，草乃早秀。民病洒洒振寒，善伸数欠，心痛支满，两胁里急，饮食不下，膈咽不通，食则呕，腹胀善噫，得后与气则快然如衰，身体皆重。风淫于内，治以辛凉，佐以苦，以甘缓之，以辛散之。

升明之治：寅申之岁，少阳相火司天，厥阴在泉，方用升明汤：紫檀香、车前子、青皮、半夏、酸枣仁、蔷薇、生姜、炙甘草。

庚寅年太阴不退位、少阳不迁正之治：民病四肢少力，食饮不下，足胫寒，阴痿闭塞，失溺，小便数，泄注淋沥。又病瘀疟，骨热，心悸惊骇，甚时血溢。以此寅申之年犹行丑未之令，火气不行，湿乃布天也。寅申阳年，金欲升，而天之火抑之，当刺手太阴之经经渠穴，先左后右。火欲降，而地元之水窒之，当刺足少阴之所出涌泉穴、足太阳之所入委中穴，先左后右。

运气将胜之治：木将行胜之治，于十二月先取其化源，泻肝之原太冲。其用药者，即用辛平之，罚木之胜。用甘全之，佐土之衰。无令食酸物，佐木之胜也。火将行胜之治，于三月迎取其化源，泻包络之原大陵。其用药者，即用咸平之，罚火之胜也。用辛全之，补金炎衰。勿顺其苦物，佐火之胜也。土将行胜之治，于五月迎取其化源，泻脾之原太白。其用药者，即用酸平之，罚土之胜。用咸全之，补肾之衰。勿食其甘物，佐土之胜也。金将行胜之治，于六月迎取其化源，泻肺之原太渊。其用药者，即用苦平之，罚金之胜。用酸全之，补肝之衰。勿食其辛物，佐金之胜也。水将行胜之治，于九月迎取化源，泻肾之原太溪。其用药者，即用甘平之，罚肾气之胜也。用苦全之，补心气之衰也。无令食咸物，佐肾之胜也。

二十八、辛卯年

辛卯年，运气主岁之纪，《素问·六元正纪大论》云："上阳明金，中少羽水运，下少阴火，雨化风化胜复同，邪气化度也。灾一宫，清化九，寒化一，热化七，正化度也。其化上苦小温，中苦和，下咸寒，药食宜也。"此段经文表述了辛卯年上临阳明燥金司天，中为少羽水运不及，下加少阴君火在泉，并记述了灾宫、清化、寒化、热化之象数及药食之用。

辛卯年，运气相临，气生运，为顺化之年。

1. 岁运概况

岁水不及，玄运玄天，涸流之纪，辛岁北政，少羽之音。岁气水泉减，草木茂。肾水受邪，病则身重，濡泻，肿满，腰膝痛，足痿，清厥，甚则胕肿，肾气不行。

水运不及之年，土气乘水，致水郁至极而发。民病寒客心痛，腰椎痛，大关节不利，屈伸不便，善厥逆，痞坚，腹满。水郁折之，宜用驱逐水饮之法。

2. 岁气概况

阳明司天，燥气下临，肝气上从，苍起木用而立，土乃眚，凄沧数至，木伐草萎，胁痛，目赤，掉振鼓栗，筋痿不能久立。暴热至，土乃暑，阳气郁发，小便变，寒热如疟，甚则心痛，火行于槁，流水不冰，蛰虫乃见。

少阴在泉，热淫所胜，则焰浮川泽，阴处反明。民病腹中常鸣，气上冲胸，喘不能久立，寒热皮肤痛，目瞑齿痛，颐肿，恶寒发热如疟，少腹中痛，腹大，蛰虫不藏。

阳明司天、少阴在泉之年，初气，厥阴风木，太阴湿土加临，主气克客气，不相得则病。天时阴始凝，气始肃，水乃冰，寒雨化，花开迟。民病热胀面肿，鼽衄，欠嚏，呕吐，小便黄赤，甚则淋。

二气，少阴君火，少阳相火加临。天时臣居君位，大热早行。民病疫疠大至，善暴死。

三气，少阳相火，阳明燥金加临，主气克客气，不相得则病。天时燥热交合，凉风间发。民病上逆下冷，疟痢，心烦不食。

四气，太阴湿土，太阳寒水加临，主气克客气，不相得则病。天时早秋，寒雨害物。民病暴仆振栗，妄言少气，咽干引饮，心痛膺肿，疮疡寒疟，骨痿便血。

五气，阳明燥金，厥阴风木加临，主气克客气，不相得则病。天时春令又行，草木盛，生雨，生介虫。民病，气和，热行包络，面浮上壅。

终气，太阳寒水，少阴君火加临，主气克客气，不相得则病。天时气候反温，蛰虫出现，流水不冰，此下克上。民病伏邪湿毒，季春发疫。

六气客主之胜："阳明司天，清复内余，则咳衄嗌塞，心膈中热，咳不止，而白出血者死。""清"，指清凉之气。"清复内余"，此处指清凉之气侵犯人体内脏。"咳衄嗌塞"，指咳嗽，鼻出血，咽喉不利。"心膈中热"，指胸中发热。"白"，此处指肺。"白血"，即肺出血。全句意谓阳明司天之年，上半年气候偏凉、偏燥，人体容易发生"咳衄嗌塞"等肺经病候。如果肺病太甚出现"咳不止"及咳血时，则预后不良。此节不言客胜主胜，但言清复内余，以明六气虽有客主之胜，而皆病司天之气。

"少阴在泉，客胜则腰痛，尻股膝髀腨胻足病，瞀热以酸，胕肿不能久立，溲便变。"少阴君火在泉之年，下半年气候偏热。客气四之气为太阳寒水，五之气为厥阴风木，终之气为少阴君火。因此少阴在泉之年，在四之气时，可以出现腰、尻、股、膝、髀、腨、胻、足等肾与膀胱经病证，因为这些部位都是足少阴肾、足太阳膀胱经的循行部位。在五之气时，可以出现"瞀热以酸"等肝经病候。因为"瞀热"即头眩晕不清，属于肝病。"吐酸"，也属于肝病。在终之气时，可以出现"溲便变"等心与小肠经病候。"溲便变"，即心热移于小肠，小肠泌清别浊功能失司，而小便变为黄赤。"主胜则厥气上行，心痛发热，膈中众痹皆作，发于胠胁。魄汗不藏，四逆而起。"每年主气四之气为太阴湿土，五之气为阳明燥金，终之气为太阳寒水。少阴在泉之年，虽然说下半年气候偏热，但主气四之气偏胜时，则出现"心痛发热"等脾胃经病候。此处之"心痛"，即胃脘痛，其发生多与脾胃不和、湿热内蕴有关。主气五之气偏胜时，则可出现"魄汗不藏"等肺经病候。因为肺合皮毛，司开阖，汗出不止，多由肺气不固所致。主气终之气偏胜时，则可出现"众痹""四逆"等肾经病候。主气终之气为太阳寒水，因此在寒气偏胜时人体可因寒凝经脉而发生痹厥。

3. 运气致病之治

涸流之治：六辛年，岁水不及，土胜木复，肾病，陈氏用五味子汤，治肾虚，坐卧湿地，腰膝重着疼痛，腹胀满，濡泄无度，行步艰难，足痿，清厥，甚则浮肿，面色不常，或筋骨并辟，目视晄晄，膈中咽痛之候。药用五味子、附子、山茱萸、巴戟天、鹿茸、熟地黄、杜仲、生姜、盐。

土疫之刺：大凡人肾病，遇太阳司天失守，感而三虚，又遇六辛岁，水运不及之年，湿邪侵犯，形成土疫。先刺足太阳经原穴京骨，以通达敷布阳气；再刺肾俞，以益肾壮火而消阴翳。实乃原俞刺方。尚可刺肾经原穴太溪。

阳明司天之治：阳明司天，燥淫所胜，则木乃晚荣，草乃晚生，筋骨内变，大凉革候，名木敛生，菀于下，草焦上首，蛰虫来见。民病左胸胁痛，寒清于中感而疟，咳，腹中鸣，注泄鹜溏，心胁暴痛，不可反侧，嗌干面尘，腰痛，丈夫癫疝，妇人少腹痛，目昧眦疡，疮痤痈，病本于肝。太冲绝，死不治。燥淫所胜，平以苦温，佐以酸辛，以苦下之。

阳明之胜之治：阳明之胜，清发于中，左胠胁痛，溏泄，内为嗌塞，外发癫疝。大凉肃杀，华英改容，毛虫乃殃，胸中不便，嗌塞而咳。阳明之胜，治以酸温，佐以辛甘，以苦泄之。

凡此阳明司天之政，气化运行后天。天气急，地气明，阳专其令，炎暑大行，物燥以坚，淳风乃治。风燥横运，流于气交，多阳少阴，云趋雨府，湿化乃敷，燥极而泽，其谷白丹，间谷命太者，其耗白甲品羽，金火合德，上应太白、荧惑。其政切，其令暴，蛰虫乃见，流水不冰。民病咳，嗌塞，寒热发暴，振栗癃闭，清先而劲，毛虫乃死，热后而暴，介虫乃殃。其发躁，胜复之作，扰而大乱，清热之气，持于气交。故食岁谷以安其气，食间谷以去其邪，岁宜以咸、以苦、以辛，汗之、清之、散之，安其运气，无使受邪，折其郁气，资其化源。以寒热轻重少多其制，同热者多天化，同清者多地化。用凉远凉，用热远热，用寒远寒，用温远温，食宜同法。有假者反之，此其道也，反是者，乱天地之经，扰阴阳之纪也。

审平之治：卯酉之岁，阳明司天，少阴在泉，方用审平汤：远志、紫檀香、天冬、山茱萸、白芍、白术、炙甘草、生姜。

少阴在泉之治：岁少阴在泉，热淫所胜，则焰浮川泽，阴处反明。民病腹中常鸣，气上冲胸，喘不能久立，寒热皮肤痛，目瞑齿痛，颇肿，恶寒发热如疟，少腹中痛，腹大，蛰虫不藏。热淫于内，治以咸寒，佐以甘苦，以酸收之，以苦发之。

辛卯年少阳不退位、阳明不迁正之治：民病少气，寒热更作，便血，上热，小腹坚满，小便赤沃，甚则血溢。又病寒热鼽嚏，皮毛折，爪甲枯焦，甚则喘嗽息高，悲伤不乐。此以卯酉之年犹行寅申之令，火尚布天，金化不行也。卯酉阴年，水欲升，而天之土抑之，当刺足少阴之合阴谷穴，先左后右。土欲降，而地苍之木窒之，当刺足厥阴之所出大敦穴、足少阳之所出阳陵泉穴。

运气将胜之治：木将行胜之治，十二月先取其化源，泻肝之原太冲。其用药者，即用辛平之，罚木之胜。用甘全之，佐土之衰。无令食酸物，佐木之胜也。火将行胜之治，于三月迎取其化源，泻包络之原大陵。其用药者，即用咸平之，罚火之胜也。用辛全之，补金炎衰。勿顺其苦物，佐火之胜也。土将行胜之治，于五月迎取其化源，泻脾之原太白。其用药者，即用酸平之，罚土之胜。用咸全之，补肾之衰。勿食其甘物，佐土之胜也。金将行胜之治，于六月迎取其化源，泻肺之原太渊。其用药者，即用苦平之，罚金之胜。用酸全之，补肝之衰。勿食其辛物，佐金之胜也。水将行胜之治，于九月迎取化源，泻肾之原太溪。其用药者，即用甘平之，罚肾气之胜也。用苦全之，补心气之衰也。无令食咸物，佐肾之胜也。

二十九、壬辰年

壬辰年，运气主岁之纪，《素问·六元正纪大论》云："上太阳水，中太角木运，下太阴土，寒化六，风化八，雨化五，正化度也。其化上苦温，中酸和，下甘温，药食宜也。"此段经文表述了壬辰年，上临太阳寒水司天，中为太角木运太过，下加太阴湿土在泉，并记述了寒化、风化、雨化之象数及药食之用。

壬辰年，运气相临，气生运，为顺化之年。

1. 岁运概况

岁木太过，岁运苍天，发生之纪，壬岁北政，太角之音。岁气风气流行，生气淳化，万物以荣，其变振拉摧拔。脾土受邪，病飧泄，食减，体重，肠鸣，腹痛，胁满。

木运太过之年，风气偏胜，木克土，致土郁至极而发。民病心腹胀，肠鸣而为数后，甚则心痛胁胀，呕吐霍乱，饮发注下，胕肿身重。土郁夺之，治宜去壅导滞之法。

2. 岁气概况

太阳司天，寒气下临，心气上从，而火且明，丹起，金乃眚，寒清时举，胜则水冰，火气高明，心热烦，嗌干，善渴，鼽嚏，喜悲，数欠，热气妄行，寒乃复，霜不时降，善忘，甚则心痛。土乃润，水丰衍，寒客至，沉阴化，湿气变物，水饮内稸，中满不食，皮疒痹肉苛，筋脉不利，甚则胕肿，身后痈。

太阴在泉，草乃早荣，湿淫所胜，则埃昏岩谷，黄反见黑，至阴之交。民病饮积心痛，耳聋浑浑焞焞，嗌肿喉痹，阴病血见，少腹痛肿，不得小便，病冲头痛，目似脱，项似拔，腰似折，髀不可以回，腘如结，腨如别。

太阳司天、太阴在泉之年，初气，厥阴风木，少阳相火加临。天时气早暖，草早荣，瘟疫至，民病瘟疫，身热，头痛，呕吐，疮疡。

二气，少阴君火，阳明燥金加临，主气克客气，不相得。天时大凉反至，草乃遇寒，火气遂抑。民病气郁中满，风肿。

三气，少阳相火，太阳寒水加临。天时寒热不时，寒气间至，热争。民病寒反热中，吐利不治者死。

四气，太阴湿土，厥阴风木加临。天时风湿交争，雨生倮虫，木盛生风，暴雨摧拔。民病大热少气，足痿，注下，赤白，血滞成痫。

五气，阳明燥金，少阴君火加临。天时湿热而寒，客行主令。民病，气舒，病则血热妄行，肺气壅。

终气，太阳寒水，太阴湿土加临。天时地气正湿令行，凝阴寒雪。民病，病乃凄惨，孕死，脾受湿，肺旺肾衰。

六气客主之胜："太阳司天，客胜则胸中不利，出清涕，感寒则咳。"太阳寒水司天之年，上半年气候偏冷。客气初之气为少阳相火，二之气为阳明燥金，三之气为太阳寒水，因此太阳司天之年，在初之气时，人体可以出现"胸中不利"等心病之候，因为胸中为心及心包所居部位。在二之气时可以出现"出清涕"等肺病之候，因为肺开窍于鼻。在三之气时，也可以出现咳嗽等肺病之候，因为这一段时间中气候寒冷，寒束肌表，就可以发生咳嗽。"主胜则喉嗌中鸣。""主胜"，即主气偏胜。主气初之气为厥阴风木，二之气为少阴君火，三之气为少阳相火。"喉嗌中鸣"，即咽喉不利，与心肺疾病有关。全句意谓太阳司天之年，上半年气候虽然偏冷，但在主气偏胜时，特别是二之气、三之气偏胜时，人体因火气偏胜而在临床上出现心热，以及由于心病传肺，火胜刑金而出现心肺疾病，表现为"喉嗌中鸣"等病候。

"太阴在泉，客胜则足痿下重，便溲不时，湿客下焦，发而濡泻，及为肿，隐曲之疾。"太阴湿土在泉之年，下半年气候偏湿。客气四之气为厥阴风木，五之气为少阴君火，终之气为太阴湿土。因此太阴在泉之年，在四之气时，可以出现"足痿下重""隐曲之疾"等肝经病证候。"足痿"，即下肢运动障碍，行走不能。"隐曲之疾"，指月经不调，小便不利。因为肝主疏泄，主动，主筋，主外阴，所以这些证候，多属肝经病候。在五之气时，可以出现"便溲不时"等小肠病候，因为心合小肠，心火炽盛，移热于小肠，小肠分别清浊功能失司。在终之气时，可以出现"濡泄""肿"等脾病之候，因为脾主湿，主运化，湿则濡泄，甚则为肿。"主胜则寒气逆满，食饮不下，甚则为疝。""主胜"，是指主气的终之气太阳寒水之气偏胜。"逆满"，是指胃脘胀满。"疝"，指寒疝，亦即少腹或阴囊睾丸疼痛。此句意谓太阴在泉之年，如果主气终之气寒气偏胜，人体可因为寒而出现心下"逆满""食饮不下""寒疝"等里寒病候。

3. 运气致病之治

发生之治：壬年，岁木太过，风木克湿土，脾土受邪，甚则土之子金气来复，陈氏用苓术汤，治脾胃感风，飧泄，注下，肠鸣，腹满，四肢重滞，善怒，眩冒，颠晕，或左胁偏疼之候。药用白茯苓、白术、炙甘草、厚朴、青皮、干姜、半夏、草果、生姜、大枣。

木疫之刺：刚柔失守，次三年化木疫，行木疫之刺。壬辰年，木运太过，刺先补脾俞，隔三日再刺肝经足厥阴所出大敦穴。因为木运太过则乘脾土，所以要先补脾土刺脾俞，然后再刺足厥阴井穴大敦，泻木之太过。次三年化疫，亦行木疫之刺。

太阳司天之治：太阳司天，寒淫所胜，则寒气反至，水且冰，运火炎烈，雨暴乃雹。血变于中，发为痈疡，民病厥心痛，呕血，血泄，鼽衄，善悲，时眩仆，胸腹满，手热肘挛，腋肿，心澹澹大动，胸胁胃脘不安，面赤目黄，善噫，嗌干，甚则色焰，渴而欲饮，病本于心。神门绝，死不治。寒淫所胜，平以辛热，佐以甘苦，以咸泻之。

太阳之胜之治：太阳之胜，凝栗且至，非时水冰，羽乃后化，痔疟发，寒厥入胃，则内生心痛，阴中乃疡，隐曲不利，互引阴股，筋肉拘苛，血脉凝泣，络满色变，或为血泄，皮肤痞肿，腹满食减，热反上行，头项囟顶脑户中痛，目如脱，寒入下焦，传为濡泻。太阳之胜，治以甘热，佐以辛酸，以咸泻之。

凡此太阳司天之政，气化运行先天。天气肃，地气静，寒临太虚，阳气不令，水土合德，上应辰星、镇星。其谷玄黅，其政肃，其令徐。寒政大举，泽无阳焰，则火发待时。少阳中治，时雨乃涯。上极雨散，还于太阴，云朝北极，湿化乃布，泽流万物。寒敷于上，雷动于下，寒湿之气，持于气交，民病寒湿发，肌肉痿，足痿不收，濡泻血溢。故岁宜苦以燥之、温之，必折其郁气，先资其化源，抑其运气，扶其不胜，无使暴过而生其疾，食岁谷以全其真，避虚邪以安其正，适气同异多少制之。同寒湿者燥热化，异寒湿者燥湿化，故同者多之，异者少之。用寒远寒，用凉远凉，用温远温，用热远热，食宜同法，有假者反常，反是者病，所谓时也。

静顺之治：辰戌之岁，太阳司天，太阴在泉，方用静顺汤：白茯苓、木瓜、牛膝、诃子、附子、干姜、炙甘草、防风。

太阴在泉之治：岁太阴在泉，草乃早荣，湿淫所胜，则埃昏岩谷，黄反见黑，至阴之交。民病饮积，心痛，耳聋浑浑焞焞，嗌肿喉痹，阴病血见，少腹痛肿，不得小便，病冲头痛，目似脱，项似拔，腰似折，髀不可以回，腘如结，腨如别。湿淫于内，治以苦热，佐以酸淡，以苦燥之，以淡泄之。

壬辰年阳明不退位、太阳不迁正之治：民病呕吐，暴注，食饮不下，大便干燥，四肢不举，目瞑掉眩。又病温疠，喉闭，嗌干，烦躁而渴，喘息有音。此以辰戌之年犹行卯酉之令，燥尚布天，寒化不行也。辰戌阳年，木欲升，而天之金抑之，当刺足厥阴之井大敦穴。火欲降，而地元之水窒之，当刺足少阴之所出涌泉穴、足太阳之所入委中穴。

运气将胜之治：木将行胜之治，于十二月先取其化源，泻肝之原太冲。其用药者，即用辛平之，罚木之胜。用甘全之，佐土之衰。无令食酸物，佐木之胜也。火将行胜之治，于三月迎取其化源，泻包络之原大陵。其用药者，即用咸平之，罚火之胜也。用辛全之，补金炎衰。勿顺其苦物，佐火之胜也。土将行胜之治，于五月迎取其化源，泻脾之原太白。其用药者，即用酸平之，罚土之胜。用咸全之，补肾之衰。勿食其甘物，佐土之胜也。金将行胜之治，于六月迎取其化源，泻肺之原太渊。其用药者，即用苦平之，罚金之胜。用酸全之，补肝之衰。勿食其辛物，佐金之胜也。水将行胜之治，于九月迎取化源，泻肾之原太溪。其用药者，即用甘平之，罚肾气之胜也。用苦全之，补心气之衰也。无令食咸物，佐肾之胜也。

三十、癸巳年

癸巳年，运气主岁之纪，《素问·六元正纪大论》云："上厥阴木，中少徵火运，下少阳相火，寒化雨化胜复同，邪气化度也。灾九宫，风化八，火化二，正化度也。其化上辛凉，中咸和，下咸寒，药食宜也。"此段经文表述了癸巳年，上临厥阴风木司天，中为少徵火运不及，下加少阳相火在泉，并记述了灾宫、风化、火化及其药食之用。

癸巳年，中运岁火不及，在泉少阳相火，为同岁会。癸巳年，运气相临，气生运，为顺化之年。

1. 岁运概况

岁火不及，岁运丹天，伏明之纪，为火运不及之年，巳为厥阴风木司天之年，木生火，火得木助，故癸巳年为平气升明之纪。癸岁北政，少徵之音，岁气岁寒乃盛行，火令不政，物生不长，阳气屈伏，蛰虫早藏。心火受邪，病则胸胁膺背痛，郁冒，暴暗，臂痛。

火运不及之年，水气乘火，致火郁至极而发。民病少气，疮疡痈肿，胁、腹、胸、背、面、首、四肢肿胀，腹胀，疡痹，呕逆，瘛疭，骨痛，节乃有动，注下，温疟，腹中暴痛，血溢流注，精液乃少，目赤，心热，甚则瞀闷懊侬，善暴死。火郁发之，其治，宜宣散火热之法。

2. 岁气概况

厥阴司天，风气下临，脾气上从，而土且隆，黄起，水乃眚，土用革，体重，肌肉痿，食减口爽，风行太虚，云物摇动，目转耳鸣。火纵其暴，地乃暑，大热消烁，赤沃下，蛰虫数见，流水不冰，其发机速。

少阳在泉，火淫所胜，则焰明郊野，寒热更至。民病注泄赤白，少腹痛，溺赤，甚则血便，少阴同候。

厥阴司天、少阳在泉之年，初气，厥阴风木，阳明燥金加临。天时寒始肃，客行主令，杀气方至。民病寒居右胁，气滞，脾虚胃壅。

二气，少阴君火，太阳寒水加临。天时寒不去，霜雪冰，杀气施，化草焦，寒雨数至。民病热中，气血不升降。

三气，少阳相火，厥阴风木加临。天时风热大作，雨生羽虫。民病泪出，耳鸣，掉眩。

四气，太阴湿土，少阴君火加临。天时热气反用，山泽浮云，暴雨溽湿。民病心受邪，黄疸而为跗肿。

五气，阳明燥金，太阴湿土加临。天时燥湿更胜，沉阴乃布，雨水乃行。民病寒气及体，肺受风，脾受湿，发为疟。

终气，太阳寒水，少阳相火加临，主气克客气，不相得。天时畏火司令，阳乃火化，蛰虫出现，流水不冰，地气大发，草乃生。民病瘟疠。

六气客主之胜："厥阴司天，客胜则耳鸣掉眩，甚则咳。"厥阴风木司天之年，上半年气候偏温，风气偏胜。客气初之气为阳明燥金，二之气为太阳寒水，三之气为厥阴风木。厥阴司天之年，上半年特别是三之气时，可以出现"掉眩"等肝经病之候。在二之气时可以出现"耳鸣"等肾经病之候。在初之气时可以出现"咳"等肺经病之候。上述证候的发生是由于该年客气初之气、二之气、三之气偏胜的结果。"主胜则胸胁痛，舌难以言。""主胜"，即主气偏胜。此句意谓厥阴司天之年，上半年主气偏胜时，初之气由于风气偏胜而在临床上表现为胸胁痛等肝经病候。二之气、三之气由于火热之气偏胜而在临床上表现为心经病候。

"少阳在泉，客胜则腰腹痛而反恶寒，甚则下白，溺白。""少阳在泉"，即少阳相火在泉之年。客气四之气为少阴君火，五之气为太阴湿土，终之气为少阳相火。少阴、少阳主火，主热，太阴主湿。因此少阳在泉之年，在下半年所属的这一段时间中，人体就容易出现"腹痛""下白""腰痛""溺白"等肾经病候。"下白"，即黏液便或脓样便。腹痛、下白，属大肠湿热。"溺白"，即尿液混浊。腰痛、溺白，属膀胱湿热。"主胜则热反上行而客于心，心痛发热，格中而呕。""主胜"谓湿土、燥金、寒水之气偏盛。客气少阴君火逆而心痛发热，湿土之气逆则格中而呕。与少阴在泉之年主胜所生诸病候相类。

3. 运气致病之治

伏明之治：伏明之纪，六癸年，岁火不及，水胜心病，甚则土气来复。陈氏用茯神汤治心虚夹寒，胸心中痛，两胁连肩背支满，噎塞，郁冒，朦昧，髋髀挛痛，不能屈伸，或下利溏泄，饮食不进，腹痛，手足痿痹，不能任身。药用黄芪、茯神、远志、紫河车、酸枣仁、生姜、大枣。

水疫之刺：大凡人病心虚，遇君相二火司天失守，感而三虚，又遇六癸岁，火运不及之年，水邪侵犯，形成水疫。先刺手少阳经原穴阳池，以补少阳相火之不足，再刺心俞，以补少阴君火之不足。实乃原俞刺方。尚可取心经原穴神门。

厥阴司天之治：厥阴司天，风淫所胜，则太虚埃昏，云物以扰，寒生春气，流水不冰，蛰虫不去。民病胃脘当心而痛，上支两胁，膈咽不通，饮食不下，舌本强，食则呕，冷泄腹胀，溏泄，瘕水闭，病本于脾。冲阳绝，死不治。风淫所胜，平以辛凉，佐以苦甘，以甘缓之，以酸泻之。

厥阴之胜之治：厥阴之胜，耳鸣头眩，愦愦欲吐，胃膈如寒。大风数举，倮虫不滋，胠胁气并，化而为热，小便黄赤，胃脘当心而痛，上支两胁，肠鸣飧泄，少腹痛，注下赤白，甚则呕吐，膈咽不通。厥阴之胜，治以甘清，佐以苦辛，以酸泻之。

凡此厥阴司天之政，气化运行后天。天气扰，地气正，风生高远，炎热从之，云趋雨府，湿化乃行，风火同德，上应岁星、荧惑。其政挠，其令速，其谷苍丹，间谷言太者，其耗文角品羽。风燥火热，胜复更作，蛰虫来见，流水不冰。热病行于下，风病行于上，风燥胜复形于中。岁宜以辛调上，以咸调下，畏火之气，无妄犯之。用温远温，用热远热，用凉远凉，用寒远寒，食宜同法。有假反常，此之道也，反是者病。

少阳在泉之治：岁少阳在泉，火淫所胜，则焰明郊野，寒热更至。民病注泄赤白，少腹痛，溺赤，甚则血便，少阴同候。火淫于内，治以咸冷，佐以苦辛，以酸收之，以苦发之。

敷和之治：已亥之岁，厥阴司天，少阳在泉，方用敷和汤：半夏、酸枣仁、五味子、枳实、茯苓、诃子、干姜皮、炙甘草。

太阳不退位、厥阴不迁正之治：癸巳年，民病喜怒，目系转，转筋，淋溲小便。此以已亥之年，犹行辰戌之令，寒气布天，风化不行也。已亥阴年，火欲升，而天蓬之水抑之，当刺包络之荥劳宫穴。金欲降，而地之火窒之，当刺心包经之所出中冲穴、手少阳之所入天井穴。

运气将胜之治：木将行胜之治，于十二月先取其化源，泻肝之原太冲。其用药者，即用辛平之，罚木之胜。用甘全之，佐土之衰。无令食酸物，佐木之胜也。火将行胜之治，于三月迎取其化源，泻包络之原大陵。其用药者，即用咸平之，罚火之胜也。用辛全之，补金炎衰。勿顺其苦物，佐火之胜也。土将行胜之治，于五月迎取其化源，泻脾之原太白。其用药者，即用酸平之，罚土之胜。用咸全之，补肾之衰。勿食其甘物，佐土之胜也。金将行胜之治，于六月迎取其化源，泻肺之原太渊。其用药者，即用苦平之，罚金之胜。用酸全之，补肝之衰。勿食其辛物，佐金之胜也。水将行胜之治，于九月迎取化源，泻肾之原太溪。其用药者，即用甘平之，罚肾气之胜也。用苦全之，补心气之衰也。无令食咸物，佐肾之胜也。

三十一、甲午年

甲午年，运气主岁之纪，《素问·六元正纪大论》云："上少阴火，中太宫土运，下阳明金。热化二，雨化五，燥化四，所谓正化日也。其化上咸寒，中苦热，下酸热，所谓药食宜也。"此段经文表述了甲午年，上临少阴君火司天，中为太宫土运太过，下加阳明燥金在泉，并记有热化、雨化、燥化之象数及药食之用。

甲子年，运气相临，气生运，为顺化之年。

1. 岁运概况

岁土太过，是岁泉涌河溢，涸泽亦生鱼，风雨大。岁运黄天，敦阜之纪，甲岁南政，太宫之音。岁气流行，至阴内实，物化克成，其变震惊，飘骤崩溃。肾水受邪，病则腹痛，清厥体重，甚则足痿不收，脚痛中满，四肢不举。

土运太过，湿气偏胜，土克水，致水郁至极而发。民病寒客心痛，腰椎痛，大关节不利，屈伸不便，善厥逆，痞坚，腹满。其治，水郁折之，宜驱逐水邪之法。

2. 岁气概况

少阴司天，热气下临，肺气上从，白起金用，草木眚，喘，呕，寒热，嚏，鼽衄，鼻窒，大暑流行，甚则疮疡燔灼，金烁石流。地乃燥清，凄沧数至，胁痛，善太息，肃杀行。

岁阳明在泉，燥淫所胜，则雾雾清暝。民病喜呕，呕有苦，善太息，心胁痛不能反侧，甚则嗌干，面尘，身无膏泽，足外反热。

少阴司天、阳明在泉之年，初气，厥阴风木，太阳寒水加临。天时寒水切洌，雪水冰，蛰复藏。民病关节禁固，腰椎痛，中外疮疡。

二气，少阴君火，厥阴风木加临。天时风雨时寒，雨生羽虫，民病淋，气郁于上而热，令人目赤。

三气，少阳相火，少阴君火加临。天时大火行，热气时至，羽虫静，不鸣也，燕百舌杜宇之类。民病厥热心痛，寒热更作，咳喘，目赤。

四气，太阴湿土，太阴湿土加临。天时大雨时行，寒热互作。民病黄疸，鼽衄，嗌干，吐饮。

五气，阳明燥金，少阳相火加临。天时温气乃至，初冬尤暖，万物乃荣。民病，康安，伏邪于春为疟。

终气，太阳寒水，阳明燥金加临。天时燥寒劲切，火尚毒，寒暴至。民病上肿咳喘，甚则血溢，下连小腹，而作寒中。

六气客主之胜："少阴司天，客胜鼽嚏，颈项强，肩背瞀热，头痛，少气，发热，耳聋，目瞑，甚则跗肿，血溢，疮疡，咳喘。"少阴君火司天之年，上半年气候偏热。客气初之气为太阳寒水，二之气为厥阴风木，三之气为少阴君火。因此在少阴司天之年，如果客气偏胜，则在初之气时，人体可出现"颈项强""肩背强""跗肿"等肾、膀胱经病候，因为寒水属肾，与膀胱有关。在二之气时，在人体可以出现"头痛""耳聋""目瞑"等肝、胆经病候，因为风属肝，与胆有关，耳为足少阳胆经循行部位，目为肝之外窍，头痛多为肝阳上亢之证。在三之气时，在人体可以出现"瞀热""少气发热""血溢""疮疡"等心、小肠经病候，盖因"诸热瞀热，皆属于火"，"诸痛疮疡，皆属于心"，"壮火食气"，"心主血"，"血热则妄行"。由于火胜可以刑金，心病必然传肺，因此少阴司天之年，在三之气时，不但可以出现上述心病之候，而且可以同时出现"鼽嚏""咳喘"等肺病之候。"主胜则心热烦躁，甚则胁痛支满。""主胜"，即主气偏胜。每年的主气初之气为厥阴风木，二之气为少阴君火，三之气为少阳相火。此句意谓少阴司天之年，上半年如主气偏胜，则初之气可以因风气偏胜而人体出现胁痛支满等肝病证候。二之气、三之气时，可以因火热之气偏胜，人体出现心热烦躁等心病证候。

"阳明在泉，客胜则清气动下，少腹坚满而数便泻。""清气动下"，即清凉之气影响人体下焦。全句意谓阳明在泉之年，由于下半年客气四之气湿气偏胜，五之气火气偏胜，终之气清气偏胜，因此人体可因湿热交搏或因寒湿交搏而出现腹胀腹泻。

"主胜则腰重腹痛，少腹生寒，下为鹜溏，则寒厥于肠，上冲胸中，甚则喘不能久立。"意谓阳明在泉之年，如主气湿气偏胜，临床上可出现"鹜溏"等脾经病候，即大便溏泄如鸭粪。主气燥气偏胜时，可出现"上冲胸中，甚则喘"等肺病之候。寒气偏胜时，可出现"腰重腹痛"等肾病之候。阳明在泉之年，原文明确指出有客胜、有主胜，而阳明司天之年未提客胜主胜者，并非阳明司天不分主客，而是略而未言，有意突出主岁之气而已。

3. 运气致病之治

敦阜之治：甲年敦阜之纪，岁土太过，土克水而肾受邪，甚则木气来复。陈氏以附子山茱萸汤，治肾经受湿，腹痛，寒厥，足痿不收，腰椎痛，行步艰难，甚则中满，食不下，或肠鸣，溏泄等候。药用附子、山茱萸、木瓜、乌梅、半夏、肉豆蔻、丁香、藿香、生姜、大枣。

土疫之刺：刚柔失守，次三年化土疫，行土疫之刺。甲午年，土运太过，先刺补肾俞，隔三天再刺足太阴之所注太白穴。因土运太过则乘所胜，致邪之源是土运太过之胜气，补肾俞穴，即补水以免受其邪，然后刺足太阴输穴太白，泻土之太过。次三年化疫，亦行土疫之刺。

少阴司天之治：少阴司天，热淫所胜，怫热至，火行其政，大雨且至。民病胸中烦热，嗌干，右胠满，皮肤痛，寒热咳嗽，唾泻血泄，鼽衄嚏呕，溺色变，甚则疮疡胕肿，肩背臂臑及缺盆中痛，心痛肺䐜，腹大满，膨膨而喘咳，病本于肺。尺泽绝，死不治。热淫所胜，平以咸寒，佐以苦甘，以酸收之。

少阴之胜之治：少阴之胜，心下热，善饥，脐下反动，气游三焦。炎暑至，木乃津，草木萎，呕逆，躁烦，腹满痛，溏泄，传为赤沃。少阴之胜，治以辛寒，佐以苦咸，以甘泻之。

凡此少阴司天之政，气化运行先天。地气肃，天气明，寒交暑，热加燥，云驰雨府，湿化乃行，时雨乃降，金火合德，上应荧惑、太白。其政明，其令切，其谷丹白。水火寒热持于气交而为病始也，热病生于上，清病生于下，寒热凌犯而争于中，民病咳喘，血溢血泄，鼽嚏，目赤眦疡，寒厥入胃，心痛，腰痛，腹大，嗌干肿上。必抑其运气，资其岁胜，折其郁发，先取化源，无使暴过而生其病也。食岁谷以全真气，食间谷以辟虚邪。岁宜咸以软之，而调其上，甚则以苦发之，以酸收之，而安其下，甚则以苦泄之。适气同异而多少之，同天气者以寒清化，同地气者以温热化。用热远热，用凉远凉，用温远温，用寒远寒，食宜同法。有假则反，此其道也，反是者病作矣。

正阳之治：子午之岁，少阴司天，阳明在泉，方用正阳汤：白薇、元参、川芎、桑白皮、当归、白芍、旋覆花、炙甘草、生姜。

阳明在泉之治：岁阳明在泉，燥淫所胜，则霿雾清暝。民病喜呕，呕有苦，善太息，心胁痛不能反侧，甚则嗌干面尘，身无膏泽，足外反热。燥淫于内，治以苦温，佐以甘辛，以苦下之。

甲午年厥阴不退位、少阴不迁正之治：民病温疫，疵废风生，皆肢节痛，头目痛，伏热内烦，咽喉干引饮。又病寒热，四肢烦痛，腰脊强直。此以子午之年犹行巳亥之令，热化不行，风反为灾也。子午阳年，土欲升，而天之木抑之，当刺足太阴之输太白穴。水欲降，而地阜土窒之，当刺足太阴之所出隐白穴、足阳明之所入三里穴。

运气将胜之治：木将行胜之治，于十二月先取其化源，泻肝之原太冲。其用药者，即用辛平之，罚木之胜。用甘全之，佐土之衰。无令食酸物，佐木之胜也。火将行胜之治，于三月迎取其化源，泻包络之原大陵。其用药者，即用咸平之，罚火之胜也。用辛全之，补金炎衰。勿顺其苦物，佐火之胜也。土将行胜之治，于五月迎取其化源，泻脾之原太白。其用药者，即用酸平之，罚土之胜。用咸全之，补肾之衰。勿食其甘物，佐土之胜也。金将行胜之治，于六月迎取其化源，泻肺之原太渊。其用药者，即用苦平之，罚金之胜。用酸全之，补肝之衰。勿食其辛物，佐金之胜也。水将行胜之治，于九月迎取化源，泻肾之原太溪。其用药者，即用甘平之，罚肾气之胜也。用苦全之，补心气之衰也。无令食咸物，佐肾之胜也。

三十二、乙未年

乙未年，运气主岁之纪，《素问·六元正纪大论》云："上太阴土，中少商金运，下太阳水。热化寒化胜复同，所谓邪气化日也。灾七宫，湿化五，清化四，寒化六，所谓正化日也。其化上苦热，中酸和，下甘热，所谓药食宜也。"此段经文表述了乙未年，上临太阴湿土司天，中为少商金运不及，下加太阳寒水在泉，并记述了灾宫、湿化、寒化、清化之象数及药食之用。

乙未年，运气相临，气生运，为顺化之年。

1. 岁运概况

岁金不及，岁运素天，从革之纪，乙岁北政，少商之音。岁气炎火盛行，生气乃用，燥石流金，涸泉焦草。肺金受邪，病则肩背瞀重，鼽血，血便，注下。

金运不及之年，火气乘金，故致金郁至极而发。民病咳逆，心胁满引少腹，善暴病，不可反侧，嗌干，面尘色恶。金郁泄之，治宜宣泄肺气。

2. 岁气概况

太阴司天，湿气下临，肾气上从，黑起水变，火乃眚，埃冒云雨，胸中不利，阴痿，气大衰，而不起不用，当其时，反腰椎痛，动转不变也，厥逆。地乃藏阴，大寒且至，蛰虫早附，心下痞痛，地裂冰坚，少腹痛，时害于食。乘金则止，水增，味乃咸，行水减也。

太阳在泉，寒淫所胜，则凝肃惨栗，民病少腹控睾，引腰脊，上冲心痛，血见，嗌痛颔肿。

太阴司天、太阳在泉之年，初气，厥阴风木，厥阴风木加临。天时大风发荣，雨水毛虫。民病血溢，筋络拘强，关节不利，身重筋痛。

二气，少阴君火，少阴君火加临。天时大火至，天下疵疾，以其得位，君令宜行，湿蒸相薄，雨时降。民病瘟疫盛行，远近咸若。

三气，少阳相火，太阴湿土加临。天时雷雨电雹，地气腾，湿气降。民病身重跗肿，腹胸满感。

四气，太阴湿土，少阳相火加临。天时炎热沸腾，地气升，天气否隔，湿化不流。民病腠理热，血暴溢，患疟，心腹胀满，甚则浮肿。

五气，阳明燥金，阳明燥金加临。天时大凉，霜早降，寒及体。民病皮肤寒。

终气，太阳寒水，太阳寒水加临。天时大寒凝冽。民病关节禁固，腰椎痛。

六气客主之胜："太阴司天，客胜则首面胕肿，呼吸气喘。"太阴湿土司天之年，上半年气候偏湿，雨水较多。客气初之气为厥阴风木，二之气为少阴君火，三之气为太阴湿土。厥阴司天，客气偏湿时，人体可以由于水湿停聚而表现为头面部浮肿，或水饮停聚于肺出现呼吸气喘。太阴司天之年，初之气、二之气主客气完全一致，因此，在初之气、二之气主时，仍主要表现为湿胜，人体患病，仍以水湿停聚为主。"主胜则胸腹满，食已而瞀。""主胜"，即主气偏胜。每年主气初之气为厥阴风木，二之气为少阴君火，三之气为少阳相火。太阴司天之年，上半年主气偏胜时，由于初之气、二之气主客气完全一致，因此无明显的异常情况，但在三之气时，主气少阳相火主事，火气偏胜，可以出现瞀闷不清的心病证候，火胜则湿土之气被抑，可出现胸腹满、食后满闷的脾病证候。

"太阳在泉，寒复内余，则腰尻痛，屈伸不利，股胫足膝中痛。""寒"，指寒凉之气。"寒复内余"，此处指寒凉之气侵犯人体内部。"腰尻痛"，指腰骶部疼痛。"屈伸不利"，指人体肢体运动障碍。"股胫足膝中痛"，即下肢痛。全句意谓太阳在泉之年，下半年气候寒冷，人体容易出现腰骶部疼痛即下肢疼痛和运动障碍等候，此处"寒复内余"的含义与前述阳明司天"清复内余"的含义相似，意在说明太阳寒水在泉之年，虽然亦有主胜、客胜之分，但在具体分析下半年气候、物候、病候时，仍应以在泉之气为主。

3. 运气致病之治

从革之治：六乙年，岁金不及，火胜水复，病在肺。陈氏用紫菀汤，以治肺虚感热，咳嗽，喘满，自汗，衄血，肩背督重，血便，注下，或脑户连囟顶痛，发热，口疮，心痛之候。药用紫菀、白芷、桑白皮、地骨皮、杏仁、人参、炙甘草、黄芪、生姜、大枣。

火疫之刺：大凡人肺病，遇阳明司天失守，感而三虚，又遇六乙岁，金运不及之年，火邪侵犯，形成火疫。先刺手阳明经原穴合谷，以助气血生化之源，再刺肺俞，以益肺气、实腠理。实乃原俞刺方。尚可取肺经原穴太渊。

太阴司天之治：太阴司天，湿淫所胜，则沉阴且布，雨变枯槁，胕肿骨痛阴痹，阴痹者按之不得，腰脊头项痛时眩，大便难，阴气不用，饥不欲食，咳唾则有血，心如悬，病本于肾。太溪脉绝，死不治。湿淫所胜，平以苦热，佐以酸辛，以苦燥之，以淡泄之。湿上甚而热，治以苦温，佐以甘辛，以汗为故而止。

太阴之胜之治：太阴之胜，火气内郁，疮疡于中，流散于外，病在胠胁，甚则心痛热格，头痛，喉痹，项强。独胜则湿气内郁，寒迫下焦，痛留顶，互引眉间，冒满。雨数至，燥化乃见，少腹满，腰椎重强，内不便，善注泄，足下温，头重，足痉胕肿，饮发于中，胕肿于上。太阴之胜，治以咸热，佐以辛甘，以苦泻之。

凡此太阴司天之政，气化运行后天。阴专其政，阳气退避，大风时起，天气下降，地气上腾，原野昏霿，白埃四起，云奔南极，寒雨数至，物成于差夏。民病寒湿腹满，身膹愤，胕肿痞逆，寒厥拘急。湿寒合德，黄黑埃昏，流行气交，上应镇星、辰星。其政肃，其令寂，其谷黅玄。故阴凝于上，寒积于下，寒水胜火，则为冰雹，阳光不治，杀气乃行。故有余宜高，不及宜下，有余宜晚，不及宜早，土之利，气之化也，民气亦从之，间谷命其太也。故岁宜以苦燥之、温之，甚者发之、泄之。不发不泄则湿气外溢，肉溃皮坼，而水血交流。必赞其阳火，令御甚寒，从气异同少多其判也。同寒者以热化，同湿者以燥化，异者少之，同者多之。用凉远凉，用寒远寒，用温远温，用热远热，食宜同法。假者反之，此其道也，反是者病也。

备化之治：丑未之岁，太阴司天，太阳在泉，方用备化汤：木瓜、牛膝、茯神、附子、熟地、覆盆子、甘草、生姜。

太阳在泉之治：岁太阳在泉，寒淫所胜，则凝肃惨栗。民病少腹控睾引腰脊，上冲心痛，血见，嗌痛颔肿。寒淫于内，治以甘热，佐以苦辛，以咸泻之，以苦坚之。

乙未年少阴不退位、太阴不迁正之治：民病膈热，咽干，血溢，惊骇，小便赤涩，丹瘤疹，疮疡留毒。又病手足肢节肿满，大腹水肿，填臆不食，飧泄，胁满，四肢不举。此以丑未之年犹行子午之令，雨化不行，热气尚治也。丑未阴年，火欲升，而天之水抑之，当刺包络之荥劳宫穴。木欲降，而地晶之金窒之，当刺手太阴之所出少商穴、手阳明之所入曲池穴。

运气将胜之治：木将行胜之治，于十二月先取其化源，泻肝之原太冲。其用药者，即用辛平之，罚木之胜。用甘全之，佐土之衰。无令食酸物，佐木之胜也。火将行胜之治，于三月迎取其化源，泻包络之原大陵。其用药者，即用咸平之，罚火之胜也。用辛全之，补金炎衰。勿顺其苦物，佐火之胜也。土将行胜之治，于五月迎取其化源，泻脾之原太白。其用药者，即用酸平之，罚土之胜。用咸全之，补肾之衰。勿食其甘物，佐土之胜也。金将行胜之治，于六月迎取其化源，泻肺之原太渊。其用药者，即用苦平之，罚金之胜。用酸全之，补肝之衰。勿食其辛物，佐金之胜也。水将行胜之治，于九月迎取化源，泻肾之原太溪。其用药者，即用甘平之，罚肾气之胜也。用苦全之，补心气之衰也。无令食咸物，佐肾之胜也。

三十三、丙申年

丙申年，运气主岁之纪，《素问·六元正纪大论》云："上少阳相火，中太羽水运，下厥阴木，火化二，寒化六，风化三，所谓正化日也，其化上咸寒，中咸温，下辛温，所谓药食宜也。"表述了丙申年，上临少阳相火司天，中为太羽水运太过，下加厥阴风木在泉，并记述了该年的火化、寒化、风化之象数及药食之用。

丙申年，运气相临，运克气，为不和之年。

1. 岁运概况

岁水太过，是岁雨水雪霜不时降，湿气变物。岁运玄天，流衍之纪，丙岁北政，太羽之音。岁气天地寒凝，其变冰霜雪雹。心火受邪，病则身热烦躁，阴厥中寒，甚则腹大，胫肿，喘咳。

水运太过之年，水气偏胜，水克火，致火郁至极而发。民病少气，疮疡痈肿，胁、腹、胸、背、面、首、四肢膜愤，胕胀，疡痱，呕逆，瘛疭，骨痛，节乃有动，注下，温疟，腹中暴痛，血溢流注，精液乃少，目赤，心热，甚则瞀闷懊恢，善暴死。火郁发之，治宜宣散火郁，因势解之。

2. 岁气概况

少阳司天，火气下临，肺气上从，白起金用，草木眚，火见燔炳，革金且耗，大暑以行，咳嚏鼽衄，鼻窒口疡，寒热胕肿。风行于地，尘沙飞扬，心痛，胃脘痛，厥逆，膈不通，其主暴速。

厥阴在泉，风淫所胜，则地气不明，平野昧，草乃早秀。民病洒洒振寒，善伸数欠，心痛支满，两胁里急，饮食不下，膈咽不通，食则呕，腹胀善噫，得后与气，则快然如衰，身体皆重。

少阳司天、厥阴在泉之年，初气，厥阴风木，少阴君火加临。天时热风伤人，时气流行，民病温病乃起，病气怫于上，血溢目赤，咳逆，头痛，血崩，胁满痛，皮肤生疮。

二气，少阴君火，太阴湿土加临。天时时雨至，火反郁，风不胜湿。民病热郁于上，咳逆吐，胸嗌不利，头痛身热，昏愦，脓疮。

三气，少阳相火，少阳相火加临。天时热暴至，草萎河干，大暑炎亢，湿化晚布，大旱。民病热病，聋瞑，血溢，脓疮，咳逆，鼽衄，发渴，喉痹，目赤，善暴死。

四气，太阴湿土，阳明燥金加临。天时凉风至，炎暑未去，风雨及时。民病，民气和平，身重中满，脾寒泄泻。

五气，阳明燥金，太阳寒水加临。天时阳乃去，寒乃来，雨乃降，刚木早凋。民病，民避寒邪，君子周密，病则骨痿，目赤痛。

终气，太阳寒水，厥阴风木加临。天时地风正，寒风飘扬，万物反生，寒气至，雨生鳞虫。民病关闭不禁，心腹痛，阳气不藏。

六气客主之胜："少阳司天，客胜则丹胗外发，及为丹熛疮疡，呕逆，喉痹，头痛，嗌肿，耳聋，血溢，内为瘛疭。"少阳相火司天之年，上半年气候十分炎热。客气初之气为少阴君火，二之气为太阴湿土，三之气为少阳相火，因此在少阳司天之年，在初之气时，人体由于热气偏胜而出现"丹胗外发""喉痹""嗌肿""血溢"等心、小肠经病候，因为"诸痛疮疡，皆属于心"，"心主血"，"手少阴之脉……从心系上挟咽"，"手太阳之脉……循咽，下膈"，咽喉为手少阴心及手太阳小肠循行部位。在二气时，人体可以出现呕逆等脾胃经病候，因为"胃主纳"，"脾主化"，湿邪中阻即可发生呕逆。在三之气时，人体可以出现"丹熛疮疡""耳聋""瘛疭"等心火炽盛的病候，因为"丹熛疮疡"属于火胜，"瘛疭"属于热极。"主胜则胸满，咳，仰息，甚而有血，手热。""主胜"，即主气偏胜。主气初之气为厥阴风木，因此初之气偏胜时，人体可以因肝气偏胜而出现胸满。二之气为少阴君火，三之气为少阳相火，因此二之气、三之气偏胜时，人体可以因心气偏胜而出现出血、手热之候。因为心主血，手掌属于手厥阴心包经的循行部位。"咳"，即咳嗽。"仰息"，即仰头呼吸，表示呼吸困难，属于肺之病候。此火胜刑金，心病传肺而出现肺经病候。

"厥阴在泉，客胜则大关节不利，内为痉强拘瘛，外为不便。"厥阴风木在泉之年，下半年气候偏温，风气偏胜。客气四之气为阳明燥金，五之气为太阳寒水，终之气为厥阴风木。在四之气时，由于金胜乘木，在临床上表现为"大关节不利，外为不便"肢体运动障碍等肝经证候。在五之气时，可出现"痉强拘瘛"等肾与膀胱经证候。特别是在终之气时，厥阴风木主时，又是该年的在泉之气，所以上述症状就更加突出。"主胜则筋骨繇并，腰腹时痛。""主胜"，即主气偏胜。全句意谓厥阴在泉之年，下半年主气四之气、终之气偏胜时，可以出现腰痛、腹痛等脾病或肾病之候。五之气偏胜时，可以由于金胜乘木，而出现"筋骨繇并"等肝病之候。"繇"有摇动或颤动之义。"并"，有痉挛之义。

3. 运气致病之治

流衍之治：丙年，岁水太过，水克火，邪害心火，甚则湿土来复。陈氏用川连茯苓汤，治心虚为寒冷所中，身热，心躁，手足反寒，心腹肿病，喘咳，自汗，甚则大肠便血之候。药用黄连、茯苓、麦冬、车前子、通草、远志、半夏、黄芩、甘草、生姜、大枣。

水疫之治：刚柔失守，次三年化水疫，行水疫之刺。丙申年，水运太过，先刺补心俞，隔五日再刺肾经足少阴之所入阴谷穴。因为水运太过则乘心火，所以要先补心火刺心俞，然后刺足少阴合穴阴谷，泻水之太过。次三年化疫，亦行此刺。

少阳司天之治：少阳司天，火淫所胜，则温气流行，金政不平。民病头痛，发热恶寒而疟，热上皮肤痛，色变黄赤，传而为水，身面胕肿，腹满仰息，泄注赤白，疮疡，咳唾血，烦心，胸中热，甚则衄衊，病本于肺。天府绝，死不治。火淫所胜，平以咸冷，佐以苦甘，以酸收之，以苦发之，以酸复之。

少阳之胜之治：少阳之胜，热客于胃，烦心心痛，目赤，欲呕，呕酸善饥，耳痛，溺赤，善惊谵妄，暴热消烁，草萎水涸，介虫乃屈，少腹痛，下沃赤白。少阳之胜，治以辛寒，佐以甘咸，以甘泻之。

凡此少阳司天之政，气化运行先天。天气正，地气扰，风乃暴举，木偃沙飞，炎火乃流，阴行阳化，雨乃时应，火木同德，上应荧惑、岁星。其谷丹苍，其政严，其令扰，故风热参布，云物沸腾，太阴横流，寒乃时至，凉雨并起。民病寒中，外发疮疡，内为泄满。故圣人遇之，和而不争。往复之作，民病寒热，疟，泄，聋，瞑，呕吐，上怫肿色变。故岁宜咸、宜辛、宜酸，渗之、泄之、渍之、发之，观气寒温以调其过，同风热者多寒化，异风热者少寒化。用热远热，用温远温，用寒远寒，用凉远凉，食宜同法，此其道也。有假者反之，反是者病之阶也。

厥阴在泉之治：岁厥阴在泉，风淫所胜，则地气不明，平野昧，草乃早秀。民病洒洒振寒，善伸数欠，心痛支满，两胁里急，饮食不下，膈咽不通，食则呕，腹胀善噫，得后与气则快然如衰，身体皆重。风淫于内，治以辛凉，佐以苦，以甘缓之，以辛散之。

升明之治：寅申之岁，少阳相火司天，厥阴在泉，方用升明汤：紫檀香、车前子、青皮、半夏、酸枣仁、蔷薇、生姜、炙甘草、

丙申年太阴不退位、少阳不迁正之治：民病四肢少力，食饮不下，足胫寒，阴痿闭塞，失溺，小便数，泄注淋沥。又病痎疟，骨热，心悸惊骇，甚时血溢。此以寅申之年犹行丑未之令，火气不行，湿乃布天也。寅申阳年，金欲升，而天之火抑之，当刺手太阴之经经渠穴，先左后右。火欲降，而地元之水窒之，当刺足少阴之所出涌泉穴、足太阳之所入委中穴，先左后右。

运气将胜之治：木将行胜之治，于十二月先取其化源，泻肝之原太冲。其用药者，即用辛平之，罚木之胜。用甘全之，佐土之衰。无令食酸物，佐木之胜也。火将行胜之治，于三月迎取其化源，泻包络之原大陵。其用药者，即用咸平之，罚火之胜也。用辛全之，补金炎衰。勿顺其苦物，佐火之胜也。土将行胜之治，于五月迎取其化源，泻脾之原太白。其用药者，

即用酸平之，罚土之胜。用咸全之，补肾之衰。勿食其甘物，佐土之胜也。金将行胜之治，于六月迎取其化源，泻肺之原太渊。其用药者，即用苦平之，罚金之胜。用酸全之，补肝之衰。勿食其辛物，佐金之胜也。水将行胜之治，于九月迎取化源，泻肾之原太溪。其用药者，即用甘平之，罚肾气之胜也。用苦全之，补心气之衰也。无令食咸物，佐肾之胜也。

三十四、丁酉年

丁酉年，运气主岁之纪，《素问·六元正纪大论》云："上阳明金，中少角木运，下少阴火。清化热化胜复同，所谓邪气化日也，灾三宫，燥化九，风化三，热化七，所谓正化日也。其化上苦，小温，中辛和，下咸寒，所谓药食宜也。"此段经文表述了丁酉年，上临阳明燥金司天，中为少角木运不及，下加少阴君火在泉，并记有灾宫、燥化、风化、热化之象数及药食之用。

丁酉年，运气相临，气克运，为天刑之年。

1. 岁运概况

岁木不及，是岁天地凄怆，日见朦昧，雨非雨。岁运苍天，晴非晴，气惨然，气象凝敛，肃杀甚之。委和之纪，丁岁北政，少角之音。岁气燥气乃行，生气不政，凉雨将降，风雪并兴，草木晚荣，物秀而实。肝木受邪，病中清，胠胁满，小腹痛，肠鸣溏泄。

木运不及之年，金气克木，致木郁至极而发。民病胃脘当心而痛，上肢两胁，膈咽不通，食饮不下，甚则耳鸣眩转，目不识人，善暴僵仆。木郁达之，治宜疏泄肝气，使之通达。

2. 岁气概况

阳明司天，燥气下临，肝气上从，苍起木用而立，土乃眚，凄沧数至，木伐草萎，胁痛，目赤，掉振鼓栗，筋痿不能久立。

暴热至，土乃暑，阳气郁发，小便变，寒热如疟，甚则心痛。火行于槁，流水不冰，蛰虫乃见。

少阴在泉，热淫所胜，则焰浮川泽，阴处反明。民病腹中常鸣，气上冲胸，喘不能久立，寒热皮肤痛，目瞑齿痛，颇肿，恶寒发热如疟，少腹中痛，腹大，蛰虫不藏。

阳明司天、少阴在泉之年，初气，厥阴风木，太阴湿土加临，主气克客气，不相得则病。天时阴始凝，气始肃，水乃冰，寒雨化，花开迟。民病热胀面肿，鼽衄，欠嚏，呕吐，小便赤，甚则淋。

二气，少阴君火，少阳相火加临。天时臣居君位，大热早行。民病疫疠大至，善暴死。

三气，少阳相火，阳明燥金加临，主气克客气，不相得则病。天时燥热交合，凉风间发。民病上逆下冷，疟痢，心烦不食。

四气，太阴湿土，太阳寒水加临，主气克客气，不相得则病。天时早秋，寒雨害物。民病暴仆振栗，妄言少气，咽干引饮，心痛膺肿，疮疡寒疟，骨痿便血。

五气，阳明燥金，厥阴风木加临，主气克客气，不相得则病。天时春令又行，草木盛，生雨，生介虫。民病，气和，热行包络，面浮上壅。

终气，太阳寒水，少阴君火加临，主气克客气，不相得则病。天时气候反温，蛰虫出现，流水不冰，此下克上。民病伏邪湿毒，季春发疫。

六气客主之胜："阳明司天，清复内余，则咳衄，嗌塞，心膈中热，咳不止，而白血出者死。"文中不言主胜客胜，盖因金居火位，则客不胜主，故不言客主之胜。文中言"清复内余"，以明六气虽有客主之胜，而皆病司天之气。

"少阴在泉，客胜则腰痛，尻股膝髀腨胻足病，瞀热以酸，胕肿不能久立，溲便变。"少阴在泉之年，下半年气候偏热，客气四之气为太阳寒水，五之气为厥阴风木，终之气为少阴君火，因此少阴在泉之年，在下半年四之气时，可出现下肢病候，因为这些部位都是足少阴肾、太阳膀胱经的循行部位。在五之气时，可出现"瞀热以酸"等肝经病候。在终之气时可出现"溲便变"等心、小肠病候，"溲便变"，即小便变为黄赤。"主胜则厥气上行，心痛发热，膈中众痹皆作，发于肽胁，魄汗不藏，四逆而起。"每年主气四之气为太阴湿土，五之气为阳明燥金，终之气为太阳寒水。少阴在泉之年，虽然一般来说下半年气候偏热，但主气四之气偏胜时，则可出现"心痛发热"等脾胃病症状。此处之"心痛"，即胃脘痛，其发生常与脾胃不和、湿热内蕴有关。主气五之气偏胜时，则可以在五之气时，出现"魄汗不藏"等肺病证候。因为肺合皮毛，司开阖，汗出不止，多由肺气不固所致。主气终之气偏胜时，则可出现"众痹""四逆"等证候。主气终之气为太阳寒水，在寒气偏胜时，人体可因寒凝经脉而发生痹厥。

3. 运气致病之治

委和之治：丁年，岁木不及，燥金胜，火来复，病在肝。陈氏用苁蓉牛膝汤，治肝虚为燥热所伤，肽胁并小腹痛，肠鸣，溏泄，或发热，遍体疮疡，咳嗽，肢满，鼻衄之候。药用牛膝、木瓜、白芍、肉苁蓉、熟地、当归、炙甘草、生姜、乌梅、鹿角。

金疫之刺：大凡人肝气虚，遇厥阴司天失守，感而三虚，又遇六丁岁，木运不及之年，燥邪侵犯，形成金疫。先刺足少阳经原穴丘墟，以助少阳枢转；再刺肝俞，以益肝阴而助肝用。实乃原俞刺方。尚可刺肝经原穴太冲。

阳明司天之治：阳明司天，燥淫所胜，则木乃晚荣，草乃晚生，筋骨内变，大凉革候，名木敛生，菀于下，草焦上首，蛰虫来见。民病左胸胁痛，寒清于中，感而疟，咳，腹中鸣，注泄鹜溏，心胁暴痛，不可反侧，嗌干面尘，腰痛，丈夫癞疝，妇人少腹痛，目昧眦疡，疮痤痈，病本于肝。太冲脉绝，死不治。燥淫所胜，平以苦温，佐以酸辛，以苦下之。

阳明之胜之治：阳明之胜，清发于中，左胠胁痛，溏泄，内为嗌塞，外发癞疝。大凉肃杀，华英改容，毛虫乃殃，胸中不便，嗌塞而咳。阳明之胜，治以酸温，佐以辛甘，以苦泄之。

凡此阳明司天之政，气化运行后天。天气急，地气明，阳专其令，炎暑大行，物燥以坚，淳风乃治。风燥横运，流于气交，多阳少阴，云趋雨府，湿化乃敷，燥极而泽，其谷白丹，间谷命太者，其耗白甲品羽，金火合德，上应太白、荧惑。其政切，其令暴，蛰虫乃见，流水不冰。民病咳，嗌塞，寒热发暴，振栗癃闭，清先而劲，毛虫乃死，热后而暴，介虫乃殃。其发躁，胜复之作，扰而大乱，清热之气，持于气交，故食岁谷以安其气，食间谷以去其邪。岁宜以咸、以苦、以辛，汗之、清之、散之，安其运气，无使受邪，折其郁气，资其化源。以寒热轻重少多其制，同热者多天化，同清者多地化。用凉远凉，用热远热，用寒远寒，用温远温，食宜同法。有假者反之，此其道也，反是者，乱天地之经，扰阴阳之纪也。

少阴在泉之治：岁少阴在泉，热淫所胜，则焰浮川泽，阴处反明。民病腹中常鸣，气上冲胸，喘不能久立，寒热皮肤痛，目瞑齿痛，颊肿，恶寒发热如疟，少腹中痛，腹大，蛰虫不藏。热淫于内，治以咸寒，佐以甘苦，以酸收之，以苦发之。

审平之治：卯酉之岁，阳明司天，少阴在泉，方用审平汤：远志、紫檀香、天冬、山茱萸、白芍、白术、炙甘草、生姜。

己酉年少阳不退位、阳明不迁正之治：民病少气，寒热更作，便血，上热，小腹坚满，小便赤沃，甚则血溢。又病寒热鼽嚏，皮毛折，爪甲枯焦，甚则喘嗽息高，悲伤不乐。此以卯酉之年犹行寅申之令，火上布天，金化不行也。卯酉阴年，水欲升，而天之土抑之，当刺足少阴之合阴谷穴，先左后右。土欲降，而地苍之木窒之，当刺足厥阴之所出大敦穴、足少阳之所出阳陵泉穴。

运气将胜之治：木将行胜之治，于十二月先取其化源，泻肝之原太冲。其用药者，即用辛平之，罚木之胜。用甘全之，佐土之衰。无令食酸物，佐木之胜也。火将行胜之治，于三月迎取其化源，泻包络之原大陵。其用药者，即用咸平之，罚火之胜也。用辛全之，补金炎衰。勿顺其苦物，佐火之胜也。土将行胜之治，于五月迎取其化源，泻脾之原太白。其用药者，即用酸平之，罚土之胜。用咸全之，补肾之衰。勿食其甘物，佐土之胜也。金将行胜之治，于六月迎取其化源，泻肺之原太渊。其用药者，即用苦平之，罚金之胜。用酸全之，补肝之衰。勿食其辛物，佐金之胜也。水将行胜之治，于九月迎取化源，泻肾之原太溪。其用药者，即用甘平之，罚肾气之胜也。用苦全之，补心气之衰也。无令食咸物，佐肾之胜也。

三十五、戊戌年

戊戌年，运气主岁之纪，《素问·六元正纪大论》云："上太阳水，中太徵火运，下太阴土，寒化六，热化七，湿化五，所谓正化日也。其化上苦温，中甘和，下甘温，所谓药食宜也。"此段经文表述了戊戌年，上临太阳寒水司天，中为太徵火运太过，下加太阴湿土在泉，并记述了寒化、热化、湿化之象数及药食之用。

戊戌年，运气相临，气克运，为天刑之年。

1. 岁运概况

岁火太过，是岁火燔灼，水泉涸，物焦槁。岁运丹天，赫曦之纪，为火运太过之年。司天之气为太阳寒水，运太过而被抑，故成平气之纪。戊岁北政，太徵之音。岁气阴气内化，其变则炎烈沸腾。肺金受邪，病则发疟，少气喘咳，血溢，泄泻，胸胁满痛，背膂痛，身热骨痛。

火运太过之年，火气偏胜，火克金，致金郁至极而发。民病咳逆，心胁满引少腹，善暴病，不可反侧，嗌干，面尘色恶。金郁泄之，治宜宣泄肺气。

2. 岁气概况

太阳司天，寒气下临，心气上从，而火且明，丹起，金乃眚，寒清时举，胜则水冰，火气高明，心热烦，嗌干，善渴，鼽嚏，喜悲，数欠，热气妄行，寒乃复，霜不时降，善忘，甚则心痛。土乃润，水丰衍，寒客至，沉阴化，湿气变物，水饮内稸，中满不食，皮㾦肉苛，筋脉不利，甚则胕肿，身后痈。

太阴在泉，草乃早荣，湿淫所胜，则埃昏岩谷，黄反见黑，至阴之交。民病饮积心痛，耳聋浑浑焞焞，嗌肿喉痹，阴病血见，少腹痛肿，不得小便，病冲头痛，目似脱，项似拔，腰似折，髀不可以回，腘如结，腨如别。

太阳司天、太阴在泉之年，初气，厥阴风木，少阳相火加临。天时气早暖，草早荣，瘟疫至。民病瘟疫，身热，头痛，呕吐，疮疡。

二气，少阴君火，阳明燥金加临，主气克客气，不相得。天时大凉反至，草乃遇寒，火气遂抑。民病气郁中满，风肿。

三气，少阳相火，太阳寒水加临。天时寒热不时，寒气间至，热争。民病寒反热中，痈疽，注下，心热闷瞀，逆，吐利，不治者死。

四气，太阴湿土，厥阴风木加临。天时风湿交争，雨生倮虫，木盛生风，暴雨摧拔。民病大热少气，足痿，注下，赤白，血滞成痈。

五气，阳明燥金，少阴君火加临。天时湿热而寒，客行主令。民病，气舒，病则血热妄行，肺气壅。

终气，太阳寒水，太阴湿土加临。天时地气正湿令行，凝阴寒雪。民病，病乃凄惨，孕死，脾受湿，肺旺肾衰。

六气客主之胜："太阳司天，客胜则胸中不利，出清涕，感寒则咳。"太阳寒水司天之年，上半年气候偏冷。由于客气初之气为少阳相火，二之气为阳明燥金，三之气为太阳寒水，因此太阳司天之年，在初之气时，人体可以出现"胸中不利"等心经病之候，因为胸中为心及心包所居部位。在二之气时可以出现"出清涕"等肺经病之候，因为肺开窍于鼻。在三之气时，也可以出现咳嗽等肺经病之候，因为这一段时间中气候寒冷，寒束肌表，就可以发生咳嗽。"主胜则喉嗌中鸣。""主胜"，即主气偏胜。主气初之气为厥阴风木，二之气为少阴君火，三之气为少阳相火。"喉嗌中鸣"，即咽喉不利，与心肺疾病有关。全句意谓太阳司天之年，上半年气候虽然偏冷，但在主气偏胜时，特别是二之气、三之气偏胜时，人体可以因火胜刑金而出现心肺疾病，从而在临床上表现为"喉嗌中鸣"等病候。

"太阴在泉，客胜则足痿下重，便溲不时，湿客下焦，发而濡泻，及为肿，隐曲之疾。"太阴湿土在泉之年，下半年气候偏湿。客气四之气为厥阴风木，五之气为少阴君火，终之气为太阴湿土。因此太阴在泉之年，在下半年四之气时，可以出现"足痿下重""隐曲之疾"等肝病证候。"足痿"，即下肢运动障碍，行走不能。"隐曲之疾"，指月经不调，小便不利。因为肝主疏泄，主动，主筋，主外阴，所以这些证候，多属肝病。在五之气时，可以出现"便溲不时"等小肠经病候，因为心合小肠，心火下移小肠，小肠分别清浊功能失司。在终之气时，可以出现"濡泻""肿"等脾病之候，因为脾主湿，主运化，湿则濡泄，甚则为肿。"主胜则寒气逆满，食饮不下，甚则为疝。""主胜",是指主气的终气太阳寒水之气偏胜。"逆满",是指胃脘胀满。"疝",指寒疝,亦即少腹或阴囊睾丸疼痛。此句意谓太阴在泉之年,如果主气终之气寒气偏胜,人体可因为寒而出现心下"逆满""食饮不下""寒疝"等里寒病候。盖因主气终之气太阳寒水偏胜,出现水多土流反克现象。

3. 运气致病之治

赫曦之治:戊年,岁火太过,火克金,肺受邪,水气来复。陈氏用麦门冬汤,治肺经受热,上气,咳喘,咯血,痰壅,嗌干,耳聋,泄泻,胸胁满,同连肩背,两臂膊疼,息高之候。药用麦冬、竹叶、桑白皮、白芷、紫菀、半夏、人参、炙甘草、钟乳粉、生姜、大枣。

太阳司天之治:太阳司天,寒淫所胜,则寒气反至,水且冰,运火炎烈,雨暴乃雹。血变于中,发为痈疡,民病厥心痛,呕血,血泄,鼽衄,善悲,时眩仆,胸腹满,手热肘挛,腋肿,心澹澹大动,胸胁胃脘不安,面赤目黄,善噫,嗌干,甚则色焰,渴而欲饮,病本于心。神门绝,死不治。寒淫所胜,平以辛热,佐以甘苦,以咸泻之。

太阳之胜之治:太阳之胜,凝栗且至,非时水冰,羽乃后化。痔疟发,寒厥入胃,则内生心痛,阴中乃疡,隐曲不利,互引阴股,筋肉拘苛,血脉凝泣,络满色变,或为血泄,皮肤痞肿,腹满食减,热反上行,头项囟顶脑户中痛,目如脱,寒入下焦,传为濡泻。太阳之胜,治以甘热,佐以辛酸,以咸泻之。

凡此太阳司天之政,气化运行先天。天气肃,地气静,寒临太虚,阳气不令,水土合德,上应辰星、镇星。其谷玄黅,其政肃,其令徐。寒政大举,泽无阳焰,则火发待时。少阳中治,时雨乃涯,上极雨散,还于太阴,云朝北极,湿化乃布,泽流万物。寒敷于上,雷动于下,寒湿之气持于气交,民病寒湿，发肌肉痿，足痿不收，濡泻血溢。故岁宜苦以燥之、温之，必折其郁气，先资其化源，抑其运气，扶其不胜，无使暴过而生其疾，食岁谷以全其真，避虚邪以安其正，适气同异多少制之。同寒湿者燥热化，异寒湿者燥湿化，故同者多之，异者少之。用寒远寒，用凉远凉，用温远温，用热远热，食宜同法，有假者反常，反是者病，所谓时也。

太阴在泉之治：岁太阴在泉，草乃早荣，湿淫所胜，则埃昏岩谷，黄反见黑，至阴之交。民病饮积，心痛，耳聋浑浑焞焞，嗌肿喉痹，阴病血见，少腹痛肿，不得小便，病冲头痛，目似脱，项似拔，腰似折，髀不可以回，腘如结，腨如别。湿淫于内，治以苦热，佐以酸淡，以苦燥之，以淡泄之。

静顺之治：辰戌之岁，太阳司天，太阴在泉，方用静顺汤：白茯苓、木瓜、牛膝、诃子、附子、干姜、炙甘草、防风。

戊戌年阳明不退位、太阳不迁正之治：民病呕吐，暴注，食饮不下，大便干燥，四肢不举，目瞑掉眩。又病瘟疠，喉闭，嗌干，烦躁而渴，喘息有音。此以辰戌之年犹行卯酉之令，燥尚布天，寒化不行也。辰戌阳年，木欲升，而天之金抑之，当刺足厥阴之井大敦穴。火欲降，而地元之水窒之，当刺足少阴之所出涌泉穴、足太阳之所入委中穴。

运气将胜之治：木将行胜之治，于十二月先取其化源，泻肝之原太冲。其用药者，即用辛平之，罚木之胜。用甘全之，佐土之衰。无令食酸物，佐木之胜也。火将行胜之治，于三月迎取其化源，泻包络之原大陵。其用药者，即用咸平之，罚火之胜也。用辛全之，补金炎衰。勿顺其苦物，佐火之胜也。土将行胜之治，于五月迎取其化源，泻脾之原太白。其用药者，即用酸平之，罚土之胜。用咸全之，补肾之衰。勿食其甘物，佐土之胜也。金将行胜之治，于六月迎取其化源，泻肺之原太渊。其用药者，即用苦平之，罚金之胜。用酸全之，补肝之衰。

勿食其辛物，佐金之胜也。水将行胜之治，于九月迎取化源，泻肾之原太溪。其用药者，即用甘平之，罚肾气之胜也。用苦全之，补心气之衰也。无令食咸物，佐肾之胜也。

三十六、己亥年

己亥年，运气主岁之纪，《素问·六元正纪大论》云："上厥阴木，中少宫土运，下少阳相火，风化清化胜复同，所谓邪气化日也，灾五宫，风化三，湿化五，火化七，所谓正化日也。其化上辛凉，中甘和，下咸寒，所谓药食宜也。"此段经文表述了己亥年，上临厥阴风木司天，中为少宫土运不及，下加少阳相火在泉，并记述了其灾宫、风化、湿化、火化之象数及药食之用。

己亥年，运气相临，气克运，为天刑之年。

1. 岁运概况

岁土不及，岁运黔天，卑监之纪，己岁南政，少宫之音。岁气风寒大作，雨乃愆期，草木秀而不实。脾土受邪，病则飧泄，霍乱，体重腹痛。

土运不及之年，木气乘土，致土郁至极而发。民病心腹胀，肠鸣而为数后，甚则心痛胁膜，呕吐霍乱，饮发注下，胕肿身重。土郁夺之，宜用去壅导滞之法。

2. 岁气概况

厥阴司天，风气下临，脾气上从，而土且隆，黄起，水乃眚，土用革，体重，肌肉萎，食减口爽，风行太虚，云物摇动，目转耳鸣，火纵其暴，地乃暑，大热消烁，赤沃下，蛰虫数见，流水不冰，其发机速。

岁少阳在泉，火淫所胜，则焰明郊野，寒热更至。民病注泄赤白，少腹痛，溺赤，甚则血便，少阴同候。

厥阴司天、少阳在泉之年，初气，厥阴风木，阳明燥金加临。天时寒始肃，客行主令，杀气方至。民病寒居右胁，气滞，脾虚胃壅。

二气，少阴君火，太阳寒水加临。天时寒不去，霜雪冰，杀气施，化草焦，寒雨数至。民病热中，气血不升降。

三气，少阳相火，厥阴风木加临。天时风热大作，雨生羽虫。民病泪出，耳鸣，掉眩。

四气，太阴湿土，少阴君火加临。天时热气反用，山泽浮云，暴雨溽湿。民病心受邪，黄疸而为胕肿。

五气，阳明燥金，太阴湿土加临。天时燥湿更胜，沉阴乃布，雨水乃行。民病寒气及体，肺受风，脾受湿，发为疟。

终气，太阳寒水，少阳相火加临，主胜逆则病。天时畏火司令，阳乃火化，蛰虫出现，流水不冰，地气大发，草乃生。民病瘟疠。

六气客主之胜："厥阴司天，客胜则耳鸣掉眩，甚则咳。"厥阴司天之年，上半年气候偏温，风气偏胜。从客气来看，初之气为阳明燥金，二之气为太阳寒水，三之气为厥阴风木。厥阴司天之年，上半年特别是三之气时，可以出现"掉眩"等肝病之候。在二之气时可以出现"耳鸣"等肾病之候。在初之气时可以出现"咳"等肺病之候。上述证候的发生是由于该年客气初之气、二之气、三之气偏胜的结果。"主胜则胸胁痛，舌难以言。""主胜"，即主气偏胜。每年主气的初之气为厥阴风木，二之气为少阴君火，三之气为少阳相火。此句意谓厥阴司天之年，上半年主气偏胜时，初之气可以由于风气偏胜而在临床上表现为胸胁痛等肝病之候。二之气、三之气可以由于火热之气偏胜而在临床上表现为心病之候。

"少阳在泉，客胜则腰腹痛而反恶寒，甚则下白，溺白。""少阳在泉"，即少阳相火在泉之年。客气四之气为少阴君火，五之气为太阴湿土，终之气为少阳相火。少阴、少阳主火，主热，太阴主湿。因此少阳在泉之年，在下半年所属的这一段时间中，人体容易出现"腹痛""下白""腰痛""溺白"等肾病症状。"下白"，即黏液便或脓样便。腹痛、下白，属大肠湿热。"溺白"，即尿液混浊。腰痛、溺白，属膀胱湿热。"主胜则热反上行而客于心，心痛发热，格中而呕。""主胜"谓湿土、燥金、寒水之气偏盛。客气少阴君火逆而心痛发热，湿土之气逆则格中而呕。与少阴在泉之年主胜所生诸病候相类。

3. 运气致病之治

卑监之治：六己年，岁土不及，木胜金复，气客于脾。陈氏用白术厚朴汤，治脾虚风冷所伤，心腹胀满疼痛，四肢筋骨重弱，筋肉𥆧动酸楚，善怒，霍乱吐泻，或胸胁暴痛，下引少腹，善太息，食少，失味之候。药用白术、炙甘草、大枣、桂心、干姜、厚朴、半夏、生姜、藿香、青皮。

木疫之刺：大凡人脾病，遇太阴司天失守，感而三虚，又遇六己岁，土运不及之年，风邪侵犯，形成木疫。先刺足阳明经原穴冲阳，以补后天生化之源；再刺脾俞，以补脾阳，健脾运，除脾湿。实乃原俞刺方。尚可刺脾经原穴太白。

厥阴司天之治：厥阴司天，风淫所胜，则太虚埃昏，云物以扰，寒生春气，流水不冰，蛰虫不去。民病胃脘当心而痛，上支两胁，膈咽不通，饮食不下，舌本强，食则呕，冷泄腹胀，溏泄，瘕水闭，病本于脾。冲阳绝，死不治。风淫所胜，平以辛凉，佐以苦甘，以甘缓之，以酸泻之。

厥阴之胜之治：厥阴之胜，耳鸣头眩，愦愦欲吐，胃膈如寒。大风数举，倮虫不滋，胸胁气并，化而为热，小便黄赤，胃脘当心而痛，上支两胁，肠鸣飧泄，少腹痛，注下赤白，甚则呕吐，膈咽不通。厥阴之胜，治以甘清，佐以苦辛，以酸泻之。

凡此厥阴司天之政，气化运行后天。天气扰，地气正，风生高远，炎热从之，云趋雨府，湿化乃行，风火同德，上应岁星、荧惑。其政挠，其令速，其谷苍丹，间谷言太者，其耗文角品羽。风燥火热，胜复更作，蛰虫来见，流水不冰。热病行于下，风病行于上，风燥胜复形于中。岁宜以辛调上，以咸调下，畏火之气，无妄犯之。用温远温，用热远热，用凉远凉，用寒远寒，食宜同法。有假反常，此之道也，反是者病。

少阳在泉之治：岁少阳在泉，火淫所胜，则焰明郊野，寒热更至。民病注泄赤白，少腹痛，溺赤，甚则血便，少阴同候。火淫于内，治以咸冷，佐以苦辛，以酸收之，以苦发之。

敷和之治：巳亥之岁，厥阴司天，少阳在泉，方用敷和汤：半夏、酸枣仁、五味子、枳实、茯苓、诃子、干姜皮、炙甘草。

己亥年太阳不退位、厥阴不迁正之治：民病喜怒，目系转，转筋，淋溲小便。此以巳亥之年，犹行辰戌之令，寒气布天，风化不行也。巳亥阴年，火欲升，而天蓬之水抑之，当刺心包经之荥劳宫穴。金欲降，而地之火窒之，当刺心包经之所出中冲穴、手少阳之所入天井穴。

运气将胜之治：木将行胜之治，于十二月先取其化源，泻肝之原太冲。其用药者，即用辛平之，罚木之胜。用甘全之，佐土之衰。无令食酸物，佐木之胜也。火将行胜之治，于三月迎取其化源，泻包络之原大陵。其用药者，即用咸平之，罚火之胜也。用辛全之，补金炎衰。勿顺其苦物，佐火之胜也。土将行胜之治，于五月迎取其化源，泻脾之原太白。其用药者，即用酸平之，罚土之胜。用咸全之，补肾之衰。勿食其甘物，佐土之胜也。金将行胜之治，于六月迎取其化源，泻肺之原太渊。其用药者，即用苦平之，罚金之胜。用酸全之，补肝之衰。勿食其辛物，佐金之胜也。水将行胜之治，于九月迎取化源，泻肾之原太溪。其用药者，即用甘平之，罚肾气之胜也。用苦全之，补心气之衰也。无令食咸物，佐肾之胜也。

三十七、庚子年

庚子年，运气主岁之纪，《素问·六元正纪大论》云："上少阴火，中太商金运，下阳明金，热化七，清化九，燥化九，所谓正化日也。其化上咸寒，中辛温，下酸温，所谓药食宜也。"此段经文表述了庚子年，上临少阴君火，中为太商金运太过，下加阳明燥金在泉，并记述了热化、清化、燥化之象数及药食之用。

庚子年，木运岁金太过，在泉阳明金，故为同天符。运气相临，气克运，为天刑之年。

1. 岁运概况

岁金太过，岁运素天，坚成之纪。金运太过之年，又为少阴君火司天之年，火克金，故庚子年为平气审平之纪。庚岁北政，太商之音，岁气燥行，天气洁，地气明，阳气随阴，肃杀凋零。肝木受邪，病则腹胁痛，目赤，体重，胸痛，胁满引小腹，耳无闻，甚则喘咳逆气，背、肩、尻、阴、股、膝、髀、腨、胻、足痛。

金运太过之年，金气偏胜，金克木，致郁至极而发。民病胃脘当心而痛，上肢两胁，膈咽不通，食饮不下，甚则耳鸣眩转，目不识人，善暴僵仆。木运达之，宜疏泄肝气，使之通畅之法。

2. 岁气概况

少阴司天，热气下临，肺气上从，白起金用，草木眚，喘，呕，寒热，嚏，鼽衄，鼻窒，大暑流行，甚则疮疡燔灼，金烁石流。地乃燥清，凄沧数至，胁痛，善太息，肃杀行，草木变。

阳明在泉，燥淫所胜，则霿雾清暝。民病喜呕，呕有苦，善太息，心胁痛，不能反侧，甚则嗌干，面尘，身无膏泽，足外反热。

少阴司天、阳明在泉之年，初气，厥阴风木，太阳寒水加临。天时寒风切冽，雪水冰，蛰复藏。民病关节禁固，腰椎痛，中外疮疡。

二气，少阴君火，厥阴风木加临。天时风雨时寒，雨生羽虫。民病淋，气郁于上而热，令人目赤。

三气，少阳相火，少阴君火加临。天时大火行，热气时至，羽虫静，不鸣也，燕百舌杜宇之类。民病厥热心痛，寒热更作，咳喘，目赤。

四气，太阴湿土，太阴湿土加临。天时大雨时行，寒热互作。民病黄疸，衄衊，嗌干，吐饮。

五气，阳明燥金，少阳相火加临。天时温气乃至，初冬尤暖，万物乃荣。民病，康安，伏邪于春为疟。

终气，太阳寒水，阳明燥金加临。天时燥寒劲切，火尚毒，寒暴至。民病上肿咳喘，甚则血溢，下连小腹，而作寒中。

六气客主之胜："少阴司天，客胜鼽嚏，颈项强，肩背督热，头痛，少气，发热，耳聋，目瞑，甚则跗肿，血溢，疮疡，咳喘。"少阴君火司天之年，上半年气候偏热。客气初之气为太阳寒水，二之气为厥阴风木，三之气为少阴君火，因此在少阴司天之年，如果客气偏胜，在初之气时，人体可出现"颈项强""肩背强""跗肿"等肾、膀胱经病候，因为寒水属肾，与膀胱有关。在二之气时，人体可以出现"头痛""耳聋""目瞑"等肝、胆经病候，因为风属肝，与胆有关，耳为足少阳胆经循行部位，目为肝之外窍，头痛多为肝阳上亢之证。在三之气时，人体可以出现"督热""少气发热""血溢""疮疡"等心、小肠经病候。盖因"诸热督热，皆属于火"，"诸痛疮疡，皆属于心"，"壮火食气"，"心主血"，"血热则妄行"。火胜可以刑金，心病必然传肺，因此少阴司天之年，在三之气时，不但可以出现上述心病之候，而且还可以同时出现"鼽嚏""咳喘"等火胜刑金的肺病之候。"主胜则心热烦躁，甚则胁痛支满。""主胜"，即主气偏胜。每年的主气初之气为厥阴风木，二之气为少阴君火，三之气为少阳相火。此句意谓少阴司天之年，上半年如主气偏胜，则初之气可以因风气偏胜而出现胁痛支满等肝病证候。二之气、三之气可以因火热之气偏胜，出现心热烦躁等心病证候。

"阳明在泉，客胜则清气动下，少腹坚满而数便泻。""阳明在泉"，即阳明燥金在泉之年。"清气动下"，即清凉之气影响人体下焦。全句意谓阳明在泉之年，由于下半年客气四之气湿气偏胜，五之气火气偏胜，终之气清气偏胜，因此人体可因湿热交搏或因寒湿交搏而出现腹胀腹泻。"主胜则腰重腹痛，少腹生寒，下为鹜溏，则寒厥于肠，上冲胸中，甚则喘不能久立。"主气四之气为太阴湿土，五之气为阳明燥金，终之气为太阳寒水。全句意谓阳明在泉之年，如主气湿气偏胜，临床上可出现"鹜溏"脾病之候。主气燥气偏胜时，可出现"上冲胸中，甚则喘"肺病之候。寒气偏胜时，可出现"腰重腹痛"肾病之候。阳明在泉之年，原文明确指出有客胜、有主胜，而阳明司天之年未提客胜主胜者，并非阳明司天不分主客，而是略而未言，有意突出主岁之气而已。

3. 运气致病之治

坚成之治：庚年，岁金太过，金克木，肝木受邪，甚则木之子火气来复，陈氏用牛膝木瓜汤，治肝虚燥胜，胁连少腹拘急，疼痛，耳聋，目赤，咳逆，肩背连尻、阴、股、膝、髀、腨、胻皆痛之候。药用牛膝、木瓜、白芍、杜仲、枸杞、天麻、黄松节、菟丝子、炙甘草、生姜、大枣。

少阴司天之治：少阴司天，热淫所胜，怫热至，火行其政，大雨且至。民病胸中烦热，嗌干，右胸满，皮肤痛，寒热咳喘，唾血血泄，鼽衄嚏呕，溺色变，甚则疮疡胕肿，肩背臂臑及缺盆中痛，心痛肺䐜，腹大满，膨膨而喘咳，病本于肺。尺泽绝，死不治。热淫所胜，平以咸寒，佐以苦甘，以酸收之。

少阴之胜之治：少阴之胜，心下热，善饥，脐下反动，气游三焦。炎暑至，木乃津，草乃萎，呕逆，躁烦，腹满痛，溏泄，传为赤沃。少阴之胜，治以辛寒，佐以苦咸，以甘泻之。

凡此少阴司天之政，气化运行先天。地气肃，天气明，寒交暑，热加燥，云驰雨府，湿化乃行，时雨乃降，金火合德，上应荧惑、太白。其政明，其令切，其谷丹白。水火寒热持于气交而为病始也，热病生于上，清病生于下，寒热凌犯而争于中，民病咳喘，血溢血泄，鼽嚏，目赤眦疡，寒厥入胃，心痛，腰痛，腹大，嗌干肿上。岁必抑其运气，资其岁胜，折其郁发，先取化源，无使暴过而生其病也。食岁谷以全真气，食间谷以辟虚邪。岁宜咸以软之，而调其上，甚则以苦发之，以酸收之，而安其下，甚则以苦泄之。适气同异而多少之，同天气者以寒清化，同地气者以温热化。用热远热，用凉远凉，用温远温，用寒远寒，食宜同法。有假则反，此其道也，反是者病作矣。

阳明在泉之治：岁阳明在泉，燥淫所胜，则霿雾清暝。民病喜呕，呕有苦，善太息，心胁痛不能反侧，甚则嗌干面尘，身无膏泽，足外反热。燥淫于内，治以苦温，佐以甘辛，以苦下之。

正阳之治：子午之岁，少阴司天，阳明在泉，方用正阳汤：白薇、元参、川芎、桑白皮、当归、白芍、旋覆花、炙甘草、生姜。

庚子年厥阴不退位、少阴不迁正之治：民病瘟疫灾害，疫病发生，皆肢节痛，头目痛，伏热内烦，咽喉干引饮。又病寒热，四肢烦痛，腰脊强直。此以子午之年犹行巳亥之令，热化不行，风反为灾也。子午阳年，土欲升，而天之木抑之，当刺足太阴之输太白穴。水欲降，而地阜之土窒之，当刺足太阴之所出隐白穴、足阳明之所入三里穴。

运气将胜之治：木将行胜之治，于十二月先取其化源，泻肝之原太冲。其用药者，即用辛平之，罚木之胜。用甘全之，佐土之衰。无令食酸物，佐木之胜也。火将行胜之治，于三月迎取其化源，泻包络之原大陵。其用药者，即用咸平之，罚火之胜也。用辛全之，补金炎衰。勿顺其苦物，佐火之胜也。土将行胜之治，于五月迎取其化源，泻脾之原太白。其用药者，即用酸平之，罚土之胜。用咸全之，补肾之衰。勿食其甘物，佐土之胜也。金将行胜之治，于六月迎取其化源，泻肺之原太渊。其用药者，即用苦平之，罚金之胜。用酸全之，补肝之衰。勿食其辛物，佐金之胜也。水将行胜之治，于九月迎取化源，泻肾之原太溪。其用药者，即用甘平之，罚肾气之胜也。用苦全之，补心气之衰也。无令食咸物，佐肾之胜也。

三十八、辛丑年

辛丑年，运气主岁之纪，《素问·六元正纪大论》云："上太阴土，中少羽水运，下太阳水，雨化风化胜复同，所谓邪气化日也。灾一宫，雨化五，寒化一，所谓正化日也。其化上苦热，中苦和，下苦热，所谓药食宜也。"此段经文表述了辛丑年，上临太阴湿土，中为少羽水运不及，下加太阳寒水在泉，并记述了灾宫、雨化、寒化之象数及药食之用。

辛丑年，火运岁水不及，在泉太阳寒水，为同岁会。辛丑年，气克运，又为天刑之年。

1. 岁运概况

岁水不及，岁运玄天，涸流之纪，辛岁北政，少羽之音，岁气水泉减，草木茂。肾水受邪，病则身重濡泻，肿满，腰膝痛，足痿，清厥，甚则跗肿，肾气不行。

水运不及之年，土气乘水，致水郁至极而发，民病寒客心痛，腰椎痛，大关节不利，屈伸不便，善厥逆，痞坚，腹满。水郁折之，宜用驱逐水邪之法。

2. 岁气概况

太阴司天，湿气下临，肾气上从，黑起水变，埃冒云雨，火乃眚，埃冒云雨，胸中不利，阴痿，气大衰，而不起不用，当其时，反腰椎痛，动转不便也，厥逆。地乃藏阴，大寒且至，蛰虫早附，心下痞痛，地裂冰坚，少腹痛，时害于食，乘金则止，水增，味乃咸，行水减也。

太阳在泉，寒淫所胜，则凝肃惨栗。民病少腹控睾引腰脊，上冲心痛，血见，嗌痛颔肿。

太阴司天、太阳在泉之年，初气，厥阴风木，厥阴风木加临。天时大风发荣，雨水毛虫。民病血溢，筋络拘强，关节不利，身重筋痛。

二气，少阴君火，少阴君火加临。天时大火至，天下疵疾，以其得位，君令宜行，湿蒸相薄，雨时降。民病瘟疫盛行，远近咸苦。

三气，少阳相火，太阴湿土加临。天时雷雨电雹，地气腾，湿气降。民病身重胕肿，腹胸满感。

四气，太阴湿土，少阳相火加临。天时炎热沸腾，地气升，天气否隔，湿化不流。民病腠理热，血暴溢，患疟，心腹胀满，甚则浮肿。

五气，阳明燥金，阳明燥金加临。天时大凉，霜早降，寒及体。民病皮肤寒。

终气，太阳寒水，太阳寒水加临。天时大寒凝冽。民病关节禁固，腰椎痛。

六气客主之胜："太阴司天，客胜则首面胕肿，呼吸气喘。"太阴湿土司天之年，上半年气候偏湿，雨水较多。客气初之气为厥阴风木，二之气为少阴君火，三之气为太阴湿土。

太阴司天，客气偏湿时，人体可以由于水湿停聚而表现为头面部浮肿，或水饮停聚于肺出现呼吸气喘。太阴司天之年，初之气、二之气主客气完全一致，因此，在初之气、二之气主时，仍主要表现为湿胜，人体患病，仍以水湿停聚为主。"主胜则胸腹满，食已而瞀。""主胜"，即主气偏胜。每年主气初之气为厥阴风木，二之气为少阴君火，三之气为少阳相火。太阴司天之年，上半年主气偏胜时，由于初之气、二之气主客气完全一致，因此无明显的异常情况，但在三之气时，主气少阳相火主事，火气偏胜，可以出现瞀闷不清的心病证候，火胜则湿土之气被抑，可出现胸腹满、食后满闷的脾经证候。

"太阳在泉，寒复内余，则腰尻痛，屈伸不利，股胫足膝中痛。""寒"指寒凉之气。"寒复内余"，此处指寒凉之气侵犯人体内部。"腰尻痛"，指腰骶部疼痛。"屈伸不利"，指人体肢体运动障碍。"股胫足膝中痛"，即下肢痛。全句意谓太阳在泉之年，下半年气候寒冷，人体容易出现腰骶部疼痛及下肢疼痛和运动障碍等候，此处"寒复内余"的含义与前述阳明司天"清复内余"的含义相似。太阳寒水在泉之年，虽然亦有主胜、客胜之分，但在具体分析下半年气候、物候、病候时，仍应以在泉之气为主。

3. 运气致病之治

涸流之治：辛年，岁水不及，土胜木复，肾病。陈氏用五味子汤，治肾虚，坐卧湿地，腰膝重着疼痛，腹胀满，濡泄无度，行步艰难，足痿，清厥，甚则浮肿，面色不常，筋骨并辟，目视昏花，膈中咽痛之候。药用五味子、附子、山茱萸、巴戟天、鹿茸、熟地黄、杜仲、生姜、盐。

土疫之刺：大凡人肾病，遇太阳司天失守，感而三虚，又遇六辛岁，水运不及之年，湿邪侵犯，形成土疫。先刺足太阳经原穴京骨，以通达敷布阳气；再刺肾俞，以益肾壮火而消阴翳。实乃原俞刺方。尚可刺肾经原穴太溪。

太阴司天之治：太阴司天，湿淫所胜，则沉阴且布，雨变枯槁。胕肿骨痛阴痹，阴痹者按之不得，腰脊头项痛，时眩，大便难，阴气不用，饥不欲食，咳唾则有血，心如悬，病本于肾。太溪绝，死不治。湿淫所胜，平以苦热，佐以酸辛，以苦燥之，以淡泄之。湿上甚而热，治以苦温，佐以甘辛，以汗为故而止。

太阴之胜之治：丑未年，太阴之胜，火气内郁，疮疡于中，流散于外，病在胸胁，甚则心痛热格，头痛，喉痹，项强，独胜则湿气内郁，寒迫下焦，痛留顶，互引眉间，胃满，雨数至，燥化乃见，少腹满，腰椎重强，内不便，善注泄，足下温，头重，足胫胕肿，饮发于中，胕肿于上。太阴之胜，治以咸热，佐以辛甘，以苦泻之。

凡此太阴司天之政，气化运行后天。阴专其政，阳气退避，大风时起，天气下降，地气上腾，原野昏霿，白埃四起，云奔南极，寒雨数至，物成于差夏。民病寒湿腹满，身膹愤，胕肿痞逆，寒厥拘急。湿寒合德，黄黑埃昏，流行气交，上应镇星、辰星。其政肃，其令寂，其谷黅玄。故阴凝于上，寒积于下，寒水胜火，则为冰雹，阳光不治，杀气乃行。故有余宜高，不及宜下，有余宜晚，不及宜早，土之利，气之化也，民气亦从之，间谷命其太也。故岁宜以苦燥之、温之，甚者发之、泄之。不发不泄则湿气外溢，肉溃皮坼，而水血交流。必赞其阳火，令御甚寒，从气异同少多其判也。同寒者以热化，同湿者以燥化，异者少之，同者多之。用凉远凉，用寒远寒，用温远温，用热远热，食宜同法。假者反之，此其道也，反是者病也。

备化之治：丑未之岁，太阴司天，太阳在泉，方用备化汤：木瓜、牛膝、茯神、附子、熟地黄、覆盆子、甘草、生姜。

太阳在泉之治：岁太阳在泉，寒淫所胜，则凝肃惨栗。民病少腹控睾引腰脊，上冲心痛，血见，嗌痛颔肿。寒淫于内，治以甘热，佐以苦辛，以咸泻之，以辛润之，以苦坚之。

辛丑年少阴不退位、太阴不迁正之治：民病膈热，咽干，血溢，惊骇，小便赤涩，丹瘤疹，疮疡留毒。又病手足肢节肿满，大腹水肿，填臆不食，飧泄，胁满，四肢不举。此以丑未之年犹行子午之令，雨化不行，热气尚治也。丑未阴年，火欲升，而天之水抑之，当刺包络之荥劳宫穴。木欲降，而地晶之金窒之，当刺手太阴之所出少商穴、手阳明之所入曲池穴。

运气将胜之治：木将行胜之治，于十二月先取其化源，泻肝之原太冲。其用药者，即用辛平之，罚木之胜。用甘全之，佐土之衰。无令食酸物，佐木之胜也。火将行胜之治，于三月迎取其化源，泻包络之原大陵。其用药者，即用咸平之，罚火之胜也。用辛全之，补金炎衰。勿顺其苦物，佐火之胜也。土将行胜之治，于五月迎取其化源，泻脾之原太白。其用药者，即用酸平之，罚土之胜。用咸全之，补肾之衰。勿食其甘物，佐土之胜也。金将行胜之治，于六月迎取其化源，泻肺之原太渊。其用药者，即用苦平之，罚金之胜。用酸全之，补肝之衰。勿食其辛物，佐金之胜也。水将行胜之治，于九月迎取化源，泻肾之原太溪。其用药者，即用甘平之，罚肾气之胜也。用苦全之，补心气之衰也。无令食咸物，佐肾之胜也。

三十九、壬寅年

壬寅年，运气主岁之纪，《素问·六元正纪大论》云："上少阳相火，中太角木运，下厥阴木。火化二，风化八，所谓正化日也。其化上咸寒，中酸和，下辛凉，所谓药食宜也。"此段经文表述了壬寅岁，上临少阳相火，中为太角木运太过，下加厥阴风木在泉，并记述了火化、风化之象数及其药食之用。

壬寅年，壬为阳年，太角太过，与在泉之气厥阴风木同气，故为同天符。运气相临，运生气，为小逆之年。

1. 岁运概况

岁木太过，岁运苍天，发生之纪，壬岁北政，太角之音。岁气风气流行，生气淳化，万物以荣，其变振拉摧拔。脾土受邪，病飧泄，食减体重，肠鸣腹痛，胁满。

木运太过之年，风气偏胜，木克土，致土郁至极而发。民病心腹胀，肠鸣而为数后，甚则心痛胁胀，呕吐霍乱，饮发注下，胕肿身重。土郁夺之，宜用去壅导滞之法。

2. 岁气概况

少阳司天，火气下临，肺气上从，白起金用，草木眚，火见燔焫，革金且耗，大暑以行，咳嚏鼽衄，鼻窒口疡，寒热胕肿。风行于地，尘沙飞扬，心痛，胃脘痛，厥逆，膈不通，其主暴速。

厥阴在泉，风淫所胜，则地气不明，平野昧，草乃早秀。民病洒洒振寒，善伸数欠，心痛支满，两胁里急，饮食不下，膈咽不通，食则呕，腹胀善噫，得后与气，则快然如衰，身体皆重。

少阳司天、厥阴在泉之年，初气，厥阴风木，少阴君火加临。天时热风伤人，时气流行。民病温病乃起，病气怫于上，血溢目赤，咳逆，头痛，血崩，胁满痛，皮肤生疮。

二气，少阴君火，太阴湿土加临。天时时雨至，火反郁，风不胜湿。民病热郁于上，咳逆呕吐，胸嗌不利，头痛身热，昏愦，脓疮。

三气，少阳相火，少阳相火加临。天时热暴至，草萎河干，大暑炎亢，湿化晚布，大旱。民病热病，聋瞑，血溢，脓疮，咳逆，鼽衄，发渴，喉痹，目赤，善暴死。

四气，太阴湿土，阳明燥金加临。天时凉风至，炎暑未去，风雨及时。民病，民气和平，身重中满，脾寒泄泻。

五气，阳明燥金，太阳寒水加临。天时阳乃去，寒乃来，雨乃降，刚木早凋。民病，民避寒邪，君子周密，病则骨痿，目赤痛。

终气，太阳寒水，厥阴风木加临。天时地风正，寒风飘扬，万物反生，寒气至，雨生鳞虫。民病关节不禁，心腹痛，阳气不藏。

六气客客主胜："少阳司天，客胜则丹胗外发，及为丹熛疮疡，呕逆，喉痹，头痛，嗌肿，耳聋，血溢，内为瘛疭。"少阳相火司天之年，上半年气候十分炎热。客气初之气为少阴君火，二之气为太阴湿土，三之气为少阳相火。因此在少阳司天之年，在初之气时，人体由于热气偏胜而出现"丹胗外发""喉痹""嗌肿""血溢"等心、小肠经病候，因为"诸痛疮疡，皆属于心"，"心主血"，"手少阴之脉……从心系上挟咽"，"手太阳之脉……循咽，下膈"，咽喉为手少阴心及手太阳小肠循行部位。在二气时，人体可以出现呕逆等脾胃经病候，因为"胃主纳"，"脾主化"，湿邪中阻即可发生呕逆。在三之气时，人体可以出现"丹熛疮疡""耳聋""瘛疭"等心火炽盛的病候，因为"丹熛疮疡"属于火胜，"瘛疭"属于热极。"主胜则胸满，咳，仰息，甚而有血，手热。"此乃火胜刑金，心病传肺而出现的肺经病候。

"厥阴在泉，客胜则大关节不利，内为痉强拘瘛，外为不便。"厥阴风木在泉之年，下半年气候偏温，风气偏胜。因四之气为阳明燥金，五之气为太阳寒水，终之气为厥阴风木。在四之气时，由于金胜可以乘木，因而在临床上表现为"大关节不利，外为不便"肢体运动障碍等肝经证候。五之气时，可出现"痉强拘瘛"等肾与膀胱经证候。特别是终之气时，厥阴风木主时，又是该年的在泉之气，所以上述证候尤甚。"主胜则筋骨繇并，腰腹时痛。""主胜"，即主气偏胜。每年主气四之气为太阴湿土，五之气为阳明燥金，终之气为太阳寒水。全句意谓厥阴在泉之年，下半年主气四之气、终之气偏胜时，可出现腰痛、腹痛等脾病或肾病证候。五之气偏胜时，由于金胜乘木而出现震颤、痉挛等肝病证候。

3. 运气致病之治

发生之治：壬年岁木太过，风木克湿土，脾土受邪，甚则土之子金气来复，陈氏用苓术汤，治脾胃感风，飧泄，肠鸣，腹满，四肢重滞，善怒，眩冒，颠晕，或左胁偏疼之候。药用白茯苓、白术、炙甘草、厚朴、青皮、干姜、半夏、草果、生姜、大枣。

木疫之刺：刚柔失守，次三年化木疫，刺先补脾俞，隔三日再刺足厥阴经井穴大敦。三年后化疫，亦行此刺。

少阳司天之治：少阳司天，火淫所胜，则温气流行，金政不平。民病头痛，发热恶寒而疟，热上皮肤痛，色变黄赤，传而为水，身面胕肿，腹满仰息，泄注赤白，疮疡，咳唾血，烦心，胸中热，甚则衄衊，病本于肺。天府脉绝，死不治。火淫所胜，平以咸冷，佐以苦甘，以酸收之，以苦发之，以酸复之。

少阳之胜之治：少阳之胜，热客于胃，烦心心痛，目赤，欲呕，呕酸善饥，耳痛，溺赤，善惊谵妄。暴热消烁，草萎水涸，介虫乃屈，少腹痛，下沃赤白。少阳之胜，治以辛寒，佐以甘咸，以甘泻之。

凡此少阳司天之政，气化运行先天。天气正，地气扰，风乃暴举，木偃沙飞，炎火乃流，阴行阳化，雨乃时应，火木同德，上应荧惑、岁星。其谷丹苍，其政严，其令扰，故风热参布，云物沸腾，太阴横流，寒乃时至，凉雨并起。民病寒中，外发疮疡，内为泄满。故圣人遇之，和而不争。往复之作，民病寒热，疟泄，聋瞑，呕吐，上怫肿色变。故岁宜咸、宜辛、宜酸，渗之、泄之、渍之、发之，观气寒温以调其过，同风热者多寒化，异风热者少寒化。用热远热，用温远温，用寒远寒，用凉远凉，食宜同法，此其道也。有假者反之，反是者病之阶也。

升明之治：寅申之岁，少阳相火司天，厥阴在泉，方用升明汤：紫檀香、车前子、青皮、半夏、酸枣仁、蔷薇、生姜、炙甘草。

厥阴在泉之治：厥阴在泉，风淫所胜，则地气不明，平野昧，草乃早秀。民病洒洒振寒，善伸数欠，心痛支满，两胁里急，饮食不下，膈咽不通，食则呕，腹胀善噫，得后与气则快然如衰，身体皆重。风淫于内，治以辛凉，佐以苦，以甘缓之，以辛散之。

壬寅年太阴不退位、少阳不迁正之治：民病四肢少力，食饮不下，足胫寒，阴痿闭塞，失溺，小便数，泄注淋沥。又病疟疾，骨热，心悸惊骇，甚时血溢。以此寅申之年犹行丑未之令，火气不行，湿乃布天也。寅申阳年，金欲升，而天之火抑之，当刺手太阴之经经渠穴，先左后右。火欲降，而地元之水窒之，当刺足少阴之所出涌泉穴、足太阳之所入委中穴，先左后右。

运气将胜之治：木将行胜之治，于十二月先取其化源，泻肝之原太冲。其用药者，即用辛平之，罚木之胜。用甘全之，佐土之衰。无令食酸物，佐木之胜也。火将行胜之治，于三月迎取其化源，泻包络之原大陵。其用药者，即用咸平之，罚火之胜也。用辛全之，补金炎衰。勿顺其苦物，佐火之胜也。土将行胜之治，于五月迎取其化源，泻脾之原太白。其用药者，即用酸平之，罚土之胜。用咸全之，补肾之衰。勿食其甘物，佐土之胜也。金将行胜之治，于六月迎取其化源，泻肺之原太渊。其用药者，即用苦平之，罚金之胜。用酸全之，补肝之衰。勿食其辛物，佐金之胜也。水将行胜之治，于九月迎取化源，泻肾之原太溪。其用药者，即用甘平之，罚肾气之胜也。用苦全之，补心气之衰也。无令食咸物，佐肾之胜也。

四十、癸卯年

癸卯年，运气主岁之纪，《素问·六元正纪大论》云："上阳明金，中少徵火运，下少阴火。寒化雨化胜复同，所谓邪气化日也。灾九宫，燥化九，热化二，所谓正化日也。其化上苦小温，中咸温，下咸寒，所谓药食宜也。"此段经文表述了癸卯岁，上临阳明燥金司天，中为少徵火运不及，下加少阴君火在泉，并记述了灾宫、燥化、热化之象数及药食之用。

癸卯年，火运不及，在泉少阴君火，为同岁会。运气相临，运克气，为不和之年。

1. 岁运概况

岁火不及，岁运丹天，伏明之纪，癸岁北政，少徵之音，岁气寒乃盛行，火令不政，物生不长，阳气屈伏，蛰虫早藏。心火受邪，病则胸胁膺背痛，郁冒，暴喑，痹痛。

火运不及之年，水气束火，致火郁至极而发。民病少气，疮疡痈肿，胁、腹、胸、背、面、首、四肢肿胀，胕胀，疡痱，呕逆，瘛疭，骨痛，节乃有动，注下，温疟，腹中暴痛，血溢流注，精液乃少，目赤，心热，甚则瞀闷懊恼，善暴死。火郁发之，宜用宣散火热之法。

2. 岁气概况

阳明司天，燥气下临，肝气上从，苍起木用而立，土乃眚，凄沧数至，木伐草萎，胁痛，目赤，掉振鼓栗，筋痿不能久立。暴热至，土乃暑，阳气郁发，小便变，寒热如疟，甚则心痛，火行于槁，流水不冰，蛰虫乃见。

少阴在泉，热淫所胜，则焰浮川泽，阴处反明。民病腹中常鸣，气上冲胸，喘不能久立，寒热，皮肤痛，目瞑齿痛，颔肿，恶寒发热如疟，少腹中痛，腹大，蛰虫不藏。

阳明司天、少阴在泉之年，初气，厥阴风木，太阴湿土加临，主胜逆则病。天时阴始凝，气始肃，水乃冰，寒雨化，花开迟。民病热胀面肿，鼽衄，欠嚏，呕吐，小便赤，甚则淋。

二气，少阴君火，少阳相火加临。天时臣居君位，大热早行。民病疫疠大至，善暴死。

三气，少阳相火，阳明燥金加临，主气克客气，主胜逆，不相得。天时燥热交合，凉风间发。民病上逆下冷，疟痢，心烦不食。

四气，太阴湿土，太阳寒水加临，主气克客气，主胜逆，不相得。天时早秋，寒雨害物。民病暴仆振栗，妄言少气，咽干引饮，心痛膺肿，疮疡寒疟，骨痿便血。

五气，阳明燥金，厥阴风木加临，主气克客气，主胜逆，不相得。天时春令又行，草木盛，生雨，生介虫。民病，气和，热行包络，面浮上壅。

终气，太阳寒水，少阴君火加临，主气克客气，主胜逆，不相得。天时气候反温，蛰虫出现，流水不冰，此下克上。民病伏邪湿毒，季春发疫。

六气客主之胜："阳明司天，清复内余，则咳衄，嗌塞，心膈中热，咳不止，而白血出者死。"盖因金居火位，则客不胜主，故文中不言客主之胜。文中言"清复内余"，以明六气虽有客主之胜，而皆病司天之气。

"少阴在泉，客胜则腰痛，尻股膝髀腨胻足病，瞀热以酸，胕肿不能久立，溲便变。"少阴君火在泉之年，下半年气候偏热。客气四之气为太阳寒水，五之气为厥阴风木，终之气为少阴君火。因此少阴在泉之年，在下半年四之气时，可出现下肢病候，因为这些部位都是足少阴肾经与足太阳膀胱经的循行部位。在五之气时，可出现"瞀热以酸"等肝经病候。在终之气时可出现"溲便变"等心、小肠经病候。"溲便变",即小便变为黄赤,乃心火下移小肠,小肠分清别浊功能失司所致。"主胜则厥气上行,心痛发热,膈中众痹皆作,发于胠胁。魄汗不藏,四逆而起。"每年主气四之气为太阴湿土,五之气为阳明燥金,终之气为太阳寒水。少阴在泉之年,下半年气候偏热,但主气四之气偏胜时,可出现"心痛发热"等脾胃病症状。此处之"心痛",即胃脘痛,其发生常与脾胃不和、湿热内蕴有关。主气五之气偏胜时,可出现"魄汗不藏"等肺病证候,因为肺合皮毛,司开阖,汗出不止,多由肺气不固所致。主气终之气偏胜时,可出现"众痹""四逆"等少阴经证候。主气终之气为太阳寒水,在寒气偏胜时,人体可因寒凝经脉而发生痹、厥。

3. 运气致病之治

伏明之治:癸年,岁火不及,水胜心病,甚则土气来复。陈氏用黄芪茯神汤,治心虚夹寒,心胸中痛,两胁连肩背支满,噎塞,郁冒,朦昧,髋髀挛痛,不能屈伸,或下利溏泄,饮食不进,腹痛,手足痿痹,不能任身之候。药用黄芪、茯神、远志、紫河车、酸枣仁、生姜、大枣。

水疫之刺:大凡人病心虚,遇君相二火司天失守,感而三虚,遇六癸岁,火运不及之年,水邪侵犯,形成水疫。先刺手少阳经原穴阳池,以补少阳相火之不足,再刺心俞,以补少阴君火之不足。实乃原俞刺方。尚可刺心经原穴神门。

阳明司天之治:阳明司天,燥淫所胜,则木乃晚荣,草乃晚生,筋骨内变,大凉革候,名木敛生,菀于下,草焦上首,蛰虫来见。民病左胸胁痛,寒清于中,感而疟,咳,腹中鸣,注泄鹜溏,心胁暴痛,不可反侧,嗌干面尘,腰痛,丈夫癫疝,妇人少腹痛,目昧眦疡,疮痤痈,病本于肝。太冲绝,死不治。燥淫所胜,平以苦温,佐以酸辛,以苦下之。

阳明之胜之治：阳明之胜，清发于中，左胸胁痛，溏泄，内为嗌塞，外发癫疝。大凉肃杀，华英改容，毛虫乃殃，胸中不便，嗌塞而咳。阳明之胜，治以酸温，佐以辛甘，以苦泄之。

凡此阳明司天之政，气化运行后天。天气急，地气明，阳专其令，炎暑大行，物燥以坚，淳风乃治。风燥横运，流于气交，多阳少阴，云趋雨府，湿化乃敷，燥极而泽，其谷白丹，间谷命太者，其耗白甲品羽，金火合德，上应太白、荧惑。其政切，其令暴，蛰虫乃见，流水不冰。民病咳，嗌塞，寒热发暴，振栗癃闭，清先而劲，毛虫乃死，热后而暴，介虫乃殃。其发躁，胜复之作，扰而大乱，清热之气，持于气交。故食岁谷以安其气，食间谷以去其邪。岁宜以咸、以苦、以辛，汗之、清之、散之，安其运气，无使受邪，折其郁气，资其化源，以寒热轻重少多其制，同热者多天化，同清者多地化。用凉远凉，用热远热，用寒远寒，用温远温，食宜同法。有假者反之，此其道也，反是者，乱天地之经，扰阴阳之纪也。

审平之治：卯酉之岁，阳明司天，少阴在泉，方用审平汤：远志、紫檀香、天冬、山茱萸、白芍、白术、炙甘草、生姜。

少阴在泉之治：岁少阴在泉，热淫所胜，则焰浮川泽，阴处反明。民病腹中常鸣，气上冲胸，喘不能久立，寒热皮肤痛，目暝齿痛，颇肿，恶寒发热如疟，少腹中痛，腹大，蛰虫不藏。热淫于内，治以咸寒，佐以甘苦，以酸收之，以苦发之。

癸卯年少阳不退位、阳明不迁正之治：民病少气，寒热更作，便血，上热，小腹坚满，小便赤沃，甚则血溢。又病寒热瞀嚏，皮毛折，爪甲枯焦，甚则喘嗽息高，悲伤不乐。此以卯酉之年犹行寅申之令，火尚布天，金化不行也。卯酉阴年，水欲升，而天之土抑之，当刺足少阴之合阴谷穴，先左后右。土欲降，而地苍之木窒之，当刺足厥阴之所出大敦穴、足少阳之所出阳陵泉穴。

运气将胜之治：木将行胜之治，于十二月先取其化源，泻肝之原太冲。其用药者，即用辛平之，罚木之胜。用甘全之，佐土之衰。无令食酸物，佐木之胜也。火将行胜之治，于三月迎取其化源，泻包络之原大陵。其用药者，即用咸平之，罚火之胜也。用辛全之，补金炎衰。勿顺其苦物，佐火之胜也。土将行胜之治，于五月迎取其化源，泻脾之原太白。其用药者，即用酸平之，罚土之胜。用咸全之，补肾之衰。勿食其甘物，佐土之胜也。金将行胜之治，于六月迎取其化源，泻肺之原太渊。其用药者，即用苦平之，罚金之胜。用酸全之，补肝之衰。勿食其辛物，佐金之胜也。水将行胜之治，于九月迎取化源，泻肾之原太溪。其用药者，即用甘平之，罚肾气之胜也。用苦全之，补心气之衰也。无令食咸物，佐肾之胜也。

四十一、甲辰年

甲辰年，运气主岁之纪，《素问·六元正纪大论》云："上太阳水，中太宫土运，下太阴土。寒化六，湿化五，正化日也。其化上苦热，中苦温，下苦温，药食宜也。"此段经文表述了甲辰年，上临太阳寒水，中为太宫土运太过，下加太阴湿土在泉，并记述了甲辰年寒化、湿化之象数及药食之用。

岁中运土，辰戌丑未五行属土，故临辰为岁会。中运岁土太过，在泉太阴湿土，故为同天符。运气相临，运克气，为不和之年。

1. 岁运概况

岁土太过，是岁泉涌河溢，涸泽亦生鱼，风雨大。岁运黄天，敦阜之纪，甲岁南政，太宫之音，岁气雨湿流行，至阴内实，物化克成，其变震惊，飘骤崩溃。肾水受邪，病则腹痛，清厥体重，甚则足痿不收，脚痛中满，四肢不举。

土运太过之年，湿气偏胜，土克水，致水郁至极而发。民病寒客心痛，腰椎痛，大关节不利，屈伸不便，善厥逆，痞坚，腹满。水郁折之，宜用驱逐水邪之法。

2. 岁气概况

太阳司天，寒气下临，心气上从，而火且明，丹起，金乃眚，寒清时举，胜则水冰，火气高明，心热烦，嗌干，善渴，鼽嚏，喜悲，数欠，热气妄行，寒乃复，霜不时降，善忘，甚则心痛。土乃润，水丰衍，寒客至，沉阴化，湿气变物，水饮内稽，中满不食，皮㾓肉苛，筋脉不利，甚则胕肿，身后痈。

太阴在泉，草乃早荣，湿淫所胜，则埃昏岩谷，黄反见黑，至阴之交。民病饮积心痛，耳聋浑浑焞焞，嗌肿喉痹，阴病血见，少腹痛肿，不得小便，病冲头痛，目似脱，项似拔，腰似折，髀不可以回，腘如结，腨如别。

太阳司天、太阴在泉之年，初气，厥阴风木，少阳相火加临。天时气早暖，草早荣，瘟疫至。民病瘟疫，身热，头痛，呕吐，疮疡。

二气，少阴君火，阳明燥金加临，主气胜客气，不相得。天时大凉反至，草乃遇寒，火气遂抑。民病气郁中满，风肿。

三气，少阳相火，太阳寒水加临。天时寒热不时，寒气间至，热争。民病寒反热中，痈疽，注下，心热闷瞀，逆，吐利，不治者死。

四气，太阴湿土，厥阴风木加临。天时风湿交争，雨生倮虫，木盛生风，暴雨摧拔。民病大热少气，足痿，注下，赤白，血滞成痈。

五气，阳明燥金，少阴君火加临。天时湿热而寒，客行主令。民病，气舒，病则血热妄行，肺气壅。

终气，太阳寒水，太阴湿土加临。天时地气正湿令行，凝阴寒雪。民病，病乃凄惨，孕死，脾受湿，肺旺肾衰。

六气客主之胜："太阳司天，客胜则胸中不利，出清涕，感寒则咳。"太阳寒水司天之年，上半年气候偏冷。客气初之气为少阳相火，二之气为阳明燥金，三之气为太阳寒水，因此在初之气时，人体可以出现"胸中不利"等心病证候，因为胸中为心及心包所居部位。因为肺开窍于鼻，在二之气时，可出现"出清涕"等肺病证候。在三之气时，气候寒冷，寒束肌表，可出现咳嗽等肺病证候。"主胜则喉嗌中鸣。""主胜"，即主气偏胜。主气初之气为厥阴风木，二之气为少阴君火，三之气为少阳相火。"喉嗌中鸣"，即咽喉不利，与心肺疾病有关。全句意谓太阳司天之年，上半年气候偏冷，但在主气偏胜时，特别是二之气、三之气偏胜时，人体可以因火气偏胜而在临床上出现心热，以及由于心病传肺，火胜刑金而出现"喉嗌中鸣"等病候。

"太阴在泉，客胜则足痿下重，便溲不时，湿客下焦，发而濡泻，及为肿，隐曲之疾。"太阴湿土在泉之年，下半年气候偏湿。由于客气四之气为厥阴风木，五之气为少阴君火，终之气为太阴湿土，因此太阴在泉之年，在下半年四之气时，可以出现"足痿下重""隐曲之疾"等肝病证候。"足痿"，即下肢运动障碍，行走不能。"隐曲之疾"，指月经不调，小便不利。因为肝主疏泄，主动，主筋，主外阴，所以这些证候，多属肝病。心合小肠，在五之气时，因心火下移小肠而可出现"便溲不时"之病候。在终之气时，可以出现"濡泄""肿"等脾病证候。因为脾主湿，主运化，湿则濡泻，甚则为肿。"主胜则寒气逆满，食饮不下，甚则为疝。""主胜"，是指主气的终之气太阳寒水之气偏胜。"逆满"，是指胃脘胀满。"疝"，指寒疝，亦即少腹或阴囊睾丸疼痛。此句意谓太阴在泉之年，如果主气终之气寒气偏胜，人体可因为寒而出现心下"逆满""食饮不下""寒疝"等里寒病候。

3. 运气致病之治

敦阜之治：甲年，敦阜之纪。岁土太过，土克水而肾受邪，甚则木气来复。陈氏用附子山茱萸汤，治肾经受湿，腹痛，寒厥，足痿不收，腰椎痛，行步艰难，甚则中满，食不下，或肠鸣，溏泄之候。药用附子、山茱萸、木瓜、乌梅、半夏、肉豆蔻、丁香、藿香、生姜、大枣。

土疫之刺：刚柔失守，次三年化土疫，行土疫之刺。甲辰年，土运太过，先刺补肾俞，隔三天再刺足太阴之所注太白穴。因土运太过则乘所胜，致邪之源是土运太过之胜气，所以要先刺补肾俞穴，即补水以免受其邪，然后刺足太阴输穴太白，泻土之太过。次三年化疫，亦行此刺。

太阳司天之治：太阳司天，寒淫所胜，则寒气反至，水且冰，运火炎烈，雨暴乃雹。血变于中，发为痈疡，民病厥心痛，呕血，血泄，鼽衄，善悲，时眩仆，胸腹满，手热肘挛，腋肿，心澹澹大动，胸胁胃脘不安，面赤目黄，善噫，嗌干，甚则色焰，渴而欲饮，病本于心。神门绝，死不治。寒淫所胜，平以辛热，佐以甘苦，以咸泻之。

太阳之胜之治：太阳之胜，凝栗且至，非时水冰，羽乃后化，痔疟发，寒厥入胃，则内生心痛，阴中乃疡，隐曲不利，互引阴股，筋肉拘苛，血脉凝泣，络满色变，或为血泄，皮肤痞肿，腹满食减，热反上行，头项囟顶脑户中痛，目如脱，寒入下焦，传为濡泻。太阳之胜，治以甘热，佐以辛酸，以咸泻之。

凡此太阳司天之政，气化运行先天。天气肃，地气静，寒临太虚，阳气不令，水土合德，上应辰星、镇星。其谷玄黅，其政肃，其令徐。寒政大举，泽无阳焰，则火发待时。少阳中治，时雨乃涯。上极雨散，还于太阴，云朝北极，湿化乃布，泽流万物。寒敷于上，雷动于下，寒湿之气，持于气交，民病寒湿发，肌肉痿，足痿不收，濡泻血溢。故岁宜苦以燥之、温之，必折其郁气，先资其化源，抑其运气，扶其不胜，无使暴过而生其疾，食岁谷以全其真，避虚邪以安其正，适气同异多少制之，同寒湿者燥热化，异寒湿者燥湿化，故同者多之，异者少之。用寒远寒，用凉远凉，用温远温，用热远热，食宜同法，有假者反常，反是者病，所谓时也。

太阴在泉之治：岁太阴在泉，草乃早荣，湿淫所胜，则埃昏岩谷，黄反见黑，至阴之交。民病饮积，心痛，耳聋浑浑焞焞，嗌肿喉痹，阴病血见，少腹痛肿，不得小便，病冲头痛，目似脱，项似拔，腰似折，髀不可以回，腘如结，腨如别。湿淫于内，治以苦热，佐以酸淡，以苦燥之，以淡泄之。

静顺之治：辰戌之岁，太阳司天，太阴在泉，方用静顺汤：白茯苓、木瓜、牛膝、诃子、附子、干姜、炙甘草、防风。

甲辰年阳明不退位、太阳不迁正之治：民病呕吐，暴注，食饮不下，大便干燥，四肢不举，目瞑掉眩。又病温疠，喉闭，嗌干，烦躁而渴，喘息有音。此以辰戌之年犹行卯酉之令，燥尚布天，寒化不行也。辰戌阳年，木欲升，而天之金抑之，当刺足厥阴之井大敦穴。火欲降，而地元之水窒之，当刺足少阴之所出涌泉穴、足太阳之所入委中穴。

运气将胜之治：木将行胜之治，于十二月先取其化源，泻肝之原太冲。其用药者，即用辛平之，罚木之胜。用甘全之，佐土之衰。无令食酸物，佐木之胜也。火将行胜之治，于三月迎取其化源，泻包络之原大陵。其用药者，即用咸平之，罚火之胜也。用辛全之，补金炎衰。勿顺其苦物，佐火之胜也。土将行胜之治，于五月迎取其化源，泻脾之原太白。其用药者，即用酸平之，罚土之胜。用咸全之，补肾之衰。勿食其甘物，佐土之胜也。金将行胜之治，于六月迎取其化源，泻肺之原太渊。其用药者，即用苦平之，罚金之胜。用酸全之，补肝之衰。勿食其辛物，佐金之胜也。水将行胜之治，于九月迎取化源，泻肾之原太溪。其用药者，即用甘平之，罚肾气之胜也。用苦全之，补心气之衰也。无令食咸物，佐肾之胜也。

四十二、乙巳年

乙巳年，运气主岁之纪，《素问·六元正纪大论》云："上厥阴木，中少商金运，下少阳相火，热化寒化胜复同，邪气化日也。灾七宫，风化八，清化四，火化二，正化度也。其化上辛凉，中酸和，下咸寒，药食宜也。"此段经文表述了乙巳年上临厥阴风木司天，中为少商金运不及，下加少阳相火在泉，并记述了灾宫、风化、清化、火化之象数及其药食之用。

乙巳年，运气相临，运克气，为不和之年。

1. 岁运概况

岁金不及，岁运素天，从革之纪，乙岁北政，少商之音，岁气炎火盛行，生气乃用，燥石流金，涸泉焦草。病则肩背臀重，衄血，血便，注下。

金运不及之年，火气乘金，致金郁至极而发。民病咳逆，心胁满引少腹，善暴病，不可反侧，嗌干，面尘色恶。金郁泄之，宜用宣泄肺气之法。

2. 岁气概况

厥阴司天，风气下临，脾气上从，而土且隆，黄起，水乃眚，土用革，体重，肌肉痿，食减口爽，风行太虚，云物摇动，目转耳鸣。火纵其暴，地乃暑，大热消烁，赤沃下，蛰虫数见，流水不冰，其发机速。

少阳在泉，火淫所胜，则焰明郊野，寒热更至。民病注泄赤白，少腹痛，溺赤，甚则血便，少阴同候。

厥阴司天、少阳在泉之年，初气，厥阴风木，阳明燥金加临。天时寒始肃，客行主令，杀气方至。民病寒居右胁，气滞，脾虚胃壅。

二气，少阴君火，太阳寒水加临。天时寒不去，霜雪冰，杀气施，化草焦，寒雨数至。民病热中，气血不升降。

三气，少阳相火，厥阴风木加临。天时风热大作，雨生羽虫。民病泪出，耳鸣，掉眩。

四气，太阴湿土，少阴君火加临。天时热气反用，山泽浮云，暴雨溽湿。民病心受邪，黄疸而为跗肿。

五气，阳明燥金，太阴湿土加临。天时燥湿更胜，沉阴乃布，雨水乃行。民病寒气及体，肺受风，脾受湿，发为疟。

终气，太阳寒水，少阳相火加临，主气克客气，不相得。天时相火司令，阳乃火化，蛰虫出现，流水不冰，地气大发，草乃生。民病瘟疠。

六气客主之胜："厥阴司天，客胜则耳鸣掉眩，甚则咳。"厥阴风木司天之年，上半年气候偏温，风气偏胜。客气初之气为阳明燥金，二之气为太阳寒水，三之气为厥阴风木。厥阴司天之年，上半年三之气时，可以出现"掉眩"等肝经病证候，在二之气时，可出现"耳鸣"等肾经病证候，在初气时，可出现"咳"等肺经病证候。上述症状的发生是由于该年客气初之气、二之气、三之气偏胜的结果。"主胜则胸胁痛，舌难以言。""主胜"，即主气偏胜。每年主气的初之气为厥阴风木，二之气为少阴君火，三之气为少阳相火。意谓厥阴司天之年，上半年主气偏胜时，初之气由于风气偏胜，而出现胸胁痛等肝经病证候。二之气、三之气由于火热之气偏胜，而出现心经病证候。

"少阳在泉，客胜则腰腹痛而反恶寒，甚则下白，溺白。""少阳在泉"，即少阳相火在泉之年。客气四之气为少阴君火，五之气为太阴湿土，终之气为少阳相火。少阴、少阳主火，主热，太阴主湿。因此少阳在泉之年，在下半年，人体容易出现"腹痛""下白""腰痛""溺白"等湿热证候。"下白"，即黏液便或脓样便。腹痛、下白，属大肠湿热。"溺白"，即尿液混浊。腰痛、溺白,属膀胱湿热。"主胜则热反上行而客于心,心痛发热,格中而呕。""主胜"谓湿土、燥金、寒水之气偏盛。客气少阴君火逆而心痛发热,湿土之气逆则格中而呕。少阳相火与少阴君火在泉之年主胜所生诸证候相类。

3. 运气致病之治

从革之治:乙年,岁金不及,火胜水复,病在肺。陈氏用紫菀汤,治肺虚感热,咳嗽,喘满,自汗,衄血,肩背瞀重,血便,注下,或脑户连囟顶痛,发热,口疮,心痛之候。药用紫菀、白芷、桑白皮、地骨皮、杏仁、人参、炙甘草、黄芪、生姜、大枣。

火疫之刺:大凡人肺病,遇阳明司天失守,感而三虚,又遇六乙岁,金运不及之年,火邪侵犯,形成火疫。先刺手阳明经原穴合谷,以助气血生化之源,再刺肺俞,以益肺气、实腠理。实乃原俞刺方。尚可刺肺经原穴太渊。

厥阴司天之治:厥阴司天,风淫所胜,则太虚埃昏,云物以扰,寒生春气,流水不冰,蛰虫不去。民病胃脘当心而痛,上支两胁,膈咽不通,饮食不下,舌本强,食则呕,冷泄腹胀,溏泄,瘕水闭,病本于脾。冲阳绝,死不治。风淫所胜,平以辛凉,佐以苦甘,以甘缓之,以酸泻之。

厥阴之胜之治:厥阴之胜,耳鸣头眩,愦愦欲吐,胃膈如寒。大风数举,倮虫不滋,胸胁气并,化而为热,小便黄赤,胃脘当心而痛,上支两胁,肠鸣飧泄,少腹痛,注下赤白,甚则呕吐,膈咽不通。厥阴之胜,治以甘清,佐以苦辛,以酸泻之。

少阳在泉之治:岁少阳在泉,火淫所胜,则焰明郊野,寒热更至。民病注泄赤白,少腹痛溺赤,甚则血便,少阴同候。火淫于内,治以咸冷,佐以苦辛,以酸收之,以苦发之。

凡此厥阴司天之政,气化运行后天。天气扰,地气正,风生高远，炎热从之，云趋雨府，湿化乃行，风火同德，上应岁星、荧惑。其政挠，其令速，其谷苍丹，间谷言太者，其耗文角品羽。风燥火热，胜复更作，蛰虫来见，流水不冰。热病行于下，风病行于上，风燥胜复形于中。岁宜以辛调上，以咸调下，畏火之气，无妄犯之。用温远温，用热远热，用凉远凉，用寒远寒，食宜同法。有假反常，此之道也，反是者病。

敷和之治：巳亥之岁，厥阴司天，少阳在泉，方用敷和汤：半夏、炒枣仁、五味子、枳实、茯苓、诃子、干姜皮、炙甘草。

乙巳年太阳不退位、厥阴不迁正之治：民病喜怒，目系转，转筋，淋溲小便。此以巳亥之年，犹行辰戌之令，寒气布天，风化不行也。巳亥阴年，火欲升，而天蓬之水抑之，当刺心包经之荥劳宫穴。金欲降，而地之火室之，当刺心包经之所出中冲穴、手少阳之所入天井穴。

运气将胜之治：木将行胜之治，于十二月先取其化源，泻肝之原太冲。其用药者，即用辛平之，罚木之胜。用甘全之，佐土之衰。无令食酸物，佐木之胜也。火将行胜之治，于三月迎取其化源，泻包络之原大陵。其用药者，即用咸平之，罚火之胜也。用辛全之，补金炎衰。勿顺其苦物，佐火之胜也。土将行胜之治，于五月迎取其化源，泻脾之原太白。其用药者，即用酸平之，罚土之胜。用咸全之，补肾之衰。勿食其甘物，佐土之胜也。金将行胜之治，于六月迎取其化源，泻肺之原太渊。其用药者，即用苦平之，罚金之胜。用酸全之，补肝之衰。勿食其辛物，佐金之胜也。水将行胜之治，于九月迎取化源，泻肾之原太溪。其用药者，即用甘平之，罚肾气之胜也。用苦全之，补心气之衰也。无令食咸物，佐肾之胜也。

四十三、丙午年

丙午年，运气主岁之纪，《素问·六元正纪大论》云："上少阴火，中太羽水运，下阳明金。热化二，寒化六，清化四，正化度也。其化上咸寒，中咸热，下酸温，药食宜也。"表述了丙午年，上临少阴君火司天，中为太羽水运太过，下加阳明燥金在泉，并记述了热化、寒化、清化之象数及药食之用。

丙午年，运气相临，运克气，为不和之年。

1. 岁运概况

岁水太过，是岁雨水雪霜不时降，湿气变物。岁运玄天，流衍之纪，丙岁北政，太羽之音。岁气天地寒凝，其变冰霜雪雹。心火受邪，病则身热烦躁，阴厥中寒，甚则腹大，胫肿，咳喘。

水运太过之年，水气偏胜，水克火，致火郁至极而发。民病少气，疮疡痈肿，胁、腹、胸、背、面、首、四肢胀，腹胀，疡痱，呕逆，瘛疭，骨痛，节乃有动，注下，温疟，腹中暴痛，血溢流注，精液乃少，目赤，心热，甚则瞀闷懊憹，善暴死。火郁发之，宜宣散火热，因势而解之。

2. 岁气概况

少阴司天，热气下临，肺气上从，白起金用，草木眚，喘，呕，寒热，嚏鼽衄，鼻窒，大暑流行，甚则疮疡燔灼，金烁石流。地乃燥清，凄沧数至，胁痛，善太息，肃杀行，草木变。

阳明在泉，燥淫所胜，则雾雾清暝。民病喜呕，呕有苦，善太息，心胁痛，不能反侧，甚则嗌干，面尘，身无膏泽，足外反热。

少阴司天、阳明在泉之年，初气，厥阴风木，太阳寒水加临。天时寒风切冽，雪水冰，蛰复藏。民病关节禁固，腰椎痛，中外疮疡。

二气，少阴君火，厥阴风木加临。天时风雨时寒，雨生羽虫。民病淋，气郁于上而热，令人目赤。

三气，少阳相火，少阴君火加临。天时大火行，热气时至，羽虫静，不鸣也，燕百舌杜宇之类。民病厥热心痛，寒热更作，咳喘，目赤。

四气，太阴湿土，太阴湿土加临。天时大雨时行，寒热互作。民病黄疸，衄衄，嗌干，吐饮。

五气，阳明燥金，少阳相火加临。天时温气乃至，初冬尤暖，万物乃荣。民病，康安，伏邪于春为疟。

终气，太阳寒水，阳明燥金加临。天时燥寒劲切，火尚毒，寒暴至。民病上肿咳喘，甚则血溢，下连小腹，而作寒中。

六气客主之胜："少阴司天，客胜衄嚏，颈项强，肩背瞀热，头痛，少气，发热，耳聋，目瞑，甚则跗肿，血溢，疮疡，咳喘。"少阴君火司天之年，上半年气候偏热。客气初之气为太阳寒水，二之气为厥阴风木，三之气为少阴君火。如果客气偏胜，则在初之气时，人体可出现"颈项强""肩背强""跗肿"等肾、膀胱经病候，因为寒水属肾，与膀胱有关。在二之气时，人体可以出现"头痛""耳聋""目瞑"等肝、胆经病候，因为风属肝，与胆有关，耳为足少阳胆经循行部位，目为肝之外窍，头痛多为肝阳上亢之证。在三之气时，人体可以出现"瞀热""少气发热""血溢""疮疡"等心、小肠经病候，盖因为"诸热瞀热，皆属于火"，"诸痛疮疡，皆属于心"，"壮火食气"，"心主血"，"血热则妄行"。火胜可以刑金，心病必然传肺，因此少阴司天之年，在三之气时，不但可以出现上述心经病之候，而且可以因火热克金刑肺，同时出现"衄嚏""咳喘"等肺经病之候。"主胜则心热烦躁，甚则胁痛支满。""主胜"，即主气偏胜。每年的主气初之气为厥阴风木，二之气为少阴君火，三之气为少阳相火。少阴司天之年，上半年如主气偏胜，则初之气可以因风气偏胜而人体出现胁痛支满等肝经病证候。二之气、三之气可以因火热之气偏胜，人体出现心热烦躁等心经病证候。

"阳明在泉，客胜则清气动下，少腹坚满而数便泻。""阳明在泉"，即阳明燥金在泉之年。客气四之气为太阴湿土，五之气为少阳相火，终之气为阳明燥金。"清气动下"，即清凉之气影响人体下焦。全句意谓阳明在泉之年，由于下半年客气四之气湿气偏胜，五之气火气偏胜，终之气清气偏胜，因此人体可因湿热交搏或因寒湿交搏而出现腹胀、腹泻之证候。"主胜则腰重腹痛，少腹生寒，下为鹜溏，则寒厥于肠，上冲胸中，甚则喘不能久立。"全句意谓阳明在泉之年，如主气湿气偏胜，临床上可出现"鹜溏"之脾经病候。主气燥气偏胜，可出现"上冲胸中，甚则喘"之肺经病候。寒气偏胜，可出现"腰重腹痛"之肾经病候。阳明在泉之年，原文明确指出有客主之胜，而阳明司天之年未提客胜主胜者，并非阳明司天不分主客，而是略而未言，有意突出主岁之气而已。

3. 运气致病之治

流衍之治：丙年，岁水太过，水克火，邪害心火，甚则湿土来复。陈氏用川连茯苓汤，治心虚为寒冷所中，身热，心燥，手足反寒，心腹肿病，喘咳，自汗，甚则大肠便血之候。药用黄连、茯苓、麦冬、车前子、通草、远志、半夏、黄芩、甘草、生姜、大枣。

水疫之刺：刚柔失守，次三年行水疫，行水疫之刺。丙午年，水运太过，先刺补心俞，隔五日再刺肾经足少阴之所入阴谷穴。因为水运太过则乘心火，所以要先补心火刺心俞，然后刺足少阴合穴阴谷，泻水之太过。后三年化疫，亦行此刺。

少阴司天之治：少阴司天，热淫所胜，怫热至，火行其政，大雨且至。民病胸中烦热，嗌干，右胠满，皮肤痛，寒热，咳喘，唾血血泄，鼽衄嚏呕，溺色变，甚则疮疡胕肿，肩背臂臑及缺盆中痛，心痛肺膜，腹大满，膨膨而喘咳，病本于肺。尺泽绝，死不治。热淫所胜，平以咸寒，佐以苦甘，以酸收之。

少阴之胜之治：少阴之胜，心下热，善饥，脐下反动，气游三焦。炎暑至，木乃津，草乃萎，呕逆，躁烦，腹满痛，溏泄，传为赤沃。少阴之胜，治以辛寒，佐以苦咸，以甘泻之。

凡此少阴司天之政，气化运行先天。地气肃，天气明，寒交暑，热加燥，云驰雨府，湿化乃行，时雨乃降。金火合德，上应荧惑、太白。其政明，其令切，其谷丹白。水火寒热持于气交，而为病始也。热病生于上，清病生于下，寒热凌犯而争于中，民病咳喘，血溢血泄，鼽嚏，目赤眦疡，寒厥入胃，心痛，腰痛，腹大，嗌干，肿上。岁必抑其运气，资其岁胜，折其郁发，先取化源，无使暴过而生其病也。食岁谷以全真气，食间谷以辟虚邪。岁宜咸以软之，而调其上，甚则以苦发之，以酸收之，而安其下，甚则以苦泄之，适气同异而多少之，同天气者以寒清化，同地气者以温热化。用热远热，用凉远凉，用温远温，用寒远寒，食宜同法。有假则反，此其道也，反是者病作矣。

正阳之治：子午之岁，少阴司天，阳明在泉，方用正阳汤：白薇、元参、川芎、桑白皮、当归、白芍、旋覆花、炙甘草、生姜。

阳明在泉之治：岁阳明在泉，燥淫所胜，则霿雾清暝。民病喜呕，呕有苦，善太息，心胁痛不能反侧，甚则嗌干面尘，身无膏泽，足外反热。燥淫于内，治以苦温，佐以甘辛，以苦下之。

丙午年厥阴不退位、少阴不迁正之治：民病瘟疫，疵废风生，皆肢节痛，头目痛，伏热内烦，咽喉干引饮。又病寒热，四肢烦痛，腰脊强直。此以子午之年犹行巳亥之令，热化不行，风反为灾也。子午阳年，土欲升，而天之木抑之，当刺足太阴之输太白穴。水欲降，而地卑之土窒之，当刺足太阴之所出隐白穴、足阳明之所入三里穴。

运气将胜之治：木将行胜之治，于十二月先取其化源，泻肝之原太冲。其用药者，即用辛平之，罚木之胜。用甘全之，佐土之衰。无令食酸物，佐木之胜也。火将行胜之治，于三月迎取其化源，泻包络之原大陵。其用药者，即用咸平之，罚火之胜也。用辛全之，补金炎衰。勿顺其苦物，佐火之胜也。土将行胜之治，于五月迎取其化源，泻脾之原太白。其用药者，即用酸平之，罚土之胜。用咸全之，补肾之衰。勿食其甘物，佐土之胜也。金将行胜之治，于六月迎取其化源，泻肺之原太渊。其用药者，即用苦平之，罚金之胜。用酸全之，补肝之衰。勿食其辛物，佐金之胜也。水将行胜之治，于九月迎取化源，泻肾之原太溪。其用药者，即用甘平之，罚肾气之胜也。用苦全之，补心气之衰也。无令食咸物，佐肾之胜也。

四十四、丁未年

丁未年，运气主岁之纪，《素问·六元正纪大论》云："上太阴土，中少角木运，下太阳水。清化热化胜复同，邪气化度也。灾三宫，雨化五，风化三，寒化一，正化度也。其化上苦温，中辛温，下甘热，药食宜也。"此段经文表述了丁未年，上临太阴湿土司天，中为少角木运不及，下加太阳寒水在泉，并记述了灾宫、雨化、风化、寒化之象数及药食之用。

丁未年，运气相临，运克气，为不和之年。

1. 岁运概况

岁木不及，是岁天地凄怆，日见朦昧，雨非雨。岁运苍天，晴非晴，气惨然，气象凝敛，肃杀甚之。委和之纪，丁岁北政，少角之音。岁气燥气乃行，生气不政，凉雨将降，风雪并兴，草木晚荣，物秀而实。肝木受邪，病中清，胠胁满，小腹痛，肠鸣溏泄。

木运不及之年，金气乘木，致木郁至极而发。民病胃脘当心而痛，上支两胁，膈咽不通，食饮不下，甚则耳鸣眩转，目不识人，善暴僵仆。木郁达之，宜疏泄肝气，使之通达。

2. 岁气概况

太阴司天，湿气下临，肾气上从，黑起水变，火乃眚，埃冒云雨，胸中不利，阴痿，气大衰，而不起不用，当其时，反腰椎痛，动转不便也，厥逆。地乃藏阴，大寒且至，蛰虫早附，心下痞痛，地裂冰坚，少腹痛，时害于食，乘金则止，水增，味乃咸，行水减也。

太阳在泉，寒淫所胜，则凝肃惨栗。民病少腹控睾引腰脊，上冲心痛，血见，嗌痛颔肿。

太阴司天、太阳在泉之年，初气，厥阴风木，厥阴风木加临。天时大风发荣，雨生毛虫。民病血溢，筋络拘强，关节不利，身重筋痛。

二气，少阴君火，少阴君火加临。天时大火至，天下疵疾，以其得位，君令宜行，湿蒸相薄，雨时降。民病瘟疫盛行，远近咸若。

三气，少阳相火，太阴湿土加临。天时雷雨电雹，地气腾，湿气降。民病身跗肿，腹胸满感。

四气，太阴湿土，少阳相火加临。天时炎热沸腾，地气升，天气否隔，湿化不流。民病腠理热，血暴溢，患疟，心腹胀满，甚则浮肿。

五气，阳明燥金，阳明燥金加临。天时大凉，霜早降，寒及体。民病皮肤寒。

终气，太阳寒水，太阳寒水加临。天时大寒凝冽。民病关节禁固，腰椎痛。

六气客主之胜："太阴司天，客胜则首面胕肿，呼吸气喘。"太阴湿土司天之年，上半年气候偏湿，雨水较多。客气初之气为厥阴风木，二之气为少阴君火，三之气为太阴湿土。

厥阴司天，客气偏湿时，人体可由水湿停聚而表现为头面部浮肿，或水饮停聚于肺出现呼吸气喘。太阴司天之年，初之气、二之气主客气完全一致，因此，在初之气、二之气所主的这一段时间内，仍主要表现为湿胜，在人体疾病方面，仍以水湿停聚的表现为主。"主胜则胸腹满，食已而瞀。""主胜"，即主气偏胜。每年主气初之气为厥阴风木，二之气为少阴君火，三之气为少阳相火。太阴司天之年，上半年主气偏胜时，由于初之气、二之气主客气完全一致，因此可以不表现异常情况，但在三之气时，主气少阳相火主事，火气偏胜，可出现瞀闷不清的心经病证候，火胜则湿土之气被抑，则可出现胸腹满、食后满闷的脾经证候。

"太阳在泉，寒复内余，则腰尻痛，屈伸不利，股胫足膝中痛。""太阴在泉"，即太阳寒水在泉之年。"寒复内余"，此处指寒凉之气侵犯人体内部。"腰尻痛"，指腰骶部疼痛。"屈伸不利"，指人体肢体运动障碍。"股胫足膝中痛"，即下肢痛。全句意谓太阳在泉之年，下半年气候寒冷，人体容易出现腰骶部疼痛及下肢疼痛和运动障碍的病候。太阳寒水在泉之年，虽然亦有主胜、客胜之分，但在具体分析下半年气候、物候、病候时，仍应以在泉之气为主。

3. 运气致病之治

委和之治：丁年，岁木不及，燥金胜，火来复，病在肝。陈氏用苁蓉牛膝汤，治肝虚为燥热所伤，胠胁并小腹痛，肠鸣，溏泄，或发热，遍体疮疡，咳嗽，肢满，鼻衄。药用牛膝、木瓜、白芍、肉苁蓉、熟地、当归、炙甘草、生姜、乌梅、鹿角。

金疫之刺：大凡人气肝虚，遇厥阴司天失守，感而三虚，又遇六丁岁，木运不及之年，燥邪侵犯，形成金疫。先刺足少阳经原穴丘墟，以助少阳枢转之功，再刺肝俞，以益肝阴而助肝用。实乃原俞刺方。尚可刺肝经原穴太冲。

太阴司天之治：太阴司天，湿淫所胜，则沉阴且布，雨变枯槁，胕肿骨痛阴痹，阴痹者按之不得，腰脊头项痛，时眩，大便难，饥不欲食，咳唾则有血，心如悬，病本于肾。太溪脉绝，死不治。湿淫所胜，平以苦热，佐以酸辛，以苦燥之，以淡泄之。湿上甚而热，治以苦温，佐以甘辛，以汗为故而止。

太阴之胜之治：太阴之胜，火气内郁，疮疡于中，流散于外，病在胸胁，甚则心痛热格，头痛，喉痹，项强。独胜则湿气内郁，寒迫下焦，痛留顶，互引眉间，胃满。雨数至，燥化乃见，少腹满，腰椎重强，内不便，善注泄，足下温，头重，足胫胕肿，饮发于中，胕肿于上。太阴之胜，治以咸热，佐以辛甘，以苦泻之。

凡此太阴司天之政，气化运化运行后天。阴专其政，阳气退避，大风时起，天气下降，地气上腾，原野昏霧，白埃四起，云奔南极，寒雨数至，物成于差夏。民病寒湿腹满，身腈愤，胕肿痞逆，寒厥拘急。湿寒合德，黄黑埃昏，流行气交，上应镇星、辰星。其政肃，其令寂，其谷黔玄。故阴凝于上，寒积于下，寒水胜火，则为冰雹，阳光不治，杀气乃行。故有余宜高，不及宜下，有余宜晚，不及宜早，土之利，气之化也，民气亦从之，间谷命其太也。故岁宜以苦燥之、温之，甚者发之、泄之，不发不泄，则湿气外溢，肉溃皮坼，而水血交流。必赞其阳火，令御甚寒，从气异同少多其判也，同寒者以热化，同湿者以燥化，异者少之，同者多之。用凉远凉，用寒远寒，用温远温，用热远热，食宜同法。假者反之，此其道也，反是者病也。

备化之治：丑未之岁，太阴司天，太阳在泉，方用备化汤：木瓜、牛膝、茯神、附子、熟地黄、覆盆子、甘草、生姜。

太阳在泉之治：岁太阳在泉，寒淫所胜，则凝肃惨栗。民病少腹控睾引腰脊，上冲心痛，血见，嗌痛颔肿。寒淫于内，治以甘热，佐以苦辛，以咸泻之，以辛润之，以苦坚之。

丁未年少阴不退位、太阴不迁正之治：民病膈热，咽干，血溢，惊骇，小便赤涩，丹瘤疹，疮疡留毒。又病手足肢节肿满，大腹水肿，填臆不食，飧泄，胁满，四肢不举。此以丑未之年，犹行子午之令，雨化不行，热气尚治也。丑未阴年，火欲升，而天之水抑之，当刺心包经之荥劳宫穴。木欲降，而地晶之金窒之，当刺手太阴之所出少商穴、手阳明之所入曲池穴。

运气将胜之治：木将行胜之治，于十二月先取其化源，泻肝之原太冲。其用药者，即用辛平之，罚木之胜。用甘全之，佐土之衰。无令食酸物，佐木之胜也。火将行胜之治，于三月迎取其化源，泻包络之原大陵。其用药者，即用咸平之，罚火之胜也。用辛全之，补金炎衰。勿顺其苦物，佐火之胜也。土将行胜之治，于五月迎取其化源，泻脾之原太白。其用药者，即用酸平之，罚土之胜。用咸全之，补肾之衰。勿食其甘物，佐土之胜也。金将行胜之治，于六月迎取其化源，泻肺之原太渊。其用药者，即用苦平之，罚金之胜。用酸全之，补肝之衰。勿食其辛物，佐金之胜也。水将行胜之治，于九月迎取化源，泻肾之原太溪。其用药者，即用甘平之，罚肾气之胜也。用苦全之，补心气之衰也。无令食咸物，佐肾之胜也。

四十五、戊申年

戊申年，运气主岁之纪，《素问·六元正纪大论》云："上少阳相火，中太徵火运，下厥阴木。火化七，风化三，正化度也。其化上咸寒，中甘和，下辛凉，药食宜也。"此段经文表述了戊申岁，上临少阳相火司天，中为太徵火运太过，下加厥阴风木在泉，并记述了火化、风化之象数及药食之用。

戊申岁，中运火，少阳相火司天，运气五行同类，故为天符之年。

1. 岁运概况

岁火太过，是岁火燔灼，水泉涸，物焦槁。岁运丹天，赫曦之纪，戊岁北政，太徵之音。岁气阴气内化，其变则炎烈沸腾。肺金受邪，病则发疟，少气喘咳，血溢，泄泻，胸胁满痛，背膂痛，身热骨痛。

火运太过之年，火气偏胜，火克金，致金郁至极而发。民病咳逆，心胁满引少腹，善暴病，不可反侧，嗌干，面尘色恶。金郁泄之，宜用宣泄肺气之法。

2. 岁气概况

少阳司天，火气下临，肺气上从，白起金用，草木眚，火见燔炳，革金且耗，大暑以行，咳嚏鼽衄，鼻窒口疡，寒热胕肿。风行于地，尘沙飞扬，心痛，胃脘痛，厥逆，膈不通，其主暴速。

厥阴在泉，风淫所胜，则地气不明，平野昧，草乃早秀。民病洒洒振寒，善伸数欠，心痛支满，两胁里急，饮食不下，膈咽不通，食则呕，腹胀善噫，得后与气则快然如衰，身体皆重。

少阳司天、厥阴在泉之年，初气，厥阴风木，少阴君火加临。天时热风伤人，时气流行。民病温病乃起，病气怫于上，血溢目赤，咳逆，头痛，血崩，胁满痛，皮肤生疮。

二气，少阴君火，太阴湿土加临。天时时雨至，火反郁，风不胜湿。民病热郁于上，咳逆呕吐，胸嗌不利，头痛身热，昏愦，脓疮。

三气，少阳相火，少阳相火加临。天时热暴至，草萎河干，大暑炎亢，湿化晚布，大旱。民病热病，聋瞑，血溢，脓疮，咳逆，鼽衄，发渴，喉痹，目赤，善暴死。

四气，太阴湿土，阳明燥金加临。天时凉风至，炎暑未去，风雨及时。民病，民气和平，身重中满，脾寒泄泻。

　　五气，阳明燥金，太阳寒水加临。天时阳乃去，寒乃来，雨乃降，刚木早凋。民病，民避寒邪，君子周密，病则骨痿，目赤痛。

　　终气，太阳寒水，厥阴风木加临。天时地气正，寒风飘扬，万物反生，寒气至，雨生鳞虫。民病关节不禁，心腹痛，阳气不藏而咳。

　　六气客主之胜："少阳司天，客胜则丹胗外发，及为丹熛疮疡，呕逆，喉痹，头痛，嗌肿，耳聋，血溢，内为瘛疭。"少阳司天之年，上半年气候十分炎热。从客气来看，初之气为少阴君火，二之气为太阴湿土，三之气为少阳相火。因此在少阳司天之年，在初之气时，人体由于热气偏胜而出现"丹胗外发""喉痹""嗌肿""血溢"等心、小肠病候，因为"诸痛疮疡，皆属于心"，"心主血"，"手少阴之脉……从心系上挟咽"，"手太阳之脉……循咽，下膈"，咽喉为手少阴心及手太阳小肠循行部位。在二之气时，人体可以出现呕逆等脾胃病证，因为"胃主纳"，"脾主化"，湿邪中阻即可发生呕逆。在三之气时，人体可以出现"丹熛疮疡""耳聋""瘛疭"等心火炽盛的病候，因为"丹熛疮疡"属于火胜，"瘛疭"属于热极。"主胜则胸满，咳仰息，甚而有血，手热。""主胜"，即主气偏胜。由于主气初之气为厥阴风木，因此初之气偏胜时，人体可以因肝气偏胜而出现胸满。二之气为少阴君火，三之气为少阳相火，因此二之气、三之气偏胜时，人体可以因心气偏胜而出现出血、手热之候，因为心主血，手掌心属于手厥阴心包经的循行部位。"咳"，即咳嗽。"仰息"，即仰头呼吸，表示呼吸困难，属于肺之病候。此乃火胜刑金，心病传肺而出现的肺经病候。

　　"厥阴在泉，客胜则大关节不利，内为痉强拘瘛，外为不便。"厥阴风木在泉之年，下半年气候偏温，风气偏胜。四之气为阳明燥金，五之气为太阳寒水，终之气为厥阴风木。在四之气时，由于金胜乘木，因而在临床上表现为"大关节不利，外为不便"肢体运动障碍等肝经证候。五之气时，可因寒性收引而出现"痉强拘瘛"等膀胱经证候。"主胜则筋骨繇并，腰腹时痛。""主胜"，即主气偏胜。每年主气四之气为太阴湿土，五之气为阳明燥金，终之气为太阳寒水。全句意谓厥阴在泉之年，下半年主气四之气、终之气偏胜时，可以出现腰痛、腹痛等脾经或肾经候。五之气偏胜时，可因金胜乘木而出现"筋骨繇并"等肝病证候。"繇"有摇动或颤动之义。"并"，有痉挛之义。

3. 运气致病之治

赫曦之治：戊年，岁火太过，火克金，肺受邪，水气来复。陈氏用麦门冬汤，治肺经受热，上气咳喘，咯血痰壅，嗌干耳聋，泄泻，胸胁满，痛连肩背，两臂臑疼，息高之候。药用麦冬、竹叶、桑白皮、白芷、紫菀、半夏、人参、炙甘草、钟乳粉、生姜、大枣。

火疫之刺：刚柔失守，次三年化火疫、火疠，行火疫之刺。戊申年，火运太过，先刺补肺俞，后再刺心包经手厥阴所流劳宫穴。因为火运太过则乘肺金，所以要补肺金刺肺俞，然后再刺手厥阴荥穴劳宫，泻火之太过。次三年于辛亥年变疫，仍行此法。次三年化疫，亦行此刺。

少阳司天之治：少阳司天，火淫所胜，则温气流行，金政不平。民病头痛，发热恶寒而疟，热上皮肤痛，色变黄赤，传而为水，身面胕肿，腹满仰息，泄注赤白，疮疡，咳唾血，烦心，胸中热，甚则衄衊，病本于肺。天府脉绝，死不治。火淫所胜，平以咸冷，佐以苦甘，以酸收之，以苦发之，以酸复之。

少阳之胜之治：少阳之胜，热客于胃，烦心心痛，目赤，欲呕，呕酸善饥，耳痛，溺赤，善惊谵妄。暴热消烁，草萎水涸，介虫乃屈，少腹痛，下沃赤白。少阳之胜，治以辛寒，佐以甘咸，以甘泻之。

凡此少阳司天之政，气化运行先天。天气正，地气扰，风乃暴举，木偃沙飞，炎火乃流，阴行阳化，雨乃时应，火木同德，上应荧惑、岁星。其谷丹苍，其政严，其令扰，故风热参布，云物沸腾，太阴横流，寒乃时至，凉雨并起。民病寒中，外发疮疡，内为泄满。故圣人遇之，和而不争。往复之作，民病寒热，疟泄，聋瞑，呕吐，上怫肿色变。故岁宜咸、宜辛、宜酸，渗之、泄之、渍之、发之，观气寒温以调其过，同风热者多寒化，异风热者少寒化。用热远热，用温远温，用寒远寒，用凉远凉，食宜同法，此其道也。有假者反之，反是者病之阶也。

厥阴在泉之治：厥阴在泉，风淫所胜，则地气不明，平野昧，草乃早秀。民病洒洒振寒，善伸数欠，心痛支满，两胁里急，饮食不下，膈咽不通，食则呕，腹胀善噫，得后与气则快然如衰，身体皆重。风淫于内，治以辛凉，佐以苦，以甘缓之，以辛散之。

升明之治：寅申之岁，少阳相火司天，厥阴在泉，方用升明汤：紫檀香、车前子、青皮、半夏、酸枣仁、蔷薇、生姜、炙甘草。

戊申年太阴不退位、少阳不迁正之治：民病四肢少力，食饮不下，足胫寒，阴痿闭塞，失溺，小便数，泄注淋沥。又病痎疟，骨热，心悸惊骇，甚时血溢。此以寅申之年犹行丑未之令，火气不行，湿乃布天也。寅申阳年，金欲升，而天之火抑之，当刺手太阴之经经渠穴，先左后右。火欲降，而地元之水窒之，当刺足少阴之所出涌泉穴、足太阳之所入委中穴，先左后右。

运气将胜之治：木将行胜之治，于十二月先取其化源，泻肝之原太冲。其用药者，即用辛平之，罚木之胜。用甘全之，佐土之衰。无令食酸物，佐木之胜也。火将行胜之治，于三月迎取其化源，泻包络之原大陵。其用药者，即用咸平之，罚火之胜也。用辛全之，补金炎衰。勿顺其苦物，佐火之胜也。土将行胜之治，于五月迎取其化源，泻脾之原太白。其用药者，即用酸平之，罚土之胜。用咸全之，补肾之衰。勿食其甘物，佐土之胜也。金将行胜之治，于六月迎取其化源，泻肺之原太渊。其用药者，即用苦平之，罚金之胜。用酸全之，补肝之衰。勿食其辛物，佐金之胜也。水将行胜之治，于九月迎取化源，泻肾之原太溪。其用药者，即用甘平之，罚肾气之胜也。用苦全之，补心气之衰也。无令食咸物，佐肾之胜也。

四十六、己酉年

己酉年，运气主岁之纪，《素问·六元正纪大论》云："上阳明金，中少宫土运，下少阴火，风化清化胜复同，邪气化度也。灾五宫，清化九，雨化五，热化七，正化度也。其化上苦小温，中甘和，下咸寒，药食宜也。"此段经文表述了己酉年，上临阳明燥金司天，中为少宫土运不及，下加少阴君火在泉，并记述了灾宫、清化、雨化、热化之象数及其药食之用。

己酉岁，运气相临，运生气，为小逆之年。

1. 岁运概况

岁土不及，岁运黅天，卑监之纪，己岁南政，少宫之音。岁气风寒大作，雨乃愆期，草木秀而不实。脾土受邪，病则飧泄，霍乱，体重腹痛。

土运不及之年，木气乘土，致土郁至极而发。民病心腹胀，肠鸣而为数后，甚则心痛胁胀，呕吐霍乱，饮发注下，胕肿身重。土郁夺之，宜去壅导滞之法。

2. 岁气概况

阳明司天，燥气下临，肝气上从，苍起木用而立，土乃眚，凄沧数至，木伐草萎，胁痛，目赤，掉振鼓栗，筋痿不能久立。暴热至，土乃暑，阳气郁发，小便变，寒热如疟，甚则心痛，火行于槁，流水不冰，蛰虫乃见。

少阴在泉，热淫所胜，则焰浮川泽，阴处反明。民病腹中常鸣，气上冲胸，喘不能久立，寒热皮肤痛，目瞑齿痛，颛肿，恶寒发热如疟，少腹中痛，腹大，蛰虫不藏。

阳明司天、少阴在泉之年，初气，厥阴风木，太阴湿土加临，主胜则逆。天时阴始凝，气始肃，水乃冰，寒雨化，花开迟。民病热胀面肿，鼽衄，欠嚏，呕吐，小便赤，甚则淋。

二气，少阴君火，少阳相火加临。天时臣居君位，大热早行。民病疫疠大至，善暴死。

三气，少阳相火，阳明燥金加临，主胜则逆。天时燥热交合，凉风间发。民病上逆下冷，疟痢，心烦不食。

四气，太阴湿土，太阳寒水加临，主胜则逆。天时早秋，寒雨害物。民病暴仆振栗，妄言少气，咽干引饮，心痛膺肿，疮疡寒疟，骨痿便血。

五气，阳明燥金，厥阴风木加临，主胜则逆。天时春令又行，草木盛，生雨，生介虫。民病，气和，热行包络，面浮上壅。

终气，太阳寒水，少阴君火加临，主胜则逆。天时气候反温，蛰虫出现，流水不冰，此下克上。民病伏邪湿毒，季春发疫。

六气客主之胜："阳明司天，清复内余，则咳衄嗌塞，心膈中热，咳不止而白血出者死。""清"，指清凉之气。"清复内余"，此处指清凉之气侵犯人体内脏。"咳衄嗌塞"，指咳嗽、鼻出血、咽喉不利。"心膈中热"，指胸中发热。"白"，此处指肺。"白血"，即肺出血。全句意谓阳明司天之年，上半年气候偏凉、偏燥，人体容易出现"咳衄嗌塞"等肺病证候。如果肺病太甚出现"咳不止"及咳血时，则预后不良。此节不言客胜主胜，但言清复内余，以明六气虽有客主之胜，而皆病司天之气。

"少阴在泉，客胜则腰痛，尻股膝髀腨胻足病，瞀热以酸，胕肿不能久立，溲便变。"少阴君火在泉之年，下半年气候偏热。客气四之气为太阳寒水，五之气为厥阴风木，终之气为少阴君火，因此少阴在泉之年，在四之气时，可以出现腰、尻、股、膝、髀、腨、胻、足等肾与膀胱经病候，因这些部位均是足少阴肾经与太阳膀胱经循行的部位。在五之气时，可以出现"瞀热以酸"等肝经病候，因为"瞀热"，属于肝之病候，"吐酸"，也属于肝之病候。在终之气时，可出现"溲便变"等心、小肠病候。"溲便变"，即小便变为黄赤。"主胜则厥气上行，心痛发热，膈中众痹皆作，发于胠胁，魄汗不藏，四逆而起。"每年主气四之气为太阴湿土，五之气为阳明燥金，终之气为太阳寒水。少阴在泉之年，主气四之气偏胜时，可出现"心痛发热"等脾胃病证候。此处之"心痛"，即胃脘痛，其与脾胃不和、湿热内蕴有关。主气五之气偏胜时，可出现"魄汗不藏"等肺经病候，因为肺合皮毛，司开阖，汗出不止多由肺气不固所致。主气终之气偏胜时，可出现"众痹""四逆"等证候。"众痹"，即各种痹证。"四逆"，即四肢逆冷，亦即原文中所谓的"厥气"。痹证、厥证的发生，一般多由气血运行不畅所致。主气终之气为太阳寒水，寒性凝泣，因此在寒气偏胜时人体可因寒凝经脉而发生痹、厥。

3. 运气致病之治

卑监之治：己年，岁土不及，木胜金复，气客于脾。陈氏用白术厚朴汤，治脾虚风冷所伤，心腹胀满，疼痛，四肢筋骨重弱，肌肉瞤动酸楚，善怒，霍乱吐泻，或胸胁暴痛，下引少腹，善太息，食少，失味之候。药用白术、炙甘草、大枣、桂心、干姜、厚朴、半夏、生姜、藿香、青皮。

木疫之刺：大凡人脾病，遇太阴司天失守，感而三虚，又遇六己岁，土运不及之年，风邪侵犯，形成木疫。先刺足阳明经原穴冲阳，以补后天生化之源，再刺脾俞，以补脾阳，健脾运，除脾湿。实乃原俞刺方。尚可刺脾经原穴太白。

阳明司天之治：阳明司天，燥淫所胜，则木乃晚荣，草乃晚生，筋骨内变，大凉革候，名木敛生，菀于下，草焦上首，蛰虫来见。民病左胸胁痛，寒清于中，感而疟，咳，腹中鸣，注泄鹜溏，心胁暴痛，不可反侧，嗌干面尘，腰痛，丈夫㿉疝，妇人少腹痛，目昧眦疡，疮痤痈，病本于肝。太冲绝，死不治。燥淫所胜，平以苦温，佐以酸辛，以苦下之。

阳明之胜之治：阳明之胜，清发于中，左胠胁痛，溏泄，内为嗌塞，外发㿉疝。大凉肃杀，华英改容，毛虫乃殃，胸中不便，嗌塞而咳。阳明之胜，治以酸温，佐以辛甘，以苦泄之。

凡此阳明司天之政，气化运行后天。天气急，地气明，阳专其令，炎暑大行，物燥以坚，淳风乃治。风燥横运，流于气交，多阳少阴，云趋雨府，湿化乃敷，燥极而泽，其谷白丹，间谷命太者，其耗白甲品羽，金火合德，上应太白、荧惑。其政切，其令暴，蛰虫乃见，流水不冰。民病咳，嗌塞，寒热发暴，振栗癃闭，清先而劲，毛虫乃死，热后而暴，介虫乃殃。其发躁，胜复之作，扰而大乱，清热之气，持于气交。故食岁谷以安其气，食间谷以去其邪。岁宜以咸、以苦、以辛，汗之、清之、散之，安其运气，无使受邪，折其郁气，资其化源。以寒热轻重少多其制，同热者多天化，同清者多地化。用凉远凉，用热远热，用寒远寒，用温远温，食宜同法。有假者反之，此其道也，反是者，乱天地之经，扰阴阳之纪也。

少阴在泉之治：岁少阴在泉，热淫所胜，则焰浮川泽，阴处反明。民病腹中常鸣，气上冲胸，喘不能久立，寒热皮肤痛，目眴齿痛，颐肿，恶寒发热如疟，少腹中痛，腹大，蛰虫不藏。热淫于内，治以咸寒，佐以甘苦，以酸收之，以苦发之。

审平之治：卯酉之岁，阳明司天，少阴在泉，方用审平汤：远志、紫檀香、天冬、山茱萸、白芍、白术、炙甘草、生姜。

己酉年少阳不退位、阳明不迁正之治：民病少气，寒热更作，便血，上热，小腹坚满，小便赤沃，甚则血溢。又病寒热鼽嚏，皮毛折，爪甲枯焦，甚则喘嗽息高，悲伤不乐。此以卯酉之年犹行寅申之令，火尚布天，金化不行也。卯酉阴年，水欲升，而天之土抑之，当刺足少阴之合阴谷穴，先左后右。土欲降，而地苍之木窒之，当刺足厥阴之所出大敦穴、足少阳之所出阳陵泉穴。

运气将胜之治：木将行胜之治，于十二月先取其化源，泻肝之原太冲。其用药者，即用辛平之，罚木之胜。用甘全之，佐土之衰。无令食酸物，佐木之胜也。火将行胜之治，于三月迎取其化源，泻包络之原大陵。其用药者，即用咸平之，罚火之胜也。用辛全之，补金炎衰。勿顺其苦物，佐火之胜也。土将行胜之治，于五月迎取其化源，泻脾之原太白。其用药者，即用酸平之，罚土之胜。用咸全之，补肾之衰。勿食其甘物，佐土之胜也。金将行胜之治，于六月迎取其化源，泻肺之原太渊。其用药者，即用苦平之，罚金之胜。用酸全之，补肝之衰。勿食其辛物，佐金之胜也。水将行胜之治，于九月迎取化源，泻肾之原太溪。其用药者，即用甘平之，罚肾气之胜也。用苦全之，补心气之衰也。无令食咸物，佐肾之胜也。

四十七、庚戌年

庚戌年，运气主岁之纪，《素问·六元正纪大论》云："上太阳水，中太商金运，下太阴土。寒化一，清化九，雨化五，正化度也。其化上苦热，中辛温，下甘热，药食宜也。"此段经文表述了庚戌年，上临太阳寒水司天，中为太商金运太过，下加太阴湿土在泉，并记述了寒化、清化、雨化之象数及药食之用。

庚戌年，运气相临，运生气，为小逆之年。

1. 岁运概况

岁金太过，岁运素天，坚成之纪，庚岁北政，太商之音。岁气燥行，天气洁，地气明，阳气随阴，肃杀凋零。肝木受邪，病则腹胁痛，目赤，体重，胸痛，胁满引小腹，耳无闻，甚则喘咳逆气，背、肩、尻、阴、股、膝、髀、腨、胻、足痛。

金运太过之年，金气偏胜，金克木，致木郁至极而发。民病胃脘当心而痛，上支两胁，膈咽不通，食饮不下，甚则耳鸣眩转，目不识人，善暴僵仆。木郁达之，宜用疏泄肝气之法。

2. 岁气概况

太阳司天，寒气下临，心气上从，而火且明，丹起，金乃眚，寒清时举，胜则水冰，火气高明，心热烦，嗌干，善渴，鼽嚏，喜悲，数欠，热气妄行，寒乃复，霜不时降，善忘，甚则心痛。土乃润，水丰衍，寒客至，沉阴化，湿气变物，水饮内稸，中满不食，皮疒肉苛，筋脉不利，甚则胕肿，身后痈。

太阴在泉，草乃早荣，湿淫所胜，则埃昏岩谷，黄反见黑，至阴之交。民病饮积心痛，耳聋浑浑焞焞，嗌肿喉痹，阴病血见，少腹痛肿，不得小便，病冲头痛，目似脱，项似拔，腰似折，髀不可以回，腘如结，腨如别。

太阳司天、太阴在泉之年，初气，厥阴风木，少阳相火加临。天时气早暖，草早荣，瘟疫至。民病瘟疫，身热，头痛，呕吐，疮疡。

二气，少阴君火，阳明燥金加临，主胜则逆。天时大凉反至，草乃遇寒，火气遂抑。民病气郁中满，风肿。

三气，少阳相火，太阳寒水加临。天时寒热不时，寒气间

至，热争。民病寒反热中，痈疽，注下，心热闷瞀，吐利，不治者死。

四气，太阴湿土，厥阴风木加临。天时风湿交争，雨生倮虫，木盛生风，暴雨摧拔。民病大热少气，足痿，注下，赤白，血滞成痈。

五气，阳明燥金，少阴君火加临。天时湿热而寒，客行主令。民病，气舒，病则血热妄行，肺气壅。

终气，太阳寒水，太阴湿土加临。天时地气正湿令行，凝阴寒雪。民病，病乃凄惨，孕死，脾受湿，肺旺肾衰。

六气客主之胜："太阳司天，客胜则胸中不利，出清涕，感寒则咳。"太阳寒水司天之年，上半年气候偏冷。客气初之气为少阳相火，二之气为阳明燥金，三之气为太阳寒水。在初之气时，人体可出现"胸中不利"等心病证候。因为肺开窍于鼻，在二之气时，可出现"出清涕"等肺病证候。在三之气时，气候寒冷，寒束肌表，可出现咳嗽等肺病证候。"主胜则喉嗌中鸣。""主胜"，即主气偏胜。主气初之气为厥阴风木，二之气为少阴君火，三之气为少阳相火。"喉嗌中鸣"，即咽喉不利，与心肺疾病有关。全句意谓太阳司天之年，上半年气候虽然偏冷，但在主气偏胜时，特别是二之气、三之气偏胜时，人体可因火气偏胜而出现心热，以及由于心病传肺，火胜刑金，而出现"喉嗌中鸣"等心肺疾病。

"太阴在泉，客胜则足痿下重，便溲不时，湿客下焦，发而濡泻，及为肿，隐曲之疾。"太阴湿土在泉之年，下半年气候偏湿。客气四之气为厥阴风木，五之气为少阴君火，终之气为太阴湿土。因此太阴在泉之年，在下半年四之气时，可以出现"足痿下重""隐曲之疾"等肝病证候。"足痿"，即下肢运动障碍，行走不能。"隐曲之疾"，指月经不调，小便不利。因为肝主疏泄，主动，主筋，主外阴，所以这些证候，多属肝病的范畴。在五之气时，可出现"便溲不时"等小肠病证候，因为心合小肠，心火下移小肠，致小肠泌清别浊功能失司。在终之气时，可出现"濡泻""肿"等脾病证候。因为脾主湿，主运化，湿盛则濡泻，甚则为肿。"主胜则寒气逆满，食饮不下，甚则为疝。""主胜"，是指主气的终之气太阳寒水之气偏胜。"逆满"，是指胃脘胀满。"疝"，指寒疝。意谓太阴在泉之年，主气终之气寒气偏胜时，人体可因寒而出现心下"逆满""食饮不下""寒疝"等里寒病候。

3. 运气致病之治

坚成之治：庚年，岁金太过，金克木，肝木受邪，甚则木之子火气来复，陈氏用牛膝木瓜汤治肝虚燥胜，胁连少腹拘急疼痛，耳聋目赤，咳逆，肩背连尻、阴、股、膝、髀、腨、胻皆痛。药用牛膝、木瓜、白芍、杜仲、枸杞、天麻、黄松节、菟丝子、炙甘草、生姜、大枣。

金疫之刺：刚柔失守，次三年化金疫、金疠，行金疫之刺。庚戌年，金运太过，先刺补肝俞，隔三日再刺肺经手太阴所行经渠穴。因为金运太过则乘肝木，所以要先补肝木刺肝俞，然后再刺手太阴经穴经渠，泻金之太过。次三年化疫，亦行此刺。

太阳司天之治：太阳司天，寒淫所胜，则寒气反至，水且冰，运火炎烈，雨暴乃雹。血变于中，发为痈疡，民病厥心痛，呕血，血泄，鼽衄，善悲，时眩仆，胸腹满，手热肘挛，腋肿，心澹澹大动，胸胁胃脘不安，面赤目黄，善噫，嗌干，甚则色炲，渴而欲饮，病本于心。神门绝，死不治。寒淫所胜，平以辛热，佐以甘苦，以咸泻之。

太阳之胜之治：太阳之胜，凝凓且至，非时水冰，羽乃后化。痔疟发，寒厥入胃，则内生心痛，阴中乃疡，隐曲不利，互为阴股，筋肉拘苛，血脉凝泣，络满色变，或为血泄，皮肤痞肿，腹满食减，热反上行，头项囟顶脑户中痛，目如脱，寒入下焦，传为濡泄。

凡此太阳司天之政，气化运行先天。天气肃，地气静，寒临太虚，阳气不令，水土合德，上应辰星、镇星。其谷玄黅，其政肃，其令徐。寒政大举，泽无阳焰，则火发待时。少阳中治，时雨乃涯，上极雨散，还于太阴，云朝北极，湿化乃布，泽流万物。寒敷于上，雷动于下，寒湿之气持于气交，民病寒湿，发肌肉痿，足痿不收，濡泻血溢。故岁宜苦以燥之、温之，必折其郁气，先资其化源，抑其运气，扶其不胜，无使暴过而生其疾，食岁谷以全其真，避虚邪以安其正，适气同异多少制之，同寒湿者燥热化，异寒湿者燥湿化，故同者多之，异者少之。用寒远寒，用凉远凉，用温远温，用热远热，食宜同法，有假者反常，反是者病，所谓时也。

太阴在泉之治：岁太阴在泉，草乃早荣，湿淫所胜，则埃昏岩谷，黄反见黑，至阴之交。民病饮积，心痛，耳聋浑浑焞焞，嗌肿喉痹，阴病血见，少腹痛肿，不得小便，病冲头痛，目似脱，项似拔，腰似折，髀不可以回，腘如结，腨如别。湿淫于内，治以苦热，佐以酸淡，以苦燥之，以淡泄之。

静顺之治：辰戌之岁，太阳司天，太阴在泉，方用静顺汤：白茯苓、木瓜、牛膝、诃子、附子、干姜、炙甘草、防风。

庚戌年阳明不退位、太阳不迁正之治：民病呕吐，暴注，食饮不下，大便干燥，四肢不举，目瞑掉眩。又病温疠，喉闭，嗌干，烦躁而渴，喘息有音。此以辰戌之年犹行卯酉之令，燥尚布天，寒化不行也。辰戌阳年，木欲升，而天之金抑之，当刺足厥阴之井大敦穴。火欲降，而地元之水窒之，当刺足少阴之所出涌泉穴、足太阳之所入委中穴。

运气将胜之治：木将行胜之治，于十二月先取其化源，泻肝之原太冲。其用药者，即用辛平之，罚木之胜。用甘全之，佐土之衰。无令食酸物，佐木之胜也。火将行胜之治，于三月

迎取其化源，泻包络之原大陵。其用药者，即用咸平之，罚火之胜也。用辛全之，补金炎衰。勿顺其苦物，佐火之胜也。土将行胜之治，于五月迎取其化源，泻脾之原太白。其用药者，即用酸平之，罚土之胜。用咸全之，补肾之衰。勿食其甘物，佐土之胜也。金将行胜之治，于六月迎取其化源，泻肺之原太渊。其用药者，即用苦平之，罚金之胜。用酸全之，补肝之衰。勿食其辛物，佐金之胜也。水将行胜之治，于九月迎取化源，泻肾之原太溪。其用药者，即用甘平之，罚肾气之胜也。用苦全之，补心气之衰也。无令食咸物，佐肾之胜也。

四十八、辛亥年

辛亥年，运气主岁之纪，《素问·六元正纪大论》云："上厥阴木，中少羽水运，下少阳相火，雨化风化胜复同，邪气化度也。灾一宫，风化三，寒化一，火化七，正化度也。其化上辛凉，中苦和，下咸寒，药食宜也。"此段经文表述了辛亥年，上临厥阴风木司天，中为少羽水运不及，下加少阳相火在泉，并记述了灾宫、风化、寒化、火化之象数及药食之用。

辛亥年，运气相临，运生气，为小逆之年。

1. 岁运概况

岁水不及，岁运玄天，涸流之纪。岁水不及之年，亥之年支五行属水，不及得助，故辛亥年为平气静顺之纪。辛岁北政，少羽之音。岁运水泉减，草木茂。肾水受邪，病则身重，濡泻，肿满，腰膝痛，足痿，清厥，甚则胕肿，肾气不行。

水运不及之年，土气乘水，致水郁至极而发。民病寒客心痛，腰椎痛，大关节不利，屈伸不便，善厥逆，痞坚，腹满。水郁折之，宜用驱逐水邪之法。

2. 岁气概况

厥阴司天，风气下临，脾气上从，而土且隆，黄起，水乃眚，土用革，体重，肌肉痿，食减口爽，风行太虚，云物摇动，目转耳鸣。火纵其暴，地乃暑，大热消烁，赤沃下，蛰虫数见，流水不冰，其发机速。

少阳在泉，火淫所胜，则焰明郊野，寒热更至。民病注泄赤白，少腹痛，溺赤，甚则血便，少阴同候。

厥阴司天、少阳在泉之年，初气，厥阴风木，阳明燥金加临。天时寒始肃，客行主令，杀气方至。民病寒居右胁，气滞，脾虚胃壅。

二气，少阴君火，太阳寒水加临。天时寒不去，霜雪冰，杀气施，化草焦，寒雨数至。民病热中，气血不升降。

三气，少阳相火，厥阴风木加临。天时风热大作，雨生羽虫。民病泪出，耳鸣，掉眩。

四气，太阴湿土，少阴君火加临。天时热气反用，山泽浮云，暴雨溻湿。民病心受邪，黄疸而为跗肿。

五气，阳明燥金，太阴湿土加临。天时，燥湿更胜，沉阴乃布，雨水乃行。民病寒气及体，肺受风，脾受湿，发为疟。

终气，太阳寒水，少阳相火加临，主胜则逆。天时畏火司令，阳乃火化，蛰虫出现，流水不冰，地气大发，草乃生。民病温疠。

六气客主之胜："厥阴司天，客胜则耳鸣掉眩，甚则咳。"厥阴风木司天之年，上半年气候偏温，风气偏胜。客气初之气为阳明燥金，二气为太阳寒水，三气为厥阴风木。厥阴司天之年，在三之气时，可出现"掉眩"等肝经病候，在二之气时，可出现"耳鸣"等肾经病候，在初之气时，可出现"咳"等肺经病候。"主胜则胸胁痛，舌难以言。""主胜"，即主气偏胜。每年主气的初之气为厥阴风木，二之气为少阴君火，三之气为少阳相火。意谓厥阴司天之年，上半年主气偏胜时，初之气由于风气偏胜而在临床上表现为胸胁痛等肝经病候，二之气、三之气由于火热之气偏胜而在临床上可见"舌难以言"心经病候。

"少阳在泉，客胜则腰腹痛而反恶寒，甚则下白，溺白。""少阳在泉"，即少阳相火在泉之年。客气四之气为少阴君火，五之气为太阴湿土，终之气为少阳相火。少阴、少阳主火，主热，太阴主湿，因此少阳在泉之年，在下半年时，人体易出现"腹痛""下白""腰痛""溺白"等湿热证候。"下白"，即黏液便或脓样便。腹痛、下白，属大肠湿热为患。"溺白"，即尿液混浊。腰痛、溺白，亦属膀胱湿热为患。"主胜则热反上行而客于心，心痛发热，格中而呕。"主胜谓湿土、燥金、寒水之气偏盛。客气少阴君火而逆则心痛发热，湿土之气逆则格中而呕。这与少阴在泉之年主胜所生诸证候相类似。

3. 运气致病之治

涸流之治：辛年，岁水不及，土胜木复，则肾病。陈氏用五味子汤，治肾虚，坐卧湿地，腰膝重着疼痛，腹胀满，濡泻无度，行步艰难，足痿，清厥，甚则浮肿，面色不常，或筋骨并辟，目视昏暗，膈中咽痛之候。药用五味子、附子、山茱萸、巴戟天、鹿茸、熟地黄、杜仲、生姜、盐。

土疫之刺：大凡人肾病，遇太阳司天失守，感而三虚，又遇六辛岁，水运不及之年，湿邪侵犯，形成土疫。先刺足太阳经原穴京骨，以通达敷布阳气，再刺肾俞，以益肾壮火而消阴翳。实乃原俞刺方。尚可刺肾经原穴太溪。

厥阴司天之治：厥阴司天，风淫所胜，则太虚埃昏，云物以扰，寒生春气，流水不冰，蛰虫不去。民病胃脘当心而痛，上支两胁，膈咽不通，饮食不下，舌本强，食则呕，冷泄腹胀，溏泄，瘕水闭，病本于脾。冲阳脉绝，死不治。风淫所胜，平以辛凉，佐以苦甘，以甘缓之，以酸泻之。

凡此厥阴司天之政，气化运行后天。天气扰，地气正，风生高远，炎热从之，云趋雨府，湿化乃行，风火同德，上应岁星、荧惑。其政挠，其令速，其谷苍丹，间谷言太者，其耗文角品羽。风燥火热，胜复更作，蛰虫来见，流水不冰。热病行于下，风病行于上，风燥胜复形于中。岁宜以辛调上，以咸调下，畏火之气，无妄犯之。用温远温，用热远热，用凉远凉，用寒远寒，食宜同法。有假反常，此之道也，反是者病。

厥阴之胜之治：厥阴之胜，耳鸣头眩，愦愦欲吐，胃膈如寒。大风数举，倮虫不滋，胸胁气并，化而为热，小便黄赤，胃脘当心而痛，上支两胁，肠鸣飧泄，少腹痛，注下赤白，甚则呕吐，膈咽不通。厥阴之胜，治以甘清，佐以苦辛，以酸泻之。

少阳在泉之治：岁少阳在泉，火淫所胜，则焰明郊野，寒热更至。民病注泄赤白，少腹痛，溺赤，甚则血便，少阴同候。火淫于内，治以咸冷，佐以苦辛，以酸收之，以苦发之。

敷和之治：巳亥之岁，厥阴司天，少阳在泉，方用敷和汤：半夏、酸枣仁、五味子、枳实、茯苓、诃子、干姜皮、炙甘草。

辛亥年太阳不退位、厥阴不迁正之治：民病喜怒，目系转，转筋，淋溲小便。此以巳亥之年，犹行辰戌之令，寒气布天，风化不行也。巳亥阴年，火欲升，而天蓬之水抑之，当刺心包经之荥劳宫穴。金欲降，而地之火窒之，当刺心包经之所出中冲穴、手少阳之所入天井穴。

运气将胜之治：木将行胜之治，于十二月先取其化源，泻肝之原太冲。其用药者，即用辛平之，罚木之胜。用甘全之，佐土之衰。无令食酸物，佐木之胜也。火将行胜之治，于三月迎取其化源，泻包络之原大陵。其用药者，即用咸平之，罚火之胜也。用辛全之，补金炎衰。勿顺其苦物，佐火之胜也。土将行胜之治，于五月迎取其化源，泻脾之原太白。其用药者，即用酸平之，罚土之胜。用咸全之，补肾之衰。勿食其甘物，佐土之胜也。金将行胜之治，于六月迎取其化源，泻肺之原太渊。其用药者，即用苦平之，罚金之胜。用酸全之，补肝之衰。勿食其辛物，佐金之胜也。水将行胜之治，于九月迎取化源，泻肾之原太溪。其用药者，即用甘平之，罚肾气之胜也。用苦全之，补心气之衰也。无令食咸物，佐肾之胜也。

四十九、壬子年

壬子年，运气主岁之纪，《素问·六元正纪大论》云："上少阴火，中太角木运，下阳明金，热化二，风化八，清化四，正化度也。其化上咸寒，中酸凉，下酸温，药食宜也。"此段经文表述了壬子年，上临少阴君火司天，中为太角木运太过，下加阳明燥金在泉，并记述了热化、风化、清化之象数及药食之用。

壬子年，运气相临，运生气，为小逆之年。

1. 岁运概况

岁木太过，岁运苍天，发生之纪，壬岁北政，太角之音。岁气风气流行，生气淳化，万物以荣，其变振拉摧拔。脾土受邪，病飧泄，食减体重，肠鸣腹痛，胁满。

木运太过之年，风气偏胜，木克土，致土郁至极而发。民病心腹胀，肠鸣而为数后，甚则心痛胁胀，呕吐霍乱，饮发注下，胕肿身重。土郁夺之，宜用去壅导滞之法。

2. 岁气概况

少阴司天，热气下临，肺气上从，白起金用，草木眚，喘，呕，寒热，嚏，鼽衄，鼻窒，大暑流行，甚则疮疡燔灼，金烁石流。地乃燥清，凄沧数至，胁痛，善太息，肃杀行，草木变。

阳明在泉，燥淫所胜，则霿雾清暝。民病喜呕，呕有苦，善太息，心胁痛，不能反侧，甚则嗌干，面尘，身无膏泽，足外反热。

少阴司天、阳明在泉之年，初气，厥阴风木，太阳寒水加临。天时寒风切冽，雪水冰，蛰复藏。民病关节禁固，腰椎痛，中外疮疡。

二气，少阴君火，厥阴风木加临。天时风雨时寒，雨生羽虫。民病淋，气郁于上而热，令人目赤。

三气，少阳相火，少阴君火加临。天时大火行，热气时至，羽虫静，不鸣也，燕百舌杜宇之类。民病厥热心痛，寒热更作，咳喘，目赤。

四气，太阴湿土，太阴湿土加临。天时大雨时行，寒热互作。民病黄疸，衄蚵，嗌干，吐饮。

五气，阳明燥金，少阳相火加临。天时温气乃至，初冬尤暖，万物乃荣。民病，康安，伏邪于春为疟。

终气，太阳寒水，阳明燥金加临。天时燥寒劲切，火尚毒，寒暴至。民病上肿咳喘，甚则血溢，下连小腹，而作寒中。

六气客主之胜："少阴司天，客胜衄嚏，颈项强，肩背瞀热，头痛，少气，发热，耳聋，目瞑，甚则胕肿，血溢，疮疡，咳喘。"少阴君火司天之年，上半年气候偏热。客气初之气为太阳寒水，二之气为厥阴风木，三之气为少阴君火。因此在少阴司天之年，如果客气偏胜，在初之气时，人体可出现"颈项强""肩背强""胕肿"等肾、膀胱经病候，因为寒属肾，与膀胱有关。在二之气时，人体可出现"头痛""耳聋""目瞑"等肝、胆经病候，因为风属肝，与胆有关，耳为足少阳胆经循行部位，目为肝之外窍，头痛多为肝阳上亢之证。在三之气时，人体可出现"瞀热""少气发热""血溢""疮疡"等心、小肠经病候，因为火属心，与小肠有关，且"诸热瞀瘛，皆属于火"，"诸痛疮疡，皆属于心"，"壮火食气"，"心主血"，"血热则妄行"等。火胜可以刑金，心病必然传肺，因此少阴司天之年，在三之气时，不但可出现上述心经病候，而且还同时出现"鼽嚏""咳喘"等肺经病候。"主胜则心热烦躁，甚则胁痛支满。""主胜"，即主气偏胜。每年的主气初之气为厥阴风木，二之气为少阴君火，三之气为少阳相火。此句意谓少阴司天之年，上半年如主气偏胜，则初之气可因风气偏胜而出现胁痛支满等肝经病候。二之气、三之气因火热之气偏胜，人体可出现心热、烦躁等心经病候。

"阳明在泉，客胜则清气动下，小腹坚满而数便泄。""清气下动"，即清凉之气影响人体下焦。全句意谓阳明在泉之年，由于下半年客气四之气湿气偏胜，五之气火气偏胜，终之气清气偏胜，因此人体可因湿热交搏或因寒湿交搏而出现腹胀、腹泻。"主胜则腰重腹痛，少腹生寒，下为鹜溏，则寒厥于肠，上冲胸中，甚则喘不能久立。"全句意谓阳明在泉之年，若主气湿气偏胜，临床上可出现"鹜溏"脾病之候。主气燥气偏胜时，可出现"上冲胸中，甚则喘"肺病之候。寒气偏胜时，可出现"腰重腹痛"肾病之候。阳明在泉之年，原文明确指出有客胜、有主胜，而阳明司天之年未提客胜主胜者，并非阳明司天不分主客，而是略而未言，有意突出主岁之气而已。

3. 运气致病之治

发生之治：壬年，岁木太过，风木克湿土，脾土受邪，甚则土之子金气来复。陈氏用苓术汤，治脾胃感风，飧泄注下，肠鸣腹满，四肢重滞，善怒，眩冒，颠晕，或左胁偏疼之候。药用白茯苓、白术、炙甘草、厚朴、青皮、干姜、半夏、草果、生姜、大枣。

木疫之刺：刚柔失守，次三年化木疫、木疬，行木疫之刺。壬子年，木运太过，先刺补脾俞，隔三日再刺肝经足厥阴所出大敦穴。因为木运太过则乘脾土，所以要先补脾土刺脾俞，然后再刺足厥阴井穴大敦，泻木之太过。次三年化疫，亦行此刺。

少阴司天之治：少阴司天，热淫所胜，怫热至，火行其政，大雨且至。民病胸中烦热，嗌干，右胸满，皮肤痛，寒热咳喘，唾血血泄，鼽衄嚏呕，溺色变，甚则疮疡胕肿，肩背臂臑及缺盆中痛，心痛肺膜，腹大满，膨膨而喘咳，病本于肺。尺泽脉绝，死不治。热淫所胜，平以咸寒，佐以苦甘，以酸收之。

少阴之胜之治：少阴之胜，心下热，善饥，脐下反动，气游三焦。炎暑至，木乃津，草乃萎，呕逆，躁烦，腹满痛，溏泄，传为赤沃。少阴之胜，治以辛寒，佐以苦咸，以甘泻之。

凡此少阴司天之政，气化运行先天。地气肃，天气明，寒交暑，热加燥，云驰雨府，湿化乃行，时雨乃降，金火合德，上应荧惑、太白。其政明，其令切，其谷丹白。水火寒热持于气交而为病始也，热病生于上，清病生于下，寒热凌犯而争于中。民病咳喘，血溢血泄，鼽嚏，目赤眦疡，寒厥入胃，心痛，腰痛，腹大，嗌干肿上。岁必抑其运气，资其岁胜，折其郁发，先取化源，无使暴过而生其病也。食岁谷以全真气，食间谷以辟虚邪。岁宜咸以软之，而调其上，甚则以苦发之，以酸收之，而安其下，甚则以苦泄之。适气同异而多少之，同天气者以寒清化，同地气者以温热化。用热远热，用凉远凉，用温远温，用寒远寒，食宜同法。有假则反，此其道也，反是者病作矣。

阳明在泉之治：岁阳明在泉，燥淫所胜，则霿雾清暝。民病喜呕，呕有苦，善太息，心胁痛不能反侧，甚则嗌干面尘，身无膏泽，足外反热。燥淫于内，治以苦温，佐以甘辛，以苦下之。

正阳之治：子午之岁，少阴司天，阳明在泉，方用正阳汤：白薇、元参、川芎、桑白皮、当归、白芍、旋覆花、炙甘草、生姜。

壬子年厥阴不退位、少阴不迁正之治：民病温疫，疵废风生，皆肢节痛，头目痛，伏热内烦，咽喉干引饮。又病寒热，四肢烦痛，腰脊强直。此以子午之年犹行巳亥之令，热化不行，风反为灾也。子午阳年，土欲升，而天之木抑之，当刺足太阴之输太白穴。水欲降，而地阜之土窒之，当刺足太阴之所出隐白穴、足阳明之所入三里穴。

运气将胜之治：木将行胜之治，于十二月先取其化源，泻肝之原太冲。其用药者，即用辛平之，罚木之胜。用甘全之，佐土之衰。无令食酸物，佐木之胜也。火将行胜之治，于三月迎取其化源，泻包络之原大陵。其用药者，即用咸平之，罚火之胜也。用辛全之，补金炎衰。勿顺其苦物，佐火之胜也。土将行胜之治，于五月迎取其化源，泻脾之原太白。其用药者，即用酸平之，罚土之胜。用咸全之，补肾之衰。勿食其甘物，佐土之胜也。金将行胜之治，于六月迎取其化源，泻肺之原太渊。其用药者，即用苦平之，罚金之胜。用酸全之，补肝之衰。勿食其辛物，佐金之胜也。水将行胜之治，于九月迎取化源，泻肾之原太溪。其用药者，即用甘平之，罚肾气之胜也。用苦全之，补心气之衰也。无令食咸物，佐肾之胜也。

五十、癸丑年

癸丑年，运气主岁之纪，《素问·六元正纪大论》云："上太阴土，中少徵火运，下太阳水，寒化雨化胜复同，邪气化度也。灾九宫，雨化五，火化二，寒化一，正化度也。其化上苦温，中咸温，下甘热，药食宜也。"此段经文表述了癸丑年，上临太阴湿土司天，中为少徵火运不及，下加太阳寒水在泉，并记述了灾宫、雨化、火化、寒化之象数及药食之用。

癸丑岁，运气相临，运生气，为小逆之年。

1. 岁运概况

岁火不及，岁运丹天，伏明之纪，癸岁北政，少徵之音。岁气寒乃盛行，火令不政，物生不长，阳气屈伏，蛰虫早藏。心火受邪，病则胸胁膺背痛，郁冒，暴喑，臂痛。

火运不及之年，水气乘火，致火郁至极而发。民病少气，疮疡痈肿，胁、腹、胸、背、面、首、四肢䐜胀，膑胀，疡痱，呕逆，瘛疯，骨痛，节乃有动，注下，温疟，腹中暴痛，血溢流注，精液乃少，目赤，心热，甚则瞀闷懊恢，善暴死。火郁发之，宜用宣散火热，因势导之之法。

2. 岁气概况

太阴司天，湿气下临，肾气上从，黑起水变，埃冒云雨，火乃眚，埃冒云雨，胸中不利，阴痿，气大衰，而不起不用，当其时，反腰椎痛，动转不便也，厥逆。地乃藏阴，大寒且至，蛰虫早附，心下痞痛，地裂冰坚，少腹痛，时害于食，乘金则止，水增，味乃咸，行水减也。

太阳在泉，寒淫所胜，则凝肃惨栗。民病少腹控睾引腰脊，上冲心痛，血见，嗌痛颔肿。

太阴司天、太阳在泉之年，初气，厥阴风木，厥阴风木加临。天时大风发荣，雨水毛虫。民病血溢，筋络拘强，关节不利，身重筋痛。

二气，少阴君火，少阴君火加临。天时大火至，天生疵疾，以其得位，君令宜行，湿蒸相薄，雨时降。民病温疫盛行，远近咸若。

三气，少阳相火，太阴湿土加临。天时雷雨电雹，地气腾，湿气降。民病身重胕肿，腹胸满感。

四气，太阴湿土，少阳相火加临。天时炎热沸腾，地气升，天气否隔，湿化不流。民病腠理热，血暴溢，患疟，心腹肿胀，甚则浮肿。

五气，阳明燥金，阳明燥金加临。天时大凉，霜早降，寒及体。民病皮肤寒。

终气，太阳寒水，太阳寒水加临。天时大寒凝冽。民病关节禁固，腰椎痛。

六气客主之胜："太阴司天，客胜则首面浮肿，呼吸气喘。"太阴湿土司天之年，上半年气候偏湿，雨水较多。客气初之气为厥阴风木，二之气为少阴君火，三之气为太阴湿土。厥阴司天，客气偏湿时，人体由于水湿停聚而头面部浮肿，或水饮停聚于肺出现呼吸气喘之候。太阴司天之年，初之气、二之气主客气完全一致，故在初之气、二之气主时内，仍表现为湿胜，人体发病，仍以水湿停聚的脾经病候为主。"主胜则胸腹满，食已而瞀。""主胜"，即主气偏胜。每年主气初之气为厥阴风木，二之气为少阴君火，三之气为少阳相火。太阴司天之年，上半年主气偏胜时，由于初之气、二之气主客气完全一致，因此表现不出明显的异常情况，但在三之气时，主气少阳相火主事，火气偏胜，在临床上可出现瞀闷不清的心经病候，火胜则湿土之气被抑，可出现胸腹满、食后满闷的脾经病候。

"太阳在泉，寒复内余，则腰尻痛，屈伸不利，股胫足膝中痛。""寒复内余"，指寒凉之气侵犯人体内部。"腰尻痛"，指腰骶部疼痛。"屈伸不利"，指人体肢体运动障碍。"股胫足膝中痛"，即下肢痛。大凡太阳在泉之年，下半年气候寒冷，人体容易出现腰骶部疼痛及下肢疼痛和运动障碍之候。此处"寒复内余"的含义与前述阳明司天"清复内涵"的含义相似，旨在说明太阳寒水在泉之年，虽然亦有主胜、客胜之分，但在具体分析下半年气候、物候、病候时，仍应以在泉之气为主。

3. 运气致病之治

伏明之治：癸年，岁火不及，水胜心病，甚则土气来复。陈氏用黄芪茯神汤，治心虚夹寒，胸心中痛，两胁连肩背支满，噎塞，郁冒，朦昧，髋髀挛痛，不能屈伸，或下利溏泄，饮食不进，腹痛，手足痿痹，不能任身之候。药用黄芪、茯神、远志、紫河车、酸枣仁、生姜、大枣。

水疫之刺：大凡人病心虚，遇君相二火司天失守，感而三虚，又遇六癸岁，火运不及之年，水邪侵犯，形成水疫。先刺手少阳经原穴阳池，以补少阳相火之不足，再刺心俞，以补少阴君火之不足。实乃原俞刺方。尚可刺心经原穴神门。

太阴司天之治：太阴司天，湿淫所胜，则沉阴且布，雨变枯槁。胕肿骨痛阴痹，阴痹者按之不得，腰脊头项痛，时眩，大便难，阴气不用，饥不欲食，咳唾则有血，心如悬，病本于肾。太溪绝，死不治。湿淫所胜，平以苦热，佐以酸辛，以苦燥之，以淡泄之。湿上甚而热，治以苦温，佐以甘辛，以汗为故而止。

太阴之胜之治：太阴之胜，火气内郁，疮疡于中，流散于外，病在胸胁，甚则心痛热格，头痛，喉痹，项强，独胜则湿气内郁，寒迫下焦，痛留顶，互引眉间，胃满，雨数至，燥化乃见，少腹满，腰椎重强，内不便，善注泄，足下温，头重，足胫胕肿，饮发于中，胕肿于上。太阴之胜，治以咸热，佐以辛甘，以苦泻之。

凡此太阴司天之政，气化运行后天。阴专其政，阳气退避，大风时起，天气下降，地气上腾，原野昏霧，白埃四起，云奔南极，寒雨数至，物成于差夏。民病寒湿腹满，身䐜愦，胕肿痞逆，寒厥拘急。湿寒合德，黄黑埃昏，流行气交，上应镇星、辰星。其政肃，其令寂，其谷黅玄。故阴凝于上，寒积于下，寒水胜火，则为冰雹，阳光不治，杀气乃行。故有余宜高，不及宜下，有余宜晚，不及宜早，土之利，气之化也，民气亦从之，间谷命其太也。故岁宜以苦燥之、温之，甚者发之、泄之。不发不泄则湿气外溢，肉溃皮坼，而水血交流。必赞其阳火，令御甚寒，从气异同少多其判也。同寒者以热化，同湿者以燥化，异者少之，同者多之。用凉远凉，用寒远寒，用温远温，用热远热，食宜同法。假者反之，此其道也，反是者病也。

太阳在泉之治：岁太阳在泉，寒淫所胜，则凝肃惨栗。民病少腹控睾引腰脊，上冲心痛，血见，嗌痛颔肿。寒淫于内，治以甘热，佐以苦辛，以咸泻之，以辛润之，以苦坚之。

备化之治：丑未之岁，太阴司天，太阳在泉，方用备化汤：木瓜、牛膝、茯神、附子、熟地黄、覆盆子、甘草、生姜。

癸丑年少阴不退位、太阴不迁正之治：民病膈热，咽干，血溢，惊骇，小便赤涩，丹瘤疹，疮疡留毒。又病手足肢节肿满，大腹水肿，填臆不食，飧泄，胁满，四肢不举。此以丑未之年犹行子午之令，雨化不行，热气尚治也。丑未阴年，火欲升，而天之水抑之，当刺包络之荥劳宫穴。木欲降，而地晶之金窒之，当刺手太阴之所出少商穴、手阳明之所入曲池穴。

运气将胜之治：木将行胜之治，于十二月先取其化源，泻肝之原太冲。其用药者，即用辛平之，罚木之胜。用甘全之，佐土之衰。无令食酸物，佐木之胜也。火将行胜之治，于三月迎取其化源，泻包络之原大陵。其用药者，即用咸平之，罚火之胜也。用辛全之，补金炎衰。勿顺其苦物，佐火之胜也。土将行胜之治，于五月迎取其化源，泻脾之原太白。其用药者，即用酸平之，罚土之胜。用咸全之，补肾之衰。勿食其甘物，佐土之胜也。金将行胜之治，于六月迎取其化源，泻肺之原太渊。其用药者，即用苦平之，罚金之胜。用酸全之，补肝之衰。勿食其辛物，佐金之胜也。水将行胜之治，于九月迎取化源，泻肾之原太溪。其用药者，即用甘平之，罚肾气之胜也。用苦全之，补心气之衰也。无令食咸物，佐肾之胜也。

五十一、甲寅年

甲寅年，运气主岁之纪，《素问·六元正纪大论》云："上少阳相火，中太宫土运，下厥阴木，火化二，雨化五，风化八，正化度也。其化上咸寒，中咸和，下辛凉，药食宜也。"此段经文表述了甲寅年，上临少阳相火司天，中为太宫土运太过，下加厥阴风木在泉，并记述了火化、雨化、风化之象数及其药食之用。

甲寅岁，运气相临，气生运，为顺化之年。

1. 岁运概况

岁土太过，岁泉涌河溢，涸泽亦生鱼，风雨大。岁运黄天，敦阜之纪，甲岁南政，太宫之音。岁气雨湿流行，至阴内实，物化克成，其变震惊，飘骤崩溃。肾水受邪，病则腹痛，清厥体重，甚则足痿不收，脚痛中满，四肢不举。

土运太过之年，湿气偏胜，土克水，致水郁至极而发。民病寒客心痛，腰椎痛，大关节不利，屈伸不便，善厥阴，痞坚，腹满。水郁折之，宜用驱逐水郁之法。

2. 岁气概况

少阳司天，火气下临，肺气上从，白起金用，草木眚，火见燔炳，革金且耗，大暑以行，咳嚏鼽衄，鼻窒日疡，寒热胕肿。风行于地，尘沙飞扬，心痛，胃脘痛，厥逆，膈不通，其主暴速。

厥阴在泉，风淫所胜，则地气不明，平野昧，草乃早秀。民病洒洒振寒，善伸数欠，心痛支满，两胁里急，饮食不下，膈咽不通，食则呕，腹胀善噫，得后与气则快然如衰，身体皆重。

少阳司天、厥阴在泉之年，初气，厥阴风木，少阴君火加临。天时热风伤人，时气流行。民病温病乃起，病气怫于上，血溢目赤，咳逆，头痛，血崩，胁满痛，皮肤生疮。

二气，少阴君火，太阴湿土加临。天时时雨至，火反郁，风不胜湿。民病热郁于上，咳逆呕吐，胸嗌不利，头痛身热，昏愦，脓疮。

三气，少阳相火，少阳相火加临。天时热爆至，草萎河干，大暑炎亢，湿化晚不，大旱。民病热病，聋瞑，血溢，脓疮，咳逆，衄𧏮，发渴，喉痹，目赤，善暴死。

四气，太阴湿土，阳明燥金加临。天时凉风至，炎暑未去，风雨及时。民病，民气和平，身重中满，脾寒泄泻。

五气，阳明燥金，太阳寒水加临。天时阳乃去，寒乃来，雨乃降，刚木早凋。民病，民避寒邪，君子周密，病则骨痿，目赤痛。

终气，太阳寒水，厥阴风木加临。天时地风正，寒风飘扬，万物反生，寒气至，雨生鳞虫。民病关节不禁，心腹痛，阳气不藏。

六气客主之胜："少阳司天，客胜则丹胗外发，发为丹熛疮疡，呕逆，喉痹，头痛，嗌肿，耳聋，血溢，内为瘛疭。"少阳司天之年，上半年气候十分炎热。从客气来看，初之气为少阴君火，二之气为太阴湿土，三之气为少阳相火。因此在少阳司天之年，在初之气时，人体由于热气偏胜而出现"丹胗外发""喉痹""嗌肿""血溢"等心、小肠病候，因为"诸痛疮疡，皆属于心""心主血""手少阴之脉……从心系上挟咽"，"手太阳之脉……循咽，下膈"，咽喉为手少阴心经及手太阳小肠经循行部位。在二之气时，人体可以出现呕逆等脾胃病证，因为"胃主纳"，"脾主化"，湿邪中阻即可发生呕逆。在三之气时，人体可以出现"丹熛疮疡""耳聋""瘛疭"等心火炽盛的病候，因为"丹熛疮疡"属于火胜，"瘛疭"属于热极。"主胜则胸满，咳，仰息，甚而有血，手热。""主胜"，即主气偏胜。由于主气初之气为厥阴风木，因此初之气偏胜时，人体可以因肝气偏胜而出现胸满。二之气为少阴君火，三之气为少阳相火，因此二之气、三之气偏胜时，人体可以因心气偏胜而出现出血、手热之候，因为心主血，手掌心属于手厥阴心包经的循行部位。"咳"，即咳嗽。"仰息"，即仰头呼吸，表示呼吸困难，属于肺之病候。此乃火胜刑金，心病传肺而出现的肺经病候。

"厥阴在泉，客胜则大关节不利，内为痉强拘瘛，外为不便。"厥阴风木在泉之年，下半年气候偏温，风气偏胜。但客气四之气为阳明燥金，五之气为太阳寒水，终之气为厥阴风木。故在四之气时，因金胜可以乘木，故在临床上表现出"大关节不利，外为不便"肢体运动障碍等肝经证候。五之气时，因寒气偏胜，可出现上述"痉强拘瘛"等膀胱经证候。特别是在终之气时，厥阴风木主时，又是该年的在泉之气，所以上述证候就更加突出。"主胜则筋骨繇并，腰腹时痛。""主胜"，即主气偏胜。每年主气四之气为太阴湿土，五之气为阳明燥金，终之气为太阳寒水。全句意谓厥阴在泉之年，主气四之气、终之气偏胜时，可出现腰痛、腹痛等脾病或肾病证候。五之气偏胜时，由于金胜乘木而出现"筋骨繇并"等肝经病候。

3. 运气致病之治

敦阜之治：甲年，岁土太过，土克水而肾受邪，甚则木气来复。陈氏用附子山茱萸汤，治肾经受湿，腹痛，寒厥，足痿不收，腰椎痛，行步艰难，甚则中满，食不下，或肠鸣，溏泄之候。药用附子、山茱萸、木瓜、乌梅、半夏、肉豆蔻、丁香、藿香、生姜、大枣。

土疫之刺：刚柔失守，次三年化土疫，行土疫之刺。甲寅年，土运太过，先刺补肾俞，隔三天再刺足太阴之所注太白穴。因土运太过则乘所胜，致邪之源是土运太过之胜气，所以要先刺补肾俞穴，即补水以免受其邪，然后刺足太阴输穴太白，泻土之太过。次三年化疫，亦行此刺。

少阳司天之治：少阳司天，火淫所胜，则温气流行，金政不平。民病头痛，发热恶寒而疟，热上皮肤痛，色变黄赤，传而为水，身面胕肿，腹满仰息，泄注赤白，疮疡，咳唾血，烦心，胸中热，甚则衄衊，病本于肺。天府脉绝，死不治。火淫所胜，平以咸冷，佐以苦甘，以酸收之，以苦发之，以酸复之。

少阳之胜之治：少阳之胜，热客于胃，烦心心痛，目赤，欲呕，呕酸善饥，耳痛，溺赤，善惊谵妄，暴热消烁，草萎水涸，介虫乃屈，少腹痛，下沃赤白。少阳之胜，治以辛寒，佐以甘咸，以甘泻之。

凡此少阳司天之政，气化运行先天。天气正，地气扰，风乃暴举，木偃沙飞，炎火乃流，阴行阳化，雨乃时应，火木同德，上应荧惑、岁星。其谷丹苍，其政严，其令扰。故风热参布，云物沸腾，太阴横流，寒乃时至，凉雨并起。民病寒中，外发疮疡，内为泄满。故圣人遇之，和而不争。往复之作，民病寒热，疟，泄，聋，瞑，呕吐，上怫面色变。故岁宜咸、宜辛、宜酸，渗之、泄之、渍之、发之，观气寒温以调其过，同风热者多寒化，异风热者少寒化。用热远热，用温远温，用寒远寒，用凉远凉，食宜同法，此其道也。有假者反之，反是者病之阶也。

厥阴在泉之治：岁厥阴在泉，风淫所胜，则地气不明，平野昧，草乃早秀。民病洒洒振寒，善伸数欠，心痛支满，两胁里急，饮食不下，膈咽不通，食则呕，腹胀善噫，得后与气则快然如衰，身体皆重。风淫于内，治以辛凉，佐以苦，以甘缓之，以辛散之。

升明之治：寅申之岁，少阳相火司天，厥阴在泉，方用升明汤：紫檀香、车前子、青皮、半夏、酸枣仁、蔷薇、生姜、炙甘草。

甲寅年太阴不退位、少阳不迁正之治：民病四肢少力，食饮不下，足胫寒，阴痿闭塞，失溺小便数，泄注淋沥。又病疹疟，骨热，心悸惊骇，甚时血溢。此以寅申之年犹行丑未之令，火气不行，湿乃布天也。寅申阳年，金欲升，而天之火抑之，当刺手太阴之经经渠穴，先左后右。火欲降，而地元之水窒之，当刺足少阴之所出涌泉穴、足太阳之所入委中穴，先左后右。

运气将胜之治：木将行胜之治，于十二月先取其化源也，泻肝之原太冲。其用药者，即用辛平之，罚木之胜。用甘全之，佐土之衰。无令食酸物，佐木之胜也。火将行胜之治，于三月迎取其化源，泻包络之原大陵。其用药者，即用咸平之，罚火之胜也。用辛全之，补金之衰。勿食其苦物，佐火之胜也。土将行胜之治，于五月迎取其化源，泻脾之原太白。其用药者，用酸平之，罚土之胜。用咸全之，补肾之衰。勿食其甘物，佐土之胜也。金将行胜之治，于六月迎取其化源，泻肺之原太渊。其用药者，即用苦平之，罚金之胜。用酸全之，补肝之衰。勿食其辛物，佐金之胜也。水将行胜之治，于九月迎取其化源，泻肾之原太溪。其用药者，即用甘以平之，罚肾气之胜也。用苦全之，补心气之衰也。无令食咸物，佐肾之胜也。

五十二、乙卯年

乙卯年，运气主岁之纪，《素问·六元正纪大论》云："上阳明金，中少商金运，下少阴火，热化寒化胜复同，邪气化度也。灾七宫，燥化四，清化四，热化二，正化度也。其化上苦小温，中苦和，下咸寒，药食宜也。"表述了乙卯年，上临阳明燥金，中为少商金运不及，下加少阴君火在泉，并记述了灾宫、燥化、清化、热化之象数及其药食之用。

乙卯岁，中运金，司天阳明燥金，五行同属金，故为天符之年。

1. 岁运概况

岁金不及，岁运素天，从革之纪。岁金不及之年，卯之年支，在五行属金，不及得助，故乙卯年为平气审平之纪。乙岁北政，少商之音。岁气炎火盛行，生气乃用，燥石流金，涸泉焦草。肺金受邪，病则肩背瞀重，鼽血，血便，注下。

金运不及之年，火气秉金，致金郁至极而发。民病咳逆，心胁满引少腹，善暴病，不可反侧，嗌干，面尘色恶。金郁泄之，宜用宣泄肺气之法。

2. 岁气概况

阳明司天，燥气下临，肝气上从，苍起木用而立，土乃眚，凄沧数至，木伐草萎，胁痛目赤，掉振鼓栗，筋痿不能久立。暴热至，土乃暑，阳气郁发，小便变，寒热如疟，甚则心痛，火行于槁，流水不冰，蛰虫乃见。

少阴在泉，热淫所胜，则焰浮川泽，阴处反明。民病腹中常鸣，气上冲胸，喘不能久立，寒热皮肤痛，目瞑齿痛，頄肿，恶寒发热如疟，少腹中痛，腹大，蛰虫不藏。

阳明司天、少阴在泉之年，初气，厥阴风木，太阴湿土加临，主胜则逆。天时阴始凝，水乃冰，寒雨化，花开迟。民病热胀面肿，鼽衄，欠嚏，呕吐，小便赤，甚则淋。

二气，少阴君火，少阳相火加临。天时臣居君位，大热早行。民病疫疠大至，善暴死。

三气，少阳相火，阳明燥金加临，主胜则逆。天时燥热交合，凉风间发。民病上逆下冷，疟，痢，心烦不食。

四气，太阴湿土，太阳寒水加临，主胜则逆。天时早秋，寒雨害物。民病暴仆振栗，妄言少气，咽干引饮，心痛膺肿，疮疡，寒疟，骨痿，便血。

五气，阳明燥金，厥阴风木加临，主胜则逆。天时春令又行，草木盛，生雨，生介虫。民病气和，热行包络，面浮上壅。

终气，太阳寒水，少阴君火加临，主胜则逆。天时气候反温，蛰虫出现，流水不冰，此下克上。民病伏邪湿毒，季春发疫。

六气客主之胜："阳明司天，清复内余，则咳衄嗌塞，心膈中热，咳不止，而白血出者死。""清"，指清凉之气。"清复内余"，此处指清凉之气侵犯人体内脏。"咳衄嗌塞"，指咳嗽、鼻出血、咽喉不利。"心膈中热"，指胸中发热。"白"，此处指肺。"白血"，即肺出血。全句意谓阳明司天之年，上半年气候偏凉、偏燥，人体容易发生肺经病候，而在临床上出现"咳衄嗌塞"等证候。如果肺病太甚出现"咳不止"及咳血时，则预后不良。此节不言客胜主胜，但言清复内余，以明六气虽有客主之胜，而皆病司天之气，乃举一以例其余。

"少阴在泉，客胜则腰痛，尻股膝髀腨胻足病，瞀热以酸，胕肿不能久立，溲便变。"少阴君火在泉之年，下半年气候偏热。客气四之气为太阳寒水，五之气为厥阴风木，终之气为少阴君火。因此少阴在泉之年，在四之气时，可出现腰、尻、股、膝、髀、腨、胻、足等肾与膀胱经病候，因为这些部位都是足少阴肾与足太阳膀胱经的循行部位。在五之气时，可出现"瞀热以酸"等肝经病候，因为"瞀热""吐酸"属于肝病之候。在终之气时，可以出现"溲便变"等心、小肠病证。"溲便变"，因心热下移，小肠之泌清别浊功能失司，而致小便变为黄赤。"主胜则厥气上行，心痛发热，膈中众痹皆作，发于胠胁，魄汗不藏，四逆而起。"每年主气四之气为太阴湿土，五之气为阳明燥金，终之气为太阳寒水。少阴在泉之年，下半年气候偏热，但主气四之气偏胜时，可出现"心痛发热"等脾胃病证候。此处之"心痛"，即胃脘痛，常与脾胃不和、湿热内蕴有关。主气五之气偏胜时，可出现"魄汗不藏"等肺经病候。因为肺合皮毛，司开阖，汗出不止多由肺气不固所致。主气终之气偏胜时，可出现"众痹""四逆"等少阴经证候。主气终之气为太阳寒水，寒性凝滞，因此在寒气偏胜时，人体可因寒凝经脉而发生痹、厥之证。

3. 运气致病之治

从革之治：乙年，岁金不及，火胜水复，病在肺。陈氏用紫菀汤，治肺虚感热，咳嗽，喘满，自汗，衄血，肩背瞀重，血便，注下，或脑户连囟顶痛，发热，口疮，心痛之候。药用紫菀、白芷、桑白皮、地骨皮、杏仁、人参、炙甘草、黄芪、生姜、大枣。

火疫之刺：大凡人肺病，遇阳明司天失守，感而三虚，又遇六乙岁，金运不及之年，火邪侵犯，形成火疫。先刺手阳明经原穴合谷，以助气血生化之源，再刺肺俞，以益肺气、实腠理。实乃原俞刺方。尚可刺肺经原穴太渊。

阳明司天之治：阳明司天，燥淫所胜，则木乃晚荣，草乃晚生。筋骨内变，民病左胸胁痛，寒清于中，感而疟，咳，腹中鸣，注泄鹜溏，心胁暴痛，不可反侧，嗌干面尘，腰痛，丈夫㿉疝，妇人少腹痛，目昧眦疡，疮痤痈，病本于肝。太冲脉绝，死不治。燥淫所胜，平以苦温，佐以酸辛，以苦下之。

阳明之胜之治：阳明之胜，清发于中，左胠胁痛，溏泄，内为嗌塞，外发㿉疝。大凉肃杀，华英改容，毛虫乃殃，胸中不便，嗌塞而咳。阳明之胜，治以酸温，佐以辛甘，以苦泄之。

少阴在泉之治：岁少阴在泉，热淫所胜，则焰浮川泽，阴处反明。民病腹中常鸣，气上冲胸，喘不能久立，寒热，皮肤痛，目瞑齿痛，𬌗肿，恶寒发热如疟，少腹中痛，腹大，蛰虫不藏。热淫于内，治以咸寒，佐以甘苦，以酸收之，以苦发之。

凡此阳明司天之政，气化运行后天。天气急，地气明，阳专其令，炎暑大行，物燥以坚，淳风乃治，风燥横运，流于气交，多阳少阴，云趋雨府，湿化乃敷。燥极而泽，其谷白丹，闲谷命太者，其耗白甲品羽，金火合德，上应太白、荧惑。其政切，其令暴，蛰虫乃见，流水不冰，民病咳，嗌塞，寒热发暴，振栗癃闭，清先而劲，毛虫乃死，热后而暴，介虫乃殃，其发躁，胜复之作，扰而大乱，清热之气，持于气交。故食岁谷以安其气，食间谷以去其邪，岁宜以咸、以苦、以辛，汗之、清之、散之，安其运气，无使受邪，折其郁气，资其化源。以寒热轻重少多其制，同热者多天化，同清者多地化。用凉远凉，用热远热，用寒远寒，用温远温，食宜同法。有假者反之，此其道也。反是者，乱天地之经，扰阴阳之纪也。

审平之治：卯酉之岁，阳明司天，少阴在泉，方用审平汤：远志、紫檀香、天冬、山茱萸、白芍、白术、炙甘草、生姜。

乙卯年少阳不退位、阳明不迁正之治：民病少气，寒热更作，便血，上热，小腹坚满，小便赤沃，甚则血溢。又病寒热鼽嚏，皮毛折，爪甲枯焦，甚则喘嗽息高，悲伤不乐。此以卯酉之年犹行寅申之令，火尚布天，金化不行也。卯酉阴年，水欲升，而天之土抑之，当刺足少阴之合阴谷穴，先左后右。土欲降，而地苍之木窒之，当刺足厥阴之所出大敦穴、足少阳之所入阳陵泉穴。

运气将胜之治：木将行胜之治，于十二月先取其化源，泻肝之原太冲。其用药者，即用辛平之，罚木之胜。用甘全之，佐土之衰。无令食酸物，佐木之胜也。火将行胜之治，于三月迎取其化源，泻包络之原大陵。其用药者，即用咸平之，罚火之胜也。用辛全之，补金之衰。勿食其苦物，佐火之胜也。土将行胜之治，于五月迎取其化源，泻脾之原太白。其用药者，用酸平之，罚土之胜。用咸全之，补肾之衰。勿食其甘物，佐土之胜也。金将行胜之治，于六月迎取其化源，泻肺之原太渊。其用药者，即用苦平之，罚金之胜。用酸全之，补肝之衰。勿食其辛物，佐金之胜也。水将行胜之治，于九月迎取其化源，泻肾之原太溪。其用药者，即用甘以平之，罚肾气之胜也。用苦全之，补心气之衰也。无令食咸物，佐肾之胜也。

五十三、丙辰年

丙辰年，运气主岁之纪，《素问·六元正纪大论》云："上太阳水，中太羽水运，下太阴土，寒化六，雨化五，正化度也。其化上苦热，中咸温，下甘热，药食宜也。"此段经文表述了丙辰年，上临太阳寒化司天，中为太羽水运太过，下加太阴湿土在泉，并记述了寒化、雨化之象数及药食之用。

丙辰年，中运之气与司天之气同气，故为天符之年。

1. 岁运概况

岁水太过，是岁雨水雪不时降，湿气变物，岁运玄天，流衍之纪，丙岁北政，太羽之音。岁气天地寒凝，其变冰霜雪雹。心火受邪，病则身热烦躁，阴厥中寒，甚则腹大，胫肿，喘咳。

水运太过之年，水气偏胜，水克火，致火郁至极而发。民病少气，疮疡痈肿，胁、腹、胸、背、面、首、四肢膜愤，胕胀，疡痱，呕逆，瘕疝，骨痛，节乃有动，注下，温疟，腹中暴痛，血溢流注，精液乃少，目赤，心热，甚则瞀闷懊恼，善暴死。火郁发之，宜宣散火热，因势导之。

2. 岁气概况

太阳司天，寒气下临，心气上从，而火且明，丹起，金乃眚，寒清时举，胜则水冰，火气高明，心热烦，嗌干善渴，鼽嚏，喜悲数欠，热气妄行，寒乃复，霜不时降，善忘，甚则心痛。土乃润，水丰衍，寒客至，沉阴化，湿气变物，水饮内稸，中满不食，皮痒肉苛，筋脉不利，甚则胕肿，身后痈。

太阴在泉，草乃早荣，湿淫所胜，则埃昏岩谷，黄反见黑，至阴之交。民病饮积心痛，耳聋浑浑焞焞，嗌肿喉痹，阴病血见，少腹痛肿，不得小便，病冲头痛，目似脱，项似拔，腰似折，髀不可以回，腘如结，腨如别。

太阳司天、太阴在泉之年，初气，厥阴风木，少阳相火加临。天时气早暖，草早荣，瘟疫至。民病瘟疫，身热，头痛，呕吐，疮疡。

二气，少阴君火，阳明燥金加临，主胜则逆。天时大凉反至，草乃遇寒，火气遂抑。民病气郁中满，风肿。

三气，少阳相火，太阳寒水加临。天时寒热不时，寒气间至，热争。民病寒反热中，痈疽，注下，心热闷瞀，逆，吐利，不治者死。

四气，太阴湿土，厥阴风木加临。天时风湿交争，雨生倮虫，木盛生风，暴雨摧拔。民病大热少气，足痿，注下，赤白，血滞成痈。

五气，阳明燥金，少阴君火加临。天时湿热而寒，客行主令。民病，气舒，病则血热妄行，肺气壅。

终气，太阳寒水，太阴湿土加临。天时地气正湿令行，凝阴寒雪。民病，病乃凄惨，孕死，脾受湿，肺旺肾衰。

六气客主之胜："太阳司天，客胜则胸中不利，出清涕，感寒则咳。"太阳寒水司天之年，上半年气候偏冷。但由于客气初之气为少阳相火，二之气为阳明燥金，三之气为太阳寒水，在初之气时，人体可出现"胸中不利"等心经之病候，因为胸中为心及心包所居部位。在二之气时，可出现"出清涕"等肺经之病候，因为肺开窍于鼻。在三之气时，也可出现咳嗽等肺经之病候，因为其时气候寒冷，寒束肌表，就可以发生咳嗽。"主胜则喉嗌中鸣。""主胜"，即主气偏胜。主气初之气为厥阴风木，二之气为少阴君火，三之气为少阳相火。"喉嗌中鸣"，即咽喉不利，均与心肺疾病有关。全句意谓太阳司天之年，总的来说，上半年气候虽然偏冷，但在主气偏胜时，特别是二之气、三之气偏胜时，人体亦可以因火气偏胜而在临床上出现心热，以及由于心病传肺，火胜刑金而出现心肺经疾病，而在临床上表现为"喉嗌中鸣"等病候。

"太阴在泉，客胜则足痿下重，便溲不时，湿客下焦，发而濡泻，及为肿，隐曲之疾。"太阴湿土在泉之年，下半年气候偏湿。由于客气四之气为厥阴风木，五之气为少阴君火，终之气为太阴湿土，因此太阴在泉之年，在下半年四之气时，可出现"足痿下重""隐曲之疾"等肝经病候。"足痿"，即下肢运动障碍，行走不能。"隐曲之疾"，指月经不调，小便不利。因为肝主疏泄，主动，主筋，主外阴，所以这些病候多属肝病为患。在五之气时，可出现"便溲不时"等小肠经病候。在终之气时，可出现"濡泻""肿"等脾经病候。因为脾主湿，主运化，湿则濡泻，甚则为肿。"主胜则寒气逆满，食饮不下，甚则为疝。""主胜"，是指主气的终之气太阳寒水之气偏胜。"逆满"，是指胃脘胀满。"疝"，指寒疝，亦即少腹或阴囊睾丸疼痛。此句意谓太阴在泉之年，如果主气终之气寒气偏胜，人体可因为寒而出现心下"逆满""食饮不下""寒疝"等里寒病候。

3. 运气致病之治

流衍之治：丙年，岁水太过，水克火，邪害心火，甚则湿土来复。陈氏用川连茯苓汤，治心虚为寒冷所中，身热，心燥，手足反寒，心腹肿病，喘咳，自汗，甚则大肠便血之候。药用黄连、茯苓、麦冬、车前子、通草、远志、半夏、黄芩、甘草、生姜、大枣。

水疫之刺：刚柔失守，次三年行水疫，行水疫之刺。丙辰年，水运太过，先刺补心俞，隔五日再刺肾经足少阴之所入阴谷穴。因为水运太过则乘心火，所以要先补心火刺心俞，然后刺足少阴合穴阴谷，泻水之太过。次三年化疫，亦行此刺。

太阳司天之治：太阳司天，寒淫所胜，则寒气反至，水且冰，血变于中，发为痈疡。民病厥心痛，呕血，血泄，鼽衄，善悲，时眩仆。运火炎烈，雨暴乃雹。胸腹满，手热肘挛，腋肿，心澹澹大动，胸胁胃脘不安，面赤目黄，善噫嗌干，甚则色炲，渴而欲饮，病本于心。神门脉绝，死不治。寒淫所胜，平以辛热，佐以甘苦，以咸泻之。

太阳之胜之治：太阳之胜，凝栗且至，非时水冰，羽乃后化。痔疟发，寒厥入胃则内生心痛，阴中乃疡，隐曲不利，互引阴股，筋肉拘苛，血脉凝泣，络满色变，或为血泄，皮肤痦肿，腹满食减，热反上行，头项囟顶脑户中痛，目如脱，寒入下焦，传为濡泻。太阳之胜，治以甘热，佐以辛酸，以咸泻之。

太阴在泉之治：太阴在泉，草乃早荣，湿淫所胜，则埃昏岩谷，黄反见黑，至阴之交。民病饮积心痛，耳聋浑浑焞焞，嗌肿喉痹，阴病血见，少腹痛肿，不得小便，病冲头痛，目似脱，项似拔，腰似折，髀不可以曲，腘如结，腨如别。湿淫于内，治以苦热，佐以酸淡，以苦燥之，以淡泄之。

凡此太阳司天之政，气化运行先天。天气肃，地气静，寒临太虚，阳气不令，水土合德，上应辰星、镇星。其谷玄黅，其政肃，其令徐。寒政大举，泽无阳焰，则火发待时。少阳中治，时雨乃涯，上极雨散，还于太阴，云朝北极，湿化乃布，泽流万物，寒敷于上，雷动于下，寒湿之气，持于气交。民病寒湿发，肌肉痿，足痿不收，濡泻血溢。故岁宜苦以燥之、温之，必折其郁气，先资其化源，抑其运气，扶其不胜，无使暴过而生其疾，食岁谷以全其真，避虚邪以安其正，适气同异多少制之，同寒湿者燥热化，异寒湿者燥湿化，故同者多之，异者少之。用寒远寒，用凉远凉，用温远温，用热远热，食宜同法。假者反常，反是者病，所谓时也。

静顺之治：辰戌之岁，太阳司天，太阴在泉，方用静顺汤：白茯苓、木瓜、牛膝、诃子、附子、干姜、炙甘草、防风。

丙辰年阳明不退位、太阳不迁正之治：民病呕吐，暴注，食饮不下，大便干燥，四肢不举，目瞑掉眩。又病温疠，喉闭，嗌干，烦躁而渴，喘息有音。此以辰戌之年犹行卯酉之令，燥尚布天，寒化不行也。辰戌阳年，木欲升，而天之金抑之，当刺足厥阴之井大敦穴。火欲降，而地元之水窒之，当刺足少阴之所出涌泉穴、足太阳之所入委中穴。

运气将胜之治：木将行胜之治，于十二月先取其化源，泻肝之原太冲。其用药者，即用辛平之，罚木之胜。用甘全之，佐土之衰。无令食酸物，佐木之胜也。火将行胜之治，于三月迎取其化源，泻包络之原大陵。其用药者，即用咸平之，罚火之胜也。用辛全之，补金之衰。勿食其苦物，佐火之胜也。土将行胜之治，于五月迎取其化源，泻脾之原太白。其用药者，用酸平之，罚土之胜。用咸全之，补肾之衰。勿食其甘物，佐土之胜也。金将行胜之治，于六月迎取其化源，泻肺之原太渊。其用药者，即用苦平之，罚金之胜。用酸全之，补肝之衰。勿食其辛物，佐金之胜也。水将行胜之治，于九月迎取其化源，泻肾之原太溪。其用药者，即用甘以平之，罚肾气之胜也。用苦全之，补心气之衰也。无令食咸物，佐肾之胜也。

五十四、丁巳年

丁巳年，运气主岁之纪，《素问·六元正纪大论》云："上厥阴木，中少角木运，下少阳相火，清化热化胜复同，邪气化度也。灾三宫，风化三，火化七，正化度也。其化上辛凉，中辛和，下咸寒，药食宜也。"此段经文表述了丁巳年，上临厥阴风木司天，中为少角木运不及，下加少阳相火在泉，并记述了该年灾宫、风化、火化之象数及药食之用。

丁巳岁，中运木，厥阴风木司天，五行同类，为天符之年。

1. 岁运概况

岁木不及，是岁天地凄怆，日见朦昧，雨非雨。岁运苍天，晴非晴，气惨然，气象凝敛，肃杀甚之。委和之纪，岁木不及之年，厥阴风木司天，不及得助，故丁巳年为平气敷和之纪。丁岁北政，少角之音。岁气燥气乃行，生气不政，凉雨将降，风雪并兴，草木晚荣，物秀而实。肝木受邪，病中清，胸胁满，小腹痛，肠鸣溏泄。

木运不及之年，金气乘木，致木郁至极而发。民病胃脘当心而痛，上支两胁，膈咽不通，食饮不下，甚则耳鸣眩转，目不识人，善暴僵仆。木郁达之，宜疏泄肝气，使之通畅。

2. 岁气概况

厥阴司天，风气下临，脾气上从，而土且隆，黄起，水乃眚，土用革，体重，肌肉痿，食减口爽，风行太虚，云物摇动，目转耳鸣。火纵其暴，地乃暑，大热消烁，赤沃下，蛰虫数见，流水不冰，其发机速。

少阳在泉，火淫所胜，则焰明郊野，寒热更至。民病注泄赤白，少腹痛，溺赤，甚则血便，少阴同候。

厥阴风木司天、少阳相火在泉之年，初气，厥阴风木，阳明燥金加临。天时寒始肃，客行主令，杀气方至。民病寒居右胁，气滞，脾虚胃壅。

二气，少阴君火，太阳寒水加临。天时寒不去，霜雪冰，杀气施，化草焦，寒雨数至。民病热中，气血不升降。

三气，少阳相火，厥阴风木加临。天时风热大作，雨生羽虫。民病泪出，耳鸣，掉眩。

四气，太阴湿土，少阴君火加临。天时热气反用，山泽浮云，暴雨溽湿。民病心受邪，黄疸而为跗肿。

五气，阳明燥金，太阴湿土加临。天时燥湿更胜，沉阴乃布，雨水乃行。民病寒气及体，肺受风，脾受湿，发为疟。

终气，太阳寒水，少阳相火加临，主胜则逆。天时畏火司令，阳乃火化，蛰虫出现，流水不冰，地气大发，草乃生。民病温疠。

六气客主之胜："厥阴司天，客胜则耳鸣掉眩，甚则咳。"厥阴风木司天之年，上半年气候偏温，风气偏胜。客气之初之气为阳明燥金，二之气为太阳寒水，三之气为厥阴风木。厥阴司天之年，上半年特别是三之气时，可出现"掉眩"等肝经病候，在二气时，可出现"耳鸣"等肾经病候，在初气时，可出现"咳"等肺经病候。上述证候的发生是由于该年客气初之气、二之气、三之气偏胜的结果。"主胜则胸胁痛，舌难以言。""主胜"，即主气偏胜。每年主气的初之气为厥阴风木，二之气为少阴君火，三之气为少阳相火。此句意谓厥阴司天之年，上半年主气偏胜时，初之气可以由于风气偏胜而在临床上表现为胸胁痛等肝经病候。二之气、三之气可以由于火热之气偏胜而在临床上表现为心经病候。"少阳在泉，客胜则腰腹痛而反恶寒，甚则下白，溺白。"客气四之气为少阴君火，五之气为太阴湿土，终之气为少阳相火。少阴、少阳主火，主热，太阴主湿。因此少阳在泉之年，在下半年中，人体就容易出现"腹痛""下白""腰痛""溺白"等肾经病候。腰痛、溺白，属膀胱湿热之候。"主胜则热反上行而客于心，心痛发热，格中而呕。""主胜"谓湿土、燥金、寒水之气偏盛。客气少阴君火逆而心痛发热，湿土之气逆则格中而呕。与少阴在泉之年主胜所生诸病候相类。

3. 运气致病之治

委和之治：丁年，岁木不及，燥胜金，火来复，病在肝。陈氏用苁蓉牛膝，治肝虚为燥热所伤，胸胁并小腹痛，肠鸣，溏泄，或发热，遍体疮疡，咳嗽，肢满，鼻衄之候。药用牛膝、木瓜、白芍、肉苁蓉、熟地黄、当归、炙甘草、生姜、乌梅、鹿角。

金疫之刺：大凡人气肝虚，遇厥阴司天失守，感而三虚，又遇六丁岁，木运不及之年，燥邪侵犯，形成金疫。先刺足少阳经原穴丘墟，以通达少阳枢转之功，再刺肝俞，以益肝阴而助肝用。实乃原俞刺方。尚可刺肝经原穴太冲。

厥阴司天之治：厥阴司天，风淫所胜，则太虚埃昏，云物以扰，寒生春气，流水不冰，蛰虫不去。民病胃脘当心而痛，上肢两胁，膈咽不通，饮食不下，舌本强，食则呕，冷泄腹胀，溏泄，瘕水闭，病本于脾。冲阳绝，死不治。风淫所胜，平以辛凉，佐以苦甘，以甘缓之，以酸泄之。

厥阴之胜之治：厥阴之胜，耳鸣头眩，愦愦欲吐，胃膈如寒。大风数举，倮虫不滋。胠胁气并，化而为热，小便黄赤，胃脘当心而痛，上肢两胁，肠鸣飧泄，少腹痛，注下赤白，甚则呕吐，膈咽不通。厥阴之胜，治以甘清，佐以苦辛，以酸泻之。

凡此厥阴司天之政，气化运行后天。天气扰，地气正，风生高远，炎热从之，云趋雨府，湿化乃行，风火同德，上应岁星、荧惑。其政挠，其令速，其谷苍丹，间谷言太者，其耗文角品羽。风燥火热，胜复更作，蛰虫来见，流水不冰，热病行于下，风病行于上，风燥胜复形于中。岁宜以辛调上，以咸调下，畏火之气，无妄犯之。用温远温，用热远热，用凉远凉，用寒远寒，食宜同法。有假反常，此之道也，反是者病。

少阳在泉之治：少阳在泉，火淫所胜，则焰明郊野，寒热更至。民病注泄赤白，少腹痛，溺赤，甚则血便，少阴同候。火淫于内，治以咸冷，佐以苦辛，以酸收之，以苦发之。

敷和之治：巳亥之岁，厥阴司天，少阳在泉，方用敷和汤：半夏、酸枣仁、五味子、枳实、茯苓、诃子、干姜皮、炙甘草。

丁巳年太阳不退位、厥阴不迁正之治：民病喜怒，目系转，转筋，淋溲小便。此以巳亥之年，犹行辰戌之令，寒气布天，风化不行也。巳亥阴年，火欲升，而天蓬之水抑之，当刺心包经之荥劳宫穴。金欲降，而地之火窒之，当刺心包经之所出中冲穴、手少阳之所入天井穴。

运气将胜之治：木将行胜之治，于十二月先取其化源，泻肝之原太冲。其用药者，即用辛平之，罚木之胜。用甘全之，佐土之衰。无令食酸物，佐木之胜也。火将行胜之治，于三月迎取其化源，泻包络之原大陵。其用药者，即用咸平之，罚火之胜也。用辛全之，补金之衰。勿食其苦物，佐火之胜也。土将行胜之治，于五月迎取其化源，泻脾之原太白。其用药者，用酸平之，罚土之胜。用咸全之，补肾之衰。勿食其甘物，佐土之胜也。金将行胜之治，于六月迎取其化源，泻肺之原太渊。其用药者，即用苦平之，罚金之胜。用酸全之，补肝之衰。勿食其辛物，佐金之胜也。水将行胜之治，于九月迎取其化源，泻肾之原太溪。其用药者，即用甘以平之，罚肾气之胜也。用苦全之，补心气之衰也。无令食咸物，佐肾之胜也。

五十五、戊午年

戊午年，运气主岁之纪，《素问·六元正纪大论》云："上少阴火，中太徵火运，下阳明金，热化七，清化九，正化度也。其化上咸寒，中甘寒，下酸温，药食宜也。"此段经文表述了戊午年，上临少阴君火司天，中为太徵火运太过，下加阳明燥金在泉，并记述了热化、清化之象数及药食之用。

戊午岁，火运之年，午为南方火位，故临午为岁会。少阴君火司天，运气五行同类，为天符。故戊午岁又为太乙天符之年。

1. 岁运概况

岁火太过，是岁火燔灼，水泉涸，物焦槁。岁运丹天，赫曦之纪，戊岁北政，太徵之音。岁气阴气内化，其变则炎烈沸腾。肺金受邪，病则发疟，少气喘咳，血溢，泄泻，胸胁满痛，背膂痛，身热骨痛。

火运太过之年，火气偏胜，火克金，致金郁至极而发。民病咳逆，心胁满引少腹，善暴病，不可反侧，嗌干，面尘色恶。金郁泄之，宜用宣泄肺气之法。

2. 岁气概况

少阴司天，热气下临，肺气上从，白起金用，草木眚，喘，呕，寒热，嚏，鼽衄，鼻窒，大暑流行，甚则疮疡燔灼，金烁石流，地乃燥，凄沧数至，胁痛善太息，肃杀行，草木变。

阳明在泉，燥淫所胜，则霿雾清暝。民病喜呕，呕有苦，善太息，心胁痛，不能反侧，甚则嗌干，面尘，身无膏泽，足外反热。

少阴司天、阳明在泉之年，初气，厥阴风木，太阳寒水加临。天时寒风切冽，雪水冰，蛰复藏。民病关节禁固，腰椎痛，中外疮疡。

二气，少阴君火，厥阴风木加临。天时风雨时寒，雨生羽虫。民病淋，气郁于上而热，令人目赤。

三气，少阳相火，少阴君火加临。天时大火行，热气时至，羽虫静，不鸣也，燕百舌杜宇之类。民病厥热心痛，寒热更作，咳喘，目赤。

四气，太阴湿土，太阴湿土加临。天时大雨时行，寒热互作。民病黄疸，鼽衄，嗌干，吐饮。

五气，阳明燥金，少阳相火加临。天时温气乃至，初冬尤暖，万物乃荣。民病，康安，伏邪于春为疟。

终气，太阳寒水，阳明燥金加临。天时燥寒劲切，火尚毒，寒暴至。民病上肿咳喘，甚则血溢，下连小腹，而作寒中。

六气客主之胜："少阴司天，客胜则鼽嚏，颈项强，肩背瞀热，头痛，少气，发热，耳聋，目瞑，甚则胕肿，血溢，疮疡，咳喘。"少阴君火司天之年，上半年气候偏热。客气初之气为太阳寒水，二之气为厥阴风木，三之气为少阴君火。在少阴司天之年，如果客气偏胜，初之气时，人体可出现"颈项强""肩背强""胕肿"等肾与膀胱经病候，因为寒属肾，与膀胱有关。在二之气时，因为目为肝之外窍，风属肝，与胆有关，

耳为足少阳胆经循行部位，在人体可出现"头痛""耳聋""目
瞑"等肝与胆经病候。在三之气，人体可出现"瞀热""少气
发热""血溢""疮疡"等心与小肠经病候，因为火属心，与小
肠有关，且"诸热瞀瘛，皆属于火"，"诸痛疮疡，皆属于心"，
"壮火食气"，"心主血"，"血热则妄行"等。火胜可以刑金，
心病必然传肺，因此少阴司天之年，在三之气时，不但可以出
现上述心经病候，而且还可以同时出现"衄嚏""咳喘"等肺
经病候。"主胜则心热烦躁，甚则胁痛支满。""主胜"，即主气
偏胜。每年的主气初之气为厥阴风木，二之气为少阴君火，三
之气为少阳相火。上半年如主气偏胜，则初之气可以因风气偏
胜而出现胁痛支满等肝经病候。二之气、三之气时可以因火热
之气偏胜，出现心热、烦躁等心经病候。

　　"阳明在泉，客胜则清气动下，少腹坚满而数便泻。""清
气动下"，即清凉之气影响人体下焦。全句意谓阳明在泉之年，
由于下半年客气四之气湿气偏胜，五之气火气偏胜，终之气清
气偏胜，人体可因湿热交搏，或因寒湿交搏而出现腹胀腹泻之
病候。"主胜则腰重腹痛，少腹生寒，下为鹜溏，则寒厥于肠，
上冲胸中，甚则喘，不能久立。"主气四之气为太阴湿土，五
之气为阳明燥金，终之气为太阳寒水。全句意谓阳明在泉之年，
主气湿气偏胜时，临床上即可出现"鹜溏"脾经病候，主气燥
气偏胜时，可出现"上冲胸中，甚则喘"肺经病候，主气寒气
偏胜时，可出现"腰重腹痛"肾经病候。

　　3. 运气致病之治

　　赫曦之治：六戊年，岁火太过，火克金，肺受邪，水气来
复。陈氏用麦门冬汤，治肺经受热，上气，咳喘，咯血，痰壅，
嗌干，耳聋，泄泻，胸胁满，痛连肩背，两臂膊疼，息高之候。
药用麦冬、竹叶、桑白皮、白芷、紫菀、半夏、人参、炙甘草、
钟乳粉、生姜、大枣。

火疫之刺：刚柔失守，次三年化疫，行火疫之刺。戊午年，火运太过，先刺补肺俞，后再刺心包经手厥阴所流劳宫穴。因为火运太过则乘肺金，所以要补肺金刺肺俞，然后再刺手厥阴荥穴劳宫，泻火之太过。次三年化疫，亦行此刺。

少阴司天之治：少阴司天，热淫所胜，怫热至，火行其政，大雨且至。民病胸中烦热，嗌干，右胠满，皮肤痛，寒热咳喘，唾血血泄，鼽衄，嚏呕，溺色变，甚则疮疡胕肿，肩背臂臑及缺盆中痛，心痛肺膜，腹大满，膨膨而喘咳，病本于肺。尺泽绝，死不治。热淫所胜，平以咸寒，佐以苦甘，以酸收之。

少阴之胜之治：少阴之胜，心下热，善饥，脐下反动，气游三焦。炎暑至，木乃津，草乃萎。呕逆躁烦，腹满痛，溏泄，传为赤沃。少阴之胜，治以辛寒，佐以苦咸，以甘泻之。

凡此少阴司天之政，气化运行先天。地气肃，天气明，寒交暑，热加燥，云驰雨府，湿化乃行，时雨乃降，金火合德，上应荧惑、太白。其政明，其令切，其谷丹白。水火寒热持于气交而为病始也，热病生于上，清病生于下，寒热凌犯而争于中，民病咳喘，血溢血泄，鼽嚏，目赤眦疡，寒厥入胃，心痛腰痛，腹大，嗌干肿上。岁必抑其运气，资其岁胜，折其郁发，先取化源，无使暴过而生其病也。食岁谷以全真气，食间谷以辟虚邪。岁宜咸以软之，而调其上，甚则以苦发之；以酸收之，而安其下，甚则以苦泄之。适气同异而多少之，同天气者以寒清化，同地气者以温热化。用热远热，用凉远凉，用温远温，用寒远寒，食宜同法。有假则反，此其道也，反是者病作矣。

阳明在泉之治：岁阳明在泉，燥淫所胜，则霿雾清瞑。民病喜呕，呕有苦，善太息，心胁痛不能反侧，甚则嗌干面尘，身无膏泽，足外反热。燥淫于内，治以苦温，佐以甘辛，以苦下之。

正阳之治：子午之岁，少阴司天，阳明在泉，方用正阳汤：

白薇、元参、川芎、桑白皮、当归、白芍、旋覆花、炙甘草、生姜。

戊午年厥阴不退位、少阴不迁正之治：民病温疫，疵废风生，皆肢节痛，头目痛，伏热内烦，四肢烦痛，腰脊强直。此以子午之年犹行巳亥之令，热化不行，风反为灾也。子午阳年，土欲升，而天之木抑之，当刺足太阴之输太白穴。水欲降，而地阜之土窒之。当刺足太阴之所出隐白穴、足阳明之所入三里穴。

运气将胜之治：木将行胜之治，于十二月先取其化源，泻肝之原太冲。其用药者，即用辛平之，罚木之胜。用甘全之，佐土之衰。无令食酸物，佐木之胜也。火将行胜之治，于三月迎取其化源，泻包络之原大陵。其用药者，即用咸平之，罚火之胜也。用辛全之，补金之衰。勿食其苦物，佐火之胜也。土将行胜之治，于五月迎取其化源，泻脾之原太白。其用药者，用酸平之，罚土之胜。用咸全之，补肾之衰。勿食其甘物，佐土之胜也。金将行胜之治，于六月迎取其化源，泻肺之原太渊。其用药者，即用苦平之，罚金之胜。用酸全之，补肝之衰。勿食其辛物，佐金之胜也。水将行胜之治，于九月迎取其化源，泻肾之原太溪。其用药者，即用甘以平之，罚肾气之胜也。用苦全之，补心气之衰也。无令食咸物，佐肾之胜也。

五十六、己未年

己未年，运气主岁之纪，《素问·六元正纪大论》云："上太阴土，中少宫土运，下太阳水，风化清化胜复同，邪气化度也。灾五宫，雨化五，寒化一，正化度也。其化上苦热，中甘和，下甘热，药食宜也。"此段经文表述了己未年，上临太阴湿土司天，中为少宫土运不及，下加太阳寒水在泉，并记述了该年灾宫、雨化、寒化之象数及药食之用。

己未岁，中运土，太阴湿土司天，运气五行同类，故为天符。中运土，岁支临未又为岁会，故为太乙天符。

1. 岁运概况

岁土不及，岁运黔天，卑监之纪。岁土不及之年，未在五行属土，不及得助，故己未岁为平气备化之纪。己岁南政，少宫之音。岁气风寒大作，雨乃愆期，草木秀而不实。脾土受邪，病则飧泄，霍乱，体重腹痛。

土运不及之年，木气乘土，故土郁至极而发。民病心腹胀，肠鸣而为数后，甚则心痛胁胀，呕吐霍乱，饮发注下，胕肿身重。土郁夺之，宜用去壅导滞之法。

2. 岁气概况

太阴司天，湿气下临，肾气上从，黑起水变，火乃眚，埃冒云雨，胸中不利，阴痿，气大衰，而不起不用，当其时，反腰椎痛，动转不便也，厥逆。地乃藏阴，大寒且至，蛰虫早附，心下痞痛，地裂冰坚，少腹痛，时害于食，乘金则止，水增，味乃咸，行水减也。

太阳在泉，寒淫所胜，则凝肃惨栗。民病少腹控睾引腰脊，上冲心痛，血见，嗌痛颔肿。

太阴司天、太阳在泉之年，初气，厥阴风木，厥阴风木加临。天时大风发荣，雨生毛虫。民病血溢，筋络拘强，关节不利，身重筋痛。

二气，少阴君火，少阴君火加临。天时大火至，天下疵疾，以其得位，君令宜行，湿蒸相薄，雨时降。民病温疫盛行，远近咸若。

三气，少阳相火，太阴湿土加临。天时雷雨电雹，地气腾，湿气降。民病身重胕肿，腹胸满感。

四气，太阴湿土，少阳相火加临。天时炎热沸腾，地气升，天气否隔，湿化不流。民病腠理热，血暴溢，患疟，心腹肿胀，甚则浮肿。

五气，阳明燥金，阳明燥金加临。天时大凉，霜早降，寒及体。民病皮肤寒。

终气，太阳寒水，太阳寒水加临。天时大寒凝冽。民病关节禁固，腰椎痛。

六气客气之胜："太阴司天，客胜则首面胕肿，呼吸气喘。"太阴湿土司天之年，上半年气候偏湿，雨水较多。客气初之气为厥阴风木，二之气为少阴君火，三之气为太阴湿土。厥阴司天，客气偏湿时，人体可以由于水湿停聚而表现为头面部浮肿，或水饮停聚于肺出现呼吸气喘。太阴司天之年，初之气、二之气主客气完全一致，因此，在初之气，二之气时，仍主要表现为湿胜，在人体疾病方面，仍以水湿停聚的表现为主。"主胜则胸腹满，食已而瞀。""主胜"，即主气偏胜。每年主气初之气为厥阴风木，二之气为少阴君火，三之气为少阳相火。太阴司天之年，上半年主气偏胜时，由于初之气，二之气主客气完全一致，因此可以表现无异常情况，但在三之气时，主气少阳相火主事，火气偏胜，可以出现瞀闷不清的心经病候，火胜则湿土之气被抑，临床上则可以出现腹满、食后满闷的脾经病候。

"太阳在泉，寒复内余，则腰尻痛，屈伸不利，股胫足膝中痛。""寒"指寒凉之气。"寒复内余"，此处指寒凉之气侵犯人体内部。"腰尻痛"，指腰骶部疼痛。"屈伸不利"，指人体肢体运动障碍。"股胫足膝中痛"，即下肢痛。全句意谓太阳在泉之年，下半年气候寒冷，人体容易出现腰骶部疼痛及下肢疼痛和运动障碍等候，此处"寒复内余"的含义与前述阳明司天"清复内余"的含义相似，意在说明太阳寒水在泉之年，虽然亦有主胜、客胜之分，但在具体分析下半年气候、物候、病候时，仍应以在泉之气为主。

3. 运气致病之治

卑监之治：己年，岁土不及，木胜金复，气客于脾。陈氏用白术厚朴汤，治脾虚风冷所伤，心腹胀满，疼痛，四肢筋骨重弱，肌肉瞤动酸楚，善怒，霍乱吐泻，或胸胁暴痛，下引少腹，善太息，食少，失味之候。药用白术、炙甘草、大枣、桂心、干姜、厚朴、半夏、生姜、藿香、青皮。

木疫之刺：大凡人脾病，遇太阴司天失守，感而三虚，又遇六己岁，土运不及之年，风邪侵犯，形成木疫。先刺足阳明经原穴冲阳，以补后天生化之源，再刺脾俞，以补脾阳，健脾运，除脾湿。实乃原俞刺方。尚可刺脾经原穴太白。

太阴司天之治：太阴司天，湿淫所胜，则沉阴且布，雨变枯槁，胕肿骨痛阴痹，阴痹者按之不得，腰脊头项痛，时眩，大便难，阴气不用，饥不欲食，咳唾则有血，心如悬，病本于肾。太溪绝，死不治。湿淫所胜，平以苦热，佐以酸辛，以苦燥之，以淡泄之。湿上甚而热，治以苦温，佐以甘辛，以汗为故而止。

太阴之胜之治：太阴之胜，则火气内郁，疮疡于中，流散于外，病在胸胁，甚则心痛热格，头痛，喉痹，项强，又或湿气内郁，寒迫下焦，少腹满，腰椎痛强，注泄，足下湿，头重胕肿，足胫肿，饮发于中，胕肿于上。太阴之胜，治以咸热，佐以辛甘，以苦泻之。

凡此太阴司天之政，气化运行后天。阴专其政，阳气退避，大风时起，天气下降，地气上腾，原野昏霿，白埃四起，云奔南极，寒雨数至，物成于差夏。民病寒湿，腹满，身胀胕肿，痞逆，寒厥拘急。湿寒合德，黄黑埃昏，流行气交，上应镇星、辰星。其政肃，其令寂，其谷黅玄。故阴凝于上，寒积于下，寒水胜火，则为冰雹，阳光不治，杀气乃行。故有余宜高，不及宜下，有余宜晚，不及宜早，土之利，气之化也，民气亦从之，间谷命其太也。故岁宜以苦燥之、温之，甚者发之、泄之，不发不泄，则湿气外溢，肉溃皮坼，而水血交流。以苦燥之温之，苦从火化，燥以治湿，温以治寒也，发之泄之，发散可以逐寒，渗泄可以祛湿也。必赞其阳火，令御其寒。岁气阴寒，故当扶阳，从气异同少多其判也，同寒者以热化，同湿者以燥化，异者少之，同者多之。虽以热以燥，各有分治，然或少或多，当因运气异同，随其宜而酌用。用凉远凉，用寒远寒，用温远温，用热远热，食宜同法，假者反之，此其道也，反是者病也。

太阳在泉之治：太阳在泉，寒淫所胜，则凝肃惨栗。民病少腹控睾引腰脊，上冲心痛，血见，嗌痛颔肿。寒淫于内，治以甘热，佐以苦辛，以咸泻之，以辛润之，以苦坚之。

备化之治：丑未之岁，太阴司天，太阳在泉，方用备化汤：木瓜、牛膝、茯神、附子、熟地黄、覆盆子、甘草、生姜。

己未年少阴不退位、太阴不迁正之治：民病膈热，咽干，血溢，惊骇，小便赤涩，丹瘤疹，疮疡留毒。又病手足肢节肿满，大腹水肿，填臆不食，飧泄，胁满，四肢不举。此以丑未之年犹行子午之令，雨化不行，热气尚治也。丑未阴年，火欲升，而天之水抑之，当刺心包之荥劳宫穴。木欲降，而地晶之金窒之，当刺手太阴之所出少商穴、手阳明之所入曲池穴。

运气将胜之治：木将行胜之治，于十二月先取其化源，泻肝之原太冲。其用药者，即用辛平之，罚木之胜。用甘全之，佐土之衰。无令食酸物，佐木之胜也。火将行胜之治，于三月迎取其化源，泻包络之原大陵。其用药者，即用咸平之，罚火之胜也。用辛全之，补金之衰。勿食其苦物，佐火之胜也。土将行胜之治，于五月迎取其化源，泻脾之原太白。其用药者，用酸平之，罚土之胜。用咸全之，补肾之衰。勿食其甘物，佐土之胜也。金将行胜之治，于六月迎取其化源，泻肺之原太渊。

其用药者，即用苦平之，罚金之胜。用酸全之，补肝之衰。勿食其辛物，佐金之胜也。水将行胜之治，于九月迎取其化源，泻肾之原太溪。其用药者，即用甘以平之，罚肾气之胜也。用苦全之，补心气之衰也。无令食咸物，佐肾之胜也。

五十七、庚申年

庚申年，运气主岁之纪，《素问·六元正纪大论》云："上少阳相火，中太商金运，下厥阴木，火化七，清化九，风化三，正化度也。其化上咸寒，中辛温，下辛凉，药食宜也。"此段经文表述了庚申岁，上临少阳相火司天，中为太商金运太过，下加厥阴风木在泉，并记述了火化、清化、风化之象数及药食之用。

庚申岁，运气相临，气克运，为天刑之年。

1. 岁运概况

岁金太过，岁运素天，坚成之纪。金运太过之年，申为少阳相火司天，火克金，故庚申年为平气审平之纪。庚岁北政，太商之音。岁气燥行，天气洁，地气明，阳气随阴，肃杀凋零。肝木受邪，病则腹胁痛，目赤，体重胸痛，胁满引小腹，耳无闻，甚则喘咳逆气，背、肩、尻、阴、股、膝、髀、腨、胻、足痛。

金运太过之年，金气偏胜，金克木，致木郁至极而发。民病胃脘当心而痛，上支两胁，膈咽不通，食饮不下，甚则耳鸣眩转，目不识人，善暴僵仆。木郁达之，宜疏泄肝气，用条达之法。

2. 岁气概况

少阳司天，火气下临，肺气上从，白起金用，草木眚，火见燔焫，革金且耗，大暑以行，咳嚏鼽衄，鼻窒曰疡，寒热胕肿。风行于地，尘沙飞扬，心痛，胃脘痛，厥逆，膈不通，其主暴速。

厥阴在泉，风淫所胜，则地气不明，平野昧，草乃早秀。民病洒洒振寒，善伸数欠，心痛支满，两胁里急，饮食不下，膈咽不通，食则呕，腹胀善噫，得后与气则快然如衰，身体皆重。

少阳司天、厥阴在泉之年，初气，厥阴风木，少阴君火加临。天时热风伤人，时气流行。民病温病乃起，病气怫于上，血溢目赤，咳逆，头痛，血崩，胁满痛，皮肤生疮。

二气，少阴君火，太阴湿土加临。天时时雨至，火反郁，风不胜湿。民病热郁于上，咳逆吐，胸嗌不利，头痛身热，昏愦，脓疮。

三气，少阳相火，少阳相火加临。天时热暴至，草萎河干，大暑炎亢，湿化晚布，大旱。民病热病，聋瞑，血溢，脓疮，咳逆，衄䘐，发渴，喉痹，目赤，善暴死。

四气，太阴湿土，阳明燥金加临。天时凉风至，炎暑未去，风雨及时。民病，民气和平，身重中满，脾寒泄泻。

五气，阳明燥金，太阳寒水加临。天时阳乃去，寒乃来，雨乃降，刚木早调。民病，民避寒邪，君子周密，病则骨痿，目赤痛。

终气，太阳寒水，厥阴风木加临。天时地风正，寒风飘扬，万物反生，寒气至，雨生鳞虫。民病关节不禁，心腹痛，阳气不藏。

六气客主之胜："少阳司天，客胜则丹胗外发，及为丹熛疮疡，呕逆，喉痹，头痛，嗌肿，耳聋，血溢，内为瘛疭。"少阳司天之年，上半年气候十分炎热。客气初之气为少阴君火，二之气为太阴湿土，三之气为少阳相火。因此在少阳司天之年，在初之气时，人体由于热气偏胜而出现"丹胗外发""喉痹""嗌肿""血溢"等心、小肠经之病候，因为"诸痛疮疡，皆属于心","心主血","手少阴之脉……从心系上挟咽","手太阳之脉……循咽,下膈",咽喉为手少阴心及手太阳小肠循行部位。在二气时,人体可以出现呕逆等脾胃经之病证,因为"胃主纳","脾主化",湿邪中阻即可发生呕逆。在三之气时,人体可以出现"丹熛疮疡""耳聋""瘰疬"等心火炽盛的病候,因为"丹熛疮疡"属于火胜,"瘰疬"属于热极。"主胜则胸满,咳,仰息,甚而有血,手热。""主胜",即主气偏胜。由于主气初之气为厥阴风木,因此初之气偏胜时,人体可以因肝气偏胜而出现胸满肝经病候。二之气为少阴君火,三之气为少阳相火,因此二之气、三之气偏胜时,人体可以因心气偏胜而出现出血、手热之候,因为心主血,手掌心属于手厥阴心包经的循行部位。"咳",即咳嗽。"仰息",即仰头呼吸,表示呼吸困难,属于肺之病候。此乃火胜刑金,心病传肺而出现的肺经病候。

"厥阴在泉,客胜则大关节不利,内为痉强拘瘛,外为不便。"厥阴风木在泉,下半年气候偏温,风气偏胜。客气四之气为阳明燥金,五之气为太阳寒水,终之气为厥阴风木。在四之气时,由于金胜可以乘木,因而在临床上表现为"大关节不利,外为不便"肢体运动障碍等证候。在五之气时,寒气偏胜,寒胜收引,可出现上述"痉强拘瘛"等证候。特别是在终之气时,厥阴风木主时,又是该年的在泉之气,所以上述症状就更加突出。"主胜则筋骨繇并,腰腹时痛。""主胜",即主气偏胜。每年主气四之气为太阴湿土,五之气为阳明燥金,终之气为太阳寒水,年年居恒不变。全句意谓厥阴在泉之年,下半年主气四之气、终之气偏胜时,可以出现腰痛、腹痛等脾经病或肾经病之候。五之气偏胜时,由于金胜乘木,而出现"筋骨繇并"等肝经病之候。

3. 运气致病之治

坚成之治:六庚年,岁金太过,金克木,肝木受邪,甚则木之子火气来复。陈氏用牛膝木瓜汤，治肝虚燥胜，胁连少腹拘急，疼痛，耳聋，目赤，咳逆，肩背连尻、阴、股、膝、髀、腨、胻皆痛之候。药用牛膝、木瓜、白芍、杜仲、枸杞、天麻、黄松节、菟丝子、炙甘草、生姜、大枣。

少阳司天之治：少阳司天，火淫所胜，则温气流行，金政不平，民病头痛，发热恶寒而疟，热上皮肤痛，色变黄赤，传而为水，身面胕肿，腹满仰息，泄注赤白，疮疡，咳唾血，烦心，胸中热，甚则鼽衄，病本于肺。天府绝，死不治。火淫所胜，平以咸冷，佐以苦甘，以酸收之，以苦发之，以酸复之。

少阳之胜之治：少阳之胜，热客于胃，烦心心痛，目赤欲呕，呕酸善饥，耳痛溺赤，善惊谵妄，暴热消烁，草萎水涸，介虫乃屈，少腹痛，下沃赤白。少阳之胜，治以辛寒，佐以甘咸，以甘泻之。

凡此少阳司天之政，气化运行先天。天气正，地气扰，风乃暴举，木偃沙飞，炎火乃流，阴行阳化，雨乃时应，火木同德，上应荧惑、岁星。其谷丹苍，其政严，其令扰。故风热参布，云物沸腾，太阴横流，寒乃时至，凉雨并起。民病寒中，外发疮疡，内为泄满。故圣人遇之，和而不争。往复之作，民病寒热，疟泄，聋瞑，呕吐，上怫肿色变。故岁宜咸、宜辛、宜酸，渗之、泄之、渍之、发之，观气寒温以调其过，同风热者多寒化，异风热者少寒化。用热远热，用温远温，用寒远寒，用凉远凉，食宜同法，此其道也。有假者反之，反是者，病之阶也。

厥阴在泉之治：岁厥阴在泉，风淫所胜，则地气不明，平野昧，草乃早秀。民病洒洒振寒，善伸数欠，心痛支满，两胁里急，饮食不下，膈咽不通，食则呕，腹胀善噫，得后与气则快然如衰，身体皆重。风淫于内，治以辛凉，佐以苦，以甘缓之，以辛散之。

升明之治：寅申之岁，少阳相火司天，厥阴风木在泉，方用升明汤：紫檀香、车前子、青皮、半夏、酸枣仁、蔷薇、生姜、炙甘草。

庚申年太阴不退位、少阴不迁正之治：民病四肢少力，食饮不下，足胫寒，阴痿闭塞，失溺，小便数，泄注淋沥。又病痎疟，骨热，心悸惊骇，甚时血溢。此以寅申之年犹行丑未之令，火气不行，湿乃布天也。寅申阳年，金欲升，而天之火抑之，当刺手太阴之经经渠穴，先左后右。火欲降，而地元之水窒之，当刺足少阴之所出涌泉穴、足太阳之所入委中穴，先左后右。

运气将胜之治：木将行胜之治，于十二月先取其化源，泻肝之原太冲。其用药者，即用辛平之，罚木之胜。用甘全之，佐土之衰。无令食酸物，佐木之胜也。火将行胜之治，于三月迎取其化源，泻包络之原大陵。其用药者，即用咸平之，罚火之胜也。用辛全之，补金之衰。勿食其苦物，佐火之胜也。土将行胜之治，于五月迎取其化源，泻脾之原太白。其用药者，用酸平之，罚土之胜。用咸全之，补肾之衰。勿食其甘物，佐土之胜也。金将行胜之治，于六月迎取其化源，泻肺之原太渊。其用药者，即用苦平之，罚金之胜。用酸全之，补肝之衰。勿食其辛物，佐金之胜也。水将行胜之治，于九月迎取其化源，泻肾之原太溪。其用药者，即用甘以平之，罚肾气之胜也。用苦全之，补心气之衰也。无令食咸物，佐肾之胜也。

五十八、辛酉年

辛酉年，运气主岁之纪，《素问·六元正纪大论》云："上阳明金，中少羽水运，下少阴火，雨化风化胜复同，邪气化度也。灾一宫，清化九，寒化一，热化七，正化度也。其化上苦小温，中苦和，下咸寒，药食宜也。"此段经文表述了辛酉年，上临阳明燥金，中为少羽水运不及，下加少阴君火在泉，并记述了灾宫、清化、寒化、热化之象数及其药食之用。

辛酉年，气生运，为顺化之年。

1. 岁运概况

岁水不及，岁运玄天，涸流之纪，辛岁北政，少羽之音。岁气水泉减，草木茂。肾水受邪，病则身重，濡泄，肿满，腰膝痛，足痿，清厥，甚则跗肿，肾气不行。

水运不及之年，土气束水，致水郁至极而发。民病寒客心痛，腰椎痛，大关节不利，屈伸不便，善厥逆，痞坚腹满。水郁折之，宜用驱逐水郁之法。

2. 岁气概况

阳明司天，燥气下临，肝气上从，苍起木用而立，土乃眚，凄沧数至，木伐草萎，胁痛目赤，掉振鼓栗，筋痿不能久立。暴热至，土乃暑，阳气郁发，小便变，寒热如疟，甚则心痛，火行于槁，流水不冰，蛰虫乃见。

少阴在泉，热淫所胜，则焰浮川泽，阴处反明。民病腹中常鸣，气上冲胸，喘不能久立，寒热，皮肤痛，目瞑齿痛，颇肿，恶寒发热如疟，少腹中痛，腹大，蛰虫不藏。

阳明司天、少阴在泉之年，初气，厥阴风木，太阴湿土加临，主胜则逆。天时阴始凝，水乃冰，寒雨化，花开迟。民病热胀面肿，鼽衄，欠嚏，呕吐，小便黄赤，甚则淋。

二气，少阴君火，少阳相火加临。天时臣居君位，大热早行。民病疫疠大至，善暴死。

三气，少阳相火，阳明燥金加临，主胜则逆。天时燥热交合，凉风间发。民病上逆下冷，疟痢，心烦不食。

四气，太阴湿土，太阳寒水加临，主胜则逆。天时早秋，寒雨害物。民病暴仆振栗，妄言少气，咽干引饮，心痛臆肿，疮疡寒疟，骨痿便血。

　　五气，阳明燥金，厥阴风木加临，主胜则逆。天时春令又行，草木盛，生雨，生介虫。民病，气和，热行包络，面浮上壅。

　　终气，太阳寒水，少阴君火加临，主胜则逆，不相得。天时气候反温，蛰虫出现，流水不冰，此下克上。民病伏邪湿毒，季春发疫。

　　六气客主之胜："阳明司天，清复内余，则咳嗌塞，心膈中热，咳不止，而白出血者死。""清"，指清凉之气。"清复内余"，此处指清凉之气侵犯人体内脏。"咳衄嗌塞"，指咳嗽、鼻出血、咽喉不利。"心膈中热"，指胸中发热。"白"，此处指肺。"白血"，即肺出血。全句意谓阳明司天之年，上半年气候偏凉、偏燥，人体容易发生"咳衄嗌塞"等肺经病候。如果肺病太甚，出现"咳不止"及咳血时，则预后不良。此节不言客胜主胜，但言"清复内余"，以明六气虽有客主之胜，而皆病司天之气。

　　"少阴在泉，客胜则腰痛，尻、股、膝、髀、腨、胻、足病，瞀热以酸，胕肿不能久立，溲便变。"少阴君火在泉之年，下半年气候偏热。客气四之气为太阳寒水，五之气为厥阴风木，终之气为少阴君火，因此少阴在泉之年，在下半年四之气时，可以出现腰、尻、股、膝、髀、腨、胻、足病等肾与膀胱经病证，因为这些部位都是肾与太阳膀胱经的循行部位。在五之气时，可以出现"瞀热以酸"等肝经病候，因为"瞀热"即头眩晕不清属于肝病，"吐酸"也属于肝病。在终之气时，可以出现"溲便变"等心与小肠经病候。"溲便变"，即心热下移，致小肠泌清别浊功能失司，而小便变为黄赤。"主胜则厥气上行，心痛发热，膈中众痹皆作，发于胠胁。魄汗不藏，四逆而起。"每年主气四之气为太阴湿土，五之气为阳明燥金，终之气为太阳寒水。少阴在泉之年，下半年气候偏热，但主气四之气偏胜时，则出现"心痛发热"等脾胃病证候。此处之"心痛"，即胃脘痛，其发生常与脾胃不和、湿热内蕴有关。主气五之气偏胜时，则出现"魄汗不藏"等肺经病候，因为肺合皮毛，司开阖，汗出不止多由肺气不固所致。主气终之气为太阳寒水，在寒气偏胜时人体可因寒凝经脉而发生痹、厥的病候。

3. 运气致病之治

涸流之治：六辛年，岁水不及，土胜木复，肾病。陈氏用五味子汤，治肾虚，坐卧湿地，腰膝重着疼痛，腹胀满，濡泻无度，行步艰难，足痿清厥，甚则浮肿，面色不常，或筋骨并辟，目视昏暗，膈中咽痛之候。药用五味子、附子、山茱萸、巴戟天、鹿茸、熟地黄、杜仲、生姜、盐。

土疫之刺：大凡人肾病，遇太阳司天失守，感而三虚，又遇六辛岁，水运不及之年，湿邪侵犯，形成土疫。先刺足太阳经原穴京骨，以通达敷布阳气，再刺肾俞，以益肾壮火而消阴翳。实乃原俞刺方。尚可取肾经原穴太溪。

阳明司天之治：阳明司天，燥淫所胜，则木乃晚荣，草乃晚生，筋骨内变，民病左胠胁痛，寒清于中，感而疟，咳，腹中鸣，注泄鹜溏，心胁暴痛，不可反侧，嗌干面尘，腰痛，丈夫癫疝，妇人少腹痛，目昧眦疡，疮痤痈，蛰虫来见，病本于肝。太冲脉绝，死不治。燥淫所胜，平以苦温，佐以酸辛，以苦下之。

阳明之胜之治：阳明之胜，清发于中，左胠胁痛，溏泻，内为嗌塞，外发癫疝。大凉肃杀，华英改容，毛虫乃殃，胸中不便，嗌塞而咳。阳明之胜，治以酸温，佐以辛甘，以苦泄之。

凡此阳明司天之政，气化运行后天。天气急，地气明，阳专其令，炎暑大行，物燥以坚，淳风乃治，风燥横运，流于气交，多阳少阴，云趋雨府，湿化乃敷。燥极而泽，其谷白丹，间谷命太者，其耗白甲品羽，金火合德，上应太白、荧惑。其政切，其令暴，蛰虫乃见，流水不冰，民病咳，嗌塞，寒热发暴，振栗癃闭，清先而劲，毛虫乃死，热后而暴，介虫乃殃，其发躁，胜复之作，扰而大乱，清热之气，持于气交。故食岁谷以安其气，食间谷以去其邪，岁宜以咸、以苦、以辛，汗之、清之、散之，安其运气，无使受邪，折其郁气，资其化源。以寒热轻重少多其制，同热者多天化，同清者多地化。用凉远凉，用热远热，用寒远寒，用温远温，食宜同法。有假者反之，此其道也。反是者，乱天地之经，扰阴阳之纪也。

审平之治：卯酉之岁，阳明司天，少阴在泉，方用审平汤：远志、紫檀香、天冬、山茱萸、白芍、白术、炙甘草、生姜。

少阴在泉之治：少阴在泉，热淫所胜，则焰浮川泽，阴处反明。民病腹中常鸣，气上冲胸，喘不能久立，寒热，皮肤痛，目暝齿痛，颛肿，恶寒发热如疟，少腹中痛，腹大，蛰虫不藏。热淫于内，治以咸寒，佐以甘苦，以酸收之，以苦发之。

辛酉年少阳不退位、阳明不迁正之治：民病少气，寒热更作，便血，上热，小腹坚满，小便赤沃，甚则血溢。又病寒热鼽嚏，皮毛折，爪甲枯焦，甚则喘嗽息高，悲伤不乐。此以卯酉之年犹行寅申之令，火尚布天，金化不行也。卯酉阴年，水欲升，而天之土抑之，当刺足少阴之合阴谷穴，先左后右。土欲降，而地苍之木窒之，当刺足厥阴之所出大敦穴、足少阳之所入阳陵泉穴。

运气将胜之治：木将行胜之治，十二月先取其化源，泻肝之原太冲。其用药者，即用辛平之，罚木之胜。用甘全之，佐土之衰。无令食酸物，佐木之胜也。火将行胜之治，于三月迎取其化源，泻包络之原大陵。其用药者，即用咸平之，罚火之胜也。用辛全之，补金炎衰。勿顺其苦物，佐火之胜也。土将行胜之治，于五月迎取其化源，泻脾之原太白。其用药者，即用酸平之，罚土之胜。用咸全之，补肾之衰。勿食其甘物，佐土之胜也。金将行胜之治，于六月迎取其化源，泻肺之原太渊。其用药者，即用苦平之，罚金之胜。用酸全之，补肝之衰。勿食其辛物，佐金之胜也。水将行胜之治，于九月迎取化源，泻肾之原太溪。其用药者，即用甘平之，罚肾气之胜也。用苦全之，补心气之衰也。无令食咸物，佐肾之胜也。

五十九、壬戌年

壬戌年，运气主岁之纪，《素问·六元正纪大论》云："上太阳水，中太角木运，下太阴土，寒化六，风化八，雨化五，正化度也。其化上苦温，中酸和，下甘温，药食宜也。"表述了壬戌年，上临太阳寒水司天，中为太角木运太过，下加太阴湿土在泉，并记述了该年寒化、风化、雨化之象数及其药食之用。

壬戌年，气生运，为顺化之年。

1. 岁运概况

岁木太过，岁运苍天，发生之纪，壬岁北政，太角之音。岁气风气流行，生气淳化，万物以荣，其变振拉摧拔。脾土受邪，病飧泄，食减体重，肠鸣腹痛，胁满。

木运太过之年，风气偏胜，木克土，致土郁至极而发。民病心腹胀，肠鸣而为数后，甚则心痛胁胀，呕吐霍乱，饮发注下，胕肿身重。土郁夺之，宜用去壅导滞之法。

2. 岁气概况

太阳司天，寒气下临，心气上从，而火且明，丹起，金乃眚，寒清时举，胜则水冰，火气高明，心热烦，嗌干善渴，鼽嚏，喜悲数欠，热气妄行，寒乃复，霜不时降，善忘，甚则心痛。土乃润，水丰衍，寒客至，沉阴化，湿气变物，水饮内稸，中满不食，皮㾌肉苛，筋脉不利，甚则胕肿，身后痈。

太阴在泉，草乃早荣，湿淫所胜，则埃昏岩谷，黄反见黑，至阴之交。民病饮积心痛，耳聋浑浑焞焞，嗌肿喉痹，阴病血见，少腹痛肿，不得小便，病冲头痛，目似脱，项似拔，腰似折，髀不可以回，腘如结，腨如别。

太阳司天、太阴在泉之年，初气，厥阴风木，少阳相火加临。天时气早暖，草早荣，温疫至。民病温疫，身热头痛，呕吐，疮疡。

二气，少阴君火，阳明燥金加临，主胜则逆，不相得。天时大凉反至，草乃遇寒，火气遂抑。民病气郁中满，风肿。

三气，少阳相火，太阳寒水加临。天时寒热不时，寒气间至，热争。民病寒反热中，痈疽，注下，心热闷瞀，逆，吐利，不治者死。

四气，太阴湿土，厥阴风木加临。天时风湿交争，雨生倮虫，木盛生风，暴雨摧拔。民病大热，少气足痿，注下赤白，血滞成痈。

五气，阳明燥金，少阴君火加临。天时湿热而寒，客行主令。民病，气舒，病则血热妄行，肺气壅。

终气，太阳寒水，太阴湿土加临。天时地气正，湿令行，凝阴寒雪。民病，病乃凄惨，孕死，脾受湿，肺旺肾衰。

六气客主之胜："太阳司天，客胜则胸中不利，出清涕，感寒则咳。"太阳寒水司天之年，上半年气候偏冷。客气初之气为少阳相火，二之气为阳明燥金，三之气为太阳寒水，因此太阳司天之年，在初之气时，人体可以出现"胸中不利"等心经病候，因为胸中为心及心包所居部位。在二之气时可以出现"出清涕"等肺经病候，因为肺开窍于鼻。在三之气时，也可以出现咳嗽等肺经病候，因为这一段时间中气候寒冷，寒束肌表，就可以发生咳嗽。"主胜则喉嗌中鸣。""主胜"，即主气偏胜。主气初之气为厥阴风木，二之气为少阴君火，三之气为少阳相火。"喉嗌中鸣"，即咽喉不利，与心肺疾病有关。全句意谓太阳司天之年，上半年气候虽然偏冷，但在主气偏胜时，特别是二之气、三之气偏胜时，人体可以因火气偏胜而出现心热，以及由于心病传肺，火胜刑金而出现心肺疾病，在临床上表现为"喉嗌中鸣"等病候。

"太阴在泉，客胜则足痿下重，便溲不时，湿客下焦，发而濡泻，及为肿，隐曲之疾。"太阴湿土在泉之年，下半年气候偏湿。客气四之气为厥阴风木，五之气为少阴君火，终之气为太阴湿土，因此太阴在泉之年，在下半年四之气时可以出现"足痿下重""隐曲之疾"等肝经病候。"足痿"，即下肢运动障碍，行走不能。"隐曲之疾"，指月经不调，小便不利。因为肝主疏泄，主动，主筋，主外阴，所以这些证候，多属肝经病候。在五之气时，可以出现"便溲不时"等小肠经病候，因为心合小肠，心移热于小肠，其泌清别浊功能失司。在终之气时，可以出现"濡泻""肿"等脾病经之候，因为脾主湿，主运化，湿则濡泻，甚则为肿。"主胜则寒气逆满，食饮不下，甚则为疝。""主胜"，是指主气的终之气太阳寒水偏胜。"逆满"，是指胃脘胀满。"疝"，指寒疝，亦即少腹或阴囊睾丸疼痛。此句意谓太阴在泉之年，如果主气终之气寒气偏胜，人体可因为寒而出现心下"逆满""食饮不下""寒疝"等里寒病候。

3. 运气致病之治

发生之治：壬年，岁木太过，风木克湿土，脾土受邪，甚则土之子金气来复。陈氏用苓术汤，治脾胃感风，飧泄注下，肠鸣腹满，四肢重滞，善怒，眩冒，颠晕，或左胁偏疼之候。药用白茯苓、白术、炙甘草、厚朴、青皮、干姜、半夏、草果、生姜、大枣。

木疫之刺：刚柔失守，次三年化木疫，行木疫之刺。壬戌年，木运太过，先刺补脾俞，隔三日再刺肝经足厥阴所出大敦穴。因为木运太过则乘脾土，所以要先补脾土刺脾俞，然后再刺足厥阴井穴大敦，泻木之太过。次三年化疫，亦行此刺。

太阳司天之治：太阳司天，寒淫所胜，则寒气反至，水且冰，运火炎烈，雨暴乃雹。血变于中，发为痈疡，民病厥心痛，呕血血泄，鼽衄善悲，时眩仆，胸腹满，手热肘挛，腋肿，心澹澹大动，胸胁胃脘不安，面赤目黄，善噫嗌干，甚则色炲，渴而欲饮，病本于心。神门脉绝，死不治。寒淫所胜，平以辛热，佐以甘苦，以咸泻之。

太阳之胜之治：太阳之胜，凝栗且至，非时水冰，羽乃后化。痔疟发，寒厥入胃，则内生心痛，阴中乃疡，隐曲不利，互引阴股，筋肉拘苛，血脉凝泣，络满色变，或为血泄，皮肤痞肿，腹满食减，热反上行，头项囟顶脑户中痛，目如脱。寒入下焦，传为濡泻。太阳之胜，治以甘热，佐以辛酸，以咸泻之。

凡此太阳司天之政，气化运行先天。天气肃，地气静，寒临太虚，阳气不令，水土合德，上应辰星、镇星。其谷玄黅，其政肃，其令徐。寒政大举，泽无阳焰，则火发待时。少阳中治，时雨乃涯，上极雨散，还于太阴，云朝北极，湿化乃布，泽流万物，寒敷于上，雷动于下，寒湿之气，持于气交。民病寒湿，发肌肉痿，足痿不收，濡泻血溢。故岁宜苦以燥之、温之，必折其郁气，先资其化源，抑其运气，扶其不胜，无使暴过而生其疾，食岁谷以全其真，避虚邪以安其正，适气同异多少制之，同寒湿者燥热化，异寒湿者燥湿化，故同者多之，异者少之。用寒远寒，用凉远凉，用温远温，用热远热，食宜同法。假者反常，反是者病，所谓时也。

静顺之治：辰戌之岁，太阳司天，太阴在泉，方用静顺汤：白茯苓、木瓜、牛膝、诃子、附子、干姜、炙甘草、防风。

太阴在泉之治：太阴在泉，草乃早荣，湿淫所胜，则埃昏岩谷，黄反见黑，至阴之交。民病饮积心痛，耳聋浑浑焞焞，嗌肿喉痹，阴病血见，少腹痛肿，不得小便，病冲头痛，目似脱，项似拔，腰似折，髀不可以曲，腘如结，腨如别。湿淫于内，治以苦热，佐以酸淡，以苦燥之，以淡泄之。

壬戌年阳明不退位、太阳不迁正之治：民病呕吐暴注，食饮不下，大便干燥，四肢不举，目瞑掉眩。又病温疠，喉闭嗌干，烦躁而渴，喘息有音。此以辰戌之年犹行卯酉之令，燥尚布天，寒化不行也。辰戌阳年，木欲升，而天之金抑之，当刺足厥阴之井大敦穴。火欲降，而地元之水窒之，当刺足少阴之所出涌泉穴、足太阳之所入委中穴。

运气将胜之治：木将行胜之治，于十二月先取其化源，泻肝之原太冲。其用药者，即用辛平之，罚木之胜。用甘全之，佐土之衰。无令食酸物，佐木之胜也。火将行胜之治，于三月迎取其化源，泻包络之原大陵。其用药者，即用咸平之，罚火之胜也。用辛全之，补金之衰。勿食其苦物，佐火之胜也。土将行胜之治，于五月迎取其化源，泻脾之原太白。其用药者，用酸平之，罚土之胜。用咸全之，补肾之衰。勿食其甘物，佐土之胜也。金将行胜之治，于六月迎取其化源，泻肺之原太渊。其用药者，即用苦平之，罚金之胜。用酸全之，补肝之衰。勿食其辛物，佐金之胜也。水将行胜之治，于九月迎取其化源，泻肾之原太溪。其用药者，即用甘以平之，罚肾气之胜也。用苦全之，补心气之衰也。无令食咸物，佐肾之胜也。

六十、癸亥年

癸亥年，运气主岁之纪，《素问·六元正纪大论》云："上厥阴木，中少徵火运，下少阳相火，寒化雨化胜复同，邪气化度也。灾九宫，风化八，火化二，正化度也。其化上辛凉，中咸和，下咸寒，药食宜也。"此段经文表述了癸亥年，上临厥阴风木司天，中为少徵火运不及，下加少阳相火在泉，并记述了该年灾宫、风化、火化之象数及药食之用。

癸亥年，中运与在泉之气同，为岁会之年。气生运，为顺化之年。

1. 岁运概况

岁火不及，岁运丹天，伏明之纪。岁火不及之年，亥为厥阴司天之年，木生火，火得木助，故癸亥年为平气升明之纪。少徵之音，岁气寒乃盛行，火令不政，物生不长，阳气屈伏，蛰虫早藏。心火受邪，病则胸胁膺背痛，郁冒，暴喑，臂痛。

火运不及之年，水气束火，致火郁至极而发。民病少气，疮疡痈肿，胁、腹、胸、背、面、首、四肢肿胀，胪胀，疡痱，呕逆，瘛疭，骨痛，节乃有动，注下，温疟，腹中暴痛，血溢流注，精液乃少，目赤，心热，甚则督闷懊侬，善暴死。火郁发之，宜宣散火热，用因势利导之法。

2. 岁气概况

厥阴司天，风气下临，脾气上从，而土且隆，黄起，水乃眚，土用革，体重，肌肉痿，食减口爽，风行太虚，云物摇动，目转耳鸣。火纵其暴，地乃暑，大热消烁，赤沃下，蛰虫数见，流水不冰，其发机速。

少阳在泉，火淫所胜，则焰明郊野，寒热更至。民病注泄赤白，少腹痛，溺赤，甚则血便，少阴同候。

厥阴风木司天、少阳相火在泉之年，初气，厥阴风木，阳明燥金加临。天时寒始肃，客行主令，杀气方至。民病寒居右胁，气滞，脾虚胃壅。

二气，少阴君火，太阳寒水加临。天时寒不去，霜雪冰，杀气施，化草焦，寒雨数至。民病热中，气血不升降。

三气，少阳相火，厥阴风木加临。天时风热大作，雨生羽虫。民病泪出，耳鸣，掉眩。

四气，太阴湿土，少阴君火加临。天时热气反用，山泽浮云，暴雨溽湿。民病心受邪，黄疸而为跗肿。

五气，阳明燥金，太阴湿土加临。天时燥湿更胜，沉阴乃布，雨水乃行。民病寒气及体，肺受风，脾受湿，发为疟。

终气，太阳寒水，少阳相火加临，主胜逆，不相得。天时畏火司令，阳乃火化，蛰虫出现，流水不冰，地气大发，草乃生。

六气客主之胜："厥阴司天，客胜则耳鸣掉眩，甚则咳。"厥阴风木司天，上半年气候偏温，风气偏胜。客气初之气为阳明燥金，二之气为太阳寒水，三之气为厥阴风木。厥阴司天之年，上半年特别是三之气时，可以出现"掉眩"等肝经病候，在二之气时可以出现"耳鸣"等肾经病候，在初之气时可以出现"咳"等肺经病候。上述病候的发生是由于该年客气初之气、二之气、三之气偏胜的结果。"主胜则胸胁痛，舌难以言。""主胜"，即主气偏胜。每年主气的初之气为厥阴风木，二之气为少阴君火，三之气为少阳相火。此句意谓厥阴司天之年，上半年主气偏胜时，初之气可以由于风气偏胜而在临床上表现为胸胁痛等肝病之候，二之气、三之气可以由于火热之气偏胜在临床上表现为心病之候。

"少阳在泉，客胜则腰腹痛而反恶寒，甚则下白，溺白。""少阳在泉"，即少阳相火在泉之年。客气四之气为少阴君火，五之气为太阴湿土，终之气为少阳相火。少阴、少阳主火，主热，太阴主湿。因此少阳在泉之年，在下半年所属的这一段时间中，人体就容易出现"腹痛""下白""腰痛""溺白"等肾病证候。"下白"，即黏液便或脓样便。腹痛、下白，属大肠湿热。"溺白"，即尿液混浊。腰痛、溺白，属膀胱湿热。"主胜则热反上行而客于心，心痛发热，格中而呕。""主胜"谓湿土、燥金、寒水之气偏盛。客气少阴君火逆而心痛发热，湿土之气逆则格中而呕。与少阴在泉之年主胜所生诸病候相类。

3. 运气致病之治

伏明之治：伏明之纪，六癸年，岁火不及，水胜心病，甚则土气来复。陈氏用茯神汤治心虚夹寒，胸心中痛，两胁连肩背支满，噎塞，郁冒，朦昧，髋髀挛痛，不能屈伸，或下利溏泄，饮食不进，腹痛，手足痿痹，不能任身。药用黄芪、茯神、远志、紫河车、酸枣仁、生姜、大枣。

水疫之刺：大凡人病心虚，遇君相二火司天失守，又遇六癸岁，火运不及之年，水邪侵犯，形成水疫。先刺手少阳经原穴阳池，以补少阳相火之不足，再刺心俞，以补少阴君火之不足。实乃原俞刺方。尚可刺心经原穴神门。

厥阴司天之治：厥阴司天，风淫所胜，则太虚埃昏，云物以扰，寒生春气，流水不冰。民病胃脘当心而痛，上肢两胁，膈咽不通，饮食不下，舌本强，食则呕，冷泄腹胀，溏泄，瘕水闭，病本于脾。冲阳绝，死不治。风淫所胜，平以辛凉，佐以苦甘，以甘缓之，以酸泄之。

厥阴之胜之治：厥阴之胜，耳鸣头眩，愦愦欲吐，胃膈如寒。大风数举，保虫不滋，胠胁气并，化而为热，小便黄赤，胃脘当心而痛，上肢两胁，肠鸣飧泄，少腹痛，注下赤白，甚则呕吐，膈咽不通。厥阴之胜，治以甘清，佐以苦辛，以酸泻之。

凡此厥阴司天之政，气化运行后天。天气扰，地气正，风生高远，炎热从之，云趋雨府，湿化乃行，风火同德，上应岁星、荧惑。其政挠，其令速，其谷苍丹，间谷言太者，其耗文角品羽。风燥火热，胜复更作，蛰虫来见，流水不冰，热病行于下，风病行于上，风燥胜复形于中。岁宜以辛调上，以咸调下，畏火之气，无妄犯之。用温远温，用热远热，用凉远凉，用寒远寒，食宜同法。有假反常，此之道也，反是者病。

少阳在泉之治：少阳在泉，火淫所胜，则焰明郊野，寒热更至。民病注泄赤白，少腹痛，溺赤，甚则血便，少阴同候。火淫于内，治以咸冷，佐以苦辛，以酸收之，以苦发之。

敷和之治：巳亥之岁，厥阴司天，少阳在泉，方用敷和汤：半夏、酸枣仁、五味子、枳实、茯苓、诃子、干姜皮、炙甘草。

癸亥年太阳不退位、厥阴不迁正之治：民病喜怒，目系转，转筋，淋溲小便。此以巳亥之年，犹行辰戌之令，寒气布天，风化不行也。巳亥阴年，火欲升，而天蓬之水抑之，当刺心包经之荥劳宫穴。金欲降，而地之火窒之，当刺心包经之所出中冲穴、手少阳之所入天井穴。

运气将胜之治：木将行胜之治，于十二月先取其化源也，泻肝之原太冲。其用药者，即用辛平之，罚木之胜。用甘全之，佐土之衰。无令食酸物，佐木之胜也。火将行胜之治，于三月迎取其化源，泻包络之原大陵。其用药者，即用咸平之，罚火之胜也。用辛全之，补金之衰。勿食其苦物，佐火之胜也。土将行胜之治，于五月迎取其化源，泻脾之原太白。其用药者，用酸平之，罚土之胜。用咸全之，补肾之衰。勿食其甘物，佐土之胜也。金将行胜之治，于六月迎取其化源，泻肺之原太渊。其用药者，即用苦平之，罚金之胜。用酸全之，补肝之衰。勿食其辛物，佐金之胜也。水将行胜之治，于九月迎取其化源，泻肾之原太溪。其用药者，即用甘以平之，罚肾气之胜也。用苦全之，补心气之衰也。无令食咸物，佐肾之胜也。

附录二 五运六气推演简表

雨湿	暑热	寒气	清燥		风气		雨湿	风气	寒气
流行	大行	大行	大行		大行		流行	大行	大行
伤肾	伤肺	伤心	伤肝		伤脾		伤肾	伤脾	伤心
太过	不及	太过	不及	平气	不及	平气	不及	太过	不及
土	金	水	木	火	土	金	水	木	火
甲	乙	丙	丁	戊	己	庚	辛	壬	癸
子	丑	寅	卯	辰	巳	午	未	申	酉
少阴	太阴	少阳	阳明	太阳	厥阴	少阴	太阴	少阳	阳明
顺化	顺化	不和	天刑 岁会	天刑	天刑	天刑 同天符	天刑 同岁会	小逆 同天符	不和 同岁会
1984	1985	1986	1987	1988	1989	1990	1991	1992	1093
1924	1925	1926	1927	1928	1929	1930	1931	1932	1933

（续表）

雨湿	暑热	寒气	清燥	暑热	风气	清燥	雨湿	风气	寒气
流行	大行	大行	大行	大行	大行	大行	流行	大行	大行
伤肾	伤肺	伤心	伤肝	伤肺	伤脾	伤肝	伤肾	伤脾	伤心
太过	不及	太过	不及	太过	不及	太过	不及	太过	不及
土	金	水	木	火	土	金	水	木	火
甲	乙	丙	丁	戊	己	庚	辛	壬	癸
戌	亥	子	丑	寅	卯	辰	巳	午	未
太阳	厥阴	少阴	太阴	少阳	阳明	太阳	厥阴	少阴	太阴
不和 岁会 同天符	不和	不和 岁会	不和	天符	小逆	小逆	小逆	小逆	小逆
1994	1995	1996	1997	1998	1999	2000	2001	2002	2003
1934	1935	1936	1937	1938	1939	1940	1941	1942	1943

（续表）

雨湿流行伤肾	平气	寒气大行伤心	平气	暑热大行伤肺	平气	平气	雨湿流行伤肾	风气大行伤脾	平气
太过		太过		太过			不及	太过	
土	金	水	木	火	土	金	水	木	火
甲	乙	丙	丁	戊	己	庚	辛	壬	癸
申	酉	戌	亥	子	丑	寅	卯	辰	巳
少阳	阳明	太阳	厥阴	少阴	太阴	少阳	阳明	太阳	厥阴
顺化	天符	天符	天符	天符	天符	天刑	顺化	顺化	顺化
	岁会 太乙天符				岁会 太乙天符				同岁会
2004	2005	2006	2007	2008	2009	2010	2011	2012	2013
1944	1945	1946	1947	1948	1949	1950	1951	1952	1953

（续表）

气	运	伤	太过/不及	五行	天干	地支	司天	关系	岁会	公元年
雨湿	流行	伤肾	太过	土	甲	午	少阴	顺化		2014 1954
暑热	大行	伤肺	不及	金	乙	未	太阴	顺化		2015 1955
寒气	大行	伤心	太过	水	丙	申	少阳	不和		2016 1956
清燥	大行	伤肝	不及	木	丁	酉	阳明	天刑		2017 1957
平气				火	戊	戌	太阳	天刑		2018 1958
风气	大行	伤脾	不及	土	己	亥	厥阴	天刑		2019 1959
平气				金	庚	子	少阴	天刑	同天符	2020 1960
雨湿	流行	伤肾	不及	水	辛	丑	太阴	天刑	同岁会	2021 1961
风气	大行	伤脾	太过	木	壬	寅	少阳	小逆	同天符	2022 1962
寒气	大行	伤心	不及	火	癸	卯	阳明	不和	同岁会	2023 1963

（续表）

雨湿	暑热	寒气	清燥	暑热	风气	清燥	平气	风气	寒气
流行	大行	大行	大行	大行	大行	大行		大行	大行
伤肾	伤肺	伤心	伤肝	伤肺	伤脾	伤肝		伤脾	伤心
太过	不及	太过	不及	太过	不及	太过		太过	不及
土	金	水	木	火	土	金	水	木	火
甲	乙	丙	丁	戊	己	庚	辛	壬	癸
辰	巳	午	未	申	酉	戌	亥	子	丑
太阴	厥阴	少阴	太阴	少阳	阳明	太阴	厥阴	少阴	太阴
不和 岁会 同天符	不和	不和	不和	天符	小逆	小逆	小逆	小逆	小逆
2024	2025	2026	2027	2028	2029	2030	2031	2032	2033
1964	1965	1966	1967	1968	1969	1970	1971	1972	1973

（续表）

项目	2034/1974	2035/1975	2036/1976	2037/1977	2038/1978	2039/1979	2040/1980	2041/1981	2042/1982	2043/1983
气	雨湿	平气	寒气	平气	暑热	平气	平气	雨湿	风气	平气
行	流行		大行		大行			流行	大行	
伤	伤肾		伤心		伤肺			伤肾	伤脾	
太过/不及	太过		太过		太过			不及	太过	
五行	土	金	水	木	火	土	金	水	木	火
天干	甲	乙	丙	丁	戊	己	庚	辛	壬	癸
地支	寅	卯	辰	巳	午	未	申	酉	戌	亥
六气	少阳	阳明	太阳	厥阴	少阴	太阴	少阳	阳明	太阳	厥阴
化	顺化	天符	天符	天符	天符	天符	天刑	顺化	顺化	顺化
特殊					岁会	岁会				同岁会
					太乙天符	太乙天符				

跋

唐·王冰序《黄帝内经素问》云："且将升岱岳，非径奚为？欲诣扶桑，无舟莫适。"此约言《灵》《素》乃医理之总汇，临证之极则，此不废江河万古流也。对此，元·罗天益云："凡学医道，不看《内经》，不求病源，妄意病证，又执其方，此皆背本趋末之务。"而家父吉忱公在余习医之初，即以清·黄元御"理必《内经》，法必仲景，药必《本经》"之训勉励，此训遂成为余一生学以致用之圭臬。故躬身杏林，学研《内经》，积有岁月，而有《〈内经〉中的古中医学——中国象数医学概论》《经络腧穴原始》《五运六气三十二讲》结集。

《素问·气交变大论》云："善言天者，必应于人；善言古者，必验于今；善言气者，必彰于物；善言应者，同天地之化；善言化言变者，通神明之理。"《灵枢·顺气一日分为四时》云："顺天之时，而病可与期，顺者为工，逆者为粗。"明·张介宾《类经图翼》亦云："气者天地之气候，数者天地之定数。天地之道，一阴一阳而尽之。升降有期而气候行，阴阳有数而次第立。"此即中医学中的五运六气学说，它是我国古代医家在观测气象、物候的基础上，演变而应用到医学上来的一门学科。它将自然界气候现象和生物现象统一起来，把自然界物候和人体的发病统一起来，从客观上认识时间、气候变化与人体健康和疾病的关系，故它是中医基础理论的重要组成部分。清·徐文弼《寿世传真》云："盖医之一道，须上知天文，下知地理，

中知人事。三者俱明，然后可以语人之疾病。"可见历代医家
对运气学说的重视。

20 世纪 60 年代，余在家父吉忱公的指导下，宗《内经》
"善言天者，必应于人"的观点，开始了对运气学的研究。
1980 年，完成了"五运六气学说浅谈"一文，在简要介绍了运
气学说的基本内容之后，从物候节律、气候变化、发病情况和
临床治疗等四个方面探讨了运气学说的科学价值，认为：运气
学说"因受历史条件的限制，尽管有它一定的局限性，但就其
科学价值而言，仍堪称为中医学的一份宝贵遗产。无论从理论
上，或是方法上，都自成体系，它有着中医学自己的特点，它
闪烁着我们民族文化的灿烂光辉"。其后进而钩沉其渊源，于
1982 年撰有"运气学说渊源及其在《内经》中的地位"一文，
认为："五运六气学说，是古代医学家对'天人合一'宏观世
界的观察后总结出来的，它源于阴阳五行学说，集大成于《黄
帝内经》一书中。"《黄帝内经》论及运气的篇章约三分之二，
《素问》的后期作品，则是运气的专篇，余通过对这一现况的
考证，萌发了复归《内经》时代中医学的想法，后来余名之曰
"中国象数医学"。有了思想的萌芽，余以后的研究方显深刻和
条理化。1983 年，有"试谈五运六气学说中的系统论思想"一
文，该文从五个方面探讨运气学说中所寓有的系统论思想：一，
从"太虚寥廓，肇基化元"，谈运气学说所反映的系统论思想；
二，从"法于阴阳，和于术数"，谈运气学说所反映的整体性
原则；三，从"高下相召，升降相因"，谈运气学说所反映的
相关性原则；四，从"子甲相合，命曰岁立"，谈运气学说所
反映的有序性原则；五，从"谨候气宜，无失病机"，谈运气
学说所反映的动态性原则。此即中医学中的"天人相应的整体
观"思想。鉴于此，余认为"今后对五运六气的研究，就其寓
有的'人类 – 环境系统'这一系统论思想而言，无疑是一个重

要课题"。

时辰医学是中医学中固有的理论。西方时间医学盛行以后，中医学的时辰医学思想引起国内外学者的极大兴趣和关注，西方学者称针灸治疗学中的"子午流注"学说为"中国钟"。明·孙一奎在《医旨绪余》中有"人有十二经，犹日有十二时，岁之有十二月"的论述，清·李学川在《针灸逢源》中有"子午流注者，谓刚柔相配，阴阳相合，气血循环，时穴开阖也"的记载，说明了"中国钟"是依据经络气血运行，随自然界阴阳消长节律的盛衰而形成的，是天人相应的环境－人类系统中的一大规律。"中国钟"思想不仅孕育出了"子午流注"学说，而且也是"运气学说""灵龟八法""飞腾八法"的理论来源。它以气元论、阴阳五行学说、干支系统为基础，在人与自然之间、机体结构的整体与局部之间以及形体与精神意识状态之间建立起一种系统的节律性联系，即天人相应的整体观、形神统一的生命观、太极思维的辨证观，从而指导临床的诊断和治疗。

余在"中国钟"思想指导下，把自然界看作一个整体，人被看作自然界中的个体，结合物候、气象、时辰等理论，对人体发病进行分析研究，从而推断出人体疾病的发生、发展规律，力求掌握治疗的主动权，使临床治愈率大幅度提高，此即清·叶子雨"运气证治者，所以参天地阴阳之理，明五行衰旺之机，参气候之寒温，察民病之吉凶，推加补泻之法，施寒热温凉之剂"之谓也。1983年，余对莱阳中心医院1974～1980年381例住院的中风病人发病时间进行观察，从发病与岁运、发病与节气等方面加以分析，发现脑血管意外患者与岁运、节气等有密切的关系，从而得出"运气学说与脑血管意外（中风）疾病的发生、发展和转归关系确实密切，不但可以预测每年发病的大致情况，同时还能进一步掌握转归"的结论，而撰有"试从运气学说探讨脑血管意外的发病规律"一文。

　　人类自古就生活在这个列星运转的太阳系里，日升月落，"兔"走"鸟"飞，这日复一日、月复一月、年复一年的自然循环现象，强烈地影响着人类的生命活动，微妙地控制着人体的各种节律，积极地干预着人的生老病死。人体气血运行，寓有随着自然界阴阳消长周期而盛衰的自然规律，即人与"天地相参"、同"日月相应"的周期节律。鉴于此，于 1985 年，又运用子午流注规律，对莱阳中心医院 1979～1981 年 3 年间，具有完整资料的 645 例住院病死者的病历进行了分析，发现病死时间与时辰、日期、季节均有着密切的联系，应用源于《内经》的"经脉流注""藏气法时""五脏逆传""五脏传移""五脏法象"及"阴阳应象"规律的子午流注学说，可探索各种"人体钟"的"危象点"和"最佳时"，提醒人们注意逃过他们的大劫日——致命日，从而撰有"子午流注与病死时间规律初探"一文。

　　随着时间的推移，余对运气学说的研究亦日趋深刻和条理化，而倡"善言天者，必有险于人"的治疗观点，故在 20世纪 90 年代的临床与教学中，有《五运六气三十二讲》讲义的稿成，又冠名《五运六气导论》。论者，讲述也；导者，引导也。本书大要推原五运六气，上下临御，主客胜复，政化淫正，及三元九宫，太乙司政之类，力求详明。余不自揣，而遂为叙，情知蠡测之识，必见笑方家，或可为学者开津启钥，而余卫生之心慰也。

　　余习医之初，家父吉忱公即以元·王好古"盖医之为道，所以续斯人之命，而与天地生生之德不可一朝泯也"之语训勉，从而造就了余"至重惟人命，最难却是医"之立品，"学所以为道，文所以为理"之学风。值《五运六气三十二讲》付梓之际，聊记数语，以寄对家父吉忱公无限的怀念。

柳少逸乙未初春于三余书屋